개념과 실무 통합

간호관리학

LEADING and MANAGING in NURSING

6TH EDITION

ELSEVIER

간호관리학, 김미영 외
Korean ISBN : 978-89-6069-511-5

Notice

본 출간물은 출간 시기에 맞춰 최신 정보를 최대한 정확하고 신중하게 검토하였습니다. 그러나 독자가 본 출간물의 어떤 내용이나 처치 방법, 의약품 사용법을 참조할 때에는 별도로 확인할 것을 권고합니다. 저자와 출판사는 본 출간물상의 오류나 누락에 의해 발생할 수 있는 인명 및 금전적 손해 및 손상에 대한 법적 책임을 지지 않습니다.

Printed in Korea.

개념과 실무 통합 **간호관리학** 6판

Leading and Managing in Nursing 6th EDITION

2017년 2월 17일 1판 1쇄 인쇄
2017년 2월 28일 1판 1쇄 발행

지은이 | Patricia S. Yoder-Wise
옮긴이 | 김미영 외
펴낸이 | 김진환
펴낸곳 | 정담미디어 · (주) 학지사
121-838 서울특별시 마포구 양화로15길 20 마인드월드빌딩
대표전화_ 02-330-5188 팩스_ 02-326-0338
등 록 | 2010년 2월 8일 제313-2010-36호
메 일 | jdmpub@jdmpub.com
홈페이지 | http://www.jdmpub.com

ISBN 978-89-6069-511-5 93510

가 격 | 36,000원

※ 정담미디어는 학지사의 자매회사입니다.

개념과 실무 통합

간호관리학

LEADING and MANAGING in NURSING

6TH EDITION

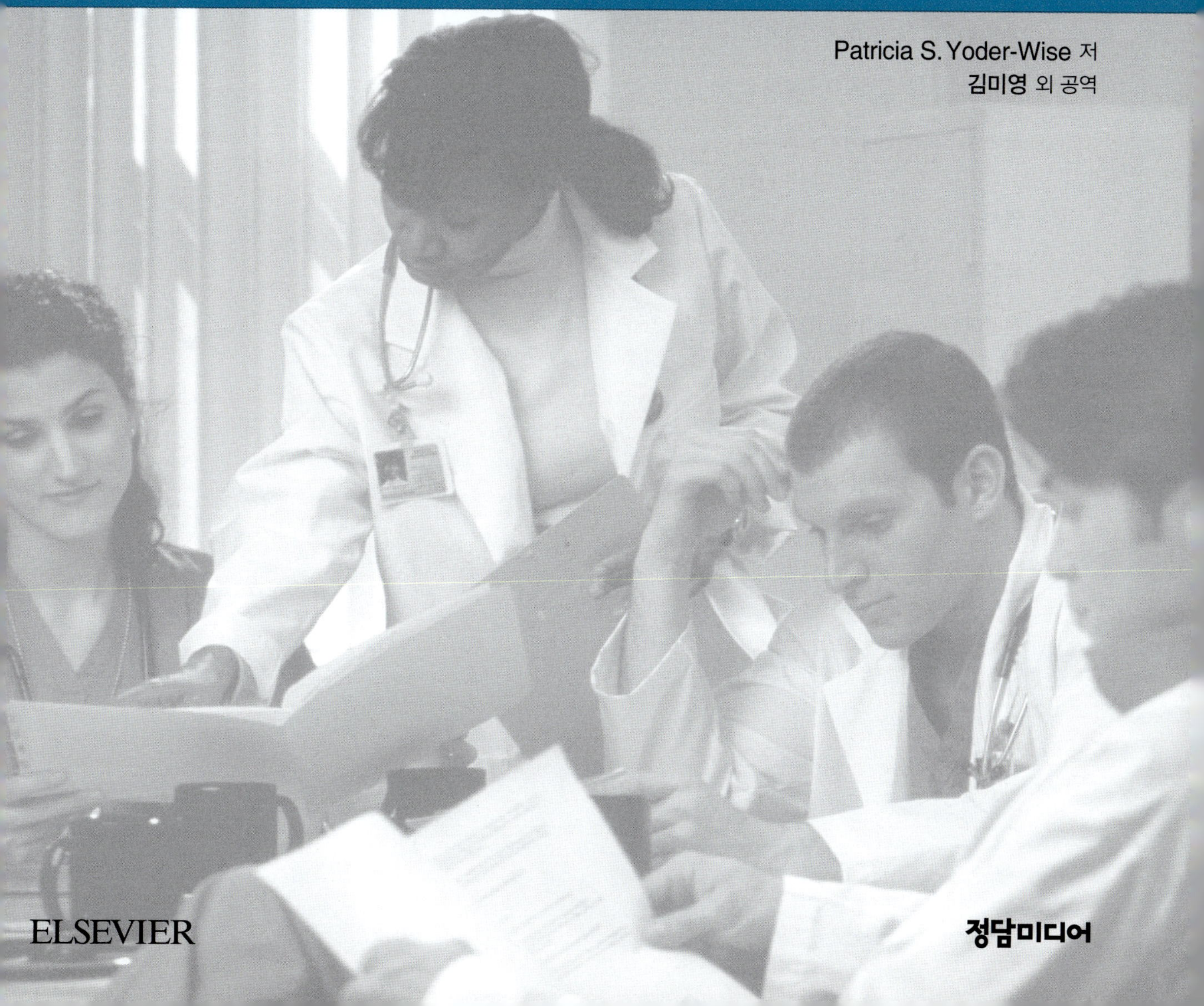

Patricia S. Yoder-Wise 저
김미영 외 공역

ELSEVIER

정담미디어

역자 소개

명예 대표

김문실 前 이화여자대학교 간호대학

대표 역자

김미영 이화여자대학교 간호대학

편집 위원

김지현 백석대학교 간호학과

안은경 대전과학기술대학교 간호학과

이승희 울산대학교 간호학과

최순옥 부천대학교 간호학과

황혜영 김천대학교 간호학과

역자

유양경 군산대학교 간호학과

전열어 김천대학교 간호학과

차은정 수원대학교 간호학과

최미선 인천재능대학교 간호학과

허 정 김천대학교 간호학과

황성우 두원공과대학교 간호학과

역자 서문

보건의료환경은 인구구조의 급격한 변화와 보건의료시장의 개방 등으로 인해 급속하게 변화하고 있다. 간호사가 이러한 변화를 주도하는 선도적 역할을 수행하기 위해서는 환자간호를 위한 지식과 기술뿐 아니라 의료 팀워크 간에 기대되는 리딩과 매니징의 역할에 앞장서야 한다. Yoder-Wise가 여섯 번째 개정판으로 출간한『Leading and Managing in Nursing』은 전문간호사에게 기대되는 리딩, 매니징, 팔로잉의 핵심 역할에 중점을 두고, 간호사와 다학제적 팀 활동에 필요한 지식과 태도를 다루고 있다.

간호관리학을 가르치다 보면 강의 초반에는 간호학과 학생들이 졸업 후 환자간호만으로도 바쁠텐데 관리학을 배워야 하는 이유에 대해 의구심을 갖는 모습을 종종 볼 수 있다. 그러나 실제로 임상과 지역사회에서 근무하고 있는 간호사들을 만나보면, 간호사는 직위에 관계없이 관리역량과 리더십을 갖추어야 할 필요성이 있으며, 대학에서 간호관리학을 더 관심 있게 배워야 한다는 이야기를 하는 경우가 많다. 이러한 이유로, 역자들은 이 책의 번역을 결정하였다.

우리는 간호학을 배우면서 이론과 실무 통합의 필요성을 강조해왔으며, 간호학 지식과 간호술의 통합 능력이 간호학과 학생에게 기대되는 궁극적인 핵심역량임을 익히 알고 있다. 역자들은 이 책을 번역하면서, 저자 Yoder-Wise가 이번 개정판에서 다양한 실무현장의 목소리를 반영하기 위해 상당한 노력을 기울인 흔적을 접할 수 있었다. 이 책에는 간호사들이 실제로 겪고 있는 문제를 제시했을 뿐 아니라 이러한 상황에 어떻게 대처할지에 대한 도전과제를 제시하고 있으므로, 실무자들에게 반영적인 사고를 하도록 돕고, 이론과 실무의 통합을 적절하게 접목한 책이라고 할 수 있다.

앞으로 간호사가 리드하고 관리하는 환경은 지속적으로 변화할 것이므로 간호사가 이러한 변화를 의식하고 지속적으로 배우는 태도를 가져야 하는 것이 중요하다. 그러한 의미에서 간호사가 리딩과 매니징, 팔로잉을 하며 전문직으로 적응하도록 돕는 데 이 책이 기여할 수 있을 것으로 기대된다. 또한 역자들은 이 책이 앞으로 간호관리의 방향을 어떻게 발전적으로 이끌어 나갈 것인지 지속적인 관심을 가질 것이다. 끝으로 이 책이 나오기까지 도움을 주신 김진환 사장님과 이 책의 편집을 세심하게 작업해 주신 정담미디어 관계자 여러분께 진심으로 감사의 말씀을 드린다.

2017년 1월

역자 일동

감사의 글

이번 『Leading and Managing in Nursing』은 여섯 번째 개정판으로, 이 책이 출간에 이르기까지 많은 분들의 도움이 있었다. 이 책에는 많은 졸업생들이 간과되기 쉬운 소중한 정보를 제공해 주었고, 새로운 간호역할에 대해 책임을 가지고 이러한 역할을 어떻게 대비하였는지에 대해서도 제시해 주었다. 지혜를 공유해 준 졸업생 여러분들에게 감사의 말씀을 전한다.

자료를 시각적으로 호소력 있고 다채로운 책으로 만들어준 Elsvier 팀에 특별한 감사의 말씀을 전하고, 콘텐츠 전략가 Yvonne Alexopoulos, 콘텐츠 개발전문가 Danielle Frazier, 프로젝트 매니저 Tacey Schriefer에게도 감사드린다.

새로운 간호사 세대가 간호전문직을 잘 준비할 수 있고, 책임감과 예술성을 가지고 리더십과 관리를 잘 수행할 수 있도록 도와준 이번 개정판의 공동저자들에게 특히 감사드린다. 또한 많은 교육자들이 이 교재를 이용하면서 제공해 준 피드백이나 코멘트, 필요한 제안 등에 대해서도 많은 도움을 받았다.

무엇보다도 나의 남편이자 단짝인 Robert Thomas Wise에게 감사드린다. 그는 이 책의 여섯 번째 개정판이 나올 때까지 함께 해왔고 마감 날짜가 다가오면 그의 유머와 창의성이 발휘되고는 하였다. 실제로 그렇다! 그가 나에게 보내준 지속적인 지지는 우리가 서로 소통할 수 있는 것 중 하나였다. 당신은 최고다!

사실 『Leading and Managing in Nursing』 출간을 준비하면서 저자들은 전반적인 리더십과 관리 분야의 영향과 특정 분야에 대해 많이 배울 수 있었다. 또한 한 가지 주제만을 강조할 수 없었던 것은 오늘날의 간호 상황을 반영하고 있음을 의미한다. 간호사가 리드하고 관리하는 환경이 지속적으로 변화하고 있으므로, 성공하기 위해서 우리는 계속해서 배워야 한다. 따라서 지속적으로 배우고, 돌보고, 간호와 우리가 돌보는 환자에 대한 열정을 유지해야 한다. 적어도 이런 메시지가 미래의 간호지도자들에게 전달되기를 바란다.

앞장서서 전진하자!

Patricia S. Yoder-Wise
RN, EdD, NEA-BC, ANEF, FAAN
Texas Tech University Health Science Center
Lubbock, Texas

저자 서문

모든 전문간호사에게 기대되는 필수적인 두 가지 요소, 리딩과 매니징은 간호전문직에서 점차 중요해지고 있다. 성공적으로 이끌고, 관리하고, 따라가기 위해서는 간호사가 지식과 기술뿐만 아니라 배려하고 이해하는 태도를 가져야 한다.

우리는 현재와 미래의 간호리더십과 관리 이슈를 분명하게 다루어야겠다는 지속적이고 강한 확신이 있었기에 오늘날 이 책이 출간될 수 있었다. 이러한 신념 이외에 이 책은 서비스와 교육의 평론을 포함하여 리딩, 매니징, 팔로잉의 핵심 역할에 중점을 두었기 때문에 실무자에게 중요하고 시기적절한 정보를 전달하고자 하였다. 더불어 저자들은 교육자와 학습자를 직접 만나거나 이메일을 통해 다양한 의견들을 중요하게 수용하였다.

개념과 실무의 통합

간호에서의 리딩과 매니징은 혁신적인 내용과 시각자료를 담고 있으며, 핵심 리더십과 관리 분야의 이론과 연구, 실무를 적용하여 통합하였다. 이번 개정판에서 가장 초점을 둔 부분은 이론과 개발에 기반을 두면서 실제와 같은 내용의 방식을 제시한 것이다. 이 책의 곳곳에서 오늘날 의료환경의 연속체에서 나온 실제 사례를 사용하여 개념을 설명하였다. 각 저자들이 많은 개념을 통합하였기 때문에 책에서는 긴 인용문을 찾아볼 수 없을 것이다. 저자들은 독자를 사로잡기 위해 구미에 맞고, 가능한 흥미로운 내용으로 이 책을 만들고자 모든 노력을 기울였다. 오늘날 현실적으로 회자되고 있는 간호리더십과 관리에 대한 저자들의 관점을 반영하여 다음과 같은 주제를 실었다.

- 간호의 역할은 우리를 존재하게 하는 고객과 환자를 위한 안전하고 효과적인 치료를 기본으로 한다.
- 건강관리에 대한 초점은 빠른 속도로 병원에서 지역사회로 이동하고 있다.
- 보건의료 소비자와 제공자는 점차 문화적으로 다양해지고 있다.
- 오늘날 모든 전문간호사가 자격이나 직위에 관계없이 실제적으로 리딩, 매니징, 팔로잉을 하고 있다.
- 소비자와의 관계는 간호와 보건의료 전달에 있어 중심적인 역할을 한다.
- 의사소통, 협동, 팀 구성 및 대인관계기술은 효과적인 간호 지도력 및 관리의 토대를 형성한다.
- 변화는 보건의료와 사회 전반에 빠른 속도로 진행되고 있다.
- 변화는 가능한 근거기반실무에 기반을 두어야 하고, 근거가 없거나 제한적인 경우에 한해서는 사려 깊은 혁신에서 파생되어야 한다.
- 건강관리 전달은 간호사의 역할과 환경에 미치는 효과성에 깊이 의존한다.

다양한 관점

저자들은 다양한 환경과 지역출신으로, 다양한 역할을 가지고 있어 간호리더십 및 관리 역할에 대한 광범위한 시각을 제공하였다. 학계와 실무의 배경을 가진 사람들이 모여 간호교육과 실무에서 발견되는 격차를 줄이기 위해 노력하였다. 이러한 저자들의 조합은 책의 내용을 풍부하게 할 뿐만 아니라 간호 교육과 실무 서비스 간에 일체된 느낌을 전달한다.

독자

이 책은 학사학위 과정에 있고, 간호학을 전공으로 하며, 간호리더십과 관리 과정을 배우는 대학생을 위해 고안되었다. 간호직에서 공식적인 리더십과 관리 역할이 요구되지 않는 간호사 또한 이 책을 통해 자신의 실제 경험을 활용하여 리딩, 매니징 및 팔로잉의 중요한 역할에 대한 이해를 높일 수 있다. 각 장에서 제공하는 다양한 사례와 도전 및 해결방안을 접하게 되면서 간호의 실제 세계에 대한 관련성을 얻을 수 있다.

구성

저자들은 오늘날 끊임없이 변화하는 의료환경에서 전문간호사의 성공에 핵심이 되는 이슈를 중심으로 이 책을 구성하였다. 따라서 내용은 핵심개념(리딩, 매니징, 팔로잉; 환자안전; 리더와 관리자로서의 역할 개발)에서 리딩과 매니징이 나타나는 내용(법적으로 고려할 사항, 조직적 측면인 문화와 권력), 자원관리(기술, 비용, 인력, 변화, 팀빌딩, 질, 응용연구), 대인관계 및 개인기술(고객 관계, 갈등, 위임, 역할 전이, 스트레스와 시간관리 및 미래를 위한 준비)을 담고 있다.

학습자가 새로운 내용을 잘 배우고 유지하기 위해서는 반복이 중요하기 때문에 일부 주제는 여러 장과 여러 섹션에서 다루어지고 있다. 예를 들어, 파괴적인 행동은 매우 지장을 초래하므로 갈등과 개인/인사 문제, 무분별함 및 자기관리를 다루는 모든 챕터에서 제시한다. 핵심 정보는 학습자를 위해 따로 분리하기보다는 챕터마다 제공되므로 아마 심층적인 부분은 덜할 것이다.

또한 저자들이 노력한 것으로는 일부 주제가 실제 간호 세계에서 일어나고 있는 것처럼 다양한 견해를 전하고자 한 것이다. 현실적이고 다양한 견해는 리더, 관리자, 팔로워에게 끊임없는 도전과제를 제시한다. 이들은 직접적인 간호를 제공하는 간호사들이 지속적으로 환자 경험을 향상시킬 수 있도록 긍정적인 업무환경을 만드는 데 중요한 임무를 담당한다.

설계

이 책에 수록된 사진은 시각적인 관심을 불러일으킬 뿐만 아니라 신체 언어 및 현대 의료환경에서 일어나는 변화와 같은 개념을 시각적으로 강화시켜 준다. 또한 그림은 본문에 기술되어 있는 개념과 활동을 확대하고 명료하게 해준다.

학습전략

본문에서 다루는 수많은 전략은 학습자의 흥미를 자극하고 학습과정 전반에 걸쳐 지속적인 강화를 제공하도록 설계되었다.

챕터의 시작 부분

- 도입 단락에서는 이 챕터의 목적과 범위를 간략하게 설명하며, 이 챕터의 내용을 미리 확인할 수 있다.
- 학습성과는 일반적인 적용 수준이나 그 이상에서 챕터의 학습 의도를 분명히 기술한다.
- 도전에서는 이 챕터의 초점과 관련하여 현대 간호사의 실제 문제를 제시한다. 실제 상황을 "들을" 수 있도록 설계되었으며, 당신이 그런 상황에서 어떻게 할 것인지에 대한 질문으로 마무리한다.

챕터의 구성요소

연습에서는 학습자가 개념을 근무지 및 기타 실제 상황에 어떻게 적용하는지 비판적으로 추론하도록 격려한다. 연습은 필수적인 리딩, 매니징, 팔로잉 기술에 대한 경험적 강화를 제공한다. 연습은 과제 또는 활동으로 사용하기 쉽도록 각 챕터 내에서 순차적으로 번호가 매겨져 있다. 각 챕터에는 별도로 번호가 매겨져 있으므로 학습자는 특정 영역에 포함된 개념에 중점을 둘 수 있으며, 교수자는 필요한 챕터에서 자신이 교육하는 순서에 맞는 내용을 쉽게 활용할 수 있다.

현재 학문을 실무에 적용하는 것과 그 관련성은 연구와 문헌의 관점을 통해 설명되고 있다. 문헌 관점은 항상 왼쪽 상단 구석에 '책' 아이콘이 있는 상자에 표시되어 있다. 이러한 내용은 본문과 동일하게 유지되며, 연구 관점에서는 최신 연구 및 문헌이 수록되어 교육자가 대체하거나 검색해보고 싶은 경우, 그 정보를 이용할 수 있다.

이론 박스는 관련 이론과 주요 개념을 제공하고 간략하게 설명한다. 박스에는 목록, 양식 및 작업 표와 같은 도구, 챕터와 관련된 기타 정보 등이 들어 있다. 시작 부분의 사진과 본문에 실린 사진은 각 챕터의 핵심 메시지를 전달하는 데 도움이 된다. 그림과 표는 개념을 확대하여 중요한 자료를 보다 쉽게 이해할 수 있도록 돕는다.

챕터의 마지막 부분

해결방안은 실제 상황에서 도전 과제를 효과적으로 처리할 수 있는 방법을 제공한다. 도전과제에서 저자들이 취한 응답을 반영하고, 그 해결방안이 당신에게 적합한지에 대한 질문으로 마무리한다.

근거에는 챕터의 내용과 관련된 근거의 한 예를 제시하며, 문헌이 그 주제와 관련된 근거로 보여주는 내용의 요약을 포함한다. 챕터마다 있는 체크리스트는 짧은 단락에 요점과 주요 제목의 항목별 목록을 제시한다. 조언에는 학습자가 각 챕터에 제시된 일부 정보를 적용할 때 따라야 할 실제적인 지침을 제공한다. 참고문헌 및 추천 도서에는 독자에게 이 챕터에서 나오는 주제에 대한 추가 자료를 얻을 수 있는 주요 출처 목록을 제공한다.

차례

차례

PART 1

핵심개념

Core Concepts

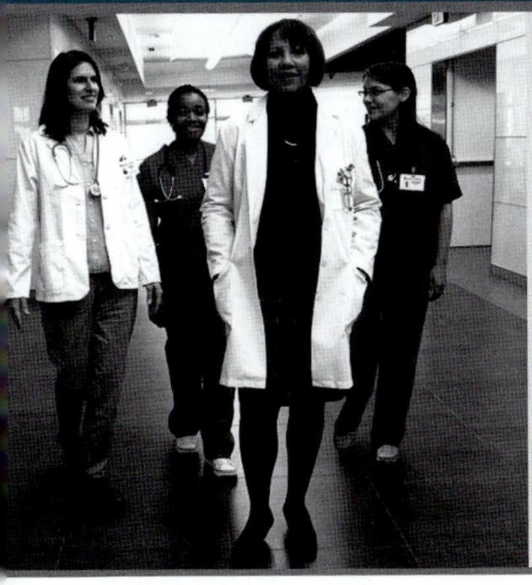

CHAPTER

1

리딩, 매니징, 팔로잉
Leading, Managing, and Following

Hallmark Institute의 의학연구보고서인 「간호의 미래: 변화 선도, 건강증진」에서는 모든 간호사가 변화를 이끌고 다학제적 팀 안에서 간호를 관리하며 협력의 정신을 따라야 한다고 하였다. 의료개혁으로 인해 간호실무의 범위가 확대되고, 간호사에게 주어지는 기회가 증가하면서, 간호실무에서의 리딩, 매니징, 팔로잉에 관한 개념이 중요해지고 있다. 그리고 이러한 변화는 간호의 새로운 환경모델을 만들고 개인, 가족, 지역사회의 지지를 얻고 있다.

학습성과

- 전문간호사로서의 역할과 기능에 영향을 수행하는 해위와 리더십을 접목시킨다.
- 자기 이해와 정서능력을 권력과 영향력의 건설적인 사용, 전문 의료에 필요한 권위와 책임감과 연계한다.
- 간호의 질과 안전을 유지하면서, 전문간호사로서 다학제적 팀과 협력할 수 있는 능력을 개발한다.
- 성과 달성을 위한 소셜 네트워크와 조직적 맥락을 포함시키기 위해 리더, 관리자, 팔로워로 행동할 때, 개인, 가족, 지역사회의 견해를 확대함으로써 의사결정능력을 향상시킨다.

핵심용어

- 전문간호사 (Advanced Practice Registered Nurses, APRN)
- 임상과정(clinical processes)
- 복잡성 이론(complexity theory)
- 감성지능(emotional intelligence)
- 근거기반 조직(evidence-based organizational)
- 실무(practice)
- 팔로워십(followership)
- 리더십(leadership)
- 마그넷 인증프로그램(Magnet Recognition Program)
- 관리(management)
- 관리이론(management theory)
- 동기부여(motivation)
- 환자보호 및 부담적정보험법(Patient Protection and Affordable Care Act, PPACA)
- 소셜 네트워킹(social networking)
- 가치(values)
- 비전(vision)

도전

Barbara Primm, BSN, RN-BC
Assistant Administrators and former Nursing Director Loch Haven Senior Living Community, Macon, Missouri

장기요양시설의 탁월한 변화: 어디서부터 시작해야 하는가?
장기요양시설 관리자는 이해관계자의 요구에 맞출 의향이 있다. 우리는 전문간호가 가능한 180개의 병상을 구비하고 치매를 가진 환자들과 복잡한 전문간호가 필요한 환자들을 돌보고 있다. 또한 24개의 주거의료병동에 거주자들이 있다. 침실이 있는 병실 15개가 개인병실로 개조되었지만 아직도 개인실 대기자 명단에 많은 환자들이 대기하고 있다. 리더십팀 또한 거주자 중심 돌봄(resident-centered care)에 초점을 맞추고 있기 때문에 개인실 사용의 필요성을 생각하고 있다. 우리의 목표와 전국적인 추세인 거주자 중심 케어가 서로 조화를 이루고 있다고 생각한다. 돌봄의 문화나 과정 같은 큰 변화는 어디서부터 시작되어야 하는 것인가? 직원, 거주자, 지역사회 구성원이 거주자 중심 돌봄을 시행할 때 어떤 영향을 미칠 것인가?

당신이 이 간호사라면 어떻게 하겠는가?

도입

전문간호사는 진료범위와 기간 전반에 걸쳐 보건의료제도의 중추적인 역할을 하고 있다. 의학연구소(Institute of Medicine, IOM)가 주장한 「간호의 미래: 변화 선도, 건강증진(The Future of Nursing: Leading Change, Advancing Health)」과 환자보호 및 부담적정보험법(Patient Protection and Affordable Care Act, PPACA)에서는 건강을 위한 간호와 시민 건강의 본질을 이야기하고 있다. IOM 자료와 PPACA 내용을 분석한 연구자들 중 일부는 활동적인 간호개입 없이는 의료 개혁이 쉽게 일어나지 않을 것이라고 결론 내렸다. 두 가지 자료에서는 모두 간호사가 리드하고, 관리하고, 협력하면서 이끌어가야 한다고 주장하고 있다. 이는 임상 프로토콜이나 전통적인 방식을 따르는 것이 아니라, 의료진들과 함께 협력하면서 문제를 해결해나가는 것을 말한다.

간호사가 이끌고, 관리하고 따르는 업무 환경을 기대하면서 보건의료의 세 가지 목표(triple aim) 또한 달성하기를 기대하고 있다. 의료개선연구소(Institute for Healthcare Improvement, IHI)가 만든 세 가지 목표란 간호의 접근성, 질, 비용을 의미한다. 다양한 환경에서 간호를 수행해 본 간호사는 병원과 응급실뿐만 아니라 다른 환경에서도 간호를 수행할 수 있다. 간호사들은 학교보건소, 국가보건소, 완화간호(palliative), 호스피스, 자가간호, 급성간호 등과 같이 점점 광범위한 범위의 환경에서 일하고 있다. 또한 많은 주에서 진료의 자유성을 보장하기 위해 전문간호사(Advanced Practice Registered Nurses, APRNs)를 인정하고 있다.

의료접근이 용이해 지면서 간호사 또한 최신의 과학적인 간호를 제공하는 것을 게을리하지 않고 있다. 또한 환자의 요구에 민감하게 반응하면서 전체적으로는 질 높은 간호를 제공한다. 의료진은 환자에게 훌륭한 치료를 제공하는 것뿐만 아니라 자신이 믿고 있는 가치와 신념을 환자들이 따라와 주길 바란다. 간호사는 건강정보(health literacy) 이해능력을 간호의 질 측정(quality equation)에 포함시켜야 하는데, 이는 환자가 의료 관련 정보를 잘 이해할 수 있게 하고 치료 후 처치가 유지될 수 있도록 한다. 또한 환자는 사망을 포함해 어떤 의료 사고도 없이 안전한 의료서비스를 제공받고 싶어 한다.

마지막으로, 세 가지 목표에는 보건의료비용이 포함된다. 최근 세계 경제가 악화되었음에도 불구하고, 의료비용은 점점 늘어나고 있는 추세이다. 기술의 발전, 보호시설 이용, 의료용품과 인력을 사용하게 되면서, 개인과 기업은 엄청난 의료비용을 부담하고 있다. 개인적 차원에서 심각한 질병은 한 가정을 파산에 이르게 할 수 있다. 보험의 초기비용과 보험회사가 이득을 챙기기 위해 보험적용 범위를 제한하는 것, 세금공제 등의 문제는 논란이 되고 있는 주제이기도 하다. PPACA도 같은 맥락에서 이런 문제들을 해결하기 위해 노력하고 있다. 또한 공공 보건의료전문가들은 책임의료조직(accountable care organizations, ACOs)이 만든 새로운 정의, 의료보험 교환(health insurance exchanges), 법이 정한 보험 적용범위 같은 용어들을 일반적인 개념으로 정리하고자 노력하고 있다.

오늘날의 보건의료체계에서 집중간호 서비스(point of care)가 중요한 측면을 이루고 있지만, 높은 성과를 거두기 위해서는 이것 하나만을 다루어서는 안 된다.

우리는 사회적 요구에 맞추어 간호사의 확장된 역할이 적절하게 발전하기를 원한다. 이러한 요구는 제도적인 구조를 넘어 정책 발전에도 영향을 미치고 있다. 따라서 안전하고 질 높은 간호를 보장받아야 하는 환자와 가족을 중심으로 하는 돌봄을 설계하는 것이 중요하다.

개인, 가족, 지역기반의 요구와 어떻게 그 요구들이 연결되는가에 중점을 둔 간호교육은 돌봄의 제한된 관점을 가진 의료진과 함께 간호관리(care coordination)에 영향을 준다. 이러한 역할을 수행하기 위해서는 자신감, 의료기관에 대한 지식, 리딩, 매니징, 팔로잉에 대한 내부적 욕구 등이 있어야 한다. 이 장에서는 이러한 과정에 대해 다루고자 한다. 그리고 이 다음 장들에서는 그 과정 안에서의 전문적인 지식을 다루고 있다. 결국, 리딩, 매니징, 팔로잉 능력을 지닌 간호사가 더 나은 의료결정을 만들고, 조직적 · 사회적 문맥 내에서 결정을 고려할 수 있을 것이고, 간호를 받는 환자와 그의 가족에게 도움을 줄 수 있을 것이다.

리딩, 매니징, 팔로잉의 차이 구별하기

신규간호사는 임상간호 수행만이 환자, 자신의 동료 그리고 대중에게 전문성을 보일 수 있는 기회라고 생각한다. 또한 리더십은 관리직만의 이야기라고 생각하는 경우가 많다. 이러한 견해는 직접간호를 수행하는 간호사는 다른 사람들의 지시만 따른다고 생각하는 편견과 일맥상통한다. 이러한 시각 때문에 간호사는 임상에서의 집중간호를 수행할 때 리딩, 매니징, 팔로잉 능력이 필요하다는 것의 중요성을 이해하지 못한다. 이것이 왜 중요한가를 알기 위해서는 조작적 정의(operational definition)를 이해하고 리더십과 조직 이론을 인지해야 한다.

리더십은 많은 전문가에 의해 정의되어 왔으며, 보건의료분야에만 특별한 것은 아니다. 조직과학(organizational science)의 초기 연구자들은 어떤 조직 내에서 벌어지는 차이점에 대해 연구하였다. 의욕적인 측면에서 차이를 보였는데, 어떤 조직은 직원들의 의욕이 더 높게 나타났고, 업무능력과 동료 관계도 더 좋았다. 조직 내의 개인들을 관찰해 본 결과, 이러한 조직에서 더 좋은 결과를 만들어낼 수 있었던 이유는 개인 때문이었다. 연구를 통해 이러한 개인의 특성 연구가 발전하게 되었고, 이런 특성은 오늘날에 이르러 리더십이라고 불리고 있다.

이런 맥락에서 보면 리더는 어떤 환경에서는 성공적인 리더십을 발휘할 수도 있지만, 어떤 상황에서는 그렇지 못하기도 한다. 직장환경에서는 이런 특성을 넘어서는 변수들이 존재하고, 이런 변수들은 업무능력에 큰 영향을 미치기 때문이다. 활동은 연구되고 있는 또 하나의 특성이다. 만약 직장업무가 반복적인 일이라면, 카리스마 넘치는 리더의 역할이 어떤 일을 혁신적으로 풀어나가야 하는 직장보다 덜 중요할 수도 있다. 이런 변수들은 리딩, 매니징, 팔로잉에 대해 더 많이 이해할 수 있게 하였고, 이어진 다른 연구에도 영향을 주었다. 추가된 연구의 예로, 상황적합적/상황론적 연구(situational/contingency theory)가 있다. 이 연구는 외부와 내부 환경의 요인을 연구하는 데, 업무와 직원(개인이든 팀이든)의 본질, 직업이 갖고 있는 예측성과 예측 불가능성 그리고 직업이 지닌 위험성 등이 포함된다. 기획, 조직, 지휘, 통제 등이 필요한 관리 이론에 포함된다.

이러한 이론은 1950년 중반부터 연구되기 시작하였고, 지금까지도 연구결과는 유효하다. 연구자들은 지속적으로 이론을 발전시켜나갔고 보건의료계를 포함한 많은 분야에서 전문가가 자료를 기반으로 하는 근거기반 조직 실무(evidence-based organizational practices)를 할 수 있도록 다른 이론들을 통합시켜 왔다.

리더십은 초기 연구 때부터 개인의 특성과 능력, 타인과의 관계, 상황이 발생했을 때 환경/문맥을 해석할 수 있는 능력, 계획되지 않는 상황에서 일을 수행해야 하는 상황처리 능력 등으로 정의되었다. 리더는 예측할 수 없는 일이 발생했을 때 원리들을 생각해가면서 업무를 해결하고 타인과 서로 협동할 수 있도록 돕고, 그 상황에서 최상의 결과를 만들어낼 수 있어야 한다. 또한 리더는 미래의 계획을 세울 수 있어야 하며, 어려움이 생기면 해결 가능성을 찾을 수도 있어야 한다. 그리고 아무리 힘든 상황이어도 효과적으로, 때론 강하게 소통할 수 있어야 하며, 새로운 환경에 잘 적응해나가야 하고, 문제가 발생했을 때 경험과 지식을 활용해 문제를 해결할 수 있어야 한다.

간호사는 매일 수많은 사건들과 마주하게 된다. 새로운 질병은 매일 나타나며, 진료과정은 환자의 신체 상태에 맞추어야 한다. 허리케인, 토네이도 같은 자연재해는 대혼란(havoc)을 유발하며, 이런 상황이 발생되었을 경우 많은 사람들에게 의료서비스가 신속하게 제공되어야 한다. 또한 응급상황이 발생했을 때 위험을 감수하고 명령할 수 있는 존재가 필요하다.

관리(management)는 결과가 정해져 있거나 정해지지 않은 상황, 하나 또는 두 개 이상의 결정이 근거를 기반으로 정해진 상황, 임상과정(clinical processes)과 결과를 향상시키기 위해 피드백과 소통이 이루어지는 상황, 유지된 관계가 목적을 달성하는 데 중요한 상황에서 계획을 세우고, 지시하고, 통제하고 타인을 평가하는 일을 한다. 효과적인 관리를 하기 위한 세 가지 특성이 있다. 첫 번째, 구조를 설계하고 일 효율성을 향상시키기 위해 디자인된 근거기반 조직 실무 내에서 반복적으로 발생하는 문제를 파악할 수 있는 능력이다. 두 번째, 자신을 포함해서 타인에게 끈질기게 노력하고, 조금도 방심하지 않은 태도이다. 세 번째, 반복적인 업무를 하는 사람들과의 소속감을 유지하기 위한 소통 능력이다.

리더십과 관리능력을 발전시키기 위해서는 상당한 시간이 필요하다. 전문심폐소생술(Advanced Cardiac Life Support, ACLS) 같은 수업은 관리방식을 가르쳐주는 절차나 임상 알고리즘에 대해 강조한다. 만약 'A'가 일어나면, 'B'가 연이어 일어난다. 만약 'B' 때문에 'C'가 일어난다면 'D'가 시행된다. 이는 목표가 항상 위를 향하는 리더십의 과정과는 큰 관계가 없다. 의료 실습이나 경험은 이런 능력을 연습할 수 있는 좋은 기회가 된다. 리더십과 관리능력 모두 복잡하고, 관계의 역동 속에서 일어나며, 새로운 정보를 다루고 있고 새로운 환경과 구조에서 생겨난다.

관리는 직장에서 목적의 의미와 안전을 제공한다. 복잡한 관리 틀의 예로는 혈액이나 화학요법 같이 복잡한 관리를 요구하는 것이 있다. 구강 케어나 피부 위생 같은 기본적인 틀을 따르지 않으면, 환자에게 심각한 병이 생길 수 있다. 간호와 과학 지식은 우리가 알고 있는 것이 가장 최선의 방식임을 뒷받침해 준다. 하지만 집요함과 주의(persistent and vigilance) 없이는 손 위생이나 생활습관을 관리하는 데에만 시간을 활용할 것이다.

이러한 예들은 리더십을 발휘하고 관리를 하는 것이 미래에 가능한 일을 묘사한 시나리오가 아닌 것을 의미한다. 따라서 일상적인 간호는 관리되어야 한다. 최전선에 있는 간호사들은 새롭고 미지의 상황을 경험할 때 리더십을 필요로 한다. 전문간호사는 이끌고 관리할 수 있는 능력 모두를 가지고 있어야 한다.

리더 또는 관리자는 다른 사람들과 관계를 맺어야 한다. 사람들 속에서 고립된다면 이끌 수도, 관리할 수도 없다. 비슷한 맥락에서 보면 지시가 주어지지 않는 상황에서는 한 사람을 따를 수 없다. 팔로잉이나 팔로우십 같은 용어는 안정적인 리더-팔로워 또는 관리자-팔로워 관계에서 실제로 일어나는 일을 잘 설명하지 못한다. 이는 따르기는 수동적이고, 지시하지 않는 행동이며, 업무를 능동적으로 수행하지 못한다는 의미로 들릴 수도 있다. 오늘날의 의료팀 사이에서는 복잡한 의료 문제를 해결하기 위해 전문의료진들이 지식, 능력, 기술, 경험을 협력하는 것이 중요해지고 있다. 팔로워십(followership)의 올바른 정의는 모든 이가 이상적으로 참여하는 것을 목표로 하지만 최상의 의료결정을 보장하기 위해 모였거나 의료 또는 조직의 결과를 위해 모인 동료들 중 리더십을 발휘하거나 관리하는 자가 있으면 그 의견에 순순히 따르게 되기도 한다. 따르는 역할인 경우에는 목표하는 바를 이루기 위해 개개인이 힘을 합치는 팀워크가 필요하다. 훌륭한 팔로워들이 공통적으로 가진 특징을 나열한다면 남들과 잘 화합하고, 남들을 보조할 줄도 알아야 하며, 피로를 예방하기 위해 솔선수범하여 이끌거나 관리를 할 수 있어야 하고, 정직하게 말하고 행동하며, 성취한 일에 가치를 더해야 한다. 마지막으로 환자에 초점을 맞추지 못하거나 확실치 않을 때 결정과 지시사항에 대해 질문을 할 수 있어야 한다. 박스 1-1은 리더, 매니저, 팔로워의 이상적인 특징을 나타낸 것이다.

박스 1-1 리더, 매니저, 팔로워의 이상적인 특징

- 비전을 성취하기 위해 에너지와 체력에 초점을 둠
- 의사결정에 비판적 사고능력을 사용함
- 개인의 직관을 신뢰하고 직관을 사실로 뒷받침함
- 책임을 지고 행동 결과에 대한 후속 조치를 취함
- 다른 사람들의 요구를 확인함
- 사람들을 능숙하게 다룸(코치, 의사소통, 상담)
- 표준 및 경계 설정을 용이하게 시연함
- 목적달성을 위한 여러 사항을 유연하게 검토함
- 신뢰할 수 있고 다양한 자원을 통해 정보를 처리함
- 다른사람에게 동기부여함
- 능력을 입증하거나 변경이 요구되는 분야에서 빠르게 학습함

전통적인 리더십, 새로 부각되는 리더십 그리고 관리의 역할

간호사들이 이끌고, 관리하고 따르는 방식은 시간이 지나면서 변해왔다. 일반적으로 간호사들은 책임간호사 같은 선임간호사나 의사들의 지시만 받아왔다. 지금도 이러한 선임들이 있지만, 최근 위에서부터 아래로의 변화가 일어나고 있다. 질문을 받지 않고 지도만 했던 방식에서 팔로워들이 특정 규범 안에서 협력하면서 함께 결정하는 방식으로 바뀌고 있다. 지식이 향상되고, 환자에게 제공되는 치료 중재가 발전하면서, 오늘날의 케어는 위계적 조직이 시행하던 전통적인 하향식의 명령과 감독 방식에서 변화하였다. 특히, 급성 간호환경에서는 예측할 수 있는 정밀도와 미리 선정된 반응과 다른 즉각적이고 자율적인 반응이 필요하게 되었다. 일차 케어/메디컬홈에 이런 운동이 반영된 것과 같이 오늘날의 보건의료는 협동과 전문직간의 소통을 통해 이루어지고 있다. 이러한 방식의 케어에서는 포괄적이고, 환자중심의 이용가능한 간호와 질과 안전을 보장해 줄 수 있는 전문가가 필요하다. 이런 팀 지향 접근법(team-driven approach)과 함께 비슷한 간호를 받는 환자의 요

구를 수용하기 위한 모델은 건강결과와 실제 비용에 중점을 두고, 의료비 지불모델을 가치기반 발전에 맞추고, 필요하면 전문가와 힘을 합치는 방식으로 탈바꿈할 수 있다(Porter, Pabo, & Lee, 2013). 총체론적인 접근방식은 총체적인 리더십도 동일하게 중요하다는 사실을 알려주고 있다. 연구들에서는 전문가의 발전이 소통과 멘토링을 통해 어떻게 팀의 기능을 향상시키는가를 보여준다.

보건의료와 다른 기관의 세계화로 인해 복잡해진 의료서비스를 통찰하기 위해 새로운 이론들이 나타날 수 있다. 산업혁명시기에 만들어진 위계적 질서기업은 조립 라인(assembly-line)에 익숙해져 환경에 쉽게 대처할 수 있는 능력이 없었으며, 지식이 정체되고, 인터넷과 소셜 미디어가 존재하지 않았다. 이에 복잡성 과학은 전문성을 갖춘 구성원들이 기업의 구조나 경계를 생각하지 않고 관계를 구성했다는 것을 인지하게 되었다. 오늘날의 보건의료는 전통적인 구조와 역학 구조의 융합으로 예측하기 어렵고 결정적 문제해결에 집중하고 있다. 전문간호사들은 상황이 예측되지 않는 체제에서 간호할 수 있어야 한다.

이 장과 3, 4장은 리더십, 관리능력, 팔로우십의 정의에 관한 다양한 관점에 대해 설명하고 있다. 이 개념은 간호사는 동시에 이끌 수도, 관리할 수도, 따를 수도 있다는 의미이다. 리딩, 매니징, 팔로잉은 제도상의 역할에 묶인 개념이 아니다. 간호사는 자신이 어떤 위치에 있던 간에 이끌고, 관리하고 따를 수 있어야 한다. 조직이 발전하려면 개인은 자신의 역할에서 최고 관리자가 되어 책임감을 가지고 일을 수행해야 한다. 우리는 우리가 씨를 뿌린 곳에 집중해야 하며, 자기 자신을 되돌아볼 수 있는 곳에서 빛나야 한다(Sharma 2010, p. 17). 리더가 되기 위해서는 직함(title)이 필요하지 않다. 우리는 인간이기만 하면 된다. 다시 말해, 리딩, 매니징, 팔로잉은 이미 우리 안에 있는 특성이라는 의미이다.

리딩, 매니징, 팔로잉의 집단적 행동들은 서로의 발전을 도와준다. 전문간호사를 포함한 다학제적인 보건의료제공자는 매일 이끌고, 관리하고 따르는 일을 마주한다. 책임간호사들과 같이 제도상 어떤 위치에 있는 사람들은 단체가 목적을 달성할 수 있도록 향상된 노하우와 발전된 태도를 가지고 있어야 하고, 직원들의 수행능력에 대한 피드백을 줄 수 있어야 하고, 인적 자원을 감독하고, 변화를 만들 수 있어야 하고, 환자간호와 조직의 요구사항을 맞출 때 생기는 갈등을 관리할 줄 알아야 한다. 즉, 리딩, 매니징, 팔로잉의 역할은 계속해서 교차되어야 한다. 또한 간호사는 환자에게 심정지가 나타났다고 생각되면(무엇을 다루어야 하는지 모르지만) 팀을 이끌어야 하고, 의료관리와 ACLS 프로토콜을 사용하여 환자를 회복시키고, 코드 팀(code team)이 왔을 때 팔로워의 역할로 다시 돌아갈 수 있어야 한다.

연습 1-1

리딩, 매니징, 팔로잉의 개념을 살펴본 후, 의료서비스에서 어떻게 이 개념들이 쓰이는지 살펴 본다. 변화가 생길 때 어떤 점을 예측하기 힘든가? 어떤 일이 프로토콜에 의해 진행되는가? 형식적인 근거가 아닌 원칙에 의해 진행된 활동에는 무엇이 있는가? 근거기반실무나 근거기반 조직실무에 의해 진행된 행동에는 무엇이 있는가? 그 다음 팀이 어떻게 제 기능을 했는지 본다. 누가 이끌고, 누가 관리하고, 누가 팔로우했는가? 이 과정이 매끄러웠는가? 아니면 긴장감이 있었는가?

전문직 실무를 위한 정서적 지능발달

근거기반 간호와 관련업무 종사자들이 리드하고, 관리하며, 팔로우를 할 때에는 많은 기술이 요구된다. Goldman(2000)이나 다른 연구자들은 사회능력, 대인관계 능력, 정신적 성숙도, 정서 인지 등으로 정의되는 정서적 지능(emotional intelligence)은 사람들과 원만한 대인관계를 유지하면서 직장생활에서 자신의 가치를 높일 수 있게 도와준다고 하였다. 간호사는 삶과 죽음을 오가는 감정노동을 필요로 하는 업무환경에서 근무한다. 전문간호사의 직무에는 리딩, 매니징, 팔로잉에 필요한 다음의 5가지 영역을 포함한다.

- 자아 인식을 발달시키고 타인도 똑같이 하도록 격려하기(어떤 사건을 둘러싼 자신의 감정을 인지하면서 어떤 일이 일어날지 알아본다.)
- 자신과 타인의 감정을 조절하기(두려움, 불안, 분노, 슬픔을 받아들이고, 건전한 자세로 감정을 대한다.)
- 자신과 타인에게 동기부여하기(일반적으로 만족지연을 통해 목표에 초점을 맞추면 자신의 정서를 조절할 수 있고 충동을 억누를 수 있다.)
- 공감능력 기르기(관점의 차이를 중요하게 여기고, 다른 관점으로 사건을 볼 수 있는 세심함을 보여준다.)
- 관계를 발전시키고 다루기(사회적으로 용납된 행동을 배우고, 사회망을 확장시키고, 다른 사람들의 감정을 조절하기 위해 사회성 기술을 배운다.)

정서적 지능이 뛰어난 간호사는 리더, 관리자, 팔로워가 되기에 적합하다. 그 이유는 간호사가 돌봄의 핵심인 개인, 가족, 지역사회에 대한 관심과 자기성장의 가능성, 대인관계에서의 통찰력을 가지고 있고, 남들과 함께 일할 수 있으며, 관계 유지가 가능하여 조직기술을 발달시킬 수 있기 때문이다. 환자를 사정하는 것과 비판적 사고와 행동이 결부되어야 할 때, 정서적 인지능력이 뛰어난 간호사는 능력있는 전문가가 될 수 있는 가능성이 발견된다. 신임과 능력이 합쳐지면서 생기는 시너지는 성공의 지름길이다. 스스로를 되돌아보지 못하는 능력 없다면 정서적 인지능력의 발전을 저지시키게 되고, 매너리즘에 빠지게 되며, 다른 결과들도 좋지 않을 수 있다.

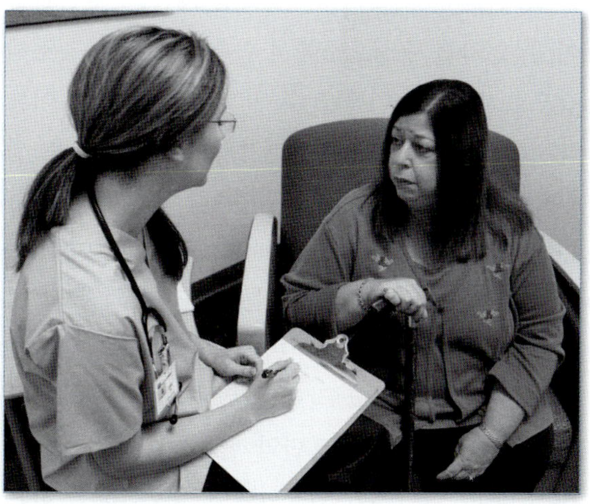
타인의 경험에 공감하는 것은 관리자가 자신의 감성 지능을 개발하는 데 도움이 된다.

연습 1–2

당신의 가족과 친구들이 당신을 어떻게 바라보는지 생각해본다. 당신의 가치관에 영향을 준 역사적 인물을 떠올려 보며, 당신의 종교나 다른 신념들에 대해 고민해본다. 당신과 다른 가치관을 가지고 있던 사람이 당신의 인생에 어느 정도로 영향을 끼쳤는지 생각해본다. 이러한 생각을 정리하면서 당신의 정서적 인지능력은 어떻게 변하는가? 삶의 경험을 확장시키고 정서능력을 발전시키는 방법이 있는가? 당신의 가치관을 넓히기 위해서 멘토와 교육은 어떤 역할을 도맡아야 하는가? 그 중에서도, 전문직 간호가 앞에 있었던 5가지 영역에서의 정서적 인지능력을 요구하는 것을 이해하고 있는가? 당신에게 어떤 능력이 가장 두드러지게 나타나고, 어떤 것이 가장 취약한가?

리딩, 매니징, 팔로잉에 관한 이론의 발전

간호전문직에서 이론은 몇 가지 중요한 역할을 한다. 첫 번째, 이론은 해결되지 못한 문제를 답하는 데 도움을 줄 수 있다. 두 번째, 이론(연구방법을 확대정렬하여 연구로 가능하게 하는 것)은 근거기반 간호와 관리실무(management practices)에 도움을 준다(Goode, 2004). 세 번째, 의료 중 발생하는 문제들을 예견하거나 해결할 수 있는 능력을 키우고 가르쳐준다. 간호사들은 임상 이론보다 조직 이론이 더 낯설게 느껴질 수 있다. 리더십, 관리능력, 조직 이론은 보건의료기관이 점점 복잡해지고, 돌봄 전달에 있어서의 변수가 증가하고 분명해짐에 따라 발전하고 있다. 모든 조직과 인간

문헌 관점

출처: Hubbard, L.A (2012). Advancing holistic nursing leadership. Beginnings, 32(6), 4-7.

모든 간호사는 일을 할 때 총제적 책임을 맡는 리더가 되어야 한다. 간호 직책의 특성 때문에, 간호사들은 무엇인가 잊어버렸거나 빠진 일이 있으면 당연히 리드를 해야 한다고 생각한다. 리딩(leading)하기 위해서는 소통하기, 멘토링, 전문적 지식 발전 등이 필요하다. 소통과 멘토링은 관련되어 있다. 보건의료의 다른 팀들과 일을 할 때 특히 개방적이고 적절한 소통방식은 많은 보건의료에서 중요하게 쓰인다. 효과적인 팀 멘토링은 팀의 화합을 증진시키는 사회적 지지(social support)를 제공해줄 수 있다. 새로운 구성원은 자신감과 전문지식을 많이 알고 있다는 신뢰감과 함께 기술, 능력 등을 향상시킬 수 있고, 극도의 피로를 줄일 수 있고, 팀워크가 향상될 수 있다.

근거기반실무, 질 향상, 정보학의 세 가지 연관된 분야에서 전문 지식의 발전은 리더십 능력을 향상시키기 위해 꼭 필요하다. 근거기반실무는 전체 케어라고도 볼 수 있다. 그 이유는 연구를 기반으로 한 과학적 증거(research-based scientific evidence)와 더불어 환자의 요구와 선호를 고려하고 있기 때문이다. 근거기반능력과 기술적 적용력은 환자의 안전과 결과를 향상시키기 위해 만들어진 질 향상 과정(quality improvement processes)으로 쓰인다. 종합적으로 이 세 가지 영역은 개인이 능력의 모든 것을 가지고 있을 수 있으면서 전체적인 리더십을 증진시킨다.

실무 의의

환자에게 전체적 케어를 제공하는 것만큼 리드, 관리, 팔로우의 전체적인 관점을 간호사가 갖는 것은 중요하다. 리더를 맡든, 환자를 간호하든 변화의 시기이거나 스트레스가 축적되어 있을 경우 환자를 전체적 관점으로 간호하는 것은 어려운 일일 수 있다. 리더십의 전체적 접근은 소통, 멘토십, 전문지식 발전의 측면에서 지속적인 발전을 이루어야 가능하다. 이 세 가지 분야에서의 발전가능성은 무한하다. 경험이 많은 간호사는 초보간호사에게 리더십 발전을 계속하면서 보건의료체계에서 환자와 다른 구성원들과 함께 그들의 진료방법을 향상시킬 수 있을 것이다.

관계에 대한 해결책을 줄 수 있는 단 하나의 통합 이론은 아직 나오지 않았다.

리딩, 매니징, 팔로잉과 관련된 이론의 발전은 검증하고, 폐기하고, 확대하고, 창조하고, 적용하는 과정을 반복하면서 개발되어 왔다. 앞서 언급했듯이, 이런 이론은 미국 내 기업과 산업이 발전하면서 겹치는 부분이 생겼고, 관계를 맺게 되었다. 리더십 이론, 변화하는 리더십, 서번트 리더십 이론, 관리이론(management theory), 동기이론과 같은 경우는 서로 연관되어 있기는 하지만, 하나의 통합된 이론으로는 정의하기 어렵다. 리딩, 매니징, 팔로잉의 이론을 발전시키는 것은 어려운 일이다. 리더, 관리자, 팔로워가 사용하는 이론 역시 이 책의 뒤에 소개될 다른 연구 이론들을 참조한 것이다. 변화, 갈등, 경제, 의료, 개인과 단체 관계, 대화와 소셜 네트워킹과 관련된 이론들이다. 이론 박스는 조직연구의 지속적 발전, 변수, 접근을 보여주려는 의도라고 하는 이론 연구에 대한 개요를 정리하고 있다. 구조화된 의료 체계와 조직적 기능과 관련된 복잡한 요인은 왜 리딩, 매니징, 팔로잉을 통합하는 하나의 이론이 없는지에 대해 설명해준다.

복잡성 과학의 장악

우리는 최근에 많은 이론들이 발전하였다고 생각한다. 하지만, 이 장의 도입부에서 그 주장은 신빙성을 잃었다. 복잡성 이론(complexity theory)은 전통적이지 않은 이론이며, 사회과학 이론이기 때문에 중요하다. 이 이론이 보건의료계에서 대두되고 있는 이유는 보건의료서비스가 개혁을 하는 시기에 의료계에서 많은 변화가 일어났기 때문이다.

과거에는 자연과학이 그리고 지금은 조직과학이, 무언가를 구성요소에서 단순한 형태로 축소해감으로써 더 잘 이해될 수 있다는 가정 하에 이론을 발전시켰다. 생물시간에 해부를 하던 것을 생각해보자. 단체는 사일로(silos)라고 불리기도 하는데, 그 이유는 해부할 때처럼 모든 것들이 기능집합체로 정리되어 있기 때문이다(영상의학과, 실험실, 영양, 간호, 의료서비스 등). 복잡성 과학은 관계 속에서 만나고 작용하는 규칙이 세상을 돌아가게 한다고 믿는다. 만약 한 개인이 전체를 보지 못하고, 하나에만 집중한다면 상호작용을 하는 규칙을 만들지 못할 것이다. 따라서 복잡성 과학

이론 박스

이론/연구자	주요 내용	실무 적용
특성 이론 특성 이론은 1900~1950년대까지 연구되었다. 이 이론은 위인설이라고도 불려졌는데, 아리스토텔레스의 이론에서 '태어나는 순간' 리더십은 생겨난다고 주장하는 것부터 유래되었다. Stogdill(1948)은 이 연구의 창시자라고 여겨진다.	리더는 공통의 목적을 달성하기 위해 남들에게 동기부여를 시킬 수 있는 특별한 신체 · 정서적 특징을 가지고 있다. 어떤 연구자들은 이런 특성은 태어날 때부터 사람이 가지고 태어나는 것이고, 학습되어지는 것이 아니라고 설명한다. 어떤 사람은 이런 리더십 특성은 개개인에 의해서 발전될 수 있다고 믿는다.	자기 발전을 할 때나 자기 특성(예: 동기부여, 정직함, 자신감, 인지능력, 직무수행능력)에 맞는 직업을 찾으려고 할 때 자기 인식의 특성은 유용하게 쓰인다(예: 자기 표현 방식을 발전시킬 때).
스타일 이론 리더십의 교환, 그룹 이론이라고도 불리는 스타일 이론은 1950년대 중반부터 연구되었는데, 그 이유는 특성이론의 단점 때문에 연구되어진 이론이기 때문이다. 이 이론을 발전시킨 사람은 Shartle(1956), Stogdill(1963), Likert (1987) 등이 있다.	스타일 이론은 관계와 문맥 속에서 리더가 어떻게 행동하는지에 중점을 두고 있다. 만족스러운 수행 능력의 성취는 결과에 영향을 주는 요소에 대해 이해를 하면서 리더의 부하들과 조화롭게 일을 해나갈 때 이룰 수 있다고 생각한다.	'스타일'을 이해하기 위해 리더들은 팔로워들로부터, 상사로부터, 동료로부터 Blake와 Mouton(1985)이 연구한 관리격자도구(Managerial Grid Instrument)처럼 피드백을 받아야 한다. 고용인을 중심으로 생각하는 리더는 생산성이나 업무 효율성을 가장 많이 높일 수 있다.
상황리더십 이론 상황리더십 이론은 1960년대에 생겨나서 1970년대 초중반까지 연구가 이어졌다. 연구자들은 리더가 효과적으로 일처리를 하려면 (1) 리더에게 닥친 업무, (2) 리더의 대인관계 능력, (3) 업무환경의 양호도 등이 영향을 크게 미친다고 주장하였다. 이런 확장된 관점을 가진 인물은 Fiedler(1967)의 상황 이론, Vroom과 Yetton(1973)의 Normative Decision-Making 이론, House와 Mitchell(1974)의 Path-Goal 이론이 있다.	세 가지 요인이 중요하다. (1) 리더와 팔로워 사이의 믿음과 존중, (2) 목표의 정확성과 문제의 복잡성을 보여주는 업무구조, (3) 리더가 팔로워들에게 보상을 주고 영향을 끼칠 수 있을 정도의 권력. 결과적으로 리더는 닥친 상황에 따라서 그들의 스타일을 정하면 된다고 주장한다. Vroom-Yetton 모델에서는 리더십으로 가기 위한 문제해결 방식을 담아냈다. Path-Goal 모델은 두 가지 상황변수를 제시한다. (1) 팔로워의 개인적 특성, (2) 환경적 요구. 이 세 가지 요소에 따라서 리더는 명확한 목표를 제시하고, 목표 달성을 위한 장애물을 제거하고, 부하들에게 동기부여를 하고 보상을 줄 수 있어야 하고, 효과적인 직업수행능력에 기반한 팔로워 만족도를 높일 수 있다.	리더에게 보이는 가장 중요한 결과는 이런 이론은 상황의 어려움을 고려하고, 문제를 해결하기 위해 적용할 수 있는 리더십 스타일을 장려하고 있다는 것이다.
변혁적 이론 변혁적 이론은 20세기 후반 세계화가 시작되고 다른 요소들이 조직을 재구성되면서 연구되었다. 많은 시도들이 실패로 돌아갔지만 효과적으로 구조, 인적 자원, 질과 연관된 수익성을 바꾼 리더들에게 초점이 옮겨졌다. Bass(1990), Bennis와 Nanus(2007), Tichy와 Devanna(1997)는 이 변혁적 이론의 연구자들이다.	변혁적 리더십은 서로의 동기와 도덕성을 높이기 위해서 리더가 동료들의 욕구와 동기들을 살피는 과정을 말한다. 리더는 지적인 자극을 주고, 긍정적인 에너지를 통해, 팔로우의 창의성을 격려시키는 역할을 맡고 있다.	변혁적인 조직은 소비자의 욕구에 반응하고, 도덕적이고 윤리적으로 연관되어 있으며, 고용인의 발전을 도모하고, 자기관리를 장려한다. 시스템이 재구성되면서 변혁적 특성실험을 지닌 책임간호사들은 진료에 열정을 가지고 환자의 곁에서 진료의 학구열을 높이게 도와준다.

이론 박스 (계속)

이론/연구자	주요 내용	실무 적용
욕구단계설		
Maslow는 동기 이론과 더불어 그의 1943년대에 나온 저서를 통해 이 이론을 발전시켰다.	사람들은 욕구 단계설에 의해서 자극받는다. 생리적인 욕구에서부터 안전, 사회성, 존중감, 자아실현 같은 욕구로 발전한다. 이 이론에서는 사람들이 삶의 기본 충족 수단이 만족되었을 때 다른 사람과의 관계가 형성되고, 이것은 자아존중감, 능력, 성취감, 창의성과 같은 발달을 촉진시킨다. 사람은 더 높은 상태의 욕구에 도달할 때까지 계속해서 하위 욕구를 충족시키려고 할 것이다.	이 이론이 직원에게 적용되었을 때 리더는 안전성과 안전을 위한 욕구가 직업변화를 추진하는 것 같은 창의적인 가치를 갖지 못하게 한다는 것을 명심해야 한다.
동기–위생 이론(2요인 이론)		
Herzberg(1991)는 1968년 그의 저서와 함께 연구를 시작하였다.	업무환경, 봉급, 지위, 안정성 같은 위생요인(hygiene factor)은 직업의 안정성을 보장해주고 직업 불만족을 회피하면서 충족된다. 성취감, 인지, 직업 자체의 만족감 같은 동기 요인은 직업 만족도를 높이는 데 중요한 역할을 할 수 있다.	조직은 직원을 채용하고 유지시키기 위해 건강, 동기 요인들을 모두 가지고 있어야 한다. 위생 요인은 직업 만족도를 높이는 것이 아니라, 최소한의 조건으로 존재해야 하는 것이다. 만약 그렇지 않으면, 직원들은 조직에 만족하지 않을 것이다. 변혁적인 리더들은 동기 요인을 사용함으로써 직원들의 업무수행 능력을 높이려고 한다.
기대이론		
Vroom(1994)은 이 이론의 연구자이다.	개인이 인지하고 있는 욕구는 개인의 행동에 영향을 준다. 직업 상황에서는 노력과 수행관계가 긍정적인 관계를 가지고 있으면 동기화된 행동도 증가한다. 동기화된 행동은 만약 좋은 수행능력이 이루어진다면 더 좋아질 수 있다.	기대는 경험에 기반을 둔 특별한 욕구를 만족시킬 수 있는 가능성으로 이야기된다. 따라서 리더십 역할을 하는 간호사는 긍정적인 성과에 대해 세심한 피드백을 주어야 한다.
조직 행동 변화		
Luthans(2011)는 조직 행동 변화(Organizational Behavior Modification, OB Mod)를 연구한 인물이다. 그는 조작적 조건 형성(operant conditioning)을 연구한 Skinner를 기반으로 하고 있다.	OB Mod는 조직 행동에서 작용되는 접근법이다. OB Mod 성과분석은 ABC모델의 세 가지 단계를 따르고 있다. A: 명확한 기대에 대한 선행된 분석과 기초자료분석, B: 행동적 분석과 결정, C: 강화 전략을 포함한 결과 분석이다.	리더는 반복적인 업무를 하고 있는 팔로워들에게 동기부여를 하기 위해 긍정적인 태도로 대한다. 부정적인 사건은 직원들의 사기를 꺾을 수 있고, 스태프는 불편함을 주는 사건을 피하려고 할지도 모른다. 소멸(extinction)은 의도적으로 부정적인 행동을 무시하는 것이다 처벌은 원하는 결과가 나와야 할 때, 결과가 예측될 수 없을 때 드물게 사용된다.

을 연구하는 과학자들은 세상에서 어떤 규칙이 자연스럽게 발견되는지 또는 어떻게, 누가 이 규칙들이 만들어내는지에 대해 관심을 쏟고 있다. 간호학과의 정의에서 보면, 전문간호사가 여러 명의 환자를 간호하는 방법은 반복될 수 있지만, 각각의 환자가 겪는 어려움은 다를 수 있다. 하지만

시간을 들이고 관점을 달리하면 규칙이 생겨난다. 그리고 이런 규칙을 통해 간호사는 환자의 통증을 조절할 수 있거나 연명치료시설에서 가족들과 관계를 맺을 수도 있고, 다른 문제를 발견할 수도 있다. 보건의료제공자가 문제와 예측할 수 있는 해결책에 집중하고 있기 때문에 개인, 가족, 지역사회를 기반으로 돌봄을 재구성하는 것은 복잡한 문제에 대한 해결책을 주고, 긍정적인 영향을 미칠 수 있다. 따라서 복잡성 과학은 다차원적인 전략인 동시에 다른 환자 또는 다른 조직상의 관점을 포함시키기 위한 작업의 범위를 넓힌다.

적응리더십(adaptive leadership)에서는 이전의 제공된 정의와 이어서, 환자와 조직의 문제를 해결하는 방법은 다른 관점으로 문제를 바라보는 것이라고 이야기한다. 잠재적인 위험을 포함하거나, 갈등을 보이거나 즉흥적인 변화에 일환으로 규범에 도전하는 것이 모두 '전체'를 살핀다는 말에 포함될 수 있다. 적응할 줄 아는 리더는 시스템이 생태계를 닮았다는 것, 즉 스스로 회복가능하다는 것을 알고 있으며 변화의 방향은 상관이 없다고 말한다. 앉아서 보고만 있거나 불평만 늘어놓는 것이 아니라 주류에 들어감으로써 변화를 일으켜야 한다. 질문하고, 규칙을 관찰하며, 규칙 안에 들어가서 규칙이 어떻게 생겨나는가를 지켜보는 것이 변화를 만드는 방법이다. 위계질서가 없이 성장한 소셜미디어의 힘을 상상해본다. 오히려, 강한 상호작용과 메시지는 초반에는 현실을 다시 만들고 그 다음 사회 변화를 만든다. 적응력이 강한 리더들은 자신들이 영향력을 끼칠 수 있다는 사실에 감사하며, 통제의 필요 유무성을 따지지 않고 결정에 도움을 줄 수 있다.

복잡성 이론에서 전통적인 조직의 위계질서에서는 '고급 정보의 책임자'의 역할을 제대로 수행하지 못한다. 위계질서가 없는 조직에서 만들어내는 의사결정이 그 역할을 대신한다. 우리는 점점 미래를 통제하는 데 시간을 덜 소비하고(예측 가능한 것이었지만), 의료서비스에 도움이 될 수 있도록 서비스에 영향을 주고, 의료서비스를 혁신하고, 의료서비스에 반응하는 데 더 많은 시간을 소비하고자 한다. 복잡성 과학에서는 모든 의견이 다 중요하고, 만족스러운 결과를 내기 위해 환자와 가족과 자주 만난다.

변화는 리더십에서 중요한 영역을 차지한다. Eoyang과 Holladay(2013)는 수행평가(performance appraisal)를 사용하여 세 가지 변화를 대조하고 있다. 모든 간호사가 수행평가를 받아야 하므로, 동일한 예시가 사용된다. 첫 번째 예는 정적 변화이다. 이 모델이 설명하는 수행평가는 작년에 한 수행평가와 비교해볼 때 목적과 목표에 반대로 기술된 연례평가를 말한다. 두 번째 모델은 급격한 변화모델이다. 이는 연구 관점에서 확인할 수 있다. 정적 모델(static model)과 달리, 이 접근법은 주기적인 피드백이 포함되어 있으며, 일종의 자동온도조절기로서 기능하고, 프로젝트의 마감이나 다른 목표같이 중요하다고 생각되는 일을 할 때 사용된다. 세 번째 변화는 조금 다르다. 급진적인 모델은 정기적이고(심지어 매일), 누적적인(매년마다) 피드백을 받는 리더와의 상호관계에 초점을 둔다. 수행평가는 시스템과 상호작용과 연관이 된 피드백을 제공하고, 프로젝트가 막 끝나기 전에 자율성이 두드러진 기회와 함께 주어진다. 이런 세 가지 변화모델은 오늘 날의 보건의료가 겪는 어려움을 보여준다. 어떤 일은 정적(예측 가능한)이고, 어떤 일은 적당히 역동적이다(증가하는 개선사항을 참견하는 프로젝트를 목적으로 하거나, 예측 불가능하고 상호작용적인). 적응하는 리더는 환경이 변화함에 따라 바뀌는 복잡성 과학에 의해 영향을 받는다.

Marion과 Uhl-Bien(2001)은 복잡성 과학이 어떻게 개인으로 하여금 이끌고, 관리하고, 따르는

가를 설명해 줄 수 있는지에 대한 5가지 방법을 연구하였다. 다음 복잡성 원칙에 대한 설명이다.

네트워크 발전시키기. 네트워크는 특정한 관심 분야에서 공통의 이해관계를 가지고 있는 그룹을 의미한다. 소셜 네트워크는 조직 내에서도 만들어지지만, 조직의 경계를 넘어서도 만들어진다. 예를 들어, 간호 프로그램은 전문 의료진이 있는 병원이나 기관의 한 부분이라고 여겨지지 않는다. 하지만 공통의 관심(의료서비스를 위해 질 높은 환경과 수요를 공급하고 준비)이 있기 때문에 조직들은 네트워크를 매우 중요하게 여기고 있다.

연구 관점

출처: Hauck, 2., Winsett, R.P., & Kuric, J. (2012). Leadership facilitation strategies to establish evidence-based practice in an acute care hospital. *Journal of Advanced Nursing, 69*(3), 664-674.

리더십능력을 향상시키기 위해 변화에 관한 신뢰를 주는 리더십과 근거기반실무(evidence-based practice, EBP)와 더불어 변화를 위한 조직적 준비는 전망 있는 비교 설계(prospective comparative design)에 사용되었다. 응급간호시설에서 EBP를 적용시키려는 전략적 계획이 구성되었다. 현재 모든 간호사의 기준은 조사되었고, 2년 후 개혁이 시행될 예정이다. 병원에서 EBP와 관련된 신뢰, 사용법, 조직 문화 등은 세 가지 대책으로 평가되었다. 기초결과는 직접간호 간호사가 그들의 상사로부터 제한된 도움을 받고 있다는 것을 알려주었다. 이로 인해 간호리더 역할을 맡고 있는 관리자를 대상으로 하는 교육 프로그램이 발전되었다. 그 후의 대책은 신뢰를 기반으로 한 통계적으로 중요한 발전과 전략 결정 때 생겨난 수행목표를 만족시키는 것과 함께 EBP에 대한 준비성을 보여주었다. 간호 진료에서의 EBP의 사용은 발전했지만 통계적으로 중요하지는 않았다. 직접간호 간호사가 관리의 팀이라고 여기지지 않았던 비직접간호 간호사보다 근거기반실무를 덜 사용하였다.

실무 의의

의료에서 새로운 과정이 더해지면서 개인이 지속적으로 리드하고, 관리하고 팔로잉하는 행동은 역동적인 변화의 한 예이다. 특정한 목표 수치를 가지고 있는 잘 발전된 계획의 사용과 간호사의 참여가 이 연구의 유효성을 높인다. 이 연구는 직접간호 간호사가 쓰는 EBP의 사용을 촉진하기 위해 책임간호사 역할을 하고 있는 간호사들이 EBP를 얼마나 잘 사용할 수 있는지에 대한 중요성을 보여준다. 물론 이 연구가 EBP를 쓰는 모든 기관을 일반화할 수는 없지만, 발전된 계획의 중요성을 보여주고 있다.

위계질서가 없고 '수직적이지 않은' 상호작용 장려하기. 앞서 말했듯이 이끌고, 관리하고 따르는 이들은 전통적인 위계질서 사이에서는 보이지 않는 책임감을 가지고 있다. 공유된 관리 방식은 직원들이 어떤 위치에 있든지 간에 정책을 만들 수 있는 환경을 만들어주고, 환자 진료에 영향을 줄 수 있는 진료과정을 만들 수 있는 결정 방식의 한 예이다. 이 모델에서는 간호사 모두가 올바른 관점을 가지고 있고 결정 방향을 정하는 데 목소리를 낼 수 있다.

리더십 태그하기. '태그(tag)'는 조직에게 개성과 에너지가 될 수 있는 철학적 · 환자중심적 · 가치 중심적 특징을 가지고 있다. 태그는 가치와 비슷한 의미로, 어트랙터(attractor) 또는 문화의 특징(hallmark of culture)이라 불리기도 한다. 많은 진료 기관들이 진료과정이나 기능이 비슷하지만, 비용과 효율성에만 중점을 두는 기관들과는 달리 이런 기관은 '케어링'과 '좋은 에너지'가 있다. 태그라는 용어는 이러한 차이점을 의미한다.

응급에 초첨 맞추기. 응급이라는 개념에는 어떻게 책임의 의무를 가진 개개인이 활발한 조직참여를 통해 창의적이고, 놀랍고, 기교 있는 방식으로 문제해결에 적합한 네트워크를 찾아낼 수 있는가 또는 고정관념 밖에서 생각할 수 있는 사람을 문제해결에 관여하게 할 수 있는지에 대해 논의된다. 응급이란 에너지를 자제하기보다는 건설적인 에너지를 불러일으키는 데 초점을 맞춘다.

조직적으로 생각하기. Anderson과 Johnson(1997)은 체계 사고 이론의 원칙을 전통적인 방식으로 분류하였다.

- *더 넓은 관점에서 생각해보기.* 개인의 업무에 집중하기보다는 병원 병동 전체의 업무를 책임지고 있는 간호사, 장기요양시설(long-term care facility)에서 모든 환자의 요구에 초점을 맞추는 간호사 또는 도시의 복잡한 응급상황에

서도 일을 잘 처리할 수 있는 간호사는 큰 그림을 볼 수 있는 능력을 가지고 있다. 이 간호사들은 당장의 급한 일을 넘어서 자신들의 일의 맥락을 잡을 수 있는 능력까지 갖춘 사람들이다.

- *단기·장기 목적의 균형 맞추기.* 장기요양시설이나 환자케어에서 임상치료법(clinical treatment)을 중지하고 싶어하는 환자와 같은, 현재 행동의 결과를 인지할 수 있는 간호사는 질적 결과를 위해 균형 잡힌 결정을 어떻게 해야 하는가를 지도할 수 있다.
- *시스템의 역동적이고, 복잡하고, 독립적인 본질 알아보기.* 모든 것들은 연결되어 있다. 환자도 가족, 친구들과 연결되어 있다. 그들 모두 지역사회와 문화와도 연결되어 있다. 지역사회와 문화가 사회 전체를 만든다. 보건의료의 비용은 지역경제와 연결되어 있고 지역산업은 세계 산업과 연결되어 있다. 작은 결정이 큰 결과를 이르게 할 수 있다는 인식과 함께 이런 관계에 대해 파악하고 이해하는 것은 문제해결에 도움이 된다.
- *측정 가능한 자료 시스템 대 측정 불가능한 자료 시스템.* 이러한 사고는 우리로 하여금 눈에 '보이는 것'만 측정하는 경향을 보인다. 만약 우리가 도덕, 실천관계, 팀워크에만 초점을 맞추게 된다면 객관적인 자료가 줄 수 있는 중요한 내용을 놓칠 수 있다. 반대로 우리가 수치(환자에게 보이는 수치)에만 신경을 쓴다면 업무환경에서 참여부족과 같은 큰 쟁점을 놓칠 것이다.

> **연습 1-3**
>
> 어려운 의사결정을 해야 하는 임상시나리오를 생각해본다. 창의적으로 문제를 해결하기 위해 네트워크에 누구를 추가시킬 것인가? 문제의 범위가 당신과 당신의 동료들로 해결되지 않는다면 다른 네트워크와 어떻게 연락을 취할 것인가? 네트워크의 한 사람을 지정해서, 그의 잠재적인 인맥이 문제를 해결하는 것이 어떻게 도움이 될 수 있는지 구성해본다. 개개인에게 영향을 미칠 수 있는 힘에 초점을 맞춘다. 환자나 가족은 이 네트워크 안에 속하고 있다. 환자나 가족들이 이 문제의 해결책을 함께 하는데 어떤 도움을 줄 수 있는가? 어떻게 하면 직원들의 관계가 위계질서 없는 관계가 될 수 있는가(개인적 경험이든 직업적 경험이든)? 작은 행동이 큰 결과를 만들어냈던 예를 찾아보도록 한다.

리딩, 매니징, 팔로잉의 과제

이론과 개념에 대해 다룰 때, 우리는 실전에서 이런 개념들을 적용할 때 필요한 현실적인 행동을 간과할 수 있다. Gardner(1990)는 이것을 처음으로 인식하였다. 그는 리더십의 과제를 그의 책, 『On Leadership』에 담았다. 리딩, 매니징, 팔로잉과 관련이 있는 실질적인 행동을 설명하려는 목적은 이 장 앞부분의 리더십, 관리, 팔로우십의 정의와 업무에 대한 차이의 이해를 촉진시키는 데 있다.

Gardner의 리더십 업무

Gardner의 리더십 업무는 임상 행위를 할 수 있는 위치(clinical position), 공식적인 관리 위치(formal management), 그리고 집행진 위치(executive position)에 있는 간호사에게 리딩, 매니징, 팔로잉이 관련이 있다는 내용이 표 1-1에 담겨 있다. 세 가지 역할 모두 관심의 초점이 다르지만, 각각의 역할 모두 조직의 이익을 위해 존재한다는 것을 염두에 두어야 한다.

목표 구상하기

리딩(leading)은 파트너 간에 목표를 구상하는 데 필수적이다. 치료시점에 환자의 건강 상태가 불확실할 때, 리딩은 환자가 미래를 예상하도록 돕는다. 리딩은 환자가 걸을 수 있는 상상을 하도록 도와줄 수도 있고, 가족 행사에의 참여, 생활방식의 변화를 상상하는 데 도움을 줄 수 있다. 동료들을 이끄는 경우(환자와 가족을 다루는 것과 비슷한), 리더의 능력, 신뢰도, 자신감, 의사결정능력, 우선순위를 매길 수 있는 능력은 의료현장에서의 다양한 문제를 해결할 수 있다. 전통적인 서면 기록을

표 1-1 Gardner의 임상 · 관리 · 집행진 위치에 있는 사람들이 사용하는 리딩과 매니징의 업무

Gardner의 업무	행동: 임상 위치	관리 위치	집행진 위치
목표 구상하기	환자/가족들을 위해 환자의 결과 예상하기, 환자가 자신의 건강상태를 예측할 수 있도록 돕기	환자 집단에 대한 환자결과를 제시하고 환자치료를 지원하는 방법에 대한 비전 제시하기; 향상된 임상 및 조직 성과에 대한 비전 제시하기	조직이 도움을 줄 수 있는 환자 집단을 돕기 위해 지역 건강과 조직 결과를 예상하기
가치 지지하기	건강 문제와 관련해서 환자/가족이 겪고 있는 개인적 가치를 분류하고 정리하는 것을 도와주기, 이런 건강문제 때문에 영향 받는 생활방식 도와주기	조직의 가치를 해석하고 조직 구성원 개인의 가치를 조직의 구성원과 관계를 강화시키기; 조직의 변화 가치를 해석하기	지역과 조직의 가치가 드러나도록 다른 조직의 리더 돕기, 지역과 스태프들의 가치를 해석하기
동기부여하기	환자와 가족이 목표를 달성할 수 있게 도와주기	조직의 사명과 조직 강화와 관련된 비전을 달성하기 위해 직원을 격려하기	원하는 수준의 건강과 적절한 의료서비스를 위해 관리, 직원, 지역사회 리더들을 고무시키고, 연결시키기
관리하기	환자/가족이 계획하고, 우선순위를 정하고, 의사결정을 하도록 도와주기, 조직의 구조는 환자를 위해 운영되고 있음을 확인시켜주기	계획, 우선순위 설정 및 결정으로 직원을 지원하기; 환자치료의 필요성과 조직의 목표를 달성할 수 있는 직원의 능력을 향상시키는 시스템 조성하기	다른 집행진을 계획하고, 우선순위를 정하고, 의사결정하는 데 참여시키기, 인적 · 물적 자원이 보건 요구들을 만족시킬 수 있다는 것을 보장하기
일할 수 있는 통일성 만들기	환자/가족이 건강 기능을 향상하도록 변화를 지지하기	직원이 최적의 기능을 수행할 수 있도록 강화된 조직 기능 제공하기	환자케어와 종합적인 케어의 기능을 최적화하기 위해 여러 학문 분야의 리더를 돕기
신뢰감 발전시키기	환자와 가족의 비밀보장하기, 역할을 수행할 때 정직하기	조직 정보를 자주 공유하고 역할 수행에 최선을 다하기	간호와 간호의 관점을 개방적이고 정직하게 바라보기, 진실된 역할 수행하기
설명하기	환자와 가족들의 건강과 기능을 위해 정보를 해석하고 알려주기	조직의 기능과 향상된 서비스를 촉진하기 위해 정보를 교육하고 해석하기	조직기능과 서비스 발전을 위해 조직적, 지역 기반 건강 정보를 가르치고 해석하기
상징으로 나서기	전문직 간호영역과 조직의 신념과 가치를 환자/가족 또 다른 지역 사회 그룹들에게 보여주기	간호단위 서비스와 조직의 가치와 신념을 직원 및 타 부서, 전문 분야 및 지역사회에 알리기	내 · 외부 구성요소에 조직과 환자케어 서비스의 가치와 신념을 보여주기
그룹을 대표하기	간호와 태스크포스팀, 질관리, 공유된 거버넌스 위원회, 기타 그룹을 대표하기	조직의 내 · 외부에 정해진 지정된 위원회, 협의회 및 태스크포스팀에 조직과 간호를 대변하기	조직의 가치와 신념, 환자케어 서비스를 조직의 내 · 외부 위원회에서 대변하기
진화하기	자가간호를 제공하여 스태프, 환자, 가족, 조직을 돌봄 능력을 향상시키기	직원, 환자, 가족, 조직이 도움을 주는 단체의 자가간호 능력 향상시키기	환자, 가족, 직원, 조직이 도움을 주는 단체의 능력을 증진시키기 위해 자가간호 제공하기

전자건강기록(electronic health record)으로 바꾼 변화에서 볼 수 있다. 리더는 이 변화의 연관성과 변화방식에 대한 논의를 앞서 말한 능력을 사용해 동료들과 함께 토의하고, 그들을 설득시켜가면서 이 논의를 이끌었다. 목표를 상상하는 것은 신뢰 가능한 관계, 공유된 정보, 상호 간의 기대 등에 달려 있다.

공유된 비전(vision)을 만드는 것은 리더십의 중요한 자질이다. '미래 예상해보기(visioning)'가 가능하려면 현재 상태를 파악하여 원하는 결과를 예측하고 구체화시킨 다음, 현재 상태와 미래의 격차를 줄이기 위해 남들과 협력할 수 있는 리더가 필요하다. 만약 이 과정이 성공적이라면 간호사와 환자 또는 조직 내에 간호사 간에 창조적인 긴장감을 경험하게 된다. 창조적 긴장은 환자와 다른 이들이 원하는 목표를 이루기 위해 함께 일할 수 있도록 격려할 수 있다. 공유된 비전은 변화를 가속화할 수 있게 한다.

가치 지지하기

가치(values)는 관련된 생각과 목적의식, 방향, 삶의 우선순위 등과 같은 내부의 원동력을 통해 정해진다. 조직은 구성원들을 통해 목적, 철학, 실례에서 나타나는 복합적인 가치를 공유한다. 사람들은(환자이든, 리더에게 영향 받는 동료이든) 가치를 통해 목적을 성취하며, 그것은 행동을 통해 명백해진다.

가치라는 단어는 값비싼 어떠한 것이라는 의미를 함축하고 있다. 의도적인 행동은 우리의 가치를 반영한다. 리더는 끊임없이 문제에 집중할 수 있게 하는 가치와 그것을 해결하기 위해 투입되는 인적 · 물적 자원을 명확하게 하고 그것을 인정해야 한다. 또한 가치는 변화를 빠르게 수용할 수 있게 도와주고 목표를 빠르게 성취할 수 있게 도와주는 강력한 원동력이다.

동기부여하기

가치가 우리의 행동을 좌우할 때 가치는 동기부여의 원천이 된다. 동기부여(motivation)가 개인적이든지 전문적이든지 간에, 동기는 우리가 믿는 가치에 활기를 불러일으키고 비전(vision)을 향한 성장을 촉진시킨다. 동기부여에 영향을 주는 요소는 업무 시 긍정적인 분위기가 흐를 수 있도록 도와주고, 변화를 이루고자 하는 욕구를 유지시켜주며 북돋아준다. 동기와 관련된 이론들은 어떤 원동력이 사람들에게 동기부여를 하는가를 파악하고 설명하려고 한다. 동기부여에 관한 동기 이론의 예들은 이론 박스에 나와 있다.

관리하기

조직이 제 기능을 다하기 위해서는 관리할 수 있는 능력이 필수적이다. 관리능력은 규칙적인 순서와 방법을 만들어주는 구조를 생성하고 다른 이들로 하여금 안정성을 가지고 일할 수 있도록 해주기 때문이다. 보건의료환경 내에서 간호관리자(nurse manger), 임상전문간호사(clinical nurse specialist) 또는 임상간호 리더(clinical nurse leader)와 같이 의료나 조직의 결과에 영향을 주고, 창의적이고 효과적인 구조에 공동의 책임을 지는 특정한 위치에 있는 사람들의 경우에는 특히 그렇다. 효과적인 관리자가 되려면 효과적인 리더십과는 다른 행동방식이 필요하고, 반대의 경우도 마찬가지이다. 이상적으로는 관리의 책임을 가지고 있는 사람들은 좋은 리더이고 팔로워이다. 두 가지 조직의 직책 모두 한 가지 업무와 책임에 배타적이지 않기 때문이다. 좋은 리더는 관리자로서의 능력과 기량이 필요하다. 좋은 관리자는 또한 사람들이 자신을 따르게 하는 능력이 필요하고, 마찬가지로 팔로워에게도 이러한 능력이 필요하다.

조직을 단결시키기

리더십이 당면한 또 다른 어려움은 변화에 영향

받는 사람들에게 일할 수 있는 통일성을 만들어주는 것과 비전(목표)이 달성될 수 있도록 갈등을 피하거나, 줄이거나, 해결할 수 있는 방법을 모색할 수 있어야 한다(15장, 21장 참조). 리더가 갈등 해소 방법을 파악하는 것은 필수적이다. 가치와 이익이 충돌하여 갈등이 생겼을 때 정교화된 원칙을 따라서 갈등을 해결하는 것이 최고의 방법이다. Ury, Brett와 Goldberg(1988)는 그들의 대표 연구에서 갈등관리를 통해 통일성을 되찾을 수 있는 효과적인 방법과 긍정적인 방향으로 운동이 나아갈 수 있는 방법에 대해 서술하였다(박스 1-2).

박스 1-2 갈등해결의 원칙

1. 관심에 초점을 맞춘다.
   - 모든 구성원들이 가지고 있는 실제적인 문제점을 확인한다.
   - 문제를 즉시 해결한다.
   - 협상과정을 거치거나 윤리위원회나 중립적일 수 있는 위원회를 활용한다.
2. 협상에서 빠져나갈 구멍(loop-backs)을 만들어둔다.
   - 만약 협상이 실패한다면 화를 식힐 수 있는 기회를 만든다.
   - 문제를 해결할 수 없을 경우에 벌어질 수 있는 일을 구성원 모두와 상의해봄으로써 그 다음 결과에 대해 모든 구성원이 이해할 수 있도록 한다.
3. 협상 전 상담할 수 있는 기회를 만들고 협상 후에 피드백을 할 수 있도록 한다.
   - 합의안을 만들고 만약 기대했더라도 대치하기 전에 정치적 수완을 사용하여 대화를 이끌어간다.
   - 갈등 후 동료와 환자가 배울 점이 있게 하고 갈등 후에 유사한 상황이 발생하지 않게 한다.
   - 공개적인 토론을 위해 포럼을 제공한다.
4. 동기부여, 능력, 자원들을 제공한다.
   - 구성원들이 갈등을 해결하기 위해 발전된 방법이나 자원들을 사용할 수 있도록 해야 한다. 접근성이 용이하고 위협적이지 않은 방법이 필요하다.
   - 갈등문제를 해결하는 분야에서 일하는 사람들이 이런 문제를 해결할 수 있는 능력이 갖추어졌는지 확인한다.
   - 관련된 사람들에게 지원, 정보 또는 다른 기술적 지원을 제공한다.

출처: Ury, W., Brett, J., & Goldberg, S. (1988). Getting disputes resolved: *Designing systems to cut the costs of conflict*. San Francisco: Jossey-Bass.

신뢰감 발전시키기

리더십의 중요한 업무는 일관성 있는 행동을 하는 것이다. 그래야 다른 이들이 리더의 의도와 방향성에 대해 의심을 갖지 않고 따를 수 있다. 신뢰는 리더가 가고자 하는 방향을 다른 이들과 나눌 때 생겨나고, 힘을 기르고 낮은 실적을 완화하면 높은 실적을 올릴 수 있다. 이 행동에 내재된 개념은 '진실된 말하기'이다. 물론 리더가 모든 정보를 항상 나눌 수는 없겠지만, 다른 이들의 생각과 행동이 잘못된 방향으로 가게 해서는 안 된다. Lencioni(2002)의 연구에 따르면 신뢰는 팀을 이루는 데 가장 중요한 요소라고 한다. 신뢰가 없으면 팀은 기능을 제대로 수행하지 못한다. 또한 신뢰성은 행동과 소통에 반영된다.

설명하기

리드하고 관리하는 것은 지속적인 소통과 설명을 필요로 한다. 리더는 소통을 잘 하기 위해 다음의 기술에 익숙해져야 한다.

1. 공유해야 할 정보가 무엇인지 확인한다.
2. 정보를 알게 되는 인원을 파악한다. 소통의 과정 중에서 그들이 '듣게 될' 정보가 무엇인지 질문한다. 듣는 이가 관심을 가질 수 있는 이야기를 제시해야 한다.
3. 대화와 피드백의 기회를 제공한다. 즉각적인 피드백이 필요할 때는 면대면 의사소통이 선호되는데 정보가 확실하게 전달될 수 있기 때문이다. 초기 대화 방식인 이메일이나 문자 메시지를 통한 서면 소통 방식도 많이 쓰였다. 이러한 방법은 임시방편이 될 수 있으나, 이 방식의 문제점도 알아야 한다.
4. 내용을 계획한다. 일시적으로 너무 많은 정보를 주는 것은 듣는 이들을 지치게 하고, 집중력을 흩뜨릴 수 있다.
5. 다른 상황에 다른 방식으로 정보를 다시 제공할 수도 있다는 점을 명심한다. 그룹이 다양할수록

복잡한 용어, 개념 등을 피하는 것이 좋다. 정보는 간단해야 한다. 메시지는 듣는 이가 들을 준비가 되었을 때 들리며, 그 전에는 들리지 않는다는 것을 기억해야 한다.

6. 항상 무엇이 왜 바뀌고 있고, 어떻게 바뀌었는지 설명해주어야 한다. 변화 안에 있는 가치는 항상 기억되어야 한다.
7. 특히 변화가 관련이 있다면, 손실은 무엇이고 어떤 손실이 일어날지 솔직한 대화를 할 수 있는 기회가 주어져야 한다.
8. 비언어적인 의사소통에 대해 민감해야 한다. 모임이 끝나고 중요 정보를 다시 물어보거나 피드백을 받아 메시지의 정확성을 높이는 것이 복잡한 상황에서는 필수적일 수 있다. 리더는 미세한 조정이 가능한 의사소통능력을 통해 설명할 수 있어야 한다(대화에 대한 추가적인 설명은 16장 참조).

상징으로 나서기

모든 리더는 그 또는 그녀가 대표하는 누군가의 대변인이 될 기회가 있을 것이다. 간호사는 환자와 그의 가족들을 조직 행사에 그들의 병동을 대표할 수도 있고 지역사회의 행사에 참여할 수도 있다. 상징으로 나서는 것은 통일성과 종합적인 정체성을 보여준다.

그룹을 대표하기

상징적으로 존재하는 것 이외에, 리더는 활발한 참여를 통해 자신의 그룹을 대표하는 기회가 많이 생긴다. 진보적인 단체에서는 직원들이 참여를 도모하고 조직의 혁신을 촉진시키는 기회가 올 수도 있다(예: 마그넷 인증프로그램의 지정을 원하는 조직). 간호사는 인적 자원 모임, 환자안전 대책 위원회(patient safety task forces), 업무 향상 위원회(improvement committees), 부서 계획 등에 참여할 수 있다. 많은 리더십을 요구하는 경우에는 간호사들이 그들의 목소리를 낼 경우, 자신들의 요구를 넘어서 일을 볼 수 있고 그룹의 목표가 무엇인지를 정확히 알 수 있을 것이다. 만약 의사결정 방식이 분산적이고 관리의 단계가 더 압축되어 있었더라면, 간호사들은 리더의 책임감을 더 많이 느낄 수 있을 것이다. 리더는 새로 발견된 기회들을 존중하며 바라보고 그룹의 이익을 개방적인 눈과 정직함으로 대표할 수 있다. 리더는 조직의 설립목적을 이해하고 그들의 목표에 도달할 수 있도록 노력해야 한다.

진화하기

리더는 사람들 사이에서 에너지를 만들어낼 수 있다. 진정한 리더는 그룹의 에너지에 신경을 쓰고, 중심이 무너지지 않도록 노력해야 한다. 조직과 간호실무에 있어서 지속적으로 문제해결의 균형을 맞추고(에너지 쓰기), 목표를 설정(에너지 생산)하는 것은 중요하다. 공유된 목표로 변화가 만들어질 수 있다면, 새로운 정신과 목적으로 변화를 만들 수도 있다. 개개인의 성취를 축하하거나 '명예의 전당'을 만들어 사진, 편지 또는 다른 긍정적인 피드백을 보인다면 직원들의 사기를 올리는 데 도움이 될 것이다.

더 나아가 리더는 자기관리를 충실하게 해야 한다. 자신의 관점을 지키고 필요한 체력을 보충하기 위해 균형 잡힌 식사를 하고, 충분한 식사와 수면을 취하고, 건강을 챙길 수 있는 다른 활동에 관심을 가져야 한다. 마찬가지로 자신들의 부하직원이 신체적 · 정신적 건강을 위해 자신과 유사한 시간을 보장받을 수 있도록 해야 한다. Gardner(1990)는 그의 연구에서 "사려 깊은 리더의 진화(renewing)는 인간에너지와 능력에서 나온다는 것을 잊어서는 안 된다."(p.136)라고 주장하였다. 이는 에너지와 개인 건강에 집중하면 이룰 수 있다.

Bleich의 관리 업무

관리하는 능력은 조직의 주요 시스템을 전달 서비스(deliver service)의 과정에 맞추어 조정하는 것이다.

간호전달체계(care delivery system)는 환자에게 필요한 모든 구성 요소를 만들어낼 수 있는 다양한 과정의 일부이다. 약물 조달 과정, 주문, 관리, 환자안전 진료, 환자 교육, 퇴원 준비와 간호 조화(care coordination) 등이 중요한 과정 중의 일부이다. 케어의 과정은 진료의 표준화, 안전, 결과를 보장하기 위한 일련의 순서를 가진다. 효과적인 관리는 효율성과 유효성을 위해 알려고 하고, 발전하려고 하며 고수하려고 하는 과정이다. 각각의 관리자는 진료 과정 속에서 자신의 역할을 존중하고 잘 수행해야 한다. 올바른 관리와 도움을 주는 피드백, 가르침, 기회 알아보기 같은 과정은 자료기반의 결과 측정(data-driven outcome measurement)에 도움을 준다. 개인이나 팀이 우수했을 때 보상을 해주면 원하는 행동을 강화할 수 있다.

박스 1-3에 효과적인 기능을 위해 필요한 관리 업무들이 나열되어 있다.

팔로워들은 그들의 능력으로 리더와 관리자를 돕는다. 팔로워와 리더들은 자신들의 인지 기술, 대인관계 능력, 정서적 능력을 구축할 수 있도록 한다. 리더에게 예민함을 보이는 팔로워는 스트레스가 쌓여 있을 수 있으므로 휴식을 취한다. 팔로워들은 일을 끝마치기 위해 리더들의 피드백이 필요하고, 그 피드백에 반응하는 행동을 보여야 한다. 팔로워는 팀워크를 향상시키기 위해 리더와 관리자의 능력과 기술을 발전시켜야 한다. 이 말은 팔로워에게 리더나 관리자의 능력이 없다는 것을 의미하지 않는다. 역할이 필요한 상황이 되면 팔로워는 리더나 관리자가 될 수도 있기 때문이다.

팔로워와 리더, 관리자의 관계는 복잡하다. 능력 있는 팀 구성에는 원하는 목표를 달성시킬 수 있는 변화를 줄 수 있는 리더가 필요하다(Hutchinson & Jackson, 2013). 리더가 없을 경우 환자간호의 질이 위협받을 수 있다. 만약 동료들이 동일하게 리더십 기술을 향상시키고 싶다면 시간, 지식, 자원에 투자해야 한다(Perkins, 2013). "변혁적 리더는 팀의 목표에 대한 일정하고 명확한 초점이 있어야 하고 성공을 위해서라면 두려움보다 꿈꾸고 있는 목표가 더 커야 한다." (Marshall, 2011, p.ix)

때때로 리더와 팔로워의 위치가 서로 뒤바뀔 수도 있다. 이런 변화가 있을 경우, 책임간호사가 리

박스 1-3 Bleich의 관리 업무

1. 책임을 필요로 하는 시스템과 과정을 확인하고 과정을 처리할 사람을 지정한다.
2. 최소, 최적의 표준과 사항을 확인하고, 이 역할의 책임을 맡을 개인을 파악한다.
3. 과정을 함께하는 직원들에게 자료, 능력, 기술들이 제공되는지 확인한다. 강점에 초점을 맞추고 발전이 필요한 분야는 보충한다.
4. 개인이 해결해 나가야 하는 복잡하고 다양한 업무를 나누기 위해 종합적인 전체 상에 대해 구상하고 소통한다.
5. 효과적인 업무를 위해 장애물을 제거한다.
6. 업무의 부담을 동등하게 나누고, 자료를 통해 유효성과 효율성을 판단한다.
7. 개인과 팀에게 합당한 보상을 제공한다.
8. 시스템과 과정을 향상시킬 수 있는 방법을 권장한다.
9. 의사결정을 할 때나 피드백이 필요한 경우 소셜 네트워크를 사용하여 다른 이들이 참여할 수 있도록 한다.

연습 1-4

환자에게 돌봄을 제공하는 과정을 시작부터 끝까지 관찰해본다(예: 음식 주문, 준비, 배달). 이 과정이 어떻게 구성되었는가? 몇 개의 과정들이 있는가? 각각의 단계마다 누가 책임을 맡고 있는가? 이 과정을 책임지고 있는 사람은 누구인가? 과정이 잘 되고 있는지를 알아보기 위해 어떤 자료를 사용할 수 있는가?

팔로워들은 수동적이고, 흥미 없고, 지적이지 못하고 지시만 기다리는 경우가 많다. 실제로, 일을 잘하는 팔로워는 이끌기도 하고, 그들의 시간과 능력을 나누고, 문제를 유기적으로 해결하기 위해 혁신적이고 창의적인 해결책을 내기도 하고, 관리자에게 지시를 받기도 한다. 동시에 팔로워는 자신이 해야 하는 임무도 수행한다. 이런 임무조차 창의적이거나 의사결정시스템을 이용해야 하는 경우가 많다(박스 1-4).

박스 1-4 Bleich의 팔로우십 업무

1. 조직 안에서 일을 할 때 개인의 책임감을 보이고, 개인의 이익을 위해 과정을 변경하지 말아야 한다.
2. 케어/서비스의 안전과 수요성을 위해 규칙과 세부사항을 잘 지켜야 한다.
3. 목표에 도달하기 위해 지식, 능력, 기술들을 제공할 줄 알아야 한다.
4. 리더와 관리자와 협력하며 일하고, 업무 중에 간접적으로 상대방을 깎아내리거나 무반응의 대답은 하지 않도록 한다.
5. 효율성과 유효성을 보장하고 결과측정에 도움이 되기 위해 일상 업무에 근거기반 피드백을 포함시키도록 한다.
6. 팀에 도움이 될 수 있게 한다.
7. 미지의 상황이나 변화가 두려울 경우에는 해소수단으로 합당한 위험도 감당할 줄 알아야 한다.
8. 케어/서비스의 결과에 영향을 줄 수 있는 시스템의 유효성과 효율성에 대해서 평가하고, 제대로 구성되었다면 이를 지지해야 한다.
9. 문화를 생성하고 만들기 위해 다른 사람들과의 피드백하며 교류가 필요하다.

더나 관리자의 역할을 대신할 수 있다. 이런 변화가 있을 때, 책임간호사는 필요한 자원을 측정하고, 하나의 단위(unit)를 하나의 독립체로 보고 환자가 입원하거나 퇴원하는 것을 눈여겨보아야 하고 이러한 큰 관점에 따라 위임해야 한다. 근무시간 동안 책임간호사가 간호하는 것이 더 나은 위급한 임상사건이 일어날 수도 있다. 이상적으로는 책임간호사와 선임 직접간호 간호사의 관계가 한 단위의 기능적 측면의 균형을 맞추기 위해 바꾸는 것이 좋다. 이러한 경우, 인력 할당은 일시적으로 조정되고, 간호사의 능력과 기술에 따라 간호사는 자신이 필요한 환자나 가족들에게 보내진다. 그러나 시스템에 적응하면서 변화의 복잡성, 존경, 팀 성과요인을 검토해본다.

다양한 조직에서 볼 수 있는 리딩, 매니징, 팔로잉

보건의료산업은 20세기를 지배했던 전통적인 산업 모델과는 달리 비약적인 변화를 보이면서 발전하였다. 오늘날 많은 보건의료조직의 문화는 윤리적으로 다양해졌다. 이러한 조직은 교육수준의 차이가 크고(고등학교 중퇴부터 의과대학을 나온 의사들까지), 업무의 기대치와 가치가 다른 여러 세대가 함께 일하며, 발전된 기술을 사용하면서 서비스의 모든 측면을 담당하고 있다. 또한 의료폐기물이나 항생 물질에 대한 내성을 가지고 있는 미생물과 다른 위험의 환경적인 논의에 어려움이 있는 근로자, 환자, 가족, 지역사회를 포함하고 있다.

보건의료시스템의 복잡성은 만성적인 문제, 정보 불균형(많거나 충분하지 않은), 자원 할당을 어렵게 하는 한 사람에게 부여된 너무 많은 역할, 과도한 업무 때문에 힘들어진 의료서비스, 증가한 소비자 수와 규제 요구, 너무 많은 강령(cues)과 확인(reminder)때문에 생기는 피로 등과 연관되어 있다. 개혁은 이런 문제들을 악화시킬 것이다.

이러한 변수는 리드하고, 관리하고, 팔로우하는 데 고충만 증가시킨다. 리더는 다양한 지역사회의 돌봄 요구를 다룰 수 있어야 한다. 언어와 문화적 방해물은 오해의 소지가 있을 수 있다. 시스템과 돌봄의 과정을 관리하는 사람들은 자신의 주요 자원으로 돌봄과 진료의 조직의 기준과 익숙하지 않은 임시인력을 찾을 수도 있다. 팔로우는 자신의 세대와 가치가 다른 리더를 가질 수 있다. 따라서 갈등이 생길 수 있는 계기가 많다.

결론

이 장에서 전체적으로 설명한 리딩, 매니징, 팔로잉의 기술과 능력을 발전시킨다면, 전문간호사는 일상 업무에 대한 변화를 수용하고 적응 과정을 부정적이기보다는 긍정적으로 받아들일 수 있을 것이다. 성별에 따른 강점, 세대 간의 가치, 재능, 능력, 문화적 다양성, 다양한 교육적 · 경험적 관점 그리고 유동적인 업무환경을 발전시키는 것은 보람된 일이다. 또한 다른 방식으로 이끌어보는 기회, 좋은 관리자가 될 수 있는 경험을 하는 것, 팔로워로서 좋은 결과를 성취하는 것, 팀 접근법이 성공적인 업무를 이끌어내는 경험 역시 보람된 일이 될 것이다.

해결방안

간호모델을 위해 공유된 목표의 발전에 주주들을 참여시키는 것은 공식적인 리더십 역할을 맡고 있는 이들에게 세 가지 목표(triple aim: 접근성, 질, 비용)를 생각하고, 문화를 변화시킬 수 있는 계획을 같이 만들어나갈 수 있는 목적이 있는 전략이었다. 미주리 주의 북동쪽에 위치한 작은 타운에 거주하고 있는 우리는 상담가를 불러올 수 있는 재정적 지원이 없었다. 하지만 우리는 스스로 배우기 시작했다. Tale of Transformation과 Green House Project라는 두 가지 영상을 보면서 문화가 어떻게 장기요양간호에 영향을 주는지 공부했고, 앞에서 언급한 것들에 대해 연구하였다. 10~14명 사이의 환자들이 집과 같은 환경에서 간호받을 수 있도록 돌봄을 제공하는 작은 집 모델이 있는 미국의 두 지역을 우리 리더십 팀의 구성원이 방문하기도 했다. 모델들에서 보여지는 긍정적인 결과들은 우리의 프로젝트의 시작을 앞당겼다. 이런 작은 그룹 모임에서 모든 위치의 직원들, 거주인, 양로원 직원들, 지역사회 구성원들과 그의 삶이 어떠한지를 경험하는 데 도움을 주었다. 변화의 평범한 과정이 그러하듯 초기 적용자들은 계획하는 데 흥미를 느꼈을 것이나, 일부는 아닐 수도 있다. 거주자의 요구를 알아차리고 만족시키려는 오랜 기간과 함께 작거나 큰 그룹의 직원들과 함께 반대론자들을 긍정적으로 바꾸면서 우리는 변화(무엇이 변화하고 무엇이 변화하지 않는지)에 대해 토의하였다. 어떤 이들은 작은 집 같은 환경을 제공받았고, 모든 거주자들이 더 친근하고, 개인적이고 존중받는 케어를 받았다. 많은 사람들은 이 변화가 우리가 40년간 성공적인 가도를 달릴 수 있게 만든 계기가 되었다고 말한다.

변화이론을 기반으로 사용할 때 Kotter의 8가지 변화모델은 프로젝트의 기반이 되었다(Kotter & Cohen, 2002.). 또한 주주들은 소비자들의 기회를 맞추기 위해 변화가 필요하다고 느꼈다. 실질적인 무엇(12개의 독립적인 방이 있는 두 가지 형태의 작은 건물)인가를 만든다는 것은 우리가 실제적인 현실을 바꾸고 있다는 생각을 가지게 해주었고, 우리가 어떻게 개인이 원하는 대로 할 수 있는 서비스를 제공할 수 있는지에 대해 생각하게 해주었다.

반대론자들의 의견을 완화시키기 위해 지속적으로 사용되는 전략은 매입을 얻기 위한 의도와 함께 직원들과 지역사회 구성원들을 지속적으로 교육시키는 것이다. 작은 집 케어의 주거하는 의료진이 될 사람들에게 광범위한 직원교육이 이루어졌다. 중요한 두 번째 전략은 작은 집 모델에 들어가지 않는 의료진의 가치를 잊어버리지 않는 것이다. 우리는 그 과정 중에 지역사회 주민들에게 우리가 어떤 변화를 만들어가고 있고, 이 변화에 대해 질문을 받으면서 프로젝트를 진행시켜 나갔다. 마지막으로 우리는 새로운 방식의 돌봄을 만들어냈다. 많은 사람들이 새로운 거주민에게 중심이 맞추어진 간호전달모델을 반겨주었고, 지역사회는 이러한 새로운 기준을 맞출 수 있게 우리를 도와주었다.

변화를 관리하는 데 변화가 보이는 장 · 단기 변화를 평가하는 것은 중요하다. 스태프들과 지역사회 구성원 모두 긍정적인 반응을 넘치도록 받았다. 이런 프로젝트는 사실 끝난 것이 아니다. 지속적으로 관리되고 조정되어야 한다.

– *Barbara Primm*

이러한 해결방안이 당신에게 적절한 접근법인가?
그 이유는 무엇인가?

근거

리더, 매니저, 팔로워의 역할은 각자 다르고 성공적인 조직을 위해 각각의 역할이 필요하다. 리더는 직함이 아닌 리더십 능력으로 자신을 알려야 한다. 따라서 수직적이기만 한 조직구조에서는 창의적인 변화를 만들기 어렵다. 변화는 어느 시점에서나 만들 수 있고 관심 있으며, 헌신적인 개인들이 참여할 때 효과가 나타난다.

협력은 리더와 팔로워 간에 특별한 조건이 필요하다. 개개인의 목소리가 동등한 방식으로 조직에게 들려야 하고, 이해관계자들 사이에 힘이 공평하게 분배되어야 하고, 혁신이 일어날 수 있는 환경이 조성되어야 한다.

조직은 때때로 공통적이고 단기 목표를 효과적으로 주도하는 리더와 관리자들을 주축으로 돌아간다. 진정한 팀워크가 필요하다면, 팀 관계가 형성될 수 있을 때까지 업무를 유보할 수 있다.

복잡성 과학이 결정이나 업무환경을 복잡하게 만드는 것은 아니다. 복잡성 과학은 권위적이지 않은 태도로 아이디어와 행동이 동시에 만들어질 수 있는 시스템의 적응과 기능을 평가하는 것이다. 리더십와 매니징을 통해 일의 복잡성을 줄일 수 있어야 한다. 단순성 안에서만이 진료의 편리성과 유용성이 생겨날 것이다.

사회적 네트워킹은 의사결정에 중요한 문제해결, 지원, 실시간 정보 관계망으로 인식되고 있다. 이는 리딩, 매니징, 팔로잉을 위해 사용하는 개별적인 도구이다.

체크리스트

이 장은 리딩, 매니징에 대한 개요와 리딩, 매니징과 팔로잉의 연관성에 대해 설명하고 있다. 간호에서 이 세 역할에 대해 이해를 하는 것은 보건의료가 성장할 수 있는 발판을 만들어주고, 많은 사람들을 간호하는 데 도움을 줄 것이다.

- 리딩, 매니징, 팔로잉의 차이 구별하기
- 전통적인 리더십, 새로 부각되는 리더십 그리고 관리의 역할
- 전문직 실무를 위한 정서적 지능발달
- 리딩, 매니징, 팔로잉에 관한 이론의 발전
- 복잡성 과학의 장악
    - 네트워크 발전시키기
    - 위계질서가 없고 수직적이지 않은 상호작용 장려하기
    - 리더십 태그하기
    - 응급에 초점 맞추기
    - 조직적으로 생각하기
- 리딩, 매니징, 팔로잉의 과제
    - Gardner의 리더십 업무
        - 목표 구상하기
        - 가치 지지하기
        - 동기부여하기
        - 관리하기
        - 조직을 단결시키키
        - 신뢰감 발전시키기
        - 설명하기
        - 상징으로 나서기
        - 그룹을 대표하기
        - 진화하기
    - Bleich의 관리 업무
- 다양한 조직에서 볼 수 있는 리딩, 매니징, 팔로잉

리딩, 매니징, 팔로잉을 위한 조언

- 리딩과 매니징은 의사결정과 집단행위를 필요로 한다는 것을 기억한다. 알려진 상황이라면 관리영역에서 일을 담당한다. 만약 무슨 일이 벌어지는지 모른다면 리더십 영역의 일을 담당해야 한다.
- 의료서비스가 효과적이려면 간호사는 리드하고, 관리하고, 팔로우할 줄 알아야 한다. 일 자체에 중점을 주어야 한다는 말이며, 타이틀(직함)이 중요한 것은 아니다.
- 어떻게 의사결정이 되고 있는지를 확인한다. 어떤 결정은 정교한 위계질서 안에서 일어난다. 어떤 결정은 자율적인 환경에서 생겨난다. 진료나 조직적 차원에서 어떤 결정을 만들어내는지가 한 사람의 신뢰성에 큰 도움을 줄 수 있다.
- 상황이론(contingency theory)과 복잡성 과학(complexity science) 모두 간호의 맥락 내에서의 지식을 필요로 한다는 것을 기억한다. 이 지식을 가지고 가족과 사회 내에서 환자의 상태를 사정해야 한다.
- 리더십, 관리, 조직이론은 어려운 결정을 해야 할 때 도움을 줄 것이다. 관련된 이론을 적용하여 신중한 결정을 하고 의료나 조직 결정(clinical and organizational)을 발전시키는 데 도움을 주도록 한다.

REFERENCES

Anderson, V., & Johnson, L. (1997). *Systems thinking basics: From concepts to causal loops*. Waltham, MA: Pegasus Communications.

Bass, B. M. (1990). From transactional to transformational leadership: Learning to share the vision. *Organizational Dynamics, 18*, 19–31.

Bennis, W. G., & Nanus, B. (2007). *Leaders: The strategies for taking charge* (2nd ed.). New York: Harper Business.

Berwick, D. M., Nolan, T. W., & Whittington, J. (2008). The triple aim: Care, health and cost. *Health Affairs, 27*(3), 759–769.

Blake, R. R., & Mouton, J. S. (1985). The managerial grid III. Houston: Gulf Publishing.

Eoyang, G. H., & Holladay, R. J. (2013). *Adaptive action: Leveraging uncertainty in your organization*. Stanford, CA: Stanford Business Books.

Fiedler, F. A. (1967). *A theory of leadership effectiveness*. New York: McGraw-Hill.

Focus on health reform: Summary of the affordable care act (retrieved July, 2013). http://kaiserfamilyfoundation.files.wordpress.com/2011/04/8061–021.pdf.

Gardner, J. W. (1990). *On leadership*. New York: Free Press.

Goleman, D. P. (2000). Working with emotional intelligence. New York: Bantam Books.

Goode, C. J. (2004, April). *Using evidence to transform your work environment*. Presented at the meeting of Nursing Leadership: Rising on the Wings of Change, Phoenix, AZ.

Hauck, S., Winsett, R. P., & Kuric, J. (2012). Leadership facilitation strategies to establish evidence-based practice in an acute care hospital. *Journal of Advanced Nursing, 69*(3), 664–674.

Herzberg, F. (1991). One more time: How do you motivate employees? In M. J. Ward & S. A. Price (Eds.), *Issues in nursing administration: Selected readings*. St. Louis: Mosby.

House, R. J., & Mitchell, T. R. (1974, Autumn). Path-goal theory of leadership. *Journal of Contemporary Business, 3*, 81–97.

Hubbard, L. A. (2012). Advancing holistic nursing leadership. *Beginnings, 32*(6), 4–7.

Hutchinson, M., & Jackson, D. (2013). Transformational leadership in nursing: Towards a more critical interpretation. *Nursing Inquiry, 26*(1), 11–22.

Institute of Medicine (IOM), *The future of nursing: Leading change, advancing health*. (2011). Washington, DC: The National Academies Press.

Koh, H. K., Berwick, D. M., Clancy, C. M., Baur, C., Brach, C., Harris, L. M., et al. (2012). New federal policy initiatives boost health literacy can help the nation move beyond the cycle of costly crisis care. *Health Affairs, 31*(2), 434–443.

Kotter, J., & Cohen, D. (2002). *The heart of change: Real life stories of how people change their organization*. Boston: Harvard Business School Press.

Lencioni, P. M. (2002). *The five dysfunctions of a team: A leadership fable*. San Francisco: Jossey-Bass.

Likert, R. (1987). *New patterns of management*. New York: Garland.

Luthans, F. (2011). *Organizational behavior* (12th ed.). Burr Ridge, IL: McGraw-Hill.

Marion, R., & Uhl-Bien, M. (2001). Leadership in complex organizations. *The Leadership Quarterly, 12*, 389–418.

Marshall, E. S. (2011). *Transformational leadership in nursing: From expert clinician to influential leader*. New York, NY: Springer.

Maslow, A. (1943). A theory of human motivation. *Psychological Review, 50*, 370–396.

Patient Protection and Affordable Care Act (PPACA). (March 11, 2013). HHS notice of benefit and payment parameters for 2012, 78 Fed.

Reg. 15410. (to be codified at 45 C.F.R. pts. 153, 155,156, 157, & 158).

Perkins, K. M. (2013). "Investation" ...... an original leadership concept. *Nursing Management, 44*(4), 35–39.

Porter, M. E., Pabo, E. A., & Lee, T. H. (2013). Redesigning primary care: A strategic vision to improve value by organizing around patient needs. *Health Affairs, 32*(3), 516–525.

Sharma, R. (2010). *The leader who had no title*. New York: Free Press.

Shartle, C. L. (1956). *Executive performance and leadership*. Englewood Cliffs, NJ: Prentice Hall.

Stogdill, R. M. (1948). Personal factors associated with leadership: A survey of the literature. *Journal of Psychology, 25*, 35–71.

Stogdill, R. M. (1963). *Manual for the leader behavior description questionnaire, form XII*. Columbus: The Ohio State University, Bureau of Business Research.

Tichy, N. M., & Devanna, M. A. (1997). *The transformational leader*. New York: John Wiley & Sons.

Ury, W., Brett, J., & Goldberg, S. (1988). *Getting disputes resolved: Designing systems to cut the costs of conflict*. San Francisco: Jossey-Bass.

Vroom, V. H. (1994). *Work and motivation*. New York: John Wiley & Sons.

Vroom, V. H., & Yetton, P. (1973). *Leadership and decision-making*. Pittsburgh, PA: University of Pittsburgh Press.

SUGGESTED READINGS

Anklam, P. (2007). *Network: A practical guide to creating and sustaining networks at work and in the world*. Burlington, MA: Butterworth-Heinemann.

Bass, B. M., & Avolio, B. J. (1994). *Improving organizational effectiveness through transformational leadership*. Thousand Oaks, CA: Sage Publications.

Birute, R., & Lewin, R. (2003). Third possibility leaders: The invisible edge women have in complex organizations. Retrieved September 23, 2009, from http://plexusinstitute.org/services/stories/show.cfm?id=28.

Brafman, O., & Beckstrom, R. (2006). *The starfish and the spider: The unstoppable power of leaderless organizations*. New York: Penguin Group.

Brafman, O., & Brafman, R. (2008). *Sway: The irresistible pull of irrational behavior*. New York: Doubleday.

Bridges, W. (1991). *Managing transitions: Making the most of change*. Reading, MA: Addison-Wesley.

Covey, S. (1991). *Principle-centered leadership*. New York: Summit.

Gerzon, M. (2006). *Leading through conflict: How successful leaders transform differences into opportunities*. Boston: Harvard Business School Press.

Gladwell, M. (2000). *The tipping point*. Boston: Little, Brown.

Grossman, R. J. (2000). Emotions at work: Health care organizations are just beginning to recognize the importance of developing a manager's emotional quotient, or interpersonal skills. *Health Forum Journal, 43*, 18–22.

Heifetz, R., Grashow, A., & Linsky, M. (2009). *The practice of adaptive leadership: Tools and tactic for changing your organization and the world*. Boston: Harvard Business Press.

Katzenbach, J. R., & Smith, D. K. (1993). *The wisdom of teams: Creating the high-performance organization*. New York: Harper Business.

Kellerman, B. (Fall, 2012). What every leader needs to know about followers. *Harvard Business Review*, 96–103.

Lentz, S. (1999). The well-rounded leader: Knowing when to use consensus and when to make a decision is crucial in today's competitive health care market. *Health Forum Journal, 42*, 38–40.

Maeda, J. (2006). *The laws of simplicity*. Cambridge, MA: The MIT Press.

McDaniel, R. R. (1997). Strategic leadership: A view from quantum and chaos theories. *Health Care Management Review, 22*, 21–37.

Noll, D. C. (1997). Complexity theory 101. *Medical Group Management Journal, 44*(3), 22, 24–26, 76.

Northouse, P. G. (2013). *Leadership theory and practice* (6th ed.). Thousand Oaks, CA: Sage Publications.

Plsek, P. E., & Wilson, T. (2001). Complexity, leadership, and management in healthcare organisations. *BMJ, 323*, 746–749.

Runde, C., & Flanagan, T. (2007). *Becoming a conflict competent leader: How you and your organization can manage conflict effectively*. San Francisco: Jossey-Bass.

Trott, M. C., & Windsor, K. (1999). Leadership effectiveness: How do you measure up? *Nursing Economic$, 17*, 127-130.

Useem, M. (1998). *The leadership moment*. New York: Three Rivers Press.

Wakeman, C. (2010). Reality-based leadership. San Francisco: Jossey-Bass.

Weeks, D. (1994). *The eight essential steps to conflict resolution*. New York: G. Putney Sons.

CHAPTER

2

안전간호: 리딩과 매니징

Safe Care: The Core of Leading and Managing

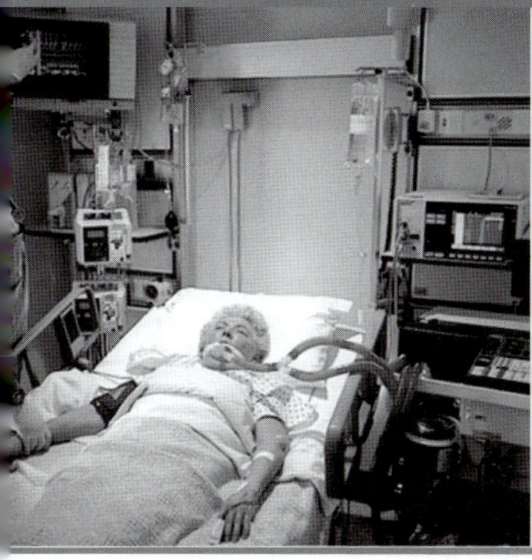

어떤 분야에서든지 간에 대부분의 의료인은 리더를 지위적인 권위를 갖는 사람으로 생각한다. 관리자, 책임자, 지도자, 리더와 같은 용어는 지위적인 권위를 전달한다. 그러나 현실적으로 모든 간호사는 법적으로 리더(담당 환자에 대해 변경을 할 수 있는 기회와 권한을 갖는 사람)이다. 나이팅게일이 환자의 안전에 대해 우려한 바 있지만, 20세기가 끝날 때까지 이를 위한 진지한 주요 노력은 이루어지지 않았다. 환자안전에 대해 열정을 갖게 된 변화는 오늘날 보건의료 전달체계의 특징이며, 향후 간호업무를 위한 목표이다. 이 장에서는 간호업무에서 지도 및 관리의 모든 측면을 위한 기초로, 환자안전을 위한 몇 가지 주요 노력에 대한 개요를 제공할 예정이다. 환자안전, 그리고 이후 간호의 질은 대중이 우리에게 면허를 준 이유이자, 우리가 간호에 열정을 갖는 이유이다.

학습성과

- 미국에서 환자안전 운동을 이끄는 주요 조직을 파악한다.
- 환자안전을 중심으로 리더와 관리자의 필요성을 평가한다.
- 현재 기대되는 개념을 환자안전 실행 방법에 적용한다.

핵심용어

- 의료관리품질조사국(Agency for Healthcare Research and Quality, AHRQ)
- 미국질보증 및 사용검토 의사위원회 (American Board of Quality Assurance and Utilization Review Physicians, ABQAURP)
- 노르셰베리타스(Det Norske Veritas, DNV)
- 의료개선연구소 (Institute for Healthcare Improvement, IHI)
- 의학연구소(Institute of Medicine, IOM)
- 마그넷 인증프로그램 (Magnet Recognition Program)
- 국립 보건의료 통합 인증기구(National Integrated Accreditation for Healthcare Organizations[SM], NIAHO)
- 국가질향상포럼(National Quality Forum, NQF)
- 간호사의 질 향상 및 안전교육(Quality and Safety Education for Nurses, QSEN)
- 환자안전 증진을 위한 AHRQ 전략 (AHRQ strategy to promote patient safety, Team, STEPPS)
- 의료평가기구(The Joint Commission, TJC)

도전

Vickie S. Simpson, BA, BSN, RN, CCRN, CPN
Dell Children's Medical Center of Central Texas, Austin, Texas

우리 병원은 수년에 걸쳐 욕창에 중점을 두어 왔다. 2002년에는 소아 욕창에 대한 평가 척도 및 예방 중재에 대한 문헌을 검토하였다. 이후, 소아 욕창에 관한 정책을 시행함에 따라 욕창이 추적되지 않았음을 인식하게 되었다. 그러나 실제 발생률을 확인하는 것은 불가능했다. 따라서 우리는 추적시스템을 시작하고, 소아 SKIN 세트를 개발하게 되었는데, SKIN은 'Surface selection, Keep turning, Incontinence management, Nutrition'의 약어이다.

이러한 노력 중에서 가장 큰 역할을 한 것은 다양한 분야로 이루어진 팀 구성이었다. 어느날, 우리 병원의 새로운 시설로 이동한 비강삽관 환자에서 욕창이 발생하는 경향이 있음을 발견하였다. 마취과와 호흡치료부서, 중환자실 의료진, 심혈관 외과의들과 함께 근본적인 원인에 대한 분석 후 여러 문제들이 확인되었다. 문제로는 새로운 호흡기 암(arm)의 구매뿐 아니라 비강삽관 소아를 위한 다른 테이핑 절차의 필요성이 확인되었다. 이러한 절차는 우리 병원의 호흡기 치료사에 의해 개발되었다. 그 결과, 현재는 우리 병원에서 비강삽관 소아 환자에서 욕창이 나타나지 않았다.

이후, 우리 병원의 환자들 중 과체중인 10대들이 증가하는 것을 알 수 있었다. 우리는 무엇을 해야 할지 결정해야 했다.

당신이 이 간호사라면 어떻게 하겠는가?

도입

이 책은 리딩(leading)과 매니징(managing) 개념에 중점을 두고 있다. 그러나 리딩과 매니징이 과연 무엇을 위한 것인가라는 의문을 가질 수 있다. 연구문헌이나 보건의료기관에서 환자안전을 가장 중요한 주제로 다루고 있으며 이는 간호업무의 리딩과 매니징의 중심에 있다. 많은 인자와 개인들이 환자안전에 대한 간호전문 업무 및 대중의 우려에 영향을 미쳤지만 가장 영향력이 큰 연구는 의학연구소(Institute of Medicine, IOM)에서 발표한 「실수는 인간에게 있다: 안전한 건강체계 구축하기(To Err is Human: Building a Safer Health System, 2000)」였다. 추가로 발표된 많은 문헌을 통해 IOM은 환자안전을 둘러싼 여러 주제들에 연구의 초점을 맞추었다. 이러한 초점은 간호사들이 십여 년에 걸쳐 지지해왔으며, 환자들이 매우 가치 있게 생각하는 기본적인 환자 지원 역할에 적합한 것이다.

모든 보건의료기관에서 우려하는 가장 중요한 사항은 안전이다. 따라서 이는 또한 간호 분야의 리더와 관리자들에게 가장 중요한 것이기도 하다. 안전, 그리고 질(quality)은 리딩과 매니징에서 인력채용 및 예산결정, 인사정책 및 변경, 정보 기술 및 위임 결정으로 주도되어야 한다. 현재 질을 강조하고 있는 주요 기관은 IOM, 의료관리품질조사국(Agency for Healthcare Research and Quality, AHRQ), 국가질향상포럼(National Quality Forum, NQF)이다. 의료평가기구(The Joint Commission, TJC), 노르셰베리타스(Det Norske Veritas, DNV), 마그넷 인증프로그램(Magnet Recognition Program)과 같은 다른 그룹들은 해당 업무에 안전 및 질에 대한 특별한 기준 및 기대를 통합하였다. 또한 간호사의 질 향상 및 안전교육(Quality and Safety Education for Nurses, QSEN) 및 TeamSTEPPS initiatives의 경우와 같이 특별한 노력을 통해서도 환자안전 문제가 다루어져왔다. 미국질보증 및 사용검토 의사위원회(American Board of Quality Assurance and Utilization Review Physicians, ABQAURP)는 의사, 간호사 및 다른 보건의료전문인들에게 인증프로그램을 제공하고 있다. 오늘날에는 환자안전에 집중하지 않고서는 제 기능을 다할 수 없으며, 간호리더 또는 관리자도 기능을 수행할 수 없다.

전통적인 보고와 새로운 지지

보건의료분야의 질에 재집중하고자 하는 노력이

여러 연구에 반영되어 있다. 다른 많은 연구 역시 이러한 노력을 뒷받침한다. 표 2-1에서는 환자안전에 영향을 주는 주요 단체에 대해 설명하고 있다.

질에 대한 IOM의 보고

표 2-1에 인용된 IOM의 보고서 8건 중 2건은 특히 간호업무에 초점을 맞추고 있다. 반면, 다른 보고에는 보다 광범위한 맥락에서의 간호가 포함되어 있다. 예를 들어, 「To Err is Human」에서는 박스 2-1에 제시된 바와 같이 보건의료서비스 제공의 주요 목적 6가지를 설명하고 있다. 그 목적은 모든 전문인에게 동등하게 적용되는 것이다.

고립적(in silos) 교육에 대한 우려는 「건강전

표 2-1 환자안전에 영향을 주는 주요 단체

구성	주요 관련성	리더 및 관리자에 대한 의미
의학연구소 보고서	*To Err is Human*(2000): 환자안전 문제에 기인한 사망 수 규정	안전 문제를 발생률 보고 수준에서 조직에 대한 통합적인 환자안전 보고로 이동
	Crossing the Quality Chasm(2001): 보건의료 제공의 6가지 목적 파악(박스 2-1)	학문 중심에서 환자중심으로 케어의 이동 보건의료서비스 내에서 발생하는 차이를 재강조함으로써, 모범 실무(best practice)에 대한 강조(환자중심적 업무 필요성 강화) 근거를 기반으로 투명하게 구축된 보다 전인적인 환경을 유도하는 치유 환경, 근거 중심 치료 및 투명성과 같은 주제를 다룸
	Health Professions Education: A Bridge to Quality(2003): 기본 교육 및 연속 교육에서 보건의료 전문인 간의 단절된 교육 (silo education) 주제를 다룸(박스 2-2)	교육과 실무 사이의 틈새를 줄여 전문직 간 협력팀이 보다 효과적으로 함께 업무를 할 수 있도록 시도 평생교육 참여에 대한 기대 증가
	Keeping Patients Safe: Transforming the Work Environment of Nurses(2004): 간호사에게 부정적인 영향을 미쳐 환자들에게까지 부정적인 영향을 준 과거의 많은 관행 파악	직접적인 케어 업무를 하는 간호사를 중심으로, 자신의 업무와 관련한 의사결정에 참여하도록 지원 관리 공유에 대한 개념 지지 간호사의 인력 충원 요건 결정 방식을 고려하기 위한 틀 제공 안전 및 질 문제를 간호부 임원이 아닌 회의를 통해 해결
	Improving the Quality of Health Care for Mental and Substance-Use Conditions(2005): 일반 치료 대상군에서 발견될 수 있는 경우를 포함하여 이러한 환자군과 관련한 주제를 다룸	주 입원 사유가 정신건강 문제가 아닌 환자의 정신 건강 필요에 중점을 둠
	Preventing Medication Errors(2006): 약물 사용과 관련한 여러 주제들을 다룸	환자에 대한 투약의 복잡성 확인
	Future of Nursing: Leading Change, Advancing Health(2010): 전문직에서 주의를 기울여야 하는 8가지의 근거 중심 권고 확인(박스 2-3)	간호업무 향상에 초점을 둔 연합 구성 업무를 위한 간호/커뮤니티/사업 연합 구성 리더로서의 간호사에 대한 주제를 보다 가시적인 수준으로 이동

표 2-1 환자안전에 영향을 주는 주요 단체(계속)

구성	주요 관련성	리더 및 관리자에 대한 의미
의료관리품질조사국	질, 안전, 효율성 및 유효성 향상을 위한 정부 기관(2008) www.ahrq.gov	결과 연구 절(section)을 통해 간호사를 위한 자원 제공 보다 안전한 보건의료를 위한 5가지 단계 제공(www.ahrq.gov/consumer/5step.htm)(박스 2-4) 남성과 여성을 위한 건강 유지 체크리스트 제공(박스 2-4) TeamSTEPPS 제공
국가질향상포럼	질 측정 및 보고와 관련한 멤버십 기반 조직 www.ngf.org	메디케어와 메디케이드 서비스 센터의 "절대 발생하지 않아야 할 사례(never event)" 제공 보건의료기관인증프로그램 제공(CMS 지정 단체)(NQF의 Safe Practices 사용)
의료평가기구	보건의료기관 인증을 위한 국제 비영리 조직 www.jointcommission.org	결과에 따른 인증과정 전용 및 그에 따른 간호사의 역할과 과정 중심 사전예고 없는 방문으로 변경, 따라서 인증을 위한 조직 준비 방식 변경 연간 환자안전 목표 발간 감시사례 발표
노르셰베리타스/국립 보건의료 통합 인증기구	보건의료분야를 포함한 많은 분야를 인증하는 국제 기반 조직 www.dnvaccreditation.com	국제표준화조직으로 알려진 국제 표준 기반 매년 방문하여 인증 검토 방식 변경
마그넷 인증프로그램	연구를 통한 지정 및 변경 결과 강조 www.nursecredentialing.org/Magnet/ProgramOverview.aspx	지정을 위한 통합적 접근법 구성 데이터를 포함한 결과 및 환자안전과 관련한 노력을 중심으로 방향의 재전환
의료개선연구소	독립적 비영리 기관 TCAB(Transforming Care at the Bedside) 출처	케어를 빠르게 향상시키기 위해 설계된 신속한 주기 변경 프로젝트 제공(이론 박스)
간호사의 질 향상 및 안전성 교육	참고문헌 및 비디오 모듈을 포함한 포괄적 자원 www.qsen.org	안전과 관련한 학생 및 졸업생을 위한 지식, 기술 및 태도 생성

박스 2-1 보건의료서비스 제공의 목적

- 안전(Safe)
- 효과(Effective)
- 환자중심(Patient-centered)
- 적시성(Timely)
- 효율성(Efficient)
- 공정성(Equitable)

출처: Institute of Medicine (IOM). (2001). *Crossing the quality chasm: A new health system for the 21st century*. Washington, DC: National Academy Press.

문직요원교육(Health Professions Education)」(IOM, 2003)에서 처음으로 확인되었다. 이 문헌에서 안전에 대한 주요 문제 중 하나, 즉 실무자에게 학문적으로만 고립적으로 교육하면서 종합적 · 전인적인 기능 수행을 기대하고 있다는 우려사항이 노출되었다. 박스 2-2는 이 보고를 통해 뒷받침되는 5가지 역량을 강조한다.

직접적으로 환자안전에 초점을 맞추고 있지는 않지만, 유념해야 할 중요한 보고서 중 하나

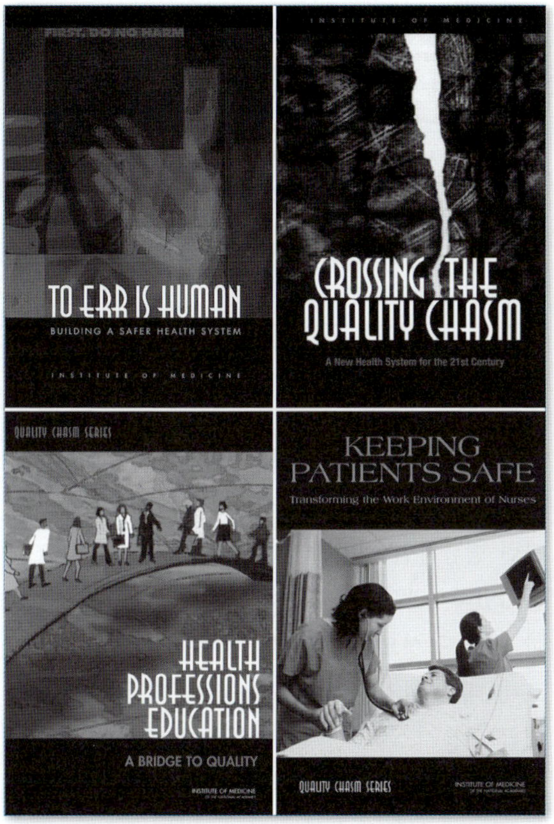

안전한 환자간호에 대한 관련 문헌의 지식은 간호실무의 지침이 된다.

연습 2-1

IOM은 보고서 「간호의 미래: 변화를 주도하고 건강을 향상시키기」(2010)를 통해 등록간호사의 80% 이상이 학사 수준이 되어야 한다고 주장하였다. 이러한 권고는 더 낮은 이환율과 사망률이 보다 우수한 교육을 받은 간호인력과 상관관계를 갖는다는 연구에 근거한다. 이러한 권고의 기초가 되는 근거에 대해 온라인 검색을 실시해본다. 여러분의 근무처에서 학사학위를 갖는 간호인력이 요구되지 않으며 지원(예: 휴가, 교육비 환급, 교육적 성취인정)이 제공되지 않는다고 가정해본다. 직장의 정책을 변화시키고 환자와 학사학위를 갖지 않은 간호사에게 이로울 수 있도록 하기 위해 여러분이 확인한 정보를 어떻게 이용할 수 있겠는가?

박스 2-2 보건의료전문인의 역량

- 환자중심 케어 제공
- 다학제 팀(interdisciplinary team)의 업무
- 근거기반 지침 이용
- 질 향상 활동 적용
- 정보의 활용

출처: Institute of Medicine (IOM). (2003). *Health professions education: A bridge to quality*. Washington, DC: National Academy Press.

박스 2-3 간호업무의 미래를 위한 권고

1. 업무 범위의 장벽을 제거한다.
2. 협력을 통한 개선 노력의 주도 및 확산에 대한 간호사들의 기회를 확대한다.
3. 간호사 상주(nurse residency) 프로그램을 실행한다.
4. 2020년까지 학사학위 간호사 비율을 증가시킨다.
5. 2020년까지 박사학위 간호사 수를 2배로 증가시킨다.
6. 간호사들의 평생 학습 참여를 보장한다.
7. 간호사들이 건강증진을 위한 변화 주도를 준비하고 가능하도록 한다.
8. 보건의료 전문직 인력 간 자료의 수집 및 분석을 위한 인프라를 구축한다.

출처: Institute of Medicine (IOM). (2011). *The future of nursing: Leading change, advancing health*. Washington, DC: National Academies Press.

는 「간호의 미래: 변화를 주도하고 건강을 향상시키기(The Future of Nursing: Leading Change, Advancing Health)」(IOM, 2011)이다. 이 보고서는 교육, 실무 범위 및 리더십과 관련한 여러 근거를 인용함으로써 8개의 권고안(박스 2-3)을 완전히 이행한다면, 안전을 포함한 케어의 질이 증강될 수 있음을 분명하게 나타내고 있다.

의료관리품질조사국

의료관리품질조사국(Agency for Healthcare Research and Quality, AHRQ)은 보건의료의 질, 안전, 효율 및 효과 향상을 위한 주요 정부기관이다(AHRQ, 2013). AHRQ 업무의 예로 상당히 잘 알려져 있는 것은 '보다 안전한 보건의료를 위한 5가지 단계(Five Steps to Safer Health Care)'로, http://www.ahrq.gov/patients-consumers/care-planning/errors/5steps/index.html에서 이용할 수 있다. 병원에 근무하는 간호사는 이러한

단계들이 특히 환자를 위한 업무를 수행할 때 도움이 된다. 이 목록을 통해 간호사는 환자 자신의 케어에 더 많은 영향을 주는 환자를 도울 수 있는 방법을 확인할 수 있다. 나아가, 스스로의 케어에서 더 큰 역할을 하는 환자를 돕는 것은 이들이 환자중심 치료를 받는 데 도움이 된다. 박스 2-4에 5단계가 제시되어 있다.

AHRQ는 또한 남성 및 여성을 위한 건강유지(stay healthy) 체크리스트의 출처이기도 하다. 이 체크리스트는 모든 임상상황에서 스스로의 케어에 대해 더 많이 이해하고 있는 환자들을 돕는 데 유용하다.

연습 2-2

www.ahrq.gov/legacy/consumer에 접속하여 여러분이 케어를 제공할 수 있는 사람들이 이용할 수 있는 정보원을 검토해본다. '건강 유지(Staying Healthy)'를 클릭한 후 '질병 예방과 건강 증진(Preventing Disease & Improving Your Health)'으로 스크롤하여 '남성: 50세 이후의 건강 유지(Men: Stay Healthy at 50+)'를 클릭해본다. 그 정보를 검토한 후 back(뒤로 가기) 버튼을 클릭하여 이전 페이지로 돌아가 '여성: 50세 이후의 건강 유지(Women: Stay Healthy at 50+)'를 클릭해본다. 성별에 기초한 체크리스트에 어떤 차이가 있는가?

AHRQ는 간호업무에서 잘 이용되는 자원인 TeamSTEPPS도 제공한다. TeamSTEPPS는 다양한 기술, 특히 커뮤니케이션 기술 향상을 위해 설계된 근거기반 시스템이다. 커리큘럼에는 특히 영어에 제한이 있는 환자에 대한 기술, 장기 치료 중인 환자, 일차 의료를 받는 환자를 중심으로 한 내용이 포함된다. 이 사이트는 또한 긴급 대응팀을 위한 커리큘럼도 제공한다.

최근, AHRQ는 근거기반실무에 대한 보고서인 「Making Health Care Safer II」(AHRQ, 2013)를 발간하였다. 그 결과, 강력히 권장되거나(n=10) 권장되는(n=10) 22개의 실천사항(practice)이 확인되었다. 강력히 권장되는 실천사항은 수술 전 체크리스트, 중심 라인과 관련된 혈류감염 예방

박스 2-4 안전한 보건의료를 위한 5단계

1. 의심 또는 우려되는 사항이 있으면 질문한다.
2. 복용하는 모든 약의 목록을 보관하고 가지고 다닌다.
3. 모든 검사 또는 절차의 결과를 받는다.
4. 자신의 건강 상태에 어느 병원이 가장 적합한지에 대해 담당의사와 이야기한다.
5. 수술이 필요한 경우 어떤 일들이 이루어지는지에 대해 이해할 수 있도록 한다.

출처: www.ahrq.gov/consumer/5steps.htm. Retrieved March 10, 2013.

을 위한 번들, 도뇨관 케어를 줄이기 위한 중재, 손 위생, '사용 금지(do not use)' 약어, 보건의료 관련 혈류감염 예방을 위한 차단적 사전주의 조치 등이었다. 권장되는 실천사항은 낙상을 줄이기 위한 여러 구성요소로 이루어진 중재, 생명유지 치료에 대한 환자의 선호도에 대한 기록, 팀 훈련, 긴급 대응시스템, 환자안전을 위한 모의 연습이었다. 이러한 실무지침의 예는 이 장의 끝부분에 있는 근거에 인용되어 있다.

연습 2-3

1장의 Gardner 리더십 과제(Tasks of Leadership)를 참조해본다. 3x10칸을 만들고, 왼쪽 열에 Gardner 과제를 적어본다. AHRQ 웹사이트에 접속하여 Making Health Care Safer II 보고서를 확인해본다. 권장 또는 강력히 권장되는 실천사항 중 하나를 선택해본다. 선택한 실천사항을 이용하여, 두 번째 칼럼에 Gardner 과제 각각을 설명하는 리더에게 기대되는 행동 한 가지를 적어본다. 이후 세 번째 칼럼에 각 과제를 설명하는 관리자에게 기대되는 행동 한 가지를 적어본다. 마지막으로, 여러분이 어제 겪었던 임상상황을 떠올려본다. 이용된 모범 실무(best practice)의 근거를 찾을 수 있었는가? 어떤 리더십과 관리 행동을 관찰할 수 있었는가?

국가질향상포럼

국가질향상포럼(National Quality Forum, NQF)은 보건의료의 질을 측정하고 보고하기 위한 국가적 전략 개발 및 실행을 위해 고안된 멤버십 기반의 조직이다. 결과적으로 메디케어와 메디케이

스 서비스(Centers for Medicare & Medicaid Services, CMS)는 NQF의 '절대 발생하지 않아야 할 사례(never-events)'의 확인에 기초하여 지불 불가(no-pay) 정책을 구축하였다. 다시 말해, CMS는 환자가 보건의료 전문인의 케어를 받는 상태에서 절대 발생하지 않아야 하는 저조한 실무(poor practice) 또는 사례로 규정되는 관행으로 야기된 특정 상태에 대해서는 더 이상 지급을 하지 않을 것이다. CMS 지정 당국(CMS-deemed authority), 보건의료기관인증프로그램(Healthcare Facilities Accreditation Program)에서는 NQF의 34가지 안전 지침(Safe Practice)을 채택하였다.

NQF는 간호사를 '모든 보건의료시스템의 주 돌봄제공자(caregiver)'라고 언급하였다(NQF, 2008). 이러한 인정은 환영할만한 것이긴 하지만, 간호사들이 질과 안전을 추구하는 데 있어 조직을 가장 우수한 방식으로 이끌 수 있도록 해야 하는 도전과제이기도 하다. 간호사와 직접적으로 관련된 척도의 예로는 욕창 유병률, 호흡기 관련 폐렴, 복합 기술, 자발적 이직(turnover), 환자 재원일수 당 간호시간 등이 있다.

의료평가기구

과거 Joint Commission on Accreditation of Healthcare Organizations(JCAHO)로 알려져 있던 의료평가기구(The Joint Commission, TJC)는 보건의료기관의 인증을 담당하는 비영리조직이다. 이 조직은 CMS로부터 지정되는 것으로, 이는 TJC 기준을 충족하는 조직은 CMS가 설정한 기준을 충족하는 것으로 간주됨을 의미한다.

TJC가 중점 사항을 과정에서 결과로 이동하면서, 환자의 안전도 강조되었다. 따라서 TJC는 병원 및 보건의료전문인으로부터의 입력내용을 이용하여 특별히 설정된 연간 환자안전 목표, '사용금지(do-not-use)' 조건, 기호, 약어 목록 및 위해사건(sentinel event)을 발표했다. 이러한 모든 노력들은 환자안전의 향상을 위한 것이다. 또한, NQF와 함께 TJC는 질 향상 모범사례를 강조하기 위해 환자안전에 대한 하이젠베르크 상(Eisenberg Award)을 주최하고 있다.

국립 보건의료 통합 인증기구

최근, 여러 분야의 인증을 제공하는 국제기구가 보건의료분야에 진입했다. 노르셰베리타스(Det Norske Veritas, DNV), 또는 국립 보건의료 통합 인증기구(National Integrated Accreditation for Healthcare Organizations[SM], NIAHO)는 TJC와 직접적인 경쟁 구조를 갖고 있으며, 이 조직 역시 간호의 질에 대해 우려하고 있다. DNV/NIAHO의 업무는 국제표준화조직(International Organization for Standardization, ISO)으로 알려진 국제기준에 기초한다.

TJC와 DNV/NIAHO의 주된 차이는 TJC가 3년마다 인증을 실시하는 것과 달리 DNV/NIAHO는 조직이 업무를 하는 데 매년 인증 조직을 조사하므로 더 많은 정보를 검토하여야 한다는 것이다. 또한, DNV/NIAHO는 안전과 질이 우려되는 다른 분야에서 사용하는 것과 같은 방법을 보건의료분야에 이용한다.

마그넷 인증프로그램

마그넷 인증프로그램(Magnet Recognition Program)은 자가모니터링, 평가 과정을 통해 보건의료 조직에서 간호업무의 우수성을 인정하는 유일한 국가 지정 프로그램으로, 연구를 통해 구축되었고 연구를 통해 진전된다. 조직은 마그넷 인증프로그램모델(www.nursecredentialing.org/Magnet/ProgramOverview/New-Magnet-

이론 박스

확산 이론(Diffusion Theory)

이론/기여자	주요 개념	실무 적용
Rogers(2003)	• 시간 경과에 따라 그리고 사람들 간 정보 공유를 위한 혁신에 대한 커뮤니케이션 과정 • 비선형 변화 허용 • 보다 복잡한 변화는 채택될 가능성이 적음 • 초기 사용자가 롤모델(role model) 역할을 함	• 초기 사용자로부터의 에너지 융합을 위한 변화에 핵심 리더 참여 • 직원들이 변화에 대해 빠르게 의견교환을 할 수 있도록 병원 문화에 트위터 사용

Model)을 통해 해당 조직의 우수함을 입증해야 한다. 모델을 구성하는 요소는 변혁적 리더십, 구조적 권한 부여, 모범적인 전문적 실무, 새로운 지식, 혁신 및 개선의 5가지와 실증적 질 향상의 결과이다. 초기 지정시점부터 재지정에 이르기까지 경험적 질 향상 결과가 더욱 크게 강조된다. 여기 언급된 다른 조직들과 마찬가지로, 마그넷™ 역시 질 관리에 초점을 두고 있다.

의료개선연구소

의료개선연구소(Institute for Healthcare Improvement, IHI)는 신속 주기 변경 프로젝트를 포함한 다양한 기전을 통해 신속히 케어를 향상시키기 위해 전념하고 있다(신속한 주기 변화에 대한 대표적 견해는 이론 박스를 참조). IHI의 연구인 병상케어변혁(Transforming Care at the Bedside, TCAB)은 간호업무를 위한 많은 임상 실무에 변화를 창출해냈다. 프로젝트 대부분의 공통적인 핵심은 환자안전이다. Open School(www.ihi.org/offerings/IHIOpenSchool/Pages/default.aspx)은 케어 향상과 관련된 스킬을 증가시키기 위한 다양한 자원을 제공한다.

간호사의 질 향상 및 안전교육

실제 안전 실무(safe practice)와 동등한 중요성을 갖는 것은 학생들에게 안전에 대해 교육하는 것이다. 따라서 간호사의 질 향상 및 안전교육(QSEN)으로 알려진 프로젝트는 안전을 중요시하는 의료인이 되기 위해 학습자가 개발할 필요가 있는 지식, 기술, 태도와 관련된 자원의 저장소 역할을 한다.

역량은 면허취득 전(prelicensure) 및 대학원생 모두에 대해 확인하며 많은 자원들을 이용할 수 있다. 예를 들어, 면허취득 전 역량의 경우, 리딩 및 매니징과 직접적 관련이 있는 요소는 '팀워크와 공동 연구' 한 가지이다. 커뮤니케이션에서 기대되는 사항의 예는 다음과 같다.

- 환자와 가족, 간호사와 다른 의료팀원 간 커뮤니케이션 스타일의 선호도 차이를 분석한다.
- 자신의 커뮤니케이션 스타일이 다른 사람에게 미치는 영향을 기술한다.
- 커뮤니케이션 및 갈등 해결을 위한 효과적인 전략을 논의한다.
- 팀과 상황에 필요한 자신의 커뮤니케이션 스타일을 이용하여 팀원과 커뮤니케이션한다.
- 팀의 목표를 위한 헌신을 입증한다.
- 개인 및 팀의 성과 향상을 위해 다른 팀원의 투입을 요청한다.
- 갈등 해소를 위한 조치를 시작한다.
- 팀워크와 근거 관계의 가치를 평가한다.
- 환자, 가족 및 보건의료서비스 제공자가 이용하는 서로 다른 커뮤니케이션 스타일을 평가한다.
- 갈등 및 의견 차이를 해소하는 데 기여한다.

출처: http://qsen.org/competencies/pre-licensure-ksas/#teamwork_collaboration.

간호업무에서 리딩 및 매니징의 의미

환자안전과 이에 앞서 항공 및 원자력에너지 안전을 위한 많은 접근법에는 안전 문제에 대해 우리에게 경고하는 전략들로 이루어져 있다. 예를 들어, SBAR[Situation(상황), Background(배경), Assessment(평가), Recommendation(권고)]과 체크리스트의 사용은 중요한 정보와 지침의 누락을 줄이기 위해 설계된 것이다. 이러한 지침은 전문가들의 분명한 기여를 제한하도록 설계된 것이 아니라, 오히려 안전한 업무수행 가능성을 늘릴 수 있도록 설계되었다. 근무환경 자체 및 안전한 환자 취급과 같은 근로자 안전과 관련된 문제 역시 환자의 기본적인 안전 관리에 영향을 준다.

이러한 환자안전에 대한 우려는 병원이나 미국으로 국한되지 않는다. 예를 들어, 캐나다국제인증(Accreditation Canada International)(www.internationalaccreditation.ca/accreditation/patientsafety.aspx)은 안전과 관련하여 요구되는 9가지의 조직 관행을 명시했다. 국제보건기구(World Health Organization WHO)는 5개 국어로 환자안전에 대한 정보를 제공하고 있다(www.jointcommissioninternational.org/WHO-Collaborating-Centre-for-Patient-Safety-Solutions). 대부분 병원 환경에서 연구된 지침은 현재 다른 상황에서 면밀하게 검토되었다. 예를 들어, 외래 클리닉(KuKanich, Kaur, Freeman, & Powell, 2013), 요양원(Castle, Wagner, Ferguson, & Handler, 2011), 지방 환경(MacKinnon, 2011)에서 환자안전과 관련된 연구가 보고되었다.

관리자와 리더의 결정이 환자안전에 영향을 주지 않는다는 생각은 잘못된 것이다. 긍정적인 환경 창출, 적절한 인력 충원 보장, 중재 및 지원, 실무에서 우수한 근거를 사용할 수 있도록 하는 지원은 환자에게 보다 안전한 환경을 만들어 낸다.

우리가 실시하는 다른 많은 것들과 마찬가지로, 관리 및 리더십 과제를 실시하게 되면 매우 바빠지는 것이 일반적이다. 그러나 눈앞에 닥친 업무에만 집중하는 것을 중단시켜, 상황의 복잡성을 이해하고 다양한 결정의 영향을 파악할 기회가 늘어난다. 다양한 시나리오를 고려함으로써 우리의 필요에 적합하지 않은 전략과 방법을 없앨 수 있고 최선의 조치를 선택할 가능성의 범위를 더욱 좁힐 수 있다. 조치를 취한 후에는 이후 결정이 얼마나 잘 이루어졌는지, 특정 유형의 문제에 대한 우리의 지식을 증가시킬 수 있는지, 그리고 의사결정에 대한 우리의 스킬을 증가시킬 수 있는지에 대해 재고할 시간을 갖게 된다.

모든 위치에 있는 간호사에게, 그리고 특히 리

문헌 관점

출처: Hendrich, A.L., Batcheller, J., Ellison, D.A., Janik, A.M., Jeffords, N.B., Miller, L. Perlich, G.L., Staffileno, G., Strom, M., & Williams, C. (2012). The Ascension health experience: Maximizing the chief nursing officer role in a large, multihospital system to advance patient care quality and safety. *Nursing Administration Quarterly, 36*(4), 277–288.

최고 간호관리자(chief nursing officer, CNO)는 보건의료시스템의 규모에 맞게 여러 목적을 달성하기 위한 자문위원회를 만들었다. 그중 하나는 다양한 병원 및 보건부 전반에서 모범 실무를 확인하고 전파하는 것이었다. 원래 중점을 두었던 사항은 간호업무를 의료평가기구가 명시한 환자안전 목표에 맞추는 것이었다. 이후 업무는 학제간 실무협력 증진, CNO와의 관리 방식 공유 및 합의 구현을 위한 주요 시스템 문제 고려 등으로 전환되었다.

확인된 주제 및 예시와 관련된 영향 및 성과와 함께 6가지의 임상적 예를 제시하였다. 예를 들어, 손 위생의 경우, 자문위원회에서는 표준 절차와 모니터링 도구 개발을 원했다. CNO는 기존 손 씻기 절차의 변이를 알고 있었으며, 모든 병원과 보건부의 모범 실무를 통합하고자 하였다. 보다 인상적인 예로는 욕창 예방을 위한 새로운 침상 및 표면에 대한 것으로, 이로 인해 6천만 달러가 지출되었으나, 시스템 전반에서 욕창 비율이 43.4% 감소하였다.

실무 의의

환자안전은 조직 내 모든 사람에게 강조되어야 한다. 관리직에 있는 간호사는 일선 간호사와 매우 다른 방식으로 환자안전에 영향을 줄 수 있다. 모든 사람의 가능성이 극대화되면 환자안전이 도모된다.

더와 관리자에 대한 도전과제 중 하나는 환자안전에 가장 큰 영향을 주는 의무에 대한 것이다. 예를 들어, Hendrich 등(2012)은 최고 간호관리자(nurse executive)가 질 향상 및 안전성 향상을 얼마나 극대화할 수 있는지에 대해 확인하였다(문헌 관점). Malloch와 Melnyk(2013)는 최고 간호관리자를 '근거 중심 의식'을 갖는 사람으로 언급하였다. 많은 일선 간호사들은 환자안전을 대표하는 이러한 수준에서 발생하는 업무를 인지하지 못한다. 그러나 이러한 업무는 조직에서 환자안전 문제를 다루는 데 있어서의 전체적 성공에 동등한 중요성을 갖는다.

오늘날 실무 역량에 대한 도전과제는 관리 및 리더십의 경우를 포함하여 모든 실무환경에 존재하는 최고 근거 또는 모범 실무에 대해 잘 알고 있어야 한다는 것이다. 모범 실무들을 통합하는 데 있어서의 장벽을 없애는 것이 리더와 관리자의 역할이다. 이들이 근거기반실무업무를 지원하는 데 실패하면 일선 간호사들은 이를 환자를 위해 최선을 다하는 데 있어서의 걸림돌로 인식하게 된다.

결론

안전 문화는 모든 사람들이 진행해야 하는 업무이다. 케어에 있어 매우 중요한 사람인 간호사는 이러한 중요 업무의 중심인물이다. 모든 간호사들은 안전하지 못한 것으로 보이는 활동에 도전하고, 환자에게 최선이 아닌 조치를 중단할 책임을 갖는다. 그러나 사전 대비만으로는 불충분하다. 간호의 방향을 재설정할 수 있는 것은 지식 공유이므로 오류의 원인이 되는 관행과 상태를 조사하는 것이 매우 중요하다. 이러한 도전 맥락에서, 간호사는 지속적으로 환자를 케어하면서 안전하고, 효과적이며 효율적인 방식으로 환자를 케어할 수 있는 조직의 '연결고리(glue)'를 제공한다. 리더 및 관리자 역할을 하는 간호사는 아이디어를 경청하고, 문제를 해결하며, 최선의 근거가 이용되는 상황을 만들 기회를 더 만들어야 한다.

연구 관점

출처: Melnyk, B.M., Fineout-Overholt, E., Gallagher-Ford, L., & Kaplan, L. (2013). The state of evidence-based practice in US nurses: Critical implications for nurse leaders and educators. *The Journal of Nursing Administration, 42*(9), 410-417.

미국간호협회(American Nurses Association, ANA)가 회원 간호사 2만 명을 대상으로 SurveyMonkey와의 이메일 링크를 이용하여 수행된 이 기술 연구에는 인구학 정보 설문, 18개 항목의 임상관점 및 근거기반실무(evidence-based practices, EBP) 관련 필요에 대한 리커트 척도 조사, 개방형 질문이 포함되었다. 답변한 간호사는 1천 1백 5명으로 응답률이 5%에 불과하였다. 인구학적 질문 중 하나를 이용하여 연구자들은 마그넷™ 인증병원과 그렇지 않은 병원을 비교할 수 있었다. 마그넷™ 인증기관의 간호사들이 일관적인 EBP 시행, 전문지식 이용가능성, 지원 문화, 일상적 교육 및 EBP 인지를 보고하는 경우가 많았다.

개방형 질문 중 하나로 EBP 시행에 어떤 장벽이 존재하는가에 대해 질문했다. 응답자 51명에서 문화 및 스킬 부족 외에도 지식에 대한 접근, 리더/관리자의 저항이 문제가 되는 것으로 확인되었다. 일상적으로 EBP를 시행하는 데 도움이 되는 것이 무엇인가에 대한 질문에서, 응답자의 55%가 관리자의 지원이라고 답했다.

실무 의의

'리더/관리자'가 해결되어야 할 분야라고 답변한 간호사의 수가 적기는 했으나, 여전히 우려되는 결과이다. 관리자/리더의 저항에 대한 답변 수(n=51)를 조직 문화(리더/관리자의 책임 분야)(n=123)와 통합했을 때, 오늘날의 보건의료실무를 위해 효과적인 리더 및 관리자의 발전이 어떻게 이루어져야 하는가에 대한 우려가 증가된다.

해결방안

먼저 문제를 해결하기 위해 다학제 그룹으로 이루어진 팀을 구성하였다. 우리 병원은 리프트 장비, 성인용 자세교정 기구, 체격이 큰 환자를 위한 침상 등의 일부 필요 장비가 없었다. 우리는 필요한 장비를 구매했으며, 환자안전 관리 프로그램도 실시하였다. 우리 병원의 'skin champion'은 또한 실금 프로토콜(incontinence protocol)과 마찰/전단(friction/shear) 프로토콜도 개발했다.

우리 병원이 소아 중환자에서의 욕창 발생에 대한 다기관연구에 참여함으로써, 욕창 발생률이 연구에 참여한 다른 소아병원보다 유의하게 낮은 것으로 확인되었다.

소아 욕창 프로그램의 성공은 광범위한 다학제 간의 협력, 즉 병원 관리직, 의사, 일선 간호사의 지원으로부터 비롯된 결과이다. 근거기반실무 및 연구의 사용 역시 우리 프로그램의 성공적인 변화를 유도했다. 지속적으로 욕창 예방 전략을 향상시키고자 하는 바람은 본원의 문화가 되었다.

– Vickie S. Simpson

이러한 해결방안이 당신에게 적절한 접근법인가?
그 이유는 무엇인가?

근거

「Making Health Care Safer II: An Updated Critical Analysis of the Evidence for Patient Safety Practices」(AHRQ, 2013)에서는 강력히 권고되는 실무 10가지와 권고되는 실무 12가지를 명시하였다. 이들은 모두 근거에 기초한 것이다(전체 목록은 http://archive.ahrq.gov/clinic/ptsafety에서 이용할 수 있다).

근거 샘플

강력히 권고됨

1. 수술 전 체크리스트
2. 중심라인 관련 혈류감염 예방을 위한 체크리스트가 포함된 번들
5. 손 위생
6. 위험한 약어에 대한 '사용 금지(Do Not Use)' 목록

권고됨

1. 낙상을 줄이기 위한 여러 요소로 이루어진 중재
3. 생명유지치료에 대한 환자의 선호도 기록
5. 팀 훈련
9. 신속 답변 시스템
12. 환자안전을 위한 노력으로 모의 연습 이용

체크리스트

이 장은 간호업무에서의 지도와 관리의 핵심, 즉 환자 및 환자안전을 위한 강한 열정에 중점을 두고 있다. 효과적인 리딩과 매니징을 위해, 간호사는 반드시 질 향상 및 환자안전에 열정을 가져야 한다. 간호리더 및 관리자, 이를 따르는 간호사는 잠재적인 안전성 문제를 파악하고, 안전성 문제가 있는 경우 신속히 이를 중재할 수 있어야 하며, 안전에 대한 위반이 발생한 후에는 신중하게 고려하여 모두가 이를 파악할 수 있도록 해야 한다.

- 전통적인 보고와 새로운 지지
- 질에 대한 IOM의 보고
- 의료관리품질조사국
- 국가질향상포럼
- 의료평가기구
- 국립 보건의료 통합 인증기구
- 마그넷 인증프로그램
- 의료개선연구소
- 간호사의 질 향상 및 안전교육
- 간호업무에서 리딩 및 매니징의 의미

환자안전을 위한 조언

- 조취를 취하기 위해 틀을 잡는데 IOM 역량을 이용한다.
- 최신 근거 및 모범 실무를 파악하고 유지한다.
- 특히 웹사이트의 경우, 품질이 우수한 자원만 이용한다.
- 안전과 관련된 다른 조직의 업무에 대한 전반적인 간호 분야 문헌을 읽는다.

REFERENCES

Accreditation Canada International. *Required organizational practices*. Retrieved March 14, 2013 from www.internationalaccreditation.ca/accreditation/patientsafety.aspx.

Agency for Healthcare Research and Quality (AHRQ). *AHRQ mission*. Retrieved March 10, 2013, from www.ahrq.gov

Agency for Healthcare Research and Quality (AHRQ). *Making health care safer II: An updated critical analysis of the evidence for patient safety practices*. Retrieved March 6, 2013 from www.ahrq.gov/research/findings/evidence-based-reports/ptsafetyuptp.html.

Castle, N. G., Wagner, L. M., Ferguson, J. C., & Handler, S. M. (2011). Safety culture of nursing homes: Opinions of top managers. *Health Care Management Review, 36*(2), 175–187. http://dx.doi.org/10.1097/HMR.0b013e3182080d5f.

Det Norske Veritas (DNV). *Managing risk to improve patient safety*. Retrieved March 14, 2013, from www.dnv.com/industry/healthcare/index.asp.

Hendrich, A. L., Batcheller, J., Ellison, D. A., Janik, A. M., Jefords, N. B., Miller, L., et al. (2012). The ascension health experience: Maximizing the chief nursing officer role in a large, multihospital system to advance patient care quality and safety. *Nursing Administration Quarterly, 36*(4), 277–288. http://dx.doi.org/10.1097/NAQ.0b013e31826692a6.

Institute of Medicine (IOM), *To err is human: Building a safer health system*. (2000). Washington, DC: National Academy Press.

Institute of Medicine (IOM), *Crossing the quality chasm: A new health system for the 21st century*. (2001). Washington, DC: National Academy Press.

Institute of Medicine (IOM), *Health professions education: A bridge to quality*. (2003). Washington, DC: National Academy Press.

Institute of Medicine (IOM), *Keeping patients safe: Transforming the work environment of nurses*. (2004). Washington, DC: National Academy Press.

Institute of Medicine (IOM), *Improving the quality of health care for mental and substance-use conditions*: Quality Chasm Series. (2005). Washington, DC: National Academy Press.

Institute of Medicine (IOM), *Preventing medication errors: Quality Chasm Series*. (2006). Washington, DC: National Academy Press.

Institute of Medicine (IOM), *The future of nursing: Leading change, advancing health*. (2011). Washington, DC: National Academy Press.

KuKanich, K. S., Kaur, R., Freeman, L. C., & Powell, D. A. (2013). Evaluation of a hand hygiene campaign in outpatient health care clinics. *American Journal of Nursing, 113*(3), 36–42.

MacKinnon, K. (2011). Rural nurses' safeguarding work: Reembodying patient safety. *Advances in Nursing Science, 34*(2), 199–29. http://dx.doi.org/10.1097/ANS.0b013e3182186b86.

Malloch, K., & Melnyk, B. M. (2013). Developing high-level change and innovation agents: Competencies and challenges for executive leadership. *Nursing Administration Quarterly, 37*(1), 60–66. http://dx.doi.org/10.1097/NAQ.0b013e318275174a.

Melnyk, B. M., Fineout-Overholt, E., Gallagher-Ford, L., & Kaplan, L. (2013). The state of evidence-based practice in US nurses: Critical implications for nurse leaders and educators. *The Journal of Nursing Administration, 42*(9), 410–417. http://dx.doi.org/10.1097/NNA.0b013e3182664e0a.

National Quality Forum. (2008), *Nursing care quality at NQF*. Retrieved Mary 15, 2013, from, www.qualityforum.org/nursing.

Quality and Safety Education for Nurses. *Competencies: Prelicensure KSAs*. Retrieved March 14, 2013, from http://qsen.org/competencies/pre-licensure-ksas.

Rogers, E. M. (2003). *Diffusion of innovations* (5th ed.). New York: The Free Press.

World Health Organization. *Patient safety solutions*. Retrieved March 14, 2013, from www.jointcommissioninternational.org/WHO-Collaborating-Centre-for-Patient-Safety-Solutions.

SUGGESTED READINGS

Agency for Healthcare Research and Quality. www.ahrq.gov.

Ashe, P. A., & Weeks, S. K. (2012). Positive changes, positive outcomes: The DNV/ISO/NPPM connection. *Nurse Leader, 10*(4), 20–23.

Institute for Healthcare Improvement. www.ihi.org.

Institute of Medicine. www.iom.org.

McHugh, M. D., & Stimpfel, A. W. (2012). Nurse reported quality of care: A measure of hospital quality. *Research in Nursing and Health, 35*(6), 566–575. http://dx.doi.org/10.1002/nur.21503.

Petersen, M. A., Blackmer, M., McNeal, J., & Hill, P. D. (2013, January). What makes handover communication effective? *Nursing Management*, 15-18. http://dx.doi.org/10:1097/01.NUMA.0000424026.21411.65.

West, G., Patrician, P. A., & Loan, L. (2012). Staffing matters-Every shift. *American Journal of Nursing, 112*(12), 22–27.

CHAPTER

3

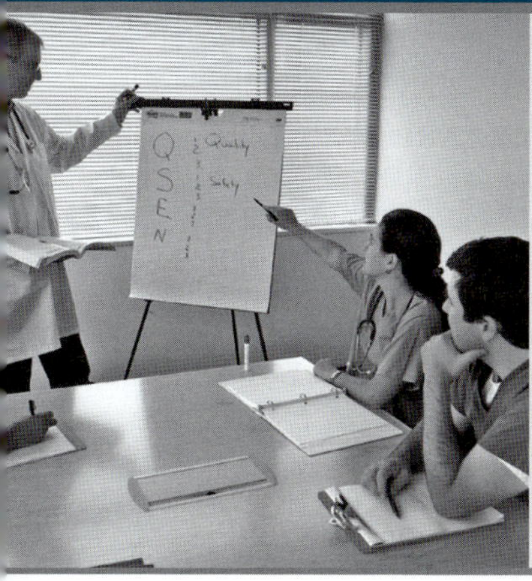

리더의 역할 개발

Developing the Role of Leader

이 장에서는 간호를 발전시키는 데 요구되는 리더십과 그 가치를 중점적으로 살펴본다. 리더십 개발은 요직을 어떻게 유지하고 잘 해내는가에 의해 설명된다. 새로 부각되는 인력과 기존인력 간의 차이점을 탐구하였고, 새로 부각되는 인력이 리더가 되기 위해 요구되는 특징들을 설명하였다. 또한 임상현장, 지역사회, 정치 상황과 같은 다양한 상황에서의 리더십도 설명하였다. 이 장은 리더십의 기회, 도전, 만족을 위한 기초를 제공한다.

학습성과

- 간호사를 위한 만족스러운 업무환경을 창조하는 리더십의 역할을 분석한다.
- 긍정적인 결과를 위해 거래적 리더십과 변혁적 리더십의 효율성과 잠재성을 평가한다.
- 세대 간 차이를 통솔하는 도전을 가치 있게 여긴다.
- 리더십과 관리의 역할과 책임을 비교하고 대조한다.
- 리더십 개발 전략과 리더십 기술 획득을 증진시킬 방법을 기술한다.
- 다양한 장소에서의 통솔의 기회와 책임을 분석한다.
- 리더와 집단 모두에게 긍정적인 리더십의 기회를 만들기 위한 전략을 탐구한다.

핵심용어

- 새로 부각되는 인력(emerging workforce)
- 기존 인력(entrenched workforce)
- 리더십(leadership)
- 관리(management)
- 멘토(mentor)
- 거래적 리더십(transactional leadership)
- 변혁적 리더십(transformational leadership)

도전

Katheren Koehn, MA, RN
Executive Director
Minnesota Organization of Registered Nurses, Minneapolis MN

리더십은 영웅적인 순간에 아주 가끔 발휘된다. 일반적으로 리더십은 팀이 같은 목적을 가질 수 있도록 유지하고, 지도하며, 그들이 업무에 최선을 다하기 위해 필요한 것을 확실히 도와주는 노력을 통해 발전할 수 있다. 리더로서 내가 할 수 있는 가장 중요한 것 중 하나는 모든 팀원에게 우리가 사용하는 용어의 일반적인 정의를 확실히 하는 것이 었다.

왜 우리가 사용하는 용어의 일반적인 의미에 대해 신경쓰는 것일까? 이 용어들은 모두 영어로 되어 있어 이해하기가 쉬울 수도 있지만 그렇지 않은 경우도 있기 때문이다.

내가 간호협회에서 회장을 역임하였을 때 표준에 대한 정의가 문제가 될 수 있다는 것을 처음 알았다. 우리 이사회는 이전의 전략적 계획을 검토하면서 회원의 다양성을 증가시키는 것이 주요 목적이었던 것을 확인했고, 이 일에 우리가 실패했던 것을 지적했다. 이 목표를 설정하기 전에 우리 팀원들은 그 어느 때보다 민족적 · 인종적으로 다양했다. 우리는 '다양성(diversity)'이라는 단어의 의미를 전혀 고려하지 않고, 목적을 달성하기 위해 시도할 단계에 대해 논의하였다. 여기서 다양성은 민족적이고 인종적인 다양성을 의미한다.

1년쯤 지난 후에도 우리는 이 목표를 여전히 달성할 수 없었다. 우리는 마침내 처음 이것을 쓰는 데 도움을 주었던 몇몇 사람들과 이야기하였다. 놀랍게도, 다양성의 의미는 인종이나 민족적인 것의 다양성을 뜻하는 것이 아니었다. 다양성의 의미는 교육과 실습의 다양성을 뜻하는 것이었다. 간호협회의 회원은 주로 직접간호를 하는 간호사들로 구성되어 있었고, 공식적인 이사회의 목표는 교육자와 관리자, 인구통계를 위한 다른 회원들을 추가하는 것이었다. 다양성의 의미를 모르는 상태에서 우리 이사회는 그 목표를 성취할 전략을 짤 수 없었다. 우리는 시작하기 전부터 실패한 것이다.

이 경험은 몇 년 후에 더 광범위하게 사용되었다. 내가 근무했던 병원은 새롭게 환자의료공급위원회를 결성하게 되었다. 위원회는 직접간호 간호사와 관리자, 감독관, 인사담당자들로 구성되었고, 나를 공동의장으로 하였다. 또한 변경된 실무를 수행하기 전에 심의를 위해 우리 위원회를 거쳐야 한다. 이를 통해 우리가 전에 시도했던 것보다 더 높은 수준의 의사결정이 공유되었고, 이 업무는 앞으로 성장통을 많이 겪게 될 것이다.

어느날, 회의에서 변경에 대한 제안이 있었고, 의견충돌과 논쟁이 생겼다. 어떠한 해결책도 없이 회의는 갑자기 끝났다. 공동의장으로서, 나는 그 회의를 잠시 멈췄다. 우리는 냉전간이 필요하다고 생각했다. 정말 큰 의견충돌이었기 때문이다.

당신이 이 간호사라면 어떻게 하겠는가?

도입

리더십은 모든 간호사에게 복잡하고 매우 중요하며 도전적인 기술이다. 리더는 형식적인 위치만을 의미하는 것이 아니라 수행하는 것을 의미한다. 우리는 환자에게 용기를 줄 때, 조직의 문제를 해결하기 위해 팀을 조직할 때, 공식적으로 프로젝트를 담당하거나 관리직으로 승진할 때에 리더십을 주로 발휘하게 된다.

리더의 정의

리더는 바람직한 미래상의 명확한 비전을 발달시키고 실현하기 위해 여러 사람들과 일하는 사람이다. 역사적으로, Oaklet와 Krug(1994)는 리더십(leadership)의 종류를 계몽된(enlightened) 리더십이라고 명하였고, 사람들에게 실행하도록 감동을 주고 권한을 부여하여 비전이 현실적으로 이루어지도록 유도하는 능력이라고 하였다. 리더는 사람들에게서 최고를 이끌어낸다. McBride(2011)는 "리더들은 자질을 갖추고 태어나기보다는 끊임없이 개발한다."라고 하였다.

리더십은 일생에서 매우 중요한 개념이다. 위대한 리더들은 시대에 걸쳐 비전을 분명하게 표현하고, 달성하기 위해 사회가 전진하도록 돕는 데 책임을 지녀왔다. 마틴 루터킹 2세는 그의 비전을 꿈이라고 불렀고, 조언과 수많은 경험으로부터 비롯된다고 하였다. 테레사 수녀는 그녀의 비전을 소명이라고 했고, 이는 고통으로부터 비롯된다고 하였다. 스티븐 스필버그는 비전을 완성된 영화라고 표현했고, 사람들로부터 얻는 영감에서 비롯된다고 하였다. 나이팅게일은 그녀의 비전을 간호라고 하였으며, 건강을 다시 되찾는 능력에 대한 공백이 하나의 장벽임을 경험하는 것으로부터 간호를 발전시킨다고 하였다.

리더에게는 따르는 사람들이 있다. 개개인은 인상적인 직함을 가질 수 있지만 직함이 그 사람을 리더로 만들어주지는 않는다. 어떤 사람이 직함을 가진다 하더라도 다른 사람들이 따르도록 격려하는 능력이 없다면 성공할 수 없다. 리더는 따르는 사람들의 헌신을 불러일으킬 수 있어야 한다.

McBride(2011)는 리더십을 단순히 영감을 따르는 것이 아닌 더 큰 의미가 있는 것으로 보았다. 즉, 리더십은 '직업, 기관 또는 새로운 기대와 구조를 지닌 보건 양식의 개발, 그리고 환경의 변화를 고려하여 어떻게 사명을 성취해야 할지에 대한 방법에 영향을 끼치는 역할'에 대한 것이라고 언급하였다.

Covey(1992)는 그의 연구에서 성공적인 리더의 8가지 특징을 정의하였다(박스 3-1). 성공적인 리더들은 언제나 주도적이고 지속적으로 학습한다. 그들은 서비스 지향적이고, 공헌 의식이 투철하다. 그들은 긍정적인 에너지를 발산한다. 사람들에게 동기부여하기 위해 그들은 긍정적인 리더가 되어야 한다. 성공적인 리더들은 타인을 신뢰한다. 또한 균형 있는 삶을 살고, 자신의 인생을 모험으로 여긴다. 그리고 성공적인 리더들은 시너지를 활용하는 데 시너지(synergy)란 전체가 부분의 합보다 더 큰 상태를 의미하는 것이다. 그리고 그들은 자기 쇄신을 위해 노력한다.

연습 3-1

Covey의 성공적인 리더의 8가지 특징을 나열한 표를 보고 각 특징 옆에 그 특징을 반영하는 당신의 활동과 태도를 예를 들어 써본다. 몇 가지는 비어 있을 수 있다. 이것이 당신에게 개인적으로 어떤 것을 의미하는지 생각해본다.

보건의료조직은 복합적으로 이루어져있는데, 그중 건강관리가 가장 복잡하다. 조직이 발전하고 가능한 한 최선의 간호를 지속하기 위해서는 최근 지식을 알아두고 지속적인 학습이 필수적이다. 각 개인과 그룹에게 기회와 장려책을 제공하기 위해서 지속적으로 학습하는 학습조직에 중점을 두어야 한다. 학습조직은 그 조직의 수용력을 증대시키고, 미래를 창조한다(senge, 2006). 리더들은 조직 구성원들이 진정으로 원하는 결과를 창출할 능력을 지속적으로 신장할 것, 새롭고 개방적인 사고방식이 육성될 것, 공동의 갈망이 자유롭게 분출되도록 하는 데 대한 책임이 있다(Senge, 2006).

박스 3-1 Covey의 성공적인 리더의 8가지 특징

1. 지속적인 학습
2. 서비스 지향
3. 공헌의식
4. 긍정적 에너지 발산
5. 타인신뢰
6. 균형 잡힌 삶과 인생을 모험으로 여김
7. 시너지(전체가 부분의 합보다 더 큰 상태) 활용
8. 자기쇄신을 위한 노력

관리자와 리더의 역할은 상호 겹치는 부분이 있긴 하지만 서로 다른 개념이다. 관리자가 리더는 될 수 있지만 비전을 달성하려는 방향으로 조직원들에게 영향력을 행사하는 리더십 기술은 요구되지 않는다. 관리자라는 용어는 리더십 위치에서 만들어졌다. 리더십은 역할 능력이고, 관리자가 리더일 경우에 가장 효과적이다. 관리(management)는 전통적인 교육 기술을 사용하여 가르치고 배울 수 있다. 리더십 또한 가르칠 수 있지만 보통 풍부한 개인의 경험으로부터 비롯된다.

관리와 리더십 모두 보건의료환경에서 중요하다. 리더들은 지속적인 노력과 경험을 통해 발전한다. 따라서 한 가지 중요한 사실은 우리는 좋은 리더십을 평가하고 지지하고 지도자를 잘 따라야 한다는 것이다. 리더십은 리더와 구성원들의 상호작용을 포함하는 하나의 사회과정이다. 구성원들은 리더에게 요구하는 세 가지는 방향, 신뢰, 희망이다(Bennis, 2009). 신뢰는 상호 간에 이루어지는 것이다. 리더가 구성원들을 믿어준다면 자연스럽게 신뢰를 얻게 된다. 영향력 있는 구성원이 되는 경험에서 영향력 있는 리더가 되는 법을 배운다. 구성원은 팀원이라는 좋은 위치에서 리더십과 관련된 기술을 학습한다. 영향력 있는 리더는 어느 정도 다음 리더를 창출하기 때문에 구성원을 지지하고 양성한다.

관리자는 현재 업무를 정확하게 고려하는 것에 관심이 있다. 관리자의 역할은 조직업무에서 매우 중요하다. 관리자는 업무의 진행, 직원고용, 경제적인 결정 외에도 매일 진행되는 여러 작업들을 확인하기 때문이다. 관리자는 현재의 문제를 해결하기 위해 이미 익숙한 전략을 사용하고, 창의적인 해결방안에는 관심을 두지 않는다. 관리가 잘 진행되지만, 리더십이 없다면 잘못된 방향으로 진행될 수 있다(Covey, 1992). Wakeman(2010)은 "관리는 당신의 업무에 공들여 노력하는 것이고, 리더십은 당신의 사람들에게 공들여 노력하는 것이다."라고 하였다.

간호사에게 중요한 개념으로서의 리더십

간호사는 보건의료관리와 지역사회의 변화에 따라 조화롭게 할 수 있는 리더십이 있어야 한다. 조직 내에서 특정 간호사는 관리자로 지명된다. 그리고 관리자는 안전하고 효율적으로 치료되도록 보장하는 중요한 임무를 지닌다. 간호지도자는 간호사에게 업무의 동기를 유발하고, 바람직한 미래에 대한 비전을 공식화하기 위해 매우 중요하다.

더 나아가 리더십은 간호사 직업의 핵심이다. 공공의 필요와 관심은 간호사의 손에 달려 있다. 간호사는 실무와 전문직협회, 입법과 정책결정에서 리더십을 보여야 한다. McBride(2011)는 간호사들은 '통합성, 실용적인 지능, 사고체계'와 같은 많은 리더의 능력들을 지녔다고 하였다. 간호사의 목표 설정과 성취 여부가 지도자에게 달려 있으며, 대중들의 소비자보호안건 개선 여부 또한 간호지도자에게 달려 있다.

직무만족도에서 우선순위로서의 리더십

간호 직무만족도는 간호관리와 보건의료관리를 구축하는 데 중요한 요소이다. 이직률은 돈, 전문지식뿐만 아니라 의료의 질 측면에서 업무와 조직에 손실이 매우 크다. 그러므로 간호사의 만족도는 경제적인 것과 전문적인 면 모두 관련이 있다.

구성원들이 리더에게 기대하는 바는 다음과 같다.

- 존경
- 미래지향적 방향성
- 구성원들에게 영향을 미치는 결정의 통제
- 보상과 인정
- 일상과 업무의 균형
- 전문적인 개발 지침

보건의료 설계에 있어서 효과적인 리더는 업무환경에서 구성원들에게 영향을 주는 중요한 면들을 알아차리는 것이 필요하다. 또한 리더는 이러한 직장생활의 중요한 측면을 현실화하기 위한 방법을 찾기 위해 구성원들과 함께 일해야 한다.

Moneke와 Umeh(2013)의 중환자실 간호사 만족도에 영향을 미치는 요인에 대한 연구에서 지각된 리더십과 직무만족도의 관계가 통계적으로 유의함을 밝혔다.

관리자가 아닌 리더는 구성원들이 최고 수준으로 업무를 달성하도록 격려한다. 강한 리더십은 업무환경을 성취하는 분위기로 이끈다. 영향력 있는 리더십은 효율적인 업무환경의 기초이므로 후계자를 선정하는 것은 하나의 중요한 고려사항이다. 이것은 현재 리더가 지지받는 것뿐만 아니라 새로운 리더도 격려받고 발전되어야 한다는 것을 의미한다.

연습 3-2

구성원의 태도가 리더의 태도를 육성 및 지원하기도 하고 악화시키기도 한다. 당신이 최근에 임상실습에서 본 행동 중 어떤 것이 리더에게 지지되는 행동이었고, 어떤 것이 지지되지 못하는 행동이었는가?

리더십 실천

리더십 접근

리더십에 접근하는 방법은 경험과 기대에 따라 달라진다. 많은 리더십 이론과 종류가 설명되었다. 리더십 이론 중 거래적 리더십과 변혁적 리더십이 가장 대중적인 이론이다(이론 박스).

거래적 리더십

거래적 리더는 전통적인 '보스'의 이미지이다. 거래적 리더십(transactional leadership) 환경에서는 상급자가 하급자의 의견 없이 의사결정하더라도 하급자가 이해한다. 거래적 리더십은 보상과 처벌을 가능하게 하는 직위에 의한 권한과 공적인 권위에 의존한다. 하급자들은 그들이 원하는 곳에 가기 위해 어떻게 해야 할 것인지, 다음에 어떤 일이 일어날 것인지 예측할 수 있으므로 거래적 리더십에서 안정감을 얻는다. 거래적 리더는 보상을 주는데, 당신이 y라는 일을 하면 대신에 내가 x를 해주겠다고 말하는 것을 예로 들 수 있다. 거래적 리더는 하급자의 수행 결과에 따라 보상과 처벌이 따른다. 리더는 기대에 따라 외적인 보상을 제공함으로써 하급자의 동기를 유발한다.

변혁적 리더십

변혁적 리더십(transformational leadership)은 조직 체계를 변화시키도록 하는 비전을 가장 중요한 요소로 꼽는다. 하급자들이 가능하다고 생각하는 것을 초월하는 수준의 동기를 주도록 격려를 받는다. 이 리더십에는 정서적 참여를 야기하는 측면에서 하급자들의 이상과의 연결 그리고 의

이론 박스

거래적 리더십과 변혁적 리더십의 특성 비교

거래적 리더십	변혁적 리더십
리더의 행동	*리더의 행동*
• 보상에 의존(quid pro quo) • 처벌이 존재 • 예외 관리(능동적)–수행을 관찰하고 알맞은 행동을 취함 • 예외 관리(수동적)–문제가 발생한 경우에만 중재함	• 카리스마 있음 • 동기부여함 • 지적인 자극을 줌 • 개개인에게 관심을 쏟음
하급자에게 미치는 영향	*하급자에게 미치는 영향*
• 업무를 완료하지 못하면 처벌을 받음 • 일한 것에 대한 보수가 있음 • 수동적인 방법으로 오류를 수정함	• 비전의 공유 • 자아존중감의 향상 • 의미 있는 업무와 도전정신 • 지도와 멘토링 • 가치 있게 느껴짐
조직에서 나타나는 결과	*조직에서 나타나는 결과*
• 업무가 규칙에 의해 감독되고 완성됨 • 마감시간이 존재함 • 직무만족도가 제한됨 • 헌신하는 수준이 낮음	• 충성심 증가 • 헌신의 증가 • 직무만족도 상승 • 의욕 상승 • 업무수행의 증가

출처: McGuire, E., & Kennerly, S.M. (2006). Nurse managers as transformational and transactional leaders. *Nursing Economic, 24*(4), 179–185.

사소통이 있다. 변혁적 리더는 고무적인 비전을 표현하고, 격려와 창조적인 사고를 하며 각 하급자들의 필요와 능력에 따라 개별적인 고려를 함으로써 하급자에게 동기를 유발할 수 있다. Drenkard(2013)는 진정한 변혁적 리더십은 리더가 권력과 권한을 가지지 않을 뿐 아니라 리더와 하급자들이 함께 문제를 해결하고, 업무의 관리와 변화에 새로운 방법들을 함께 창출해내는 것이라고 설명하였다. 개개인을 중시하는 사람들이 함께하며 발휘되는 시너지는 리더로 하여금 세밀한 조정과 주의 깊은 접근방식을 택하도록 한다.

Covey(1992)는 변혁적 리더십의 목표는 문자의 뜻 그대로 사람들과 조직을 변화시키기 위한 것이며 사람들의 마음을 변화시키고 비전과 통찰력 및 이해력을 키우기 위해, 목표를 명확히 하기 위해, 신뢰와 원칙 또는 가치에 맞는 행동을 하며 변화하기 위한 것인데 영구적이고, 지속적이며, 가속화되는 것이다.

Kouzes와 Posner(2012)는 변혁적 리더십을 연습하는 5가지 방법을 다음과 같이 정의하였다.

1. 과거에 했던 방식에 의문을 갖고, 오래된 문제에 대한 새로운 해결책을 창조적으로 생각하는 것을 포함하는 과정에 도전하는 것
2. 비전을 공유하거나 모두가 수용하는 바람직하고 성취가능한 하나의 목표를 향해 함께 나아가는 것
3. 추가적인 노력이 보상으로 이어지며 업무결과의 차이를 가져온다는 것을 믿도록 사람들에게 권한을 부여하는 것
4. 변화에 있어 적극적인 역할을 리더가 모델링하는 것
5. 일을 마쳤을 때 "고맙습니다."라고 말하고, 하루 일과를 끝내고 칭찬을 하는 것과 같이 개개인에게 관심을 쏟는 것

변혁적 리더의 스타일은 부분적으로 간호환경에 적합하다. 마그넷 인증프로그램(Magnet Recognition Program)은 변혁적 리더십을 조직의 수준을 높이기 위해 가장 필요한 리더십으로 강조한다. 변혁적 리더십은 추진하고자 하는 비전을 설정하고 나서 만족과 유지, 의사소통, 전문직 간 업무를 위해 공동체 의식을 만들어 구체적인 행동지침을 제공한다. 변혁적 리더는 타인의 의견을 듣고, 장애물을 제거하는 방법을 찾고, 환자를 위한 지지자의 역할을 한다.

보건의료조직에서 최고 간호관리자(Chief Nursing Officer, CNO)의 역할에는 변혁적 리더십이 중요하다(Clavelle, Drenkard, TullaiMcGuinness, & Fitzpatrick, 2012). 개혁자로서 CNO의 영향력은 비전을 공유하고, 타인을 고무시키고, 권한을 부여하는 것과 같이 효율적인 변혁적 리더십에 의존한다.

Murphy(2012)는 CNO를 포함한 리더십의 구조는 다르다고 설명하였다. 진정한 리더십은 CNO가 자기 본연의 모습을 유지하는 것이고 "이것은 가장 중요한 리더십의 자질로 손꼽히고 있다."고 하였다. 진정한 리더는 자신의 가치와 신념, 리더십의 목적을 이해하고, 삶을 통해 이러한 요소들을 발전시킨다. 그들에게 영향을 미치는 특정 사람들과 경험의 지속적인 반영을 통해 이 유형의 리더들은 그들의 삶을 계속 재구성하며 각각의 반복으로 새로운 의미를 알게 된다. 자신의 삶을 구성하는 데 있어서 진정한 리더는 리더십의 진정한 목적을 발견한다. 긍정적인 성과는 조직의 영향력 있는 리더십으로부터 나온다. Boev(2012)는 간호관리자의 리더십과 능력에 대한 임상간호사의 인식과 환자의 만족도가 상당히 관계가 있다는 것과 간호관리자의 역할이 간호사의 직무만족도와 환자만족도 모두에 중추적인 역할을 한다는 것을 밝혔다. 더욱이 리더십은 임상지침을 간호사가 사용하도록 하고, 근거기반실천 의사결정에서 중요한 도구이다(Gifford et al., 2013).

변혁적 리더십은 시간과 에너지를 투자하여 최

선의 결과를 이끌어내는 노력이다. 그리고 리더는 모든 것을 다 잘하지 않아도 된다. 좋은 리더는 다양한 팀원들로부터 전체적인 그림을 창조하도록 추구한다. 다음 연구 관점에 따르면 변혁적 리더십은 간호에 있어 독특한 것이 아니다.

리더십의 장애물

리더십은 노력과 시간의 헌신을 요구한다. 그러나 리드하고 따라가는 모든 부분에서 많은 장애물들이 발견될 수 있다. 좋은 리더십과 좋은 팔로워십은 함께 움직이며 조직의 미션을 강화시킨다.

잘못된 가정

일부 사람들은 리더와 리더십에 대해 잘못된 가정을 한다. 예를 들면, 몇몇은 위치와 직위가 리더십과 동등하다고 믿는다. CEO나 CNO의 직위를 가졌다고 해서 그 사람이 좋은 리더라고 보장할 수 없다. 따라서 좋은 상급자가 꼭 좋은 리더가 되지는 않는다. 게다가 관리상의 역할이 자동적으로 그 직책을 가진 사람들에게 주어지지 않는다. 미래지향적인 조직들은 이러한 상급자들을 구체적인 방법으로 선출한다. 비전을 구축하고 비전을 향해 타인을 이끄는 그들의 능력 때문이다. 리더십은 영예를 얻은 것이며 행동 중심의 책무이다.

공식적인 관리 위치에 있지 않은 사람들은 리더가 될 수 없다고 믿는다. 대부분의 간호단위는 간호관리자가 이끌어나가지만 어떤 간호단위는 간호관리자가 아닌 다른 간호단위의 실무원이 이끌기도 한다. 리더는 구성원들이 원하는 비전을 달성하기 위해 어떻게 해야 하는지를 공유하는 것을 최고로 삼는다. 많은 새로운 간호관리자는 리더십을 자신의 새로운 업무로 착각하는 오류를 범한

연습 3-3

당신에게 열정을 일으키는 임상이나 관리 주제를 정해본다. 그리고 당신의 변화를 위한 6주의 시간이 있다고 가정해본다. 당신의 리더십과 타인을 지지하는 것, 주제를 결의안으로 이끄는 시간에 대한 계획을 세워본다. 당신의 메시지를 어떻게 그리고 언제 전달할 것인지에 대해 생각해본다. 당신의 주제에 아무도 반응하지 않는다면 어떨지 생각해보고, 당신이 중요하다고 생각하는 주제가 왜 타인에게는 중요하지 않은지 생각해본다.

연구 관점

출처: Bulmer, J. (2013). Leadership aspirations of registered nurses: Who wants to follow us? *Journal of Nursing Administration, 43*(3), 130–134.

이 서술적 관계연구에서는 간호사들의 지각된 지지, 경력 단계, 교육준비 정도, 리더십 포부 간의 관련성을 측정하였다. 리더십 포부의 예측인자는 경력기간, 교육준비 정도, 그리고 지각된 지지였다.

대체로, 간호사의 12.5% 미만이 리더십 역할을 갈망하였다. 신규간호사들은 더 높은 퍼센트의 관심을 보였으나, 그들이 직면하게 되는 장애물이나 리더십 역할에서 비효과적인 점으로 인해 덜 만족하게 되면 차츰 시들해지게 되었다. 고학력 간호사들은 리더십 역할에서 더 높은 수준의 관심을 보이는 경향을 보였다. 대학이나 감독, 업무현장에 있지 않은 개인들로부터 지지를 받는다고 지각하는 간호사들은 공적인 리더십 역할에 더 관심을 갖는 경향을 보였다.

실무 의의

현재 공식적으로 간호사의 75%가 2020년까지 업무현장을 떠날 것으로 추산되고 있다. 그러므로 미래의 간호지도자를 발굴하고 개발하는 데 더 많은 관심이 필요하다. 초기의 경력간호사들과 고학력 간호사들은 대부분 공적인 리더의 직위로 승진하는 데 관심을 보이기 때문에, 그들이 간과되어서는 안 된다. 몇 년간의 경력개발을 한 간호사들을 타깃으로 하는 지난관습은 제고되어야 한다.

더 많은 간호사들이 BSN 프로그램을 이수하고 두 번째 학위를 받아 졸업하고 있으며, 대부분은 보건의료 이외의 분야에도 풍부한 경험을 지니고 있다. 리더의 역할에 관심이 있는 이 간호사들은 경력초기의 관심이 높을 때, 조심스럽게 평가되고 공적으로 개발되어야 한다. 더 우수한 교육수준을 취득한 간호사들은 리더십개발을 위해 가능한 한 적극적으로 평가되어야 한다. 간호관리자나 직접적인 업무환경 외의 경력코칭을 받는 간호사들의 지지 정도는 공적 리더십 역할에 관심을 두도록 격려를 받는 것과 관련이 있었다.

학사학위나 그 이상의 학위과정은 리더십을 다루는 내용에 노출되도록 프로그램이 제공되므로, 이들은 과거의 경우보다 경력초기에 경력의 선진화를 위해 잘 준비되는 경향이 있다. 공적 리더십 역할을 위해 간호사들을 적극적으로 발굴하고 개발하는 것은 모든 업무현장 조직에서 기본이다.

다. 리더십은 권한과 특권이다.

시간 제약

리더십은 우연히 생기는 것이 아니라 시간에 제약이 있다. 리더는 가까이에 있는 상황들을 완전히 이해해야 하고, 행동을 취하기 위해서는 조사와 연구를 하고, 타인에게 비전을 전달하는 책임을 져야 한다. 또한 적절하고 실현가능한 조직이나 팀의 비전을 확실하게 하기 위해 지속적으로 재평가 해야 한다. 그리고 이 모든 활동을 할 때는 시간이 소요된다. 21세기는 적은 비용으로 많은 일을 하는 기간으로 기술되고 있다. 현대인은 누구나 시간에 쫓기고 있다. 따라서 고무적인 지도자라도 추종자를 효과적으로 리드하기 위해 필요한 기술을 개발할 시간은 늘 부족하다.

리더십 개발

리더십 효율성은 설득과 의사소통기술을 어떻게 운영하는가에 달려 있다. 성공은 설득력 있는 의사소통기술을 사용하고, 목표를 성취가능하도록 함으로써 비전을 수용하도록 하급자들을 설득하는 데에 달려 있다. 몇 가지 중요한 리더십 요소가 효과적으로 사용될 때 성공을 보장할 수 있다(박스 3-2).

박스 3-2 리더십 개발에 필요한 과업

1. 멘토 설정
2. 솔선수범
3. 책임 수용
4. 보상 공유
5. 명확한 비전 설정

멘토 설정

멘토(mentor)는 행동의 모델이 되고, 충고와 비판을 해주며 한 개인의 리더십을 개발하기 위해 초급자를 감독하는 사람이다. 멘토는 친구이며 감독자이고, 치어리더이기도 하며 선생님이기도 하다. 즉, 멘토는 정통하고, 숙련된 사람이다. 당신은 멘토를 어디서 찾았는가? 일반적으로 멘토는 임상현장이나 한 조직의 관리 영역에서 경험이 많거나 성공적인 경험을 가진 사람이다. 간호관리자나 간호 감독 또는 임상의 등 훌륭한 교수진이나 관리담당자나 활동적인 사람은 멘토가 될 수 있다. 현명하고 성실한 지도자의 직위(mentorship)는 양방향적인 것이다. 멘토는 초보 리더와 함께 일하는 것에 동의해야 하고, 초보자의 미래를 발전시키는 데 관심을 두어야 한다. 멘토는 리더십을 연습하고 관찰하도록 허락할 뿐만 아니라 적절하게 피드백을 주기 위해 충분히 지리적으로 가까이 있을 수 있다. 멘토는 또한 지리적으로 멀리 떨어져 있더라도 멘티와 연락이 쉽게 닿아야 한다. 멘토는 충고와 피드백을 해주고 롤 모델이 되어야 한다. 또한 멘토는 멘티가 계획성 있고 존중과 충성을 지니고, 비밀을 유지할 것을 기대할 권리가 있다. 멘토링 관계에서 장차 리더가 될 사람들은 지식과 경험을 흡수하고, 나중에 멘토가 되어서 리더가 될 사람에게 되돌려 주는 것을 기대할 것이다.

솔선수범

영향력 있는 리더는 사람들에게 영향을 주기 위한 가장 효율적이고 확인 가능한 방법이 몸소 모범을 보이는 것이라고 알고 있다. 바람직한 행동은 모범이 된다. 예를 들어, 조직이 지역사회에서 정치적인 요소가 되는 비전을 가지고 있다면, 리더는 정치적인 활동이 매력적이게 보이도록 해야 한다. 만약 목표가 구성원 간의 관계를 증진시키는 것이라면, 리더는 구성원들을 존중하고 인내하는 행동을 보여야 한다. 기술을 개발하는 데 있어서 핵심은 리더가 하급자에게 제공하는 이해능력이다. 영향력 있는 리더는 구성원에게 일을 하라고 하기보다는 팀의 공통된 목표를 향해 모두를 이끌어나간다.

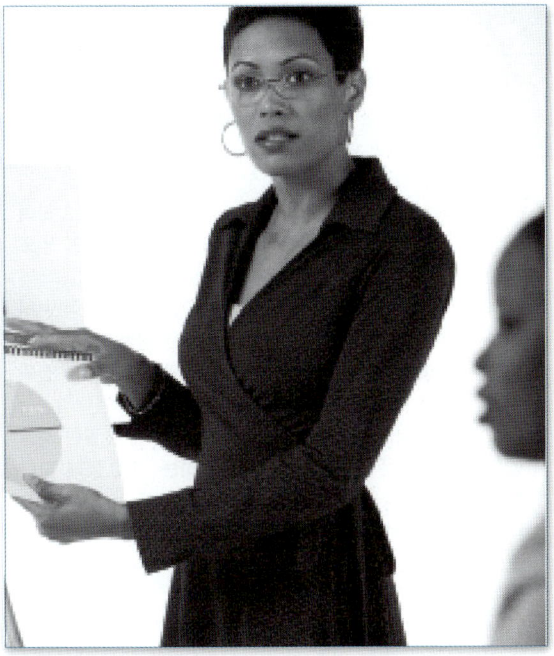

본보기를 보이는 것은 리더가 미션을 수행하고 리더십을 개발하도록 도와준다.

책임 수용

기대 이하로 결과가 나왔다 하더라도 리더는 궁극적으로 조직이나 활동에 책임을 진다. 영향력 있는 리더는 부정적인 결과가 나왔을 때 때때로 이상한 반응을 보이기도 한다. 탓할 누군가를 찾거나 원하지 않거나 의도하지 않았던 결과를 변명하고는 한다. 이는 모든 책임을 회피하는 것이다. 리더는 실패를 통해, 성장과 성공에 보상이 있다는 것을 알 필요가 있다. 어느 누구도 실패를 계획하지 않는다. 그러나 영향력 있는 리더는 이전의 실패 경험들이 반복되지 않도록 하고 실패를 배우기 위한 기회로 보고, 이것을 경험이라고 한다.

보상 공유

영향력 있는 리더는 영광을 받고 공유하기 위해 노력한다. 존경과 신뢰를 주면 줄수록 구성원들도 리더에게 존경과 신뢰를 준다. 리더에게 잘 보이기 위해 업무를 한다고 생각하는 하급자들은 곧 업무에 실증을 느낄 것이다. 타인에게 힘을 북돋아주는 행동은 역동적인 과정이다. 본질적으로, 권력을 공유하는 것은 전체적으로 권력을 증가시키는 시너지 효과를 낸다. 리더가 하급자들에게 잘 보이기 위해 일한다고 생각하는 구성원들은 열심히 리더를 따른다. 하급자들은 하나의 네트워크를 형성하고, 리더를 지지해주는 기초가 된다.

명확한 비전 설정

리더들은 현재 그들의 위치와 함께 그들이 어디로 나아가야 하는가를 내다볼 줄 알아야 한다. 강한 리더들은 상황을 앞서서 주도하고, 미래 지향적이다. 영향력 있는 리더는 여행이 필요한 이유와 타인과 함께 가기 위해 시간과 에너지를 쏟는 이유를 안다. 의사소통능력과 비전을 촉진하는 능력은 이것을 성취하기 위한 필수적인 요소이다. 영향력 있는 리더들은 비전을 공유하고 함께 성취하기 위해 구성원들을 고무시킨다. 또한 리더십 기술과 성공적인 목표달성을 공유한다.

성장

사람이나 조직의 성장이 자동적으로 이루어지는 것이라고 생각하는 것은 오해이다. 안주하다 보면 침체되기 쉽다. 리더들은 새로운 아이디어와 접근방식, 새로운 개념의 실험을 지속하고, 세상의 변화를 활용하며 능력을 향상시키기 위해 지속적인 교육 기회를 찾아야 한다. 성장은 위험과 계획, 투자, 업무를 수반한다. 비전을 보완하겠다는 목표설정은 훌륭한 역할로 성장하기 위해 시간과 에너지를 투자하도록 고무시킨다.

리더십 개발은 삶 전체의 노력이다. 영향력 있는 리더들은 그들의 리더십 기술을 향상시키기 위해 끊임없이 노력한다. 좋은 소식은 리더십 기술이 배울 수 있고 향상될 수 있다는 것이다. 구성원들을 효율적으로 이끌고 기대치를 높이기 위해 향상시키는 것에 전념하는 것은 리더의 능력을 강화시킨다. 조직과 보건의료관리를 할 때, 증가하는

문헌 관점

출처: Covey, S.M.R. (2012). Smart trust. New York: Free Press.

리더의 역할은 리더와 추종자 사이의 신뢰를 형성하는 것을 포함한다. 고인이 된 Stephen Covey의 아들 Stephen M.R. Covey는 조직에서 신뢰를 구축하는 방법에 대해 기술하였다. 그는 불신의 세상에서 누군가를 신뢰할 것인지, 아닌지에 대한 딜레마를 기술하였다. 우리는 매우 잘 믿는 경향을 갖고 태어나지만 점점 성장하고 신뢰에 대한 인생의 교훈을 학습한 후, 점점 잘 믿지 않게 된다.

현명한 신뢰는 판단에 대한 것이다. 그것은 우리가 신뢰가 낮은 사회에서 높은 신뢰를 갖도록 해 준다. 그것은 신뢰가 낮은 사회에서 어떻게 하면 신뢰할 수 있는가에 대한 것이다. 그것은 신뢰하고자 하는 인간의 성향과 분석을 결합한 것이다.

현명한 신뢰에서 분석은 세 가지 매우 중요한 변수에 대한 평가를 포함한다.

1. 기회 또는 상황과 당신이 누군가를 신뢰하기 위한 어떤 것
2. 그 상황에 관련되어 있는 위험 또는 위험의 수준
3. 관련된 사람들의 능력, 성격 또는 신임도

분석이 없는 경우 신뢰에 대한 낮은 경향은 전혀 신뢰하지 못하거나 우유부단함을 초래하고, 신뢰에 대한 높은 성향은 잘 속아 넘어가거나 백지위임을 초래한다. 신뢰하지 않는 성향에서, 불충분한 분석은 불신과 의심을 양산하고, 충분한 분석은 현명한 신뢰 또는 판단을 생산한다. 그러므로 Covey는 신뢰와 분석을 모두 적용하는 것이 가장 긍정적인 리더십 결과를 생산할 것이라고 단정하였다.

현명한 신뢰는 리더에 대한 5가지의 현명한 신뢰적 행위에 근거한다.

1. 신뢰함이 존재한다는 것을 믿도록 선택한다. 리더는 다음의 여러 가지의 신뢰를 쌓을 수 있는 행위로부터 기본적인 패러다임을 창출해야만 한다.
2. 자신과 함께 시작한다. 리더는 첫 번째로, 신뢰성이 될 성격이나 능력을 개발하는 데 집중해야 한다. 이것은 리더로 하여금 자신을 믿고 또한 믿을 수 있는 누군가가 어떤 것을 믿도록 한다.
3. 리더는 자신의 의지를 선언하고 타인들에 대해 긍정적인 의지를 가정해야 한다. 리더는 앞서서 의도된 행동이나 목표에 대해 시그널을 표시하고, 타인들도 선한 의도를 갖거나 신뢰할 수 있기를 바란다는 것을 가정한다.
4. 그 다음에 리더는 자신이 하려고 하는 것에 대해 말한 것을 행한다. 사람들은 선언한 의지를 수행하는 것을 통해 따라온다.
5. 리더는 앞장서서 타인에 대한 신뢰를 확대하도록 시작한다. 또한 성숙한 신뢰의 사이클을 가동하기 위해 타인에 대한 신뢰를 확장하는 데 제일 먼저 나서야 한다.

Covey는 리더와 팔로워 간의 고도로 성숙한 신뢰 수준의 결과를 기술하였다. 그는 이를 리더의 상호작용에 대한 생산성과 대인관계 모두에 대해 괄목할 만큼 향상된 결과와 직접적으로 이어갈 수 있는 성과라고 칭한다.

실무 의의

사람들은 다양한 업무현장에서 차이를 알아채고 리더와 팔로워 간에 보여지는 고도의 신뢰수준이 보여지는 업무현장을 선택하는 경향이 있다. 업무현장의 문화는 리더의 창의력과 양육의 효과성을 반영하며 신뢰에 기반한 관계를 발달시킨다.

다양한 노동자들과 훨씬 더 효율적으로 일할 수 있는 것이 리더이다.

새로 부각되는 인력에서의 리더 개발

세대차이는 업무환경에서 항상 발생한다. 21세기 초에 목표와 우선순위, 직무 선호도가 대단히 다르고 베이비 붐 세대가 낳은 새로 부각되는 인력(emerging workforce)들이 사회로 나왔다. 각 세대가 다른 사람들을 이해하고 용납하는 것은 필요와 요구, 장려책과 동기를 세심하게 조정하는 것이다. 세대 간 리더십은 서로 이해와 수용해 가는 것에 초점을 맞춰야 한다.

간호지도자는 성과를 향상시키기 위해 세대 간 차이를 이해할 필요가 있다. 업무환경에 존재하는 다양성의 규모는 종교, 성, 문화, 인종을 포함하며 그뿐만 아니라 세대차이(나이 차이가 아닌)를 고려해야 한다. 간호지도자는 세대적으로 능숙한 통역사가 되어야 하고, 다른 세대들 사이에서 의사소통을 할 수 있어야 한다(Clipper, 2013).

1965~1995년대의 새로 부각되는 인력

코호트연구에 따르면 1965~1976년 사이에 태어난 사람들은 4천 4백만 명으로, 베이비붐세대가 7천 7백만 명, Y세대가 7천만 명이었던 것과 비교하여 1930년 이래로 가장 작은 노동인프라를 나타냈다. 그들은 베이비붐세대가 이해하지 못하는 사고방식과 노동관을 가지고 있다. 또한 열심히 일

하지만 베이비붐세대와는 다르다. 리더와 기관에 신뢰가 없으며, 직업을 빈번하게 바꾸는 경향이 있다. 그들은 일과 삶의 균형에 초점을 두고 자신의 성과에 대한 피드백을 찾는다.

그 다음 세대인 Y세대(Net세대, Nexter세대, 밀레니엄세대라고도 불림)는 1977~1995년 사이에 태어났으며, 일에 대한 접근 방식은 동일했으나 회사에의 충성도가 없고, 높은 지위의 사람들을 무시하며 그들만의 도전이 있었다. 그들은 대단히 숙련된 기술을 가졌고, 매뉴얼을 읽는 것보다는 업무를 처리하는 방법을 직접 생각해서 찾아냈다. 또한 자신들이 낙관적이라고 믿는 경향이 있다.

새로 부각되는 인력을 성공적으로 이끌기 위해서는 리더가 비전을 제시해야 하고, 20대의 마음을 사로잡아야 한다. 비전은 반드시 그들이 관심을 가질만한 것이어야 한다. 그들의 삶에서 중요한 것은 흥미와 균형이기 때문이다. 또한 충분히 영향력 있는 비전은 일터를 변화시킬 수 있다.

성공적인 리더는 하급자들을 행동하도록 동원해야 한다. 요구된 행동은 하급자들에게 가치가 있다. 예를 들면, 새로운 기술을 배우거나 인정이나 자격을 받는 것 등이 있다. 젊은 세대들은 그들이 삶에서 균형을 유지하고, 업무에 관한 지식, 그들에게 영향을 미치는 의사결정에 개입하는 것, 활동에서 얻는 이익을 얻을 수 있는 한 리더를 따르는 것을 행복해한다. 이것은 젊은 세대들이 따르기를 원하는 환경을 제공해야 하는 리더의 도전이다.

1946~1965년대의 기존 인력

제2차 세계대전 이후에 태어난 베이비붐세대는 새로 부각되는 인력과는 매우 다른 직장생활을 하였다. 베이비 붐 세대 직장인들은 1960년대인 성장기 동안에 있었던 사회운동과 성공에 기초가 된 집단행동의 힘을 믿는다. 또한 베이비붐세대는 권위를 불신하는 경향이 있고, 목적을 달성하는 과정을 매우 좋아한다. 그들은 목적을 달성하기까지의 과정을 목적달성의 결과만큼 중요하게 여긴다. 젊은 세대가 지루하고 낭비하는 논의를 진행한다 할지라도 그것에 관대하다.

기존 인력(entrenched workforce)에서 선호되는 리더는 동기부여와 정직함을 지니고, 다가가기 쉽고, 능숙하며 지식이 많은 것과 같이 젊은 세대의 몇 가지 특성을 공유한다. 그러나 베이비붐세대는 그들의 리더가 전문적이고, 지원을 아끼지 않으며, 높은 통찰력을 갖길 원한다.

기존 인력들을 위한 도전에는 젊은 세대들과 리더십을 공유하고, 베이비붐 2세대에서 모델을 만들려고 노력하는 것보다 자신의 모델을 스스로 이끌어가도록 권한을 부여하고, 젊은 리더들을 리더십 대열에 포함시키는 것이 있다. 많은 젊은 고용인들이 사업가가 되기 위해 전형적으로 독자경영을 한다. 그들은 자신이 따랐던 몇몇 리더들에게서 배웠던 잠재적인 리더십을 발견한다. 나이가 들어가는 베이비붐세대의 위험성은 최고의 잠재적인 지도자라도 리더십에 대한 흥미를 잃고, 리더십과 서비스개발보다는 개인적인 만족과 부의 축적을 선택하는 것이다. 세대 수용에 대한 문제는 많은 21세기 지도자들이 직면하게 된다. 리더와 하급자들의 필요에 집중하면 모든 사람들이 즐기는 환경을 창조할 수 있다.

연습 3-4

당신과 함께 가장 자주 일하는 사람들을 나열해본다. 각각 새로 부각되는 인력인지 기존인력인지 정해보고, 각 세대의 관점에서 당신이 알고 있는 업무현장에서의 이점을 설명해본다(한 가지 요소가 다른 것들보다 길수도 있다). 인사규정과 업무현장 관례의 각각 이익을 위해 어떤 요소가 있고, 어떤 요소가 없는가?

리더로서의 성장

리더십에서 핵심은 비전을 신뢰하고 비전을 이루

박스 3-3 리더의 5가지 원칙

1. 균형 유지
2. 자발성 획득
3. 자신감 형성
4. 구성원의 의견 수용
5. 긍정적인 태도

기 위한 과정을 즐기는 것이다. 리더는 리더 자신과 하급자들의 건강을 유지하고, 팀의 미션을 위해 열정을 가지게 할 책임이 있다. 리더로서 성장하는 것은 박스 3-3에 있는 원칙이 기초가 된다.

리더는 균형을 유지해야 한다.

영향력 있는 리더에게 있어 시간 관리는 필수적이다. 많은 새로운 리더들은 하급자들에게 접근하는 열정이 크지 않다. 한 가지 좋은 전략은 의사소통이다. 좋은 리더는 가장 간단하고 신속한 의사소통 방법을 사용하는데, 접근에 용이하고, 그들을 속박하지도 않는다. 성공에 있어서 핵심은 우선순위 설정과 조절을 잘 하는 것이다. 영향력 있는 리더들은 일과 생활의 균형을 유지할 뿐만 아니라 구성원들에게도 시간을 균형 있게 사용한다.

리더는 자발성을 지녀야 한다.

구성원들이 리더가 자신들의 요구에 시간을 소비하는 것을 감사하게 여기고, 자주 후하게 칭찬해 주기를 바라는 리더들은 고통스런 자각에 직면하게 된다. 대체로 구성원들은 추종자가 되는 순간 자신들이 리더를 비판할 권리를 가진다고 느낀다. 구성원들은 모든 것에 대해 한 가지의 의견을 가질 것이다. 때때로 그 의견은 호의적일 수도 아닐 수도 있다. 리더가 외부에서 주는 동기부여는 매우 적기 때문에 자발성은 꼭 필요하다. 대부분의 리더들은 그들이 만든 비전을 믿고 열정적이며 모험을 좋아하고 자발적인 사람들이 많다. 열정은 기초를 활성화시키고, 조직이 활기차고 건강하다는 것을 보여준다.

리더는 자신감을 형성해야 한다.

영향력 있는 리더는 자신감을 지녀야 한다. 자신감은 결함까지도 수용하는 자아의 수용으로부터 온다. 자신감은 지속되는 장점이다. 영향력 있는 리더들은 정기적으로 자기 평가를 정직하게 하고, 그들의 직업에 대해 좋은 감정을 갖는다. 리더의 특성을 강화시키는 사람들과 함께 일하는 리더는 강력한 지도자가 되고, 사람들을 이끄는 능력에 대한 자신감을 강화시킨다.

더 자신감 있는 리더는 성공이 뒤에 따라온다고 생각한다. 성공은 자신감을 형성하도록 한다. 두 가지 중요한 요소가 자신감 개발과 관계가 있는데, 한 가지는 오만한 성향이 되지 말 것, 두 번째는 차질이 생기더라도 자신감을 유지하는 것이다.

리더는 구성원들의 의견에 귀 기울여야 한다.

구성원들은 항상 무언가를 말하고 싶어한다. 리더는 구성원들의 행동이 지시하는 바를 잘 알아차려야 한다. 미국문화에서 능동적인 경청은 상대방을 눈으로 관찰하고 탐색하는 질문을 하는 것을 포함하는데, 이것은 상대방이 말하고 있는 것에 관심을 가진다는 것을 표현한다. 그러나 경청이 리더에게 강요되는 행동방침은 아니다. 명확한 경계를 설정하여 통보해야 한다. 현명한 리더는 모든 방면에서 의견을 듣고, 비전과 방향성을 두고 팀을 위해 가장 최선의 의사결정을 해야 한다.

리더는 긍정적인 태도를 가져야 한다.

긍정적인 태도는 성공적인 리더십에서 필수적인 요소이다. 어느 누구도 비관주의자와 일하기를 원하는 사람은 없다. 사람들은 리더가 해답을 가지고 있기를 원하고, 조직이 어떤 방향으로 가야 할지 알고 있기를 원한다. 또한 팀의 목표를 위해 진취성을 가지고 일하기를 원한다. 긍정적인 태도는 비전을 유지하고 공유하는 데 있어서 좋은 협력자가 될 수 있다. 사고방식은 정해져 있는 결과가 아니라 선택하는 것이다. 영향력 있는 리더는 긍정적인 사고와 긍정적인 메시지를 사용하여 구성원들로 하여금 조직과 리더 그리고 그들 자신을 신뢰하는 환경을 만든다. 간호사가 긍정적이고 미래지향적인 방식으로 요직을 맡는 것이 보건의료관리에서 중요하다.

> **연습 3–5**
> 리더의 5가지 원칙을 사용하여 어떻게 균형을 유지하고, 자발성을 지니며, 자신감을 형성하는지, 어떻게 구성원들의 의견에 귀 기울이는지, 어떻게 긍정적인 태도를 가지는지 개인신상명세서를 만들어본다.

리더로서의 간호사

많은 지위와 다양한 조직의 간호사들은 리더의 역할을 맡는다. 모든 간호사는 리더의 역할을 할 기회가 있기 때문에 모든 간호사들을 옳은 방향으로 이끌어가는 연습을 할 수 있다.

임상현장에서의 리더십

리더로서의 간호경영진

리더라는 용어는 간호경영진이라는 용어와 자주 통용된다. 하지만 그렇게 되면 어느 조직에서든 많은 사람들이 지도자가 될 수 있기 때문에 제한되기도 한다. 우선적인 목표는 임상현장에서의 리더십이다. 간호경영자는 직접적인 간호를 하는 간호사와 관리자를 위한 기회를 통해 업무환경에서 전문인 양성에 대한 절호의 기회를 갖는다. 간호경영자를 따라서 바람직한 비전을 만들 수 있다.

권한부여는 간호경영자에게 중요한 개념이다. 임파워먼트이론(empowerment theory)에서는 권한이 여러 사람에게 부여되고 공유되어야 한다고 주장한다. 간호사는 의사결정을 하는 데 관여할 수 있고, 결정된 사항들의 중요한 정보를 얻을 수 있다. 조직을 변화하는 데 영향을 주는 능력은 매우 효과적이다. 간호사는 자신의 생각이 조직을 변화시키는 데 고려된다고 믿어야 한다. 의사결정에 개입하고, 주변 환경에 영향을 미치며, 행동 여부와 관계없이 피드백을 받는 것 모두 사람의 행동과 인생에 영향을 끼칠 수 있다는 느낌을 가지게 할 수 있다.

간호경영진은 핵심인재육성의 중요성을 알아야 할 필요가 있다(Patrician, Oliver, Miltner, Dawson, & Ladner, 2012). "간호리더십에 있어서 지속적인 계획에 대한 중요성이 논증되었다. 하지만 CNO의 2/3는 지속적인 계획이 없다고 보고하였다. 다음 세대의 리더들을 준비하기 위해 적극적인 계획이 분명히 필요하다." 영향력 있는 간호경영진은 간호리더로서 발전가능성이 있는 책임간호사들과 간호관리자들을 찾아낸다.

관리자와 경영진이 관리자가 되기보다는 리더가 되는 것이 중요하다는 것이 간호 논문의 주제로 계속 제기되고 있다. 관리와 리더십 기술은 간호경영자에게 모두 중요하다. 미래의 간호 서비스 조직을 이끌 수 있는 능력과 일상적인 운영 지식의 균형 능력은 성공적인 조합이다.

리더로서의 간호관리자

관리와 리더십은 성공을 위한 강한 조합이 될 수 있다. 관리자의 역할을 하는 간호사는 직장의 일상적인 요소들이 제대로 되어 있는지 확인해야 한다. 영향력 있는 관리자가 직원 선택, 고용, 지속적인 직원 개발, 재정적인 책임에 관심을 두는 것처럼 리더의 역할을 하는 관리자는 기대의 수준을 높이고 직원들이 잠재적인 우수성을 가장 높은 수준에 도달하는 데 도움을 준다. 리더의 가장 우선적인 역할은 격려하는 것이다. 간호관리자는 간호리더십의 전형으로 보일 수 있고, 그 사람은 직접간호에 있어서 '리더십의 얼굴'이다.

직접간호하는 간호사와 바람직한 미래의 비전

을 개발하는 것은 리더의 역할을 지닌 간호관리자의 목표이다. 모든 사람들은 그들에게 맡겨진 변화에 저항하려는 경향이 있다. 간호사들이 도입된 변화에 적극적으로 참여할 때, 결과에 투자하기 더 쉽다.

간호관리자에게 성공의 필수적인 요소는 의사결정에 직접간호사도 포함시키는 것이다. 이를 통해 조직몰입을 향상시킬 수 있고, 성공적인 결과에 대한 자부심을 가질 수 있다. 간호관리자는 일선관리자들을 변화하는 업무환경에 관여하게 함으로써 더 만족감을 가지도록 격려한다. 그렇게 해서 간호관리자는 자신의 리더십 기술 또한 발전시킨다.

리더로서의 직접간호 간호사

업무환경에서 리더들은 사람들이 만족감을 경험할 수 있도록, 업무만족도의 수준을 높이는 생각을 가질 수 있도록 환경을 조성한다. 창조적인 리더는 문제를 제기하고 그것을 기회로 삼는다. 또한 그들은 환자의 안전을 포함하여 다양한 문제들에 대한 많은 생각이 있는 사람들을 지지한다. 개선점에 대한 좋은 아이디어를 가진 간호사는 이끌어갈 기회를 얻는다. 이러한 기회에는 새로운 해결책을 제기하는 실습위원회, 임상단위 표준 위원회, 또는 입법위원회가 있다. 그들은 대변자나 옹호자의 기회를 가질 수 있다. 간호사가 의사결정에 개입하기 위해 필요한 공식화된 도구가 병원에 없다면 간호사는 비공식적인 방법을 찾을 것이다. 사람들로 하여금 시사되는 바가 많은 문제제기나 공식적인 항의, 단위에서 진행하는 캠페인 또는 비공식적인 토의개최 등이 전략이 될 수 있다.

직접간호 간호사의 리더십 기술을 발전시키는 것에는 여러 가지 방법이 있다. 실습의 기회를 늘리는 것, 지역사회를 통해 전문직 양성을 증가시키는 것, 심장협회와 같이 임상에 초점을 맞춘 기회를 다른 사람들에게 제공하는 것 등이 있다. 리더십은 개발할 수 있는 것이고, 직접간호하는 간호지도자는 만족감과 보람이 있는 업무환경을 만들 수 있다. 예를 들면, 마그넷에서는 직접간호를 제공하는 간호사들의 리더십에 따라 업무의 질이 달라진다고 한다.

초보 리더십은 집단 내에서 어떻게 일하는지를 배우고, 상대하기 어려운 사람들을 다루는 법, 갈등을 해결하는 법, 의견일치에 도달하는 법, 객관적으로 결과에 대해 평가하는 법을 배움으로써 미래에 성공적인 리더십으로 발전한다(그림 3-1). 이러한 기회들은 이후에 전문지식으로 이어질 수 있는 기술을 만들 수 있다.

Fagin(2000)은 신규간호사가 초기 간호 경험으로부터 생긴 리더십이 더 발전될 수 있도록 10년에서 15년의 리더십 계획을 설명하였다. 진정한 전문적 리더십은 현실적으로 장기간에 걸쳐서 형성되고 1~2년차 간호사에게는 기대할 수 없다. 그럼에도 불구하고 모든 리더는 어딘가에서 리더를 시작한다. 신규간호사가 점점 복잡해지는 리더십을 경험하면서 지역사회나 가족처럼 여러 사람들과 함께 일하는 것에 대해 계획하고 이끌어갈 수 있게 된다. 연구를 통한 변화를 도입하고, 새로운 기술을 적용하며 보건정책 활동을 향해 나아가는 것을 통해 더 큰 집단과 상호작용하면서 리더십이

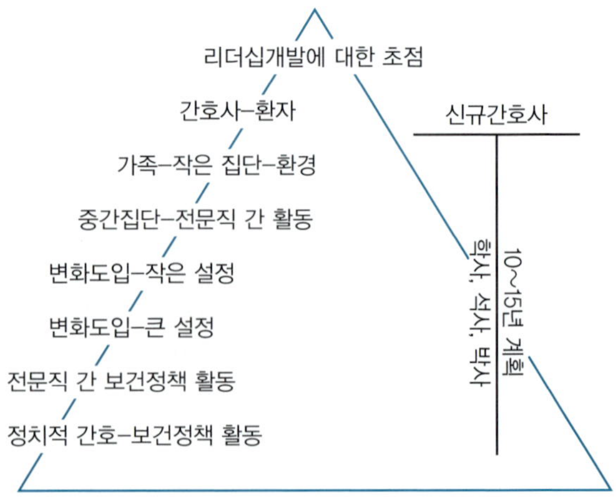

그림 3-1 리더십 궤도

더 발전한다. 교육적인 성취와 직무경험의 증가는 리더십 능력의 복합성을 증가시킨다.

전문직 조직에서의 리더십

미국에서 간호 전문직의 리더가 되기 위해 가장 중요한 단계로 꼽는 것은 전문직 조직에 참여하는 것이다. 오늘날의 많은 간호사들은 여러 조직에 속해 있다. 미국간호협회(American Nurses Association, ANA)처럼 평범하고 광범위한 조직일 수도 있고, 미국간호전문직협회(American Organization of Nurse Executives, AONE)와 같은 역할기반의 조직이거나 미국중환자간호사협회(American Association of Critical-Care Nurses, AACN)처럼 임상적인 초점에 맞춘 것일 수도 있다. 지역사회나 위원회의 회원이 되는 것은 성장하고 배우기 위한 가치 있는 일이다.

대부분의 전문기관은 주나 국지적이기보다는 국가적, 지역적인 규모를 갖기를 원한다. 그 중 일부는 특히 전국 각지에서 더 크고 인구가 밀집된 지역에 지부를 가지고 있다. 전문조직은 분야 내의 혁신과 관련하여 공유 및 정보의 보급, 임상에서 역할문제의 토론, 교육에 주요한 영향을 미친다. 지방, 지역, 국가 회의에 포스터 또는 서류를 제시하기 위해 리더십 기회를 사용할 수 있을 뿐만 아니라 위원회와 의회에도 리더십 기회를 사용할 수 있다. 대다수의 리더는 지역 협회에서 자리잡고 잘 알려진 후에 그 지역이나 지부 선거에 나가는 방법을 전문직 협회에서 그들의 리더십 경력을 쌓는 것의 시작으로 사용한다. 전문직 협회의 선출직 첫 출마에서 실패하는 것이 드문 일은 아니다. 하지만 끈기를 통해 두 가지를 얻을 수 있다. 첫 번째로는 다른 사람들에게 자신의 이름을 인식시킬 수 있고, 두 번째는 다른 회원들에게 자신이 협회의 리더에 대해 진지하게 생각하고 있다는 것을 알릴 수 있다.

지역에서의 리더는 나중에 주 수준의 사무실을 운영한다. 주 수준의 협회에서 위원회 승인과 공직 선출을 위해 지원하는 것은 전문직 협회 내의 리더십에 대한 관심을 입증한다. 국가적인 수준에서의 리더십은 보통 주 수준에서 성공적인 리더십을 보인 후에 가능한 경우가 많다.

전문적인 개입과 리더십의 경로는 선형적인 진행처럼 보일 수 있다. 그러나 많은 성공적인 간호 리더들은 선형적인 것보다 순환적인 진행을 개념화한다. 잘 알려진 고위직의 많은 리더들은 경험과 전문지식을 지니고 있고, 위원회가 다음 단계로 발전할 수 있도록 한다.

지역사회에서의 리더십

지역사회 리더로서의 간호사

간호사들은 위원회 회원들로부터 존경을 받는다. 간호사는 신뢰받는 전문직으로서 지역사회에서 촉진자로서의 기회를 가진다. 지역사회의 다른 사람들과 협력하면서 간호사는 평화롭고 건강한 사회를 구현하는 데 도움을 줄 수 있다.

지역사회 리더로서 근무하는 간호사에게 많은 방법들이 있다. 도시위원회나 교육위원회와 같은 시민모임의 참여는 어떤 일이 일어나고 있는지 알기 위해, 간호의 관점에서 의견을 제공하기 위해 좋은 방법이다. 예를 들면, 교육위원회가 간호사를 각 학교에 임용할 것인지 간호사를 숙련된 직원으로 대체할 것인가에 대해 예산을 책정할 것인지 심사숙고할 때, 간호사가 의견을 냄으로써 사람들이 보건교사의 중요성을 명확하게 알릴 수 있다. 신문사 편집장에게 편지를 작성하고, 공개 포럼에 참석하는 간호사는 전문지식과 지역사회를 만들어가는 의견을 공유하는 기회를 얻을 수 있다.

지역사회 자원봉사자로서의 간호사

자원봉사자가 지역사회에 참여할 수 있는 많은 기회가 존재한다. 간호사는 지역사회 활동에 착수하는 고유한 리더십 기술을 가지고 있다. 복잡한 체계를 이해하는 능력뿐만 아니라 상호관계 역동을 이해하는 능력과 의사소통기술은 지역자원봉사의 측면에서 볼 때 가치 있는 지식이다.

건강박람회, 활동심사, 교육적인 활동에 자원봉사자들을 동원하는 리더십은 간호사에게 요구되고, 그 요구를 충족시킬 수 있다. 이러한 활동들은 지역사회의 건강을 증진시킨다. 간호사들은 봉사활동에 사람들이 참여할 수 있도록 이끌 수 있다. 또한 간호사들은 지역사회 내에서 지역사회 보건과 건강관리, 보건체계전달의 비전을 위해 독자적으로 조직을 구성할 수 있다.

지역사회지도자로서 간호사는 학교, 도시, 지방의회, 다른 지역사회에서 일하면서 질병예방과 건강증진에 관점을 두고 비전을 설정한다. 간호사는 지역사회에서 문제를 인식하고, 바람직한 미래에 도달하기 위한 계획을 세우는 데 촉매제의 역할을 할 수 있다.

임명되고 선출된 직무를 통한 리더십

간호사들은 지역과 주, 국가적인 수준에서 선출되고 임명되어 리더가 될 수 있다. 일반적으로 간호사에 대한 신뢰성이 있기 때문에 간호사들은 자금을 마련하고 지원 사업을 개발하고, 직원을 뽑기 위해 자원을 동원하기 용이하다. 국가와 주정부, 지자체에 재직 중인 간호사의 수는 지속적으로 증가하고 있다. 그러나 그 수는 간호사를 대표하기에는 적은 수이다. 전형적인 캠페인과 지지해주는 것 외에도 보건과 관련된 다양한 정치적 활동이 선거에 출마한 간호사들에 대한 원조를 제공한다. 정부 단체의 일원으로 선출된 간호사는 의료서비스와 사회에 대한 시민들의 요구를 충족시키기 위한 정부의 비전을 설계하는 데 리더십을 행사할 수 있다.

지방자치는 교육위원회, 도시위원회, 지역사회위원회를 포함하며, 다양한 지역사회의 계획을 다룬다.

결론

간호사는 양육자로서의 역할, 사회의 가장 취약한 부분의 돌봄제공자로서의 역할을 한다. 리더의 역할을 하는 간호사는 그 직무와 팀원들을 위해 필요로 하는 재능을 많이 지닌다. 비전을 제시하는 책임 있는 리더십은 간호를 예술과 과학으로 성공적으로 이끌기 위해 반드시 필요하다. 최고의 리더들에 의해 전문적인 간호로 발전하여 왔고 앞으로도 이상적인 리더들과 더불어 간호는 계속 성장할 것이다.

해결방안

우리는 2주 후에, 위원회로 돌아올 방안을 찾을 필요가 있었다. 나는 간호부원장(Vice President of Nursing, VPN)의 사무실에서 우리의 선택이 무엇일지 고민하며 앉아 있었다. 우리는 우리를 갈라서게 했던 이슈를 다루지 않고 다시 회의할 수는 없었다. 우리는 우리가 다른 일로 옮겨가기 전에 다루어야 한다는 것을 알아차렸다.

우리는 사람들을 한데 모을 수 있는 전략을 내놓으려 애쓸수록, 나는 전략적 계획에 정의적 문제가 있음을 기억했고 비슷한 종류의 문제를 가졌었음을 제시하였다. 우리는 공통적인 정의를 내리지 않고 말로만 싸웠던 것이다.

생각해보면 우스운 일이었다. 기술구성(skill mix), 환자중증도(patient acuity), 환자당 시간(hours per patient day), 보조인력(assistive personnel) 같은 말들이었다. 이런 용어들은 우리가 무슨 뜻인지 확실하게 알고 있는 일상적인 것이다. 그렇기는 하지만, 우리의 가정을 테스트하고 그 용어들을 서로 다르게 사용하는지 보기로 결정했다. 그것은 우리 모두에게 위험했다. 간호부원장은 관리자와 부장들을 다루어야 했다. 나는 나머지 간호사들이 찬성하도록 만들어야 했다.

우리는 각 테이블마다 적어도 한 명의 직접간호사, 한 명의 관리자, 한 명의 부장, 인적 자원의 대표자들이 앉도록 소그룹을 구성하여 회의를 하도록 위원회를 다시 소집하였다. 아무도 지정된 자리를 좋아하지 않았으나 우리는 그들이 그것을 따라야만 한다는 것을 확고히 했다. 그리고 나서 테이블마다 특정용어(그들이 정의할 수 있을 거라고 생각하는 용어)에 대한 고통적인 정의를 찾아내도록 과제를 부여했다. 그룹들은 그 과제를 시작했고 그들이 완수하는 데 문제가 있음을 알았다. 의미하는 바가 무엇인지 모두가 알고 있는 이런 용어들에 대한 일반적 정의를 개발하는 것이 어려웠다. 토의가 끝난 후, 일부 그룹들은 모두 동의할 수 있는 정의를 내놓을 수 있었지만, 다른 그룹들은 그렇지 못했다. 우리는 실제로 서로 다른 싸움을 하고 있었다는 것을 발견했다. 그것은 평행 대화와 같았다. 우리는 같은 용어를 사용하고 있을지라도 서로 다른 것에 대해 이야기한다면 실무의 변화에 대한 합의에 다다를 수 없었다.

서로 다른 것에 대해 동의하지 못했다는 것을 이해하는 것은 막다른 골목에 다다른 것이다. 실무위원회는 이 작업을 계속했다. 리더로서의 우리의 첫 번째 업무는 '같은 언어'로 말하도록 하면서 모든 사람들이 이야기하고 있는 것을 확실히 이해하도록 만드는 것임을 알았다. 실무위원회는 몇 년간 회의를 계속했다. 실무변화에 대한 토의는 때때로 고무되었다. 그러나 우리는 부족한 정의로 인해 더 이상 문제가 되지 않도록 하기 위해 같은 방식으로 용어를 사용하도록 했다.

– *Katheren Koehn*

이러한 해결방안이 당신에게 적절한 접근법인가?
그 이유는 무엇인가?

근거

리더십은 효과적인 의사소통과 책임감, 권한부여, 직무 요인, 지속성, 전문가 간 협력, 영향력 있는 리더십을 증진시키는 전략의 향상이 요구된다.

최근 몇 년간 변혁적 리더십에 대해 강조되었다. 구성원의 근무 조건과 매우 관계가 깊다. 즉, 개입하고 영향을 주는 것이다. 또한 리더는 업무환경을 조성한다.

유능한 리더십 기술을 지닌 간호관리자는 간호사 수가 부족한 상황을 다루기 위해 필요한 요소이다. 관리자는 공식적인 리더십의 얼굴이고 지역적인 업무환경에 영향을 미친다. 긍정적인 업무환경에서는 이직률이 낮다.

배움이 가치 있다고 여겨지는 지지적인 문화에서는 실무지침을 시행하고 유지하는 것을 핵심요소로 생각한다. 변혁적 리더십은 이러한 지지적인 문화를 형성한다.

새로 부각되는 인력들은 그들의 관리자와는 다른 관점을 지닌다. 그들은 리더가 수용적이고, 협동을 중시하고, 정직하며 접근하기 쉽고, 많은 지식을 지니고, 동기부여를 해주고, 유능하기를 원한다. 또한 리더는 의사소통에 능통하며 긍정적인 태도와 사람을 상대하는 기술이 좋아야 한다.

체크리스트

간호지도자의 역할은 비전을 공유하고, 목표에 도달하기 위해 구성원들에게 의미를 제공하는 것이다. 팀이 성공했을 때 리더 또한 성공한 것이다. 다른 세대들의 구성원들은 그들의 리더들과는 다른 기대와 요구를 한다. 다양한 리더십 기회는 간호전문직의 진보에 기여하고, 그것을 활용하는 간호사에게 달려 있다.

- 리더의 정의
  - 간호사에게 있어 중요한 개념으로서의 리더십
  - 직무만족도의 우선순위로서의 리더십
- 리더십 실천
  - 리더십 접근
    - 거래적 리더십
    - 변혁적 리더십
  - 리더십의 장애물
    - 잘못된 가정
    - 시간제약
- 리더십 개발
  - 멘토 설정
  - 솔선수범
  - 책임수용
  - 보상 공유
  - 명확한 비전 설정
  - 성장
- 새로 부각되는 인력에서의 리더 개발
  - 1965~1995년까지의 새로 부각되는 인력
  - 1946~1965년까지의 기존 인력
- 리더로서의 성장
  - 리더는 균형을 유지해야 한다.
  - 리더는 자발성을 지녀야 한다.
  - 리더는 자신감을 형성해야 한다.
  - 리더는 구성원들의 의견에 귀 기울여야 한다.
  - 리더는 긍정적인 태도를 가져야 한다.
- 리더로서의 간호사
  - 임상현장에서의 리더십
    - 리더로서의 간호경영진
    - 리더로서의 간호관리자
    - 리더로서의 직접간호 간호사
  - 전문직 조직에서의 리더십
  - 지역사회에서의 리더십
    - 지역사회 리더로서의 간호사
    - 지역사회 자원봉사자로서의 간호사
  - 임명되고 선출된 직무를 통한 리더십

리더가 되기 위한 조언

- 리더십을 활용할 수 있는 기회를 활용하고, 당신의 리더십 기술을 수련한다.
- 가끔 실수하더라도 실수로부터 배우고 계속해서 진행한다. 모든 지도자는 실수를 하기 마련이다. 진정한 리더는 실수하면서 배우고 더 나은 방향으로 이끌어간다.
- 멘토를 설정해서 도움을 구한다. 이것은 리더십 능력을 개발시키는 최고의 방법이다. 멘토는 자신의 경험으로부터 얻는 것을 당신에게 알려줄 수 있고, 당신의 행동에 대해 피드백을 해줌으로써 새로운 방법을 탐색하도록 도울 것이다.
- 위험을 감수한다. 현재 상황을 유지함으로써 리더가 되는 사람은 아무도 없다. 리더는 비전을 구축하고 구성원들이 따르도록 한다. 그러나 변화는 위험을 수반한다. 무모한 도전은 하지 말되 현실에 안주하지 않도록 한다.

REFERENCES

Bennis, W. (2009). *On becoming a leader*. New York: Basic Books.

Boev, C. (2012). The relationship between nurses' perception of work environment and patient satisfaction in adult critical care. *The Journal of Nursing Scholarship, 44*(4), 368-375.

Bulmer, J. (2013). Leadership aspirations of registered nurses: Who wants to follow us? *Journal of Nursing Administration, 43*(3), 130-134.

Clavelle, J. T., Drenkard, K., Tullai-McGuinness, S., & Fitzpatrick, J. J. (2012). Transformational leadership practices of chief nursing officers in magnet organizations. *Journal of Nursing Administration, 42*(4), 195-201.

Clipper, B. (2013). *The nurse manager's guide to an intergenerational workforce*. Indianapolis: Sigma Theta Tau International Honor Society of Nursing.

Covey, S. M. R. (2012). *Smart trust*. New York, NY: Free Press.

Covey, S. R. (1992). *Principle-centered leadership*. New York: Simon & Schuster.

Drenkard, K. (2013). Transformational leadership; Unleashing the potential. *Journal of Nursing Administration, 43*(2), 57-58.

Fagin, C. (2000). *Essays on nursing leadership*. New York: Springer Publishing.

Gifford, W. A., Davies, B. L., Graham, I. D., Tourangeau, A., Woodend, A. K., & Lefebre, N. (2013). Developing leadership capacity for guideline use: A pilot cluster randomized control trial. *Worldviews on Evidence-Based Nursing, 10*(1), 51-65.

Kouzes, J., & Posner, B. (2012). *The leadership challenge: How to make extraordinary things happen in organizations*. San Francisco: Jossey-Bass.

McBride, A. B. (2011). *The growth and development of nurse leaders*. New York: Springer Publishing Company.

Moneke, N., & Umeh, O. (2013). Factors influencing critical care nurses'' perception of their overall job satisfaction. *Journal of Nursing Administration, 43*(4), 201-207.

Murphy, L. (2012). Becoming and remaining an authentic nurse leader. *Journal of Nursing Administration, 42*(11), 507-512.

Oakley, E., & Krug, D. (1994). *Enlightened leadership*. New York: Simon & Schuster.

Patrician, P. A., Oliver, D., Miltner, R. S., Dawson, M., & Ladner, K. A. (2012). Nurturing charge nurses for future leadership roles. *Journal of Nursing Administration, 42*(10), 461-466.

Senge, P. M. (2006). *The fifth discipline: The art and practice of the learning organization*. New York: Doubleday.

Wakeman, C. (2010). *Reality-based leadership*. San Francisco: Jossey-Bass.

SUGGESTED READINGS

Atchison, T. A. (2004). *Followership: A practical guide to aligning leaders and followers*. Chicago: Health Administration Press.

Dierckx de Casterle, B., Willemse, A., Verschueren, M., & Milisen, K. (2008). Impact of clinical leadership development on the clinical leader, nursing team and care-giving process: A case study. *Journal of Nursing Management, 16*(3), 266-274.

Lencioni, P. (2012). *The advantage: Why organizational health trumps everything else in business*. San Francisco, CA: Jossey-Bass.

Raup, G. H. (2008). The impact of ED nurse manager leadership style on staff nurse turnover and patient satisfaction in academic health center hospitals. *Journal of Emergency Nursing, 34*(5), 403-409.

CHAPTER

4

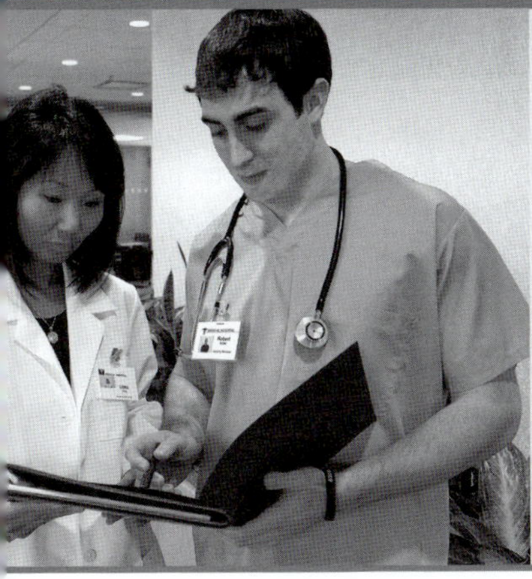

관리자 역할 개발

Developing the Role of Manager

이 장에서는 간호관리자의 역할과 관련된 핵심 개념을 정의한다. 기본적인 관리자의 기능을 설명하고, 전문직 역할에 내재된 관리의 원칙과 긍정적이고 건강한 업무환경을 조성하는 데 필수적인 간호관리자의 역량에 대해 설명한다. 역할 개발은 관리나 임상에서 올바른 문제제기를 위해 중요하고, 임상간호사들이 문제를 확인하고 필요를 예측하는 데 도움이 될 것이다. 이 장에서는 임상기술의 발전에 대한 개요를 제공한다.

학습성과

- 간호관리자의 기능과 역할을 분석한다.
- 간호관리자와 다른 사람들과의 관계를 분석한다.
- 건강한 업무환경을 조성하는 데 있어 간호관리자의 역할을 설명한다.
- 보건의료현장의 관리를 분석한다.
- 자원의 할당과 분포에 대한 관리를 평가한다.
- 간호관리자의 전문성 태도를 평가한다.

핵심용어

- 사례관리(case management)
- 변화요인(change agent)
- 구성원(follower)
- 리더(leader)
- 매니지드 케어(managed care)
- 관리자(manager)
- 조직 문화(organizational culture)
- 질 지표(quality indicators)
- 역할(role)
- 역할이론(role theory)

도전

Erika Vila, DNP, MSN, RN, NE-BC
Nursing Director, The Heart Program, Miami Children's Hospital

오늘날 고객서비스 중심의 보건의료체계에서 업무의 우수성은 환자와 가족들을 기대하게 만들었지만, 보건의료제공자들에게는 도전이 되었다. 간호에서의 조정은 대기시간을 줄이고, 환자 간호의 흐름과 프로세스를 향상시키며, 환자의 경험을 긍정적으로 증진시키도록 도와준다. 이는 시설 내 팀을 리드하는 간호관리자에게 가장 큰 도전 중 하나가 되었다.

소아 심혈관 수술부서에서 전문가와 의료팀이 직면한 가장 큰 문제 중 하나는 수술 전날의 수술 전 처지과정에 걸리는 총 시간이다. 수술 전 처치과정은 흉부 X-ray, EKG, 심장초음파, 심장전문의 또는 마취과 전문의 컨설트 등의 일련의 진단절차로 구성된다. 소아외과 전문간호사(Advanced Practice Registered Nurse, APRN)와 회의를 할 때는 수술 전 및 수술 후 처치과정을 포함하여 주로 환자와 가족교육에 집중한다. 수술 전 처치과정은 6시간 정도 걸리며, 대부분의 환자들은 영유아이다. 아이가 몇 가지 진단절차로 인해 금식상태를 요구받기 때문에 부모와 간호제공자는 좌절과 불만족감을 크게 느낀다. 이 불만족은 명백하게 부서의 전반적인 입원과정에 반영되고 환자 만족도에 부정적인 영향을 미친다. 간호관리자의 새로운 목표는 부서 간 돌봄과정의 전반적인 통합을 향상시키고, 수술 전 처치기간을 줄이는 것이다.

당신이 이 간호사라면 어떻게 하겠는가?

도입

1장에서 리드하고 관리하는 것에 대한 개요에 대해 공부하였다. 4장에서는 관리를 다른 시각으로 다룰 것이다. 역할이론(role theory)의 핵심은 관리 이론에서 시작되는데 전 세기에 걸쳐 많은 변화를 겪은 학문이다. 1900년대 초에 과학적 관리론이 Frederic Taylor(Thornton, 2013)에 의해 소개되었다. 이 이론은 업무를 완수하기 위한 최고의 방법에 기초를 두었다. 1930~1970년대까지는 인본주의적 관리론이 지배적이었다. 의료전달체계의 변화는 간호관리자의 역할에 영향을 미친다. 그러나 역할이론의 타당성은 여전히 무시할 수 없다. Conway(1978)의 역사적 정의인 "역할이론은 개념의 집합과 자신에게 주어진 역할에서 어떻게 행동하는지 또는 어떤 상황에서 예상되는 특정 행동을 하는지에 대한 여러 가지 가설을 대변한다."는 여전히 타당성을 갖는다. 역할이론에는 사회적으로 이상적인 행동표준이 있으며 분명한 사회적 행동을 모델로 한 세 가지 중심요소가 있다. 중심요소로는 역할기대와 사회적 역할 추정, 이러한 역할들의 추후 제정이 있다(Newman & Newman, 2012).

역할기대는 각 사람들의 역할과 관계된 행동을 말한다. 간호관리자가 새로운 역할을 맡게 되었을 때, 그 역할과 관련된 행동을 한다. 이러한 상황에서 간호관리자는 리더십을 발휘하고, 재정자원을 관리하고 긍정적인 업무환경을 조성하는 등 역할에 맞는 사회적 역할과 행동을 예측하고 법으로 정한다.

관리이론이 점진적인 과정을 통해 발전하면서 어떻게 노동자들의 요구에 주목하는가에 영향을 미쳤다. 초기 관리이론들은 노동자의 정신적 요구를 무시하고 생산성과 효율성에만 초점을 두었다. 인간관계론과 관계된 이론들이 호손회사(Hawthorne corperation)의 연구에 의해서 발달되었다. 이 이론은 노동자들의 사회적 요구와 동기유발에 점차 초점을 맞추게 되었다. 간호계에서 사용되기도 하는 것은 Maslow(1954)의 욕구 단계일 것이다. 이것은 자아실현을 위해 가장 기초적인 수준의 만족감(생리적 욕구, 안정의 욕구)을 얻어야 더 높은 수준의 만족감(사랑의 욕구, 자존감의 욕구)에 도달할 수 있다는 이론이다. 반대로, 경로–목표이론과 같은 상황이론은 환경에 초점을 맞춘다. 원하는 목표나 결과를 달성하는 것과 노동자들이 얻는 보상과의 관계를 명확하게 하는 것이다. 이론 박스에서 보다시피 McGregor(1960)의

이론 박스

McGregor의 X이론과 Y이론

McGregor의 이론	가정	결과
X이론	사람들은 기본적으로 일하기를 원하지 않기 때문에 일하도록 강제성을 띠어야 한다.	안전의 욕구와 같이 낮은 수준의 기본적인 욕구가 중요하다.
Y이론	사람들은 자기훈련과 자율성을 가질 때 업무에 대한 만족도가 더 높다.	사람들은 자기실현을 위하여 더 높은 수준의 성취를 통한 만족감을 목표로 삼는다.

McGregor, D. (1960). The human side of enterprise. New York: McGraw-Hill.

이론인 X이론과 Y이론은 어떻게 관리자가 노동자들과 상호작용하는지에 대해 두 가지의 상반되는 가정 하에 만들어졌다.

이러한 이론들은 관리자에게 어떤 것을 의미하고 있을까? 한 가지는 자기 평가를 들 수 있다. 이 정보를 종합하는 것에 대해, 그리고 자신이 앞으로 관리자로서 직면할 모든 문제에 대해 준비하기 위해 어떤 것을 해야 하는가? 새로운 역할을 위해 어떤 종류의 교육적 준비와 경험을 준비해야 할 것인가? 나의 현재와 미래의 직업 목표와 그 목표를 이루기 위한 계획이 정립되었는가? 임상에서 가장 효율적이기 위해 어떤 특정 언어, 기술, 성격 특성을 발전시켜야 하는가? 어떤 멘토가 자신을 이 방향으로 지도해줄 것인가? 능력개발을 위해 학자금 지원과 선진 교육을 제공하는 등의 기회를 제공하며 인재육성을 해주는 조직에서 근무하는가? 오늘날 빠르게 진행되고 변화하는 보건의료환경을 따라 리더들은 이끌고, 관리하고, 성공적인 의사소통을 할 뿐만 아니라 개혁에도 참여한다. 2010년, 환자보호 및 부담적정보험법(Patient Protection and Affordable Care Act, PPACA)이 시행되면서 이러한 기회에 참여하는 간호관리자들이 점점 많아질 것이다. 민감하고 다소 불안정하기도 한 개정 시간 동안 획기적인 해결책이 간호관리자들과 간호사들에게 필요하였다. 간호관리자는 의료기관뿐만 아니라 더 큰 사회조직과 지역사회에 방향성을 제공하고 이끌어야 한다. 간호관리자는 누군가의 실력을 향상시키고, 타인에게 멘토가 되는 것과 같은 성장의 필요성을 인식해야 한다. 자기실현의 전제조건은 간호사와 지역사회가 결합하는 것이다. 지역사회는 곧 간호관리자가 관리하는 환자들이며 직원들이기 때문이다.

간호관리자는 단위나 부서를 이끌어가기 위해 많은 역할(role)을 한다. Stefancyk, Hancock과 Meadows(2013)는 간호관리자가 변화요인(change agent)이나 변화촉진자의 역할을 하는지에 대해 문제를 제기했다. 간호관리자는 그들이 맡은 단위에서 매일 의사결정에 대한 책임감을 지니고, 변화를 관리해야 하고, 환자의 치료와 안전에 관해 긍정적인 영향력을 가지는 새로운 계획을 이끌어나가야 한다. 변화를 이끌어나가기 위하여 간호관리자는 함께 일하는 사람들을 고무시키고 지도하는 기술을 더 발전시켜야 한다. 이러한 기

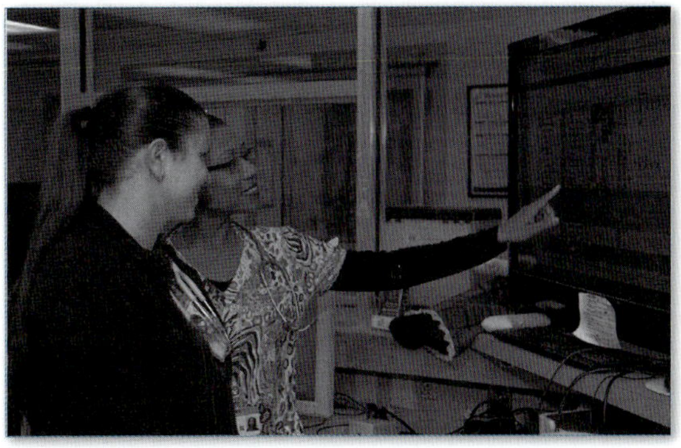

코치로서의 간호관리자
출처: Miami Children's Hospital with permission.

술들은 솔선수범함으로써 다른 간호사나 동료뿐만 아니라 그들의 리더에게도 격려가 된다. 협력하고 노력하면 타인의 관점에서 적극적인 경청을 하게 되고, 직접적으로 의사소통하기 때문에 진실성을 보여줄 수 있다. 관리의 복잡성은 이것 외에도 더 많은 것이 있다.

관리의 정의

관리는 작업을 완료하는 것에 초점을 두는 일반적인 기능이다. 대부분의 간호사들이 관리에 있어 기득권을 가지고 있다. 간호사들은 공식적으로 관리자가 아니더라도 스스로 관리하며 그들에게 책임이 있는 타인 또한 관리해야 한다. 세계에서 관리학 연구를 가장 많이 한 작가인 Druker(1974)는 오늘날 관리의 기초적인 개념을 7가지로 설명하였다.

- 임금, 직무기술서, 평가를 포함하는 직원 관리
- 가능한 한 많은 분권화
- 과학적 관리와 관련된 생산성
- 전문성 성장을 보장하는 관리 개발
- 의사결정에 정보와 자료 분석을 사용
- 서비스 마케팅
- 미래를 위한 장기계획

Drucker(1974)는 관리의 기초가 되는 이러한 개념들을 설명했지만, 그는 관리자가 이러한 개념을 가지고 일할 뿐만 아니라 뛰어나기 위해서는 새로운 능력 또한 발휘해야 한다고 말했다. 예를 들면, 관리자들은 인사를 관리하지만 사람들을 이끌기도 해야 하고, 오늘 업무를 완수하기 위해 사람들을 하나의 자원으로 보기도 해야 한다. 또한, 그저 매일 업무를 완수하기 위해 똑같은 기술에만 의존하는 것보다 개념과 이론, 사고방식을 적용하여 일하는 지식노동자의 업무의 이해력과 영향력이 관리자에게 필요하다.

Drucker(1974)는 업무수행에서 결과를 이끌어 내는 필수적인 관리자의 역할 요소를 5가지로 설명하였다.

1. 각 지역을 위한 목적과 목표를 설정하고, 그 목표를 달성하는 데 책임이 있는 사람들과 의사소통한다.
2. 활동과 의사결정, 고려사항을 조직하고 분석해서 다룰 수 있는 업무로 나눈다.
3. 협동을 통해 다양한 직업군과 의사소통하고 동기부여한다.
4. 업무수행을 분석하고 평가하며 측정도구의 의미와 그 결과에 대해 직원들과 상급자에게 전달한다.
5. 자신을 포함해 사람들을 발전시킨다.

미국간호전문직협회(American Organization of Nurse Executives, AONE)(2006)는 간호관리자의 체계를 배우기 위해서 세 가지 분리된 영역의 틀을 제공하였다. 세 가지 영역은 그림 4-1에 나타나 있다.

- 과학 영역: 경영 관리하기
- 예술 영역: 사람들을 이끌기
- 리더가 갖추어야 할 것: 자신을 리더로 만들기

간호관리자는 동기, 하급자, 뛰어난 기량을 가진 직원, 자원을 포함한 사람을 발전시키고 관계를 맺는 데 책임이 있다.

Fennimore과 Wolf(2011)는 우수한 환자의 결과와 높은 수준의 문화 조성에서 간호지도자의 개발을 위해 필요한 것이 무엇인지 설명하였다. 관리자는 간호사들이 환자에게 우수한 간호를 수행할 수 있도록 긍정적인 업무환경과 문화를 조성하는 '문화를 형성하는 책임자'라고 하였다. Duffield, Roche, Blay와 Stasa(2011)는 호주의 2,488명의 간호사를 연구한 결과, 간호사의 직무만족도는 그들의 간호관리자에 대한 인식과 크게 관련이 있었다. 일반적인 행동특성으로는 눈에 잘 띄는 것, 직원과 상의하는 것, 인식, 칭찬, 좋은 지도자

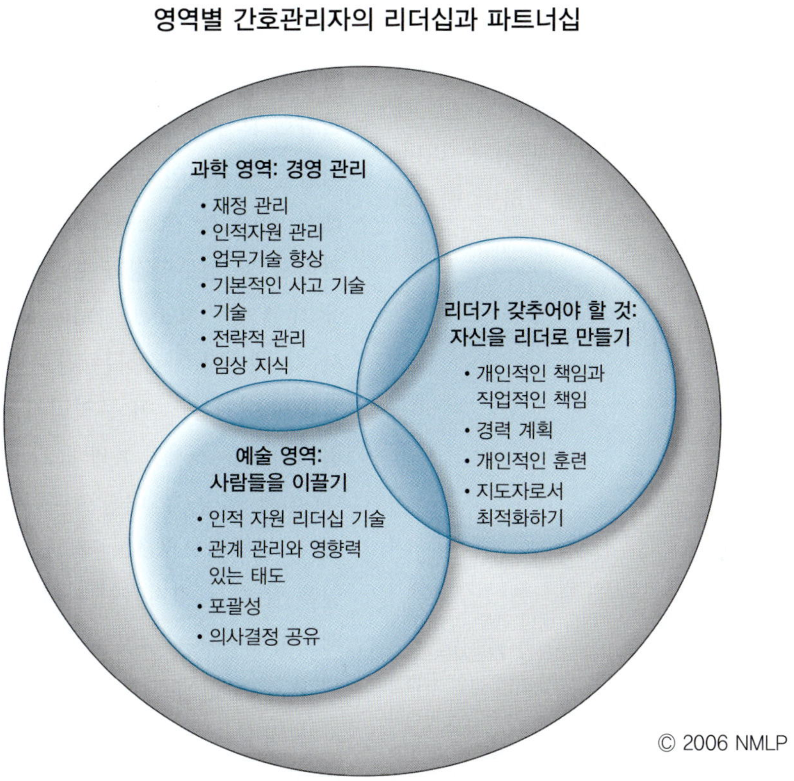

그림 4-1 영역별 간호관리자의 리더십과 파트너십
출처: NMLP Learning Domain Framework. (2011). American Organization of Nurse Executives. All rights reserved.

로서 관리자의 전반적인 인식이 있다.

관리자들은 개인의 목표와 부서나 조직의 더 큰 목표 모두에 초점을 둔다. 그들의 목표는 사람들이 능력과 강점을 최대한으로 개발시켜 목표를 성취할 수 있도록 하는 것이고, 이는 부서의 전반적인 성과에 기여한다. 관리자는 사람들이 개인적으로 성장할 수 있으며 현실적이고 성취 가능한 목표를 개발할 수 있도록 돕는다. 관리자와 조직으로부터 적극적인 참여, 격려, 지도는 개인의 발전적인 노력이 실현되기 위해 필요하다. 간호사들에게 동기부여를 잘하는 간호관리자는 명확하고 편리한 환경, 팀과 개인이 모두 만족할 수 있는 성취 가능한 목표를 제공한다.

간호관리자는 좋은 리더가 갖춰야 할 요소와 비슷한 요소들을 갖춰야 하는데, 그 요소로는 지식, 통합성, 야망, 좋은 판단력, 용기, 체력, 열정, 의사소통기술, 계획성, 관리능력 등이 있다. 관리자와 리더의 차이점과 공통점이 많은 저자들에 의해 다루어져 왔다. 대부분의 간호사는 다르게 적용되는 동일한 기술이 구성원에게는 동일하게 중요하다는 것에 동의한다.

관리자는 복잡한 문제를 조직화하고, 계획하고, 예산을 구성하고, 목표를 설정함으로써 해결한다. 그들은 또한 조직화하고, 직원을 채용하며, 조정하고, 문제를 해결함으로써 목표를 성취한다. 대조적으로 리더는 협동작업의 문화를 형성하고, 방향을 설정하며, 비전을 발전시키고, 하급자에게 지시를 내린다. 구성원은 협동하고, 지시받은 것을 행동으로 옮기며 비전을 달성하는 데 촉진제가 되는 것과 걸림돌이 되는 것에 대해 공유한다. 관리자는 복잡성과 변화를 해결하는 반면에 리더는 주로 변화를 다룬다. 구성원은 바뀐 환자케어를 수행하고, 조직적인 변화에 자료를 제공한다. 또한 성공적인 조직에서는 관리자, 리더, 구성원의 관계부터 특징을 모두 포용하며 변화하고, 긍정적인 결과를 얻는 것 그리고 건강하고 효율적인 업무환경을 만들고 보장한다. 표 4-1은 리더와 관리자, 구성원의 특징에 대해 설명하고 있다.

연습 4-1

소규모의 매우 바쁜 중환자실에 밤근무 간호사가 더 필요한지 토의해본다. 환자케어를 위해 간호사의 채용 요구도가 높아, 추가로 간호사를 더 고용하였다. 지난 며칠 동안 매우 바빴고, 모든 간호사들은 열심히 일했다. 추가로 고용한 간호사는 계속 일하는 상태이다. 그러나 추가로 인원을 늘리면 병원 자원은 한정적이기 때문에 예산이 부족하다. 관리자가 비용효과성을 염두에 두고 간호사에게 어떻게 대화를 해야 하는가? 당신은 이 문제를 어떤 방식으로 듣고 싶은가? 어떤 말이 직원이 느끼기에 불성실하게 들릴까?

간호관리자의 역할과 세대 간 인력

간호관리자가 직원들을 이끌어가고 매일 마주하는 역할의 복잡성에 관한 문헌이 많다. 그 중 한 가지 역할은 긍정적인 업무환경을 만들고 지속하기 위해서 세대 간 간호인력을 관리하는 것이다. 간호관리자 및 업무환경과 관련된 간호사들의 통찰력에 대한 연구(Wieck, Dois, & Landrum, 2010)에서 각 세대가 자각하는 간호관리자의 특징 중 중요하게 여기는 것이 무엇인지 비교되었다. 밀레니엄세대(18~26세), X세대(27~40세), 베이비붐세대(40세 이상)를 대상으로 코호트연구를 진행하였다. 일반적으로 모든 세대들이 의사전달과 함께 일을 잘 하는 지지적인 관리자를 원했다. X세대와 베이비붐세대는 지지적인 관리자를 가장 가치 있게 여긴 반면에 밀레니엄세대는 신뢰할만한 관리자를 가장 가치 있게 여겼다. Stanley(2010)는 다른 여러 세대를 관리하는 간호관리자에 대해 다음과 같은 결과를 인용하였다. 직원들을 위한 개방

표 4-1 리더와 관리자, 구성원의 특징

리더의 특징	관리자의 특징	구성원의 특징
헌신, 타인과의 관계, 조직의 단결을 가치 있게 여긴다.	조직화, 협력, 자원의 조정(공간, 소모품, 장비, 인적자원 등)을 강조한다.	리더와 다른 동료들의 필요를 인식한다.
새로운 방향을 제시하며, 장기적이고 소통 가능한 비전을 제시한다.	단기목표를 세운다.	협력하고 협동한다.
진보를 위해 새로운 경로의 계획을 세우고 전달한다.	기존의 자원으로부터 최고의 결과를 얻으려 한다.	다양한 경로로 의사소통하기 위해 권한을 행사한다.
위험을 감수하고 변화를 가져오며 성장한다.	정책, 과정, 권한에 대한 수립을 한다.	일부 자율성을 포기하고, 리더의 권한을 허용함과 동시에 행동에 대한 완전한 책임 또한 남아 있다.
근무지에서 긍정적인 감정을 보여주며 직원들의 중요성을 관련시킨다.	불확실한 것을 좋아하지 않고, 조심스럽게 움직인다.	역량기반리더십에서 허용하는 상황에 따라 동료를 이끌기도 하고 따르기도 하는 자발성을 보인다.
	정책 권한을 시행하고, 계약하는 일을 한다.	조직이 수용 가능한 위험과 수용 불가능한 위험을 이해하기 위해 책임을 진다.

출처: American Association of Critical-Care Nurses. (2005). AACN standards for establishing and sustaining healthy work environments: A Journey to excellence. Retrieved April 20, 2013, from www.aacn.org/WD/HWE/Docs/HWEStandards.pdf.
American Organization of Nurse Executives (AONE). (2004). Principles & elements of a healthful practice/work environment. Retrieved September 23, 2009, from www.aone.org/aone/pdf/PrinciplesandElementsHealthfulWorkPractice.pdf.
AORN position statement. (2009). Key components of a healthy perioperative work environment. Retrieved March 31, 2013, from www.aorn.org/WorkArea/DownloadAsset.aspx?id=21934.

적인 정책(특별히 소리를 내는 젊은 세대를 위한 정책)을 유지하도록 하고, 각각의 세대에 초점을 맞추고, 모든 사람들에게 주의를 기울이고, 각자의 목표를 증진하며 일과 업무의 균형을 잘 맞추고, 성장을 위한 기회를 제공하며, 모든 직원에게 동기부여를 해주는 것이다.

Warshawsky, Havens와 Knafl(2012)는 간호사 참여 개선과 주도적인 업무수행이 강한 대인관계에 미치는 영향과 중요성을 설명하였다. 간호관리자의 업무 참여는 간호관리자의 대인관계에 가장 영향을 많이 미친다. 진정한 리더십은 신규간호사의 역량 강화와 함께 전문직 간 협동 환경을 촉진하고, 간호관리자가 간호사를 참여적이며 효과적으로 만들어가는 것에 초점을 두어야 한다(Laschinger & Marie, 2013). Sherman과 Pross(2010)는 바람직한 업무환경을 만들 수 있는 간호관리자 개발의 중요성을 언급하였다. 간호관리자의 지속적인 성장과 개발은 직원에게 지속적으로 미치는 영향과 직접적인 상관관계가 있었다. 젊은 세대는 발전할 기회에서 보상을 얻는 측면에서 업무를 즐겁게 할 것이다. 간호관리자는 부서의 목표를 달성하는 업무에 참여함으로써 승산이 있는 상황을 만들 수 있다.

관리자는 직원의 업무수행에 영향을 미칠 수 있는 긍정적이고 건강한 업무환경의 전후사정을 항상 평가한다. Paris와 Terhaar(2011)은 간호사들이 업무환경으로부터 받는 스트레스가 이직을 생각하거나 직무만족도를 떨어뜨리는 가장 직접적인 요인이라고 설명하였다. 이 연구에서 의사결정을 할 수 있도록 권한을 부여하는 것, 의사소통, 팀워크는 간호사가 계속 업무를 유지하도록 하는 핵심 요소라고 하였다. 간호관리자는 환경을 균형 있게 만들고, 특히 업무량과 인사 측면에서 간호사들이 안전하고 최선을 다하도록 만들기 위해 중요한 역할을 한다. 표 4-2에 전문 간호조직들이 정한 건강한 업무환경의 필수적인 요소를 나타냈다.

양자론(quantum theory's)의 기초는 빠르게 변하는 역동적인 환경에 있다. 이것은 하나의 사건

표 4-2 건강한 업무환경 조성과 유지를 위한 기준

건강한 업무환경의 요소	미국간호전문직협회(2004)	미국중환자간호사협회(2005)	수술전후간호사회(2009)
협동	신뢰, 다양성, 팀의 방향성을 통한 협동을 증진하는 문화	진정한 협동: 계속 진행하며 학제적인 협동	협력적인 임상 문화: 모든 팀원이 인정받고 존중받는 문화
의사소통	명확하며 존중하고, 개방적이며 신뢰하는 의사소통 문화	기술적인 의사소통: 임상기술과 동일하게 기술적인 의사소통	풍부한 의사소통 문화: 명확하며 서로 존중하고, 개방적이며 신뢰하는 의사소통
의사결정	의사결정을 공유하는 참여자를 위한 구조	효과적인 의사결정: 간호사는 정책개발과 지시하고 이끄는 것에 가치를 두어야 함	의사결정 공유: 간호사는 의사결정과 정책개발에 참여하며 수행에 책임을 짐
인사	환자의 기대를 충족시키고 직원에게는 업무와 삶의 균형을 위한 충분한 수의 직원	적절한 인사채용: 효과적으로 환자의 요구를 충족시키는 간호사의 숙련도	충분한 수의 수술 간호사: 업무대기는 긍정적인 업무와 삶의 균형을 증진시키고, 충분한 인사채용으로 질 높은 간호를 제공할 수 있음
인정	간호사들의 공헌에 대한 인정과 임상에 기여한 간호사들로부터의 인정	의미 있는 인정: 각 간호사가 만들 업무환경의 가치를 인정하는 것	간호로부터 오는 기여의 가치를 인정: 동료와 팀원들로부터 인정받는 것은 성장 가능성을 높임
			임상에 의미 있는 기여를 한 간호사로부터의 인정: 우수한 수술간호의 공식적인 인정

표 4-2 건강한 업무환경 조성과 유지를 위한 기준(계속)

건강한 업무환경의 요소	미국간호전문직협회(2004)	미국중환자간호사협회(2005)	수술전후간호사회(2009)
리더십	옹호자의 역할을 하며 분권화하고, 자원 가용성을 보장하는 리더의 존재	진정한 리더십: 포용하는 건강한 업무환경과 팀의 목표달성에 참여하는 리더	전문가의 존재, 가시적이고 신뢰할 만한 간호리더십: 리더십 기술은 모든 수준에 존재, 간호사는 대변자이며 의사결정을 공유함
책임	모든 사람들이 책임을 가지며, 자신에게 기대되는 역할을 아는 문화		책임 문화: 명확한 역할 기대와 역할 정의
자기실현	지속적인 교육과 전문적인 개발		전문적인 실무의 격려, 성장과 개발: 지속적인 육성, 인정과 개발을 증진시킴

을 대표하는 것이 아니라 연결성에 토대를 둔다. Porter-O'Grady와 Malloch(2011)는 양자론의 복잡성에서 현실에 기반을 둔 자기인식, 비전, 공감과 같은 간호리더의 자질을 분류하였다. 저자들이 주장하는 바로는 협동을 잘하는 사람은 사소한 행동들이 합쳐져서 가장 좋은 결과를 성취한다는 것을 알고 문제를 기회로 보기 위한 분석적인 접근 방식을 사용한다는 것이다. 모두에게 유리한 방법을 얻기 위한 리더의 핵심 요소는 유연성이다. 오늘날의 간호관리자는 행동과 관계를 바꾸려고 시도하기 전에 이해해야 하고, 불확실성을 포용하는 퀀텀리더로서의 역할을 해야 한다. 이제 신규간호사들에게는 막대한 지식과 기술이 필요하며, 이것은 그들이 성장하고 유연성을 가지고 안정감을 찾도록 도와주는 리더에게 달려 있다. 퀀텀리더는 변화의 촉진자와 혁신자이다. 그들은 또한 변혁적이며 용감해야 한다. 용기를 키우는 것은 보건의료환경에서 이처럼 중요한 적이 없었다. 자신의 의견을 가지고 어떤 것에 맞서기 위해 용기와 능력을 갖는 것은 대단한 리더십의 특징이라고까지는 할 수 없더라도 퀀텀리더의 특성이다.

소진 연구

간호관리자는 반드시 연구에 참여해야 한다는 것과 연구를 해석하고 대변해야 한다는 책임이 있다. 특히 간호관리 논문은 간호관리자들이 간호단위 연구를 감독하거나 큰 범위의 단체 연구 프로젝트에 참여한 것을 반영한다. 또한, 간호관리자는 간호사나 환자들에게 미친 영향에 관한 논문을 해석한다. 그들은 이렇게 찾은 정보들을 간호단위의 활동에 반영하여 간호사와 환자가 근거기반간호의 이점을 얻을 수 있도록 해야 한다. 일선 관리자로서 간호관리자는 근무지에서의 노력과 교육기관의 협동을 통해 연구가 가능하고, 가장 좋은 간호수행을 확인할 수 있는 위치이다. 간호관리자는 또한 연구와 임상의 차이를 확인할 수 있고, 직접간호를 수행하는 간호사를 지지할 수 있으며, 문헌에 있는 현재 근거기반간호를 전달할 수 있다.

조직 문화

시시각각 변하는 보건의료환경에서 간호관리자는 업무환경에서의 조직 문화와 업무에 어떻게 통합시키는지를 알 필요가 있고, 간호단위의 미션과 목표를 지지한다. Laschinger, Leiter, Day, Gilin-Oore과 Mackinnon(2012)은 5개 병원(총 41 간호단위)의 간호사 755명을 상대로 유사 실험 연구의 결과를 보고하였다. 연구의 목표는 업무환경조정[예의, 존중, 업무환경에의 참여(civility, respect, and engagement in the workplace, CREW)]과 간호사나 무례한 동료직원, 또는 상사

연구 관점

첫 번째 관점

출처: Zori, S., Nosek, L.J., & Musil, C.M. (2010). Critical thinking of nurse managers related to staff RN"s perceptions of the practice environment. *Journal of Nursing Scholarship, 42*(3), 305–313.

이 서술적 연구는 미국 노스이스턴에 있는 490병상의 비영리 3차병원에 시행되었다. 편의표집된 12명의 간호관리자들과 임의표집된 132명의 스태프 간호사들이 비판적 사고기술과 임상환경에 대한 간호사의 인식을 측정하기 위해 참가하였다. 비판적 사고의 속성은 간호관리자들이 각자의 부서를 관리하는 역할에서 성공하도록 보여진다. 간호관리자의 비판적 사고기술에 대한 자료는 California Critical Thinking Disposition Inventory(CCTDI)를 이용하였고, 간호사들의 인식은 Practice Environment Scale(PES)를 사용하여 측정하였다. PES 하위척도에서 다음의 5가지 임상환경 전반적인 차원에 대해 유의한 차이가 확인되었다.

1. 간호인력과 자원의 적절성
2. 병원활동에 참여
3. 간호관리자 능력과 지원
4. 기본적인 간호의 질
5. 간호사–의사의 협력과 의사소통

일반간호사들의 점수는 4가지 비판적사고 영역에서 간호관리자들이 보여준 긍정적인 성향보다 높았다(조직성, 열린 마음, 분석성, 비판적 사고에서 자신감).

조직성(systematicity)이란 주의깊게 해결방안을 수립하는 것과 관련있는 조직화된 과정으로 정의된다. 열린 마음(open-mindedness)은 모든 제안에 대해 열린 자세로 논쟁에서 다양한 의견을 가능하도록 존중하는 것이다. 분석성(analyticity)은 이슈에 경각심을 가지고 결과를 도출하여 어떤 필요한 중재라도 효과적이게 하는 것이다. 마지막으로, 비판적 사고 자신감척도는 확고하며 건전한 의사결정을 하는 의지를 표현하는 것이다. 이 연구결과는 간호관리자는 긍정적인 업무환경을 창출하고 유지하는 데 있어 핵심적인 중심역할을 담당해야 함을 시사한다.

실무 의의

간호관리자는 많은 도전에 직면하고 있으며, 이런 도전에서 팀을 관리하기 위해, 비판적사고를 장착한 강한 기술을 소유하고 있어야 한다. 비판적 사고 기술 없이는 간호관리자에게 성공은 가능하지 않다. 간호팀과 협력하여 발전된 긍정적인 업무환경은 직접간호를 제공하는 간호사를 적절히 보유함으로써 어마어마한 환자결과와 간호질을 생산할 수 있다.

연구 관점

두 번째 관점

출처: Warshawsky, N.E., Havens, D.S. & Knafl, G. (2012). The influence of interpersonal relationships on nurse manager's work engagement and proactive work behavior. *The Journal of Nursing Administration, 42*(9), 418–425.

이 횡단 연구는 44개 주에서 전자 설문 조사로 시행되었다. 참가자들은 3개월 이상 병원에서 주로 근무한 323명의 간호관리자를 편의표집하였다. 대부분이 미국간호행정조직의 회원들이다. 일선 간호관리자의 정의는 환자간호분야에서 24시간의 재정적 · 운영적 성과에 대해 책임지는 것을 포함한다. 업무에서 상황을 주도하는 행동과 직무몰입에 미치는 대인관계 영향을 조사하였다. Ultrecht Work Engagement Scale, Proactive Behavior Scale, Relational Coordination Scale을 이용하여 간호관리자를 대상으로 몇 가지 문항들이 측정되었다.

자료는 간호관리자가 그들의 업무에 고도로 몰입되었음을 보여주었고, 이는 그들이 업무를 의미 있게 보고 있고 그들의 업무에 대한 일상의 도전을 관리하고 있음을 의미한다. 중요한 점은 간호관리자들과 그들의 동료그룹 사이에 관계 정도가 간호행정가 다음으로 높았다. 상황을 주도하는 행동에 대한 결과는 간호관리자들은 그들의 간호단위에서 의학적 실수가 발견될 때 사전대책을 강구하는 태도로 반응한다. 흥미롭게도 간호관리자들과 행정가의 관계는 직무몰입의 가장 큰 예측인자였다.

실무 의의

협동적인 업무환경은 간호관리자들이 오늘날의 복잡한 보건의료환경 속에서 그들의 의무에 몰입하도록 하고 업무에 주도적으로 대처하기 위해 필수적인 것이다. 대인관계는 협조문화, 보상과 인정, 의사소통과 멘토링을 장려하기 위해 조직설계와 함께 조성되어야 한다. 보상과 인정은 의학적 실수를 예방하고 환자간호의 질을 높이기 위해 조직목표와 성과에 연계되어야 한다.

의 구조적인 분권화에 미치는 영향과 간호관리에의 신뢰도를 분석하는 것이다. CREW 방법이 도입되기 3개월 전과 도입 후 6개월간 설문이 진행되었다. CREW 방법은 6개월간 일주일에 1~2번 정도 정기적인 그룹회의를 진행하는 것이었다. 의료진들은 간호단위의 목표를 발전시키고 협동과 의사소통을 향상시키기 위해 경력 있는 조력자와 함께 일했다. CREW의 목표로는 팀의 구축이나 상호작용 증진을 통하여 간호단위의 의료진들끼리 존중하는 것을 예로 들 수 있다. 이러한 방법이 도입된 후에 간호감독과 간호사 간에 상당히 정중해지고 관리에 대한 신뢰가 향상되었다.

멘토링

대부분의 관리자는 자신에게 영향력을 미친 누군가에게 공식적이든지, 비공식적이든지 간에 조언을 받고 배웠다. 다시 말하면, 관리자는 자신의 후임자를 준비해야 한다. Cathcart와 Greenspan(2012)는 특히 간호관리자의 도덕적 용기와 복잡한 상황을 관리하는 것과 직원채용을 위한 임상 리더십을 말하며 관리자 성장의 중요성에 대해 설명하였다. 또한 Cherry와 Jacob(2014)은 리더십과 관리 위치의 간호사로서 멘토링의 역할은 포용하는 것이라고 하였다. 멘토링은 상호작용, 현실적인 환경과 성취 가능한 결과와 함께 직원을 돕는, 특히 신규간호사를 돕는 다면적인 역할로 여겨졌다. 간호관리자는 그들의 간호사를 가르치며 간호사들의 자신감을 북돋을 수 있고, 그로 인해 간호사들이 목표에 도달함으로써 직무만족을 얻도록 돕는다. 간호관리자는 임상지침을 간호사들에게 제공하고, 그들의 업무와 경력 개발에 도움이 될 수 있도록 해야 한다.

매일 관리할 사항

간호관리자는 매일 관리해야 할 관리문제에 직면하게 되는데, 특히 고위 경영진의 요구와 고객의 요구, 직원들의 요구의 균형을 맞출 줄 알아야 한다. 간호관리자는 중요한 두 가지 책임이 있다. 첫 번째는 간호사가 자신에게 영향을 미칠 수 있는 변화에 대해 기회를 가질 수 있도록 고위 경영진에게 의견을 전달하는 것이고, 두 번째는 간호사와 부서의 요구를 고위경영진에게 알리는 것이다. 보건서비스를 받는 고객은 교육수준이 높고, 자신에게 영향을 미치는 의사결정에 대해 의견을 표출하는 것에 익숙하다. 간호관리자는 이러한 요청을 존중하면서도 안전과 효율성이라는 폭넓은 맥락에서 간호를 유지하도록 해야 한다. 간호사 또한 인정받고, 독립적인 간호수행과 책임을 위해서는 가르침이 필요할 것이다. 간호관리자는 가르칠 때 상대방을 조정하려고 하는 인식을 갖지 말아야 하며, 서비스에 가장 가까운 시점에 의사결정을 해야 한다. 또한 간호관리자는 직접간호하는 간호사들의 만족도와 업무환경을 향상시키는 임상의 모든 환경을 조성하는 데 매우 영향력이 크다.

간호관리자는 자신이 관리하는 구역에서 진정한 임상의료진이 되어야 하고, 말한 것을 실천해야 한다. 우수한 간호관리자가 되는 것에 있어서 매우 중요한 것은 직무만족도와 참여도의 상관관계를 이해하는 것이고, 최상의 환자결과를 성취하며 보호자들을 환자의 치료 계획에 참여하도록 하는 것, 자원과 기술을 공정하고 윤리적인 방법으로 배분하는 것 등이다. 의료진으로서 간호관리자는 복잡하고 애매모호한 상황을 직면하고, 환자의 요구를 충족시키기 위해 다른 무언가를 희생하면서도 용기 있는 선택을 해야 한다. 좋은 의사소통 기술은 직원들에게 이러한 이론적 근거를 이해시키고 전달하기 위해 필수적이다.

업무 충돌

간호관리자는 환자와 간호사의 안전에 대한 책임을 가진다. 응급실과 같은 고위험 부서는 특별한 주의를 필요로 한다. 간호관리자가 특별한 주의를 준다는 것은 간호사에게 일어날 수 있는 불리한

> **연습 4-2**
>
> 직무만족도가 가장 높은 조직 부서를 선택해본다. 그 부서의 간호관리자의 특정 업무 시간(예: 2~4시간)뿐만 아니라 직원회의 시간도 관찰해본다. 그 간호관리자는 분권화하는 성향인가, 집권화하는 성향인가? 상호작용은 긍정적인가, 부정적인가? 간호사를 업무에 참여시키는가? 당신이 관찰한 내용은 어떻게 관리, 리더십, 팔로워십 성향과 관계가 있는가?

상황에 대비하기 위하여 충분한 훈련을 받는 것을 의미한다. 이러한 훈련에는 위기중재와 관련된 효과적인 기술과 폭력으로 인해 심하게 불안해 하는 사람들을 다루는 기술이 있다. 잠재적인 징계 절차를 통해 간호관리자는 폭력방지를 돕기 위해 직원과 직장을 평가하고, 폭력으로 이어질 수 있는 조건들을 모두 평가한다. 최고 수준의 관리자는 그 조직에서 일어나는 직원 간의 폭력에 궁극적인 책임이 있다. 그러나 관리자는 통제 불능이 될 수 있는 상황을 파악하는 것을 첫 번째로 해야 한다. 또한 관리자는 주와 연방의 직원선정기준을 위배하지 않도록 정책을 준수하고, 자신이 관리하는 직원들이 충분한 교육을 받을 수 있도록 노력해야 한다. 이 주제에 대한 추가적인 정보는 23장을 참조한다.

업무의 복잡성과 스트레스관리

다양한 직원들을 관리하는 것을 포함하여 보건의료환경의 복잡성을 관리하는 것은 간호관리자에게 항상 어려운 일이다. 간호사의 부족이 이 문제를 더 어렵게 만든다. 간호관리자는 스트레스를 최소화하여 직원들이 최상의 직무만족을 성취하도록 하는 보건의료환경을 구축하는 데 있어서 핵심인물이다. 그러나 관리자가 직원을 돕기 전에 직원이 비교적 스트레스가 없는 환경에서 일할 수 있어야 한다. Kath, Stichler와 Ehrhart(2012)는 직무만족도와 이직 의사는 직장 스트레스에 영향을 받는다고 하였다. 자율성, 예측 가능성, 사회적 지지는 모두 직장 스트레스를 줄이기 위해 중요한 요소이다. 간호관리자와 감독, 동료 간의 관계가 더 좋아질수록 관리자의 직무만족도가 증가할 가능성이 더 커진다. 또한 환자의 치료 결과가 좋아질 뿐더러 이는 긍정적인 업무환경의 결과로 나타난다.

의학연구소(IOM)는 「환자안전유지(Keeping Patients Safe)」(2004) 연구에서 더 안전한 환자케어의 업무환경 조성에 대해 언급하였다. 긍정적인 업무환경을 위해 리더십과 관리에 요구되는 많은 변화는 최고 수준의 관리자가 관리하고, 부서의 관리자를 통해 걸러진다. 만약 관리자가 자신

연구 관점

출처: Shirey, M. R., McDaniel, A. M., Ebright, P. R., Fisher, M. L., & Doebbeling, B. N. (2010). Understanding nurse manager stress and work complexity: Factors that make a difference. *The Journal of Nursing Administration, 40*(2), 82–91.

이 연구는 미국의 3개 병원의 21명 간호관리자의 스트레스와 대처에 대한 이해 및 통찰을 제공하기 위해 시행되었다. 스트레스를 감소하고, 대처를 돕고, 업무의 복잡성을 통제하기 위해 연구결과는 다음을 제언하였다.

- 직무분석을 실시하고 직무설계를 합리적으로 할 것
- 통제범위를 검토하고 조직의 성과를 달성할수 있는 현실적인 가이드라인을 수립할 것
- 공식적인 제안 기획 모델을 수립할 것
- 일-삶의 균형을 격려함으로써 업무량과 관련된 스트레스를 감소시킬 것
- ANCC 마그넷 인증프로그램과 같이 긍정적인 조직환경을 지원할 수 있는 조직을 구현할 것
- 수면장애와 같은 직무스트레스를 줄이기 위해 건강관련 결과가 증진되도록 권장할 것
- 현장 프로그램, 자격과정, 경력개발 등을 통해 모든 계층을 교육할 것
- 새로운 연구결과를 도출하고 간호인력, 리더, 환자를 위해 연구결과를 확산시킬 수 있도록 간호리더와 연구자 간의 파트너십을 맺을 것

실무 의의

본연구의 결과는 간호관리자가 직무스트레스를 성공적으로 관리하려면 지원적인 조직구조가 필요함을 분명히 보여준다. 현장에서 증대되거나 비현실적인 업무성과에 대한 기대는 보건의료체계에서 도전에 직면함과 복잡성을 증가시킨다. 경험 · 긍정적인 조직환경 같은 몇가지 요인들 그리고 현실적인 통제범위나 지원적이고 임파워먼트하는 최고 간호관리자와 같은 시스템 내의 항목들은 스트레스 인식과 관리자에 의한 대처와 지지에 대단한 영향을 미친다. 간호관리자는 최고로 가치 있는 자원이지 소모품이 아니다. 간호는 이 일선관리자의 스트레스를 줄이기 위한 메커니즘을 재검토하고 개발할 필요가 있다.

을 감독이나 변화를 촉진하는 사람으로 간주한다면 그들은 더 긍정적이고 수용적인 업무환경을 가능하게 할 수 있다. 관리자는 고위험 조직에서 환자를 안전하게 하고, 변화를 만들어 낼 때 효과적인 5가지 관리 업무가 필요하다. 업무의 내용은 다음과 같다.

1. 변화과정을 적극적으로 관리하는 것
2. 효율성과 신뢰성 사이의 긴장을 잘 조율하는 것
3. 학습환경을 조성하는 것
4. 신뢰를 유지시키는 것
5. 업무 재설계와 의사결정의 흐름에 직원을 참여시키는 것(IOM, 2004)

또한 「환자안전유지」(2004)에서는 근거기반관리의 사용의 중요성을 언급하였다. 근거기반실무는 체계적인 연구를 통해 얻은 것이며, 동일하게 관리 실무에도 적용되어야 한다. 근거기반관리는 매일 관리를 수행하면서 경험적 연구에 적용되어야 한다. 또 다른 영향력 강한 IOM의 연구로 「질의 틈을 넘어서: 21세기를 위한 새로운 건강체계(Crossing the Quality Chasm: A New Health System for the 21st Century)」(2001)가 있는데, 이는 간호관리자들에게 큰 영향을 주었다. 이 연구는 오늘날 보건의료시스템의 저조한 성취율을 개선하기 위한 6개의 목적을 갖는다(2장 참조).

간호관리자들에게 중요한 가장 최신의 연구는 「로버트 우드 존슨 재단의 의학연구소에서 간호 미래의 혁신(Robert Wood Johnson Foundation Initiative on the Future of Nursing at the Institute of Medicine)」(IOM, 2011)이다. 이 연구에서 간호사는 리더의 역할을 맡을 준비가 되어야 하며, 새로운 멘토링과 리더십 개발 프로그램이 개발되어야 한다고 보고하였다. 간호사의 직업적이며 개인적인 성장은 간호사의 수를 점점 증가시키며, 미국에서 보건의료전달체계를 재설계하도록 해준다. 간호지도자는 향상과 새로운 사례를 개발하는 영역의 모든 직원과 동료를 격려한다.

테크놀로지의 사용증가와 발전속도는 간호관리자의 역할을 계속 변화시켜 나갈 것이다. 예를 들면, 로봇 수술과 같이 기술을 통한 더 복잡한 수술을 수행하는 능력 때문에 간호관리자는 새로운 기술을 연습하고, 적용된 것을 배울 것이다. 전자건강기록의 확산에 따라 간호지도자는 수행을 평가하고, 간호과정을 발달시키고 표준화하기 위해 임상 정보관리를 사용해야 한다. 성공적인 관리의 핵심은 상호의존적이며, 중요한 요소는 서로 다른 강점을 가진 사람들 간의 협동이다. 협동은 유연성과 관대함을 갖도록 하고, 강한 자아개념을 갖도록 한다. 혼란스러운 문제를 해결하거나 새로운 방향성을 갖기 위해 협동할 때, 관련 당사자들은 반대편과 대립하기보다는 문제를 해결하는 데 초점을 맞추고자 하고, 그저 괜찮은 방법보다는 가능한 한 가장 좋은 해결책을 찾는 데 집중하고자 한다.

직원은 간호관리자가 고위 관리자들과 함께 직장 문제를 해결하면서 자신들을 이끌어가는 모습들을 발견하기도 한다. 간호관리자는 두 가지 기술을 지녀야 한다. 첫 번째는 업무환경에서 문제를 해결하는 능력, 비슷한 문제를 가진 간호관리자들이 답습하는 조직과 같은 상황에서 세력 기반 전략을 정의하는 능력이다. 두 번째는 변화를 일으킬 수 있도록 실권자에게 압력을 가하는 능력이다. 변화를 위한 직원의 참여는 충분히 검토되고, 격려될 필요가 있다.

또한 직원은 간호관리자가 윤리적이고 가치기반관리로 그들을 이끌어가는 것에 대해 보게 된다. 모든 직원들이 관리자의 행동에 큰 관심을 보이기 때문에 관리자는 직원들에게 큰 영향을 미친다. 미션, 비전, 목적을 위한 관리자의 헌신은 직접 행동으로 보여주어야 하며, 특별한 상황에서 그저 말로만 하면 안 된다. 지속적인 헌신은 끊임없는 변화 속에서도 안정감을 준다. 다시 말하면,

어떤 문제로의 접근방식이 바뀔 수 있다고 할지라도 핵심가치는 유지되며, 간호관리자는 미션과 비전, 목적을 반영하는 행동으로 관리해야 하는 단 한 사람이다. 이렇게 현실적인 증거가 없다면, 직접간호하는 간호사들은 조직과 그들에게 대한 관리자의 헌신에 대하여 회의적일 수 있다. 간호사가 관리자의 진정성을 느끼지 못한다면, 결국 관리자의 능력에 불신을 가질 것이다. 오늘날 현대의 헌신은 핵심가치와 국제관계에 대한 이해를 반영한다. 그리고 간호관리자는 간호사들이 그들의 업무와 간호단위에서 조직의 미션을 성취하는 데 있어 평가받는다는 것을 알 수 있도록 미리 말해주어야 한다. 간호사가 평가되는 것을 보여주는 방법 중 하나는 다양한 방법을 통해 간호사를 인식하는 것이다. 환자, 부서 또는 기관의 요구를 충족하기 위해 자신의 업무범위를 넘어 일하는 간호사들은 인정받을 자격이 있다. 시상은 기관의 철학과 신념, 미션을 반영할 수 있다. 예를 들면 어떤 기관의 신조는 'Quality Credo' 즉, 의사소통, 능숙한 업무수행, 리더십, 존경, 팀워크가 될 수 있다.

연습 4-3

지역 건강관리 부서의 환자 돌봄 서비스를 담당하는 부원장은 인근의 허리케인으로 인한 자연재해로 엄청난 일을 겪었다. 대부분의 직원들은 가족들의 요구에도 불구하고, 위기관리에서부터 만성질환의 적절한 후속 조치까지 피해자들을 도왔다. 환자 돌봄 서비스 부원장은 지역사회에 누가 끝없는 시간을 주었는지에 대해 직원들을 위한 인증프로그램을 만들기를 원했다. 어떤 인증프로그램을 만들어야 할까? 모든 사람들이 같은 방법으로 인증받기를 원할까? 그렇지 않다면, 당신은 직원들마다 인증받고 싶어 하는 방법들을 어떻게 알아낼 것인가? 어떤 자원을 당신은 가지고 있으며, 필요한 자원을 찾기 위해서는 어디로 가야하는가? 당신은 어떻게 인증받고 싶은가?

자원관리

각각의 자원관리 고유의 개념들은 이 책의 다른 곳에서 깊이 있게 다루어진다. 그러나 핵심은 관리자가 모두 관리해야 하며, 각 개념들을 다른 것들과 통합해야 한다는 것이다. 미래에도 간호실무는 병원 위주로 이루어질 것이라는 것은 의심의 여지가 없다. 그러나 지역사회를 기초로 한 많은 혁신적인 간호실무 모델들도 계속 나오고 있다. 환자보호 및 부담적정보험법(PPACA)이 시행됨으로써 관리 자원들은 증가할 것이다. 새로운 모델의 점검이 필요할 때 질을 향상하고 유지하는 것이 높은 우선순위가 될 것이고 재정적 장려금과 불이익이 관리의 접근방식을 바꿀 것이다.

간호관리자는 우수한 환자의 치료결과를 위해 끊임없는 탐구를 지지하는 환경을 조성해야 한다. 이렇게 하여 보건환경에서 간호를 통해 경제적인 가치의 중요성을 입증한다. 가치기반구매는 질 높은 결과에 따른 제공자의 재정적 장려금을 맞추도록 설계되어 있다(Keepnews, 2013). 이러한 장려책들은 긍정적인 결과에 도달하면 보상으로 주어진다. 그 결과에 도달하지 못하면 불이익이 발생한다. PPACA는 데이터에만 의지하지 않고 병원이 간호수행을 어떻게 잘했는지에 따라 금액을 병원에 상환하도록 메디케어를 추진해왔다. 메디케어 정책 중 하나는 피할 수 있는 병원에서 발생한 질환(hospital-acquired conditions, HACs)에 대한 지불보상이다(Keepnews, 2013). 간호관리자에게 환자의 치료 결과의 향상과 간호의 가치에 의해 움직이는 보건의료정책과 금액 지불의 변화는 중요하다. 간호지도자들은 이러한 재정적인 변화를 알 뿐만 아니라 긍정적인 환자의 치료 결과를 보장하기 위해 간호사를 격려하고 이끌어나가야 한다.

관리자는 자신의 통솔 범위 내에서 직업적이고 개인적인 것을 포함한 모든 자원들을 관리할 책임이 있다. 기민한 관리자는 간호단위에서 간호가 대체되어야 할 수도 있을 때 경제적으로 역할하기 위해 빠른 결정을 한다. PPACA의 도입, 간호관리자 및 지도자와 간호사의 참여와 미래의 간호에 대한 IOM(2011)의 연구는 많은 상황들 속에서 변화 촉진자의 역할을 할 것이다.

예산과 채용은 언제나 중요한 자원들로 손꼽힌다. 그러나 기술이 향상된 만큼 여러 정보들은 예산과 채용처럼 중요한 요소들과 통합되어야 한다. 자료에 기반한 실무(근거기반실무)를 적용하며, 간호관리자 간에 인터넷을 통한 정보망을 형성하여 서로 어려움을 공유하고, 전통적인 역할에서 점점 벗어남으로써 자원 이용과 보전에 대한 견고한 결정을 하는 미래관리자로 발돋움할 수 있다.

매니지드 케어

매니지드 케어(managed care)는 1980년대에 소개되었다. 관리 의료의 목적은 효과적으로 필요한 서비스를 제공하고 적절한 가격을 책정하는 것이다. 본질적으로 이 목표는 간호관리자가 환자의료체계에 경영원칙을 통합하도록 한다. 경영원칙을 아는 간호관리자는 안전, 효율성, 적절한 의료를 보장하는 매개체가 된다. 미국 메디케어와 메디케이드 서비스 센터(Centers for Medicare & Medicaid Services, CMS)에 의해 증명된 적신호 사건도 마찬가지이다. 적신호 사건이라는 용어는 의료기관에 돈을 지불하지 않아도 되는 조항을 의미한다. 이 조항은 환자가 보호받을 권리를 제도화한 것이다. 몇 가지 예를 들어보자면, 병원에 있는 동안 발생한 3단계나 4단계 욕창, 입원 동안 발생한 혈류감염이나 장기 입원으로 인한 낙상 또는 다른 부위를 수술한 경우의 재수술 등이 있다.

사례관리

사례관리(case management)는 수년 동안 외래환자를 위해 제공한 방법이다. 점점 급성 입원환자가 외래환자로 옮겨가고 있다. 사례관리의 핵심은 입원치료에서 정해진 시간 안에 좋은 환자의 치료 결과를 성취하도록 협력을 주도하는 것이다. 간호관리자는 종종 사례관리자와의 협동을 간과한다. 일부는 간호관리자가 사례관리자의 직속상관인 경우가 있다. 사례관리에는 사례를 선택하여 구성하는 것, 다학제 간의 사정, 집단 계획, 조정, 협의, 평가, 비용과 치료의 질적 측면에서 환자 상태에 대한 결과의 문서화 등이 있다. 급성환자 치료시설, 사회복귀시설, 아급성환자 치료시설, 지역사회기반 프로그램, 재가간호, 보험회사에 사례관리자들이 일을 하고 있다. 사례관리자는 넓은 개인적인 기술과 대인관계기술, 관리 기술을 지녀야 한다.

정보학

보건의료에서 정보학은 지속적인 변화와 성장의 단계에 있다. 경제 및 임상건강에 대한 건강정보기술법(Health Information Technology for Economic and Clinical Health Act, HITECH)(2009)의 시행으로 연방정부기관은 전자건강기록(electronic health records, EHRs)의 광범위한 채택을 장려하기 위해 상당한 자원을 투자하고 있다. 정부의 목표는 정보의 흐름을 매끄럽게 하고, 태블릿과 스마트폰, 웹에서 이용 가능한 장치와 같은 가능한 스마트 기술로 정보를 옮겨 의사소통을 향상시키는 데 있다. 전자건강기록은 다음과 같은 기대효과를 지닌다.

- 환자의 치료에 참여하는 사람이 증가한다.
- 환자의 편리함이 증대되고 치료의 질이 높아진다.
- 치료에 있어서 협력을 증진시킨다.
- 치료 결과와 진단의 정확성을 향상시킨다.
- 비용을 절감하고, 생산성을 높인다(전자건강기록의 혜택).

오늘날의 기술은 많이 변화하고, 환자의 치료를 향상시키며 업무의 효율성을 높이는 조직으로 만들었다. 전자건강기록은 신속하며, 환자의 현재 기록과 이전의 임상기록에 접근하도록 돕는다. 전자 환자 분류체계의 사용은 관리자가 간호영역의 질병심각도를 수월하게 측정할뿐더러 예산 계획과 환자의 요구를 알맞게 채울 수 있도록 하였다. 스마트 침대는 병원에서 사용하는 실제 환자의 침대이며, 환자의 활력징후를 문서화하는 과정을 대체하고, 그 데이터에 관해 어떤 행동을 취해야 할지 생각하는 중요한 시간을 가지도록 한다. 스마트 침대는 정해진 빈도에 따라 환자를 실제로 돌아눕게 할 수 있을 뿐만 아니라 정보를 모아 기록한다. 원격의료를 통한 재가모니터링과 상담은 간호사의 역할을 바꾸고, 간호관리자에게는 많은 사람들에게 서비스를 제공할 새로운 기회를 제공한다. 인터넷 사용으로 접근이 용이하여 직원과 환자, 보호자까지도 인터넷으로 교육한다. 간호관리자는 보건의료에서 사용가능한 변화하는 기술과 정보과학의 동향을 잘 알아야 하고, 기술을 개선하기 위해 방어할 준비가 되어 있어야 한다. 또한, 관리자는 기술을 빨리 수용하여 직원들에게 어떤 기술을 수행하는 가치에 대해 설명해주고, 세대차이를 관리하는 데 있어서 변화 촉진자의 역할을 해야 한다. 나이 든 세대의 간호사들(베테랑이며 거의 베이비붐세대)은 일하는 동안 정보 과학체계에 거의 노출되지 않았기 때문에 새로운 기술을 수용하는 것이 어려울 수 있다. 반면에 X세대와 밀레니엄 세대들은 기술과 함께 자라왔기 때문에 기술 없이 사는 것을 상상하지 못할 것이다.

예산

정규직에 상응하는지나 간호단위를 관리할 수 있는지 등 직원들이 하는 일에 대하여 돈으로 환산하는 예산할당은 간호관리자에게 직접적인 책임이 있다. 집권화가 강한 조직은 예산할당이 관리자 수준에서 결정된다. 보건의료조직은 평평한 조직적 구조를 채택하고, 환자케어의 책임을 분권화해야 하며, 간호관리자는 각 간호단위를 이해하고 재정 자원을 결정해서 할당해야 한다. 분권화 조직 모델에서는 간호단위의 장기목표와 단기목표를 반영한 세부 예산항목의 타당성과 준비를 위해 간호관리자가 경영기술과 재정적 기술을 모두 지녀야 한다. 적합한 위치를 제시할 수 있는 능력과 데이터를 보강하는 능력은 재정적이고 업무적인 지도자로부터 신뢰성과 존경심을 얻고, 자신의 부서를 성공적으로 이끌어나가기 위해 간호관리자에게 중요한 능력이다.

아마도 예산의 가장 중요한 측면은 서비스 시점에서 의사결정을 하는 것과 같이 이전에 계층에 따른 승인과 예산사용의 이유를 요구하지 않는 자제력을 갖는 방법을 대비하는 것이다. 자신이 원하는 시간에 일하는 방법은 직원을 조정하는 한 가지 방법이다. 그러나 간호관리자는 예산의 범위 내에서 일정을 관리하는 직원을 지도하기 위해 한도를 설정해야 한다.

연습 4-4

외래 수술 센터를 방문해본다. 어떤 정보 시스템이 사용되고 있는가? 환자들은 어떻게 예약하는가? 종이로 예약하는지, 컴퓨터로 예약하는지 살펴본다. 실제로 보이는 것을 기초로 했을 때 당신은 예산에 대해 어떻게 생각하는가? 어떤 장비가 망가져 있는가? 직원들(혹은 자원봉사자들)은 동기부여가 된 것처럼 보이는가? 2~3명의 직원에게 한두 문장으로 조직의 목적(혹은 비전, 미션)을 당신에게 말해보도록 한다. 당신은 쉽게 간호관리자를 알아볼 수 있는가? 관리자가 중요한 세 가지 자원인 인적 자원과 재정 · 기술적인 자원을 관리하기 위해 사용하는 원칙은 어떤 것인가?

질지표

간호관리자와 간호사들은 지속적으로 자신의 간호 단위에서 행해지는 간호의 질에 관심을 가진다. 국가 데이터베이스(National Database of Nursing Quality Indicators, NDNQI) 같은 질지표(quality Indicators)는 미국간호협회(American

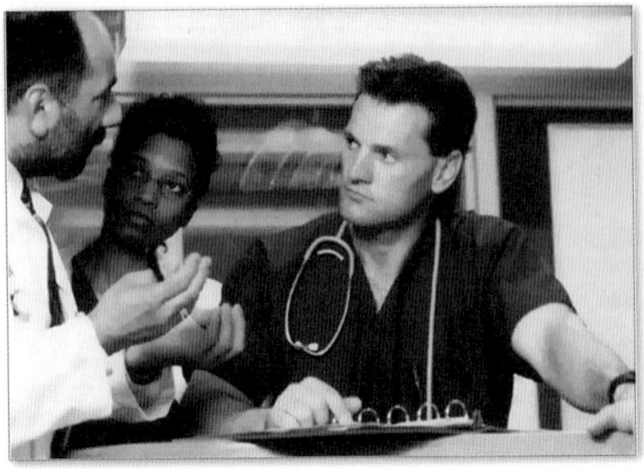

간호관리자는 간호단위에서 제공되는 간호의 질을 끊임없이 염려한다.

Nurses Association, ANA)에서 개발한 것으로 간호의 질을 향상시키기 위해 사용할 때 매우 유용하다. NDNQI는 간호 전달체계나 인적 자원의 변화에 영향을 받을 수 있는 환자의 안전과 치료의 질적인 측면을 특별히 측정하는 도구이다. 질지표는 직원 조합 및 급성 환자간호시간뿐만 아니라 다른 관리구성요소를 다룬다. NDNQI 프로젝트는 간호와 환자의 결과 사이의 연관성을 알아보는 보건의료기관을 돕기 위해 설계되었다. 의료평가기구(The Joint Commission, TJC)는 특정 핵심대책의 개선을 위해 노력하기 위해 조직을 인증의 일부로 본다. 병원은 이러한 측면에서 전국적으로 비교된다. 의료평가기구(TJC, 2011)에서 요구하는 핵심 측정항목의 예로는 급성 심근경색과 관련된 사례 훈련, 울혈성 심부전 환자의 간호, 폐렴의 치료와 관련된 간호, 환자의 만족도 등을 들 수 있다. NDNQI 측정을 통해 핵심 측정항목들은 간호 및 그 결과의 수준과 관련이 있다. 조직은 다른 조직과 간호실무와 건강결과를 비교하기 위해 자신의 시스템 내에서 또는 다른 조직의 시스템 내에서 필요한 것을 벤치마킹할 수도 있다.

전문성

간호관리자는 학술적인 준비와 역할 및 기능, 증대된 자율성 등의 전문성을 갖춰야 한다. 미국간호협회의 대표적인 「간호 사회 정책 보고서(Nursing's Social Policy Statement)」(ANA, 2011)에서는 모든 간호사는 위해 중요한 이상적인 것을 말하며 특별히 자율성, 자기제어, 책임에 언급하였다. 간호사들은 자기결정, 독립성, 간호사를 위한 선택과 환자를 위한 선택에서의 의사결정을 가장 높이 사는 인본주의적 철학에 의해 지도받는다. 정책강령은 간호관리자에 의해 사회와 돌봄 관계에 있어서 건강과 치유가 가능하도록 간호를 받는 사람들을 위한 간호의 책임 간의 연관성의 더 넓은 이해의 틀로써 사용될 수 있다. 예를 들면 간호관리자의 전문적인 철학에는 환자의 권리도 포함된다. 그 권리에는 대표적으로 인간의 존엄성, 통합성, 정직, 비밀유지, 사생활보호, 사전 동의와 같은 기본적인 요소들이 있다. 전문성은 모두를 아우르며 직원, 다른 학문분야, 환자 및 가족들과 함께 상호작용하는 방법에 대한 관리자의 전문 철학을 반영하는 것이다. 전문적인 간호사는 업무의 표준과 다른 사람에게 위임하는 간호행위에 대한 윤리적·법적 책임을 갖는다. 또한 간호관리자에게는 높은 서비스 수준을 달성하고 서로 책임지며, 간호의 미래를 만들어갈 역할이 기대된다.

간호관리자는 직접간호 간호사와 가장 밀접한

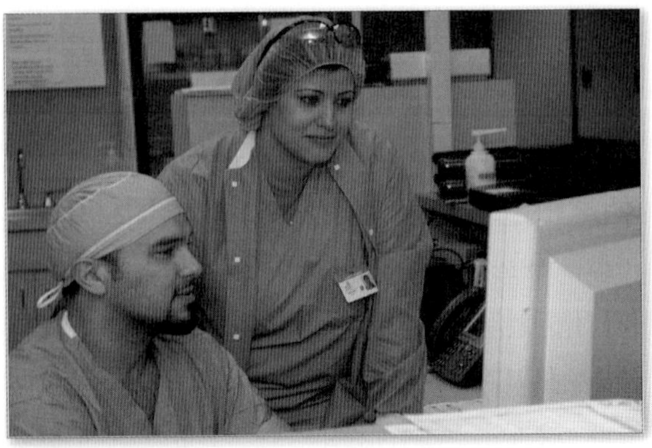

간호관리자의 전문성
출처: Miami Children's Hospital

연습 4-5

Mary Garrison은 지난 10년간 중환자실의 간호사였으며, 임상에 매우 능숙한 사람이다. 그녀는 현재 자동차 사고로 인한 상해에서 회복 중인 세 아이의 어머니 Mrs. Gonzalez를 간호하고 있다. Mrs. Gonzalez는 중환자실에는 면회가 허락되지 않으므로 오랫동안 아이를 보지 못하여 어린 아이들을 걱정하고 있다. Mrs. Gonzalez는 아이들이 방문할 수 있는지 간호사에게 물었다. 간호사 Garrison은 환자업무를 조정하고 그녀에게 질문하러 오는 사람들을 상담하느라 매우 바빴다. 그녀는 Mrs. Gonzalez에게 12세 이하의 어린이들을 중환자실에 두는 것은 병동과 병원의 규칙에 어긋난다고 말했다. Mrs. Gonzalez는 그녀의 가족들이 자신을 걱정하고 있고, 집에서 아이들이 울고 있다며 울기 시작했다. 간호사 Gordon은 Mrs. Gonzalez이 병원정책을 어기려하고 있으며, 부서는 규칙을 준수하는데 통일성을 준수할 필요가 있다고 다음 12시간 교대근무번에 보고하였다. 당신이라면 이 상황을 어떻게 다룰 것인가? Gordon은 전문가로서 행동한 것인가 또는 가족-중심 행위를 보여주어야 하는가? Mrs. Gonzalez와 그녀의 가족을 위해 좋은 해결책은 무엇인가? 이 예에서 전문성을 보여주려면 어떻게 해야 하는가?

관계이다. 각각의 풍조를 확립하고, 긍정적인 업무환경을 형성하며 미래의 관리자와 지도자의 개발을 위해 전문적인 롤 모델로서의 역할을 하면서 전후 사정을 관리한다. 간호사들이 이직할지 계속 일할지 결정하는 과정에서 간호관리자가 매우 영향을 많이 미치기 때문에 간호관리자는 솔선수범을 보여야 한다. 즉, 간호관리자는 업무에서의 성공과 질 높은 결과를 위해 중요한 사람이다.

결론

간호관리자는 환자에 대한 책임을 가진다. 그들은 환자의 정서적 지지와 정신적인 지지를 해주며 건강하게 치료할 수 있도록 지지하는 환경을 만들기 위해 노력한다. 전문성을 가지고 솔선수범함으로써 관리자는 간호사들이 따를 수 있는 영향력 있는 사람이 된다. 관리자는 윤리 실천을 격려해야 하고, 좋은 치료 결과를 얻기 위해 우수한 질의 간호를 할 수 있도록 간호사들을 지도해야 한다.

해결방안

프로세스 향상에 대한 LEAN 방법론을 사용하여, 수술 전 프로세스를 향상시키는 데 초점을 맞춘 태스크 포스를 시작하였다. 코디네이터, 전문간호사, 심장전문의 등 숙련된 스태프들을 불러 방안에 모아두고, 환자가 도착해서 퇴원하기까지의 수술 전 과정의 각 단계 별 시간간격을 보여주며 가치흐름지도(value stream map, VSM)를 통하여 맵핑하였다. 지도는 우리 환자들이 잠재적으로 5개의 감염구역에 노출되고 2개 병동을 거치며, 치료를 위해 10개의 다른 장소를 거친다는 것을 보여주었다. 지도는 현재 프로세스의 비효율성을 강조하고 있었다. 등록부터 집으로 퇴원하기까지 5~6시간이 걸리는 프로세스 전 과정을 보여준 몇몇 환자들을 추적함으로써 자료를 수집하였다. 그 다음 단계는 프로세스에 영향을 미치는 각 부서의 대표자들과 업무회의를 조정하는 것을 포함하였다. 회의는 간호전문가, 심장전문의, 환자간호 코디네이터, 원무, 검사, 영상부서의 책임자들을 포함하였다. 프로세스의 목표는 좀 더 환자중심이 되도록 환자에게 진단과 컨설트를 제공하고 전반적인 프로세스 단계를 줄이는 데 있다. 우리는 환자들의 도착시간을 변경함으로써 환자들이 밀어닥쳐서 야기된 지연을 줄이는 것부터 시작하였다. 이것은 환자의 요구를 좀 더 충족시키고 하루동안 응급부서와 병원에서 감당할 수 있는 전체 양을 늘림으로써 자원감소와 관련된 도전을 줄이는 것이다. 그 다음으로는 침상 옆으로 가지고 이동할 수 있는 iPads를 사용함으로써 원무(등록) 프로세스를 개선하였다. 사혈전문의, EKG 기사, ECHO 기사들은 환자의 침상 옆으로 보내어 흉부 X-ray 촬영 스케쥴을 배정하고, 보호자에게는 환자와 상담할 수 있도록 했다. 개선된 프로세스를 실행한 이후, 전체 수술 전과정 시간은 거의 50%가 감소하고, 6개의 단계, 한 병동 거치는 과정이 감소하였다. 가족들은 이전경험과 비교해 프로세스가 빨라졌고, 기다리는 시간이 짧아졌다고 말하였다. 환자 만족도는 향상된 점수에 통계적으로 유의한 영향을 미쳤다. 조직전반에 걸친 적절한 의료제공자와 협조하며 프로세스 향상 방법을 사용함으로써 우리는 불안정한 환자와 가족들에게 간소화된 치료를 제공하는 데 성공할 수 있었다.

– Erika Vila

이러한 해결방안이 당신에게 적절한 접근법인가?
그 이유는 무엇인가?

근거

Scherb, Specht, Loes와 Reed(2011)는 중부에 위치한 지방의료기관의 320명의 정규 간호사에게 간호사와 간호관리자의 의사결정참여 수준을 측정하기 위해 상관관계를 연구하였다. 이 연구는 ANCC 마그넷 인증프로그램을 사용하였고, 관리모델을 공유했다. 자료 수집에는 인구 통계와 의사결정 참여에 우선적인 간호관리자와 간호사들의 차이점을 발견하는 데 사용된 결정참여도구(Decisional Involvement Scale, DIS)이 포함된다. 이 연구에서 의사결정참여에 대한 간호사와 간호관리자의 총점은 통계적으로 유의하게 나타났다. 간호사와 간호단위 관리를 지원하는 하위요인들과 리더십 간에도 통계적으로 유의한 수치를 보였다. 간호사와 간호관리자 사이에는 간호사가 의사결정 참여 정도에 대한 인식에 차이가 있었다. 간호관리자는 간호사들이 의사결정을 더 원하거나 정말 필요로 하는지 인식하지 못했다. 간호부서에서 잠재적인 갈등이 불화의 원인임을 밝혔다. 저자는 간호관리자가 의사결정을 간호사와 함께 하는 편안한 환경을 만들도록 제안한다. 두 집단이 함께 모여 상호 기대가 논의 · 육성됨에 따라 의사소통과 협업이 강화되어 환자 치료는 더 구조적으로 분권화가 되며, 긍정적인 결과를 보게 될 것이다.

체크리스트

간호관리자의 역할은 다면적이고, 복잡하며 도전적이다. 임상 문제를 관리 기능과 관리 자격요건과 리더십을 통합하고, 효율성을 유지하면서 인간의 문제를 해결하는 것은 관리자의 도전에 직면하는 것이다. 따라서 간호관리자의 역할은 제한된 서비스로 효과적인 작업을 보장하고, 변화촉진자가 되어 다른 사람을 통해 일함으로써 조직의 전반적인 미션과 치료의 질에 기여하는 것이다.

- 관리의 정의
- 간호관리자의 역할과 세대 간 인력
- 소진 연구
- 조직 문화
- 멘토링
- 매일 관리할 사항
- 업무 충돌
- 업무의 복잡성과 스트레스관리
- 자원관리
- 매니지드 케어
- 사례관리
- 정보학
- 예산
- 질지표
- 전문성

리더가 되기 위한 조언

간호관리자의 역할에는 리더가 되는 것뿐만 아니라 팔로워가 되는 것 또한 포함한다. 간호관리자는 항상 운영체제를 알고 있어야 하고, 의료진들과 협력하며 의사소통을 잘 해야 한다. 역할을 수행하기 위해 간호관리자는 다음과 같은 사항을 주장해야 한다.

- 사람들을 가치 있게 여기고 존중하며 개인 및 직업윤리를 통합하는 관리 철학
- 환자중심의 안전을 위한 헌신과 고객을 만족시키는 치료 결과의 질
- 환자와 간호사 또는 치료의 향상을 위해 옹호하고 대변할 때를 아는 용기
- 변화 촉진자로서의 역할을 할 뿐만 아니라 자신의 역할과 기능에 미치는 영향을 이해하기 위한 성장과 혁신, 새로운 보건의료 동향을 배우는 열망

REFERENCES

American Association of Critical-Care Nurses, (2005). *AACN standards for establishing and sustaining healthy work environments: A journey to excellence*. Retrieved April 20, 2013, from, www.aacn.org/WD/HWE/Docs/HWEStandards.pdf.

American Nurses Association NDNQI. (n.d.). *NDNQI Quality improvement solutions from ANA*. Retrieved from, www.nursingquality.org.

American Nurses Association (ANA), (2011). *Nursing's social policy statement* (NP-107). Washington, DC: American Nurses Publishing.

American Organization of Nurse Executives (AONE), (2004). *Principles & elements of a healthful practice/work environment*. Retrieved September 23, 2009, from, www.aone.org/aone/pdf/Principles and Elements Healthful Work Practice.pdf.

American Organization of Nurse Executives, (2006). *Nurse manager learning domain framework*. Retrieved March 30, 2013 from, www.aone.org/resources/leadership%20tools/NMLP-framework.shtml.

AORN position statement: Key components of a healthy perioperative work environment. (2009). Retrieved March 31, 2013 from, www.aorn.org/WorkArea/DownloadAsset.aspx?id=21934.

Benefits of electronic health record (EHRs). (n.d.) HealthIT.gov. Retrieved on March 31, 2013 from, www.healthit.gov/providers-professionals/benefits-electronic-health-records-ehrs.

Cathcart, E. B., & Greenspan, M. (2012). A new window into

nurse manager development. *Journal of Nursing Administration, 42*(12), 557–561.

Centers for Medicare & Medicaid Services (CMS), (2008). *CMS improves patient safety for Medicare and Medicaid by addressing Never Events*. Retrieved September 23, 2009, from, www.cms.hhs.gov/apps/media/press/factsheet.asp?Counter=3224&intNumPerPage.

Cherry, B., & Jacob, S. R. (2014). *Contemporary nursing, issues, trends and management*. St. Louis: Mosby.

Conway, M. E. (1978). Theoretical approaches to the study of roles. In M. E. Hardy & M. E. Conway (Eds.), *Role theory: Perspectives for health professionals*. New York: Appleton-Century-Crofts.

Drucker, P. F. (1974). *Management tasks, responsibilities and practices*. New York: Harper & Row.

Duffield, C. M., Roche, M. A., Blay, N., & Stasa, H. (2011). Nursing unit managers, staff retention and the work environment. *Journal of Clinical Nursing, 20*, 23–33.

Fennimore, L., & Wolf, G. (2011). Nurse manager leadership development. *Journal of Nursing Administration, 51*(5), 204–210.

Health Information Technology for Economic and Clinical Health (HITECH) Act. (2009). Retrieved from www.hhs.gov/ocr/privacy/hipaa/administrative/enforcementrule/hitechenforcementifr.html.

Institute of Medicine (IOM), *Crossing the quality chasm: A new health system for the 21st century*. (2001). Washington, DC: The National Academy Press.

Institute of Medicine (IOM), *Keeping patients safe: Transforming the work environment of nurses*. (2004). Washington, DC: The National Academy Press.

Institute of Medicine (IOM), *Robert Wood Johnson Foundation's: The future of nursing: Leading change, advancing health*. (2011). Washington, D.C.: The National Academy Press.

Kath, L. M., Stichler, J. F., & Ehrhart, M. G. (2012). Moderators of the negative outcomes of nurse manager stress. *Journal of Nursing Administration, 42*(4), 215–221.

Keepnews, D. M. (2013). *Mapping the economic value of nursing*. Washington State Nurses Association, 1–14.

Laschinger, H., Leiter, M. P., Day, A., Gilin-Oore, D., & Mackinnon, S. (2012). Building empowering work environments that foster civility and organizational trust: Testing an intervention. *Nursing Research, 61*(5), 316–325.

Laschinger, H., & Marie, L. (2013). The influence of authentic leadership and empowerment on new-graduate nurses' perceptions of interprofessional collaboration. *Journal of Nursing Administration, 43*(1), 24–29.

Maslow, A. (1954). *Motivation and personality*. New York: Harper.

McGregor, D. (1960). *The human side of enterprise*. New York: McGraw-Hill.

Newman, B. M., & Newman, P. R. (2012). *Development through life: A psychosocial approach*. Belmont, CA: Cengage Learning, pp. 48–50.

Paris, L. G., & Terhaar, M. (2011). *Using Maslow's pyramid and the national database of nursing quality indicators™ to attain a healthier work environment*. The Online Journal of Issues in Nursing, 16(1). retrieved online from, www.nursingworld.org/MainMenuCategories/ANAMarketplace/ANAPeriodicals/OJIN/TableofContents/Vol-16-2011/No1-Jan-2011/Articles-Previous-Topics/Maslow-and-NDNQIto-Assess-and-Improve-Work-Environment.html.

Patient Protection and Affordable Care Act, *Public laws 111-148&111-152*. (2010, January 5). Retrieved March 25, 2013 from,www.ncsl.org/documents/health/ppaca-consolidated.pdf.

Porter-O'Grady, T., & Malloch, K. (2011). *Quantum leadership: Advancing innovation, transforming health care* (3rd ed). Sudbury, MA: Jones & Bartlett Learning LLC.

Scherb, C. A., Specht, J. K., Loes, J. L., & Reed, D. (2011). Decisional involvement: Staff nurse and nurse manager perceptions. *Western Journal of Nursing Research, 33*(2), 161–179.

Sherman, R., & Pross, E. (2010). *Growing future nurse leaders to build and sustain healthy work environments at the unit level*. Online Journal of Issues in Nursing, 15(1). Retrieved from, http://gm6. nursingworld.org/MainMenuCategories/ANAMarketplace/ANAPeriodicals/OJIN/TableofContents/Vol152010/No1Jan2010/Growing-Nurse-Leaders.aspx#Sherman.

Shirey, M. R., McDaniel, A. M., Ebright, P. R., Fisher, M. L., & Doebbeling, B. N. (2010). Understanding nurse manager stress and work complexity: Factors that make a difference. *The Journal of Nursing Administration, 40*(2), 82–91.

Stanley, D. (2010). Multigenerational workforce issues and their implication for leadership in nursing. *Journal of Nursing Management, 18*(7), 846–852.

Stefancyk, A., Hancock, B., & Meadows, M. T. (2013). The nurse manager: Change agent, change coach? *Nursing Administration Quarterly, 37*(1), 13–17.

The Joint Commission (TJC), *A comprehensive review of development and testing for national implementation of hospital core measures*. (2011). Retrieved September 23, 2009, from, www.jointcommission.org.

Thornton, P. B. (2013). *Management principles and practice* (5th ed.). Livermore CA: WingSpan Press, pp 4–5.

Warshawsky, N. E., Havens, D. S., & Knafl, G. (2012). The influence of interpersonal relationships on nurse manager"s work engagement and proactive work behavior. *The Journal of Nursing Administration, 42*(9), 418–425.

Wieck, L., Dois, J., & Landrum, P. (2010). Retention priorities for the intergenerational nurse workforce. *Nursing Forum, 45*(1), 7–17.

Zori, S., Nosek, L. J., & Musil, C. M. (2010). Critical thinking of nurse managers related to staff RN's perceptions of the practice environment. *Journal of Nursing Scholarship, 42*(3), 305–313.

SUGGESTED READINGS

Codier, E., Kamikawa, C., & Kooker, M. B. (2011). The impact of emotional intelligence development on nurse managers. *Nursing Administration Quarterly, 35*(3), 270–276.

Effken, J. A., Brewer, B. B., Logue, M. D., Gephart, S., & Verran, J. A. (2011). Using cognitive work analysis to fit decision support tools to nurse managers' work flow. *International Journal of Medical Informatics, 80*(10), 698–707.

Robinson, L. D., Paull, D. E., Mazzia, L. M., Falzetta, L., Hay, J., Neily, J., et al. (2010). The role of the operating room nurse manager in the successful implementation of preoperative briefings and postoperative debriefings in the VHA medical team training program. *Journal of Perianesthesia Nursing, 25*(5), 302–306.

Yee, T., Pearson, M., & Parkerton, P. (2011). Nurse manager perceptions of the impact of process improvements by nurses. *Journal of Nursing Care Quality, 26*(3), 226–235.

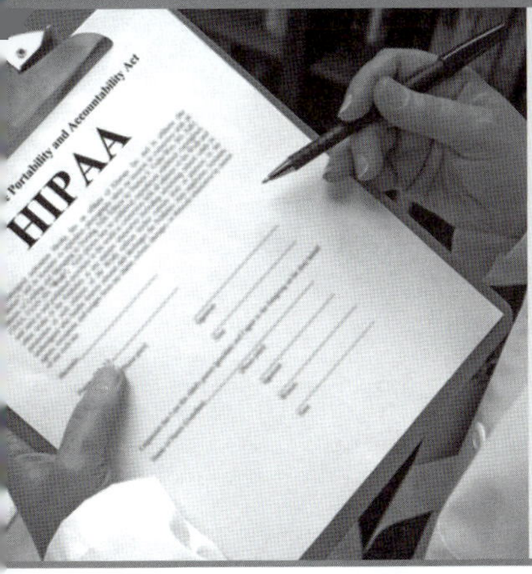

CHAPTER 5

법적 · 윤리적 쟁점

Legal and Ethical Issues

이 장은 간호사와 관리자에게 적용되는 법적 · 윤리적 문제에 대한 설명에 중점을 두고 있다. 간호실무법, 간호실무 관련 법적 · 윤리적 문제, 간호과오와 과실, 충분한 설명에 근거한 동의 등에 대한 쟁점을 다룰 것이다. 이 장은 간호사가 자신의 법적 책임으로부터 스스로를 보호할 수 있도록 법적 지침을 제공하고 임상실무현장에서 응용가능한 윤리적 의사결정모델을 기술한다.

학습성과

- 간호사와 실무간호사의 법적 차이를 포함한 간호실무법을 확인한다.
- 간호과오, 환자의 사생활 및 비밀보장 권리, 간호 및 진료기록 등에 대한 법적 책임을 줄일 수 있도록 간호사와 관리자에게 적용되는 여러 가지 법적 원칙을 기술한다.
- 충분한 설명에 근거한 동의를 보장하는 적절한 방법을 기술한다.
- 민법이 간호실무에 주는 영향을 분석한다.
- 자율성, 선행, 무해성, 진실성, 공평성, 온정주의, 신의와 타인에 대한 존중이 포함된 윤리적 원리를 분석한다.
- 간호사의 윤리강령을 확인하고 적용한다.
- 간호관리자와 관련된 윤리적 딜레마를 정의하고 관리업무에 어떻게 영향을 미치는지 기술한다.
- 윤리적 의사결정모델이 미국간호협회 윤리강령과 해설물, 전문직 표준과 일치함을 확인한다.
- 법적 · 윤리적 문제가 상충할 때 의사결정의 과정을 Theresa M. Schiavo 사례를 통해 연구한다.

핵심용어

- 자율성(autonomy)
- 선행(beneficence)
- 단체교섭(collective bargaining)
- 비밀보장(confidentiality)
- 병원의 책임(corporate liability)
- 윤리위원회(ethics committee)
- 경고상의 결함(failure to warn)
- 신의(fidelity)
- 예측가능성(foreseeability)
- 보건교육조정법(Health Care and Education Reconciliation Act)
- 사후손실보전(indemnification)
- 비정규 계약직(independent contractor)
- 사전동의(informed consent)

- 공정성(justice)
- 법적 책임(liability)
- 의료과오(malpractice)
- 의료과실(negligence)
- 도덕적 고충(moral distress)
- 악행금지(nonmaleficence)
- 간호실무법(nurse practice act)
- 선의의 간섭주의(paternalism)
- 환자보호 및 부담적정보험법 (Patient Protection and Affordable Care Act)
- 개인 책임(personal liability)
- 사생활 보호(privacy)
- 타인에 대한 존중(respect for others)
- 의료관리의 기준(standard of care)
- 진실성(veracity)
- 사용자 책임(vicarious liability)
- 내부 고발(whistle blowing)

도전

Acacia Syring, BSN, RN
Staff Nurse Emergency Center, PeaceHealth Southwest Washington Medical Center, Vancouver, Washington

나를 포함한 레벨 1 외상응급센터 스태프 직원들은 환자의 생명구조술 시행 시 환자 가족의 참관 여부에 대한 많은 질문을 받는다. 예를 들어, 환자 심폐소생술 동안 환자의 가족이 함께 있어도 되는지, 가족 참관이 스태프들이 구조하는 데 있어서 방해가 되는 요소인지, 가족 참관이 어떤 면에서 환자에게 유익했는지, 애초에 환자의 가족들은 참관에 대한 법적 권리가 있는지 등이다. 환자 가족의 참관에 대해서는 많은 케이스가 적용되면서 이슈화되지만 가족들이 환자와 함께 있을 수 있는지의 여부는 일차보건의료진의 의견에 따라 결정된다. 나 또한 이 이슈에 대해서는 상황에 따라 양가감정을 가진다. 어느날 보트에서 떨어진 18개월의 신생아가 응급실에 도착해 심폐소생술실로 이동되었는데, 병원 정책에 따라 환자의 보호자는 보호자대기실에서 기다려야 했다. 18개월 신생아의 어머니가 아기와 함께하고 싶다며 울부짖었을 땐 나도 어찌할 바를 몰랐다.

당신이 이 간호사라면 어떻게 하겠는가?

도입

병원 내 전문간호사의 역할이 확대되면서 법적·윤리적 측면에서의 전문성과 자율성이 요구되고 있다. 간호사는 이러한 변화에 맞춰 간호실무를 넘어 법적 이슈, 윤리규범, 노무관리, 고용 등 여러 가지 분야에 관심을 기울여야 한다. 이 장에서는 간호실무자에게 필요한 분야에 대해 자세히 설명할 것이다.

전문간호실무

간호실무법

간호실무에 대한 범위는 주별 간호실무법(nurse practice act)에 따라 달리 규정되어 있어 근무하고 있는 주의 간호실무법을 참고해야 한다. 간호실무법은 한 국가와 사회가 집행하는 법으로써 위법에 대한 예외는 없기 때문이다.

간호실무법은 간호사를 실무간호사(licensed practical nurse, LPN/licensed vocational nurses, LVN), 간호사(licensed registered nurses, RNs), 전문간호사(advanced practice nurses, APN)로 분류한다. 간호실무법은 간호사의 종류에 따라 각기 다른 이수과정과 시험 등의 자격요건을 두고 있으며, 이러한 조건을 충족하는 개인에게 면허를 제공한다. 간호실무법은 간호사 분류에 따른 취득조건만 달리하는 것이 아니라 역할도 상세하게 정의하여 구분한다. 간호사의 분류에 따라 실무범위 또한 다르니 간호실무법은 꼭 숙지해야 한다. 간혹 간호실무법 자체가 RN, LPN으로 구분되어 있다면 두 가지 법을 모두 숙지하고 본인의 업무범위 및 구성요소를 인지하고 있어야 한다. 또한 간호관리자의 경우 주마다 간호실무에 영향을 미치는 법이 다르다는 것을 인지하고 현명하게 권한을 위임해야 한다.

간호협회는 주 단위로 운영되며 해당 주의 간호실무법의 관리와 환자의 권리를 보호하기 위해 설립되었다. 간호실무법이 올바른 방향으로 실시될 수 있도록 간호사들이 간호를 수행할 수 있도록 감독하며 이를 통해 환자를 보호한다. 환자뿐만 아니라 간호사를 보호하기 위한 장치이기도 하다. 간호사가 소송에 엮일 경우 주법원이 관할권을 갖고 있고 해당 주의 간호실무법을 참고하여 판단하기 때문에 간호사는 해당 주의 간호실무법을 잘 인지하고 이해해야 한다. 미국간호면허국협회(National Council of State Boards of Nursing, NCSBN)는 모든 주 간호면허국이 모든 간호사들이 간호실무법의 절차를 이해 및 준수 여부 관련 감독을 잘 하고 있는지 통합하여 관리감독한다.

최근 간호사면허협정(Nurse License Compact, NLC)이라는 제도가 도입되었는데, 이는 RN이 한 주에서 면허를 취득했다면 NLC에 가입되어 있는 다른 주에서는 면허를 따로 취득하지 않고도 간호를 할 수 있는 제도이다. 소송 시 간호사 면허를 취득한 주의 법에 따라 판단받는 것이 아니라 의료사고가 발생한 주의 법을 따르기 때문에 근무하는 주의 법 또한 인지하고 있어야 한다.

책임간호사의 경우 기관의 정책과 절차를 이해하고 준수하며, 감독하에 있는 간호사들의 실무범위를 살펴보고 현명하게 권한을 위임해야 한다.

연습 5-1

본인이 속해 있는 주(state)의 간호실무법과 주 간호위원회에서 간호사들을 위해 공포한 규칙과 규정을 포함하여 검토해본다. 만약 간호사와 실무간호사가 다른 면허기관 하에 있다면 두 간호실무법을 모두 읽어야 할 것이다. 당신의 주는 발전된 실무를 어떻게 다루는가? 어떻게 간호사, 실무간호사와 전문간호사에 대한 간호의 정의가 어떻게 다른가? 왜 책임간호사가 이러한 차이를 이해하는 것이 중요한지 기술해본다.

의료과실과 의료과오

지난 수십 년간 간호사 상대의 의료과실(negligence), 의료과오(malpractice) 관련 소송의 수가 증가함에 따라 책임간호사는 후배 간호사를 코칭하는 멘토로서 간호실무에 지침이 될 법원칙에 대해 높은 이해도가 있어야 한다. 간호실무에 영향을 주는 법적 원리에 관한 지식이 없다면, 책임간호사의 감독하에 있는 간호사들을 올바른 방향으로 이끌지 못하기 때문이다.

의료과실과 의료과오 모두 합리적이고 신중한 태도로 수행해야 할 것에 도달하지 못한 경우를 말한다. 의료과실은 주로 비전문가에게 적용되는 개념이며, 주의의무를 소홀히 해 환자에 대한 권리를 침해했을 경우를 말한다. 의료과실 또는 전문가 과실(professional negligence)은 사회통념상 합리적이고 신중한(reasonable and prudent) 사람이라면 마땅히 해야 할 고려를 하지 않은 경우인 것이다. 다르게 말하면, 유사한 훈련과 경험을 하고 있는 사람들에게서 일반적으로 기대할 수 있는 평균적인 판단, 예견, 지능 및 기술 수행에 도달하지 못한 경우를 말한다. 간호사가 권한, 자율성과 책무를 얻게 됨에 따라 법적 책임(liability)에 대한 부담도 커졌다. 의료과오의 책임이 성립하기 위해서는 표 5-1의 6가지 요소가 필요하다.

과오의 요소

환자 주의의무

첫 번째 요소는 '환자 주의의무'를 수행하는 것이다. '환자 주의의무'를 수행하는 것과 제대로 수행하는 것은 다르다. 정식기관에서 발급된 간호면허를 갖고 임무에 임하는 것이 주의의무를 수행하는 것이다. 또한 주의의무를 잘 수행하는 것은 '간호표준(standard of care)'을 지키는 것이다. '간호표준'은 피고의 의무로서 원고 또는 간호사에게 고객인 환자에게 수행해야 할 것을 제시해주며, 이러

표 5-1 의료과오의 요소

요소	예
주의의무	환자의 치료에 대한 반응을 확인하지 못함
의무 위반	환자 상태 변화에 대해 일차건강관리자에게 알리지 못함
예견 가능성	최소한의 표준 충족을 맞추지 못함
인과관계	환자교육을 적절히 제공하지 못함
상해	환자 낙상 후 고관절 골절과 뇌진탕
손상	추가 입원기간 발생: 향후 의료와 간호의 요구 및 비용

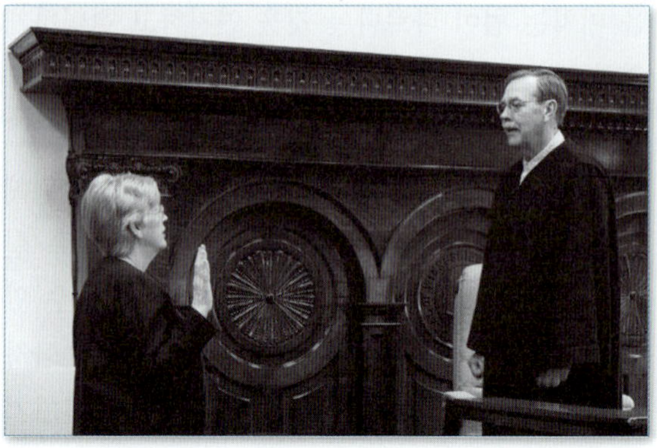

간호사는 전문가 증인으로 증언하기도 하며, 판사와 배심원들이 적용가능한 간호표준을 이해하도록 돕는다.

한 표준은 전문가 구성원들에 의해 공유되는 기술이나 학습으로서 일반적으로 간호의 수준을 정의하는 데 적절한 최소한의 요구임을 나타내 준다.

의무 위반

간호표준이 마련되면 간호표준 위반이나 표준 이하로 떨어지는 것은 비교적 쉽게 나타난다. 이러한 위반 또는 침해는 피고와 동일한 전문분야에 속한 다른 간호사들을 전문증인으로 증언하도록 하여 밝힐 수 있다(사례 5-1).

사례 5-1

오래전에, Sabol v. Richmond Heights 종합병원(1996)은 특별한 사례가 있었다. 한 환자가 약물과다복용으로 자살을 시도한 후 치료를 위해 일반 급성기 병동으로 입원하였다. 급성기 병동에 있는 동안 환자의 편집증과 망상이 지속적으로 증가하였다. 간호사는 환자와 함께 앉아 환자를 안정시키려 하였다. 직원들은 환자의 편집증상과 불안 수준이 상승되는 것을 우려하여 억제대를 적용하지 않았다. 환자가 침대 밖으로 나와 방에 있는 간호사를 때리고 복도를 지나가는 간호사 두 명과 싸운 후 병동을 뛰쳐나가 3층 창문에서 뛰어 내려 팔의 골절과 가벼운 상해를 입었다. 환자를 위한 전문가 증인은 정신과 환자, 구체적으로 정신과 시설이나 별도의 정신과 병동이 있는 급성기 환자치료 병원에 입원한 환자에 대한 적절한 간호표준을 소개하였다. 법원은 이 병원의 간호사들이 이번 경우의 환자간호에서 전문가적인 태만은 아니었다고 판결하였다. 법원은 간호사들의 수행은 급성기 환자치료 병원의 내외과 병동 간호사들의 간호실무표준에 부합되었다고 언급하였다. 그들은 전문화된 정신과 간호훈련을 하지도 않았고 혹은 할 것이라는 기대도 없었으며, 해야 한다고 판단하지도 않을 것이다.

예견 가능성

결과에 대한 예견 가능성(foreseeability)이 있었다면 피고에게 과실의 책임이 성립될 수 있다. 합리적이고 신중하게 간호업무를 수행하는 간호사라면 환자의 손상이 그 자신의 행위에 의해 예견할 수 있었을 것이다. 따라서 원고의 손상은 예견 가능한 것이므로 의료과오의 책임을 판단하는 과정에서 해당 요인이 간호사에게 부정적인 영향을 줄 수 있다.

인과관계

적절한 간호가 제공되지 않음으로써 환자가 손상을 입었을 경우에 간호표준 수행 실패와 상해 사이의 직접적인 인과관계가 있다고 한다. 이는 단순히 간호표준 수행 실패가 상해의 원인이라는 것이 아니라 간호표준 수행 실패가 상해의 직접적인 원인일 경우에만 성립된다.

육체적 상해

실제로 환자에게 육체적인 상해를 입혔을 경우 의료과오에 대한 소송을 시작할 수 있다. 병원측에서는 치료 전 환자가 이미 육체적인 상해를 입었었는지 잘 확인해야 한다.

손상

의료과오가 성립되기 위해서는 환자는 본인이 의

료사고를 통해 피해를 입었다는 것을 반드시 증명해야 한다. 법원에서 간호사 또는 병원을 대상으로 법적 책임을 물을 때 환자는 의료과오로부터 입은 경제적인 피해를 실증해야 하며, 여기에서 경제적인 피해는 현재를 포함한 추후에 발생될 의료비도 포함될 수 있다.

> **연습 5-2**
> 당신은 전문화된 간호시설의 책임간호사로 장기간의 인공호흡기 지원이 필요한 환자를 지금 받을 예정이다. 시설에 있는 모든 직원들이 인공호흡기 의존 환자들을 간호하기 위해 교육받아야 하고, 예상되는 합병증과 그에 대한 대처를 알 수 있도록 해야 하는가? 모든 직원들이 이러한 기술을 교육받아야 하는가?

책임: 개인, 대리, 기관

'개인 책임(personal liability)'이란 업무상 과실 행위를 일으킨 본인의 행동에 대해 자신이 부담하는 책무와 법적 책임(liable)을 말한다. 하지만 미국 법에 의하면, 고용주는 고용인의 업무상 과실 행위에 대해 '사용자 책임(vicarious liability, respondeat superior)'을 지므로 간호관리자의 경우, 감독하에 있는 간호사들의 실무범위를 잘 살펴봐야 한다. 또한 간호실무에 영향을 주는 입법적 쟁점에 대하여 교육 및 훈련 기회를 제공해야 한다.

고용인의 의료과오에 대해 고용기관인 병원이 법적 책임을 부담할 수 있게 되면서 간호사 본인은 업무수행에 대한 법적 책임을 부담하지 않아도 된다고 생각한다. 하지만 상해를 입은 환자는 간호사와 간호사의 고용기관인 병원 두 주체 모두에게 손해배상 청구소송을 진행할 수 있다. 간호사의 의료과실로 인해 병원이 손해배상을 부담하게 되었다면, 고용기관인 병원은 사후손실 보전(indemnification)을 위해 고용 간호사를 맞고소할 수도 있다.

최근 사례를 보면 고용주와 고용인 사이에서 책임공방이 벌어질 경우 기관이 모든 법적 책임을 부담하는 기관법적책임(corporate liability)이 강조되고 있다. 의료사고가 발생한 기관이 의료과실을 일으킨 간호사에 대한 감독을 소홀히 하는 등 환자에게 안전한 치료환경을 제공하는 데 실패했으므로 기관이 과실책임을 지는 경우가 많아졌다.

기관의 법적 책임을 예방하기 위해서는 간호관리자의 역할이 중요하다. 간호사들이 의무를 이행하기에 역량이 충분한지 확인해야 하며 능숙하게 일을 처리하는지도 고려해야 한다. 명령체계 또한 정비하고 간호사들이 해당 체계를 준수하게 하여 간호실무 표준 수행 실패 시 적절한 권한자에게 보고하도록 해야 한다.

간호관리자 입장에서의 의료과오 발생원인

과실책임은 일반적으로 관리자의 감독이 소홀하여 발생하므로 간호사가 실수했을 경우, 상위자에게 책임을 물을 수도 있어 주의해야 한다.

간호관리자의 업무위임 및 할당, 그에 따른 관리의 중요성

시대가 거듭될수록 간호사들이 부담하는 법적 책임은 커져가고 있으며, 해당 간호사들을 관리감독하는 관리자들이 부담하는 법적 책임도 함께 커지고 있다. 1990년대의 간호사 인력 부족 현상을 기준으로 의료기관의 간호체계가 변화하였다. 1990년대 이전에는 한 명의 환자를 한 명의 간호사가 전적으로 케어하는 전담간호방법이 주로 행해졌으나, 1990년대 이후에 환자간호전달체계는 팀 간호방법으로 변화하였다. 팀 간호방법이란 팀 단위로 여러 환자들을 간호하는 방법인데, 팀의 리더인 책임간호사 혹은 간호관리자가 간호사에게 업무를 할당하거나 위임하여 함께 환자에게 간호를 제공하는 방식을 말한다.

환자와 직접적으로 접촉하는 간호사들을 관리하는 간호관리자는 간호사가 의료과오를 저질렀을 경우, 그에 대한 법적 책임을 함께 질 수 있으므로 하급간호사들이 의료과오 소송을 당할 위험성을 최소화시키는 것이 우선이다. 간호관리자는 관리하의 간호사들을 잘 지도하고 감독해야 하며, 임상상황에서 적절한 간호행위를 선택할 수 있도록 지원해야 한다. 간호관리자가 간호사에게 업무지시를 내릴 때 권한위임 또는 권한할당을 할 수 있다.

권한위임이란 환자를 간호하는 데 필요한 행동들을 자율적으로 실행할 수 있는 권한을 상급관리자가 하급관리자에게 위임하는 것이다. 하지만 업무에 대한 법적 책임과 책무까지 모두 전가하는 것은 아니므로 상급관리자는 현명하게 권한을 위임해야 한다. 예를 들어, 간호사가 환자를 간호하는 데 있어 어느 정도의 업무를 간호조무사에게 위임했다면, 간호조무사가 수행한 업무에 대한 법적 책임에 대해 권리를 위임한 간호사가 함께 부담하는 것이다. 일반적으로 권한위임은 유효한 면허를 보유하고 있는 간호사들이 간병인, 병원 잡역부 등과 같은 비면허인들에게 자율적인 업무수행을 할 수 있는 권한을 위임할 때를 말하지만, 책임간호사가 관리하의 간호사에게, 즉 면허인이 다른 면허인에게 권한을 위임하는 상황도 포함된다. 예를 들어, 책임간호사의 식사시간에 관리권한을 간호사에게 위임하는 것도 권한위임에 포함된다.

권한위임자와 수임자는 법적책임을 함께 부담하므로 상호 간의 신뢰가 가장 중요한 요소이다. 또한 불필요한 오해와 사고 없이 권한위임이 되려면 정확한 의사소통 또한 필요하다.

권한할당은 업무수행에 대한 자율성뿐만 아니라 법적 책임과 책무까지 전가하는 것으로 면허를 보유하고 있는 직원들 간에 발생되는 일이다. 하지만 상급간호사가 하급간호사에게 할당한 업무수행 시 발생된 의료과오의 경우에도 상급간호사의 인사결정에 의해 발생된 일이기 때문에 법적 책임을 함께 분담할 수도 있다. 만약 일반간호사가 그 환자에게 간호를 제공하는 데 불충분하다고 책임간호사가 판단했다거나 적합한 감독을 하지 못한 경우라면, 책임간호사도 책임을 함께 질 것이다. 하지만 책임간호사가 일반간호사에게 해당 업무를 수행할 수 있는 권한을 위임한 합리적인 이유가 있다면, 책임간호사는 책임을 면할 수 있다.

권한을 위임 또는 할당했던 책임간호사는 간호사의 실무범위와 전문성을 잘 판단해야 한다. 의료과오 소송 시 해당 책임을 상급간호사와 의료기관에 물을 수도 있는데, 의료과오를 저지른 하급간호사에 대한 인사결정, 권한위임, 모니터링이 적절하지 않았다고 판단될 수 있기 때문이다.

간호관리자의 교육실시의 의무

의료기관의 직원들이 환자 이송 중 환자를 이송침대에서 떨어트린 사례가 2010년도에 발생했다. 이 사고로 환자는 의료기관이 소속 직원을 잘 교육시키지 않았다는 명목으로 의료기관을 상대로 소송을 걸었다. 사례에서 알 수 있다시피 의료기관은 신규간호사를 대상으로 오리엔테이션을 실시하고 모든 간호사가 새로운 장비 및 치료 절차 등을 숙지할 수 있도록 반드시 교육을 실시해야 한다. 의료기관뿐만 아니라 간호사를 관리하는 간호관리자도 마찬가지로 하급간호사에게 정기적으로 교육을 제공해야 하고, 간호관리자들은 하급간호사는 안

연습 5-3

당신은 38병상을 관리하고 있는 바쁜 수술 후 외과병동의 책임간호사이다. 방금 수술한 Mrs. R의 식사 도움이 요청되었고, 면허가 없는 도우미가 환자의 식사를 돕게 된 것을 알았다. Mrs. R의 치료계획을 살펴보면서, 환자는 노인이고 혼돈상태이며 수술 후 삼키는 데 어려움을 갖고 있다는 것을 알게 되었다. 이러한 위임이 적절한지 결정하고, 당신의 다음 할 일은 무엇이며, 이유는 무엇인가?

사례 5-2

Estate of Travaglini v. Ingalls Health(2009)에 84세 노인 환자가 일반적 호소 "컨디션이 좋지 않음"으로 병원에 입원하였다. 입원 시 의사는 입원담당 간호사에게 환자에게 연하곤란이 있으므로 식사 시와 액체를 삼키려고 할 때 잘 살펴봐야 한다고 말했다. 저녁 10시경 조무사가 환자의 방에 와서 환자를 위해 샌드위치를 방에 두고 갔다. 그 후 옆에 있던 환자는 옆 환자의 질식소리를 듣고 즉시 도움을 호출하였다. 부검에서 칠면조 샌드위치가 흡인된 것으로 확인되었고, 이것이 심폐정지의 원인이 되어 환자가 사망한 것으로 밝혀졌다. 법적 책임이 조무사와 관리자에게 있었으며, 법원은 병원에 대해 50만 달러의 평결을 인정하였다.

전하고 적합한 간호실무를 수행하고 있는지 확인해야 한다. 하급간호사가 위험수준 상황을 보고할 경우, 간호관리자는 정확한 상황판단과 함께 위험상황 극복을 위한 권고사항 등을 제시할 줄 알아야 한다.

간호관리자의 주의의무

간호관리자가 법적 책임을 부담하는 경우의 대부분이 간호관리자가 비합리적인 간호업무를 수행하는 하급관리자의 상태에 대하여 상급자인 의료기관 관리자에게 보고하지 않을 경우이다. 의료사고를 예방하기 위해 간호관리자는 부적합한 간호사에 대해 의료기관에 보고해야 하며, 의료기관은

연습 5-4

랜드마크 연구의 하나로 의학연구소(IOM, 1999)에서는 안전한 건강관리 시스템을 위한 6가지 특징의 윤곽을 기술하고 이러한 6가지 특징의 결합이 안전에 관한 문화를 만든다는 것에 주목했다. 예를 들어, 문화는 안전의 목적과 질 높은 환자 관리를 달성하기 위해 효과적인 시스템들과 팀워크에 초점을 둔다. 의학연구소의 보고서를 검토하고 간호관리자가 세인트 루크 법원의 Marinock v. Manor 사건에 안전에 관한 문화의 특성들을 어떻게 적용할 수 있는지 고려해본다.

적절한 판단 아래 해당 간호사를 해고 처리할 수 있다. 또한 해고 처리할 경우 반드시 간호협회에 알려야 할 의무가 있다.

인력문제

아래 세 가지 상황 중 한 가지라도 해당이 된다면 'staffing issue'에 처해있다고 할 수 있으며, 이 상황은 모두 간호관리자와 의료기관의 협업이 틀어질 경우에 발생한다.

1. 적절한 수의 인력 구성을 못했을 경우
2. 원만하지 않은 직원의 부서 이동
3. 인력 부족으로 일시적인 기간 동안 계약직을 채용했을 경우

의료기관은 인력 운영 시 적정 수준의 규모를 유지해야 할 뿐만 아니라 구성 인력의 수준 및 면

연구 관점

출처: Saccomano, S.J., & Pinto-Zipp, G. (2011). Registered nurse leadership style and confidence in delegation. *Journal of Nursing Management, 19*(4):522-533.

성공한 간호관리자와 리더가 되기 위해서 간호사는 어떻게 위임을 적절하고 효과적으로 하는지 알아야 한다. 이 연구는 간호사의 리더십 스타일과 인구학적 변수, 위임에 대한 자신감 간의 상관관계를 조사하였다. 지역에 있는 교육병원에서 수행하였으며, 158명의 참가자들이 리더십 스타일과 위임의 의도와 자신감에 대한 두 가지 설문지에 답하였다. 참가자는 82명의 전문학사였고, 78명의 학사 혹은 석사학위 소지자였다. 참가자의 평균 연령은 43.58세였고, 평균 근무기간은 15.64년이였다. 연구결과, 본 연구에서 제시한 지원적, 지시적 혹은 참여적 리더십 스타일과 무면허 보조인력에 업무를 위임하는 자신감 사이에는 관련이 없는 것으로 나타났다. 연구자료로부터 교육기간과 근무경험이 간호사의 자신감 수준에 영향을 준다는 것이 확인되었다. 위임에 대한 자신감은 학사이상에서 더 크다는 것이 발견되었다. 이러한 학위가 없는 경우 근무경험이 무면허 보조인력에 대한 업무 위임에 있어 자신감 수준을 증가시켰다. 저자는 모든 간호 교육과정에 위임과 관련된 이슈를 다룰 수 있도록 해야 한다고 결론지었다.

실무 의의

이 연구는 간호관리자들이 위임에 대한 자신감을 획득해야 하고, 그들이 감독하는 간호사들이 위임기술을 개발하는 데 필수적인 교육적·임상적 기회를 제공해야 함을 나타낸다. 최적의 환자간호를 지원하기 위해 전체 팀원이 조직화된 방식으로 일해야 한다. 무면허 보조인력에게 적절하고 자신감 있게 업무위임이 가능한 것은 이러한 목표를 달성하기 위한 시작의 한 수단이다.

허 보유 여부 등도 고려해야 한다. 예를 들어, 응급실 인력 구성 시 간호조무사보다는 면허를 보유하고 있는 간호사를 훨씬 많이 고용해야 한다. 그에 비해 장기간호가 이루어지는 곳에서는 간호조무사를 더 채용해도 무관하다.

캘리포니아주는 1999년에 간호사 대 환자 고정비율을 법으로 규정하여 모든 의료기관이 환자의 안전을 위해 충분한 간호인력을 확보하도록 하였다. 하지만 법 제정 시 환자상태의 심각성에 따라 간호인력 구성 및 확보수준이 상이하다는 점을 간과해 많은 부작용이 발생했다. 예를 들어, 중환자간호의 경우 고정비율보다 더 많은 간호인력이 필요했지만, 고정비율에 따라 필요보다 더 적은 양의 간호사가 배치되어 환자는 적절한 간호를 받지 못했다. 이후 많은 주는 충분한 간호인력 확보와 적절한 배치를 위해 병동별로 환자의 필요에 따라 간호인력 구성 및 확보수준을 결정할 수 있는 독립권을 주었고, 책임간호사의 책임 범위는 확대되었다. 책임간호사는 직접적으로 간호인력의 규모가 충분한지 바로 확인할 수 있기 때문이다. 환자안전과 질적 간호를 제공하기 위해 책임간호사는 환자상태를 고려한 인력배치를 해야 하고 지속적으로 관리감독해야 한다. 만약 간호인력이 부족하거나 배치가 부적절하여 환자상태가 위험해진다면, 책임간호사는 의료기관에 보고할 법적 의무가 있다. 추가인력을 채용하거나 타 병동에 있던 인력을 재배치하는 등의 방법으로 인력부족의 문제점을 해결할 수 있다. 인력 재배치 시 책임간호사는 배치되는 일반간호사가 새로운 곳에서도 간호를 제공할 정도로 충분한 역량이 있는지 판단해야 한다. 그리고 새롭게 맡을 업무는 이전에 했던 업무와 가장 비슷하게 맞춰야 한다.

인력 부족 시 책임간호사는 일시적인 기간 동안 계약직 간호사를 채용할 수도 있다. 예전의 경우 계약직 간호사의 의료과오는 계약직 간호사 본인이 부담(independent contractors)하였으나 최근에는 계약직 간호사를 고용한 고용주도 부담을 나누게 되었다(apparent agency). 즉 책임간호사는 일반간호사뿐 아니라 계약직 간호사의 수행능력 또한 수시로 관리해야 한다.

보호와 신고법

보호와 신고법은 특정한 계층의 개인들에 대한 안전과 권리를 보장한다. 대부분의 주들은 의심되는 어린이와 노인 학대에 대한 신고법과 특정 범주의 질병과 손상에 대한 신고법을 갖고 있다. 신고법의 예로 성병, 너싱홈과 요양소 거주자 학대, 의심되는 아동학대가 포함된다. 간호관리자는 정확한 정보가 정확한 해당 기관에 보고되도록 하는 책임자로 기관의 잠재적 책임을 피하게 하기도 한다.

또한 많은 주들은 현재 특히 간호실무법, 의학실무법과 국립 의료실무자 데이터 은행을 통해 부적절한 실무의 의무신고를 하고 있다. 또한 NCSBN은 너시스(Nursys)라 불리는 전자면허 증명시스템을 개발하여 징계와 관련된 사항, 보수교육, 면허갱신에 대해 모든 주와 미국령 안에 있는 간호사들의 면허 상태를 확인한다. 부적합한 실무의 보고가 종종 약물남용 문제에 제한되며, 간호사가 자발적으로 마약 전환요법 혹은 약물의존 재활치료 중인 경우 특별한 조항의 팽배에 제한되어진다. 부적절한 의료실무자의 의무신고는 복잡한 과정이며 법적·윤리적 문제를 포함한다. 간호관리자는 법이 요구하는 것이 무엇이며, 언제까지가 의무 신고기간이고 누구에게 해야 하는지 또한 개별 기관이 간호관리자에게 기대하는 것이 무엇인지 반드시 알아야 한다. 불확실한 상황에서는 주 간호위원회, 병원본부나 전문직협회로부터 명확한 답을 찾아야 한다.

사전동의

사전동의(informed consent)는 간호관리자에게 있어 매우 다른 세 가지 상황에서 중요한 개념이 되었다. 첫째로 환자에게 직접간호를 제공하는 간호사가 사전동의서에 대한 질문을 간호관리자에게 할 수 있다. 즉, 간호관리자가 직접간호를 제공하는 간호사들의 컨설턴트가 될 수 있다. 둘째는 간호관리자가 소속된 기간에서 수행되는 연구에 연관되어 있는 환자의 권리에 대해 문의받을 수 있기 때문이다. 마지막으로는 간호관리자는 일반인의 '건강정보이해능력' 정도로도 이해할 수 있는 사전동의서를 작성할 의무가 있기 때문이다.

충분한 설명에 근거한 동의란 환자가 수술이나 절차에 대해 전체 설명을 듣고 그와 관련된 위험과 이익을 이해하고 있음을 의미한다. 또한 환자는 의사결정능력이 있어야만 동의했다고 간주된다. 의사결정능력이 있는 '성인'의 기준은 18세 이상의 수술이나 절차에 대해 명확하게 이해할 수 있는 사람이며, 18세 이하의 경우 다른 가족구성원이 대리인 선임권한을 얻고 동의할 수 있다. 부모로부터 독립한 미성년자(emancipated minors)의 경우 18세 미만이여도 본인의 수술이나 절차에 대해 동의할 수 있는 자격이 부여된다.

환자가 자발적인 동의를 해야지만 동의를 했다고 간주되며, 의료진의 협박 등에 의해 동의를 했다면 그것은 '충분한 설명에 근거한 동의'라 할 수 없다(박스 5-1).

박스 5-1 충분한 설명에 근거한 동의의 기준

동의를 표한 사람은 다음에 대해 반드시 충분히 이해해야 한다.

- 수행된 절차
- 관련된 위험
- 예상되는 결과
- 치료의 결과로 발생할 수 있는 합병증 또는 부작용
- 가능한 대안 치료

사전동의서는 임상시험 수행에서도 아주 중요한 요소이다. 임상시험 피험자는 그들의 참여 여부 결정을 위해 임상시험에 관해 자세히 알아야 하고, 자신이 연관되는 부분에 대해 정확하게 이해해야 한다. 피험자는 자신들이 연구에 참여하면 해야 할 일과 앞으로 나타날 수 있는 이익과 위험에 대해서도 알아야 한다. 동의서 작성 및 검토 시 유념해야 할 부분은 동의서가 이해하기 쉽게 작성되었는가이다. 올바른 내용을 포함해야 하며 비 의료인들에게도 명료한 내용이어야 한다. 약어, 의학용어가 빈번하게 사용되지 않도록 주의해야 한다.

이미 존재하는 데이터나 문서를 사용할 경우 피험자 동의가 면제되는데, 사용할 문서는 피험자 신원이 비밀로 되어 있어야 한다. 또한 간단한 임상실험(예: 성인들의 운동실태 및 효과)의 경우에는 따로 피험자 동의를 받지 않아도 되는데 이 부분은 검토위원회에서 결정된다(박스 5-2).

사전동의서 취득 시 간호사는 이해하기 쉬운 문장으로 환자와 소통해야 한다. 기술적으로 올바른 내용을 설명해야 하지만 비의료인들도 이해할 수 있도록 전문 의학용어보단 일상적인 용어를 사용

박스 5-2 임상시험 피험자 동의서에 포함되어야 하는 사항

- 임상시험은 연구목적으로 수행된다는 사실과 시험의 목적 및 절차
- 피험자에게 미칠 것으로 예견되는 위험
- 피험자에게 기대되는 이익
- 피험자가 선택할 수 있는 다른 치료방법이나 종류 및 이러한 치료의 잠재적 위험과 이익
- 피험자에 대한 정보 비밀 보장
- 임상시험과 관련된 손상이 발생하였을 경우 피험자에게 주어질 보상이나 치료방법
- 임삼시험 관련 추가적인 정보을 얻고자 할 때 접촉해야 하는 사람
- 피험자의 임상시험 참여 여부 결정은 자발적이며, 피험자가 원래 받을 수 있는 이익에 대한 손실 없이도 언제나 임상시험 참여 중단 또는 포기할 수 있다는 사실

출처: *45 Code of Federal Regulations (CFR)*, Sec. 46.116 (1991).

박스 5-3 연구에서 주의해야 할 요소

- 연구로 인해 발생될 수 있는 추가 비용
- 예견되는 위험의 잠재성
- 자발적 연구 중단의 권리
- 연구를 마치기 전에 중단한 결과
- 공개될 중요한 새로운 결과에 관한 진술
- 연구를 위해 제안되는 대상자 수

출처: *45 Code of Federal Regulations (CFR)*, Sec. 46.101(b) (1991).

하는 것이 올바르다.

연구자가 연구로 인해 발생한 결과에 대해 책임을 지지 않는 문구를 포함할 수 있는데, 여기에는 박스 5-3의 내용을 포함해야 한다.

개인정보보호

사생활보호(privacy)란 환자 자신의 기록에 대해 보호 받을 권리를 말하며 환자의 이름이나 사진 방출은 의료정보보호법에 따라 금지되어 있다. 또한 환자 사생활에 대한 의료기관의 침해도 헌법적으로 금지되어 있으며, 환자 개인의 의료기록을 공시할 수 없다. 비밀보장(confidentilality)이란 개인의료기록을 사적인 것으로 보고 보장받아야 하는 권리라는 것을 의미한다.

의료기관은 환자정보보호를 위해 반드시 환자의 기록에 대한 접근 권한을 환자와 직접적으로 관계되어 있는 의료진 등으로만 제한해야 한다. 의료기관의 행정직의 경우 환자의 안전 및 의료실무 실태 평가의 목적으로만 환자의 기록을 열람할 수 있다. 그 외 다른 사람은 환자의 동의를 얻고 정보를 열람할 수 있다.

책임간호사는 관리직원이 의료정보보호법을 이해하고 규정을 잘 지킬 수 있도록 관리해야 한다. 공공장소에서 의료진이 환자에 대해 이야기하지 않도록 주의해야 한다. 많은 간호사가 환자의 상태에 대한 정보를 요청하는 전화를 받고 자신도 모르게 정보를 제공하는 경우가 있다. 요청하는 사람의 절박함에도 불구하고, 권한 없이는 정보를 제공하지 않는 것이 중요하다. 최근 환자는 본인의 정보를 열람할 수 있는 사람의 명단을 작성하는데, 해당 명단에 있는 사람이 전화로 환자에 대한 정보 제공을 요구할 경우에는 의료정보를 공개할 수 있다.

환자 본인 상태에 대한 의료기록 조회도 의료정보보호법에 의해 규정되어 있으며, 대부분의 주에서는 퇴원 후 본인의 의료기록을 조회할 수 있게 되어 있다. 하지만 입원 중에도 본인의 의료기록을 조회할 수 있는 주도 있으며, 이 경우 책임간호사는 환자가 문의한 정보에 대해서만 객관적으로 알릴 의무가 있다.

본인의 의료기록 사본은 발급받을 수 있으나, 의료기관의 원본은 환자 본인이라도 취득이 불가하다. 추후에 법정 제출 증거자료로써 의료기록의 원본이 사용되어야 할 가능성 때문에 의료기관에서만 보관가능하다.

정책과 절차

위기관리란 의료기관 운영에 따르는 위험의 악영향으로부터 보호하는 관리방법이다. 위기관리의 시작으로 정기적으로 정책을 검토하며, 기존 정책에서 변화된 사항은 없는지 확인해야 한다. 실무진들이 정책에 따라 합법적으로 간호실무를 진행할 수 있도록 정책에 따른 실무절차를 작성하는 것도 위기관리의 중요한 방법이다.

근로계약법

모든 의료기관은 근로계약법 하에 개인의 채용이 이루어지며 일반간호사를 채용하는 입장의 책임간호사는 근로기준법에 대해 상세히 알고 있어야 한다(표 5-2).

연습 5-5

당신은 근무하는 간호기관에서 위험관리 활동을 할당받았다. 직원이 제출한 조사 중인 사건보고에서 환자가 침대에서 내려거나 의자에 앉으려할 때 발생된 환자낙상이 이번 주가 세 번째였다. 이 문제를 어떻게 다룰 것인가? 이러한 문제에 대해 보다 완벽한 조사를 시작하기 위해 어떻게 할 것인지 결정해본다. 이것이 광범위한 문제인가 혹은 한 병동에만 국한된 문제인가? 이것이 모든 근무번(shift)에 영향을 주는가? 아니면 단지 한 근무 번에만 영향을 주는가? 안전에 관한 문제를 직원들과 어떻게 논의할 것인가? 이러한 낙상이 같은 직원과 연관되어 있는가? 사건보고와 환자안전에 대한 직원 교육 과정을 구상해본다.

고용차별금지법

미국에서는 1964년에 고용차별을 없애고 고용기회의 균등을 보장하는 공민권법을 재정하여 이것을 바탕으로 하여 평등고용위원회(Equal Employment Opportunity Commission, EEOC)를 설치하였으며 의료기간은 물론 각 기업에 대한 인종별, 성별 고용 실태조사를 실시하고 위반했을 때에는 재판소에 제소할 수 있는 권한을 가지게 되었다. 국적, 인종, 종교, 성별, 연령, 임신부 등에 따라 고용상의 차별은 금지되어 있으며, 책임간호사는 일반간호사 채용 및 업무 배정 시 해당법을 참고해야 한다.

1991년 시민권법(Civil Rights Act of 1991)은 고의적 차별에 따라 피해를 입은 자에 대한 보상적 · 징벌적 손해배상을 규정하며, 특히 직장 내 성희롱에 대한 구제 방안을 내놓았다. 고용인 본인이 차별에 의한 부당처우를 받았다는 주장에 대해 EEOC는 이 점이 사실인지 판단하기 위해 총 세 가지 절차를 밟는데, 이 절차는 수사, 조정, 소송으로 이루어진다. 수사는 정말 고용인이 차별을 받았는지 판단하기 위함이며 조정은 고용인과 고용주의 분쟁의 해결을 위해 합의를 기도하는 것이다. 만약 합의가 이루어지지 않는다면 EEOC는 고용주를 대상으로 소송을 진행할 수도 있다.

EEOC는 고용차별을 방지하기 위해 고용주가 실행할 수 있는 상세한 정책을 세웠으며, 책임간호사는 해당 정책이 잘 수행되고 있는지 정기적으로 관리해야 한다.

표 5-2 선정된 정부 노동입법

년도	입법	입법의 주 목적
1935	웨그너법, 국가 노동법	유니온, 국가 노동관련 위원회 설치, 노동조합결성권 설치
1947	태프트 하틀리 법	조합과 관리 사이의 더욱 동등한 권력의 균형을 확립
1962	대통령 명령 10988	일반 고용인의 노동조합 가입 허용
1963	동일 임금법	단지 성에 따른 낮은 임금의 지불이 불법화됨
1964	시민권법	인종, 피부색, 종교, 출신국가 등에 따른 차별에 대한 보호
1967	고용법에서 나이 차별	연령에 따른 차별에 대한 보호
1970	작업장 안전과 건강법	작업장 안전과 건강에 관한 기준 개발과 시행 확립
1974	웨그너 개정	비영리조직의 조합결성과 간호에서 단체교섭의 허용
1990	미국 장애인법	작업장에서 장애가 있는 근로자 차별의 금지
1991	시민권법	작업장에서 성희롱에 대한 처리
1993	가족 및 의료 휴가법	가족부양과 의학적 치료 요구에 따른 직장 휴가의 허용
1996	가족부양 및 병가법	건강보험 의무 개정에 대한 포괄적인 시스템의 단계별 안내 제공
2010	환자 보호와 책임법	건강보험 의무 개정에 대한 포괄적인 시스템의 단계별 안내 제공
2010	건강관리와 교육 조화법	예산 결의를 명확히 하기 위한 환자보호 및 부담적정보험법 개정

연령차별금지법

미국에서는 1967년에 연령차별금지법이 제정되어 현재까지 시행되어 오고 있으며, 고용상 연령을 이유로 이루어지는 차별을 금지하고 있다.

장애인보호법

1990년 장애인의 평등고용보장을 내용으로 하는 장애인 평등고용법을 통과시켰고, '장애인'의 정의는 물론 고용주는 신체장애를 이유로 임용, 승진 등 차별해서는 안 된다고 권고하고 있다. 해당 법은 장애인 고용에 대한 책임을 사업자에게 묻기보다는, '장애인'이라는 단순한 이유로 고용차별해서는 안 된다고 말하고 있다. 해당 법은 고용주, 고용단체, 노동조합에 대해 권할권을 갖고 있으며, 장애인보호법은 표 5-3과 같이 5가지의 조항으로 이루어져 있다.

고용차별뿐만 아니라 해당 법은 장애인 복지 향상을 위해 생활의 모든 영역에서 차별을 받지 않게 국가와 각 지방자치단체에 필요한 정책을 강구하도록 권고하고 있다.

채용 후 고용인의 장애를 발견했더라도 고용주는 고용인을 해고할 수 없으며 일방적인 부서 이동 및 직무 교체도 할 수 없다(사례 5-3).

표 5-3 미국의 장애인보호법 1990

조항	항목
I	고용: 장애자 법의 목적으로 규정
II	공공서비스: 공공단체의 서비스, 프로그램, 활동뿐만 아니라 대중교통에 관한 영향
III	사설단체에 의해 운영되는 대중숙박시설과 서비스: 대중숙박시설, 상업화된 시설과 대중교통 서비스 이용 시 장애자 차별의 금지
IV	통신: 청각이나 언어 장애가 있는 사람이 사용할 수 있는 전화서비스의 제공 의도
V	기타 규정: 특정 보험 문제들, 이법과 다른 주정부법과의 병합

출처: Americans with Disabilities Act of 1990, 42 U.S.C. § 12101 et seq. (1990).

사례 5-3

이 마지막 포인트는 Zamudio v. Patia(1997)에 대한 법원 판결에서 자세히 설명되어 있다. 법원은 고용주는 그녀에게 그녀가 요구하는 합리적인 수용시설을 이용할 수 있는 위치가 되었을 때 알릴 것을 요구하였다. 그녀는 신청할 수 있지만, "더 나은 자격이나 연공서열을 가진 장애가 없는 다른 직원보다 합리적인 편의를 추구하는 장애인 직원에게 우선적인 편의를 주어서는 안 된다."라고 하였다(Zamudio v. Patia, 1997, at 808.).

소수집단 우대정책

고용차별금지법은 모든 이에게 평등한 고용기회를 주는 것이지만 소수집단 우대정책의 경우 인종, 성별, 종교, 장애 등의 이유로 불리한 입지에 있는 사람들에게 혜택을 줌으로써, 차별을 줄이기 위한 장치이다. 해당 법에 따라 1974년도에는 베트남 전쟁에 참전한 병사 중 장애를 갖게 된 사람을 대상으로 고용 혜택을 주었다.

동일임금법

동일한 일을 수행하는 사람들을 대상으로 성별, 인종별, 국가별, 종교별로 임금을 차등하는 것을 금지하는 법이다. 다만 연공서열 및 공적에 따라 임금을 차등시키는 것은 해당 법을 위반했다고 볼 수 없다.

산업안전보건법

산업재해방지를 위한 유해, 위험방지기준의 확립, 책임체제의 명확화 등을 권고하는 법이다. 근로자의 안전과 건강을 확보하고 아울러 쾌적한 작업환경의 형성을 목적으로 기초하여 1970년도에 제정된 법률이다. 예를 들어, 해당 법에 따라 의료기관은 고용인에게 이온화방사선(ionizing radiation)이 노출된 공간이 위험하다는 표시를 할 의무가 있다. 직장 내 폭력 예방도 쾌적한 작업환경 조성을 위해 고려해야 할 중요한 요소이다. 직장 내 폭력 행위에 대한 징계절차도 강화해야 한다.

가족 및 의료 휴가법

1993년도에 제정된 가족구성원을 돌보기 위한 휴가와 병가에 대한 법령은 근로자가 출산과 입양 또는 심각한 질병을 앓고 있는 가족을 돌보기 위해 무보수로 병가나 휴가를 요청할 수 있도록 한 법이다. 50인 이상의 사업장과 최근 1년 동안 같은 직장에서 1,250시간 이상 일한 근로자가 아이를 출산하거나 입양했을 때 1년에 최대 12주간 무급 휴가를 낼 수 있다. 근로자는 해당 휴가를 내기 30일 전에 고용주에게 알려야 할 의무가 있다. 2008년도에는 무급 휴가의 기간을 최대 12주에서 26주로 연장하는 법이 제정되었다.

임의고용의 원칙과 부당해고

임의고용의 원칙에 따라 각 당사자는 언제나 자유로이 계약을 해지할 수 있고, 근로자가 사직할 자유와 동일하게 사용자도 근로자를 제한 없이 해고할 자유를 갖는다는 원칙을 말한다. 이 원칙에 대해서는 세 가지 예외사항이 적용된다.

첫 번째는 공공정책에 의한 예외이다. 즉, 공공정책을 위반한 직원을 해고하는 경우를 말한다. 예를 들어, 성별, 나이 등의 이유로 차별하거나 해고할 수 없다는 정책을 거부한 채 차별에 의해 부당해고를 할 경우에는 임의고용의 원칙이 성립되지 않는다(사례 5-4, 5-5). 두 번째는 암묵적 계약에 의한 예외인데, 고용인과 고용주 사이에 서명 혹은 구두로 특정 고용기간을 보장하거나 고용주의 잘못이 아니고는 해고하지 않겠다는 암묵적인 계약이 존재하는 경우이다. 1999년도의 watkins vs. unemployment 사례를 보면 의료기관이 근로자를 해고시키기 전 의료기관이 지켜야하는 내부 절차를 가이드라인에 적어놓았으나, 해당 절차를 지키지 않고 해고시킨다면 임의고용의 원칙이 성립되지 않는다. 마지막으로, 성실과 공정 원칙에 의한 예외이다. 고용주와 고용인 간의 성실과 공정이 존재한다는 것을 기반으로 이를 어겨 해고할 경우에 해당되는 예외이지만 해당 원칙이 고용계약상에서 어떻게 적용되는지, 그 수준은 어디까지인지 확실하지 않아 미국의 많은 주가 해당 예외를 인정하지 않고 있다.

사례 5-4

Martell v. Tarpon Springs 병원(2010)은 병원행정관리자가 거짓문서를 작성했다고 말한 후 10일만에 해고된 14년간 실수없이 일해왔던 외과 간호과장에 대해 우려하고 있다. 이 허위기록에서 행정관리자는 병원의 많은 간호사가 매년 시행되는 심폐소생술 재훈련을 하지 않았음에도 불구하고, 훈련한 것으로 허위 기록했다. 재판 중에 해당 행정관리자가 이전 직장에서 시간의 허위 기록과 업무미숙으로 해고되었다는 것이 밝혀졌다.

이에 대배심은 이전 간호과장에게 정서적 스트레스와 새로운 직장으로 이직함에 따른 손실과 이전 직장보다 낮은 만족도 등에 대한 보상으로 42만 5천달러를 지불하도록 하였다. 대배심은 또한 상사의 불법적인 행위에 대해 불평을 하는 것은 주(state)의 내부고발자 보호법에 의해 명확히 보호됨과 병원이 간호과장을 해고할 근거가 없음을 명시하였다.

사례 5-5

아마도 간호사가 관련된 내부고발자 사건으로 가장 잘 알려진 것 중에 하나가 윙클러 카운티 간호사 소송사건(Yoder-Wise, 2010)일 것이다. 두 간호사 앤 미첼과 비키 갈레가 텍사스 케밋에 있는 윙클러 카운티 병원으로부터 해고된 후 이 사건이 전국적으로 알려지게 되었다. 간호사들은 처음에 의사의 행동과 태만한 의료행위에 대해 정해진 병원 채널을 통해 보고하였다. 병원에서 아무런 조치를 하지 않자 의사의 텍사스 의학협회에 불법행위와 수준이하의 진료, 윙클러 카운티 보안관과의 부적절한 비즈니스 등을 신고하였다. 비록 의학협회가 조사하고 신고자의 익명이 보장되는 것이 일반적인 절차이나, 보안관은 그의 직위를 이용하여 간호사들이 그 병원에서 20년간 일해 왔으며 각각 50세였다. 보안관은 두 간호사의 컴퓨터를 압수하여 텍사스 의학협회에 보낸 편지를 발견하였다. 간호사들은 해고되었고 공식적인 정보 남용의 중죄혐의로 10년간의 구속으로 기소되었다. 앤 미첼의 공판이 진행되는 동안 비키 갈레의 공판은 열리기 하루 전에 기각되었다. 공판은 4일간 지속되었고 배심원은 무죄를 평결했다. 후에 간호사들은 담당의사, 윙클러 카운티, 병원과 행정관리자를 상대로 성공적인 시민 소송사건을 제기했다. 그들의 소송사유는 자유롭게 말할 수 있는 권리와 정당한 법 절차의 침해, 내부고발자 보복, 특히 그들의 고용 상태에 대한 것들이 포함되었다.

단체교섭

단체교섭(collective bargaining)은 고용주와 고용인 상호 간에 만족할 만한 고용조건을 정할 목적으로 고용인이 스스로의 조직체 또는 노동조합을 만드는 것으로, 1935년에 미국에서는 해당 행위를 인정하는 법을 만들었다.

환자보호 및 부담적정보험법과 보건의료 및 교육 개혁법안

환자보호 및 부담적정보험법(혹은 오바마케어, Patient Protection and Affordable Care Act, PPACA)은 2010년 버락 오바마 대통령이 주도하는 미국의 의료보험 시스템 개혁 법안으로, 민영보험에만 의존하는 기존의 의료보험 시스템을 바꾸고, 전 국민의 건강보험 가입 의무화를 골자로 하고 있다. 보조금 지급으로 의료비 부담을 낮추고자 하는 정책인데, 가구당 가족 수와 소득기준으로 정부가 차등 지원을 하며 월 보험료와 공제금 등의 본인부담금 비율을 설정한다.

보건의료 및 교육 개혁법안(Health Care and Education Reconciliation Act)은 위의 오바마케어의 실행비용을 확보하고자 만든 법안으로, 건강보험료에 대한 세액공제혜택과 공제된 진료비에 대해 의사가 100% 환급 받는 등에 대해서 제정하였다.

전문간호실무를 위한 윤리 추구

윤리(ethics)는 자신, 타인과 환경을 위하여 개인이 어떠한 행위를 하여야 하는지 체계적으로 연구하는 것으로, 의료진은 무엇이 정당하고 옳은 것인지 심도 있는 고민을 해야 한다. 많은 간호사들은 윤리적 의사결정을 어려워하는데, 그 이유는 윤리적 의사결정을 이끄는 정해진 규칙이나 법이 정의되어 있지 않기 때문이다. 책임간호사는 후배 간호사가 올바른 윤리적 의사결정을 내릴 수 있도록 윤리적 추론 원칙 및 틀 등에 익숙해져야 한다.

윤리란 개인이 자율적으로 자기의 행동을 규제하도록 하는 것이며, 사회보다는 개인의 양심을 위해 본인의 행동을 관리하는 것이다. 반면, 법의 경우 물리적 힘과 강제를 통하여 타율적으로 인간의 행동을 규제한다.

윤리와 법은 많은 의미에서 보완관계에 있다고 할 수 있다. 법은 그 속에 윤리적 내용을 다수 포함하고 있으며, 법의 내용이 윤리화하는 경우도 있다. 간호관리자는 매일 일어나는 문제에 대한 해결방법을 모색하는 경우 윤리적·법적으로 합리적인 방법을 찾아야 한다.

윤리원칙

윤리적 딜레마 해결 시 8가지의 윤리원칙을 기반으로 의사결정을 내리는 것이 도움이 된다(박스 5-4).

자율성

개인의 자유를 의미하는 자율성(autonomy)은 선택의 자유 또는 선택에 따른 책임을 수용하는 것이다. 환자가 동의서를 작성하는 것도 환자의 자율성을 존중하는 데에서 나오는 것이다. 책임간호사가 일반간호사에 대해 자율성 원칙을 적용하면 일반간호사의 행동에 대해 책임간호사가 반대를 하더라도 일반간호사는 자기결정을 할 수 있다.

박스 5-4 윤리원칙

- 자율성
- 선행
- 무해성
- 진실성
- 공정성
- 선의의 간섭주의
- 신의
- 타인에 대한 존중

하지만 그 결정에 대한 결과는 관리자가 아닌 직원이 부담하게 된다.

선행

선행(beneficence)은 선의 증진을 위해 노력하는 것이며 사람을 간호하는 데 가장 기본이 되는 개념이라 할 수 있다. 책임간호사는 일반간호사가 업무 목표 설정 시 해당 개념을 활용하여 자기주도적 임상실습을 권할 수 있다.

악행금지

악행금지(nonmaleficence)는 해악을 방지하기 위해 노력하는 것이며, 간호관리자는 해당 원칙을 활용해 일반간호사들의 실무로 인한 환자의 피해를 막을 수 있다.

진실성

진실성(veracity)은 진실만을 말하는 것에 대한 요구이다. 해당 원칙 하에 간호관리자는 모든 것을 진실되게 말해야 하며, 그 진실을 토대로 일반간호사들을 관리감독해야 한다.

공정성

공정성(justice)은 평등이란 같은 것은 같게 대우하며, 같지 않은 것은 그들의 차이에 따라 대우하라는 원칙이다. 간호관리자는 후배간호사의 인사결정 시 이 원칙을 고려해야 하며, 가장 공정한 인사결과를 도출해야 한다.

선의의 간섭주의

선의의 간섭주의(paternalism) 원칙은 선행의 원칙에 입각하여 다른 사람을 위해 의사결정을 할 권한이 있음을 가정하는 것을 말한다. 하지만 자율과 간섭 사이를 잘 조정하는 것이 필요하다. 간섭 그 자체는 바람직하지 않으며, 의사결정을 내리는 주체가 올바른 결정을 할 수 있을 만큼의 최소화 된 간섭이 보다 선호되어야 한다. 간호관리자는 후배간호사가 진로에 대해 고민하고 있을 때 지금까지의 경험을 활용하여 진로 선택에 도움을 줄 수 있다.

신의

신의(fidelity)는 개인이 그들의 약속 이행에 충실해야 한다는 도덕적 의무를 말한다. 해당 원칙을 지키기 위해서는 간호관리자는 후배 간호사에게 약속을 했다면 그 약속을 꼭 이행해야 한다.

타인에 대한 존중

타인에 대한 존중(respect for others)은 타인이 권리를 존중한다는 것과 같은 의미이다. 이는 성별, 인종, 문화적 차이를 뛰어넘어 서로 다름을 이해하고 존중한다는 것이다. 타인에 대한 존중은 2001년도 미국간호협회(American Nurses Association, ANA)가 발행한 윤리강령의 가장 기본이기도 하다.

간호사를 위한 윤리강령

간호사를 위한 윤리강령이란 간호사가 지켜야 할 기본적인 윤리적 덕목이나 권고를 압축해서 제시해 놓은 것이며, 자기규제를 행할 기준이기도 하다. 간호에는 사람의 생명과 존엄, 권리의 존중이 고유한 특성으로서 갖추어지고 있다. 간호사와 사람, 간호사와 업무, 간호사와 사회, 간호사와 협력자, 간호사와 전문직에 대해서 각각 윤리적인 규정을 말하고 있다. ANA는 1950년에 간호사를 위한 윤리강령을 제정하였으며, 간호실무에 앞서 간호사가 지켜야 할 최소한의 행동 준칙 등을 담고 있다. 윤리적 딜레마에 놓이면 간호사를 위한 윤리강령을 활용해 결정을 내릴 수 있다.

윤리적 문제해결과 의사결정

윤리적 의사결정 시 다음과 같이 6가지 항목을 고려해야 한다.

- 의사결정의 주체
- 문제에 대한 가능한 모든 대안의 제시

- 활용 가능한 대안
- 대안 채택 시 예상되는 결과
- 의사결정 시 고려해야 할 법률과 의무
- 희망하는 결과

윤리적 딜레마란 어떤 상황에서의 대안 모두가 불만족스러우나 그 중 하나를 결정해야 하는 상황을 말하며, 이 경우 주어진 정보의 복합적인 인지과정을 거친 후 양심과 사회의 도덕적 가치에 의거하여 하나의 안을 선택해야 한다. 간호사가 이러한 상황에서 올바른 선택을 할 수 있도록 관리자는 윤리적 원칙과 도구를 이해하고 공인된 윤리적 방법과 기술을 사용할 줄 알아야 한다.

도덕적 고충

간호사는 윤리적 딜레마에 직면했을 때 도덕적 고충을 느낀다. 도덕적 고충(moral distress)이란 간호사들이 환자를 간호하는 상황에서 윤리적으로 올바른 행동이 무엇인지 알고 있으나, 여러 가지 제한점으로 인해 그 행동을 수행하는 데 제약이 생길 경우 느끼는 감정이다. 예를 들어, 환자의 재정적 문제로 인해 적절한 치료를 받지 못할 때나 본인의 철학에 반대되는 시술을 진행할 경우 간호사는 도덕적 고충을 느낀다고 한다.

도덕적 고충을 느끼는 간호사를 올바른 방향으로 가이드하기 위해 책임간호사는 이론적 문제해결과 의사결정모델, 윤리적 도구, 윤리적 원칙들을 사용하여 함께 의사결정을 내릴 수도 있고, 또는 후배간호사가 처해져 있는 상황을 개선할 수 있도록 추가 재원 등 여러 가지 방안을 제시해야 한다.

윤리위원회

윤리위원회(ethics committees)는 체계적인 윤리적인 틀을 제공해주어 간호사가 윤리적으로 올바른 행동을 할 수 있도록 도와야 한다. 윤리위원회는 보통 세 가지 윤리적 의사결정 모델 중 하나를 중심으로 운영되는데, 세 가지 모델은 의사결정을 내릴 수 있는 상태의 환자의 자율성을 존중하는 자율성모델, 의사결정을 내릴 수 없는 상황의 환자의 이익을 위한 환자이익모델, 사회적 문제를 고려한 사회정의 모델이다. 윤리위원회 설립은 간호사뿐만 아니라 의사, 영양학자, 의료기관 행정직, 법률 전문가 등 다양한 직종의 구성원으로 이루어져 있어야 한다.

> ### 문헌 관점
>
> **출처:** Storch, J., Makaroff, K.S., Pauly, B., & Newton, L. (2013). Take me to my leader: The importance of ethical leadership among formal nurse leaders. *Nursing Ethics, 20*(2), 150–157.
>
> 공식적 간호지도자들은 모델링을 통해 윤리적 리더십을 제공해야 하는데, 간호사는 그들의 간호관리자로부터 지지받지 못하고 있다고 느끼기도 한다. 이것은 심지어 직접간호를 제공하는 간호사가 윤리적 실무를 향상시키기 위한 비공식적 리더십 역할을 맡을 때도 그러하다. 즉, 이러한 비공적 간호사 리더 행위 역시 간호관리자의 지원이 없이는 유지되지 않는다. 따라서 간호관리자는 분명하고 공유되어야 할 가치로써 윤리적 리더십을 위한 일을 시작해야 한다. 이러한 가치는 윤리적 실무를 안내하고 개인들이 본인의 의견을 제시할 수 있게 한다.
>
> **실무 의의**
>
> 이러한 기대에 부합하기 위해 간호관리자는 반드시 윤리적 리더십에서 그들의 중요한 역할에 대해 이해해야 한다. 간호관리자는 동료 간호관리자와 함께 더 나은 윤리적 책임감을 이해하고, 이러한 책임감이 충족이 될 수 있도록 전략을 개발해야 한다.

법과 윤리적 문제의 분리

법과 윤리적 문제는 같지 않지만 분리하여 다루는 일은 어려운 일이다. 일부 상황에서 법과 윤리가 서로 대치하는 경우가 있는데, 법을 기본적인 표준으로 생각하고 판단해야 하며 더 큰 그림을 보기 위해 윤리적 방법론으로 접근해야 할 것이다. 윤리적 문제와 관련해서는 기존 사례들을 보고 숙지하여 의사결정 시 참고해야 한다(사례 5–6).

향후 간호사가 직면할 윤리적 문제

환자의 자율성이 더 대두될 것으로 예상되는 미래

사례 5-6

Ms. Schiavo은 1990년 2월에 심장마비를 겪었고 당시 무산소증 상태가 약 11분간 지속되었다. 남편의 강력한 주장에 따라 소생술이 시행되었고, 인공호흡기를 적용하고 결과적으로 기관절개술을 받았다. 심장마비의 원인은 심한 전해질 불균형으로 밝혀졌고, 이는 환자의 섭식장애가 직접적인 원인이었다. 심장에 문제가 생기기 이전 6년 동안 환자는 113kg에서 50kg으로 약 63kg을 감량하였다.

심장마비 후 첫 2개월 동안 환자는 혼수상태였고, 그 후에 의식이 다소 깨었다가 최종적으로 식물인간상태(PVS)가 되었다. 성공적으로 인공호흡기가 제거되었고, 본인이 힘으로 침을 삼킬 수 있었으며 양쪽 반사가 가능했다. 그러나 음식을 먹거나 음료를 마실 수는 없었는데, 이는 PVS의 특징이었다. 영양과 수분의 공급을 위해 영구 음식물주입 튜브가 삽입되었다. PVS의 초기 몇 해 동안은 진단이나 혹은 환자의 법정 후견인으로서 남편이 지명된 것에 대해서는 이견이 없었다. 환자의 심장마비 4년 후 환자의 전해질 불균형을 발견하지 못한 의사에 대해 소송이 제기되었다. 판결은 30만 달러를 배우자 상실에 대한 보상으로 남편에게, 70만 달러를 환자 치료 제공과 유지를 위한 법정관리 신탁기금으로 지불하도록 하였다.

이러한 성공적인 소송사건 후 환자의 남편과 부모님 간의 가족관계가 약해지기 시작하였고, 사람들이 Ms. Schiavo의 어려운 상황을 알게 되었다. 환자의 법정 지명 후견인이 알게 된 내용은 아래와 같다.

> 그 후 아주 많은 미국인들에게 가깝고 사랑하는 가족 간에 심각한 사적 문제가 국제적으로 알려지는 혈연 간의 싸움으로 시작되었다. 최종적인 결과물은 아주 가까운 가족들의 공공죽음이다. … 사람들에 의하면 Teresa는 매우 수줍어하고 재미있는 것을 좋아하는 다정한 여성으로 남편과 부모를 매우 사랑하는 사람이었다. 가족붕괴와 대중에게 알려진 이러한 곡예는 그녀에게 끔직한 것이었다.

음식물 주입 튜브의 제거와 유치에 대한 법정전쟁은 대단했다. Ms. Schiavo가 정확히 진단받았고, 환자가 인공적인 수단으로 생명을 연장하고 싶어하지 않았다는 것을 보여주는 적절한 의학적 · 법적 증거가 있었다. Ms. Schiavo가 환자로 있는 플로리다 주 법은 식물인간 상태의 환자에게 튜브 영양과 수분공급을 제거할 수 있도록 허용했다. 음식물 주입 튜브의 제거와 후에 법원의 명령에 따라 재삽입되었다.

2003년 10월 고등법원의 판결로 뒤집히면서 두 번째 음식물 주입 튜브가 제거되었다. 두 번째 제거와 함께 플로리다 입법부에서는 테리의 법이 통과되었다. 이법은 플로리다 주지사에게 음식물 주입튜브의 재삽입과 이번 사례의 전 과정에 대해 검토할 수 있는 특별한 후견인을 지명할 수 있는 권한을 주었다. 특별한 소송 후견인이 2003년 10월에 지명되었다. 테리의 법은 후에 플로리다 대법원에 의해 위헌법으로 공표되었고, 미국 대법원은 그들의 결정을 기각하였다.

2005년 초 Ms. Schiavo 생의 마지막 몇 주 동안 미국 의회는 플로리다 주 법정체제에서 정부로 그 문제를 옮기려했다. 결국 플로리다의 연방지방법원과 11번째 연방순회항소법원은 새로운 재판을 일으키기에는 증거가 불충분하다고 판결하였으며, 미국 대법원은 이 두 하위 법원의 결과를 검토하는 것을 거부했다. Ms. Schiavo는 3월 31일에 사망하였으며, 그 당시 그녀의 나이는 41세였다.

는 윤리적 문제가 많이 발생될 것으로 예상된다. 좀 더 올바른 결정을 하기 위해서는 윤리적 가치와 신념을 숙지해야 하며, 체계적인 문제해결에도 익숙해져야 할 것이다.

결론

임상시험과 연관된 법 조항뿐만 아니라 책임간호사는 고용법, 노동조합법 등과 같은 다른 법적 조사결과에도 민감해야 한다. 의사결정에서 법적 의무와 윤리적 의무를 구분하여 올바르게 결정을 내리는 것도 간호관리자의 리더십 역량 중 하나이다.

해결방안

간호리더십은 건강관리팀의 다양한 관점을 이해하기 위해 직원들과 함께 일하면서 시작된다. 우리는 생명구조 노력이 이루어지는 동안 몇몇 일차 건강관리자들은 가족들이 함께 할 수 있도록 하고 다른 건강관리자들은 함께 있으면 안 된다고 주장하는 이유를 이해하려고 한다. 질문했을 때 일차건강관리자들은 가족들의 행동이나 태도가 그들 결정의 한 요인이 되기도 하고 필수적인 건강관리에 가족들이 적대적이거나 공격적이어서 산만하게 하고 방해가 되는 것을 미리 알 수 없음을 말했다. 더불어 병원에 명백한 방침이 없어 많은 일차건강관리자들이 가족이 없는 것이 편하고, 이러한 상황이 발생되었을 때 현재 실무가 성직자나 사회사업가에게 배정되어 가족들에게 안위와 정보를 제공할 뿐만 아니라 지지 서비스가 제공되도록 하였다. 따라서 가족들이 환자병실에 있지 않더라도 그 순간에 혼자 있는 것이 아니고 질문할 기회 또한 갖게 된다.

그리고 우리는 그 문제를 윤리적 관점에서 보았다. 많은 환자와 보호자를 위해 결정적인 시간 동안 있는 것이 많은 긍정적인 효과가 있었고 따라서 선행과 다른 사람에 대한 배려가 두 가지 윤리적 원리로 가장 가족의 참여를 명확히 지지하는 것으로 보인다. 자신들을 보고 사랑하는 가족들의 생명을 구하기 위해 최선을 다한 것을 이해하는 것이 가족참여를 지지하는 가장 긍정적인 결과이다. 가족들은 추후에 특정 조치가 왜 취해졌는지 충분히 질문할 수 있는 기회를 가질 수 있고, 간호사뿐만 아니라 일차건강관리 지도자는 상세히 설명할 수 있을 것이다.

이 주제에 관한 문헌을 살펴보는 것은 깨우침을 준다. 이 주제는 1980년대 초 이래로 지속적으로 연구되어 왔다는 것을 알 수 있다. 이러한 연구들은 거의 동일하게 가족의 참여가 건강관리팀의 중재 효과를 바꾸지 않으며, 소생 노력 동안이나 약물선택을 방해하지 않는 것으로 나타났다. 최근 몇몇 연구에서 가족들의 방해에 대한 문제를 다루고 있는데, 소수의 가족들만이 공격적이거나 건강관리팀의 수행에 대해 갈등을 겪어 소생동안 참여에서 배제되었으며, 그 가족들이 유감을 표현하고 있음을 나타냈다. 흥미롭게도 살펴본 연구들은 가족 구성원 중 누구에게 소생 조치를 볼 수 있는 선택권을 주는 것이 나은지 혹은 가족 전체에게 이 선택권이 주어져야 하는지에 관한 최선의 결정에 관해 지속적으로 의문을 제기하고 있다. 현재 우리는 소생술 시행 동안 가족의 참관에 관해 가능한 가이드라인들 계속해서 탐색하고 있으며, 이러한 복잡한 문제는 빨리 해결되지 않고 있음을 인식하고 있다.

– *Acacia Syring*

이러한 해결방안이 당신에게 적절한 접근법인가?
그 이유는 무엇인가?

근거

오늘날의 환경에서 간호관리자와 리더는 직면하게 되는 많은 문제는 갈등해결이며, 그중 대부분이 윤리적 갈등과 딜레마이다. Keselman(2012)에 의한 증거는 윤리적 리더가 건강한 근무환경을 조성하기 위해 유익한 결과물을 개발하고 지지 및 지원할 것이다. 이러한 요구들은 간호관리자와 리더가 윤리에 관한 역사적 지식을 갖게 하여 사회와 건강관리 조직 내에서 윤리에 대한 더 많은 이해를 하게하고 건강관리 팀이 윤리적 의사결정을 하는 데 더 많은 도움을 줄 수 있도록 할 것이다. 향후 윤리적 갈등을 예방하기 위해서는 관리자의 윤리적 원리에 대한 지식과 적용, 리더십과 역할모델의 주장능력과 기관 내에서 주기적 윤리 평가, 상위 관리층에 의한 윤리적 의사결정의 지원 및 기관 내 위원회의 운영, 기관 내 윤리적 방침의 개발에 달려 있을 것이다.

간호사는 해당 문제와 전문직 가치, 그들이 직면한 기대, 싸워야 할 것과 있는 그대로 받아들여야 할 것을 결정하기 위한 검토가 시작되어야 한다. 일단 문제가 확인되면 질적간호의 향상을 위한 전략이 그려질 것이다.

체크리스트

이 장은 간호상황에서 관리, 지도와 관련된 여러 가지 법적 윤리적 이슈를 살펴보고 있다. 간호관리자가 반드시 이해해야 하는 법적 영역은 간호실무법의 중요성과 특히 간호관리자에게 잠재적으로 법적책임이 되는 영역에 주안점을 둔 의료과실과 의료과오, 사전동의서, 선정된 주정부와 주의 고용법 등을 포함해야 한다. 윤리적 영역의 주된 관심은 윤리이론과 원칙, 윤리강령, 윤리위원회 등을 포함한다. 본문은 중복되는 법적 · 윤리적 이슈와 관련된 사례의 논의로 결론내리고 있다.

- 전문간호실무
  - 간호실무법
  - 의료과실과 의료과오
  - 과오의 요소
    - 환자 주의의무
    - 의무 위반
    - 예견 가능성
    - 인과관계
    - 육체적 상해
    - 손상
- 책임: 개인, 대리, 기관
- 간호관리자 입장에서의 의료과오 발생원인
  - 간호관리자의 업무위임 및 할당, 그에 따른 관리의 중요성
  - 간호관리자의 교육실시의 의무
  - 간호관리자의 주의의무
  - 인력문제
- 보호와 신고법
- 사전동의
- 개인정보보호
- 정책과 절차
- 근로계약법
  - 고용차별금지법
  - 연령차별금지법
  - 장애인보호법
  - 소수집단 우대정책
  - 동일임금법
  - 산업안전보건법
  - 가족 및 의료 휴가법
  - 임의고용의 원칙과 부당해고
  - 단체교섭
- 환자보호 및 부담적정보험법과 보건의료 및 교육 개혁법안
- 전문간호실무를 위한 윤리 촉구
- 윤리원칙
  - 자율성
  - 선행
  - 악행금지
  - 진실성
  - 공정성
  - 선의의 간섭주의
  - 신의
  - 타인에 대한 존중
- 간호사를 위한 윤리강령
- 윤리적 문제해결과 의사결정
- 도덕적 고충
- 윤리위원회
- 법과 윤리적 문제의 분리
- 향후 간호사가 직면할 윤리적 문제

법적 · 윤리적 문제를 통합하기 위한 조언

- 간호실무법을 읽고 실무의 허용되는 범위 내에서 준수한다.
- 모든 보건의료시설의 법적 원리를 적용한다.
- 주와 정부의 고용법을 알아둔다.
- 보건의료 전달체계의 모든 측면에서 간호사들을 위한 윤리강령을 준수한다.
- 윤리적 상황에서 오답과 정답이 존재하는 것이 아니라 단순히 더 나은 혹은 나쁜 상황이 라는 것을 기억한다. 해결되지 않은 의문이 있으면 그것이 진행되기 전에 모든 측면을 고려하고 다른 사람에게 자문을 구한다.
- 만약 법과 윤리적 이슈가 모순된다면 법적 측면을 우선 시행한다.

REFERENCES

Age Discrimination in Employment Act of 1967, P.L. 90–202, 29 United States Code 621 (December 15, 1967).

American Nurses Association (ANA). (2001). Code of ethics for nurses with interpretive statements. Washington, DC: Author.

American Nurses Association, *Workplace violence*. (2012a). Available at http://nursingworld.org/workplaceviolence.

American Nurses Association, *Safe patient handling*. (2012b). Available at http://www.anasafepatienthandling.org.

Americans with Disabilities Act of 1990, Public Law 101-336, 104 Statutes 327 (July 26, 1990).

Americans with Disabilities Amended Act of 2008, Public Law 110–325 (September 25, 2008).

Civil Rights Act of 1964, P. L. 88-352, 78 Statutes 241, § 703 et seq. (July 2, 1964).

Civil Rights Act of 1991, P. L. 102–166 (November 21, 1991).

Department of Health and Human Services, *Quick guide to health literacy: Fact sheet*. (2012). U.S. Department of Printing and Engraving Washington, D.C.: Author. Equal Employment Opportunity Act of 1972, 78 Statutes 253; 42 U.S.C. 2000e (March 24, 1972).

Equal Pay Act of 1963, P. L. 88-38, 77 Statutes 56 (June 10, 1963).

Estate of Travaglini v. Ingalls Health, 2009 WL 4432565 (Ill. App., November 24, 2009).

Family and Medical Leave Act of 1993, P. L. 103-3, 107 Statutes 6 (February 5, 1993).

Family and Medical Leave Amended Act of 2008, P. L. 110-181, 122 Statutes 128 (January 28, 2008).

Guido, G. W. (2006). *Legal and ethical issues in nursing* (4th ed.). Upper Saddle River NJ: Prentice Hall.

Health Care and Education Reconciliation Act of 2010, Public Law 111-152, 124 Statutes 1029 (March 30, 2010).

Health Insurance Portability and Accountability Act of 1996, Public Law 104–191, 100 Statutes 2548, (August 21, 1996).

Institute of Medicine. (1999). *To err is human: Building a safer health care system*. Washington, D.C.: The National Academies Press, Institute of Medicine.

Keselman, D. (2012). Ethical leadership. *Holistic Nursing Practice, 26*(5), 259–261.

Laurin v. *Providence Hospital and Massachusetts Nurses Association*, 150 F.3d 52 (1st Cir., 1998).

Marinock v. *Manor at St. Luke's*, 2010 WL 3233125 (Ct. Com. Pl. Luzerne Co., Pennsylvania, January 29, 2010).

Mitchell & Galle v. Winkler County et al., CV 00037-RAJ, Document 42, Winkler County Trail Court, filed April 18, 2010.

Martell v. Tarpon Springs Hospital, 2010 WL 5485106 (Cir. Ct. Pinellas Co., Florida, September 29, 2010).

Massey v. Mercy Medical Center, 180 Cal. App. 4th 690, 103 Cal. Rept. 3d 209 (Cal. App., December 22, 2009).

Mauro v. Borgess Medical Center, 4:94 CV 05 (Mich., 1995).

McAndrew, N. S., Leske, J. S., & Garcia, A. (2011). Influence of moral distress on the professional practice environment during prognostic conflict in critical care. *Journal of Trauma Nursing, 18*(4), 221–230.

Moschke v. Memorial Medical Center of West Michigan, 2003 WL 462374 (Mich. App., February 21, 2003).

National Federation of Independent Businesses v. Sebelius, Secretary of Health and Human Services, et al., No. 11–393 (June 28, 2012).

National Labor Relations Act, P. L. 74-198, 49 Statutes 449 (July 5, 1935).

Occupational Safety and Health Administration Act of 1970, P. L. 91–595, 84 Statutes 1590 (December 29, 1970).

O'Shea v. State of New York, WL 1516492 (N.Y. Ct. Cl., January 22, 2007).

Painter, L. M., Dudjak, L. A., Kidwell, K. M., Simmons, R. L., & Kidwell, R. P. (2011). The nurse"s role in the causation of compensable injury. *Journal of Nursing Care Quality, 26*(4), 311–319.

Patient Protection and Affordable Care Act of 2010, Public Law 111–148, 124 Statutes 896 (March 23, 2010).

Potter, P., Deshields, T., & Kuhrik, M. (2010). Delegation practices between registered nurses and nursing assistive personnel. *Journal of Nursing Management, 18*, 157–165.

Protection of Human Subjects, 45 Code of Federal Regulations, Sec. 46.111, 46.101(b), 46.110, 46.116 (1991).

Protection of Human Subjects, 45 Code of Federal Regulations, Sec. 46.401 et seq. (1998).

Registered Nurse Safe Staffing Act of 2011. United States House Bill 876/United States Senate Bill 58. Retrieved from http://legiscan.com/US/comments/HB876/2011; http://legiscan.com/US/bill/SB58/2011.

Sabol v. Richmond Heights General Hospital, 676 N. E.2d 958 (Ohio App. 1996).

Safe Nurse Staffing Legislation, Washington State HB 3123 (March, 2008).

Trombley v. Southwestern Vermont Medical Center, 738 A.2d 103 (Vt., 1999).

Vietnam Era Veterans' Readjustment Assistance Act of 1974, 38 United States Code § 4212 (1974).

Watkins v. Unemployment Compensation Board of Review, 689 A.2d 1019 (Pa. Commonwealth, 1997).

Wellstar Health System, Inc. v. Green, WL 31324127 (Ga. App., October 18, 2002).

Wolfson, J. (2005). Erring on the side of Theresa Schiavo: Reflections of the special guardian ad litem. *The Hastings Center Report, 35*(3), 16-19.

Yoder-Wise, P. (2010). More serendipity: The Winkler County trial. *The Journal of Continuing Education in Nursing, 41*(4), 147–148.

Zamudio v. Patia, 956 F. Supp. 803 (N.D. Ill., 1997).

SUGGESTED READINGS

ANA/AONE Principles for collaborative relationships between clinical nurses and nurse managers. (2012). *Nurse Leader, 10*(3), 17–18.

Beauchamp, T. L., & Childress, J. E. (2009). *Principles of biomedical ethics* (6th ed.). New York: Oxford University Press.

Burston, A. S., & Tuckett, A. G. (2013). Moral distress in nursing: Contributing factors, outcomes, and interventions. *Nursing Ethics, 20*(3), 312–324.

Jones, F., Podila, P., & Powers, C. (2013). Creating a culture of safety in the emergency department. *Journal of Nursing Administration, 43*(4), 194–200.

Patient information on Facebook traced to temporary staff. (2012). *Healthcare Risk Management, 34*(3), 25–27.

Pavlish, C., Brown-Saltzman, K., Hersh, M., Shirk, M., & Nudelman, O. (2011). Early indicators and risk factors for ethical issues in clinical practice. *Journal of Nursing Scholarship, 43*(1), 13–21.

Plawecki, L. H., & Amrhein, D. W. (2010). Legal issues: A question of delegation: Unlicensed assistive personnel and the professional nurse. *Journal of Gerontological Nursing, 36*(8), 18–21.

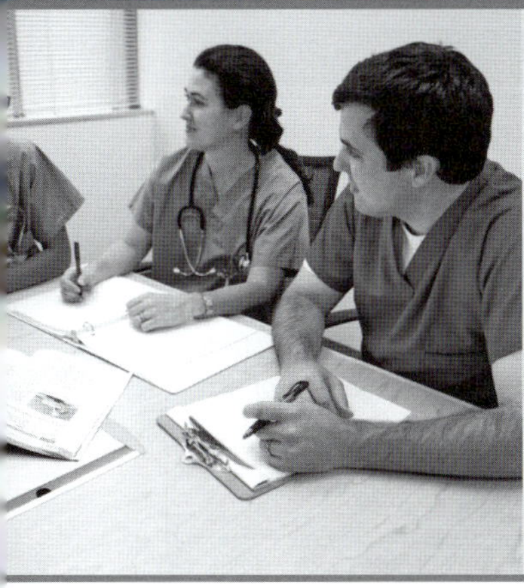

CHAPTER

6

의사결정과 문제해결

Making Decisions and Problem Solving

이 장에서는 의사결정과 문제해결의 과정, 이 과정에서 활용할 수 있는 분석도구에 대해 자세히 알아보고 개인의사결정, 집단의사결정을 위한 전략에 대해 다루고자 한다.

학습성과

- 문제해결 과정에서 의사결정기법을 활용하여 최선안을 선택한다.
- 잘못된 정보 수집이 의사결정과정에서 미치는 영향을 분석한다.
- 책임간호사와 간호관리자의 의사결정 스타일을 분석한다.
- 일부 인터넷 출처에서는 비판적 사고를 중요시하는데, 이에 대해 비평한다.

핵심용어

- 창의성(creativity)
- 비판적 사고(critical thinking)
- 의사결정(decision making)
- 최적화된 결정(optimizing decision)
- 문제해결(problem solving)
- 만족스러운 결정(satisficing decision)

도전

Vickie Lemmon, RN, MSN
Director of Clinical Strategies, Operations WellPoint Inc.
Ventura, California

의료기관의 관리자는 어려운 상황에서도 환자에게 질 높은 서비스를 제공하기 위해 다양하고 복잡한 문제에 직면한다. 이러한 문제가 해결되지 않으면 직원들의 사기가 꺾일 뿐만 아니라, 그로 인해 효율성 및 제공되는 서비스의 질도 함께 떨어지기 때문에 관리자는 곤란한 상황에 처하게 된다. Vickie Lemmon은 캘리포니아 주의 소아과 센터를 관리했으며, 이와 같은 상황에 직면하게 되었다. 그녀가 센터 관리직을 맡았을 당시 직원들은 인력구성, 팀 커뮤니케이션 및 업무량 등에 대해 불만이 많았는데, 이를 증명하듯 직원의 이직률이 높아지고 환자에 대한 기록도 잘 이루어지지 않았으며 고객의 항의도 많았다. 해당 센터로 발령받은 Vickie Lemmon은 센터에서의 경험이 없어 직원과 환자들의 불만에 바로 대응할 수 없었다. 그녀에게 주어진 도전과제는 위임받은 일을 잘 준수하기 위해 팀을 인도하여 현재의 문제를 해결하는 것이었다.

당신이 이 간호사라면 어떻게 하겠는가?

도입

간호실무 과정에서 문제해결과 의사결정능력은 매우 중요하다. 현재 우리가 직면하는 문제에 대해 가능한 한 모든 결과를 검토한 후에 의사결정을 내려야 한다. 잘못된 의사결정은 큰 위협을 초래할 수도 있기 때문이다. 간호사의 의사결정에 대한 중요성은 입원환자 프로필의 다양화, 과학기술의 발전으로 인한 의료시스템 및 환경 변화에 따라 더 높아지고 있다. 병원이라는 공간에 제한되었던 보건의료는 가정으로 확장되었고, 이 변화를 통해 간호사는 더 다양한 환자와 다양한 환경 속에서 일하게 되었다. 이에 따라 간호사의 의사결정능력에 대한 중요성이 대두되고 있다.

의사결정과 문제해결의 차이

많은 사람들이 의사결정(decision making)과 문제해결(problem solving)은 같은 것을 의미한다고 생각한다. 두 가지 과정 모두 비판적 사고(critical thinking)를 통해 이루어지는 것이기는 하지만 뚜렷한 차이가 있다.

의사결정이란 목표를 달성하기 위해 선택가능한 여러 대안들 중 최적의 대안을 선택하는 정형화된 과정을 말한다. 한편, 문제해결이란 현재와 목표하고자 하는 상황의 차이에 대해 생각해보고 효율적인 방안을 제시하여 실천하는 것을 말한다.

효과적인 의사결정과 문제해결은 비판적 사고에 기인해야 한다. 여기에서 비판적 사고란 결론에 도달하기 위해 정보를 자율적이고, 능동적으로 처리하며, 논리적으로 문제를 분석하고, 평가하는 사고의 과정을 의미한다. 좋은 의사결정기술을 갖고 있는 간호사의 경우 직면하는 문제가 어떤 것이고, 왜 생긴 것이며, 어떻게 해결해야 할지를 알고 있다.

예를 들어, 수술 전 두려움에 떨고 있는 환자의 상태를 호전시키기 위해 비판적인 사고를 갖고 있는 간호사라면 본인의 분석능력을 발휘하여 환자가 직면하는 정확한 상태를 판단할 줄 알아야 한다. 또한 능동적으로 해결방법을 찾아 환자에게 알맞는 대체방법을 제시할 줄 알아야 한다. 관리자가 후배양성을 성공적으로 하기 위해서는 일반간호사의 비판적인 사고 발달을 위해 힘써야 하며, 이 부분은 교육과 멘토링을 통해 발달될 수 있다.

비판적 사고에 못지 않게 중요한 것이 창의성(creativity)이다. 새롭게 직면한 문제에 대해 새롭고 혁신적인 해결방법을 찾을 수 있기 때문이다.

그림 6-1은 의사결정, 전문적 판단, 문제해결, 창의성, 비판적 사고의 상관관계를 보여준다. 그림에서 알 수 있다시피 비판적 사고를 중심으로 나머지 4가지 요소가 연결되어 있다. 비판적 사고

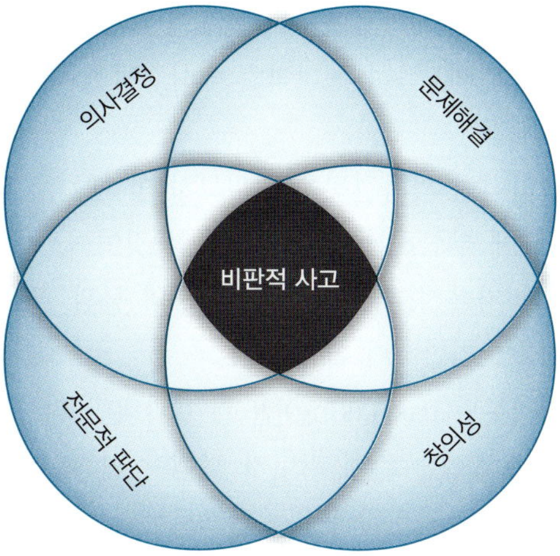

그림 6-1 문제해결 및 의사결정모델

의 구성요소는 의사결정, 전문적 판단, 문제해결, 창의성이며, 즉 문제를 비판적 사고를 갖고 다룰 때 의사결정, 전문적 판단, 문제해결, 창의성 등을 고려하여 해결해야 한다는 뜻이다.

의사결정

모든 과정에서의 첫 단추는 중요하다. 의사결정의 시작은 의사결정을 통해 이루고자 하는 목적을 정의하는 것에서부터 시작된다. 달성하고자 하는 바가 정확히 정의되지 않는다면 의사결정의 과정이 실패할 수 있다. 목적 정의가 완료된 후에는 문제해결이 가능한 여러 대안을 제시하고, 각 대안의 장점과 단점을 판단하여, 최선의 대안을 선택해야 한다. 이 과정에서 간호사는 각 대안의 장점과 단점의 정도를 잘 판단할 줄 알아야 한다(박스 6-1).

의사결정모델

내적 조건에 따라 다른 종류의 의사결정모델을 사용하게 되는데, 의사결정에 대한 확실성이 있는 일반적인 상황에서는 단순히 표준사규 혹은 기존 지침을 활용하는 것만으로도 충분하다. 정형화된 상황에서 사용가능한 분석도구를 활용해도 좋다. 반대로 일반적이지 않은 상황 또는 위험도가 있는 상태에서 의사결정이 이루어진다면, 보다 능동적인 자세로 현재의 상황에 대한 자료를 수집하여 객관적으로 판단해야 하며, 경험과 창의성을 토대로 의사결정이 이루어져야 한다. 후자의 경우 경험을 토대로 의사결정이 이루어지기 때문에 풍부한 경험을 갖고 있는 간호관리자의 역할이 중요하다.

문제에 접근하는 방법 중 하나가 '만족화(satisficing)'이다. 만족화란 최선은 아니지만 모두가 만족할만한 해결책을 얻는 과정을 말하며 해결책을 얻는 과정의 소요시간이 가장 짧다는 것이 장점이다.

또 다른 방법은 '최적화(optimization)'인데 의사결정 목적을 명확하게 정의하고, 목적에 맞는 여러 대체전략을 설정하며 목적에 대응하는 최적의 전략을 선별하는 것이다. '만족할만한 결정'을 내리는 데 소요된 시간에 비교하면 '최적화된 결정'을 내리는 소요시간이 더 길지만, 이것이 상황에 더 알맞은 의사결정일 확률이 높다.

의사결정 스타일

리더십 스타일에 따라 리더가 활용하는 의사결정

박스 6-1 의사결정 서식

안건: ____________________

옵션(스타일)	장점	약점	우선순위

필요 시 줄을 더 삽입한다. 선택안의 우선순위를 매기고 가장 좋은 선택안을 채택해본다. "1"이 가장 선호하는 선택안이다.

수행계획: ____________________

____

평가계획: ____________________

____

모델도 상이하며, 대표적인 의사결정모델에는 가부장적 모델(paternalistic), 정보제공에 따른 선택모델(informative), 함께 의사결정하는 모델(shared)이 있다(Moreau et al., 2012). 전통적인 가부장적 모델은 리더 본인이 알고 있는 지식을 활용해 최선의 방법을 선택하는 모델이다. 정보제공에 따른 선택모델이란, 현재의 상황에 대한 정보를 제공받고 의사결정을 하는 모델을 말한다. 마지막으로, 함께하는 의사결정모델은 리더, 팀원, 환자가 서로 동등하고 적극적인 입장에서 타협하여 의사결정하는 과정을 말한다. 마지막 모델 활용 시, 업무 성과 및 효율성 개선, 이직률 제고, 업무 만족도 상승 등과 같은 효과도 관찰되므로 관리자는 의사결정과정에서 하급간호사를 적극 포함시켜야 한다.

함께 의사결정하는 모델의 정반대인 독재적 의사결정(autocratic)은 의사결정의 과정이 단축되지만 부하직원의 만족도는 떨어진다. 리더는 상황에 맞게 능동적으로 위의 의사결정모델을 선택하여 문제를 해결해야 한다.

> **연습 6-1**
>
> 동료들이 가장 선호하는 의사결정모델과 스타일에 대해 인터뷰한다. 효과적인 의사결정을 하는 데 동료들이 접하게 되는 장벽이나 방해물은 무엇인가? 의사결정의 효과성을 높이기 위해 사용된 전략은 무엇인가? 인터뷰를 근거로 보았을 때 모델은 효과적이었는가? 효과적 혹은 비효과적이였다면, 그 이유는 무엇인가?

의사결정의 영향요인

의사결정자의 외적 · 내적 요인에 따라 의사결정의 과정이 달라지며, 그 결과 또한 달라진다. 외적 · 내적 환경요인은 의사결정자가 현재 상황을 바라보고 판단하는 과정에 영향을 준다. 내적요인은 의사결정자의 컨디션, 개인철학, 관심사, 과거의 경험 등을 말하며, 외적요인은 주변의 자원, 시대상 등을 말한다. 문화적 · 사회적 · 철학적 배경에서 도출되는 가치관은 의사결정에 많은 영향을 주는 요소인데, 특히 윤리적인 의사결정을 할 때 중요하다.

윤리적인 의사결정을 내리고자 할 때는 본인의 가치관에 부합하는지 확인해야 할 것이며, 기관의 정책과 자율성, 무해성, 자선, 정의 등과 같은 윤리원칙에 기반해야 할 것이다.

위험부담(risk taking) 또한 효과적인 의사결정과 문제해결을 위해 리더가 갖춰야 할 요소이다. 위험부담은 자신감과 자존감으로부터 나온다. 위험부담을 범하는 태도를 취해야 문제에 대한 많은 대안을 고려해 볼 수 있으며, 그 중 최적의 대안을 선택할 수 있다.

집단의사결정

의사결정에 대한 퀄리티, 의사결정에 참여한 인원이라는 두 가지 조건으로 의사결정에 대한 효율성을 판단하게 된다. 첫 번째 조건인 퀄리티는 의사결정의 과정이 얼마나 방법론적으로 이루어졌는지를 말하며, 두 번째 조건인 참여한 인원은 얼마나 많은 사람들의 의견을 반영하고, 객관적으로 진행되었는지를 말한다.

학술자료에 의하면 독단적으로 내린 의사결정보다는 집단합의에 도달한 의사결정이 더 효율적이라고 한다. 효율적인 집단의사결정을 위해서는 자유분방한 분위기가 중요하며, 다른 구성원의 아이디어에 대해 수용적인 태도가 중요하다. 리더는 이러한 긍정적인 분위기가 형성될 수 있도록 노력해야 한다.

집단의 분위기뿐만 아니라 집단의 규모도 중요한데, 규모가 너무 작다면 문제에 대해 제시되는 관점의 수량이 적어 덜 효율적인 판단이 내려질 수도 있다. 반대로 집단의 규모가 너무 크다면 집단구조가 불안정하며, 문제에 대한 관점이 너무 많아 결과도달이 불가능할 수도 있다.

문헌 관점

출처: Tanner, C.A. (2006). Thinking like a nurse: A researchbased model of clinical judgment in nursing. *Journal of Nursing Education, 45*(6), 204-211.

Tanner는 교육을 위한 도구로서 사용될 임상적 판단의 모델을 이끌어 내기 위해 임상적 판단과 임상적 의사결정에 관한 200개의 연구에 대해 광범위한 문헌고찰을 하였다. 첫 번째 고찰에서는 1998년에 120개의 기사를 요약하여 게재하였다. 그 해 71개의 추가 연구에서 2,006개의 기사가 고찰되었다. 전체 기사의 분석을 기반으로 Tanner는 5가지 결론을 내렸다. 5가지 각 결론의 구체적인 설명에 대해 기사에 언급된다.

저자는 임상적 판단을 '문제해결 활동'으로 간주하며, '임상적 판단', '문제해결', '의사결정' '비판적 사고'의 용어는 서로 바꿔 사용되기도 하는 사실에 주목하였다. 모델의 개발에 추가할 목적으로 Tanner는 임상적 판단을 환자의 요구 사정에 기반을 둔 활동으로 정의하였다. 임상추론은 간호사들이 판단하는 것에 의한 과정이다(예: 가장 적절한 것을 선택을 하는 의사결정과정) (Tanner, 2006, p. 204).

- 임상적 판단은 상황에 대한 객관적 자료보다는 간호사들이 상황 속에 접하는 것에 의해 더욱 영향을 받는다.
- 환자의 관심을 모으고 환자의 걱정거리를 규명할 뿐만 아니라 환자에 대해 아는 것, 환자반응의 전형적 패턴에 관해 임상적 판단의 여지가 어느 정도인지 타진한다.
- 임상적 판단은 상황이 발생하는 맥락과 간호단위의 문화에 영향을 받는다.
- 간호사들은 여러 가지 추론 패턴을 단독 혹은 조합하여 사용한다.
- 실무에 반영되는 것은 임상적 판단의 실패에 의해 시작되기도 하며, 임상적 지식의 개발과 임상추론 향상을 위해 중요하다.

임상적 판단 모델은 네 단계를 포함시키고 있는데, 이는 이 장에서 언급된 의사결정과 문제해결 단계와 유사하다. 이 모델은 '주지하기(noticing)'로 불리는 단계에서 시작된다. 이 단계에서 간호사는 비슷한 환자의 상황들, 경험, 지식으로부터 수집된 지식에서 기인된 특정 반응을 기대한다. 이 단계에서는 환경의 복잡성, 가치, 간호단위 문화 안에 전형적인 실무 등과 같은 외적 요인이 간호사에게 영향을 준다.

모델의 두 번째 단계는 '해석(interpreting)'으로 간호사가 상황이 반응을 요구한다는 것을 이해하는 동안에 이루어진다.

세 번째 단계는 '반응(responding)'으로 간호사가 상황을 다루기 위해 최선책을 결정하는 동안에 이루어진다. 네 번째 단계가 바로 이어지는데, '반영(reflecting)'이며 간호사의 수행에 대한 환자의 반응을 사정하는 동안 이루어진다.

Tanner는 '수행 시 반영(reflection-in-action)'과 '수행상 반영(reflection-on-action)'이 이 모델에서 요구되는 주요 과정임을 강조한다. 수행 시 반영(reflection-in-action)은 간호수행에 대한 환자의 반응에 대한 실시간 반영으로 진행 중인 사정에 근거하여 계획의 변경이 동반된다. 한편, 수행상 반영은 경험의 리뷰로 미래에 비슷한 경험을 위한 학습을 촉진한다.

실무 의의

간호교육자나 관리자는 임상적 판단 모델을 신규 혹은 경력간호사들의 의사결정을 포함한 사고과정에 더 많은 이해를 돕기 위해 사용할 수 있다. 한 가지 예로 간호사들은 임상경험으로부터의 관찰이나 인상을 기록한 반영적 일기(저널) 쓰기를 계속할 수 있도록 격려될 수 있다. 임상 후 집담회 혹은 직원 개발 회의에서 간호관리자는 간호사들이 그들의 체험에 Tanner의 5가지 결론을 적용시켜 보도록 할 수 있다. 그들의 의사결정과 의사결정과정을 분석하는 궁극적 목적은 임상적 판단과 문제해결, 의사결정, 비판적 사고 기술을 향상시키기 위함이다.

집단의 규모만큼 중요한 것이 집단 구성원의 다양성이다. 배경이 동질적인 개인으로 구성된 집단보다는 이질적인 개인으로 구성된 집단이 더욱 다양한 정보를 창출하는 경향이 있고, 다양한 구성원이 가지고 있는 지식과 정보를 활용하면, 조금 더 보완된 결론을 얻을 수 있다. 의사결정과정의 효율성을 하락시킬 수 있으므로 독단적인 성향을 갖고 있는 구성원은 피해야 한다.

연습 6-2

자원할당, 임종 이슈, 의료인 혹은 환자/가족/중요한 지인들 간의 갈등, 혹은 다른 윤리적 딜레마와 관련된 현재 혹은 과거의 상황을 말해본다. 내외적 요인들이 어떻게 의사결정 옵션들과 선택된 옵션, 결과에 영향을 미쳤는지 설명해본다.

집단의사결정의 장점

집단의사결정 시 다양한 관점을 수용하여 최적화된 대안이 채택될 가능성이 높아진다. 또한 최종 의사결정 수용성의 증가라는 큰 장점이 있다. 많은 의사결정의 경우, 최종적인 의사결정이 내려진 이후에도 실패할 가능성이 있다. 그 이유는 집단이 최종 해결책을 받아들이지 않기 때문이다. 그러나 집단구성원 자신이 의사결정의 전 과정에 참여하게 되면 최종 문제해결책을 수용할 가능성이 커지고 실행에도 협조적이다.

의사결정의 가장 이상적인 방법은 전원 일치이지만, 현실적으로 어렵기 때문에 다수결의 원칙을 적용한다. 다수결의 원칙이란 51%의 의사통과 시 의사결정을 하고 모든 회원이 인정하고 따라야 한다는 원칙이다. 다수결의 원칙은 소수의 판단보다는 다수의 판단이 더 합리적일 것이라는 가정에서 출발하므로, 다수결이 항상 옳은 것은 아니다. 올바른 소수 의견이 배척당하는 경우가 생길 수 있으므로 소수 의견을 존중하고 타협하는 과정을 거치는 것이 바람직하다.

집단의사결정의 단점

집단의사결정의 단점은 의견대립 시 발생하는 갈등, 토론시간의 비용이 크다는 점이다. 따라서 민감하고 빨리 결정이 이루어져야 하는 상황에서는 적절하지 않다. 또한 집단의사결정이 왜곡되는 경우도 많기 때문에 집단의사결정이 무조건적으로 좋은 방법은 아니다. 한 사람의 의견이 주도적으로 채택될 수도 있고 우세한 지위의 의견에 동조하려는 경향이 나타나기 때문이다. 어떤 경우에는 집단의 번영보다는 집단의 평화를 위해 최적이 아닌 모두가 만족할만한 결정이 내려질 수도 있기 때문에 리더의 경우 서로가 서로를 자극하며 새로운 아이디어를 창출하고, 최적의 결정이 내려질 수 있도록 잘 지도해야 한다.

전략

집단의사결정의 부정적 현상을 방지하기 위해서는 효율적인 집단의사결정 기법이 필요하다.

브레인스토밍(brainstorming) 기법은 여러 사람이 그룹을 만들어 자유자재로 공상과 연상 작용을 통해 아이디어를 발상하는 방법인데, 다양하면서도 많은 양의 아이디어를 도출시켜 구성원의 독창적인 사고를 자극시킨다는 점에 의의를 둔다. 넓은 범위의 대안이 필요할 때나, 창조적이고 독창적인 아이디어를 요구할 때 이용되는 기법이다. 집단의사결정 시 다른 구성원의 아이디어 제시를 저해할 수 있는 평가나 비판은 금지해야 한다. 예를 들어, "그 방법은 절대 실현 불가능해요." 등과 같은 촌철살인의 말은 삼가야 한다. 리더는 참가자들이 본인의 아이디어를 제시하는 것뿐만 아니라 다른 사람의 아이디어를 더 좋은 아이디어로 바꾸거나 2~3개의 아이디어를 결합하여 훨씬 더 좋은 아이디어로 만들 수 있는 열린 환경을 만들어야 한다.

명목집단법(nominal group technique)은 브레인스토밍의 장점은 살리고 단점을 보안하기 위해 만들어진 방법으로, 구성원들이 동등하게 참여할 수 있고 우선순위 투표과정을 통해 집단의사결정에 동등한 영향을 끼칠 수 있는 기회가 있다. 명목진단법의 운영절차는 구성원들 각자 주어진 시간 동안 제시된 문제에 대해 생각해보고 자신의 아이디어를 서면으로 정리하여 작성하고, 차례로 돌아가면서 자신의 아이디어를 제시한 후 모든 아이디어가 기록될 때까지 토의를 하지 않아야 한다. 그 후 칠판에 적힌 모든 아이디어에 대해 장점과 타당성 등 기타 여러 가지 측면에서 토의 후 마지막 비밀 투표 단계에서 구성원의 아이디어에 따라 평점을 매기고, 집단의 최고 종합점수를 받은 아이디어를 최적의 대안으로 확정한다.

포커스 그룹(focus groups) 인터뷰는 대안을 제시하는 것보다 현 상황에 대한 객관적인 정보를 수집하고 싶을 때 많이 쓰이는 방법이다. 포커스 그룹의 구성원의 시각에 따라 편협된 정보가 생성될 수도 있지만 이 부분만 관리가 가능하다면 아주 유용한 도구이다.

델파이기법(Delphi technique)은 일반화 · 표준화된 자료가 부족한 경우, 전문가 집단으로부터 신뢰성이 높은 합의를 얻어내기 위한 기법이다. 어떤 상황에 대한 인식을 기초로 설문지를 작성하고 관련 분야의 전문가에게 보내 개별적인 응답을

문헌 관점

출처: Pretz, J.E., & Folse, V.N. (2011). Nursing experience and preference for intuition in decision making. *Journal of Clinical Nursing, 20*, 2878–2889.

Pretz와 Folse(2011)는 두 가지 주요 질문, 즉 "직관에 대한 선호는 모든 삶의 분야와 영역을 초월하는 생각인지 혹은 좀 더 특수 분야의 생각인가?", "직관에 대한 선호는 그 분야에서의 경험이 증가됨으로써 강화되는가?"에 대한 답을 구하기 위해 연구를 수행하였다.

저자는 간호사들(n=145, 78% 여성)을 모아 익명이 보장된 온라인 조사를 하였다. 참여자는 학사 78명, 석사 49명, 박사 6명, 3년제 프로그램 1명, 2년제 프로그램 1명이었다. 저자는 이성적–경험적(직관적) 의사결정 선호도 사정도구(Rational– Experiential Inventory, REI), 성격유형검사(Myers–Briggs Type Indicator, MBTI), 직관유형 측정도구(Types of Intuition Scale, TIntS), 밀러의 직관도구(Miller Intuitiveness Instrument), 간호 시 직관사용의 인식 측정도구(Acknowledges Use of Intuition in Nursing Scale), 스미스 직관도구(Smith Intuition Instrument)를 사용하였다. 통계분석은 단계적 다중회귀분석과 상관관계분석을 사용하였다. 경험은 간호 직관에 대한 선호와 상관관계가 있었다($p<.001$). 학생들은 4년 이상의 경력 간호사와 비교하여 직관에 대해 덜 도입하려하고 시도하려하지 않았다($p=.053$). 더불어 경험이 있는 간호사는 직관에 대해 좀 더 강한 선호를 갖고, 이러한 선호는 삶의 다른 영역으로 확장되었다. 이러한 분석은 숙련된 도입가와 물질과 영혼의 두 가지 유형의 간호직관을 제안했다. 어떠한 구체적 간호직관 유형이 임상적 결과의 향상과 관련될 수 있는지 규명하기 위해 후속연구가 필요하다.

실무 의의

선배간호사들이 후배간호사들과 함께 그들의 직관을 어떻게 발전시켰는지 공유하는 것을 돕는 것이 그룹의 직관을 더 상위수준으로 이동시킬 수 있다. 선배간호사들과 함께 직관 사고를 테스트할 기회를 제공하는 것이 직관에 도움이 되는 경험을 개발하는 것에 도움이 될 것이다.

수집, 요약하여 그 요약문을 다시 각 전문가에게 보낸다. 이러한 과정은 일반적인 합의에 도달할 때까지 반복하며, 결과적으로 전문가의 통합된 정보를 이끌어 내는 방법이다. 델파이기법의 운영절차는 응답자의 익명성 공개 및 접촉 방법에 따라 달라진다.

의사결정도구

명확한 목적과 상황에 대한 정보가 완벽히 수집된 경우 간호사는 의사결정도표나 SWOT 등의 도구를 활용하여 의사결정을 할 수 있다(그림 6–2). 의사결정 시 고려해야 할 중요한 요소 두 가지를 선택하여 두 축을 만들고, 그 기준에 따라 의사결정도표를 작성하게 된다. 대안의 장단점을 여러 측면에서 바라볼 수 있고, 다른 대안과 쉽게 비교되기 때문에 의사결정을 내리는 데 도움이 된다.

SWOT 기법은 문제의 내부 환경과 외부 환경을 분석하여 강점, 약점, 기회, 위협 요인을 규정하고 이를 토대로 경영 전략을 수립하는 기법이다.

문제해결

"지구를 살릴 시간이 1시간 밖에 없다면 지구가 갖고 있는 문제에 대해 59분을 생각하고 그 문제를 해결하는 방법에 대해 1분 고민하겠다."라는 명언을 남긴 위대한 과학자 알버트 아인슈타인과 같이 리더들은 문제의 소재를 분명히 하는 자세를 갖추어야 한다. 올바른 문제파악이 올바른 해답으로 이어지기 때문이다.

의사결정은 문제해결의 과정 중 하나이며, 다르게 말하면 문제를 인식하는 것이 의사결정의 시작이다. 문제 정의를 위해서는 자신에게 다음의 5가지 질문을 해봐야 하며, '예'라는 답이 많다면 문제해결 과정에 참여해도 좋지만, 5개에 대한 답이 모두 '아니오'일 경우에는 문제해결의 과정을 보류해도 좋다.

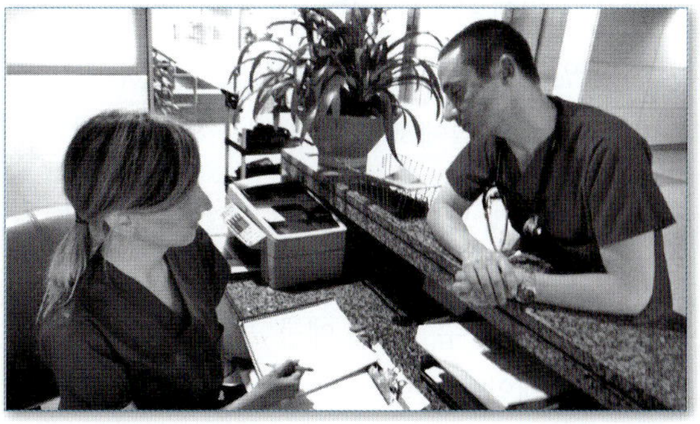

문제해결의 일부인 팔로워는 결정을 내리는 데 참여해야 한다.

선택기준	시간	비용	법적/윤리적 고려사항	필요한 물품

그림 6-2 의사결정도표

박스 6-2 SWOT 분석

강점
- 보건의료체계와 유사함
- 임상역량과 우수한 성과 평가를 받음
- 동료에 의해 확인된 우수한 의사소통기술
- 최근 12-리드 ECG 해석 수업의 수료

약점
- 중환자간호수업의 불참
- ICU에 자주 출입하는 외과의사 중 한 명과 갈등을 해결하지 못함
- 풀타임 혹은 12시간 근무 중 어떤 것을 원하는지 불확실

기회
- 향후 몇 달 안에 ICU에 직원모집 예상
- 중환자간호과정이 한 달 안에 제공될 예정
- ACLS과정을 1년에 4번 제공
- ICU에 근무하고 있는 친구가 그녀에게 멘토가 되겠다는 제안

위협
- 다른 중환자간호병동의 폐쇄로 인한 직원 이동으로 직원모집의 기회 상실
- 다른 내외과 병동 간호사 또한 이동에 관심을 보임

1. 이 사안이 중요한가?
2. 이 사안에 대해 조치를 하고 싶은가(예: 그 사안을 갖고 싶은가?)?
3. 자신이 그것을 처리할 자격이 있는가?
4. 자신이 이 사안에 대해 행동을 해도 되는 적절한 위치인가?
5. 이 사안을 해결하기 위해 나의 지식, 시간 등과 같은 자원이 충분한가?
6. 이 사안을 다른 사람에게 위임할 수 있는가?
7. 이 사안의 해결에서 어떤 혜택을 얻을 것인가?

모든 문제에 대해 리더가 개입을 할 필요는 없다. 의도적으로 개입하지 않는 것도 문제해결에 대한 방안이 될 수 있다. 예를 들어, 부하직원 간의 갈등은 개입하지 않는 것이 더 좋은 방법이다.

가끔 문제에 대한 해결방안이 이미 기관의 정책에 따라 정해져 있기도 한다. 그러므로 본인 소속의 정책과 상위 간부의 기준에 대해 잘 인지하고 있는 것도 간호관리자가 갖추어야 할 능력이다.

문제해결 과정

문제해결을 위해 몇 가지의 모델을 활용할 수 있다.

연습 6-3

여러분이 경험하고 있는 현재 상황에 대해 의사결정 그리드를 설계해본다. 비용, 시간, 자원, 이점과 불이익과 같은 의사결정과정에서 발견해야 할 요소를 규명해본다.

연습 6-4

박스 6-1에 제시된 의사결정 양식을 사용하여 이 시나리오에 대한 다른 옵션과 각 접근의 장단점을 목록화해본다. 옵션들을 가장 희망하는 것부터 우선순위를 매기고 최상의 옵션을 선택하라. 선택한 옵션을 어떻게 수행하고 평가할지 결정해본다.

문제 규명

문제해결에서 가장 중요한 것이 문제에 대한 정의이므로, 조심스럽고 세심하게 문제를 규명해야 한다. 문제를 규명하기 위해서는 정보를 수집하고, 객관적인 정보만 선별하며, 객관적인 정보를 객관적으로 처리하도록 노력해야 하며, 문제의 범위에 대해 규정해야 한다.

문제 정의는 주어진 정보는 물론 정보를 처리하는 데 활용되는 자신의 배경, 가치관이 중요한 요소로 작용된다. 이러한 개인적인 배경을 넘어 객관적으로 정보를 처리하기 위해서는 충분한 시간이 필요하다. 시간의 요건이 갖추어졌다면 문제에 대한 5가지의 질문을 던져 문제의 근본에 대해 알 필요가 있다. 여기에서 5가지 질문은 왜 이런 문제가 생겼는지를 5번 물어보는 것이다. 또한 문제와 문제를 증명하는 근거의 차이를 분명히 판별하는 것도 중요하다.

자료수집

자료를 주의 깊게 수집해야 한다. 의사결정은 정확한 정보를 수집해야 하고, 이 정보를 바탕으로 문제해결의 과정을 진행할 수 있기 때문이다. 정보 수집 시 객관적인 정보를 객관적으로 처리해야 한다.

자료분석

자료수집을 마친 후 수집한 정보를 분석하는 단계이며, 의미 있는 정보에 접근하여 해당 정보를 활용하면 문제에 대해 확실하게 분석할 수 있다. 정보를 심도 있게 분석하면서 문제와 문제처럼 보이는 현상들을 분리할 수 있고, 문제처럼 보이는 현상은 근본적인 문제에 대해 좀 더 잘 알 수 있게 된다.

대안 생성

더 많은 수의 대안을 생성할 때 최종 의사결정이 합리적일 가능성이 더욱 높다. 많은 대안을 생성하기 위해서는 단지 명백하게 적절한 대안을 선택하는 것이 아니라 문제의 본질을 벗어난 것처럼 보이는 대안들도 생각할 줄 알아야 한다. 열린 사고를 갖고 대안 생성에 임하는 것이 중요하다.

대안 선택

다양한 대안들 중 한 가지 방법을 선택하기 위해서는 대안의 장단점을 생각해야 하고, 비용효율성, 법적 문제, 윤리적 문제, 적용 시간 등과 같은 기준을 갖고 가장 적절한 대안을 선택해야 한다.

문헌 관점

출처: Spradlin, D. (2012). Are you solving the right problem? *Harvard Business Review, 90*(9), 85–93.

Spradlin(2012)은 에너지는 적절한 해결을 위해 문제를 분명히 밝히는 데 중점을 두어야 한다고 보고하였다. 사실상 문제를 정확히 규명하는 데 실패하는 것은 팀이 문제를 잘못 해결하게 되는 결과를 초래한다. 그는 문제의 근본원인을 얻을 때까지 질문을 하는 것의 중요성을 추가로 설명하였다. 성공적인 과정을 확실히 하기 위해 Spradlin은 4단계 모델(해결을 위한 필요성 수립하기, 필요를 정당화하기, 문제를 맥락화하기, 문제를 진술하기)을 제안하였다. 4단계를 모두 사용하여 성공하기 위해 예시 질문을 제공하고 있다.

- 기본적 요구는 무엇인가?
- 원하는 결과는 무엇인가?
- 누가 이득을 보며 이유는?
- 그 노력과 우리의 전략이 연계되는가?
- 회사를 위해 원하는 이득은 무엇이고 어떻게 측정할 것인가?
- 어떻게 해결책이 수행될 수 있도록 할 것인가?
- 어떠한 접근을 시도할 것인가?
- 다른 사람들은 무엇을 시도할 것인가?
- 해결책 수행 시 내적 · 외적 제약은 무엇인가?
- 그 문제는 사실상 많은 문제를 갖고 있는가?
- 해결책에 반드시 부합되어야 하는 요구사항은 무엇인가?
- 어떤 문제해결자가 참여해야 하는가?
- 문제해결자가 무엇을 제출해야 하는가?

실무 의의

임상전문간호사, 임상간호지도자, 병동간호관리자, 임상교육가와 같은 임상전문가들은 이러한 접근을 병동 신규간호사의 멘토링에 도입할 수 있다. 질문에 대한 초보간호사들의 반응을 확인하는 것은 그들의 비판적 사고, 문제해결과 의사결정기술에 대한 가치 있는 정보를 산출해 낼 수 있고 진행 중인 간호사 개발, 멘토링과 지지에 기초를 제공한다. 문제해결을 시도할 때 매번 질문하는 것은 일상의 문제에 대한 고도의 혁신적인 해결책을 내놓을 가능성을 갖고 있다.

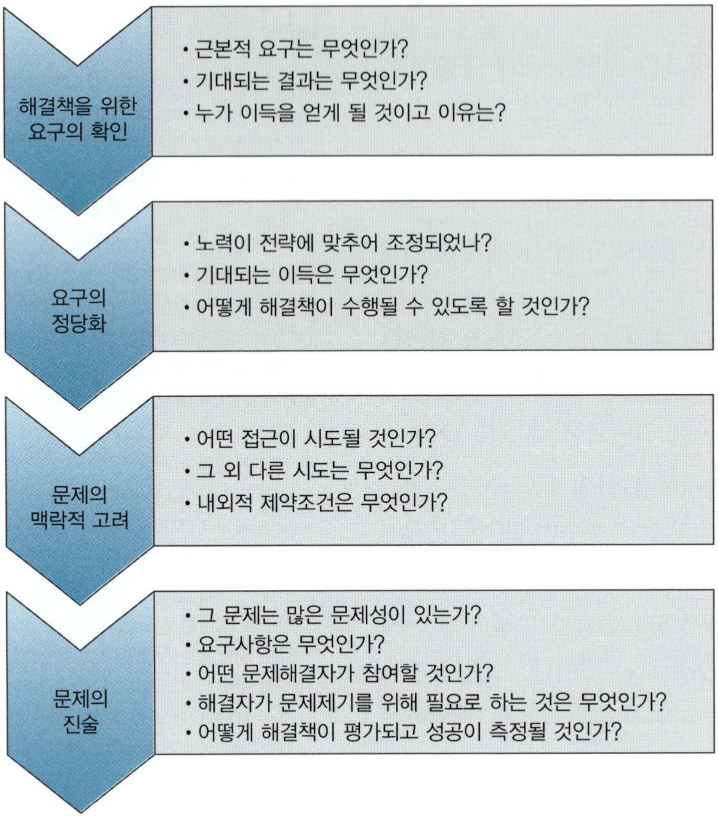

그림 6-3 문제-정의 과정

> **연습 6-5**
> 원인결과도(fishbone diagram, 그림 6-4)를 사용하여 여러분이 현재 현장에서 직면하고 있는 문제의 근원에 있는 모든 요인들(원인들)을 규명해본다. 가능한 한 많은 이슈를 나열한 후 동료들과 원인결과도를 공유해본다. 당신이 고려하지 못했던 다른 이슈가 있었는가? 문제(영역: 인력, 방법, 기계 혹은 물적자원)에 영향을 미치는 대부분의 요인들은 어디에 있는가?

해당 기준을 갖고 생성된 대안들의 순위를 매기는 방법이 가장 객관적이고 최적의 대안을 선택할 확률이 높아진다.

실행

선택된 대안을 현실에 적용하고 실행하기 위해서는 실행 시 필요한 시간, 사람 등의 자원을 단계별 행위계획으로 기획하고 조직화하여, 실행에 성공할 수 있도록 치밀하게 준비해야 한다. 실행 실패 시 적용할 'plan B'도 또한 생각해놓아야 한다.

결과 평가

대부분의 사람들이 문제를 정의하고 해결하는 데에 시간을 많이 투자한다. 문제해결 과정만큼 중요한 것이 해결방안이 얼마나 잘 실행되었고 문제를 잘 해결했는지를 판단하는 것이다. 성과를 지속적으로 모니터 할 수 있도록 모니터링 운영방안에 대해서도 생각해보아야 한다.

결론

관리자는 물론 일반간호사들도 지속적으로 문제해결과 의사결정과정에 참여하게 된다. 이 과정을 효율적으로 운영하기 위해 많은 모델들이 제시되어 있고 관리자와 간호사에게 교육되고 있다. 여기서 가장 중요한 점은 어떤 특정한 모델을 사용하는 것이 아닌, 문제해결 과정이 얼마나 체계적

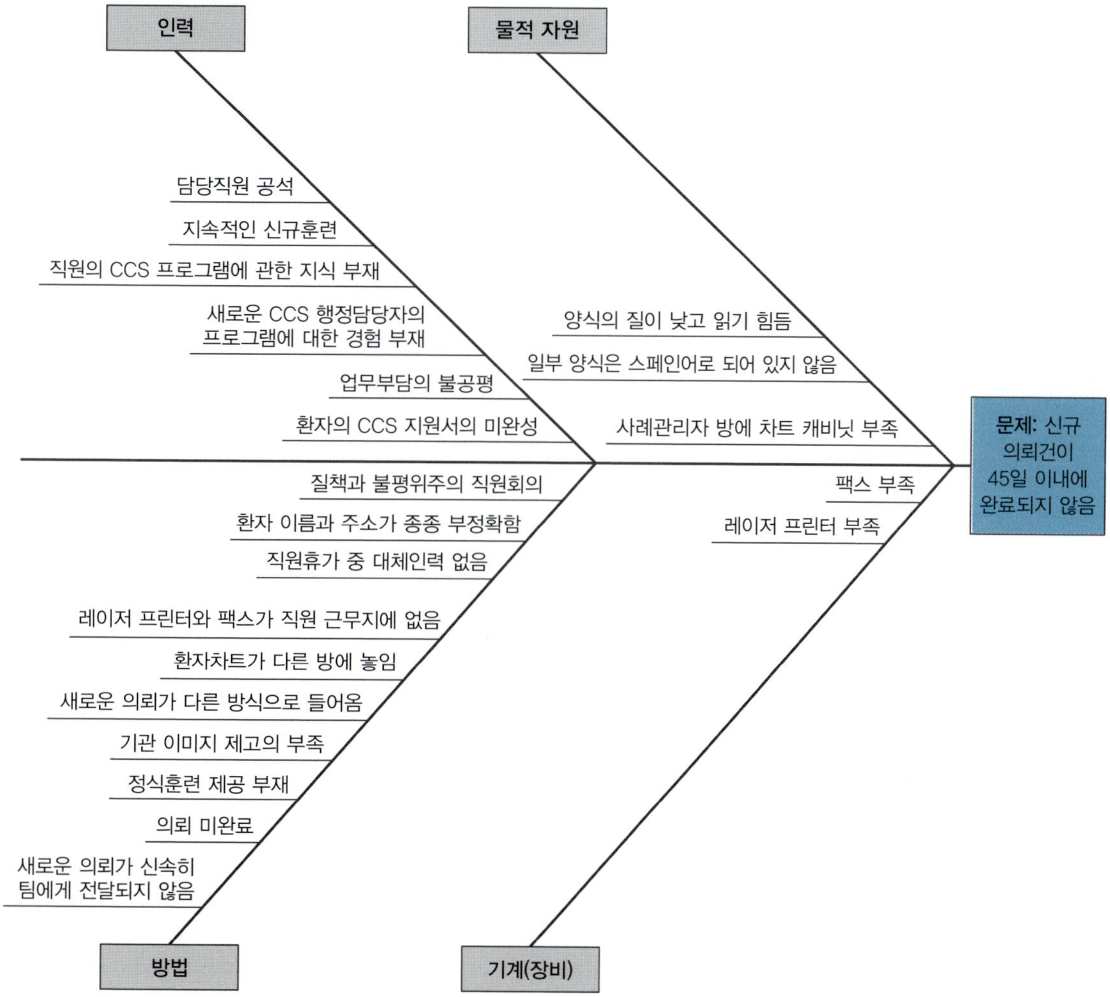

그림 6-4 의뢰 문제의 원인결과 분석(California Children Services, CCS)

으로 운영되었느냐는 것이다. 문제에 대해 고민하고, 문제를 해결할 수 있는 방안을 선택했는지가 중요하다. 문제해결이란 문제를 인지하는 과정을 말하며, 전략, 노력, 활동을 통해서 설정된 목적을 달성하는 과정을 말한다. 이는 반드시 계획적이고 체계적이어야 유용한 해결책을 모색할 수 있다.

해결방안

나는 이전 작업에서 절차 개선을 시작하기 위해 주요 관계자로 구성된 전문인 간 절차 개선팀을 이용하였다. 우리 현장에 이러한 개념을 도입하기 위해 선택하였다. 우리 팀은 나와 공중보건간호 사례관리자, CCS 사례 근무자, 의료비용 청구 직원, CCS 의료 임원, 사원과 지원스태프로 구성되었다. 나는 이러한 문제에 대한 그룹 접근이 최상의 정보를 산출하고 변화를 위한 최선의 지원을 얻을 수 있을 것으로 믿었다. 팀원들은 매주 한 시간씩 만났다. 우리는 우리의 고객들과 주요 관계자들, 그리고 그들의 기대가 무엇인지 확인하기 시작하였다. 이것은 확장되어 완성하기 위해 수개월이 걸렸다. 주요 관계자는 환자들(아이들)과 그들의 부모, 의료제공자(의사들과 병원들), 약사들, 업체들, 학교의 대표자들, 보험회사, 그 외 다른 대행사, 납세자(주와 정부), 우리 팀이 포함되었다. 각 관계자들의 기대가 나열되었고 명료화하기 위해 논의되고 기록되었다. 이러한 연습 동안 팀은 개인의 직무에 대한 훌륭한 처리에 대해 배웠고(몇몇은 놀라운 성장을 보였다), 각 관계자들의 역할이 어떻게 다른 팀 구성원이 그들의 일을 하는 능력에 영향을 미치는지 알게 되었다. 팀은 각 개인의 업무와 이슈들을 이해하기 시작함으로써 비난을 덜하게 되고 우리의 절차를 변화시키는 데 더욱 초점을 두게 되었다.

다음, 팀은 이슈들의 목록을 브레인스토밍(확산적 사고)하였다. 많은 이슈들을 유사성에 따라 그룹화하였고 중복된 것은 제거하였다. 세 가지 우선순위 이슈들을 결정하기 위하여 다중투표를 하였다. 우리의 첫 번째 문제는 싸이클 타임과 관련되었다. 환자가 CCS로 전송되었을 때 적격성 결정, 사례의 전개(혹은 거부), 치료 승인이 주요 싸이클이다. 환자 치료는 환자의 적격성에 기초하여 조정되기도 하고, 서비스의 지연은 절차가 순차적으로 완료되지 않았을 때 초래될 수 있다. 이 마감일을 맞추지 못한 이유는 우리의 해결능력을 넘어서 불가항력적인 것으로 보인다. 우리는 수행결과를 향상시키기 위한 근본적인 원인들을 찾을 방법이 필요했다. 우리는 원인결과도(fishbone diagram)의 사용을 선택하였다(그림 6-4). 우리의 문제는 "신환의뢰가 45일 이내에 완료되지 않았다."는 것이었다. 우리는 생선의 4개 주요 가시, 즉 인력 방법, 기계와 물질 자원에 알려진 장벽들을 범주화하였다. 일단 우리가 문제에 관여된 요인들을 규명하면, 그것들의 우선순위를 정하고 각 주요 요인을 위한 활동 계획들을 만들었다. 이러한 활동계획들은 확장되었고 훈련과 교육프로그램의 수행, 훨씬 나은 효율성을 위한 작업공간의 재구성, 장비의 추가 구매, 직무기술의 수정, 의료인 지원활동 증가와 그 외 활동들이 포함되었다. 성과 데이터는 우리의 절차향상계획 착수의 첫해에는 향상되지 않았다. 따라서 나는 직원들의 사기저하를 피하기 위해 그 결과를 직원들과 공유하지 않았다. 나의 관리팀과 나는 맹신하였고 그 결과, 우리의 절차는 마침내 성과매트릭스를 달성하는 결과를 내었다. CCS가 변화하기 시작하는데 18개월 걸렸다. 그러나 일단 향상되기 시작하면 급격하게 변하였다. 싸이클 타임은 '진료의뢰에서 진료개시까지'를 측정하는 것으로 처음에 57일이었다. 2년 후 30일이었다. '진료의뢰에서 거절까지'의 싸이클 타임은 97일에서 시작되었으나 2년 후는 39일로 줄었다. 가장 중요한 싸이클 타임은 '진료의뢰에서 첫 번째 진료승인까지'로 처음 189일로부터 49일로 감소하였다. 이때는 결과를 팀과 공유하였다. 그들은 무아지경이었다! 나는 팀에게 우리 절차 향상 팀의 노력을 통해 해결했던 문제들을 목록화해주기를 요청하였다. 그들은 (1) 직원채용의 향상, (2) 향상된 직원사기와 감소된 이직률(모든 자리는 현재 채워짐), (3) 직무 기대에 대한 더 나은 이해와 이러한 기대 뒤에 있는 합리적 근거, (4) 향상된 팀워크, (5) 더 나은 효율적 · 효과적 작업공간을 나열하였다. 그들은 PIT(process improvement team)의 열정적인 지원을 유지해 왔고, 높은 참여가 유지되었다. 팀은 여전히 문제해결에 대해 높은 관심을 두고 있다. 나는 경험이 없는 어떤 부서의 리더십을 가정할 때 정보수집, 자료의 사정, 문제의 규명, 그리고 활동계의 수행을 위한 구조화된 팀접근이 우선순위의 문제를 해결하는 데 매우 효과적이라는 사실을 터득했다.

– Vickie Lemmon

이러한 해결방안이 당신에게 적절한 접근법인가?
그 이유는 무엇인가?

근거

획기적인 리더십(2010)의 저자들인 Porter-O'Grady와 Malloch는 조직 내 효과적인 문제해결의 세 가지 필수 요소로 전술적 방법, 전략적 접근과 문화적 변화를 제시했다. 간호지도자들과 관리자들은 지나치게 자주 문제에 대해 '진화활동(firefighting)' 접근을 사용하는데, 이는 비효과적이고 일반적으로 문제를 해결하기보다 문제를 더 야기시킨다.

문제를 해결하기 위한 전술적 방법은 신선한 시각을 갖고 있는 누군가로부터 도움받는 것, 새로운 것의 시도와 문제들의 선별을 포함한다(Porter-O'Grady & Malloch, 2010). 도움을 얻는다는 것은 외부의 단위(unit)나 조직과 알리고 싶지 않은 것을 공유해야 할 수도 있으나 새로운 관점은 상황의 명확화를 가져오는데 도움이 된다. 때때로 간호지도자와 관리자는 습관에 의존하여 구체적인 문제해결방법을 찾는다. 따라서 새로운 접근이 다른 문제를 해결하는 데 도움이 될 수 있다. 문제의 선별 후 가장 급하고 중요한 것이 먼저 다루어질 수 있다.

전략적 접근은 중요한 이슈를 먼저 다루기 위한 문제의 우선순위 정하기와 직원의 문제 주도화를 개발하기 위한 학습 시나리오의 개발, 독립적으로 문제를 해결하는 기술의 개발하기 등이 포함된다. 이것은 직원들이 그들의 관리자들이 모든 것을 처리하기를 기대하는 경향을 다루게 될 것이다.

조직 내 문화적 변화는 효과적인 의사결정과 문제해결 환경을 창조하는데 필수적이다. 조직은 문제해결하는 접근으로써 패칭(patching, 부분적인 보완)을 피할 필요가 있다. Porter-O'Grady와 Malloch(2010)은 패칭을 실제적 문제 대신 문제의 증상에 초점을 두는 것으로 설명하며, 문제해결을 위한 방법론이 효과적이라면 마감기한은 상관없는 것으로 강조한다. 또한 저자들은 진화행동은 조직 내에서 반드시 보상 받으면 안 된다고 강조했다.

체크리스트

타인의 바람직한 의사결정과 효과적인 의사결정을 격려시키는 능력은 간호리더십과 관리의 전형적인 특징이다. 간호관리자 혹은 리더는 개인이나 집단의 효과적인 의사결정을 촉진시키는 위치에 있다. 이것은 훌륭한 의사소통기술과 갈등해결과 중재 기술, 집단 역동학의 예측 불가능한 변화에 대한 지식과 효과적인 문제해결, 의사결정과 창의적 사고에 도움이 되는 환경 조성 능력이 필요하다.

- 의사결정과 문제해결의 차이
- 의사결정
  - 의사결정모델
  - 의사결정 스타일
  - 의사결정의 영향요인
  - 집단의사결정
  - 집단의사결정의 장점
  - 집단의사결정의 단점
  - 전략
  - 의사결정도구
- 문제해결
  - 문제해결 과정
    - 문제 규명
    - 자료수집
    - 자료분석
    - 대안 생성
    - 대안 선택
    - 실행
    - 결과 평가

의사결정과 문제해결을 위한 조언

- 우선 선택된 행위들이 지지되지 않더라도 다른 자원으로부터 추가적인 정보를 찾는다.
- 다른 사람들의 문제 상황 접근 방법을 배운다.
- 당신이 신뢰하는 동료나 상사에게 말하는 것이 효과적인 문제해결자와 의사결정자가 된다. 임상간호전문가, 임상간호리더, 교육자와 관리자 같은 긍정적인 역할모델을 관찰한다.
- 여러분의 지식기반을 향상시킬 논문과 교과서의 관련된 부분을 찾는다.
- 문제해결을 위한 시험적용의 새로운 접근법을 사용하여 모험하고 자신과 타인의 위험을 계산해본다.

REFERENCES

American Nurses Association (ANA), *Guide to the code of ethics for nurses: Interpretation and application*. (2010). Silver Springs, MD: American Nurses Association.

Crenshaw, J. T., & Yoder-Wise, P. (2013). Creating an environment for innovation: The risk-taking leadership competency. *Nurse Leader, 11*(1), 24?27.

Green, C. (2012). Nursing intuition: A valid form of knowledge. *Nursing Philosophy, 13*(2), 98-111.

Manktelow, J., & Carlson, A. (2013). *SWOT analysis*. Retrieved on February 3, 2013 from, www.mindtools.com/pages/article/newTMC_05.htm.

Moreau, A., Carol, L., Dedianne, M. C., Dupraz, C., Perdrix, C., Laine, X., et al. (2012). What perceptions do patients have of decision making (DM)? Toward an integrative patient-centered care model. A qualitative study using focus-group interviews. *Patient Education and Counseling, 87*(2), 206-211.

Porter-O"Grady, T., & Malloch, K. (2010). *Quantum leadership* (3rd ed.). Boston: Jones & Bartlett.

Pretz, J. E., & Folse, V. N. (2011). Nursing experience and preference for intuition in decision making. *Journal of Clinical Nursing, 20*, 2878-2889.

Spradlin, D. (2012). Are you solving the right problem? *Harvard Business Review, 90*(9), 85-93.

Tanner, C. A. (2006). Thinking like a nurse: A research-based model of clinical judgment in nursing. *Journal of Nursing Education, 45*(6), 204-211.

The Critical Thinking Community. (2011). *Our concept and definition of critical thinking*. Retrieved February 3, 2013 from, http://www.criticalthinking.org/pages/defining-critical-thinking/410.

SUGGESTED READINGS

Green, C. (2012). Nursing intuition: A valid form of knowledge. *Nursing Philosophy, 13*(2), 98–111.

Holtz, B., Morrish, W., & Krein, S. (2013). A nurse-patient shared decision support tool. *American Journal of Nursing, 113*(1), 47–52.

May, N., Becker, D., Frankel, R., Haizlip, J., Harmon, R., Plews-Ogan, M., et al. (2011). *Appreciative inquiry in healthcare: Positive questions to bring the best*. Brunswick, OH: Crown Custom Publishing.

Sherwood, G. D., & Horton-Deutsch, S. (2012). *Reflective practice: Transforming education and improving outcomes*. Indianapolis, IN: Sigma Theta Tau International.

INTERNET RESOURCES

Institute for Healthcare Improvement. www.ihi.org/IHI/Topics/Improvement/ImprovementMethods/Tools/.

Mind Tools. www.mindtools.com/.

Robert Wood Johnson Foundation. www.rwjf.org (search on transforming care at the bedside).

The Joint Commission. *Framework for conducting a root cause analysis and action plan*. www.jointcommission.org/SentinelEvents/Forms/.

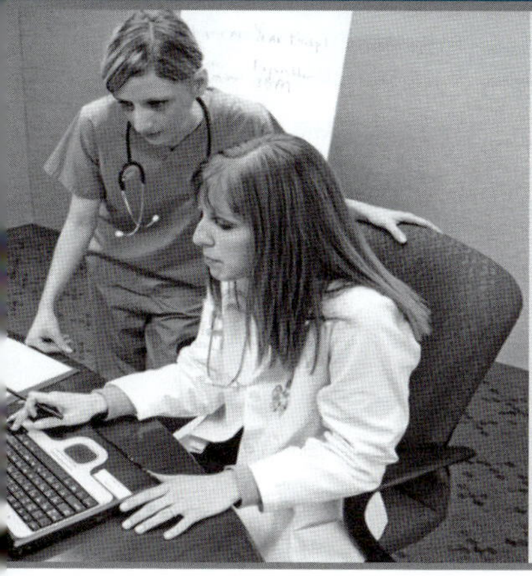

CHAPTER 7

조직구조의 이해와 설계

Understanding and Designing Organizational Structures

이 장에서는 조직구조와 관련된 주요개념과 효과적인 조직구조를 설계하기 위한 방법론을 설명한다. 이 장의 내용은 간호관리자와 간호사가 조직 내에서 효과적으로 기능하고, 변화하는 보건의료환경에 반응하며 업무과정을 지원하는 조직구조를 설계하도록 도울 것이다.

학습성과

- 조직구조와 사명, 비전, 철학의 관계를 분석한다.
- 조직구조에 영향을 미치는 요인을 분석한다.
- 조직구조의 유형을 비교 · 대조한다.
- 조직시스템의 재설계, 재구조화, 리엔지니어링의 차이를 설명한다.

핵심용어

- 책임의료조직(accountable care organization)
- 관료제(bureaucracy)
- 명령계통(chain of command)
- 수평조직구조(flat organizational structure)
- 직능구조(functional structure)
- 위계(hierarchy)
- 하이브리드(hybrid)
- 라인기능(line function)
- 매트릭스구조(matrix structure)
- 사명(mission)
- 조직(organization)
- 조직기구표(organizational chart)
- 조직문화(organizational culture)
- 조직구조(organizational structure)
- 조직이론(organizational theory)
- 철학(philosophy)
- 재설계(redesign)
- 리엔지니어링(reengineering)
- 재구조화(restructuring)
- 서비스-라인구조(service-line structures)
- 공유된 거버넌스(shared governance)
- 통솔범위(span of control)
- 스태프 기능(staff function)
- 시스템이론(systems theory)
- 비전(vision)

도전

Anonymous

나는 잘 운영되고 있는 간호부서의 팀장이다. 우리는 3~4개의 간호단위를 전문화하여 매우 생산적으로 운영하면서, 업계의 불황에도 불구하고 다른 부서보다 높은 영업이익을 창출하고 있다. 현재 나는 우리 부서의 수익으로 다른 서비스를 향상시킬 수 있도록 하는 지원서비스를 제공하도록 요청받고 있다. 게다가 다른 부서와의 합병도 거론되고 있다. 나는 다른 부서를 지원하느라 추가예산이 더 필요하게 되고, 그로 인해 우리 간호부서 서비스의 질과 생산성이 감소될 것이라고 예상하였다. 이런 상황에서 나는 다른 병원으로 이직할 수도 있지만, 우리 부서의 직원들을 생각할 때 그럴 수는 없었다.

당신이 이 간호사라면 어떻게 하겠는가?

도입

조직(organization)이라는 용어는 다양한 의미를 내포한다. 조직은 특정 사업목적과 업무과정을 위해 조직한 사업구조를 말할 수도 있고, 공동목적을 달성하기 위해 함께 일하는 개인들의 집단을 말할 수도 있다. 그 용어가 어떻게 사용되든지 간에, 조직이 어떻게 그 업무과정에 영향을 미쳐 목적을 생산적으로 달성할 수 있게 하는지 아는 것은 성공적인 간호실무에 필수적이다.

조직이론(organization theory)은 조직과 조직의 구성요소가 어떻게 상호작용하는지 체계적으로 분석한다. 조직이론의 발달은 조직문화, 조직기술, 조직구조와 같은 요인들이 조직성과에 미치는 효과를 이해하기 위한 지식을 창출하는 과정이다. 또한 조직이론의 목적은 조직구조의 설계를 통해 조직의 유효성이 어떻게 예측될 수 있는지를 확인하는 것이다.

특정 조직이론들은 효과적인 조직구조, 구성원의 동기화, 의사결정, 리더십과 같은 분야에 통찰력을 제공한다. 보건의료분야에서 흔히 사용되는 조직이론은 시스템이론(system theory)이다. 시스템(system)이란 통합된 전체를 이루는 상호작용하는 부분들이 모인 것이다. 시스템이론의 기본적인 생각은 시스템의 개별요소들은 서로 영향을 주며 환경과 더불어 상호작용한다는 것이다.

조직의 사명(mission)과 비전(vision), 철학(philosophy)은 전문직 실무모델은 물론 조직의 구조와 성과를 위한 토대를 형성한다. 또한 조직의 사명 혹은 조직의 존재 이유는 조직구조의 설계에 영향을 미친다. 비전은 조직이 바라는 목적이다. 비전 진술문은 조직이 미래에 어떻게 되기를 바라는지에 대한 고무적인 견해를 제시해주며, 조직의 모든 노력이 언제까지 집중되어야 하는지를 보여준다. 조직의 구조에 영향을 미치는 또 다른 요인은 조직의 철학이다. 철학은 조직 구성원들이 그들의 업무와 내부 · 외부 고객에 대해 가지는 가치와 신념을 말한다.

사명

사명은 조직의 목적 혹은 존재의 이유를 말한다. 사명 진술문은 조직의 고객과 제공되는 서비스의 유형을 규명하고 비전 진술문에 영향을 준다.

사명 진술문을 보면 제공될 서비스와 고용되어야 할 인적자원, 사용될 기술을 알 수 있다. 책임의료조직(accountable care organizations)의 사명 진술문은 대상자의 건강과 안녕을 향상시키기

연습 7-1

아래의 항목을 통해 도입 부분의 내용을 어떻게 사용할 수 있을지 생각해본다.

1. 해당 조직의 목적이 당신의 전문직 목적에 부합하는지 확인하기 위하여 조직을 분석하기 위해
2. 당신이 소속된 조직의 기능을 평가하기 위해
3. 조직의 사명을 보다 잘 달성하기 위해 조직의 철학 또는 구조를 재설계하기 위해

박스 7-1 신경외과병동의 사명, 비전, 철학

사명 진술문

신경외과병동의 목적은 급성기 및 재활단계의 대상자에게 양질의 간호를 제공하는 것이다. 우리는 대상자에게 다학문적인 접근법으로 간호를 제공하고, 신경외과간호사의 전문직 발전을 위해 다양한 교육기회를 제공한다.

비전 진술문

신경외과병동의 비전은 우리나라에서 최고 수준의 신경외과간호병동이 되는 것이다.

철학

신경외과병동의 철학은 로이의 적응모델과 미국 신경외과간호학협회 개념틀에 기반을 두고 있다.

환자

- 우리는 환자에게 충분한 설명을 듣고 동의할 권리가 있음을 믿는다.
- 우리는 환자에게 양질의 간호를 제공받을 권리와 삶의 질을 향상시킬 권리가 있음을 믿는다.
- 환자와 가족은 간호에 참여하며 자신의 기호에 따라 선택할 권리를 가진다.

간호

- 우리는 신경계의 기능이상은 환자의 삶에 영향을 줄 수 있으므로 신경외과간호가 독특한 간호실무의 분야임을 믿는다.
- 신경외과 간호사의 목적은 자아개념, 역할수행, 신체적 변화에 환자가 잘 적응하도록 돕기 위해 환자와 치료적 관계를 형성하는 것이다.
- 신경외과 간호사의 궁극적 목적은 최적의 건강상태에 도달하도록 환자의 내적 · 외적 통합성을 향상시키는 것이다.

간호사

- 우리는 간호사가 신경외과 환자의 건강을 위해 다른 의료전문가와 협력하여 간호를 제공하는 필수적인 요소라고 믿는다.
- 우리는 간호사는 탁월한 간호실무 수준을 유지시킬 책무를 가진다고 믿는다.
- 우리는 간호사가 인간적 권리, 법적 권리, 전문적 권리라는 세 가지 기본권을 가진다고 믿는다.
- 우리는 간호사가 견고한 임상판단력에 근거하여 자율적으로 간호를 제공할 권리를 가진다고 믿는다.

간호실무

- 우리는 간호실무는 실무, 교육, 연구, 관리활동에 의해 뒷받침되어야 한다고 믿는다.
- 우리는 신경외과병동 환자는 입원기간 동안 가능한 한 담당간호사에 의해 간호를 받아야 한다고 믿는다.
- 우리는 환자의 간호를 계획하고 수행할 때 담당간호사가 다른 보건의료전문가와 협의 및 협력할 책임이 있다고 믿는다.
- 우리는 간호팀 모든 구성원의 공헌이 가치가 있으며, 모든 구성원의 능력과 자질을 충분히 발휘하여 간호를 제공할 수 있도록 병동환경이 마련되어야 한다고 믿는다.
- 우리는 간호과정이 간호실무를 잘 수행할 수 있도록 간호사에 의해 사용되는 도구라고 믿는다.
- 우리는 간호의 질을 향상시키기 위해 지속적으로 간호실무 자료를 수집하고 분석하여야 한다.

출처: Courtesy Upstate Medical University, University Hospital, Syracuse, NY (W. Painter, J. Van Nest-Kinne).

위해 제공될 포괄적이면서도 조직적으로 잘 편성된 보건의료서비스를 강조한다(박스 7-1).

간호조직은 보건의료조직의 사명 달성에 기여하는 자신만의 사명 진술문을 서술한다. 간호조직의 목적 중 하나는 대상자에게 양질의 간호를 제공하는 것이다. 간호조직의 사명 진술문은 제공될 간호모델의 기본이 되는 간호이론에 근거하여 간호를 정의해야 하며, 보건의료조직에 왜 간호가 존재해야 하는지를 말해줄 수 있어야 한다. 간호조직의 사명 진술문은 조직의 사명을 성취하는 데 있어 간호조직의 역할을 다른 구성원들이 알 수 있도록 제시되어야 한다. 사명 진술문은 또한 조직 의사결정의 틀을 안내할 수 있어야 하며, 다른 보건의료직종이나 환자, 가족, 집단들도 이해할 수 있어야 한다. 그리고 조직 내 간호사와 환자, 다른 의료진 간의 관계도 보여주어야 하며, 정기적으로 재검토되어야 한다. 중환자간호, 여성간호, 호스피스간호와 같은 서비스를 제공하는 다양한 부서들도 조직의 목적 달성에 기여하는 나름의 사명 진술문을 작성할 수 있다.

비전

비전 진술문은 바람직한 조직의 미래상을 명시하는 미래 지향적 · 목적 지향적 진술문이다. 비전 진술문은 사명 진술문의 핵심 메시지를 전달하며, 한두 문장이나 구절로 간단히 제시된다(박스 7-1).

철학

철학은 서비스를 제공하는 사람과 서비스를 제공받는 사람들의 권리와 사명을 성취하기 위해 요구되는 업무에 대한 구성원들의 가치와 신념을 보여주는 진술문이다. 간호철학은 간호실무가 보건의료조직에서 어떠해야 하는가와 간호가 개인과 지역사회에 어떻게 기여해야 하는가에 대한 견해를 서술한다. 예를 들어, 보건의료조직의 사명 진술문이 개별화된 간호제공을 중시한다면 철학 진술문은 대상자와 가족이 원하는 대로 간호를 제공해야 할 책임과 대상자의 옹호자로서의 간호사의 책임에 대한 신념을 명시함으로써 조직의 사명을 지지할 수 있다. 박스 7-1은 신경외과병동의 철학 진술문의 예를 보여준다.

> **연습 7-2**
> 의료기관 간호부의 철학을 찾아본다. 그리고 그 철학에 명시된 신념과 가치가 간호부와 간호단위의 행위로 나타나는지 확인해본다.

조직문화

조직의 사명, 비전, 철학은 조직문화(organizational culture)를 형성하고 반영한다. 조직문화는 조직의 규범 혹은 전통을 반영하며, 조직 구성원 모두가 함께 공유하는 가치와 신념을 말한다. 또한 조직문화는 사명, 비전, 철학 진술문, 직무기술서, 정책, 절차 등의 공식적인 형태로 표현되기도 하고 관리자가 제시하는 공식적인 문서나 구두지시로 표현되기도 한다. 조직문화가 어떤지에 따라 조직과 구성원, 고객에게 긍정적인 결과를 낳고 효과적일 수도 있으며, 그 반대로 불협화음, 불만족, 부정적인 결과를 야기하고 비효과적일 수 있다.

조직문화는 다양한 업무변수에 영향을 미친다. 간호사는 조직문화를 사정하고 조직 내 공식적·비공식적 의사소통 패턴뿐 아니라 역할기대를 명확하게 이해할 필요가 있다. 간호사의 조직문화 사정을 도울 수 있는 다양한 기술과 평가도구가 개발되어 있다(Cummings, Midodzi, Wong, & Estabrooks, 2010). 조직문화에 대한 확고한 이해는 간호사가 조직혁신에 효과적으로 대응하는 것을 도울 것이다.

조직발전에 영향을 미치는 요인

조직발전을 위해 조직구조는 조직의 사명과 비전, 철학, 목적, 목표를 반영해야만 한다. 조직구조는 업무가 어떻게 조직되어야 하는가, 의사결정이 어디에서 이루어지는가, 구성원의 권한과 책임이 어떠한가 등을 규정하며 조직 내 의사소통 통로와 의사결정 경로를 보여준다. 만약 조직이 인수합병으로 변화된다면 조직구조도 수정된 사명을 달성

> **연구 관점**
>
> **출처:** Laschinger, H.K.S, Wong, C.A., & Grau, A.L. (2012). Authentic leadership, empowerment, and burnout: a comparison in new graduates and experienced nurses. *Journal of Nursing Management*, 21(3) Article first published online: 15 APR 2012. DOI: http://dx.doi.org/10.1111/j.1365-2834.2012.01375.x.
>
> 이 연구는 진정성리더십(authentic leadership)의 개념과 캐나다 급성기 환자를 간호하는 신규간호사와 경력간호사에 대한 진정성리더십의 효과를 검토하였다. 연구결과, 진정성리더십은 신규간호사와 경력간호사 모두에게 냉소주의적 부정적인 태도와 정서적 소진을 감소시켜주는 것으로 나타났다. 이것은 진정성리더십이 급성기 환자를 간호하는 의료기관의 간호사에게 긍정적인 영향을 미치고 있음을 의미한다.
>
> **실무 의의**
>
> 진정성리더십이 간호업무에 긍정적 영향을 미치고 있으므로 신규/경력간호사와 함께 일하는 간호관리자는 진정성리더십을 활용하여 간호사들을 개발해야 한다.

하기 위해 변화되어야 한다.

현대 간호조직의 발전을 설명하기 가장 적합한 이론은 카오스 이론일 것이다. 카오스 이론은 모든 조직은 거미줄과 비슷하다고 본다. 거미줄 한 쪽을 잡아당기면 전체 거미줄이 재배열되고 새로운 모양의 거미줄이 생기지만 전체 거미줄은 그대로 남아 있게 된다. 다양한 조직들 사이에 차이점은 늘 존재하며, 환경은 지속적으로 조직구조와 기능, 제공하는 서비스에 영향을 미친다. 의료서비스전달체계와 건강보험제도의 변화 등은 보건의료조직의 구조 변화에 지대한 영향을 미친다. 소비자중심주의는 소비자 요구를 충족시키기 위해 서비스가 제공되는 지점에서 조직 내 의사결정이 이루어지기를 요구한다. 증가된 소비자의 의료지식과 의료인 선택권으로 소비자는 자신의 요구에 맞는 서비스에 보다 신속하게 접근할 것을 요구한다. 인터넷을 통해 얻는 정보는 의료소비자의 기대와 행위에 큰 영향을 미친다. 예를 들어, 의료소비자는 건강보험심사평가원의 병원평가정보를 통해 어떤 병원이 환자에게 양질의 보건의료서비스를 제공하는지 알 수 있다. 의료소비자는 이러한 정보를 통해 충분한 정보에 근거한 의사결정을 할 수 있게 된다. 소비자의 기대에 반응하여 보건의료기관은 소비자 만족과 환자중심적인 서비스 제공에 중점을 두게 된다. 보건의료기관 디자인과 서비스제공체계의 변화는 비용을 절감하면서도 환자결과를 향상시키고 소비자 기대를 충족시키는 방향으로 이루어질 것이다.

환자유치경쟁은 조직구조에 영향을 미치는 또 다른 요인이다. 정부규제, 소비자중심주의, 환자유치경쟁의 세 가지 요인은 보건의료조직의 구조를 리엔지니어링할 것을 요구한다. 재설계(redesign)가 효율성을 향상시키기 위해 업무를 분석하는 것이고(예: 병동에 소모품을 공급하는 가장 효율적인 방법을 확인하는 것), 재구조화(restructuring)가 조직의 생산성을 향상시키기 위한 것이라면(예: 병동에 가장 적정한 간호인력의 종류와 수를 확인하는 것), 리엔지니어링(reengineering)은 조직구조를 전체적으로 점검하는 것이라고 할 수 있다. 리엔지니어링은 조직의 구조와 업무 프로세스 전체를 혁신적으로 재조직화하는 것이다. 재설계, 재구조화, 리엔지니어링과 같은 조직변화는 조직에 향상을 가져올 수도 있고 그렇지 않을 수도 있으며, 예기치 않은 결과를 가져올 수도 있다. 따라서 간호사와 간호관리자는 이러한 조직변화의 기대된 결과와 기대치 않은 결과 모두에 대해 방심하지 않아야 한다. 빠르게 변화하는 보건의료환경 속에서 간호사는 조직변화에 대한 조직 내 토론과 평가의 장에 참여하도록 노력할 필요가 있다.

조직구조의 특성

조직구조의 특성에 관한 지식은 간호관리자와 간호사들에게 특정 상황에 적합한 조직구조를 확인하게 해주며, 조직구조 속에서 자신의 역할기대를 이해하도록 돕는다.

조직구조의 특성에는 복잡성(complexity), 공식화(formalization), 집권화(centralization)가 있다. 복잡성은 조직 내 업무의 분화, 전문화, 위계계층의 수, 지역적 분산 정도를 말한다. 업무의 분화와 전문화란 정해진 직원에 의해 수행되는 업무과정의 분리 정도를 말한다. 조직도(organizational chart)의 수평적 차원과 보고관계는 전문가

연습 7-3

리엔지니어링이 요구되는 부서의 예를 확인하기 위해 의료기관에 근무하는 간호사를 인터뷰하거나 자신의 근무 경험을 생각해본다. 이러한 예에는 새로운 보상전략, 환자비밀유지를 위한 법적 제제 및 정책 개발, 흉통센터유치 등이 포함될 수 있다. 조직 내 기존 의사소통 및 의사결정시스템이 이러한 리엔지니어링과 같은 변화를 다루기에 적절한지, 적절하지 않은지 생각해본다.

에 의해 수행되는 업무기능의 분화, 전문화와 관련된다. 계층제(hierarchy)는 조직 내 권한과 책임의 라인(lines)을 말한다. 명령계통(chain of command)은 계층제에서 사용되는 용어로 조직도의 수직적 차원을 말한다. 계층제는 조직의 상위계층에 있는 직위에 업무를 통제할 수 있는 권한을 부여한다. 조직 내 대부분의 구성원들은 조직의 하위계층에 속한다. 통솔범위(span of control)란 관리자가 관리하는 부하직원의 수를 말한다. 통솔범위가 너무 좁을 때나 너무 넓을 때 모두 관리자의 감독이 비효과적이다.

지리적 분산(geographic dispersion)은 업무단위의 물리적 위치를 말한다. 업무단위들이 한 건물에 모여 있을 수도 있고, 같은 지역의 여러 건물에 흩어져 있을 수도 있다. 또한 한 도시에 퍼져 있을 수도 있고, 여러 나라에 흩어져 있을 수도 있다. 의료조직이 지리적으로 분산되어 있을수록 양질의 의사결정을 하기 위해 더 많은 주의를 기울여야 한다.

연구 관점

출처: Wong, C.A., Elliott-Miller, P., Laschinger, H., Cuddihy, M., Meyer, R.M., Keatings, M., Burnett, C., Szudy, N. (2013). Examining the relationships between span of control and manager job and unit performance outcomes. *Journal of Nursing Management*. Jul 5. DOI: http://dx.doi.org/10.1111/jonm.12107. [Epub ahead of print]

이 연구는 일선간호관리자와 통솔범위의 관계가 간호단위 성과와 관리자에게 미치는 영향을 확인하기 위해 수행되었다. 이 연구에는 14개의 캐나다 의료기관과 121명의 간호관리자가 참여하였다. 연구결과, 통솔범위가 간호단위 성과에 부정적 영향을 미치는 것으로 나타났으며, 통솔범위와 자가평가 모두 간호사의 이직율과는 관계가 없었다.

실무 의의

간호단위 성과를 효과적으로 달성하기 위해 간호관리자는 합리적인 통솔범위를 확보할 필요가 있다. 통솔범위는 일반적으로 조직이 축소될 때 확대되는 경향이 있다. 그러므로 간호관리자는 환자간호 성과에 대한 통솔범위의 영향에 유의할 필요가 있다.

공식화(formalization)란 조직이 구성원의 기능과 직무수행을 규정하는 정책, 절차, 규칙을 가지는 정도를 말한다. 공식화의 정도는 조직마다 다르며 전문화의 정도와 반비례 관계를 가진다.

집중화(centralization)는 조직의 의사결정이 이루어지는 위치와 관련된다. 집권화된 조직에서는 의사결정이 조직의 상위계층에서 이루어진다. 분권화된 의료조직에서 의사결정은 대상자에게 서비스를 제공하는 계층에서 이루어진다. 고도로 집권화된 조직에서는 하위계층에 권한을 제외한 책임만 위임되기도 한다. 예를 들어, 미국 내 일부 병원들은 책임간호사에게 입원결정의 책임과 권한을 모두 위임하지만 다른 일부 병원들은 책임간호사에게만 그러한 권한을 부여한다. 미국에서는 메디케어와 메디케이드 서비스 센터(Center for Medicare & Medicaid Services, CMS)가 보건의료서비스 제공의 가이드라인을 만들고 있는데, CMS는 주법(state laws)과 조직 정책을 위배하지 않는다면, 간호사를 포함한 의사 이외의 보건의료인이 환자입원 처방을 할 수 있도록 규정하고 있다.

연습 7-4

의료기관 간호부의 조직도를 살펴보고, 분업의 원리, 계층제의 원리, 공식화의 원리가 어떻게 적용되고 있는지 검토해본다.

관료제

현대의 많은 조직이론들은 21세기 초 독일의 사회학자이자 관료제 이론의 시조인 Max Weber의 이론(Weber, 1947)과 14개의 관리원칙을 주창한 프랑스의 관리자 Fayol의 행정관리론에 근간하고 있다(Fayol, 1949). 관료제(bureaucracy)는 조직이 어떻게 구조화되어야 하는가에 대한 행정적인 개념이다. 관료제는 서비스의 공급이 부족하고, 생산자와 소비자의 지식기반이 제한적이며, 정보공유기술이 개발되지 않았던 시대에 나타났다. 관료제는 조직 구성원을 통제할 필요성과 분업의 중요성을 강조하였다. Weber는 관료제는 이상적인 조직구조를 제공하며, 관료제를 통해 조직은 높은 생산성과 효율성을 달성할 수 있다고 믿었다.

관료제에서 조직구조는 공식적이며, 집권화된 위계적 명령체계를 갖는다. 관료적인 구조는 명확한 업무의 분할과 성과에 대한 분명하고 수용가능한 기대감을 갖게 한다. 규칙과 업무표준, 프로토콜은 조직 구성원의 균일한 행동을 보장하고, 업무성과의 차이와 서비스의 개별화를 제한한다. 관료제 조직에서 의사소통과 의사결정은 위에서 아래로 이루어진다(그림 7-1). 관료제는 조직에 일관성을 부여해 주기는 하지만 조직 구성원의 자율성과 고객중심의 서비스, 업무혁신의 가능성을 제한한다.

Fayol은 14개의 관리원칙을 개발하면서 업무가 조직 내에서 어떻게 성취되는가를 보여줄 구조와 과정을 제시하였다. 관료제 이론과 마찬가지로 그의 14개의 관리원칙에는 분업 및 전문화, 권한 라인, 규율, 방향의 일관성, 공평, 창의성, 공동체의식 등이 포함되어 있다. 이러한 관리원칙은 만들어진지 60여년이 지난 오늘날에도 거의 대부분 조직의 근간이 되고 있다. 따라서 효과적인 조직의 지도자와 구성원이 되기 위해, 간호사는 관료제의 이론과 개념에 익숙해질 필요가 있다.

관료제 이론이 개발되던 시대에, 이 이론은 조직의 생산성과 효율성을 향상시키는 데 크게 기여하였다. 하지만 일반 대중과 조직 구성원의 지식기반이 성장하고, 기술이 발달함에 따라 관료적인 조직구조는 오늘날의 시대상황에 더 이상 적합하지 않게 되었다. 관료적인 조직구조에서 기능하던 조직 구성원과 소비자들은 관료적 형식주의와 절차상의 지연, 불만족스런 서비스에 대해 점점 불평하기 시작했다.

문헌 관점

출처: Bohmer, R.M. (2011). The four habits of high-value health care organizations. *New England Journal of Medicine, 365*(22):2045-2047.

조직은 구조와 자원, 문화에 따라 다양하지만 대부분의 간호관리자는 유사한 접근법으로 조직을 관리하고 있다. 이 연구에서는 보다 나은 양질의 간호를 제공하기 위해 조직에 맞게 적용할 수 있는 4가지 습관을 소개하고 있다. 그 4가지 습관은 다음과 같다.

1. 상세화와 계획: 운영적 의사결정과 임상적 의사결정이 모두 요구되며, 이러한 결정은 구체적 기준에 근거해야 한다.
2. 인프라구조 설계: 이 요소는 기술, 물리적 설계, 정책, 절차와 같은 마이크로시스템(microsystem)을 포함한다.
3. 측정과 실수: 고성과 조직(high performing organization)은 그렇지 않은 조직보다 더 많이 자료를 수집하고 활용한다.
4. 자가학습: 이것은 기대한 결과로부터의 이탈에 대한 자기성찰을 말한다. 자가학습을 하는 목적은 긍정적 결과를 증가시키고 부정적 결과를 줄여나가는 것이다. 결과는 개인이나 단위뿐만 아니라 조직에도 중요하다.

높은 부가가치를 생산하는 조직은 다음 두 가지 면에서 탁월하다. 첫 번째는 습관을 체계적으로 사용한다는 것이고, 두 번째는 과정과 결과를 효과적으로 통합시킨다는 것이다.

실무 의의

탁월한 간호를 제공하면서 간호조직은 이러한 접근법들을 효과를 실증하여 왔다. 이러한 접근법들을 간호조직문화 속으로 통합한다면, 더욱 향상된 간호성과를 달성할 수 있을 것이다.

급성기 병원, 이동진료소, 단독 클리닉과 같은 조직의 형태와 관계없이 관료제의 특성이 다양한 정도로 나타날 수 있다. 조직은 어떤 분야에서는 관료제적인 특성을 나타낼 수 있지만 다른 분야에서는 그렇지 않을 수 있다. 예를 들어, 중환자실 간호사는 환자케어에 대해 직접 의사결정을 하도록 자율성을 부여받지만 근무시간에 대한 재정적 상환시스템이나 근무스케줄을 결정하는 데 있어서는 권한을 부여받지 못할 수 있다. 조직 내 존재하는 관료주의적 경향이 어느 정도인지를 파악할 수 있는 방법은 다음과 같은 조직의 특성을 사정하는 것이다.

- 업무의 전문화
- 집권화
- 공식화

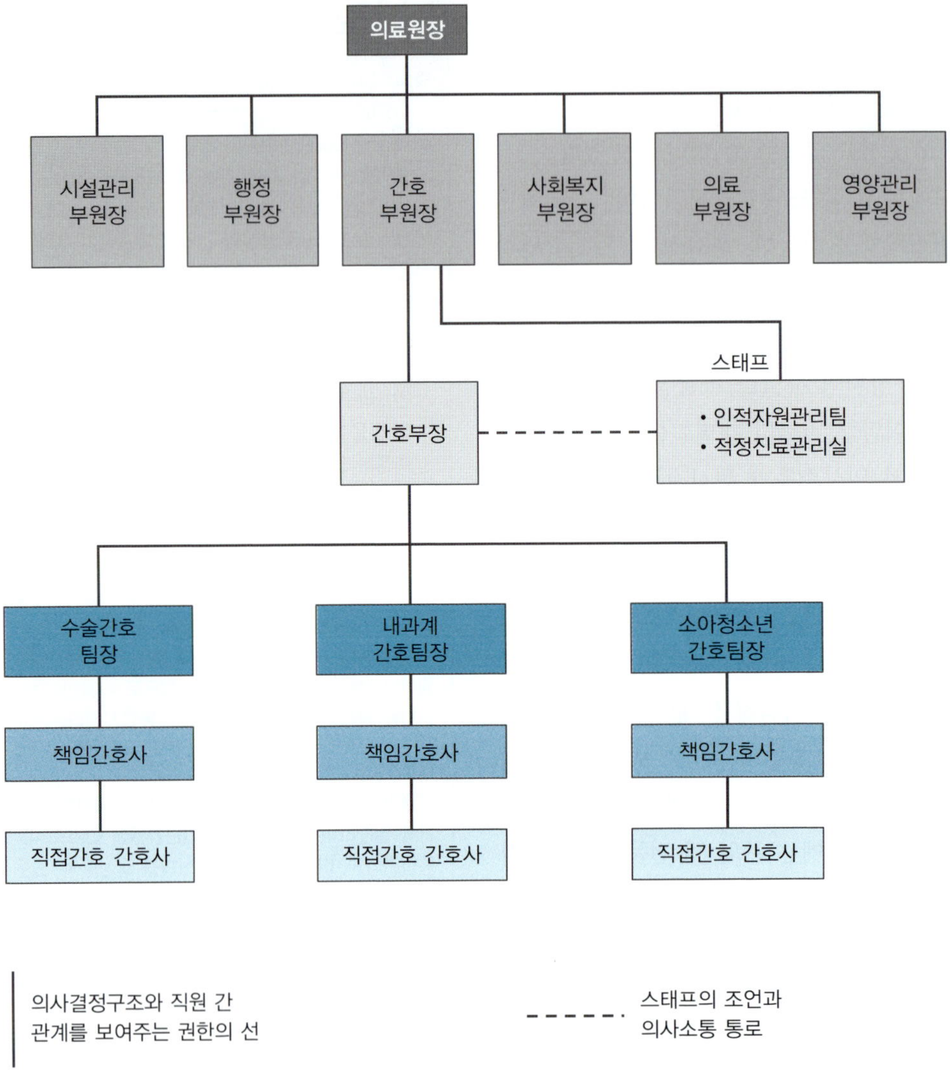

그림 7-1 라인-스태프의 책임, 분업전문화, 집권화, 계층제의 원리를 보여주는 관료제적 조직도

의사결정과 권한은 라인(line)과 스태프(staff)의 기능이라는 측면에서 설명될 수 있다. 라인의 기능(line functions)은 간호부와 간호단위의 목표를 성취하는 데 대한 직접적인 책임을 수반하는 기능이다. 라인의 지위는 환자에게 직접적인 간호를 제공하는 책임을 가지는 간호관리자, 간호사와 간호보조요원을 포함한다. 스태프의 기능(staff functions)은 간호조직의 주된 목표를 성취하는 라인의 구성원을 돕는 것이다. 스태프의 지위는 조직 내 의사결정의 권한이 없거나 제한되며, 상담, 교육, 롤모델, 지식개발과 같은 활동을 통해 라인 지위의 구성원을 돕는 인적자원관리요원, 연구인력, 임상컨설턴트과 같은 직원을 포함한다. 라인 구성원은 조직 내 의사결정의 권한을 가지고, 스태프 구성원은 라인 구성원에게 상담과 조언을 제공하며 돕는 역할을 한다. 조직도에서 라인의 지위는 실선으로, 스태프의 지위는 점선으로 표시된다. 라인구조는 지시 및 보고, 의사결정의 책임을 의미하는 수직선을 가진다. 수직선은 조직 내 모든 지위를 집권화된 권한에 연결시킨다(그림

> **연습 7-5**
>
> 조직의 구조는 조직에 내재된 관료적 특성에 따라 다양하다. 임상현장을 관찰해보고, 아래의 〈관료적 특성 테스트〉문항을 이용하여 관찰한 의료기관에 해당한다고 여겨지는 항목에 표시해본다. 이 분석이 의료기관의 관료적 경향에 대해 무엇을 보여주는가? 환경과 기술이 의료기관의 확인된 관료적 경향과 일치하는가(정보시스템의 발달 정도와 간호전달체계, 환자 특성, 직원 특성, 규제 정도, 경쟁)?
>
> | 특성 | 예 | 아니오 |
> |---|---|---|
> | • 권위의 계층제 | | |
> | • 업무의 분업 | | |
> | • 서면화된 작업 절차 | | |
> | • 제한된 직원의 권위 | | |
> | • 직원성과 및 행동과 관련된 서면 의사소통의 강조 | | |
> | • 직장 내 인간미 없는 개인 접촉 | | |

7-1).

라인과 스태프가 효과적으로 기능하도록 하기 위해서는 의사결정 권한이 직무기술서에 명확하게 기술되어야 한다. 책임에 요구되는 역량을 상세히 기술하고 구성원이 이러한 역량을 갖추었는지를 평가할 방법과 이러한 역량을 유지, 개발할 수 있는 방법을 제시함으로써 조직은 라인과 스태프가 보다 더 효과적으로 기능하도록 할 수 있다.

조직구조의 유형

보건의료조직에는 직능구조, 서비스-라인구조, 매트릭스구조, 수평구조 등 여러 가지 유형의 조직구조가 존재한다. 간호조직은 이러한 조직구조들의 특성이 혼합된 하이브리드(hybrid) 구조를 형성하기도 한다. 공유된 거버넌스(shared governance)는 전문 간호조직의 변화 요구를 반영하기 위해 설계된 조직구조이다.

직능구조

직능구조(functional structures)는 전문성에 따라 부서와 서비스를 배열한다. 이러한 조직구조적 접근은 보건의료조직에 흔히 적용된다. 유사한 기능을 제공하는 부서들은 동일한 관리자나 책임자에게 보고한다(그림 7-2). 예를 들어, 직능구조를 가진 보건의료조직에는 간호부원장, 의무부원장, 인사부원장, 재무부원장, 정보부원장 등 각각의 주요기능에 부원장이 있다.

직능구조는 전문지식과 기술의 발전을 돕고 조정하는 경향이 있다. 그러나 환자케어와 서비스의 중단이나 단절을 야기할 수도 있다. 집단 간 과도한 경쟁이 생긴다면 의사결정이 지연될 수 있다. 따라서 기능적 집단 사이에 의사소통을 요구하는 문제에 대해서는 의사결정을 하기 전에 고위 관리자 간에 먼저 논의가 이루어져야 한다.

서비스-라인구조

서비스-라인구조(service line structures)에서는 특정 서비스나 제품을 생산하기 위해 필요한 여러 기능들이 단일 관리자나 책임자의 통치하에 통합된 조직단위로 합쳐지게 된다(그림 7-3). 예를 들어, 급성기병원의 심혈관센터 라인은 관련된 모든 전문직과 기술직을 보유하고, 심혈관환자에게 서비스를 제공하는 구성원을 지원한다. 이러한 서비스-라인의 관리자나 책임자는 응급실과 심혈관중환자실, 심혈관도자실, 외래 심혈관재활센터 등에서 환자의 흉통평가에 대한 전반적인 책임을 진다. 서비스-라인의 관리자는 해당 분야의 예산과 시설을 총괄하는 것은 물론, 심혈관 환자에게 치료와 간호를 제공하는 의사, 간호사, 다른 보건의료전문가의 서비스를 조정하는 책임도 가지게 된다.

서비스-라인 구조의 장점은 조직 내 서비스 간 조정을 용이하게 하며, 의사결정과정을 촉진하고 조직의 목적을 명료화한다는 것이다. 반면, 서비스-라인 구조의 한계점은 서비스 중복과 관련된 비용증가, 전문직 · 기술직의 소속감 결여, 직무표준화의 어려움이다.

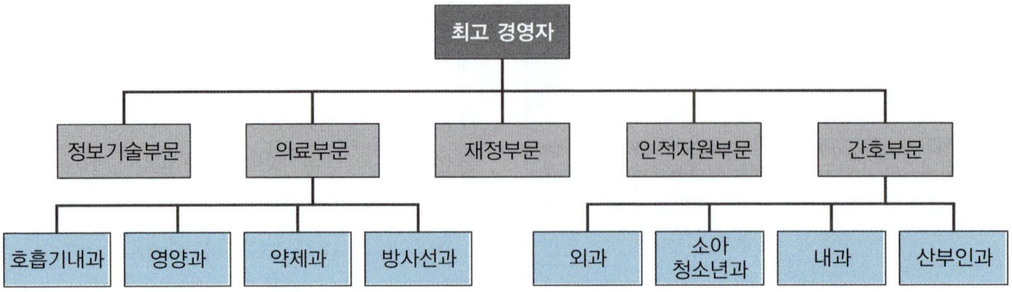

그림 7-2 직능구조

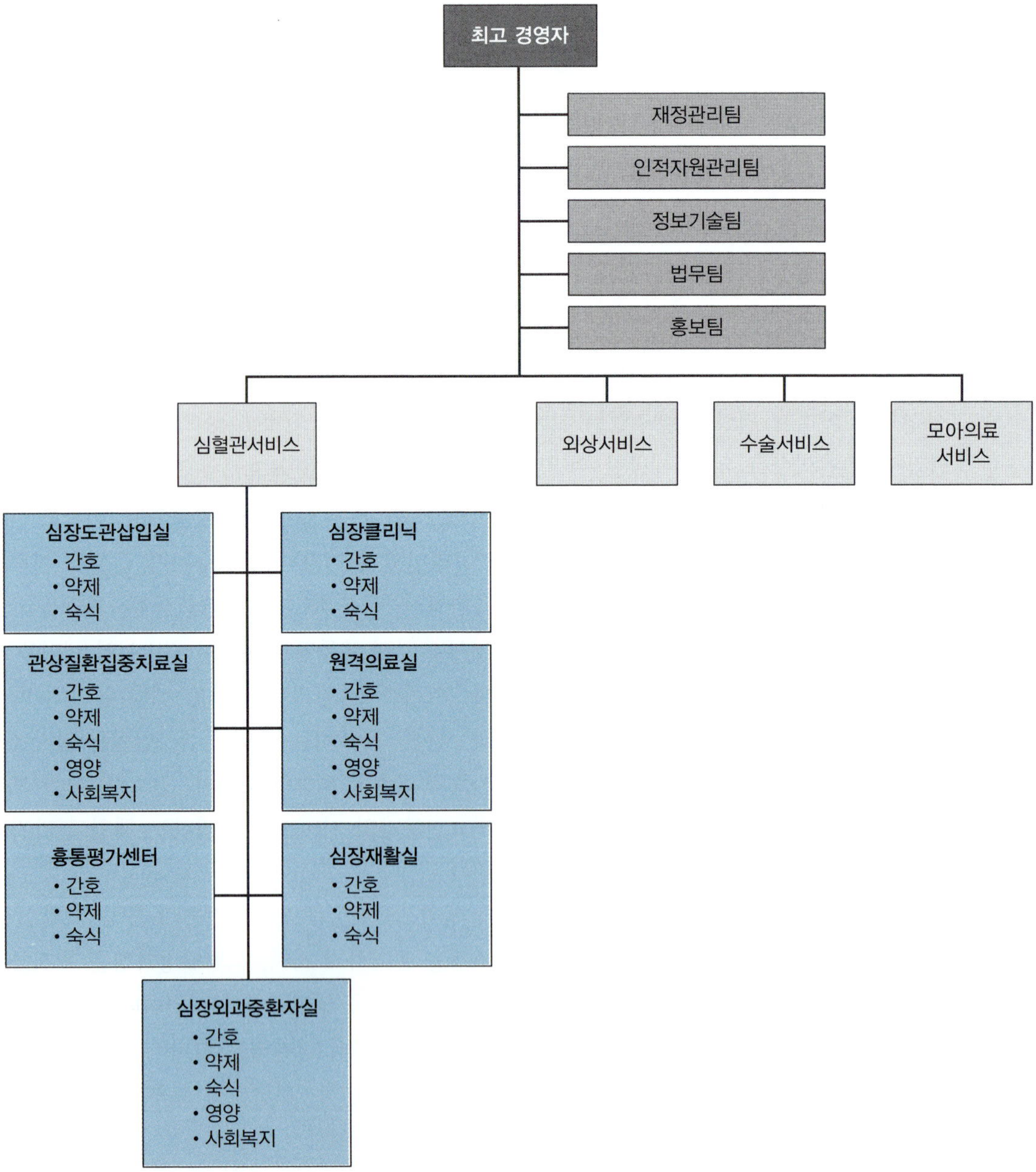

그림 7-3 서비스-라인구조

매트릭스구조

매트릭스구조(matrix structures)는 복잡하며, 통합된 조직구조 속에서 기능과 서비스 모두를 반영하도록 설계되었다. 매트릭스구조에서 서비스를 책임지는 단위관리자는 기능적 관리자와 서비스-라인 관리자 모두에게 보고한다. 예를 들어, 아동간호관리자는 아동서비스의 부원장(서비스-라인 관리자)과 간호부원장(기능적 관리자) 모두에게 보고한다(그림 7-4).

매트릭스구조는 오늘날의 보건의료환경에서 효과적일 수 있다. 또한 매트릭스구조는 지속적인 프로그램 개발을 요구하는 외부환경의 세력에 시의적절하게 반응할 수 있으며, 부서 간 업무조정을 촉진함으로써 내적 효율성과 효과성을 증진시킬 수 있다.

매트릭스구조는 관료적 구조와 수평적 구조를 결합하고 있다. 특정 프로젝트나 프로그램을 실행하기 위해 팀이 사용된다. 매트릭스구조는 전통적인 수직적 위계체계에 수평적 프로그램 관리를 덧붙인 것이라고 할 수 있다. 다양한 기능적 부서의 구성원이 특정 프로젝트나 프로그램에 할당되고, 기능적 부서장과 프로젝트 관리자라는 두 명의 감독자에게 책임을 지게 된다.

매트릭스구조 내에서 라인 관리자와 프로젝트 관리자는 협력적으로 기능해야 한다. 예를 들어, 간호조직에는 최고관리자와 중간관리자, 일선관리자, 간호사, 간호보조요원이 있다. 매트릭스구조에서 간호사는 자신의 업무시간의 일부를 프로젝트나 위원회 활동에 할애하게 되고, 팀워크 환경이나 협력적 모델 내에서 직접간호를 제공하게

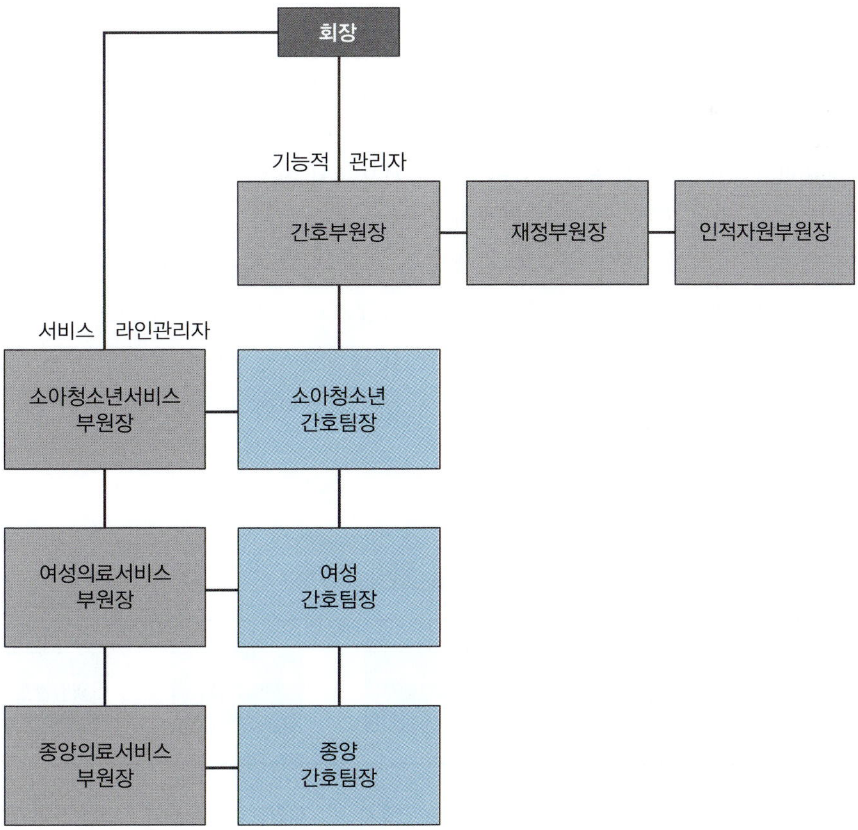

그림 7-4 매트릭스구조

된다. 매트릭스구조에서 일할 때 간호사는 간호단위 관리자와 프로젝트 또는 프로그램 관리자에게 동시에 책임을 지게 된다. 매트릭스구조의 효과적인 기능을 위해서는 충분히 발달된 협력과 조정기술이 필수적이다. 책임의료조직의 확장과 더불어, 복잡한 상호연관성을 가지는 보건의료조직의 특성은 간호사로 하여금 전문직 간 협업에 고도의 지식과 기술을 갖출 것을 요구하고 있다(Interprofessional Education Collaborative Expert Panel, 2011).

매트릭스구조의 사례에는 환자중심간호전달모델과 노인간호, 여성간호, 심혈관간호와 같은 전문화된 서비스 프로그램이 있다. 매트릭스 조직은 포괄적인 환자중심간호와 전문화된 서비스를 모두 다루기 위해 이용될 수 있다. 보건의료기관 내 매트릭스 조직의 또 다른 사례로는 퇴원간호계획, 질 관리, 심폐소생술팀 등이 있다.

수평구조

수평구조(flat structures)의 주된 조직적 특성은 해당 업무를 수행하는 전문가에게 의사결정의 권한을 위임하는 것이다. 수평이라는 용어는 위계계층을 제거하는 것을 의미하며, 조직 내 실무진에게 권한을 준다는 것이다(그림 7-5). 업무수행방식과 개별환자에게 제공되는 간호, 구성원이 작업을 수행하는 조건 등에 관한 결정이 해당 업무가 수행되는 현장에서 이루어진다. 수평조직구조(flat organizational structure)에서 분권화된 의사결정은 직능구조에서 전형적인 집권화된 의사결정을 대체한다. 고객과의 접점에서 의사결정을 할 수 있도록 실무를 담당하는 구성원에게 권한을 부여하는 것은 수평조직구조의 특징이다. 마그넷 병원(Magnet hospital)은 간호사의 직무만족과 환자결과에 대한 분권화된 의사결정의 장점과 효과를 잘 보여주고 있다(Goode, Blegen, Park, Vaughn, & Spetz, 2011). 정책과 절차를 거의 운용하지 않으면서 간호사 스스로 자신들을 관리하고 업무스케줄을 조절하는 네덜란드에 있는 홈케어조직이 수평조직구조의 한 사례가 될 수 있다(Monsen & de Blok, 2013).

수평조직구조는 위계적인 조직보다 덜 공식화되어 있다. 규칙과 정책에 대한 엄격한 고수를 지양함으로써 수평조직구조는 특정 상황에 적합하면서도 소비자주의, 변화, 경쟁과 관련된 현장의 요구를 충족시켜줄 수 있는 개별화된 의사결정을 가능하게 한다. 따라서 병동간호사들은 위원회와 행정적 채널을 포함한 전통적인 조직의 위계계층을 사용하지 않고 바로 현장에서 소비자의 요구를 충족시키는 변화를 만들어낼 수 있다.

그러나 분권화된 조직구조는 일관적이지 않은 의사결정과 승진기회의 부족, 창의성을 발휘하면서 효과적으로 의사소통하도록 하기 위한 직원 교육의 필요성과 같은 문제도 가지고 있다.

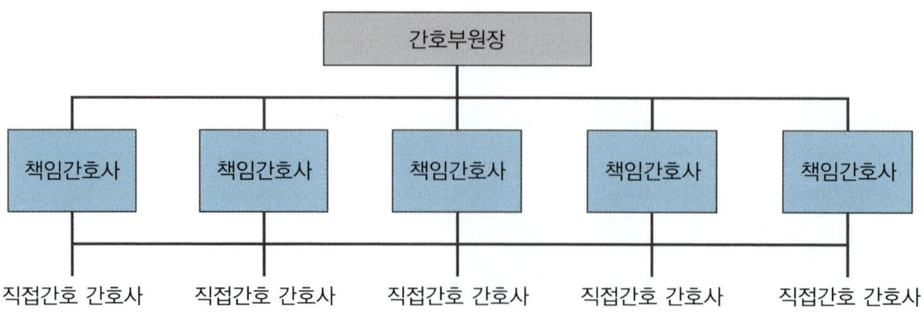

그림 7-5 수평조직구조

수평의 정도는 조직마다 다양하다. 분권화된 조직이라도 몇 가지 관료주의적인 특성을 가지고 있을 수도 있으며, 동시에 매트릭스구조를 가지고 있을 수 있다. 하이브리드 구조는 여러 가지 다른 구조형태의 특성을 가지는 조직구조이다.

조직구조가 변화할 때, 어떤 관리자는 집권화된 의사결정과정에서의 자신의 전통적 역할을 포기하는 것을 주저한다. 이러한 망설임은 부분적으로 하이브리드 구조 때문이다. 관리자는 어떤 요구가 통제되어야 하며, 얼마만큼의 통제가 필요한지, 어떤 메커니즘이 통제를 대체할 수 있는지 확신할 수 없으며, 엄격한 관리통제가 없는 상황에서 혼돈이 발생할 것에 대해 두려워하고 있다. 보다 높은 교육수준으로 준비된 간호사들은 자신의 업무에 책임감을 가지도록 스스로와 다른 구성원에게 힘을 북돋우는 효과적인 리더십과 팔로어십 기술을 발달시킨다. 간호부서에서 공유된 거버넌스 구조의 점진적 발달은 위계적 통제를 대체하는 수평구조의 유형을 보여준다.

공유된 거버넌스

공유된 거버넌스(shared governance)는 간호사가 업무수행에 더 많은 자율성을 가질 수 있도록 조직구조를 개편하는 참여적 관리 그 이상이다. 책무(accountability)는 전문직 거버넌스 모델을 설계하는 데 근간을 이룬다. 책무를 이행하기 위해서는 관련 의사결정 권한을 가지는 것이 중요하다. 책무와 이를 수행할 수 있는 권한은 대상자에 양질의 간호를 제공해야 하는 간호사에게 특히 중요하다. 전문직 자율성이 보장되는 조직은 그렇지 않은 조직에 비해 보다 높은 직원만족과 생산성, 낮은 이직율을 보여준다(Goode et al., 2011).

마그넷 인증 병원에 관한 초기연구에 따르면 간호인력 유지관리에 성공할 수 있었던 비결은 간호사에게 간호실무를 책임지고 수행할 수 있도록 권한을 부여하는 것이었다고 한다. 간호사의 책무 이행을 촉진하는 거버넌스 구조는 소비자 요구 충족과 경쟁력 강화는 물론 간호인력 유지관리에도 효과적이었다. 이러한 마그넷 인증 병원의 특성은 환자간호의 질은 물론 직무환경의 질에도 영향을 미치는 것으로 여겨지고 있다(Kekky, McHugh, & Aiken, 2011; McHugh, Kelly, Smith, Wu, Vanak & Aiken 2013).

전문간호실무모델(professional practice models)이라고 불려지기도 하는 공유된 거버넌스 구조는 위계체계를 감소시키고 분권화를 조장하는 것 그 이상이다. 공유된 거버넌스를 받아들이는 조직에서 구조의 근간은 조직 내 위계체계라기보다는 전문직 업무현장이다. 공유된 거버넌스는 간호사에게 간호수행에 필요한 수준의 권한과 책무를 부여한다. 보건의료조직을 환자중심으로 혁신적으로 재설계하기 위해서는 반드시 간호직을 의존적인 직원에서 책임있는 전문직으로 변화시켜야 한다. 이러한 변화는 병원행정가와 관리자, 직원들로 하여금 보건의료조직 내 직무분할에 있어 전통적인 관념을 포기하도록 만든다. 공유된 거버넌스 구조는 새로운 책무의 할당뿐만 아니라 모든 직원에게 새로운 행위를 요구한다. 대인관계 개발영역

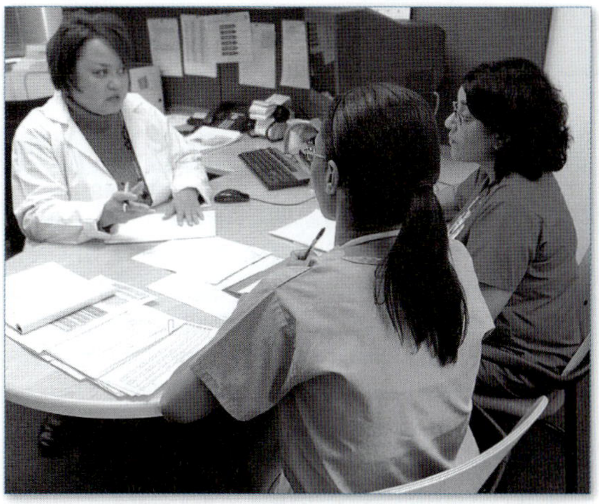

간호사는 환자 및 고객의 욕구와 우선사항을 충족시킬 수 있는 서비스전달체계를 만들기 위해 조직 내 다른 구성원과 협력하는 능력을 가져야 한다.

과 갈등해결, 책임에 대한 개별적 수용은 특히 중요하다. 교육과 그룹워크 경험, 갈등관리는 성공적인 조직변화를 위해 필수적이다. 조직구조와 상관없이 마그넷 인증 병원의 기준을 이해하는 것은 간호서비스 평가의 기초가 될 것이다(American Nurses Credentialing Center, 2012). 간호사는 간호소비자의 욕구를 충족시킬 수 있는 조직모델을 설계하기 위해 다른 보건의료전문가들과 협업하는 능력을 갖추어야만 한다.

유연한 관계 형성

간호가 의료기관 외에서도 이루어짐에 따라 지금까지와는 다른 기술과 관계, 행위패턴이 요구되고 있다. 보건의료조직의 전통적인 경계가 허물어지고, 예전의 위계체계와 기능, 지리적 경계가 사라지고 있다. 수직적 통합은 병원, 가정간호기관, 재활센터, 장기요양기관, 보험회사, 의원과 같은 다르지만 관련된 기관을 조정한다. 신기술과 빠르게 변화하는 시장, 글로벌 경쟁은 보건의료분야의 관계를 크게 변화시키고 있으며, 보건의료전문가들의 역할과 업무의 경계를 모호하게 하고 있다.

미래에는 많은 간호사가 단일기관의 벽을 넘어서는 환경에서 일하게 될 것이다. 이러한 변화를 주도하기 위해 간호사는 현재의 정적인 조직을 활기찬 학습조직으로 변화시켜 나가야 한다. 성공적인 미래를 위해 간호사들은 활기찬 학습조직에 적극적인 구성원으로 참여하여야 한다. 간호소비자의 욕구를 충족시킬 수 있는 간호조직모델을 설계하기 위해 간호사는 사회는 물론 다른 보건의료전문가와 협업하는 능력을 갖추어야 한다. 간호사는 간호업무의 본질을 새롭게 검토하며, 노동력 절감을 돕는 기술과 빠르게 변화하는 소비자의 보건의료요구를 고려하는 혁신적인 간호실무모델을 제안할 필요가 있다. 실무자의 참여와 학습환경의 조성도 필요하며, 직무재설계가 지속적인 과정으로 포함되어야 한다. 간호사는 이러한 새로운 조직구조에서 주어지게 될 직무 자율성을 가치있게 여겨야 할 것이다.

결론

성공적인 간호조직은 조직의 사명, 비전, 철학의 중요성을 이해한다. 조직은 서비스를 제공하기 위해 다양한 방식으로 구조화될 수 있으며, 모든 환경에 항상 적합한 유일한 접근법은 없다. 조직문화는 명문화된 사명, 비전, 철학으로부터 유래하며, 이것이 조직 내에 내재화될 때 제공되는 서비스에 조직문화가 반영된다.

해결방안

나는 다른 부서의 부서장들을 만나 그들로부터 우리 간호부서의 업무를 구별하며 양측 간 협력사안에 대해 이야기를 나누었다. 나는 우리가 그들과 함께 어떻게 일할 수 있으며, 서로 업무를 구별해야 할 때는 언제인지 설명하고, 이러한 일들의 법적·윤리적 파급효과에 대해서도 명확히 하였다. 나는 간호부서의 주요 팀들을 모아서 추가적으로 고려해야 할 전략들에 대해 논의하였다. 우리는 지역사회와 의료기관에게 우리 간호부서가 어떻게 보여지는지 확인하기 위해 조사연구를 수행하였다. 또한 우리가 간호부서 직원들을 어떻게 도와줄 수 있는며, 동시에 관련된 다른 조직을 어떻게 지원할 수 있을지에 대해 법적 자문도 구하였다. 간호부서와 다른 부서 직원들이 향후 예측되는 미래의 양자 간 관계를 명확히 할 수 있도록 이러한 모든 관계와 관련된 내용을 문서로 작성하였다.

– Anonymous

이러한 해결방안이 당신에게 적절한 접근법인가?
그 이유는 무엇인가?

근거

오늘날 보건의료시스템을 설명하기 위해 흔히 사용되는 이론은 카오스 이론(chaos theory)이다. 이 이론은 다양한 조직뿐 아니라 조직 내 단위들 사이에도 차이가 존재한다고 본다. 조직을 둘러싼 환경과 조직구성원의 작용이 지속적으로 변화하므로 조직구조와 기능, 제공되는 서비스들도 이의 영향을 받아 변화하게 된다. 보건의료조직은 관련된 개인들(예: 보건의료전문가, 환자, 가족 등)이 비선형적인 방식으로 상호작용하는 복잡하고 예측하기 어려운 조직 중 하나이다. 카오스 이론은 간호학 문헌에서 자주 인용되고 있으며, 복잡한 적응 시스템 안에서의 간호실무를 설명하기 위한 이론적 틀로써도 사용되고 있다. Hast 등(2013)의 논문은 조직의 복잡성에 대한 이해가 임상간호를 위한 이론적 틀을 어떻게 제공해 줄 수 있는지를 잘 보여주고 있다. 이 연구에서 저자는 인공관절치환술(total joint arthroplasty)을 받는 환자의 수술 전 준비를 잘 수행할 수 있도록 하기 위해 복잡성 과학(complexity science)을 적용하였다. 저자는 6단계의 과정을 사용하여 수술 전 준비과정을 재설계하였다. 이를 통해 성과를 향상시키기 위해서는 복잡한 적응 시스템 안에 있는 관련 부서 간의 상호관계를 이해하는 것이 필요하다는 것을 확인하였다.

체크리스트

조직의 사명과 비전, 철학은 보건의료조직에서 간호가 어떻게 제공될지를 결정한다. 조직 사명의 변화는 조직 철학과 사명을 달성하기 위해 요구되는 작업들과 관련된 철학에도 영향을 미친다. 새로운 사명과 철학을 만들려면 조직구조를 바꾸어 책임과 권한체계를 재구성할 필요가 있다. 의사결정 책임을 통해 직원들은 조직의 사명을 이해하고 사명과 철학진술문을 개발하는 데 참여하게 된다.

- 사명
- 비전
- 철학
- 조직문화
- 조직발전에 영향을 미치는 요인
- 조직구조의 특성
- 관료제
- 조직구조의 유형
  - 직능구조
  - 서비스-라인구조
  - 매트릭스구조
  - 수평구조
  - 공유된 거버넌스
- 유연한 관계 형성

조직구조 이해를 위한 조언

- 전문간호사는 환자케어에 기여하기 위해 간호조직과 간호단위의 사명과 비전, 철학, 구조를 이해해야 한다.
- 간호조직의 전반적인 사명과 간호단위의 세부적인 사명은 조직이 달성해야 할 중점적 성과에 대한 정보를 제공한다.
- 간호사가 조직과 단위의 철학을 이해하게 되면 조직 구성원과 상호작용하거나 환자를 간호할 때 어떻게 행동해야 하는지를 알 수 있다.
- 공식조직구조는 구성원에게 조직 내 의사소통/의사결정 채널을 예측하게 해준다.
- 매트릭스구조는 한 조직 구성원이 기능과 생산 업무 둘 다에 묶이므로 기능과 생산을 모두 이해하여야 한다.
- 공유된 거버넌스가 효과적으로 기능하도록 하기 위해 간호전문가는 환자케어에 관한 의사결정을 신속히 할 수 있는 메커니즘을 만들어야 한다.

REFERENCES

American Nurses Credentialing Center. (2012). *Health care organization instructions and application process manual*. Washington, DC: Author.

Casida, J., & Parker, J. (2011). Staff nurse perception of nurse manager leadership styles and outcomes. *Journal of Nursing Management, 19*(4), 478–488.

Chaboyer, W., Johnson, J., Hardy, L., Gehrke, T., & Panuwatwanich, K. (2010). Transforming care strategies and nursing-sensitive patient outcomes. *Journal of Advanced Nursing, 66*(5), 1111–1119.

Cummings, G. G., Midodzi, W. K., Wong, C. A., & Estabrooks, C. A. (2010). The contribution of hospital nursing leadership styles to 30-day patient mortality. *Nursing Research, 59*(5), 331–339.

Fayol, H. (1949). *General and industrial management*. London: Pitman.

Goode, C. J., Blegen, M. A., Park, S. H., Vaughn, T., & Spetz, J. (2011). Comparison of patient outcomes in Magnet and non-Magnet hospitals. *The Journal of Nursing Administration, 41*(12), 517–523.

Hast, A. S., Digioia, A. M., Thompson, D., & Wolf, G. (2013). Utilizing complexity science to drive practice change through patient- and family-centered care. *The Journal of Nursing Administration, 43*(1), 44–49.

Interprofessional Education Collaborative Expert Panel. (2011). *Report of an expert panel*. Washington, DC: The Collaborative.

Kekky, L. A., McHugh, M. D., & Aiken, L. H. (2011). Nurse outcomes in Magnet? and non-Magnet hospitals. *The Journal of Nursing Administration, 41*(10), 428–433.

Laschinger, H. K. S., Wong, C. A., & Grau, A. L. (2012). Authentic leadership, empowerment, and burnout: A comparison in new graduates and experienced nurses. *Journal of Nursing Management, 21*(3), 541–552.

McClure, M. L., Poulin, M. A., Sovie, M. D., & Wandelt, M. A. (1983). *Magnet hospitals, attrition and retention of professional nurses*. Kansas City, MO: American Nurses Association.

McHugh, M. D., Kelly, L. A., Smith, H. L., Wu, E. S., Vanak, J. M., & Aiken, L. H. (2013). *Lower mortality in Magnet hospitals. Medical care, 51*(5), 382–388. doi:10.1097/MLR.0b013e3182726cc5.

Monsen, K., & deBlok, J. (2013). A nurse-led model of care has revolutionized home care in the Netherlands. *American Journal of Nursing, 113*(8), 55–59.

Tsai, Y. (2011). Relationship between organizational culture, leadership behavior, and job satisfaction. *BMC Health Services Research, 11*, 98.

Unruh, L., Agrawal, M., & Hassmiller, S. (2011). The business case for transforming care at the bedside among the "TCAB 10" and lessons learned. *Nursing Administration Quarterly, 35*(2), 97–109.

Weber, M. (1947). *The theory of social and economic organization*. Parsons, NY: Free Press.

SUGGESTED READINGS

Capezuti, E., Boltz, M., Cline, D., Dickson, V. V., Rosenberg, M. C., Wagner, L., et al. (2012). Nurses Improving Care for Healthsystem Elders-a model for optimizing the geriatric nursing practice environment. *Journal of Clinical Nursing, 21*(21-22), 3117–3125.

Cummings, G. G., MacGregor, T., Davey, M., Lee, H., Wong, C. A., Lo, E., et al. (2010). Leadership styles and outcome patterns for the nursing workforce and work environment: A systematic review. *International Journal of Nursing Studies, 47*(3), 363–385.

Kirwan, M., Matthews, A., & Scott, P. A. (2013). The impact of the work environment of nurses on patient outcomes: A multi-level modelling approach. *International Journal of Nursing Studies, 50*(2), 253–263.

Kramer, M., Schmalenberg, C., & Maguire, P. (2010). Nine structures and leadership practices essential for a magnetic (healthy) work environment. *Nursing Administration Quarterly, 34*(1), 4–17.

Rittenhouse, D. R., Shortell, S. M., & Fisher, E. S. (2009). Primary care and accountable care-Two essential elements of deliverysystem reform. *New England Journal of Medicine, 361*(24), 2301–2303.

Weberg, D. (2012). Complexity leadership: A healthcare imperative. *Nursing Forum, 47*(4), 268–277.

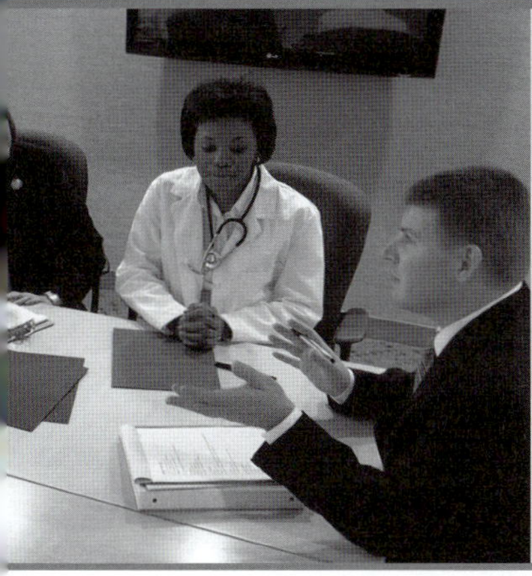

CHAPTER

8

권력, 정치, 영향력

Power, Politics, and Influence

이 장에서는 권력과 정치가 지도자, 관리자, 추종자의 역할에 어떻게 영향을 주는지, 지도자와 관리자가 영향력을 갖기 위해 어떻게 권력을 행사해야 하는지에 대해 기술한다. 권력의 현대적 개념, 임파워먼트(empowerment), 간호사가 행사하는 권력의 종류, 강력한 이미지(powerful image)를 개발하는 데 필요한 핵심적 요인, 권력을 행사하는 데 필요한 개인적 · 조직적 전략, 입법정치 영역의 활동을 통해 보건 정책을 규정하고자 행사되는 간호사의 권력 등에 대해 살펴본다. 직장 내 정치에 개입하는 것은 간호의 지도력을 효율적으로 확보하고 관리하는 데 핵심적인 요소이다.

학습성과

- 간호와 연관되어 있는 전문적 · 입법적 정치의 개념을 탐색한다.
- 정치의 개념을 간호의 리더십과 관리와 관련지어 평가한다.
- 간호의 리더십 행사에 있어서 다양한 권력의 유형을 행사한다.
- 효율적인 간호리더십을 위해 강력한 이미지를 개발한다.
- 직장 내 정치, 전문가 조직 내 정치, 입법과정의 정치, 건강정책 개발의 정치에 영향을 주기 위해 권력을 행사하는 데 적합한 전략을 선택한다.

핵심용어

- 연합(coalition)
- 임파워먼트(empowerment)
- 영향력(influence)
- 협상(negotiating)
- 정치(politics)
- 정책(policy)
- 권력(power)

도전

Anonymous, a retired emergency department staff nurse

우리 병원은 고객 서비스를 향상시키기 위해 노력하고 있었다. 응급실 간호사는 칠면조 요리를 어떻게 하는지, 가까운 동물병원이 어디에 있는지와 같은 응급실 업무와 맞지 않는 전화를 자주 받아 왔다. 훌륭한 고객 서비스를 제공하기 위해 응급실 간호사는 요청받은 곳의 전화번호를 알려주기도 하였다. 우리는 이런 관련 없는 전화에 일일이 응대할 수 없다고 전화를 걸어온 고객들에게 말하기도 하였다. 어떤 고객은 적대적으로 말을 하거나 욕을 해대기도 하였다. 또한 어떤 고객은 전화해서 X-ray 비용을 묻거나 응급실 야간 방문비용은 얼마인지 등을 물으며 무례하게 굴기도 하였다. 응급실 간호사는 이런 전화에 어떻게 응대해야 할지에 대해 직무교육을 받기를 원했다. 간호관리자는 간호사에게 이 문제를 해결하기 위한 프로그램을 제공하였으며, 우리는 자기주장적 의사소통으로 상대방의 언어적 무례함을 어떻게 다룰지에 대해 교육받았다.

이 프로그램을 교육받은 후 어느 금요일 아침에 나는 한 여성으로부터 전화를 받았다. 그녀는 고양이 등에 난 감염된 상처를 어떻게 치료해야 하는지를 물었다. 나는 그녀에게 동물병원 전화번호를 알려주었다. 그러자 그녀는 나에게 동물병원에 고양이를 데리고 갔었으나 다시는 그곳에 가지 않을 것이라며 소리지르며 욕을 하였다. 전화기를 통해 들려오는 그녀의 목소리가 너무 커서 다른 응급실 직원들도 다 들을 수 있을 정도였다. 나는 대화를 주도적으로 이끌기 위해 자기주장적 의사소통 전략을 사용하였다. 응급실 책임간호사도 오게 되어 나는 이 상황을 보고하였다. 나는 이 일에 대한 사건보고서를 작성하였으며, 이것은 간호부원장에게도 보고되었다. 나에게 전화했던 그 여성은 병원장에게까지 전화해서 응급실 간호사가 자기에게 무례하게 굴며 돕지 않았다며 사과를 받게 해달라고 요구했다. 응급실 책임간호사는 간호부원장에게 상황을 설명하며 간호사가 아니라 전화를 걸어온 그 여성이 무례하게 굴었다고 강조하였다. 하지만 간호부원장은 병원장을 달래기 위해 나를 징계하며 업무를 중지하라고 하였다. 이에 대해 책임간호사는 간호사는 잘못한 것이 없다고 맞대응하면서 물러서지 않았다. 이후 책임간호사가 자리를 비운 사이에 간호부원장이 응급실로 나를 찾아와 만약 그 여성에게 전화해서 사과하지 않는다면 나를 해고할 것이라고 위협하였다. 나는 크게 마음이 상해 간호부원장이 가자마자 응급실 책임간호사에게 이 상황을 알리기 위해 그녀를 호출하였다.

당신이 이 간호사라면 어떻게 하겠는가?

도입

미국에서 간호사라는 직업은 여성이 제한된 권리를 가졌던 시기(예: 대부분의 여성은 투표를 할 수 없었고 사유재산을 가질 수 없었다)에 발전하였다. 여성은 정치적 측면이나 권력의 측면에서는 중요하게 다루어지지 않았다. 19세기 후반까지도 여자다움과 강력함은 사실상 상호 모순적인 단어로 이해되었다. 20세기 동안 여성의 지위와 역할이 변화함에 따라, 간호사의 역할과 지위도 변화하였다. 21세기에 들어서 여성의 경제적 · 사회적 권력이 진화하면서, 간호사의 권력도 진화하였다. 이는 역사적으로 그리고 현재까지도 간호는 대부분 여성으로 이루어진 분야라는 점에서, 매우 중요하다.

21세기 변화하는 보건의료환경에 대해 간호의 영향력을 강력하게 행사하기 위해 간호사는 권력을 사용해야만 한다. 이전에 경험해보지 못했던 간호인력의 엄청난 부족과 급속한 변화의 시기 속에서 건강관리 분야의 개혁은 신규간호사나 오랜 기간 간호업무에 종사하고 있는 간호사 모두에게 지역사회 안에서 새로운 기회를 제공해준다. 간호사는 보건의료시스템, 보건의료소비자, 그리고 간호전문가의 발전 속에서 바람직한 미래를 창조하기 위해 자신들의 집단적 권력과 정치적 근육(political muscles)을 활용해야 한다.

역사

권력(power)이라는 단어는 '할 수 있는(to be able)'을 의미하는 라틴어 potere에서 유래되었다. 권력은 목적을 달성하기 위해 타인에게 영향을 줄 수 있는 능력이다. 권력은 한때 간호에서 금기사항(taboo)으로 여겨져 왔다. 간호의 형성기 동안, 권력의 행사는 적합하지 않으며, 숙녀답지 않고, 직업윤리에 어긋나는 것으로 인식되어 왔다. 미국에서 간호의 초기 십여 년 동안 간호 교육과 실천에 대한 많은 결정은 간호 외부의 인사에 의해 이루어졌다(Ashely, 1976). 간호사는 Lillian Wald,

Isabel Stewart, Annie Goodrich, Lavinia Dock, M., Adelaide Nutting, Mary Eliza Mahoney, Isable Hampton Rob 등 간호의 초기 지도자와 후에 미국간호협회(American Nurses Association, ANA)와 미국간호연맹(National League for Nursing, NLN)으로 발전한 다양한 조직이 등장함에 따라 집단적 권력을 행사하기 시작하였다(Lewenson, 2012).

20세기와 21세기 초 다양한 사회적 · 기술적 · 과학적 · 경제적 경향이 간호업무, 간호사를 규정하였을 뿐만 아니라 간호의 권력 행사 능력에도 영향을 주었다. 1988년 미국의사협회(American Medical Association, AMA)는 간호사 부족 시 간호사를 대체하기 위해 보건의료분야에 새로운 근로자 범주를 제안하였다(등록된 관리전문 기술자 또는 RCT). 이에 간호사와 간호협회는 강력하게 대응하였다. 간호계 지도자는 미국의사협회에 강력하게 대응하기 위해 대표회담(summit meeting)을 개최하고 대중과 의회에 대한 교육을 포함하는 다양한 행동을 실천하였다. 결국 의사협회의 제안에 기반한 새로운 보건의료분야 근로자 안은 현실화되지 못했다. 오늘날, 간호의 역할이 확대되는 가운데[예: advanced practice nurses와 nursing practice(DNP) program 졸업자의 새로운 역할 등] 간호사는 간호 전문성의 발전과 보건의료시스템의 미래를 규정하기 위해, 그리고 간호실천을 통제하고자 하는 의사와 다른 분야의 노력에 대응하기 위해 권력을 지속적으로 행사해야만 한다.

미디어, 정치가, 의사 조직, 일부 보건의료 책임자와 일부 간호사는 전통적으로 간호사와 간호업무를 권력이 없는 것으로 평가해 왔다. 그러나 1990년대 보건의료전문가로 지역, 전국 뉴스와 토크쇼에 간호사가 자주 등장함에 따라, 보건의료시스템이 변화함에 따라, 그리고 대중에 대한 이러한 변화의 영향으로 인해 간호사가 권력이 없다는 인식은 급속하게 변화하였다. 간호사는 후보 혹은 정치적 영향력을 가진 존재로 지역, 주, 전국 단위의 정치적 캠페인에서 점점 더 가시화되고 있다. 예를 들면, 국회의원인 Lois Capps는 남편의 사망 후 남편의 지역구를 물려받아 캘리포니아 지역의 대표가 되었다. 학교간호사였던 여성국회의원인 Capps는 이후 유권자에 의해 하원의원으로 재선출되었다. 113차 국회(2013~2015)는 총 6명의 간호사를 포함하고 있으며, 이들 중 1명은 간호사이다(ANA). 간호사와 간호는 최근 정치 영역에서 새롭게 신망을 얻고 있다. Sheila Burke는 Robert Dole 상원의원이 상원 다수당의 원내대표 시절 미 수석 보좌관으로 근무한 바 있는데, 이 자리는 보좌관 중 의회 내 가장 권력이 강한 자리이다. Mary Wakefield는 오마바 대통령에 의해 건강자원 및 서비스 관리 행정청의 관리자로 임명되었다. 그녀는 1990년대 북다코다(North Dakota) 지역 상원 의원인 Kent Conrad와 Quentin Burdick의 수석보좌관으로 근무한 바 있다. 그리고 Marilyn Taveneer는 2013년 메디케어와 메디케이드 서비스 센터(Centers for Medicare and Medicaid Service, CMS)의 최고 관리자로 지명되었다.

21세기를 향하여

30년 전 Roberts(1983)는 정치 · 경제적으로 억압받는 인구에 대한 연구에 기반을 두고 발전된 모델을 근거로 간호사의 피억압집단 행동에 대한 역사적 증거를 제시하였다. 피억압집단 행동은 특정 집단이 다른 집단에 의해 지배받을 때 식별할 수 있다. 피억압집단은 지배자의 특성을 모방하기 시작한다. 그리고 피지배 집단은 종종 자신의 동료를 괴롭히고 학대하는 등 집단 특성을 거부한다(Roberts, 1983). 21세기에도 괴롭힘, 무례함은 간호교육과 임상현장에서 널리 퍼져 있다(Clark, Landru, & Nguyen, 2010; Croft & Cash,

2012; McNamara, 2012; Bessey, Demarco, & DiFazio, 2011). 괴롭힘은 타인의 권력에 대한 두려움과 권력의 남용을 반영하는 것이다(이론 박스 참조) 괴롭힘과 무례함은 건강관리 사업장을 붕괴시킨다. 괴롭힘과 무례함은 환자의 안전과도 연관되어 왔는데(McNamara, 2012), 의료평가기구(The Joint Commission, TJC)는 보건의료 작업장 문제를 2009년 발간된 「리더십 표준(Leadership Standard)」을 통해 제시하였고, 2012년에 명확하게 언급하였다(TJC, 2012). 이 기준에 따르면, 지도자는 환자안전과 질 향상의 조직문화를 보장하기 위한 행위 규정을 보장할 것을 요구한다. 이는 지도자로 하여금 보건의료 작업장 내에서 무례함과 괴롭힘의 가능성에 대해 적극적으로 언급할 것을 요구한다.

정책, 권력, 행동주의

간호대학은 학생들을 행동주의자로 사회화하고 지도력의 요구에 준비하도록 교육시키는 데 실패하기도 한다. 간호지도자는 간호와 보건의료의 이슈들을 다루어야 하기 때문에 학생은 정치적 행동의 개념, 공공정책과 건강정책에 노출되어야할 필요가 있다. 정책(policy)이란 집단의 복지나 기능에 영향을 주는 이슈와 관련된 행동계획을 의미한다. 간호사는 권력 개념에 대한 이해를 확장하고 권력 행상의 기술을 발전시켜야 한다. 작업장 내 간호 정치, 넓은 의미의 직업정치 또는 공정정책이나 건강정책의 정치에 대한 개입을 회피하는 것은 개인 간호사의 권력과 직업으로서 전체 간호사의 권력을 제한하는 결과를 낳는다.

일부 간호사는 마치 정치가 더러운 단어인 것처럼 취급하면서 아직도 정치와 권력의 행사에 대해 불편함을 느끼고 있다. 역사적으로 정치는 경멸스런 시각으로 파악되어 왔다. 작가 Robert Louis Stevenson은 다음과 같이 기록하고 있다. "정치는 아마도 준비가 필요 없다고 생각되는 유일한 직업이다". 그러나 건강관리 체계 내에서의 성장이라는 현대 간호의 필요성은 간호교육이 간호사를 직업 내 정치, 작업장 내 정치 · 입법 정치에 개입할 수 있도록 준비시킬 것을 요구한다.

정치(politics)는 다양한 방식으로 정의될 수 있다. 저자가 간호에서의 건강정책과 정치에 대한 수업에서 사용하는 정치에 대한 단순한 정의는 '조직 내에서 사람 사이의 상호작용'이다. 정치는 작업장, 입법부, 전문 직업, 가족 등 모든 조직에 존재한다. 아동은 부모 중 한 명이 장난감을 더 많이 사주고 특정 행동을 하는 것을 더 많이 허락해 준다는 것을 안다. 아이들은 다른 부모에게 허락을 받기 전에 쉽게 허락해 주는 부모에게 허락을 요청해야 한다는 점을 배운다. 이는 많은 가족에서 나타나는 명문화되지 않은 정치적 규칙이다. 정치적 활동은 간호에서 명문화되지 않은 규칙이 되어야 한다. 미국간호대학협회(American Association of Colleges of Nursing, AACN)는 건강정책을 학부, 석사, 박사 교육 과정의 핵심적 사항 중 하나로 규정하고 있다(AACN, 2006, 2008, 2011).

문헌 관점

출처: Leavitt, J.K., Chaffee, M.W., & Vance, C. (2013). Learning the ropes of policy, politics, and advocacy. In D.J. Mason, J.K. Leavitt, & M.W. Chaffee (Eds.), *Policy & politics in nursing and health care* (pp. 19–28, 6th ed.). St. Louis: Elsevier/Saunders.

정치적 활동은 간호사가 배워야 할 미래간호에 중요한 기술이다. 어느 경우에는 보건의료계의 정치적 문제와 관련된 "아하"하는 순간이 있다. 기관의 규제 때문에 환자가 진료를 거부당하는 상황이 있을 수 있다. 이전부터 간호분야에서 정치적 활동 또는 정책개발에 간호사가 적극적으로 관여해야 한다는 목소리가 있어 왔다. 현대간호의 모체라고 할 수 있는 나이팅게일은 당시 간호를 일종의 옹호적 · 정치적 과정이라고 바라 본 정치적 활동가이기도 하였다. 간호사는 계속교육, 석박사 학위 프로그램, 전문직단체 활동, 입법활동을 위한 캠페인 참여, 자가학습 등 다양한 방법으로 정책과 옹호, 정치적 기술을 발달시키고 확장시켜 나갈 수 있을 것이다.

권력에 대한 집중

신규간호사나 경력이 있는 간호사를 포함하여 몇몇 간호사는 흔히 권력을 비도덕적이고, 부패하며 간호의 돌봄적 성격과 모순되는 것으로 바라본다. 그러나 이 장에서의 정의(목적 달성을 위한 노력 속에서 다른 사람에게 영향을 주는 능력)는 간호가 권력의 본질적 특징이라는 점을 보여준다. 간호사는 일상적으로 환자의 건강을 개선하기 위해 그들에게 영향을 끼친다. 간호사가 환자와 그 가족에게 건강에 대한 교육을 실시하는 경우, 그 목적은 최적의 건강 상태를 달성하기 위해 환자/가족의 행동을 변화시키는 것이다. 이 점이 바로 간호실무에 있어서 권력의 행사인 것이다. 성과를 개선하기 위해 다른 간호사를 코치하는 것 역시 권력의 행사이다. 건강 관련 기업이나 병원의 최고 간호관리자로 일하는 것, 수백만 달러의 예산을 관리하는 것은 모두 권력 행사의 또 다른 예인 것이다.

사회과학자는 인간 조직 내에서 권력의 사용과 남용에 대해 연구하여 왔다. 이들은 인간이 경험한 권력의 자원과 적용을 범주화하고 분석하여 왔다. Hersey, Blanchard와 Natemeyer(1979)는 사회권력의 토대에 대한 고전적 정식화를 보여준다. Leavitt, Mason과 Whelan(2012)은 작업장, 전문가 조직, 그리고 정치에서 간호사의 활동에게 적용할 수 있는 권력의 유형에 대한 새로운 견해를 제시한다(이론 박스). 이러한 종류의 권력은 상호 배타적인 것은 아니다. 다양한 권력은 개인이나 집단에 영향을 미치기 위해 동시에 사용되기도 한다.

조직에서 높은 위치를 차지함으로써 곧바로 명성을 얻을 수는 있지만 권력은 그 지위에 도달해야 할 목표를 달성하는 능력에 의존한다. 사람들은 "지식이 곧 권력"이라고 생각할 수 있지만 진정한 권력은 지식에 기반해 행동하는 것에 있다. 지식을 공유하는 것은 권력을 확대하는 것일 뿐만 아니라, 타인에게 특정 상황에서 행동하는 데 필요한 정보와 기술을 제공함으로써 동료와 환자 등 타인의 능력을 강화하는 것이기도 하다.

영향(influence)은 권력을 사용하는 과정이다. 영향은 강제력을 활용한 처벌적 권력으로부터 협력을 활용한 상호작용적 권력에 이르기까지 다양한 범위를 포함한다. 복잡한 간호과정을 완수하기 위해 신규간호사를 코치하는 것은 초심자에게 영향을 주는 경력간호사의 능력을 잘 보여준다. 코치는 초심자에게 그 순간뿐만 아니라 아마도 경력과정에 전반에 걸쳐 영향을 주기 위해 전문가적인 권력, 지위 권력, 정보적 권력을 활용한다. 간호와 보건의료 관련 이슈를 지원하는 국회의원의 캠페인을 지원하면서 간호사는 개인적 · 전문가적 · 인지된 권력을 활용한다.

> **연습 8-1**
>
> 최근에 당신이 전문직 간호업무를 관찰한 사례를 생각해본다. 간호사가 환자와 가족, 간호학생, 동료간호사, 다른 의료전문가들과 어떻게 상호작용하였는지를 생각해본다. 간호사는 어떤 종류의 권력을 사용하였는가? 그 간호사를 무엇을 하였는가? 그 간호사는 영향력 있는 간호사였는가?

임파워먼트

임파워먼트(empowerment)란 간호에서 일상적으로 사용하는 용어가 되었다. 이 용어는 간호행정, 간호관리 문헌에서 매우 널리 사용되고 있다. 이 단어는 또한 임상실무의 영역과도 관련이 있다. 능력 강화는 자신의 권력을 결정과정과 행동에 타인의 참여를 용이하게 하도록 권력을 행사하는 과정으로 이를 통해 참여자들은 부담 없이 권력을 행사한다(Leavitt, Mason, & Whelan, 2012). 임파워먼트는 리더십에 대한 현대의 견해와 부합되는데 이 패러다임은 촉진자, 코치, 교육자, 협력자 등 현대 간호리더들의 행동특성이 사례가 될

이론 박스

권력의 원천

개념	실무에의 적용
전문적 권력: 권력 행사자의 전문성, 명성, 신뢰성, 전문적 지식, 기술 등에 기반한 권력	간호협회장은 전문적 권력을 활용하여 입법가들에게 간호 또는 보건의료정책 입법사항에 대해 조언하거나 유용한 정보를 제공할 수 있다.
직위 권력: 직위에 근거한 권력	간호대학장은 간호학의 학문적 성장을 신속하고 강력하게 이끌어갈 수 있기 때문에 학교에서 영향력 있는 인물로 구성원들에게 여겨진다.
정보적 권력: 타인이 필요하다고 느끼는 정보를 소유하는 것에 기인하는 권력	책임간호사는 환자에게 복잡하고 어려운 자가간호활동을 가르칠 수 있는 전문지식을 가지고 있으며, 이러한 지식으로 하급간호사들도 도울 수 있다고 여겨진다.
연결적 권력: 유력인사와 연결될 수 있다고 여겨지는 것에 기인하는 권력	간호사의 날에 간호사들은 유력한 정부인사들과 사적인 대화를 할 수 있는 기회를 얻게 된다.
준거적 권력: 다른 사람들이 권력행사자를 닮고자 하는 것에 기인하는 권력	간호학생이 자신이 근무하고 싶은 병원의 어느 훌륭한 책임간호사를 닮고 싶어 한다면, 이 책임간호사는 준거적 권력을 갖게 된다.
강압적 권력: 벌을 줄 수 있다고 여겨 다른 사람들이 두려워하는 것에 기인하는 권력	새로운 직무에 자신감이 부족한 간호사는 책임간호사가 곧 자신을 감시하러 올 것이라고 두려워한다.
보상적 권력: 보상할 수 있는 능력에 기인하는 권력	임상강사는 'A'학점을 받은 간호학생에게 긍정적으로 인식된다.
임파워먼트: 간호사는 다른 사람에게 권력을 부여하면서 그들과 권력을 공유한다.	간호사가 환자간호에 관한 의사결정에 목소리를 높일 수 있도록 하기 위해 간호팀장이 공유된 거버넌스 모델을 개발한다.

출처: Leavitt, J. K., Mason, D. J., Whelan, E. (2012). Political analysis and strategies. In D. J. Mason, J. K. Leavitt, & M. W. Chaffee (Eds.), Policy & politics in nursing and health care (6th ed., pp. 65–78). St. Louis: Elsevier/Saunders.

간호사는 간호활동을 수행하면서 이러한 유형의 권력들을 모두 사용할 수 있다. 간호사는 환자를 교육할 때 전문적 권력과 정보적 권력을 사용할 수 있다. 간호사는 전문직 면허간호사로서 사회에서 인정받은 직위 권력을 행사할 수도 있다. 입법위원에게 간호관련법의 입법을 지지해주도록 정치적 로비를 하는 간호협회 소속 간호사는 전문적 · 정보적 · 직위 권력을 사용할 수 있다. 임상에서 신규간호사들은 간호관리자가 직위권력과 전문적 권력을 행사하는 것을 느낄 수 있고, 간호관리자가 자신들을 평가할 때 보상적 권력과 강압적 권력을 사용한다고 생각할 것이다. 학생들이 간호학과 교수와 임상강사를 모방할 때 교수와 강사는 전문적 권력, 직위권력, 정보적 권력을 사용한다고 할 수 있다. 연결적 권력을 업무현장에서 쉽게 관찰할 수 있다. 조직 내에서 높은 직위를 가진 사람(예: 간호부원장, 간호팀장 등)은 좀 더 높은 직위로 올라가고 싶어 하는 조직구성원들에게 잠깐의 대화라도 하고 싶은 존재라고 할 수 있다.

수 있다. 간호지도자는 직장이나 간호사 조직에서 일상 직무에 대한 전문가적 판단을 하는 과정에서 권력을 행사한다.

이러한 리더십은 효율적인 추종자를 만드는 데 매우 중요하다. 강력한 간호관리자는 간호사로 하여금 권력을 행사하게 하고 그들이 직업적으로 성장하는 데 영향을 준다. 강력한 간호지도자는 환자와 가족을 지원하여 스스로를 돌보는 데 적극적으로 참여하도록 만든다. 따라서 임상간호사이든지, 교육자이든지, 연구자이든지 간에 또는 관리자 및 임원이건 상관없이 리더십 기술은 전문 간호실천의 핵심적 구성요소로 이해되어야 한다.

권력 나누기

간호사는 "만약 내가 나의 권력을 다른 사람에게 준다면 나의 권력이 약해질 것이다."라고 생각하면서 권력에 한정된 양이 있는 것으로 생각한다. 하지만 임파워먼트에서는 권력을 나눌 때 권력이 커진다고 생각한다. 낮은 정도에서 높은 정도로 권력을 나누는 스펙트럼을 따라 분산된 권력의 그림을 상상해본다. 그 스펙트럼의 양끝은 매우 다른 두 간호사의 집단으로 나눠어질 수 있을 것이다. 권력을 유한한 것으로 보는 간호사는 그들의 전문지식을 동료와 나누거나 협력하는 것을 꺼려할 것이다. 반면, 권력을 무한한 것으로 보는 간호사는 동료를 도움으로써 보다 큰 만족감을 느끼고 그들의 전문지식과 권력이 확장되는 것을 느낄 것이다.

임파워먼트는 간호사에게 다른 간호사들을 만족하게 하는 간호문화를 창출하게 하며 전문적인 간호실무를 가능하게 할 것이다. 위원회활동에 적극적으로 참여하도록 수줍음이 많은 동료간호사를 격려하기 위해서는 그 간호사에게 권한을 위임하고 기관의 정책을 공유해야 한다. 신규간호사가 전문적 판단을 하도록 이끌기 위해서는 경력간호사와 신규간호사 모두에게 힘을 실어주어야 한다. 환자의 질문에 대답하기를 꺼려하는 의사와 대화할 때 어떻게 자기주장을 해야 하는지 환자를 코칭하는 것도 또 다른 임파워먼트의 형태가 될 것이다.

연습 8-2

최근에 당신이 환자에게 힘을 실어주었던 임상경험이 있는지 생각해본다. 당신은 그 환자와 가족을 위해서 무엇을 하였는가? 당신은 그 상황에서 당신의 행동에 대해 어떻게 느꼈는가? 환자와 가족은 당신의 노력에 대해 어떻게 반응하였는가?

개인적인 권력개발 전략

권력개발 전략은 개인적인 임파워먼트에서 중요하다. 이 전략은 리더십을 행사해야 하는 상황에서 사용될 수 있으며, 조직 내에서 정치적 기술을 개발하고 전문직 권력을 형성하는 것을 돕는다(박스 8-1, 8-2). 박스 8-1과 8-2는 여기에 서술된 것 이외의 개인적인 권력개발 전략을 보여주는 것으로 강한 권력을 지닌 성공적인 간호사들을 수십 년간 관찰하고 관련 자료를 수집하여 얻은 결과들

박스 8-1 간호지도자를 위한 권력개발 전략

강력한 이미지 개발

- 자신감
- 바디랭귀지
- 자기 이미지(화장, 의상, 언어능력)
- 지속적인 전문직 교육, 경력개발
- 태도, 신념, 가치

부가적인 권력개발 전략

- 정직하게 한다.
- 다른 사람에게 공손하게 한다.
- 적절한 때에 미소를 짓는다. 상대를 편안하게 해준다.
- 자신의 잘못에 책임을 지고, 그것으로부터 배운다.
- 위험을 감수한다.
- 명예롭게 이기거나 지도록 한다.
- 애매모호함과 갈등상황과 편안해지는 법을 배운다.
- 감사해야 할 사람에게 감사한다.
- 건설적 비평 능력을 개발하고, 파괴적인 비평을 무시하는 법을 배운다.
- 새로운 사람을 만날 때 상대에게 자신의 명함을 주고, 다른 사람의 명함을 모은다.
- 약속을 지킨다.

박스 8-2 정치적 기술 개발

- 국회의원과 같은 입법자들과 직업적 관계를 형성한다.
- 대한간호협회와 산하기관에 가입하여 적극적으로 활동한다.
- 자신의 임상분야와 관련된 간호조직체에 가입한다(예: 중환자간호사회, 임상간호사회 등).
- 입법자들을 간호전문직단체 회의에 참여시킨다.
- 입법자들을 자신의 업무분야로 초대하여 함께 시간을 보낸다.
- 모든 선거에 등록하고 투표한다.
- 편지, 전화, 이메일 등을 통해 입법자에게 간호계 이슈와 현안을 소개한다.
- 관심 있는 정당에 가입한다.
- 모든 정치적인 노력을 다하여 간호이미지를 향상시킨다.
- 자신의 메시지를 효과적이고 명확하게 의사소통한다.
- 정책을 개발하면서 자신의 전문지식을 개발한다.
- 보다 효과적인 정책을 개발하기 위해 정계에 진출한다.

이다.

강한 이미지개발 전략

가장 기본적인 권력개발 전략은 강한 이미지를 개발하는 것이다. 간호사가 자신이 강하다고 생각한다면 다른 사람도 간호사를 강하게 볼 것이다. 자신감은 "강한 이미지"를 형성하는 데 기본이 되며, 직장에서 정치적으로 성공하는 데 필수적이다. 다음의 몇 가지 요인들이 강한 이미지를 형성하는 데 도움을 줄 것이다.

- 자기 이미지: 자신을 강하고 효과적이라고 생각한다.
- 화장과 의상: 외모를 깨끗하고 깔끔하게 그리고 상황에 맞게 꾸민다.
- 좋은 매너: 상대를 존중하며 공손하게 대우한다.
- 바디랭귀지: 좋은 자세를 유지하고, 적절히 눈맞춤을 하며, 과장된 몸짓을 피하고, 자신감있게 행동한다.

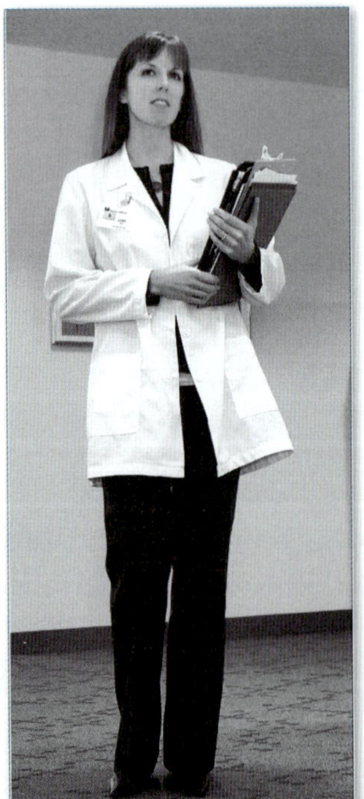

적절한 의상을 입는 것은 강한 이미지를 전달하는 데 도움을 준다.

- 언어능력: 확고하고 자신감 있는 목소리로 적절한 단어를 사용하여 의사소통한다.

우리가 사람들에게 주는 인상은 그들이 우리의 말과 행동을 어떻게 여기는가 하는 것뿐만 아니라 현재와 미래에 그들이 우리를 바라보는 방식에 영향을 준다. 우리는 첫인상을 만들 기회를 단 한 번만 가지게 된다. 더럽고 구겨진 가운을 입은 간호사와 깨끗하게 세탁된 깔끔한 가운을 입은 간호사 중에 누가 환자에게 더 유능한 전문가로 보이겠는가? 스웨터와 반바지를 입고 방문한 간호사와 깔끔한 정장을 입고 방문한 간호사 중에 누가 입법 전문가에게 더 긍정적인 영향력을 가지겠는가? 강한 이미지는 다른 사람에게 그가 전문적으로 유능하고, 영향력이 있으며, 적절한 임상적 판단능력이 있다는 메시지를 전달한다.

태도와 신념도 강한 이미지를 형성하는 데 중요한 요소이다. 권력이 간호에 긍정적인 요소라는 믿음이 강한 이미지를 형성하는 데 필요하다. 간호가 사회와 보건의료체계에 기여한다는 간호의 사회적 가치에 대한 확고한 믿음도 중요하다. 간호사의 행위는 간호전문직에 대한 자신감을 보여준다. 자신감 있는 간호사의 행위는 간호사 자신의 권력뿐 아니라 동료간호사의 권력도 키워준다.

연습 8-3

당신이 평소 존경하는 유력한 인사를 생각해본다. 어떤 요소가 그 사람이 강력한 이미지를 갖도록 해주는 것 같은가? 당신이 만난 영향력 있는 간호사를 생각해본다. 그리고 그 사람에게 강력한 이미지를 만들어주고 있는 요인이 무엇인지 확인해본다. 구겨진 특수복을 입고, 머리는 헝클어져 있으며, 환자나 가족과 눈맞춤도 제대로 못하는 간호사가 있다고 생각해본다. 이 간호사는 환자와 가족에게 어떤 이미지 메시지를 보내고 있는가?

간호전문직에 대한 몰입

간호직은 전문직이다. 하지만 장기간의 전문직 몰입이 부족하기 때문에 일부 사람들은 여전히 간호직을 전문직이라 아니라 다른 직업과 마찬가지로 일반적인 직업이라고 여기기도 한다. 전문직 몰입이란 간호사가 평생 동안 자신을 간호전문직의 구성원으로 여기고 간호직에 기여하는 것에 의무감을 느끼는 것을 의미한다. 특정 의료기관의 근로자로서의 지위는 간호전문직 구성원으로서의 지위에 부차적인 것이다.

지속적인 간호교육

교육을 가치 있게 여기는 것은 전문직의 주요 특성 중 하나이다. 간호지식과 기술의 계속적인 개발은 간호사가 효과적인 의사결정을 하도록 준비시켜주며 간호사에게 임파워링되는 경험을 제공한다. 세미나, 워크숍, 컨퍼런스 등은 간호사에게 지속적인 전문직 성장과 임파워먼트의 기회를 제공해준다. 석·박사학위 취득 등은 간호사에게 강력한 성장경험을 제공하며 전문직에의 몰입을 강화시킨다. 한 때, 일부 간호사들은 간호학 이외의 분야에서 학사 및 대학원 과정을 이수하기도 하였다. 하지만 간호전문지식을 발전시키기 위해, 간호사는 간호학에서 학위과정을 밟아야 한다. 이러한 경향은 취업 분야에도 적용되어 간호사로 취업하기 위해서는 타 분야의 학위가 아니라 간호학 학사 혹은 석사학위가 요구되고 있다.

의사소통기술

효과적인 의사소통기술은 권력을 개발하는 데 가장 기본적인 수단이다(Chaffee, 2012a). 의사소통기술은 간호사가 대상자 및 가족들과 효과적인 상호작용을 하도록 도와준다. 경청기술은 중요한 리더십 기술 중 하나이다. 경청을 잘 하는 간호관리자와 지도자는 부하들로부터 공정하고 일관적이라는 평판을 받게 된다. 직원들 사이의 비공식적인 대화에서 자주 등장하는 직원들의 불만사항을 경청하는 습관은 큰 문제가 발생하기 전에 관리자가 이러한 문제를 해결하도록 도와준다.

언어적·비언어적 의사소통기술은 중요한 권력 개발 전략이 될 수 있다. 이러한 메시지를 판단하는 능력은 권력을 개발하는 데 필수적이다. 의사소통 전문가들은 우리가 소통하는 메시지의 90%는 비언어적인 것이라고 추정한다. 언어적·비언어적 메시지가 일치하지 않을 때, 비언어적 메시지의 영향력이 더 강력하다고 보고되고 있다.

네트워킹

네트워킹(networking)은 중요한 권력개발 전략이며 정치적 기술이다(Chaffee, 2012; Leavitt, Mason, & Whelan, 2012). 네트워크는 정보와 조언, 지원을 제공해줄 수 있는 사람들과의 관계를 확인하고 가치 있게 유지시킨 것의 결과이다. 네트워킹은 상호작용과 대인관계 기술을 통해 참여자에게 임파워먼트를 제공한다. 대부분의 간호사들은 제한된 네트워킹을 가지고 있다. 직장 네트워크를 확장하는 한 가지 전략은 적어도 한 달에 두세 번은 다른 부서의 직원들과 같이 식사하거나 차를 마시는 것이다.

간호전문직단체 활동에 적극적으로 참여하는 것도 전문직 네트워크를 확장하는 효과적인 방법이다. 비록 적은 수의 간호사가 전문직단체 활동에 참여하고 있지만, 이러한 참여는 간호사로 하여금 보건의료정책 개발 등 정치적 활동에 깊이 관여하게 해준다. 간호협회 가입과 단체활동은 다양한 임상분야의 간호사들과 네트워크를 만들 수 좋은 기회를 제공해준다(Shinn, 2012). 중환자간호사회와 같이 보다 세분화된 간호전문직단체 활동을 통해 유사한 전문지식과 경험을 가지는 간호사들과 네트워크를 형성할 수도 있다. 또한 트위터와 같은 소셜미디어의 사용은 전 세계적으로 전문직 네트워크를 확장하도록 도와줄 수 있다. 간호사는 소셜미디어에서 개인적인 생활과 전문가로서의 생활을 혼합하지 않도록 주의해야 한다.

성공적인 네트워커는 노련하고 통찰력이 있으며 동료의 발전을 잘 도와줄 수 있는 네트워킹 파트너의 중요성을 잘 알고 있다. 이러한 동료들은 서로 연결시켜주면서 관심 있는 정보를 서로 공유하는 전략을 통해 상호발전하게 된다. 성공적인 네트워커들은 도움을 요청할 때 상대에게 부담이 되지 않게 하며, 상대가 도움을 주고자 할 때 거절하지 않는다.

멘토링

멘토링(mentoring)은 간호에서 중요한 효력을 발휘하고 있다(Leavitt, Chaffee, & Vance, 2013). 멘토는 유능하고 경험이 많은 전문가로 경험이 적은 신규간호사들에게 정보와 조언, 도움은 물론 그들이 발전하도록 피드백을 제공하는 역할을 한다. 멘토링은 인적자원의 경력개발에서 중요한 요소가 되고 있다. 또한 멘토링은 지난 30여 년간 간호사를 위한 중요한 권력개발 전략으로 활용되어 왔다. 멘토링은 정보와 권력, 경력기회에 확장된 접근성을 제공해 왔다.

효과적인 멘토링은 멘토와 멘티 모두에게 유익하다. 멘토는 멘토링을 통해 자기인식 개선과 함께 다른 사람을 가르치는 경험, 대인관계기술, 직장 내 정치적 요령 등을 향상시키면서 자신의 전문성을 확장해 나가는 데 도움을 얻는다. 멘티는 멘토로부터 일대일 코칭을 받으면서 조직 내 정치적 규율과 요령, 조직문화를 배우게 되고, 멘토의 지지와 전문직 네트워크로부터 도움을 받으며 자신감을 얻으면서 개별화된 전문직 발전의 기회를 누리게 된다.

멘토링은 멘토와 멘티 모두에게 임파워먼트가 된다. 멘토를 구하는 과정은 멘티의 성장을 위한 활동이 된다. 멘토는 자신의 전문직 네트워크로부터 오기도 한다. 때로는 멘토가 멘티를 선택하기도 하며 그 반대가 되기도 한다. 멘티는 영향력 있는 멘토로부터 새로운 기술을 배우고 자신감을 얻기도 한다. 멘토들은 그들이 가르친 멘티가 발전해가는 과정을 경험하면서 만족감을 느끼고 그들이 가르친 멘티의 영향력을 통해 그들의 영향력을 확대해 나간다.

목적 설정

목적 설정은 또 다른 권력개발 전략이다. 모든 간호사가 목적 설정에 대해 알고 있다. 간호학생들은 간호과정의 부분으로 환자결과나 환자간호의 목적을 세우는 것을 배운다. 간호사는 간호업무에 있어 연간목적을 세우도록 요구받을 수 있다. 또한 목적은 우리가 계획세운 것이 실제로 달성될 것인지를 알도록 도와준다. 목적이 없다면 우리는 만족감 없는 일을 계속하면서 끝없이 방황할 것이다.

경력단계의 초기에 잘 정의된 장기 목적을 세우는 것은 어려울 수 있다. 예를 들어, 갓 대학을 졸업한 간호사는 자신이 책임간호사가 되고 싶은지, 연구자가 되고 싶은지 구체적으로 알지 못할 수 있다. 그러나 경력단계의 초기에 그러한 비전을 세우는 것이 개인의 권력을 개발하는 데 중요한 전략이 될 수 있다. 일단 이러한 경력에 대한 비전을 갖게 되면, 그러한 비전을 향해 행동하게 된다. 간호직에 대한 비전을 가진다는 것은 간호직에 헌신하겠다는 것과 일치한다. 새로운 기회를 만나고, 새로운 관심사와 지식, 기술을 얻게 되면 이러한 개인의 비전은 변화되기도 한다. 교육과 실무경험은 개인의 비전을 성취하는 수단이 될 것이다.

전문지식 개발

전문지식은 권력의 근원이다. 간호전문지식을 개발하는 것은 중요한 권력개발 전략이다. 간호전문지식이 임상지식에 제한되는 것은 아니다. 예를 들어, 리더십과 의사소통기술은 효과적인 권력행사에 필수적이다. 교육과 실무는 임상과 연구, 관리 등의 다양한 간호분야에서 전문지식을 개발할 수단을 제공한다. 전문지식의 개발은 간호사와 다른 보건의료전문가들, 대상자들 사이에서 간호사의 권력을 확장시켜준다. 전문직의 요건으로 고도의 전문지식은 필수적이다.

넓게 보는 능력

간호사는 조직 내 특정 업무의 전담팀 또는 위원회의 위원장, 팀원으로의 역할을 자원함으로써 조직을 보다 넓게 바라볼 수 있는 능력을 키울 수 있을 것이다. 이러한 능력은 업무현장의 열린 모임이나 전문직 단체활동에 참여함으로써 향상될 수 있다. 비록 이러한 단체의 회원이 아니더라도 참관함으로써 문제를 바라보는 시야를 넓힐 수 있다. 모임에 참가하기 전에 미리 회의안건을 검토해 본다. 회의 시작 전후의 시간을 활용해 전문적 지식과 생각을 그 단체의 회장과 회원들과 나누는 시간을 가져본다. 적절하다고 여겨지는 타이밍에 자신감 있게 당신의 지식과 생각을 간결하고 정확하게 제시해본다. 그들이 필요하다면 당신에게 더 많은 정보를 이야기하도록 요구할 것이다. 이러한 모임에 참석할 때는 나중에 다른 사람들이 연락할 수 있도록 자신의 명함을 소지하고 나누어 주는 것도 잊어서는 안 될 것이다.

직장과 다른 조직에서 권력과 영향력 행사

당신이 어떤 조직에서 효과적으로 영향력을 발휘하기 위해서는 그 조직의 시스템이 어떻게 작동하는지 그리고 어떻게 조직전략이 개발되는지 이해해야 한다. 조직의 생리를 파악하기 위해서는 조직의 실질적인 의사결정자와 의사결정에 영향을 미칠 수 있는 사람을 파악해야 한다. 어떤 조직에서든 비공식적 지도자를 확인해야 한다.

간호관리자보다 영향력 있는 경력간호사가 보다 더 많은 의사결정 권력을 가지고 있을 수도 있다. 해당 병동에 오래 근무한 경력간호사가 갓 발령받은 책임간호사보다 병동과 간호직원에 대해 더 잘 파악하고 있으며, 더 많은 임상전문지식을 가지고 있을 수 있다.

동료 간의 협조, 협력 관계

간호사들은 혼자 일하는 것이 아니라 다른 보건의료동료들과 함께 일해야 한다. 간호사는 학교, 병원, 지역사회보건의료조직, 정부, 건강보험공단, 전문가협회와 같은 다양한 조직 내에서 기능한다. 화합하기 위해 간호사는 다른 보건의료동료들과 협조 및 협력해야 한다. 협력관계를 위해 간호사는 동료의 성취를 가치 있게 여기고 동료에게 진실한 관심을 보여야 한다. 동료에 대한 지원은 서로에게 도움이 되어 지원자 자신의 권력도 확장된다. 조직에서 목표를 같이 한다고 사고의 다양성까지 금지할 필요는 없다. 협력관계는 상호존중을 요구한다.

업무현장과 입법과정에서 간호사는 다른 직종과 협력관계를 유지하면서도 간호사의 권익과 입장을 관철해야 한다. 간호조직뿐 아니라 다른 위원회조직에도 자발적으로 참여하여 활동해야 한다. 가능하다면 국내외 간호학회에도 가입하여 활동하여야 한다. 환자케어의 질을 향상시키고 전문직 간 협력을 조장하기 위해 많은 조직들이 간호사, 의사, 다른 보건의료전문가들로 구성된 다학제 위원회를 가지고 있다. 소속된 직장 내 이러한 조직에 가입하고 적극적으로 활동해야 한다.

임파워링 태도

대상자와 가족, 다른 보건의료전문가들에게 간호사에 대한 긍정적이고 전문적인 태도를 보여주어야 한다. 이러한 태도는 간호와 간호사에 대한 이해를 촉진하며 다른 동료들 사이에서 행사할 수 있는 권력을 강화시킨다. 강한 이미지는 대중에게 간호에 대한 긍정적이고도 전문적인 태도를 보여준다. 시간 약속을 철저히 지키고 상황에 맞는 적절한 의상과 깔끔한 외모를 유지하며, 자신의 업무에 대해 긍정적으로 말하는 것은 전문적인 태도를 보여주는 쉬운 방법이다.

연합체 개발

조직의 혁신을 위한 권력의 행사는 개인적인 것보다 집단으로 이루어질 때 더 강력해진다. 집단행동을 위해 연합체(coalition)를 구성하는 것은 보다 효과적인 정치적인 전략이 될 수 있다(Askoy, 2010; Bowers-Lanier, 2012). 연합체란 공동의 목적을 위해 일시적으로 연합하는 개인이나 조직의 그룹을 말한다. 공통된 문제나 이슈가 있을 때 관련된 집단들이 연합체를 구성하게 된다. 보건의료전문직과 의료소비자가 연합체를 구성하게 될 때 보건의료정책에 미치는 영향은 강력해지게 되며, 연합체 구성으로 만들어지는 네트워킹으로 한 집단의 구성원이 다른 집단의 구성원과 연락하게 된다.

공통된 목적이나 관심으로 구성된 연합체는 업무현장이나 전문직단체, 입법기관에서 강력한 영향력을 행사하며 혁신을 주도하기도 한다. 다양한 간호전문직단체들이 연합하여 보건의료관련법을 변경할 수도 있다. 네트워크의 확장은 연합체 구성을 위한 후보자 풀(pool)을 증가시켜줌으로써 연합체를 더 잘 만들 수 있게 해준다. 공통된 관심사를 가진 사람들과 식사나 차를 같이 하면서 연합체를 만들어본다. 관심 있는 이슈를 다루고 있는 프로젝트 팀이나 대책위원회의 위원을 비공식적으로 만나고, 관련 공청회에 참석한다. 어떻게 하면 바람직한 변화를 창출할 수 있을지 이들과 함께 생각을 교환한다.

연합체 구성은 입법 활동에 있어 중요한 기술이다. 간호협회는 입법 활동을 할 때 연합체를 잘 활용한다. 입법과정에서 변화를 유도할 때 단일 단체의 활동보다는 연합체의 활동이 보다 강력한 효과를 낼 수 있다.

협상하기

협상(negotiating)은 조직적이고 정치적인 권력을 위한 중요한 기술로 양자 간 타협하는 과정이다(Kritek, 2002). 아이들은 타고난 협상가이다. 아이들은 부모에게 처음부터 자기가 원하는 것보다 더 많은 것을 요구한다. 조직 내에서의 협상도 같은 논리가 적용된다. 협상의 논리는 단순하다. 처음부터 우리가 원하는 것보다 더 많이 요구하거나 상대편이 받아들이지 않을 것 같은 요구사항을 주장하다가 점점 협상하면서 요구 수준을 낮추는 것이다. 협상의 가장 단순한 형태는 각 협상 당사자들이 모두 상대편이 원하는 제품이나 서비스, 정보 등을 하나씩 갖고 있는 경우이다. 이런 경우 협상자들은 상호 용납할 수 있는 결과가 나올 때까지 계속 협상 테이블에서 타협하게 된다.

간호에서의 협상은 여러 형태가 있을 수 있다. 간호사는 자신이 원하는 근무스케줄을 작성하기 위해 책임간호사와 협상할 수 있으며, 컨퍼런스에 참여해야 하는 자신의 일정을 위해 다른 동료간호사와 근무스케줄을 협상할 수도 있다. 반면, 책임간호사는 간호사교육에 사용하기 위해 내년 병동 예산을 더 많이 배정받으려고 간호행정팀장과 협상할 수 있다. 간호전문직단체의 대표는 간호사와 환자, 보건의료시스템에 도움이 되도록 보건의료관련법안의 조항에 대해 국회의원과 협상할 수 있다. 간호사들도 임금인상과 간호인력 충원, 근로여건 개선, 정책 개선을 위해 병원 행정가들과 협상할 수 있다.

성공적인 협상을 위해서는 자신의 입장뿐 아니라 상대편의 입장도 잘 알고 있어야 한다. 협상가는 양쪽 당사자의 이해득실을 잘 파악하고 있어야 하며 이것을 통해 협상 시 효과적으로 힘을 발휘할 수 있다. 간호사의 권익을 향상시키는 법안의 입법을 도와달라고 입법가들에게 로비활동을 할 때, 간호사는 이 법안을 반대하는 당사자가 누구인지 잘

박스 8-3 정치적 통찰력 목록

아래의 문항을 읽고 동의하면 1점, 아니면 0점을 준다. 모든 문항에 체크한 후 목록 아래에 있는 산정기준에 따라 자신의 통찰력 점수를 확인해본다.

1. 나는 간호전문단체에 가입되어 있다.
2. 나의 선거구가 어디에 있는지 알고 있다.
3. 나는 가장 최근의 투표에 참여하였다.
4. 나는 최근 2번의 투표에 참여하였다.
5. 나는 선거에서 대다수의 지원자 이름과 주요 이슈를 알고 있다.
6. 나는 최근의 보건의료계 이슈를 잘 알고 있다.
7. 나는 대한간호협회의 지부 간호사회에 소속되어 있다.
8. 나는 소속 간호사회에 위원회 위원으로 참여하고 있다.
9. 나는 소속 간호사회의 최근 모임에 참여하였다.
10. 나는 소속 간호사회에서 개최한 대회에 참여하였다.
11. 나는 위 대회에서 다루어진 주요 이슈를 2개 이상 알고 있다.
12. 나는 대한간호협회에서 발간하는 문헌을 읽었다.
13. 나는 국회위원의 이름을 알고 있다.
14. 나는 국회의 보건의료위원회 위원의 이름을 알고 있다.
15. 내가 거주하는 지역의 시 · 구의원의 이름을 알고 있다.
16. 내가 거주하는 시 · 구의회의 보건의료위원회 위원의 이름을 알고 있다.
17. 나는 이전에 특정 보건의료이슈를 제의한 정치인의 득표율을 알고 있다.
18. 나는 이전에 특정 보건의료이슈를 제의한 정치인의 의견을 알고 있다.
19. 나는 국회나 시의회에서 건강관련이슈에 관한 정보를 얻기 위해 누구에게 연락해야 할지를 알고 있다.
20. 내가 가입한 전문직단체가 국회에서 로비스트 활동을 하고 있는지 아닌지 알고 있다.
21. 나는 로비스트들에게 어떻게 연락할 수 있는지 알고 있다.
22. 내가 가입한 전문직단체에 재정적으로 기여하고 있다.
23. 나는 전문직단체의 정치위원회에 선출된 위원들이 잘 활동하고 있는지에 대한 정보를 제공하고 있다.
24. 나는 지난 번 선거에서 내가 지지하는 후보를 활발히 지원하였다.
25. 나는 작년에 국회의원이나 시 · 구의원에게 보건의료이슈에 대한 나의 의견을 편지로 써서 보냈다.
26. 나는 개인적으로 국회의원이나 시 · 구의원, 관련 직원들을 잘 알고 있다.
27. 나는 국회의원이나 시 · 구의원에게 자료제공자로서의 역할을 하고 있다.
28. 나는 법안의 입법과정을 알고 있다.
29. 나는 어떤 국회의원이나 시 · 구의원이 간호에 호의적인지 알고 있다.
30. 나는 국회의 어떤 위원회가 보건의료이슈를 다루는지 알고 있다.
31. 나는 간호사 출신 정치인이 어떤 위원회에 소속되어 있는지 알고 있다.
32. 나는 최근에 논의된 간호계 이슈를 적어도 2개 이상 알고 있다.
33. 나는 최근에 국가차원에서 논의된 보건의료이슈를 적어도 2개 이상 알고 있다.
34. 나는 간호직을 규제하는 위원회가 어떤 위원들로 구성되어 있는지 알고 있다.
35. 나는 간호직을 규제하는 위원회의 위원이 되기 위해서는 어떤 과정을 거쳐야 하는지 알고 있다.
36. 나는 보건복지부가 무엇을 하는지 알고 있다.
37. 나는 보건복지부의 목적을 막연하게라도 알고 있다.
38. 나는 보건의료조직의 보건의료위원회의 위원이다.
39. 나는 보건의료이슈와 관련된 공청회에 참석한다.
40. 나는 예전보다 더 정치적 이슈에 관심이 많아졌다.

점수산정기준:

0~9: 전적으로 정치에 무관심하고 문외한이다.

10~19: 정치적 활동의 중요성을 약간 알고 있다.

20~29: 정치에 관심을 갖고 정치적으로 세련된 기술을 발휘하기 시작하였다.

30~40: 정치적으로 매우 노련하며 간호계를 이끌어갈 자산을 갖추고 있다.

출처: Goldwater, M., & Zusy, M.J.L. (1990). *Prescription for nurses: Effective political action*. St. Louis: Mosby; with permission by M. Goldwater.

알고 있어야 하며, 입법가가 이 법안에 대해 질문할 때 효과적으로 답변할 수 있어야 한다.

정책에 영향력을 행사할 수 있도록 정치적으로 행동하기

1990년대에 뉴욕 주 간호사였던 Carolyn McCarthy는 총기사건으로 남편과 자녀를 잃었다. 그녀는 이러한 개인적인 비극을 계기로 총기규제법을 발의하기 위해 자신이 원래 지지하던 공화당에서 민주당으로 소속을 바꿔 정치활동을 하며, 현재는 간호사이자 국회의원으로 활동하고 있다. 정책에 영향을 미치기 위한 행동으로는 입법 활동을 위한 캠페인으로부터 교구주민의 건강을 위해 교회위원회에서 자원봉사활동을 하는 것까지 다양할 수 있다. Carolyn McCarthy와 같이 놀라운 정치적 행동을 하는 것도 미래에 간호사의 목소리를 크게 내기 위해 필요하다(Chaffee, 2012b).

다른 기술과 마찬가지로 정치적 기술을 습득하는 것도 발달과정을 거친다. 박스 8-2에서 제시된 정치적 기술을 습득하는 전략을 활용해 보도록 한다. 박스 8-3에 제시된 정치적 통찰력 목록(Goldwater & Zusy, 1990)은 정책결정에 영향을 미칠 수 있는데 있어 자신이 얼마나 잘 준비되어 있는지를 평가하는 데 유용한 도구이다.

이 장에서 앞서 제시했듯이 개인적 권력강화 전략은 자신의 정치적 파워를 구축하는 데 중요하다. 더 이상 간호사가 정치적 세계에서 수동적 관찰자가 되어서는 안 된다. 정치적 개입은 특권이 아니라 전문직의 책임이다(Priest, 2012). 보건의료계의 중요한 현안에 대한 간호계의 입장이 의료계의 정치적 리더십을 보여주는 정책안건을 주도할 수도 있다. 간호사들이 앞으로 나아갈 준비가 되어 있다면 의료개혁은 간호사와 다른 전문직을 위해 더 많은 기회를 제공할 것이다.

결론

권력은 언제 어디서나 항상 작동하고 있다. 보건의료와 대상자에게 좋은 케어를 제공하기 위해 정

연구 관점

출처: Buerhaus, P.I., DesRoches, C., Applebaum, S., Hess, R., Norman, L.D., & Donelan, K. (2012). Are nurses ready for health care reform? A decade of survey research. *Nursing Economic$, 30*, 318–329.

환자보호 및 부담적정보험법(the Patient Protection and Affordable Care Act, ACA)의 시행은 미국의 보건의료체계, 특히 보건의료전달체계와 재정과 관련된 보건의료체계를 변화시켜 왔으며 앞으로도 계속 변화시킬 것이다. 책임보건의료조직(accountable care organizations)과 같은 새로운 모델은 2014년까지 3천 2백만 명의 대상자에게 보건의료에 대한 접근성을 확장해 줄 것이다. 환자보호 및 부담적정보험법이 통과되기 전, 미국에는 간호인력부족 문제가 심각하였다. 법령통과 직후, 미국 의학연구소(Institute of Medicine, IOM)는 「미래의 간호: 선도적 변화와 향상된 건강(The Future of Nursing: Leading Change and Advancing Health)」이라는 보고서를 발표하였다(IOM, 2011). 환자보호 및 부담적정보험법이 발효됨에 따라 서비스를 제공할 간호인력의 필요성이 극대화되었기 때문에 여러 계획과 의견들이 간호인력 부족문제를 해결하기 위해 제시되었다.

이 연구는 2년마다 시행된 간호사조사와 관련된 최근 10년간의 변화를 검토하였다(전국등록간호사 조사, 2002년, 2004년, 2006년, 2008년, 2010년). 조사는 미국 전역에 있는 1500명의 간호사를 대상으로 무작위로 시행되었다. 응답률은 2008년 37%, 2010년 56%였다. 응답자의 평균 연령은 2004년 39세, 2010년 47세였다. 각 조사에서 남성 간호사는 6~7%의 비율을 보였다. 응답자 중 박사학위 소지자가 2004년에는 아무도 없었으나 2010년에는 1%가 박사학위소지자였다. 주당 평균 근로시간은 2006년에는 35.8시간이었고, 2008년에는 36.7시간이었다. 모든 조사에서 대부분의 응답자는 기혼이었다(68~71%). 평균 시급은 2004년에는 27.1달러였고, 2010년에는 35.30달러였다. 2002년조사에서 평간호사들은 업무와 관련된 의사결정에 참여할 기회가 부족하다고 하였다. 2002년에는 15%의 간호사만이 의사결정에 참여할 기회를 가진다고 하였으나, 2010년에는 25%의 간호사로 증가하였다. 응답자들은 2002년에 간호서비스의 질을 향상시키는 데 영향을 미칠 기회를 23%만이 가진다고 하였으나 2010년에는 33%로 증가하였다. 2002년에는 응답자의 35%만 간호사가 된 것에 "매우 만족한다."고 하였고, 52%는 "만족한다."고 하였다. 2010년에는 57%가 간호사가 된 것에 "매우 만족한다."고 하였고, 31%는 "만족한다."고 하여 만족율이 향상되었다. 2002년에는 응답자의 59%가 다른 사람에게 간호사가 되도록 권하겠다고 하였으나, 2010년에는 85%가 그렇게 하겠다고 응답하였다.

이 연구와 다른 연구는 간호사-의사관계, 직장폭력, 간호제공 중 간호사의 부상 위험 등 간호업무환경이 좀 더 개선될 필요가 있음을 제안하고 있다.

실무 의의

이 연구(Buerhaus et al., 2012)의 저자는 미국 내 의료접근성을 향상시키기 위한 법안들을 잘 추진할 수 있도록 하기 위해 여러 재단들이 많은 재정적 지원을 해왔음을 지적하고 있다. 이러한 법안들은 간호사의 지도력 향상, 간호사를 위한 상급수준의 교육 확대, 간호의 질을 향상시키기 위한 노력 등을 포함하고 있다. 간호사들은 이러한 변화를 이끌어내기 위해 그들의 권력을 행사하여 보건의료시스템을 변화시켜야 하며, 교육받은 내용을 실무에 충분히 반영하도록 간호사들을 임파워먼트할 필요가 있다.

치력은 반드시 필요하다고 할 것이다. 권력의 원천을 이해하고 효과적으로 권력을 사용하는 것은 모든 간호사들이 해야 할 중요한 역할이다.

해결방안

응급실 책임간호사는 나에게 유급 휴가를 주며 안정을 취하도록 해주었다. 나는 사직까지 고민하며 주말 휴가를 신청하였다. 책임간호사는 사건보고서를 가지고 간호부원장실로 갔다. 책임간호사는 간호부원장에게 사건보고서의 내용은 사실이며 정확하다고 말했다. 모든 목격자와 응급실 책임의사까지 그 사실에 대해 사건보고서에 서명하였다. 책임간호사는 간호부원장에게 병원장으로부터 즉각적 조치에 대한 압력을 받았을 것이라고 짐작은 하지만 나(응급실 간호사)는 전화가 걸려왔을 때 적절히 행동했으며, 전화를 건 사람이 병원장에게 거짓말을 한 것이라고 다시 강조하며 말했다. 책임간호사는 나(응급실 간호사) 또는 책임간호사가 그 전화한 사람에게 사과할 이유가 없다고 주장하였다. 간호부원장은 병원의 법률고문에게 이 사건을 자문 받은 후, 월요일에 다시 이 일을 논의하자고 하였다. 이 일을 겪은 후 우리는 간호부원장이 우리 둘을 모두 해고하려 한다는 것을 깨달았다. 월요일 아침, 응급실 책임간호사는 새로운 사건보고서를 받았다. 그 보고서에는 지역 경찰이 한 할머니를 토요일 밤에 응급실로 데리고 왔다는 내용이 적혀 있었다. 그 할머니에게는 감염된 할퀸 상처들이 많이 있었다. 그녀는 수십 마리의 고양이를 키우는 '에니멀호더'로, 이웃에 소란을 피워 결국 경찰이 그녀를 병원으로 데리고 온 것이었다. 그녀는 응급실 직원들에게 금요일에 자기와 전화했던 간호사에게 간호받기를 원하지 않는다고 계속 말했다. 그녀가 바로 그 '고양이 때문에 전화했던 할머니'이었던 것이다. 그녀가 응급실 직원과 경찰에게 밤새도록 언어적 · 신체적으로 폭력을 행사했기 때문에 나중에는 가족들에게 인도되었다. 책임간호사는 나의 정당성을 입증해주는 이 사건보고서를 간호부원장에게 보여 주었다. 책임간호사는 간호부원장에게 이 일을 어떻게 처리할지를 물었다. 간호부원장의 얼굴은 당황하여 붉어졌으며, 나에게 미안하다고 책임간호사에게 말했다. 나는 이미 밤근무 간호사로부터 그 할머니가 응급실에 와서 소란을 피운 사실을 들었다. 책임간호사는 간호부원장이 직접 나에게 사과하지 않은 것에 대해 나에게 미안해했다. 간호부원장에 대한 책임간호사의 강한 항의 때문에 나는 은퇴할 때까지 병원에 남았다. 책임간호사의 개인권력과 정보적 권력은 간호부원장의 직위권력의 남용을 차단해 주었다. 책임간호사는 나를 임파워먼트해주었다.

— *Anonymous*

이러한 해결방안이 당신에게 적절한 접근법인가?
그 이유는 무엇인가?

근거

의학연구소(IOM, 2011)는 "간호의 미래: 변화유도, 건강향상"이라는 학술대회에서 변화를 이끌기 위해 간호사들이 권력을 사용할 필요와 그 근거를 역설하였다. 간호가 변화하는 보건의료시스템의 요구를 충족하기 위해 어떻게 나아가야 할지를 확인하기 위해 다학제적 패널은 다수의 문헌을 검토하였다. 그 결과 로버트 우드 존슨 재단(Robert Wood Johnson Foundation)이 2년간 간호발전계획을 수행하게 되었다. 협회는 다음의 4가지 주요 사항을 제안하였다.

- 간호사는 전력을 다하여 교육과 훈련을 받아야 한다.
- 간호사는 지속적 · 학문적 성장을 위해 고안된 향상된 교육시스템을 통해 높은 수준의 교육과 훈련에 도달하여야 한다.
- 보건의료개혁에서 간호사는 의사와 다른 보건의료전문가들과 더불어 훌륭한 동반자가 되어야 한다.
- 효과적인 인력계획과 정책결정을 위해서는 더 나은 자료수집과 정보인프라가 요구된다.

의학연구소가 제시한 이러한 4가지 사항들과 8가지 권고사항은 간호사들이 전력을 다해 교육에 힘쓰며 간호교육을 개혁하기 위해 간호사들이 정치적 행동할 것을 요구하고 있다. 간호사는 개혁된 보건의료시스템에서 훌륭한 동반자로서의 역할을 수행하고, 보다 복잡해진 간호사의 역할을 이행하기 위해 끊임없이 교육 프로그램을 이수해야 한다. 의학연구소의 권고사항을 이행하기 위해 미국 내 간호사들은 주 단위 행동 연합체들을 통해 주 단위 그룹에 참여하고 있다. 이들 주 단위 행동 연합체들은 주 단위 간호위원회, 간호협회, 다른 보건의료전문가협회, 재단들과 더불어 대학과 주정부의 각급 기관들과 협력하고 있다. 주 단위 행동 연합체들은 개혁된 보건의료시스템에서 간호가 강한 목소리를 내고 보다 향상된 역할을 해낼 수 있도록 간호교육을 발전시키기 위한 다양한 계획들을 개발하고 있다.

체크리스트

과거에 권력이라는 말은 간호계에서 금기시되어 왔다. 역사적으로 간호를 둘러싼 여성에 대한 편견 때문에 간호에서 권력의 행사는 제한되어 왔다. 하지만 여성이 사회정치적으로 성장하면서 간호에도 권력행사의 길이 열리기 시작하였다. 오늘날 간호사가 임상간호사와 조직관리자로서의 역할을 효과적으로 수행하기 위해 권력은 필수적이라고 할 수 있다.

- 역사
- 21세기를 향하여
- 정책, 권력, 행동주의
- 권력에 대한 집중
- 임파워먼트
  - 권력 나누기
- 개인적인 권력개발 전략
  - 강한 이미지개발 전략
  - 간호전문직에 대한 몰입
  - 지속적인 간호교육
  - 의사소통기술
  - 네트워킹
  - 멘토링
  - 목적 설정
  - 전문지식 개발
  - 넓게 보는 능력
- 직장과 다른 조직에서 권력과 영향력 행사
  - 동료 간의 협조, 협력 관계
  - 임파워링 태도
  - 연합체 개발
  - 협상하기
  - 정책에 영향력을 행사할 수 있도록 정치적으로 행동하기

영향력을 사용하기 위한 조언

- 하나의 간호사협회 및 전문기관조직을 선택해 가입한다(예: 특별한 역할 조직 또는 임상전문 조직).
- 권력이 야비한 단어가 아님을 기억한다.
- 영향력 있는 개인적 · 전문적인 이미지를 개발한다.
- 지속적인 교육을 통해 간호경력을 개발한다.
- 직업뿐만 아니라 간호사로서의 경력을 만든다.
- 네트워킹 기술을 개발한다.
- 당신이 일하는 조직 내에서 눈에 띄고 능숙하게 행동한다.

REFERENCES

American Association of Colleges of Nursing. (2006, October). *The essentials of doctoral education for advanced nursing practice*. Retrieved from, www.aacn.nche.edu/dnp/Essentials.pdf.

American Association of Colleges of Nursing. (2008, October). *The essentials of baccalaureate education for professional nursing practice*. Retrieved from, www.aacn.nche.edu/educationresources/BaccEssentials08.pdf.

American Association of Colleges of Nursing. (2011, March). *The essentials of master's education in nursing*. Retrieved from, www.aacn.nche.edu/education-resources/MastersEssentials11.pdf.

American Nurses Association. (2013a). *Nurses currently serving in Congress*. Retrieved from, http://nursingworld.org/mainmenucategories/policy-advocacy/federal/nurses-incongress.

American Nurses Credentialing Center. (2013). *Program overview*. Retrieved from, www.nursecredentialing.org/Magnet/ProgramOverview.

Ashley, J. A. (1976). *Hospitals, paternalism, and the role of the nurse*. New York: Teachers College Press.

Askoy, D. (2010). "It takes a coalition": Coalition potential and legislative decision making. *Legislative Studies Quarterly, 35*(4), 519–541.

Bowers-Lanier, R. R. (2012). Coalitions: A powerful political strategy. In D. J. Mason, J. K. Leavitt, & M. W. Chaffee (Eds.), *Policy & politics in nursing and health care* (pp. 626–632) (6th ed.). St. Louis: Elsevier/Saunders.

Buerhaus, P. I., DesRoches, C., Applebaum, S., Hess, R., Norman, L. D., & Donelan, K. (2012). Are nurses ready for health care reform? A decade of survey research. *Nursing Economic$, 30*, 318–329.

Chaffee, M. W. (2012a). Communication skills for success in policy and politics. In D. J. Mason, J. K. Leavitt, & M. W. Chaffee (Eds.), *Policy & politics in nursing and health care* (pp. 105–113) (6th ed.). St. Louis: Elsevier/Saunders.

Chaffee, M. W. (2012b). Is there a nurse in the House? The nurses in the United States Congress. In D. J. Mason, J. K. Leavitt, & M. W. Chaffee (Eds.), *Policy & politics in nursing and health care* (pp. 572?578) (6th ed.). St. Louis: Elsevier/Saunders.

Clark, C. M., Landrum, E., & Nguyen, D. T. (2010). Development and description of the Organizational Civility Scale (OCS). *The Journal of Theory Construction & Testing, 17*(1), 11–17.

Croft, R. K., & Cash, P. A. (2012). Deconstructing contributing factors to bullying and lateral violence in nursing using a postcolonial feminist lens. *Contemporary Nurse, 42*(2), 226–242.

Goldwater, M., & Zusy, M. J. L. (1990). *Prescription for nurses: Effective political action*. St. Louis: Mosby.

Hersey, P., Blanchard, K., & Natemeyer, W. (1979). Situational leadership, perception and impact of power. *Group and Organization Studies, 4*, 418–428.

Institute of Medicine. (2011). *The future of nursing: Leading change and advancing health*. Washington, DC: National Academies Press.

Joint Commission. (2012, January). *Leadership standard clarified to address behaviors that undermine a safety culture*. Retrieved from, www.jointcommission.org/assets/1/6/Leadership_standard_behaviors.pdf.

Leavitt, J. K., Chaffee, M. W., & Vance, C. (2013). Learning the ropes of policy, politics, and advocacy. In D. J. Mason, J. K. Leavitt, & M. W. Chaffee (Eds.), *Policy & politics in nursing and health care* (pp. 19?28) (6th ed.). St. Louis: Elsevier/Saunders.

Leavitt, J. K., Mason, D. J., & Whelan, E. (2012). Political analysis and strategies. In D. J. Mason, J. K. Leavitt, & M. W. Chaffee (Eds.), *Policy & politics in nursing and health care* (pp. 65–78) (6th ed.). St. Louis: Elsevier/Saunders.

Lewenson, S. B. (2012). A historical perspective on policy, politics, and nursing. In D. J. Mason, J. K. Leavitt, & M. W. Chaffee (Eds.), *Policy & politics in nursing and health care* (pp. 12–18) (6th ed). St. Louis: Elsevier/Saunders.

McNamara, S. A. (2012). Incivility in nursing: Unsafe nurse, unsafe patients. *AORN Journal, 95*(4), 535–540.

Priest, C. (2012). Advocacy in nursing and health care. In D. J. Mason, J. K. Leavitt, & M. W. Chaffee (Eds.), *Policy & politics in nursing and health care* (pp. 31–38) (6th ed.). St. Louis: Elsevier/Saunders.

Roberts, S. J. (1983). Oppressed group behavior: Implications for nursing. *Advances in Nursing Sciences, 5*, 21–30.

Shinn, L. (2012). Current issue in nursing associations. In D. J. Mason, J. K. Leavitt, & M. W. Chaffee (Eds.), *Policy & politics in nursing and health care* (pp. 602–608) (6th ed.). St. Louis: Elsevier/Saunders.

Vessey, J. A., DeMarco, R., & DiFazio, R. (2010). Bullying, harassment, and horizontal violence in the nursing workforce. *Annual Review of Nursing Research, 28*(1), 133–157.

SUGGESTED READINGS

Abood, S. (2007). Influencing health care in the legislative arena. *The Online Journal of Issues in Nursing, 12*(1). Retrieved October 1, 2009, from, www.nursingworld.org/MainMenuCategories/ANAMarketplace/ANAPeriodicals/OJIN/TableofContents/Volume122007/No1Jan07/tpc32_216091.aspx.

American Nurses Association. (2013b). *Policy & advocacy*. Retrieved from, http://nursingworld.org/MainMenuCategories/Policy-Advocacy.

Ashley, J. A. (1980). Power in structured misogyny: Implications for the politics of care. *Advances in Nursing Science, 2*, 3–22.

Buerhaus, P. I., Ulrich, B., Donelan, K., & DesRoches, C. (2008). Registered nurses' perspectives on health care and the 2008 presidential election. *Nursing Economic$, 26*, 227–235, 257.

Cohen, S. S., Mason, D. J., Kovner, C., Leavitt, J. K., Pulcini, J., & Sochalski, J. (1996). Stages of nursing political development: Where we've been and where we ought to go. *Nursing Outlook, 44*, 259–266.

Cronenwett, L., Sherwood, G., Barnsteiner, J., Disch, J., Johnson, J., Mitchell, P., et al. (2007). Quality and safety education for nurses. *Nursing Outlook, 55*(3), 122–131.

Cunningham, M. P. (2000). Breaking the mold: The many legacies of nurses in progressive movements. *American Journal of Nursing, 100*(10), 121–136 (passim).

Gebbie, K. M., Wakefield, M., & Kerfoot, K. (2000). Nursing and health policy. *Journal of Nursing Scholarship, 32*, 307–315.

Heim, P., & Goliant, S. K. (2005). *Hardball for women: Winning at the game of business*. Los Angeles: Plume Books.

Kelly, K. (2007). From apathy to savvy to activism: Becoming a politically active nurse. *American Nurse Today, 2*(8), 55–56.

Kritek, P. B. (2002). *Negotiating at an uneven table: A practical approach to working with differences and diversity* (2nd ed.). San Francisco: Jossey–Bass.

Mason, D. J., Leavitt, J. K., & Chaffee, M. W. (2012). *Policy & politics in nursing and health care* (6th ed.). St. Louis: Elsevier/Saunders.

Newhouse, R. P., Weiner, J. P., Stanik-Hull, J., White, K. M., Johantgen, M., Steinwachs, D., et al. (2012). Policy implications for optimizing advanced practice registered nurse use nationally. *Policy, Politics & Nursing Practice, 13*(2), 81–89.

QSEN Institute. (n.d.). *Competencies*. Retrieved from: http://qsen.org/competencies/.

PART 2

자원관리

Managing Resources

CHAPTER

9

테크놀로지 기반 간호, 의사소통, 관리

Caring, Communicating, and Managing with Technology

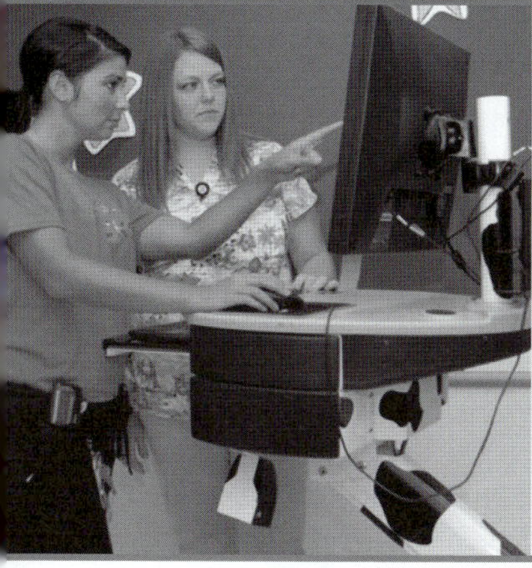

이 장에서는 간호사가 간호의 관점에서 수집한 데이터를 효과적이고 효율적으로 사용하도록 하는 최근 기술을 설명하고 있다. 그리고 간호사는 환자를 간호하는 데 생물의학과 정보기술을 사용하는 지식 인재로서의 역할을 수행하고 있음을 논의하였다. 이 장에서는 정보능력, 정보시스템, 정보학, 그리고 환자간호의 안전과 질에 관한 논의를 포함한 생물의학, 정보, 지식기술에 대해 다루고 있다. 간호사는 환자의 과거와 현재의 정보뿐만 아니라 같은 진단을 가진 다른 환자의 자료를 비교하고 대조함으로써 실행을 위한 지식을 쌓아야 한다. 정보처리도구와 기술은 현재와 미래의 의사결정과정에 있어 필수적이다.

학습성과

- 환자안전에 있어서 기술의 역할을 표현한다.
- 정보학의 주요 구성에 대해 기술한다: 데이터, 정보, 지식
- 간호에 있어서 데이터를 수집하기 위한 기술의 3가지 유형을 분석한다.
- 임상의사결정지원 시스템 및 환자 치료에 미치는 영향에 대해 논의한다.
- 정보기술 내에서 환자안전, 윤리, 정보 비밀보장 및 사생활에 관한 이슈를 탐구한다.

핵심용어

- 바코드기술(bar-code technology)
- 생물의학기술(biomedical technology)
- 임상의사결정지원(clinical decision support)
- 임상의사결정지원시스템 (clinical decision support systems)
- 의사소통기술(communication technology)
- 컴퓨터제공 지시입력 (computerized provider order entry, CPOE)
- 데이터(data)
- 데이터베이스(database)
- 전자건강기록(electronic health record, EHR)
- 전자의무기록(electronic medical record, EMR)
- 정보학(informatics)
- 정보(information)
- 정보기술(information technology)
- 지식기술(knowledge technology)
- 지식 근로자(knowledge worker)
- 간호사의 질 향상 및 안전교육 (Quality Safety Education for Nurses, QSEN)
- 스마트카드(smart card)
- 언어인지(speech recognition, SR)
- 원격의료(telehealth)

도전

Janis B. Smith, RN, DNP
Senior Director, Clinical Informatics & Professional Practice
Children's Mercy Hospitals and Clinics, Kansas City, Missouri

병원 내에서 간호, 약제, 정보시스템 팀은 바코드 약물 행정(bar-code medication administration, BCMA)으로 협력하고 있다. Children's Mercy Hospitals and Clinics은 컴퓨터제공 지시입력(Computerized Provider Order Entry, CPOE)과 전자 약물 행정 양식(electronic medication administration documentation)을 2년 넘게 사용해 오고 있다. 게다가, 안전한 약물 준비 및 조제를 위한 정교한 약제 기술을 가지고 있다. 바코드 약물 행정(BCMA)은 실제로 간호사가 환자에게 처방된 약을 줄 때 5가지 원칙을 이중 점검하도록 함으로써 의약품 안전을 기하는 "폐쇄루프"이다. 준비할 때 중요한 고려사항은 조직에 가장 적합한 하드웨어 옵션을 결정하는 것이다. 우리 팀이 고려해야 할 몇 가지 질문은 다음과 같다.

1. 하드웨어 선택의 의사결정에 정보를 줄 수 있는 어떤 근거가 문헌에 존재하는가?
2. BCMA 작업환경은 하드웨어의 특정 유형과 연관되어 있는가?
3. 가능한 기술사용이 동등하게 안정적이고 쉽게 사용할 수 있는가?
4. 간호사를 위한 이동성이 얼마나 중요한가? 이동성이 신뢰도를 우선하는가?

당신이 이 간호사라면 어떻게 하겠는가?

도입

기술은 우리를 둘러싸고 있다. 정맥주사 펌프는 '스마트'하고, 생물의학 감시는 집중 치료 활동에 더 이상 없어서는 안 될 장비이며, 컴퓨터는 보건의료의 영역을 포함하여 자동차, 식료품 체크아웃 시, 은행 업무 등 일상생활의 거의 모든 측면에서 사용되고 있다. 보건의료는 기술과 정보 집약적 사업이며 생물의학기술, 정보기술(IT), 기술지식을 활용함으로써 간호사는 개인적인 능력과 경력 개발에 도움을 받을 수 있다.

정보기술이 간호현장과 밀접한 관계에 있고, 학생과 간호사는 보건의료의 응용 프로그램에 대한 충분한 교육을 받고 있지만 여전히 기술에 대해 긍정적으로 인식하지 않을 수 있다. 간호사의 질 향상 및 안전교육(Quality and Safety Education for Nurses, QSEN) 프로젝트에서는 정보학 역량을 지속적으로 보건의료의 질과 안전을 향상하는 데 필요한 지식, 기술, 태도의 필수 구성요소로 정의하였다(Cronenwett et al., 2009). 간호사는 의사소통하고, 지식을 관리하고 오류를 줄이고 의사결정을 지원하는 데 정보와 기술을 사용할 수 있을 것이다(AACN, 2012).

TIGER는 Technology Information Guiding Education Reform의 약자로, 2004년에 간호이해관계자들과 함께 건강정보기술(health information technology, HIT)의 사용을 통하여 간호업무, 교육, 환자간호전달의 향상을 위한 비전, 전략 및 특정 조치 등을 공유하고자 구성되었다. TIGER 정보학 역량 협력(TIGER Informatics Competencies Collaborative, TICC) 팀은 현장에서 일하는 간호사와 졸업하는 간호학과 학생을 위한 정보학 권장사항을 개발하기 위해 구성되었다. 팀은 TIGER 간호정보학 역량모델(TIGER Nursing Informatics Competency Model)을 만들었다.

1. 기본 컴퓨터 역량
2. 정보 활용 능력
3. 정보 관리

각각의 세부 사항은 The Tiger Initiative(2010)에서 찾을 수 있다(www.tigersummit.com/uploads/3.Tiger.Report_Competencies_final.pdf).

미래의 병원에서는 기술이 환자간호 계획, 조직 및 전달의 기초가 될 것이다(Parker, 2005). 보건의료에 있어서 많은 지도자들은 기술을 의사결정을 촉진하며, 효능과 효율을 개선시키고, 환자의 안전과 질을 향상시키며 보건의료비용을 절감시키는 수단으로 여기고 있다[Ball, Weaver, &

Abbot, 2003; Institute of Medicine(IOM), 2000, 2001, 2004, 2011]. 적절하게 구현되고 완전히 통합된다면, 기술은 간호사뿐만 아니라, 환자 및 가족을 위해 현장 환경을 개선할 수 있는 가능성이 있다. 그러나, 우리는 또한 환자의 안전과 질 향상과 관련하여 기술이 만병통치약이 아니라는 것에 주의해야 한다(IOM, 2004, 2011).

환자간호를 위한 좋은 의사결정을 하기 위해서는 좋은 정보가 요구된다. 간호사는 효과적이고 효율적인 환자케어를 제공하기 위해 데이터(data)와 정보(information)를 필요로 하는 지식 근로자(knowledge workers)이다. 지식 작업은 일상적 또는 반복적인 것이 아니라, 오히려 상당한 인지적 활동과 비판적 사고가 필요하다(Drucker, 1993). 데이터와 정보는 정확하고 신뢰할 수 있으며 실행 가능한 형태로 제시되어야 한다. 기술은 간호사의 의사결정 능력을 촉진하고 확장될 수 있으며, 다음과 같은 영역에서 간호사를 지원할 수 있다. 즉, (1) 임상 데이터를 저장하고, (2) 정보로 임상 데이터 변환하고, (3) 임상 데이터와 도메인 지식을 연결하고, (4) 임상 데이터를 종합한다(Snyder-Halpern, Corcoran-Perry, & Narayan, 2001).

기술의 종류

간호사는 일반적으로 기술의 세 가지 유형, 즉 생물의학기술, 정보기술, 지식기술을 사용하고 관리한다. 생물의학기술(biomedical technology)은 진단, 생리학적 모니터링, 테스팅, 환자에게 투여하는 처치를 포함한다. 정보기술(information technology)은 데이터와 정보를 환자간호를 전달하고 문서화하는 것을 목적으로 기록, 처리 및 사용하는 것을 의미한다. 지식기술(knowledge technology)은 환자간호에 대한 결정을 내리기 위해 임상전문가를 도와주는 전문가 시스템의 사용이다. 간호에 있어서 이러한 시스템은 환자간호에 대하여 결정을 내리는 데 간호사 전문가의 추론을 모방하도록 설계되었다.

생물의학기술

생물의학기술은 (1)생리적 모니터링, (2)진단 테스트, (3)정맥 수액과 약물의 조제 및 투여, (4)치료적 처치에 사용된다.

생리적 모니터링

생리적 모니터링 시스템은 심박수, 혈압, 그 외 활력징후를 측정한다. 또한 중심 정맥압, 폐동맥압, 두개 내압 및 복강 내압을 측정하고 기록하여 심장 리듬을 모니터하고, 혈액 내의 산소와 이산화탄소 농도를 분석한다.

입원 환자의 이상 반응에 대한 데이터는 생리적 이상소견이 발생하기 전에 어느 정도의 시간 동안 존재하고 있음에도 대부분이 조기에 감지되지 않을 수 있다(Considine & Botti, 2004; Akre et al., 2010). 환자 감시 시스템은 가능한 임박한 이상 반응의 조기 경보를 제공하기 위해 마련된 것이다. 예를 들면, 심장 박동, 호흡을 무선으로 모니터링하고 매트리스 침대보와 침대 옆 모니터를 통해 환자의 낙상 위험을 감지하는 시스템이 있다.

혁신적인 기술은 환자로부터 멀리 떨어져 있는 전문 임상의가 생리적 모니터링과 환자 감시를 가능하게 한다. 원격 또는 가상 중환자실(virual intensive care unit, vICU)인력은 다양한 중환자에 대한 경험이 많으며, 최첨단 기술을 전문성과 지식으로 활용하는 데 사용하는 간호사, 의사, 약사의 전담팀으로 구성된다(Breslow, 2007; Myers & Reed, 2008).

두개 내압(ICP) 모니터링 시스템은 폐쇄 뇌손상 또는 수술 후 개두술 환자의 두개골 압력을 모니터한다. 평균 동맥압과 함께 ICP는 관류 압력을 계산하는 데 사용될 수 있다. 그리고 변화가 발생하는 것에 대한 사정과 조기 치료를 가능하게 한다. ICP가 설정 압력을 초과할 경우, 일부 시스템은 심실 배액을 할 수 있다. 마찬가지로, 방광 내 압력 모니터링은 최근 복강 내 압력과 복부 관류압의 최고치와 평균치를 측정하면서 정확하게 복강 내 고혈압을 알아낸다는 것이 보고되었다. 복강 내 고혈압은 복부 구획압착증후군과 급성 복부 질환과 함께 발생하고, 환자의 사망률과 관련이 있는 것으로 입증되었다(Malbrain et al., 2005; Vidal et al., 2008).

연속적인 부정맥 모니터와 심전도(electrocardiograms, EKGs)는 심장 전기 활동을 시각적으로 표현하고, 부정맥의 감시와 감지를 위해 사용될 수 있으며, 비정상적인 리듬의 해석과 진단에 사용할 수 있다. 비록 새로운 기술은 아니지만, 이러한 시스템은 더욱 세련되게 성장하였다. 더 중요한 것은, 무선 통신기술과의 통합은 심장 리듬의 이상에 대하여 간호사에게 주의를 주는 새로운 접근을 가능하게 한 것이다. 음성기술 및 통합 원격 및 간호사 호출 시스템은 모두 통신 루프를 구현하여 부정맥 알람에 대한 응답시간을 단축하는 것으로 입증되었다(Bonzheim, 2006).

생리적 모니터링을 위한 생의학 장치는 임상 정보시스템과 연결할 수 있다. 모니터된 활력징후와 침습적 압력 측정치는 간호사가 정확성을 확인하고 데이터 입력을 하는 환자의 전자의무기록에 직접 다운로드된다.

진단검사

부정맥도 진단검사로 확인할 수 있다. 컴퓨터는 EKG를 처리 및 분석한 후, 훈련된 전문가에 의해 확인된 보고서를 생성한다. EKG작동은 이러한 환자의 집과 같은 원격 사이트로부터 전화선을 통해 주치의의 사무실 또는 병원에 전송될 수 있다. 이식형 심장 박동기를 가진 환자는 집을 떠나서도 심장 활동을 모니터할 수 있다.

진단검사를 위한 다른 시스템은 혈액 가스 분석, 폐 기능 시스템 및 ICP 모니터를 포함한다. 현대 실험실 의학은 모두 자동화되어 있다. 또한, 간호 시험 장치는 환자의 침상 또는 치료 영역으로 실험실 검사 기능을 확장한다. 예를 들어, 임상 치료 분야에서, 혈액 가스, 칼슘 이온, 혈색소, 적혈구 용적율 수치 단위 기반 'STAT 실험실'에서 측정된다. 혈당 글루코즈 모니터는 환자 침상에서 진행하여 자동화 실험실 결과 시스템과 환자 전자기록으로 결과를 받을 수 있다. 환자의 입원기간과 지속적인 외래 진료 방문을 통하여 결과는 신속하게 전달될 수 있으며, 변화가 분석될 수 있다. 결과는 엄격한 혈당 조절에 대한 증거에 기초하여 필요한 인슐린의 투여량을 계산하고, 투여를 위해 전자 지시를 할 수 있다. 이것은 적절한 지시 기반 중재기능을 가진 진단검사 결과를 통합한 일례이다.

정맥 수액 및 약물 투여

정맥 수액과 약물 투여 및 자동 분배 캐비닛(automated dispensing cabinets, ADCs)을 통한 투여는 1980년대에 도입되었고, 오늘날 대다수의 병원에서 사용되고 있다. ADCs는 약물 투여를 위하여 병동에 약이 사용가능 여부 확인 전에 시간을 감소시킬 수 있고, 약물을 보호할 수 있으며(특히 규제 물질), 효율적이고 정확한 약물 금액을 수집할 수 있다. 가장 중요한 것은, ADCs는 안전한 사용을 위한 가이드라인이 있고 그대로 사용되었을 때 투약사고의 위험을 줄일 수 있다는 것이다. 안전 약물 관행연구소(Institute for Safe Medication Practice, ISMP)는 ADCs를 안전하게 사용하기 위한 가이드라인을 발전시켜왔다(ISMP, 2008). 이 가이드라인은 안전 ADCs를 사용하는 12가지 핵심을 포함하고 있으며, ISMP 웹 사이트(www.ismp.org/Tools/guidelines/ADC/default.asp)에서 확인할 수 있다. 일부 ADC 기계는 간호사가 간호를 하는 시점에서 모든 환자 정보를 볼 수 있도록 하면서, 전자의무기록(EHR) 내에서 실시간으로 통신할 수 있는 능력을 가지고 있다. 이는 환자간호팀의 모든 팀원이 하나의 파일과 자료를 사용함으로써 투약 과정에서의 루프를 폐쇄하는 것이다.

IV 스마트 펌프는 수액, 혈액과 혈액 제품, 약물을 시간당 0.01~999mL의 속도로 연속적으로 또는 간헐적으로 전달한다. 21세기 펌프는 안전 기능, 정확성, 고급 압력 모니터링, 사용의 용이성과 다양한 기능 등을 제공한다. 이러한 펌프는 시스템 내에서 환자 측 압력 판독의 실시간 디스플레이를 가지고 IV 정맥 폐색 시 조기 경보를 제공하도록 속도 의존적 압력 감지 시스템을 가지고 있다. 스마트 펌프는 내부 데이터베이스 또는 '약물 라이브러리'로부터 주입의 양 및 기간을 결정할 뿐만 아니라, 약물 투여량과 약물 투여 속도를 계산하도록 프로그램될 수 있다. 스마트 펌프를 프로그래밍할 때 간호사는 입력 사항을 기반으로 상당한 프로그래밍 오류 또는 모순에 대해 주의하여야 한다.

치료적 처치

처치는 한 번에 또는 설정된 지점에서 투여량을 변경하도록 프로그래밍될 수 있고, 정해진 속도로 약물을 투여하는 이식형 주입 펌프로 투여할 수 있다. 이러한 펌프는 일반적으로 호르몬 조절, 고혈압의 치료, 난치성 만성통증, 당뇨, 정맥혈전증, 암 화학요법 등에 사용된다.

치료적 처치 시스템은 섭취와 배설을 조절하고, 호흡을 조절하고, 신생아의 간호를 지원하는데 사용될 수 있다. 섭취와 배설 시스템은 동맥압 조절, 약물 치료, 수액과 혈청 글루코스 수준을 조절하는 주입 펌프에 연결된다. 이러한 시스템은 정맥 점적 속도를 계산하고 조절한다.

더욱 정교해진 인공호흡기는 예전에 가능했던 것보다 폐 조직에 적은 외상을 주면서 환자의 폐에 산소 및 공기량을 처방된 비율로 또, 흡기 대 호기의 비율을 맞추어 운반하며, 다양하고 복잡한 기능을 제공한다. 컴퓨터로 지원받고 있는 인공호흡기는 폐용적과 폐포 가스를 분석하고 조절하기 위한 폐 루프 피드백 시스템에 의해 전자 기계로 조절한다. 인공호흡기는 환자의 안전을 위하여 정교하고 민감한 경보 시스템을 제공한다.

신생아 집중 치료실에서는 컴퓨터가 아기의 심박동수와 호흡수를 모니터한다. 또한, 신생아 보육 시스템은 아기의 온도와 주변 공기 온도를 감지함으로써 아기의 환경 온도를 조절할 수 있다. 사전에 입력한 생리학적 지표를 초과할 때 간호사에게 알릴 수 있도록 알람을 설정할 수 있다. 컴퓨터화된 시스템은 엄마와 아기의 EKG를 산소포화도, 혈압, 엄마의 호흡에 연결하면서 분만 전에 태아의 활동을 모니터할 수 있다.

새로운 장치에서 데이터를 모니터하고, 새로운 기술로 투여하고, 간호와 처치에 대한 환자의 반응을 평가하는 등 간호사의 처치를 받고 있는 환자에게 새로운 기술로 직접 서비스를 제공하는 것과 같이 생물의학기술은 간호에 영향을 미친다. 간호사는 환자의 생리적 상태, 진단검사, 약물 투여 및 치료적 처치를 모니터하기 위한 최신 기술을 알고 있어야 한다. 간호사는 새로운 기술을 제공하는 데 사용될 수 있는 데이터 및 정보를 정의할 수 있어야 한다. 더 중요한 것은, 간호사가 생물의학기술을 기억해야 하고, 환자에 대하여 관찰하고 사정하고, 평가하는 것을 대체할 수는 없다는 것이다.

생물의학기술은 환자의 안전을 유지하고, 환자의 상태 변화를 직원에게 알리기 위해 설계되었다. 의료평가기구(The Joint Commission, TJC)에서 나온 「A Sentinel Event Alert」(2013a)는 생물의학기술로부터 알람 둔감화 또는 알람 탈감작에 대해 중점적으로 연구하였다. 주입식 펌프, 식이 장치, 모니터, 인공호흡기에서의 알람 과사용

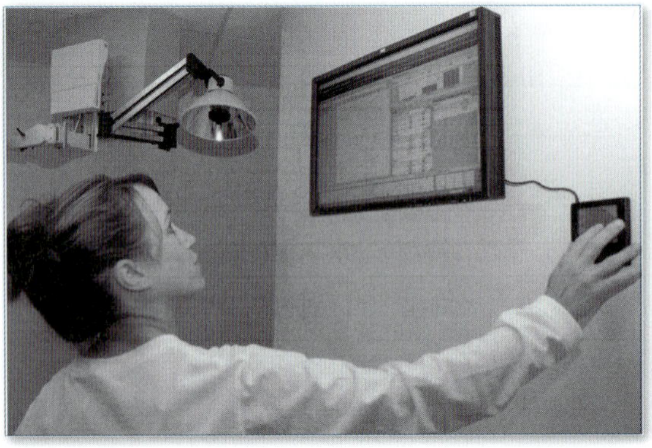

컴퓨터 시스템에 표시되는 환자데이터는 의미 있는 정보 및 동향을 제공한다.

은 감각 긴장의 원인이 될 수 있다. 많은 알람에 노출된 구성원은 근접 위험 혹은 심지어 환자의 죽음을 초래하면서 알람을 놓치거나 늦게 반응할 수 있다. 알람에 대한 둔감은 국가문제로 확대되고 있다(Wood, 2013; Pevtzow, 2013; Harrison, 2013).

간호지도자는 이러한 기술이 환자케어의 전달과 그들이 일하는 조직의 전략적 계획에 맞게 하는지 확인해야 한다. 또한 미래에 대한 비전을 가지고 있어야 하며, 환자케어의 안전성과 질을 개선하기 위한 전문성과 현장을 넘어 간호사를 지원할 수 있는 해결방안을 제시할 준비가 되어 있어야 한다.

연습 9-1

조직에서 환자케어에 사용할 수 있는 생물의학기술의 유형을 나열해본다. 이 시스템에 의해 수집된 데이터와 정보를 최근 사용한 방법으로 나열해본다. 이러한 방법이 당신이 환자를 돌보는 데 어떻게 도움이 되는가? 이 기술을 사용하는 다른 방법을 생각할 수 있는가? 데이터나 정보를 사용하는 다른 방법을 생각할 수 있는가? 예를 들어, 생의학 장치로부터의 데이터는 환자의 차트에 결과의 전사에 대한 필요성을 부정하면서 전자의무기록에 직접 전송될 수 있다. 간호사는 생물의학 장치를 사용하고 그들로부터 얻은 데이터를 해석하는 것을 배우는 데 많은 시간을 보낸다. 우리의 자신의 판단보다는 오히려 기술에 너무 많이 의존하고 있는가? 당신은 당신이 일하고 있는 의료기관에서 사용할 수 있는 생물의학적 · 진단적 · 치료적 정보기술의 유형 사이의 관계를 설명하는 개념지도를 그리기 위하여 컴퓨터 기술의 사용을 고려할 수 있다.

정보기술

보건의료는 정보 집약적이고 지식 집약적이다. 정보기술은 의료 서비스 제공자가 정보와 지식을 수집, 관리, 분석, 전파할 수 있도록 한다. 21세기 보건의료는 안전하고, 효과적이고, 환자중심적이고, 시간적으로 효율적이고 공평해야 한다(IOM, 2001). 환자의 상태, 치료 및 결과에 대한 포괄적인 데이터는 간호의 기본이다(Stead & Lin, 2009).

컴퓨터는 정확도와 속도로 디지털 데이터를 저장하고, 구성하고, 검색하고, 통신하는 등의 장점을 제공한다. 환자케어 데이터는 일단 입력되면 데이터베이스(database)에 저장되고, 그 후로부터는 의료 서비스 제공자 및 다른 사람들에 의해 신속하고 정확하게 여러 번 여러 조합으로 검색될 수 있다. 데이터베이스는 구조적으로 저장된 데이터 요소의 집합이다. 데이터 과정화(data processing)는 데이터를 정보로써 해석하는 데 구조화하고 조직화하고 제시하는 것이다. 예를 들어, 환자의 활력징후가 컴퓨터에 입력되면 그래프에 전달될 수 있다. 또한, 많은 환자의 혈압 측정은 항고혈압 약물의 투여량을 비교할 수 있게 한다. 40~50세 사이 남성 환자의 활력징후는 나이, 인종, 체중, 합병증을 동반한 질환 상태 등의 관계를 보여주는 데 사용할 수 있다.

인간은 연속적으로 데이터를 처리하지만, 아날로그 형태이다. 컴퓨터는 데이터를 디지털화하고, 인간보다 데이터를 신속하고 정확하게 처리하며, 필요에 따라 검색할 수 있도록 저장하는 방법을 제공한다. 이론박스는 정보처리의 핵심 개념을 제공하고, 박스 9-1은 초보자에서 전문가에 이르기까지 정보관리기술의 개발에 대해 설명하고 있다.

지식기술

지식기술은 지식을 생성하거나 처리하고, 임상 의사결정 지원(clinical decision support, CDS)을 제공하는 시스템으로 구성된다. 광범위하게 정의

박스 9-1 정보관리기술의 개발: 초보자에서 전문가 연습

신규간호사는 데이터를 수집하고 문서화하는 과정, 즉 수집해야 할 자료가 무엇인지, 그리고 이 정보를 어떻게 사용하는지에 관한 학습에 초점을 맞춘다. 그들은 사용가능한 임상 응용 프로그램은 무엇이고, 사용 방법에 관하여 학습한다. 컴퓨터 및 정보 과학 기술은 구체적인 개념 적용에 초점을 맞추고 있다.

간호사는 전문 지식이 성장함에 따라, 데이터 및 정보의 패턴을 찾는다. 간호사는 중재를 위한 유사점과 차이점을 찾기 위해 환자군에 따라 데이터를 수집한다. 전문간호사는 경험에서 얻은 실질적인 지식과 이론적 지식을 통합한다.

전문간호사는 지식에 있어 전문적 성찰의 가치를 알고, 전개와 의사결정을 위해 정보를 종합하고 평가한다.

하면, CDS는 건강 전문가가 환자케어를 증진하기 위해 임상의사결정을 하는 데 도움을 주는 임상컴퓨터 시스템, 컴퓨터 응용 프로그램 또는 과정이다. 컴퓨터 응용 프로그램이나 업무 프로세스에 내장된 임상 지식은 특정 질병 상태, 임상연구에서 새로운 의학 지식 및 정보의 다른 유형의 환자를 관리하기 위해 단순한 사실과 관계에서부터 가장 뛰어난 업무까지 다양할 수 있다. CDS의 가장 일반적인 형태는 임상전문가가 중요데이터(예: 환자 체중 또는 혈청 크레아티닌 수준)를 입력한 후 약물의 적절한 용량을 계산하는 컴퓨터 기반 약용량 계산기 프로그램이다. 이 계산기는 치료계수가 작은 약물의 투여 관리에 특히 유용하다. CDS의 다른 일반적인 응용 프로그램에는 알레르기 경고, 용량 범위 검사, 약물 간 상호작용과 중복 주문 확인 등이 포함된다.

임상(진단)의사결정지원시스템[clinical(or diagnostic) decision support systems, CDSSs]은 전문가의 귀납적 또는 연역적 추리를 모방함으로써 건강 전문가가 의사결정 작업하는 것을 지원하기 위한 상호작용 컴퓨터 프로그램이다. CDSS의 기본 구성요소는 지식 베이스와 추론 메커니즘(전문가 및 근거기반 실천에서 파생 된 규칙의 세트)을 포함한다. 지식 베이스는 전문간호사가 문제를 해결하기 위하여 환자의 정보를 입력된 데이터에

이론 박스

정보이론

주요 기여자	주요개념	실무적용
Locsin(2005): Technological Competency as Caring in Nursing: A Model for Practice	의료에 있어서 지속적으로 발전하고 있는 현실은 간호와 기술의 개념이 모두 간호실무에 조화를 이루는 것을 요구한다. 간호사는 기술적 전문인을 요구하는 환경에서 실무를 수행한다. 기술은 간호와 기술이 함께 공존하는 간호실무로 변화해 왔다.	간호사는 전문적 발전을 위한 모든 단계에서 기술을 유능하게 사용할 수 있는 능력이 요구된다. 간호사가 기술사용에 있어서 숙련이 되었을 때 환자를 위하고 기술을 사용할 수 있게 된다. 예를 들면, 환자/가족교육을 위한 가장 좋은 온라인 자료는 가장 이상적인 학습 시간이 정해질 때, 임상정보시스템과 연결될 수 있고, 접속될 수 있다.
	기술역량은 간호사가 환자와 가족을 간호하는 데 있어서 능숙하고, 계획적이고, 신중하고, 확실한 활동으로 기술을 사용하는 것이다. 간호사는 적당한 기술의 사용으로 환자와 가족과 강한 유대를 형성할 수 있다.	간호사는 환자와 가족이 스스로 간호하는 데 참여할 수 있도록 영향을 줄 수 있다. 환자에게 기록 사본을 제공하는 것, 환자에게 환자포털에 대한 인식을 높이는 것, 포털에 가입하도록 하는 것, 환자포털을 이용하는 방법을 가르치는 것 등은 환자가 자신의 의료 정보와 자가 간호에 참여하도록 하기 위한 접근에 도움을 주는 것이다.

출처: Locsin, R.C. (2005). *Technological competency as caring in nursing:* A model for practice. Indianapolis, IN: Sigma Theta Tau International.

적용하는 것이다. 추론 메커니즘은 특정 환자의 데이터 사용을 위한 논리와 규칙을 제공함으로써 기술의 적용을 조절한다.

박스 9-2는 침습적인 시술 후 환자에게 안전하게 제공될 수 있는 진통제의 최대 투여량을 결정하기 위한 전문 시스템의 사용을 설명하고 있다. 지식 베이스는 최대 용량을 제공할 때 고려해야 할 8개의 항목을 포함하고 있다. 추론과정은 전문간호사가 최대 용량을 제공하기 위해 의사결정하는 것과 같은 논리를 적용하여 지식 베이스의 사용을 조절한다. 이러한 결정 틀은 다음과 같다. 통증이 심하다면(A), 또는 통증이 동반되는 처치가 계획되어 있다면(B), 진통제 지시가 있고(C), 수술 후 48시간 미만이고(H), 마지막 투여 이후 시간이 3시간 이상이 지났고(G), 약물에 부작용(D), 또는 알레르기(E), 최대 용량의 부작용(F)이 없다면, 진통제를 제공하기로 '의사결정' 하게 된다. 이러한 규칙은 전문간호사가 진통제를 제공할지 결정하는 데 적용되는 것이다.

박스 9-2 '진통제 최대 투여량'을 위한 전문적 결정 틀

지식기반

A. 통증 점수
B. 침습적 처치 스케줄
C. 처방된 마약성 진통제
D. 투약의 부작용
E. 마약성 진통제에 대한 알레르기
F. 마약성 진통제에 대한 최대 용량의 부작용
G. 마지막으로 투여된 마약성 진통제의 시간
H. 수술 처치 후 시간

추론장치

(A 또는 B) 그리고 (C와 H<48시간과 G>3시간), 그리고 (D, E, F가 아님) 경우
또는 (C와 H<48시간과 G>4시간) 그리고 (D, E, F가 아님) 경우

연습 9-2

Jones의 심박수는 분당 54회이다. Tony는 Jones에게 스케줄에 따른 에탄올(atenolol)을 주려고 한다. Tony가 Jones의 약물 바코드를 스캔할 때, 컴퓨터가 에탄올은 심장 박동이 분당 60회 이하의 환자에게는 제공되어서는 안 된다고 표시하고 있다. Tony는 무엇을 해야 하는가?

CDSSs의 장점 중 하나는 신규간호사가 전문적 의사결정과 전문적 판단을 하도록 한다는 것이다. 간호지도자는 간호실무에 있어서 적용 가능한 CDS의 개발은 단지 시작에 지나지 않으므로 간호를 위한 임상의사결정지원시스템의 유용성을 알고 있어야 한다(IOM, 2011). 임상 전문가는 데이터베이스에 대한 지식과 특정 상황에서 특정 환자에의 응용을 위한 규칙을 개발하는 데 사용되는 논리를 모두 개발할 필요가 있다. 비판적 사고 능력은 논리와 규칙을 개발하기 위해 필요하다. 이러한 것이 진행되었을 때, 환자간호의 질이 표준화되고 향상될 수 있다.

정보의 임상적 사용은 약물 관리 과정의 영역에 있어서도 중요하다. 이러한 과정은 고위험과 고용량의 경우이다(Malashock, Smith-Shull, & Gould, 2004). 새로운 어플리케이션은 안전성과 효과성을 증가시킴으로써 과정의 모든 측면을 지원한다(박스 9-3).

정보시스템

환자 정보시스템은 수동 또는 전산화할 수 있다. 사실상 보건의료의 시작부터 환자와 환자케어에 대한 정보를 기록하고 수집해 왔다. 컴퓨터 정보시스템은 대량의 데이터를 관리하고, 데이터 패턴과 경향을 검토하고, 과제를 해결하고, 질문에 답한다. 즉, 컴퓨터는 데이터를 정보로 변환한다. 이상적으로는 보건의료제공자가 필요로 하는 시간과 장소에서 사용가능하도록 데이터가 수집되고 기록된다. 이러한 과정은 더 큰 시스템을 형성하기 위해 조직 내부와 조직 간의 컴퓨터 네트워크에 의해 수행된다. 이러한 네트워크 시스템은 병동과 다른 부서, 병원, 클리닉, 호스피스센터, 가정 건

박스 9-3 정보기술: 투약 관리 과정의 동향

각종 정보기술(IT) 기기 및 소프트웨어 어플리케이션이 약물 관리 프로세스를 지원하도록 설계된다. 각각은 고유한 기능을 가지고 있으며, 투약 관리의 특정 단계를 목표로 하고 있다.

컴퓨터제공 지시입력(Computerized Provider Order Entry, CPOE)

- 의사결정지원 및 임상 경고(예: 알레르기의 제공, 관련 실험 데이터, 약물-약물 및 약물-음식 상호 작용 등을 경고)
- 자동 용량 계산
- 최신 약물 참조 자료 링크
- 자동 지시 알림
- 표준화된 처방 준수 세트
- 읽을 수 있고 정확하고 완전한 투약 지시
- 실무적으로 감소된 변수
- 지시를 분명하게 하는데 시간 절약
- 구두지시 감소
- 수기 전사 오류 없음

전자기록관리약물(Electronic Medication Administration Record, e-MAR)

- 임상 문서와 통합(전자 기록에서)
- 최신 약물 참조 자료 링크
- 약물 투여 시간 경보 또는 누락 자동 알림
- 관련 작업 또는 추가 서류 요구 사항에 대한 프롬프트
- 누적 용량이 최대를 초과하는 경우 경고
- 읽기 쉬운 기록
- 여러 사용자의 접속 가능
- 약물 동태학적 모니터링의 향상된 정확도(투약시간 신뢰)
- 기록과 약국 프로파일과 일치
- 근접오류의 가시성과 함께 투약 오류를 추적하는 보고서 생성
- 약국 재고 시스템을 지닌 영구 인터페이스
- 변화 인식에 대한 높은 정확도(약물이 분배될 때, 투약시간)

바코딩 및 무선주파수식별(Radio Frequency Identification, RFID) 스캐닝

- 투약시간에 전자식으로 투약 문서(e-MAR)
- 5-right 확인
- 긍정적인 환자 식별
- 불일치 경고(예: 잘못된 약물, 잘못된 용량, 잘못된 시간, 잘못된 환자, 만료 의약품 등)
- 투약 오류의 자동 추적 및 근접 오류에 가시성을 제공

'스마트'주입 펌프(약물 주입 전달 시스템)

- 수동적인 용량/속도 계산을 위한 필요성 감소
- 표준화된 약물 라이브러리(약물, 농도, 용량 계산)
- 주입이 시작하기 전에 미리 설정된 최소 및 최대 한도 내에서 프로그래밍/프로그래밍 오류를 예방하는 소프트웨어
- 환자 유형 또는 간호 영역에 기초하여 디바이스 주입 파라미터 제한
- 기능을 가진 환자의 약국 프로파일과 전자식으로 펌프 프로그램 인터페이스
- 설정 오류, 잘못된 채널 선택 및 기계 고장에 대한 알림
- 수액/약품 필요 시 약국에 전자 통지
- 환자의 e-MAR과 인터페이스(투약시간과 용량의 정확한 문서)
- 검색 로그로 설정 및 경보 메모리 기능
- 프로그래밍을 다시 하는 것을 전자적으로 기록하고 과용 활동에 대한 제한

자동 분배 장치/캐비닛

- 보안된 약물 저장
- 사용자 액세스 통제-생체 인식
- 순서가 검토될 때까지 제한된 액세스-약국 프로파일과 인터페이스
- 약사에 의해 일단 약물 지시 순서가 검토되면 빠른 액세스
- 약물의 폐기와 사용 패턴을 모니터할 수 있는 기능
- 약국 재고와의 지속적 인터페이스

약국 자동화 및 로봇

- 분배의 향상된 정확성과 속도

출처: Bell, M.J. (2005). Nursing information of tomorrow. *Healthcare Informatics*, 22(2), 74-78; Larrabee, S., & Brown, M.M. (2003). Recognizing the institutional benefits of bar-code point-of-care technology. *Joint Commission Journal on Quality and Safety*, *29*(7), 345-353.

강기관, 의사 진료실을 연결한다. 의료시스템에 있는 모든 환자의 데이터는 권한이 있는 사용자가 세계 어디에서나 이용할 수 있는 중앙 데이터 저장소에 저장된다. 이것은 출생부터 사망에 이르기까지 건강 데이터를 포함하는 자동화된 환자 기록을 가능하게 한다.

환자케어 정보시스템을 전산화하는 데 필요한 기술을 적용하는 것은 복잡하고 단계적으로 달성되어야 한다. 의료정보관리시스템학회(Healthcare Information and Management System Society,

HIMSS)는 완전한 보건의무기록으로 7단계를 설명하고 있다. 7단계는 표 9-1에 설명되어 있다. 미국 병원의 약 5.2%가 6단계를 달성하였고, 1.2%는 7단계를 달성하였으며, 단계 0은 10% 미만이다(HIMSS Analytics, 2012).

간호사는 환자의 가정에서뿐만 아니라, 급성 치료, 외래, 지역 사회에서 환자를 돌본다. 모든 현장에서, 간호사는 급성 질환을 관리할 뿐만 아니라 건강 증진, 유지 및 교육, 만성 상태 모니터링, 간호 조정을 한다. 이상적으로 정보시스템은 모든 현장에서 간호사의 업무를 지원한다.

통신 네트워크는 컴퓨터에 입력되었거나 다른 네트워크에서 수신된 데이터를 전송한다. 이러한 네트워크는 간호의 사무 기능을 감소시킬 수 있다. 환자의 인구 통계와 인구 조사 데이터, 테스트 결과 및 약물의 목록을 제공할 수 있다. 간호정책과 절차는 네트워크에 연결되어 필요한 치료 시점에 이용할 수 있다. 이러한 연결은 환자의 가정, 병원, 의사 진료실의 컴퓨터 사이에 가능할 수 있다. 일상적인 사건은 지역사회 간호현장, 병원 또는 클리닉에서 원격으로 환자 기록에 다운로드할 수 있다.

연습 9-3

당신이 잘 알고 있는 의료 설정을 선택한다. 어떤 정보시스템이 사용되는가? 시스템의 이름 목록과 그들이 제공하는 정보를 확인해본다. 이러한 시스템이 어떻게 환자를 간호하는 데 또는 의사결정을 하는 데 도움을 주는가? 부서 간 데이터 및 정보 통신에 대해 생각해본다. 시스템은 서로 소통하는가? 컴퓨터 시스템이 없는 경우, 데이터 및 정보를 전달하는 방법에 대해 생각해본다. 컴퓨터 시스템이 얼마나 효율적으로 도움이 될 수 있는가?

한 가지 예로, 복부 MRI(abdominal magnetic resonance imaging)가 처방되었다고 가정해본다. 종이 기반 시스템에서는 작성된 요청서가 영양 서비스, 약국, 방사선과로 보내진다. 반면, 컴퓨터 시스템에서는 MRI가 처방되면 식이 변화, 대장 준비 약물 및 진단 연구 자체에 대한 요청은 자동으로 해당 부서로 전송된다. 방사선과는 환자의 일정과 비교하여 자동으로 환자간호 계획에 대한 MRI 날짜와 시간을 배치할 것이다. 진단 절차의 이미지와 결과는 온라인으로 볼 수 있다.

가정 보건의료 및 호스피스 환자를 돌보는 간호사는 정부와 보험 요구사항을 충족하는 데 필요한 문서를 작성해야 한다. 컴퓨터는 올바른 형식에 맞추어 필요한 모든 데이터를 직접 입력하여 지원

표 9-1 전자의무기록 적용 모델*

단계	누적능력	2010 Q4	2011 Q4
7단계	EMR 완료, 데이터를 공유하기 위한 CCD트랜잭션, 데이터웨어 하우징; ED, ambulatory, OP 데이터 연속성	1.0%	1.2%
6단계	의사 문서(구조화된 템플릿), CDSS(분산 및 순응도), R-PACS	3.2%	5.2%
5단계	폐쇄루프 투약 관리	4.5%	8.4%
4단계	CPOE, 임상의사결정지원(임상 프로토콜)	10.5%	13.2%
3단계	간호/임상 문서(흐름 시트), CDSS(오류 검사), 가능한 외부 방사선 PACS	49.0%	44.9%
2단계	CDR, 의학용어, CDS의 문서 이미징; HIE 가능	14.6%	12.4%
1단계	보조(Lab, Rad), 약국(설치된 모든 것)	7.1%	5.7%
0단계	모든 세 가지 부속물이 설치되지 않음	10.1%	9.0%
2011 © HIMSS Analytics® Database © 2011		N= 5,299	N= 5,337

*출처: HIMSS Analytics, Healthcare Information and Management Systems Society. 2012 HIMSS Analytics Report. (2012). *Quality and safety linked to advanced information technology enabled processes*. Retrieved February 12, 2012 from http://www.himssanalytics.org/emram/emram.aspx.

한다. 휴대용 컴퓨터는 간호를 받기 위한 환자의 파일을 주요 파일 데이터베이스에서 다운로드하는 데 사용된다. 매 방문마다 컴퓨터는 의료기록의 이전 항목을 기반으로 간호사가 활력징후, 사정, 진단, 중재, 장기 및 단기 목표, 약물에 대해 확인하게 한다. 간호사는 새로운 데이터를 직접 입력 또는 수정한다. 입력된 항목은 전화선에 의해 사무실에서 메인 컴퓨터로 송신되거나 또는 그날 마지막에 장치로부터 다운로드될 수 있다. 이러한 작업은 자동으로 환자기록을 업데이트하고, 구두 처방을 기록하며, 가정방문일지와 연방정부 치료 계획을 입력하게 하고 생산성 및 질 개선 보고서, 검토 및 서명을 위한 문서를 입력하게 해준다. 무선 컴퓨터는 환자간호 정보를 보다 효율적으로 기록하게 하였고, 필요한 문서 준수와 직원의 생산성을 향상시켰다.

컴퓨터나 'patient side' 휴대장치는 간호사가 간호하는 시점에서 데이터를 입력하게 한다. 환자 사정과 제공된 케어에 대한 작성은 시간을 절약하고, 다른 사람에게 데이터에 적시에 접근하게 하고, 중요한 정보를 문서화하는 일을 잊어버릴 가능성을 감소시킨다. 간호 관점 장치와 시스템은 간호사정을 개별적으로 진행하고, 간호계획을 세우고, 간호사 일의 흐름에 맞도록 하는 것을 가능하게 한다. 간호 관점 컴퓨터를 이용한 환자케어 영역은 누락오류의 감소, 문서작성의 정확성과 완전성 제공, 환자요구에 대한 반응 제공, 퇴원계획과 교육을 개선함으로써 환자케어의 질이 향상되었다. 이러한 시스템은 중복 차트를 제거하고 간호 영역 내 전환 또는 환자 이동을 용이하게 한다 (Laws & Amato, 2010).

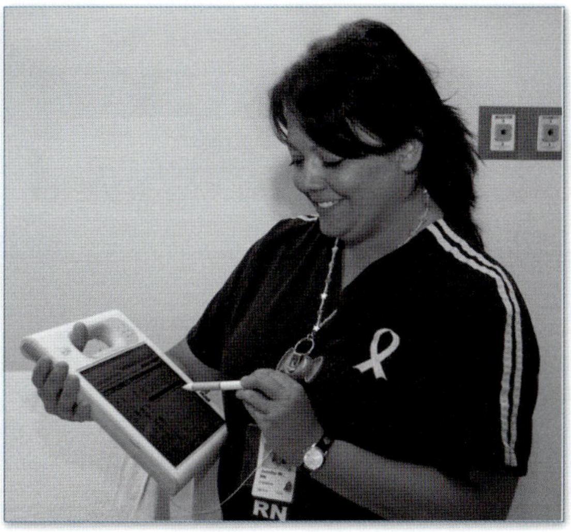

휴대용 컴퓨터는 현장진단을 할 수 있게 한다.

> **연습 9-4**
>
> 하루 동안 환자를 돌보는 당신이 수집한 데이터에 대해 생각해본다. 당신은 어떻게 다른 사람에게 당신의 환자에 대한 정보와 지식을 전달하는가? 정보시스템은 다른 의료 제공자에게 통신하기 위하여 정보를 조직하고 저장하고 검색하고 표현하는데 필요로 하는 방식으로 지원하는가? 예를 들어, 환자의 진통제 지시가 만료되었는데 지난 24시간 동안 진통제에 대한 환자의 사용 및 반응에 접속하려고 하면, 정보시스템이 이 기간 동안 시간, 용량, 통증 점수를 비교하는 그래프를 생성할 수 있는가? 사정한 결과 약물 치료 지시를 갱신할 필요가 있는 경우, 당신은 어떻게 처방에 그 메시지를 전달하는가?

유의미한 사용

전자건강기록(electronic health records, EHRs)의 잠재력은 돌봄제공자, 환자와 가족이 어떻게 사용하느냐에 따라 달라진다. 유의미한 사용(meaningful use, MU)은 EHRs의 사용에 적용하고 대상 업체와 병원이 특정 기준을 충족하여 인센티브를 적립할 수 있도록 하는 메디케어와 메디케이드 전자건강기록 인센티브 프로그램에 의해 정의되는 표준의 집합이다. MU의 목표는 미국에서 의료 서비스를 개선하기 위해 EHRs의 구현과 효율적인 사용을 촉진하는 것이다(Smith & Burnes Bolton, 2013). EHRs 사용의 이점은 다음과 같다.

- 완전하고 정확한 정보를 제공한다. EHRs로, 서비스 제공자는 최상의 의료 서비스를 제공하는 데 필요한 정보를 가지고 있다.
- 정보에 접근이 용이하다. EHRs 조기에 진단하고 건강 문제를 치료하는 데 필요한 정보에

접근을 쉽게 할 수 있고 건강을 증진시킨다. EHRs는 돌봄 조정을 다루는 사무실, 병원, 보건 시스템에서 정보를 공유할 수 있게 한다.

- 환자를 임파워먼트한다. EHRs는 자신의 건강에 더 적극적인 역할을 하도록 환자와 가족을 임파워먼트할 수 있다. 그들은 인터넷을 통해서 자신의 건강 정보에 관한 전자 사본을 받을 수 있고, 가족 및 서비스 제공자와 함께 건강정보를 안전하게 공유할 수 있다.

MU를 달성하기 위해 권한이 있는 제공자나 병원은 필수 기능을 수행하는 기능을 가진 기술적인 역량의 EHR을 적용해야 한다. 그 다음에 특정 목표를 달성하기 위한 기술을 사용해야 한다.

MU 목표와 조치는 5년에 걸쳐 발전한다. 1단계는 EHRs를 통해 데이터를 캡처하고 공유한다. 2단계는 EHRs를 통해 임상적 과정을 진행한다. 3단계는 공급 업체와 병원이 개선된 환자 결과를 나타내도록 EHRs를 사용한다(표 9-2).

정보시스템 품질 및 인증

질 관리와 환자케어의 효율성, 효과성 및 결과는 의료기관의 인증과 허가를 위해 필수적이다. 환자케어 과정과 결과는 문서로 설명된다. 간호계획은 환자에게 필요한 케어가 무엇인지에 대한 틀이고, 지시는 필요한 케어에 대한 처방을 입력하는 것이고, 문서를 통해 제공된 간호를 확인한다. 컴퓨터는 케어과정과 성취된 결과를 나타내기 위하여 데이터를 캡처하고 종합할 수 있다.

독립적이고 비영리적 조직인 의료평가기구(TJC)는 미국의 1만 5천개 이상의 보건의료기관 및 프로그램을 평가하고 인증과 자격을 제공한다. TJC에 의한 인증과 자격은 환자케어의 질과 안전을 향상시키는 것에 주력하는 수행기준을 충족하는 의료기관의 상징으로써 전국적으로 인정받고 있다.

병원에 대한 종합 인증 매뉴얼 및 기타 의료 프로그램에 대한 매뉴얼은 정보 관리를 위한 표준이 된다. 제대로 계획된 시스템은 효율적이고 정확하게 조직의 내부 및 외부의 정보 요구를 충족할 수 있기 때문에 정보 관리를 위한 계획은 해당 장의 초점이 된다. 효과적인 정보 관리의 목적은 다른 조직 프로세스를 개선할 뿐만 아니라 환자케어 과정과 결과를 개선하기 위해 정보를 획득하고 관리하고 사용하는 것이다. 계획은 조직의 정보시스템이 중단 또는 실패될 수 있는 간호 지속성을 제공하는 데 필요하다. 계획은 또한 데이터와 정보의 프라이버시, 보안, 기밀성 및 진실성을 보장하는 것이 필요하다.

표 9-2 유의미한 사용의 단계

1단계 기준의 주요 내용	2단계 기준의 주요 내용	3단계 기준의 주요 내용
표준화된 포맷으로 의료정보를 전자적으로 캡쳐	더 엄격한 의료 정보 교환(HIE)	개선된 건강 결과로 이끄는 질, 안전, 효율성 증가
주요 임상 상태를 추적하는 정보의 사용	전자 처방 및 통합 실험 결과에 대한 증가된 요구 사항	국가적인 우선순위 조건을 위한 결정 지원
간호 조정 프로세스에 대한 정보 의사소통	여러 설정에서 환자 치료 요약의 전자 전송	자가관리 도구에 대한 환자 접속
임상 질 측정 및 보건 정보 보고 초기화	더 많은 환자의 조절된 데이터	환자중심 HIE를 통한 포괄적 환자 정보 접속
환자와 가족을 케어에 참여시키는 데 정보 사용		건강인구 증진

출처: www.healthit.gov/policy-researchers-implementers/meaningful-use. Nursing leaders can learn more about MU at http://healthit.gov.

2013년 TJC에서는 '간호, 처치 및 서비스의 기록'에서 완전한 의료기록의 구성요소에 대한 표준 및 권고 사항을 제공하고 있는데, 이는 정확성, 인증 및 철저하고, 적절한 문서를 포함한다. 다른 기준으로는 감사 및 기록보유에 대한 요구사항이 있다(TJC, 2013b).

간호리더를 포함한 모든 간호사는 비용효율적이고 고품질의 환자간호를 제공하는 책임을 공유한다. 임상적 및 관리적 데이터를 포함하는 간호행정 데이터베이스는 이러한 목적을 위한 의사결정을 지원한다. 행정적 데이터베이스는 궁극적으로, 경영의사결정(예: 직원배치 또는 간호사/환자 비율), 비용 및 임상 결과 사이의 링크를 가능하게 하는 조직의 정보 인프라 구조 개발을 지원한다.

임상정보시스템과 소프트웨어의 선택은 최고간호경영자와 간호리더십 팀의 가장 중요한 결정 중의 하나가 될 수 있다. 간호리더와 간호실무자는 팀의 구성원이어야 하고, 적극적으로 참여하여 선택 결정에 관여해야 한다. 간호사는 효과적인 환자케어를 제공하기 위해 데이터, 정보 및 지식을 필요로 하는 지식근로자임을 기억해야 한다. 정보시스템은 환자간호를 제공하는 과정을 효과적으로 적용하고 사용하는 사람에게 타당해야 한다. 박스 9-4는 건강정보 소프트웨어를 선택하고 개발하기 위한 의사결정 필수요소를 안내할 수 있는 이상적인 임상정보시스템의 주 요소를 제시하고 있다. 선택하기 전에 실질적이고 전략적인 정보를 얻기 위한 소프트웨어를 이미 사용하고 있는 기관을 방문하여 소프트웨어의 유용성과 기능은 물론 고객서비스 및 공급업체의 반응성을 확인해야 한다.

박스 9-4 이상적인 병원 정보시스템의 요소

- 데이터 표준화 및 구조화된 용어를 사용한다.
- 시스템은 신뢰성이 있다(최소 예약 또는 계획되지 않은 비가동시간).
- 응용 프로그램은 시스템에 걸쳐 통합되어 있다.
- 데이터는 치료의 시점에서 수집된다.
- 데이터베이스가 완전하고 정확하며 질문하기 쉽다.
- 인프라가 상호 연결과 접근성을 지원한다.
- 데이터는 최소한의 데이터 입력이 필요할 때마다 가능하도록 계측에 의해 수집된다.
- 시스템은 빠른 응답 시간을 갖는다.
- 시스템은 환자 치료 제공 모델의 직관적이고 반영적이다.
- 위치는 기능, 보안 및 지원을 용이하게 한다.
- 화면 디스플레이는 사용자가 환경 설정을 구성할 수 있다.
- 시스템은 간호전달을 위해 성과 및 근거기반의 접근 방식을 지원한다.

정보시스템 하드웨어

환자간호 시점에서 데이터를 입력하고 검색하기 위한 컴퓨터 준비는 증가하고 있는 임상정보시스템의 적용을 위해 주요한 부분이다. 많은 병원과 클리닉에서는 데스크톱, 랩톱, 태블릿 컴퓨터, 스마트폰 등 다양한 종류의 컴퓨터 장비를 사용하고 있다. 이론적으로, 간호사는 강력한 모바일 기술을 가장 잘 작동할 수 있다. Computers on wheels(COWs)로 알려진 모바일 카트에 설치하는 컴퓨터는, 업무의 효율성을 높이고 시간을 절약 할 수 있다. 그러나 카트가 이동하기에 크거나 무겁다면, 병실에서 다른 병실로 이동하는 데 감염의 위험이 우려된다면, 몇몇 조직은 카트를 각 병실에 고정시키거나 침대 옆에 컴퓨터를 설치하는 것을 선호한다.

무선통신

무선(wireless, WL)통신은 기존의 유선 네트워크 환경의 확장이며 물리적인 연결 없이도 공기를 통해 데이터 신호를 송신하도록 radio based 시스템을 사용한다. 원격측정은 무선통신의 임상적 사용이다. 간호사는 호출기, 스마트폰 및 무선 컴퓨터의 사용을 통해 다른 의료팀 구성원, 부서, 지사 및 환자와 통신할 수 있다. 간호사는 이메일, 임상자료, 문자 등을 보내고 받을 수 있으며, 이러한 장치는 인터넷에 접속할 수 있다.

WL 시스템은 응급 상황에서 필요한 처치 또는 약물에 대한 승인을 요청하는 응급 의료요원에 의해 사용된다. 검사실은 의사에게 검사 결과를 송신하기 위해 WL 기술을 사용하고, 장기 이식을 기다리는 환자는 장기기증자가 나타나면 통지받을 수 있도록 WL 페이저가 제공되고, 아픈 아이의 부모가 전화가 없는 환경일 때 WL 호출기를 가지고 다닌다. 홈 모니터링 시스템을 사용하여 방문간호사는 활력징후 및 다른 환자 관련 정보를 입력하기 위해 WL 기술을 이용한다. 병동간호사는 환자를 전동시킬 때 응답을 기다릴 필요가 없는 경우 원무과에 메시지를 보낼 수 있다. 점진적으로, 전체 병원에서 환자간호 측면에 정보를 효율적으로 사용하기 위해 WL기술을 사용한다.

환자 정보시스템을 위한 새로운 하드웨어는 장점과 단점을 모두 가지고 있다. 장점은 스마트폰, 태블릿 컴퓨터 등과 같은 휴대용 기기는 각 병실에 시스템을 고정 배치하는 것보다 저렴하다. 또한, 각각의 간호제공자는 기기를 장착할 수 있다. 휴대용 장치는 환자의 데이터를 입력하고 정보를 검색하는 데 있어서 정보에 접근이 용이하다. 단점은 크기, 휴대성과 관련 있다. 스크린이 작기 때문에 스크린에서 볼 수 있는 데이터양에 제한이 있다. 또한 휴대용 장비는 내려놓으면 잊어버리기 쉽고, 떨어뜨려 파손되기 쉬우며, 도난의 대상이 될 수도 있다. 소형 장비는 배터리를 충전할 때, 사용하지 않을 때, 보관하기 위해 편리하고 적당한 장소를 필요로 한다. 마지막으로, WL 기술은 급변하는 환경에서 바쁜 의료인에게 필요한 속도로 작동하지 않을 수 있다.

임상정보시스템 소프트웨어가 유리하도록 설계된 하드웨어의 관리는 중요하다. 간호지도자는 사용할 하드웨어의 종류, 그것을 효과적으로 사용하는 데 필요한 교육 및 장비의 적절한 관리와 유지에 대하여 결정을 해야 한다. 중요한 질문은 다음과 같다. 우리가 수집해야 하는 자료와 정보는 무엇인가? 언제 어디서 그것을 수집해야 하는가? 장비는 사용하는 데 어떤 어려움이 있는가? 하드웨어는 신뢰할 수 있는 제품의 구매를 보장하기 위해 충분히 테스트받았는가?

통신기술

통신기술(communication technology)은 병원직원 간 핸즈프리 통신을 가능하게 하는 WL 기술의 확장이다. 병원구성원은 목 주위에 뱃지 같은 팬던트를 착용하고 간단히 버튼을 누름으로써, 사람의 이름이나 이야기하고자 하는 대상에게 기능을 설명할 수 있다.

음성기술(voice technology, VT)은 향후 컴퓨터 시스템의 사용을 향상시킬 수 있다. 음성인식(speech recognition, SR)은 또한 컴퓨터 음성인식으로 알려져 있다. 음성인식(voice recognition)은 음성인식(SR)을 참조하는 데 사용되지만 덜 정확하다고 할 수 있다. SR은 말로 표현된 단어를 기계판독입력으로 전환한다. 일상생활에서 SR 응용 프로그램은 음성 다이얼링(예: "집으로 전화"), 발송절차 호출(예: "나는 수신자 부담 전화를 하고 싶다."), 간단한 데이터 입력(예: 신용카드 또는 계좌번호를 명시)을 포함한다. 보건의료분야에서는 방사선 보고서와 같은 구조화된 문서의 준비도 가능하다. 이러한 모든 예에서, 컴퓨터는 말로 표현된 단어를 시스템에 있는 형판과 비교하여 가청신호를 모으고, 과정화하고, 해석하고, 실행한다. 패턴이 맞으면 인식이 이루어지고, 인식 명령은 컴퓨터에 의해 실행된다. 이것은 교육을 받지 않은 사람이나 손이 바쁜 사람이 컴퓨터를 건드리지 않고 SR 환경에서 데이터를 입력할 수 있도록 한다. 음성기술(VT)은 사지마비장애 또는 신체적 어려움이 있는 개인이 컴퓨터를 사용하는 경우, 효율적으로 작동하도록 한다. SR 시스템은 다수의 단어를 인식하지만 아직 미숙하다. 말하는 사람은 명확하게 낱말 사이에 적절히 쉼표를 사용하면서 스타카토 같은 음성을 사용해야 한다. 그리고 시스템은 사용자의 음성 패턴을 인식하도록 각각의 사용자에 대해 프로그램된다.

보건의료 전달 과정을 자동화하는 것은 쉬운 일이 아니다. 환자케어 과정은 현장에서 표준화되지 않기도 하며, 대부분의 소프트웨어 공급 업체는 각 조직을 위한 소프트웨어를 상품화하지 않는다. 전자환자간호기록의 최신 버전 일부는 어떻게 컴퓨터가 수작업과 다르게 데이터를 보거나 사용되는가에 대한 방법을 고려하기보다는 오히려 차트의 기존 스키마를 자동화하였다. 의료 정보시스템의 소프트웨어와 하드웨어에 대한 의사결정의 복잡성은 정보학 발전에 영향을 주었다.

정보학

정보학(informatics)은 "과학, 컴퓨터과학, 정보과학, 인지과학의 영역을 결합한 과학이다(Hunter, 2001, p. 180)". 간호정보학이라는 용어는 1980년 도쿄에서 열린 컨퍼런스에서 국제의료정보학협회(International Medical Informatics Association, IMIA) 소속인 Scholes와 Barber에 의해 처음 사용되었다. 그들은 간호정보학을 "간호의 모든 영역-간호 서비스, 간호 교육 및 간호 연구에 대한 컴퓨터 기술의 응용 프로그램"으로 정의하였다(p. 73).

간호정보학은 간호지식 및 기술과 컴퓨터 전문지식을 결합하여 번창하고 있는 전문 분야이다. 다른 지식 기반 직업과 마찬가지로, 간호는 과학의 발전과 기술 모두의 폭발적인 성장에 의해 영향을 받는다. 간호정보학 전문가는 관리와 소비자, 환자, 간호사, 기타 의료 제공자에 의한 의사결정을 개선하기 위해 간호데이터 및 정보를 전달한다. 또한 간호정보학 전문가는 고객, 환자, 간호사, 다른 의료제공자의 의사결정을 증진하기 위해서 간호데이터와 정보를 관리한다. 간호정보학 전문가는 1990년대 초 임상정보, 교육, 행정적 결정 지원의 영역을 포함하여, 정보학의 영역에서 간호사의 역할을 넓히고 강화하는 네트워킹, 교육, 정보자료를 제공하기 위해 미국간호정보학협회(American Nursing Informatics Association, ANIA)를 구성하였다. 또한, 간호정보학은 의료정보학이라는 좀 더 큰 학제 속에서 간호정보학의 발전을 달성하는 실무 그룹에 의해 미국의료정보학협회(American Medical Informatics Association, AMIA)와 국제의료정보학협회(IMIA)를 대표한다.

AMIA의 간호정보학 워킹그룹은 그들의 실무 전문성을 전 세계 사람, 가족, 지역사회의 건강을 증진시키기 위하여 간호의 정보와 지식을 '정보와 통신기술의 관리와 통합하는 과학과 실무'라고 정의하였다(www.AMIA.org/programs/working-groups/nursing-informatics).

대부분의 학부 및 대학원 간호 교육 프로그램은 간호사가 기술이 풍부한 환경에서 실무를 수행할 수 있도록 준비하는 것이 필수임을 인식하고 있다[National League of Nursing(NLN), 2008; Warren & Connors, 2007]. NLN은 2014년까지 모든 의료기관은 전자건강기록을 적용하도록 하는 연방계획을 들면서, 오늘날의 간호 프로그램의 졸업생은 '정보학이 안전과 질 관리를 보장'하기 위해 어떻게 사용되고 이롭게 하는지 반드시 해야 함을 강조했다(NLN, 2008, p. 1). 미국간호사자격인증원(American Nurses Credentialing Center, ANCC)로부터 간호정보학 전문가로서 인증을 받기 위해서는 교과 과목과 특정 경험이나 지속적인 교육이 필요하다.

정보학은 여러 학문 분야가 관련되며, 특정 분야보다는 환자케어에 초점을 두고 있다(Hannah & Ball, 2011). 지식체는 각 의료직업(예: 간호학, 치과학, 영양학, 약학, 의학 등)에 존재하지만, 환자가 접점이다. 통합된 임상정보시스템을 이용하여 작업하는 것은 높은 수준의 학제 간 협력을 요구한다.

환자안전

환자케어 환경은 복잡한 문제를 일으킬 수 있다. 간호사는 환자케어에 있어서 사고를 미연에 방지하고 매일 안전을 지켜야 하는 의료진이다(IOM, 2004). 또한 간호사는 물질 문제, 자원 문제, 간호 업무 특성상의 문제 외에도, 간호 의사소통의 불일치 및 고장과 관련한 과제를 부담한다. 의사소통과 정보의 어려움은 가장 일반적인 간호현장에 대한 도전이고, 환자에게 잠재적인 위험이기도 하다.

정보기술은 환자의 안전을 향상시키기 위한 필수적인 도구로 규정된다(Malloch, 2007). 간호사, 기타 의료 전문가, 환자 및 가족은 의사소통하고, 정보를 관리하고, 오류 가능성을 줄이고, 사전 결정을 하는 데 있어 점점 더 정보기술에 의존한다(Baklen et al., 2004; Marin, 2004). 건강 정보기술은 업무수행, 의사소통 및 문서화를 개선 또는 방해할 가능성이 있다(Ash, Berg, & Coiere, 2004). 간호사는 환자케어에 중요한 역할을 하므로 정보기술이 간호사의 업무수행을 지원하는지 또는 손상시키는지의 정도는 환자 결과에 영향을 미칠 것으로 예상할 수 있다(Kossman & Scheidenhelm, 2008).

간호사의 10대 과제 중 가장 높은 비율을 차지하고 있는 것은 환자케어를 수행하는 현장의 시스템 및 기술과 관련있다(Krichbaum et al., 2007). 간호사는 환자케어를 제공하기 위해 사용하는 시스템에서 지속적으로 증가하는 요구사항으로 인해 근무시간의 40%를 회의에 소비한다(Ebright, Patterson, Chalko, & Render, 2003). 간호사는 복잡성 압축에 가장 기여하는 변수 중 새롭고, 과도한 또는 변하는 양식 및 문서 시스템을 2위로 평가한다. 불충분한 인력이 1위이다(Krichbaum et al., 2007).

다른 보건의료 제공자에게 필요한 정보를 제공할 뿐만 아니라, 조직, 인증, 보험, 주, 연방 정부의 요구에 부응하기 위한 문서는 간호사 시간의 상당 부분을 요구한다.

문서 요구사항은 환자와 가족과의 직접적인 접촉과 그들의 요구사항을 위한 간호 시간을 줄인다. Westbrook, Duffield, Li와 Crewick(2011)은 간호사들의 37%가 환자들과 시간을 보내고 있다고 보고하였다. 감소된 간호가용성은 환자의 안전과 간호 질에 영향을 미친다. 급성기 환자를 간호하는 현장에서 간호사는 평균, 1/4 또는 1/2의 시간을 환자간호수행을 문서화하는 데 사용한다(Ammenwerth, Mansmann, Iller, & Eichstadter 2003; Frankel, Cowie, & Daley, 2003; Korst, Eusebio-Angeja, Chamooro, Aydin, Gregory, 2003; Kossman & Scheidenhelm, 2008). 간호사가 초과근무를 하는 이유 중의 하나가 문서를 마무리하는 것 때문이다(Trossman, 2001).

임상정보시스템의 영향

환자 정보에 대한 접근을 제공하고 임상의사결정 지원을 제공하는 임상정보시스템은 오류 및 비효율성을 줄일 수 있다(Ball, Weaver &, Abbot 2003). 전자 임상정보시스템에서 환자 정보는 조직적이고 읽기 쉽다. 간호사는 한 위치에서 환자에게 처방된 모든 약에 대한 정보, 즉 약의 용량은 명확하고, 약물 이름의 철자가 정확한지 확인한다. 환자 문제 목록은 급성과 만성 건강 상태 및 전체 알레르기 정보를 보여준다. 이상 소견은 강조되어 표시되고 중재와 비교되고 그래프로 표현된다. 경고는 임상정보를 전자기록에 입력하는 간호사에게 신호를 준다. 예를 들어, 중요한 검사 결과는 제공자에게 알림 또는 중재의 필요성을 알려준다. 낙상의 위험이 있는 환자에 대한 경고는 환자의 안전을 보장하기 위한 추가적인 모니터링과 중재의 필요성을 알린다. 간호영역에서 간호를 상기시키는 것은 병원에서 일어날 수 있는 사건의 발생을 감소시킬 수 있다.

간호 표준이 이행되지 않은 경우, 임상정보시스템은 경고, 미리 알림 또는 제안을 생성할 수 있다. 규칙은 간호제공자에게 요구되는 간호를 수행하도록 상기시킨다. 예를 들면, 약물 투여, 정맥주사관 교환, 상처치료 등에 대한 기록이 이루어지지 않을 때, 시스템은 제공자에 의해 합의되었던 규칙에 근거한 알림을 발생시킨다. 제공자가 가장 적절한 활동을 선택하도록 안내함으로써 근거기반 실무가 간호과정에 통합된다.

읽기 어려운 필기 문제를 제거함으로써 오류가 예방된다. 컴퓨터에 입력된 지시는 읽거나 불완전한 설명에 필요한 간호 시간을 줄인다. 전사는 더 이상 요구되지 않으며, 지시는 수행 부서로 직접 전송되고, 환자간호 요구는 모든 임상가에게 더 명확하고 신속하게 전달된다. 약물용량, 약물 알레르기, 약물 상호 작용 확인은 환자의 안전에 중대한 영향을 미친다(Mekhjian et., 2002).

의사소통에 미치는 영향

통합 정보시스템은 학제 간 환자케어 팀의 모든 구성원이 환자정보를 볼 수 있고, 지금 무엇이 일어나고 있고 향후 무엇이 발생할 것인가에 근거한 간호를 계획할 수 있게 한다. 모든 사람은 환자에 대한 책임이 누구에게 있는지, 환자케어에 대하여 누구와 의사소통을 해야 하는지 알고 있다. 임상정보시스템은 다양한 제공자가 환자 기록과 동시에, 실시간으로 접근할 수 있게 한다. 정보를 사용할 수 있거나 과정에서 손실되지 않았을 때 핸드오프 환자케어는 안전하다. 환자케어 과정이 촉진되고, 처치의 지연이 감소된다. 환자케어 경험은 간호 팀의 여러 구성원에 의한 불필요한 데이터 수집을 감소시킴으로써 개선된다.

환자간호문서에 미치는 영향

간호사는 환자케어 활동을 문서화하는 데 많은 시간을 보낸다. 전자 정보시스템의 임상 문서는 환자 정보의 접근을 개선시키고, 문서 효율성 및 조직을 향상시킨다(Kossman & Scheidenhelm, 2008). 중환자실에서 환자의 활력징후, 인공호흡기 설정 및 IV 섭취를 자동으로 다운로드하는 것은 간호사에게 효율성을 제공하고 시간을 절약할 수 있게 한다(Frankel, Cowie, & Daley, 2003). 불필요한 문서는 통합된 임상정보시스템의 사용으로 제거되고, 일부 시스템에서는 간호 문서의 완전성이 증가하였다(Larrabee er al., 2001).

약물 투여 과정에 미치는 영향

The Quantros MEDMARX 데이터베이스는 연간 의료오류 기록을 포함한다. 2006년, 오류의 약 25%는 오류의 원인으로 컴퓨터 기술의 일부 측면을 포함했다. 투약 시 잘못 기입된 바코드기술과 관련된 대부분의 오류는 컴퓨터 화면의 혼동 또는 정보관리의 다른 문제 때문에 지시를 입력할 때 발생한다(TJC, 2008). 오류는 또한 바코드 스캔 실패나 바코드 경고의 중단과 같은 장치 및 인적 요소와 관련이 있었다.

컴퓨터제공 지시입력(computerized provider order entry, CPOE)은 환자의 안전을 향상시키는 데 효과적인 메커니즘이 될 수 있다. 그러나 의도하지 않은 결과가 발생할 수 있고, 새로운 종류의 오류가 감지될 수 있다(Ash et al., 2007). 임상정보시스템에 내장된 안전장치가 오류를 피할 수 있게 하지만, 새로운 문제의 발생 가능성에 대한 인식은 필수적이다.

바코드기술(bar-code technology)을 사용하는 약물 투여 자동화 시스템은 올바른 환자에게 올바른 약을 정확한 용량으로 적절한 경로를 통해

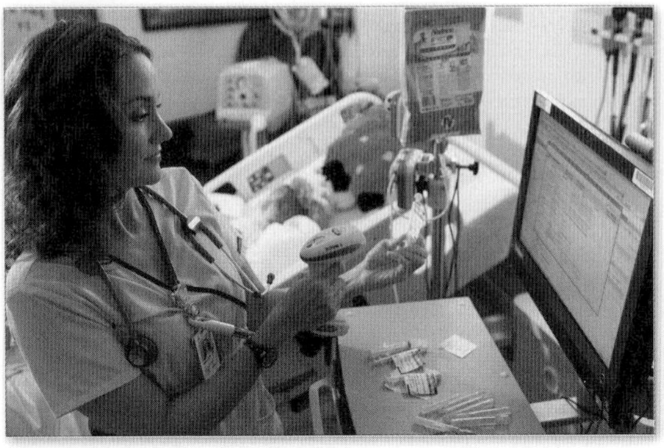

바코드 약물 투여는 간호사가 환자에게 처방된 약을 줄 때 5가지 원칙을 이중 점검하도록 함으로써 의약품 안전을 기하는 "폐쇄루프"이다.

서 정해진 시간에 투여할 수 있게 하는 것을 보장할 수 있다. 그러나 이 새로운 정보기술은 간호사의 환자간호를 지연시키지 않아야 한다. 약물 투여 시스템을 사용할 수 없고 환자간호를 방해할 때, 기술적인 문제, 빈약한 업무 재설계, 특이하거나 잠재적으로 안전하지 않은 작업 환경에서 환자가 긴급하거나 응급한 상황에 직면하기도 한다(Koppel, Wetterneck, Telles, & Karsh, 2008).

폐쇄루프 전자 처방, 조제 및 바코드 환자 식별 시스템은 처방 오류 및 약물 부작용을 줄이고, 투여 전 환자의 신원 확인을 향상시킬 수 있다. 그러나 의사, 약사, 간호사가 약물 관련 작업에 소요되는 시간이 증가한다(Franklin, O'Grady, Donyai, Jacklin, & Baeber, 2007).

건강정보기술의 안전한 구현

임상정보시스템에서 긍정적인 영향에도 불구하고, 성공은 보장되지 않는다. 새로운 기술과 자동화 작업의 증가는 작업을 덜 투명하게 만들고 오류의 새로운 유형에 대한 기회를 제공하기 때문에 한계와 위험에 대하여 경각심을 갖는 것이 매우 중요하다(Reason, 2002). McBride(2005)는 다음과 같이 말하였다.

> 정보기술은 만병통치약이 아니며, 기본 가치의 지원 내에서 견고하지 않으면 약속을 이행하지 않는다. 따라서 모든 간호사는 이러한 변환에 연결될 수 있도록 해야 하며, 오히려 정보기술을 우리의 직업 가치를 서비스하는 데 사용되는 것을 보장하는 데 적극적인 역할을 해야 한다. 결국, 간호사는 지식근로자이다(p. 188).

공동위원회는 건강정보기술이 사용됨에 따라, 이를 적용함으로써 생길 수 있는 안전위험과 예방 가능한 사건에 대해 잊지 말아야 함을 경고한다(TJC, 2008). 어떤 형태의 기술이라도 부적절하게 설계되거나 수행된다면 환자간호 안전과 질에 부정적인 영향을 미칠 수 있음을 강조한다. TJC는 13가지 행동강령을 표 9-3에 제시하고 있다.

임상정보시스템의 성공 또는 실패는 시스템의 적합과 조직 문화, 사용자의 정보요구도, 사용자의 작업 과정 및 실무와 연관되어 있다(Kaplan, 2001; Kaplan & Harris-Salamone, 2009). 듀크 대학 의료센터의 정보학 전문가들은 "기술 그 자체보다 기술을 일에 적용하기 위하여 지속적으로 계획하고, 조정하고, 맞추고 정책을 형성하는 것이 더 중요하다."고 강조하였다(Stead et al., 1993, p. 225). 오늘날도 마찬가지이다.

의사소통을 위하여 건강정보기술에 지나치게 의존하는 것은 팀워크를 감소시키고 환자인진과 간호의 질에 부정적인 영향을 미칠 수 있다(Ash et al., 2004). 접근방법이 향상되고 잘 조직된 정보는 다른 간호사와 의사에게 간호사의 위치 정보를 제거할 수 있게 하지만 정보기술은 개인의 의사소통과 팀워크에 대한 필요성을 제거하지는 않는다.

간호정보기술의 성공적인 개발 및 구현은 진정으로 간호사에게 도움이 되는 도구를 개발하기 위하여 조직의 리더십, 정보시스템 공급 업체 및 시스템 분석가 간 파트너십 내 간호사의 작업에 따라 달라진다. 간호사가 환자간호를 효과적이고 효율적으로 제공하기 위하여 필요한 시스템과 도구를 가질 때, 안전과 간호의 질이 보장될 것이다. 직접 간호 간호사는 시스템 개발, 구현 및 지속적인 개선 안에서 정보학 간호사 및 정보시스템 개발자와 프로그래머와 함께 일해야 한다. 간호사는 임상정보 수명 주기의 모든 단계에서 중요한 파트너이다(Benham-Hutchins, 2009). 간호학과 컴퓨터 및 정보 과학을 결합함으로써, 간호 실천과 고품질 간호의 전달을 지원하는 목표가 달성될 수 있다(Delaney, 2007). 문헌 관점은 건강정보기술의 성공과 실패에 관한 몇 가지 권장사항을 제시하였다. 두통과 오심을 호소하는 대상자를 간호하고 있다고 상상해본다. 활력징후를 기술할 때, 혈압이 전보다 낮다는 것에 유의한다. 이는 며칠 동안 점진적으로 감소하는 그래프로 표현된다. 투약목록을 검토해보면 투약약물에 hydralazine(Apresoline)이 있을 수 있다. 수집한 자료를 데이터화하는 과정에서 당신은 자주 혈압 등의 증상을 모니터하고 상황이 바뀌지 않으면 담당의에게 알린다.

표 9-3 건강정보기술을 안전하게 실행하기 위한 공동위원회의 권고

	제안활동
1	위험과 비효율성에 대한 업무과정과 절차를 검토한다. 기술을 구현하기 전에 확인된 문제를 해결한다. 검진과 해결에 있어서 임상, 사무, 기술 모든 분야의 대표적 전형을 포함한다.
2	기술의 계획, 선택, 디자인, 재평가, 기술의 지속적인 품질 개선에 강한 임상적 배경을 가진 정보기술(IT) 직원과 함께 기술을 사용하거나 영향을 받을 의사와 직원을 포함한다. 약물을 포함한 계획 및 적용에 약사를 포함한다.
3	조직의 기술 요구를 조사한다. 인터페이스에 대한 필요성을 최소화하기 위해 통합 시스템을 보고, 현장학습을 실시하고, 다양한 공급업체로부터 잠재적 시스템의 실세계의 기능을 배우기 위한 외부 사용자와 상호작용을 하기 위해 IT직원을 요구한다.
4	오류를 방지하기 위해 가능한 한 신속하게 문제를 찾고, 새로운 기술이 소개되는 동안 문제에 대해 지속적으로 모니터한다. 프로젝트 전문가 및 챔피언과 함께 직원이 빠르게 문제를 해결하기 위한 긴급 문제를 고려한다. 시스템 품질을 개선하고 공급 업체의 피드백을 제공하기 위해 학제 간 문제해결을 사용한다.
5	모든 임상 및 운영 직원을 위하여, 각 조직에 맞게 설계되고, 직원과 환자에게 도움이되는 방법에 초점을 맞춘 훈련프로그램을 수립한다. 훈련과 수행 사이를 지연시키지 않는다. 재교육 과정 또는 업데이트를 자주 제공한다.
6	기술 구현, 사용, 감독 및 안전 심사에 대한 책임과 권한을 나타내는 정책을 개발하고 전달한다.
7	구현하기 전에 모든 순서 세트 및 가이드라인은 약학 및 치료학위원회(또는 동급)에 의해 개발, 테스트 및 승인되어 있는지 확인한다.
8	임상전문가가 긴급 및 관련성을 결정하는 것을 돕기 위해 새로운 기술에 안전 경고 시스템을 개발한다. 검토는 경고를 생략 또는 거부했다. 기술적으로 강력한 중지 및 지원 서류를 제공하는 것을 필요로 하는 경고를 정한다.
9	부서 및 약국 검토를 요구함으로써 잠재적 컴퓨터제공 지시입력(CPOE) 약물 오류 또는 부작용을 완화하는 시스템을 개발한다. 전자 지시 세트와 임상의사결정지원(CDS) 경고의 감독과 승인을 위해 약국 및 치료학위원회(또는 동급)를 사용한다. 적절한 명칭과 인쇄된 라벨을 확인하고, 위험한 약어와 정해진 용량을 제거하고, 간호사에 의해 전자 약물 관리 기록(E-MAR)을 확인한다.
10	기술을 사용할 때 데이터를 입력하는 직원을 과도한 산만으로부터 보호하는 환경을 제공한다.
11	안전성을 최대화하기 위해 기술의 잠재력을 극대화한다. 끊임없이 안전유효성과 오류검출을 재평가하고 향상시킨다. 오류 추적 도구를 사용하고, 사고와 근접오류를 평가한다.
12	오류와 근접오류를 모니터하고 보고한다. 잠재적인 시스템 오류를 추적하고, 근본 원인 분석 또는 실패 모형 분석의 다른 형태와 함께 사용한다. 중요한 이슈를 외부 보고 시스템에 보고하는 것을 고려한다.
13	보안 및 기밀 프로토콜의 적용을 재평가한다. 기술의 추가와 새로운 보안 또는 위험 순응에 접하지 않은 직원의 증가를 확인하기 위해 건강보험 양도 및 책임에 관한 법률(HIPAA) 준수를 정기적으로 재평가한다.

출처: Copyright © The Joint Commission, 2014. Reprinted with permission.

문헌 관점

기술 및 간호자원 관리 계획

출처: Harper, E.M. (2012). Staffing based on evidence: Can health information technology make it possible? *Nursing Economics*, 30, 262-267.

간호자원의 사용을 효과적으로 관리하는 도구로써 건강정보기술을 사용하는 가능성은 간호정보학의 리더가 최근에 개척한 새로운 영역이다(Douglas, 2011; Douglas, 2010; Hyun, Bakken, Douglas, & Stone, 2008). 환자와 조직의 경제적 성과에 대하여 간호조직, 간호현장, 임상결과로 명확하고 강력한 케이스가 입증되었기 때문에 중요한 주제이다(Aiken, Clark, Sochalski, & Silber, 2002; American Nurses Association, 2010; Douglas, 2010; Eck-Birmingham, 2010). 그럼에도 불구하고, 지도자는 비용 절감의 시대에 맞추어 금융 제약에 대해 간호인력과 간호 질을 균형을 맞추어야 한다.

모든 환자에 대해 안전과 질 높은 간호를 지원하기 위한 간호사/환자 비율을 달성할 수 있는 가장 좋은 방법에 대한 합의는 거의 없다. 엄격한 비율은 개별 환자의 간호 요구를 무시할 수 있다. 반면, 간호 요구에 대한 세부 정보를 캡처하거나 간호 요구를 정확하게 예측하고 직원의 요구사항을 예측하는 방식을 유도하는 시도는 매우 어렵고 광범위하게 합의되지 않았다.

Harer(2012)는 간호 요구를 예측하는 모델로 이어질 요인을 파악하기 위해 임상정보시스템(CIS)을 사용한 파일럿 연구를 보고했다. 파일럿 연구에서, 간호사가 어떻게 시간을 보내는지 확인하고, 데이터마이닝을 위해 CIS를 사용하고, 간호사가 시간을 보내는 방법과 가장 밀접한 관계에 있는 변수를 식별하는 것을 통해 임상 수요 지수를 개발하였다. 연구는 임상현장에 있는 환자에 의해 전자의무기록의 임상 데이터를 실시간으로 추출하고, 임상환자에 의해 요구되는 간호의 강도를 계산하는 데 사용될 수 있음을 보여주었다.

실무 의의

환자케어 활동이 간호 강도의 측정에 포함되어야 한다고 생각할 수 있는가? 투약, 절차에 따른 환자의 모니터링, 병동에 신환의 입원 등이 몇 가지 예이다. 간호교육을 하는 동안 이들 중 어느 것을 전자식으로 기록할 것인가? 정기적으로 규칙적으로 기록하는 나른 간호활동이 있는가? 임상정보시스템에서 데이터를 마이닝할 수 있는 가능성에 대해 인식하고 있는가? 환자 정보 보안과 관련하여 기밀성이 유지되고 개인 건강 정보가 보호되기 위해 어떤 보호 장치가 필요한가?

연습 9-5

활력징후, 섭취 및 출력, 임상검사 및 시험 결과, 간호에 대한 환자의 반응 등 매일 수집하고 문서화하는 데이터를 생각해 본다. 어떤 데이터가 환자간호에 관한 결정을 내릴 수 있도록 자동으로 결합되거나 재구성되었는가? 환자의 결과를 개선하기 위해 이 정보를 어떻게 사용했는가? 그리고 누구와 함께 데이터 및 정보를 통신했는가? 어떻게 기술을 결합하거나 데이터를 구성했는가?

미래 동향과 전문적 이슈

생명의학기술

수많은 장비들이 계속해서 개발되고 있다. 예를 들어, 21세기의 IV 펌프는 안전 기능, 정확성, 고급 압력 모니터링, 사용의 용이성, 다양성을 제공한다.

정보기술

미국의 보건의료는 비용이 비싸고 질도 다양하다. 정보학이 비용을 통제하고 질을 향상시키는 데 중요한 역할을 할 수 있다고 인식하면서, 2009년에 연방 정부의 경기 부양 계획은 건강정보기술에 20억 달러를 책정하였다. 그러나 비용은 현명하고 신속하게 지출해야 한다. 건강정보기술 산업을 육성하기 위해 비용을 사용할 때 고려되어야 할 것은 데이터 표준에 권한을 주는 것이었다. 데이터 표준은 응급실이나 수술실에서 병동으로 데이터를 전송하는 것과 병원에서 데이터를 1차 의료기관으로 전송하는 것을 가능하게 하는 통합적이고 상호작용적인 정보시스템의 기본이다.

전자환자간호기록

전자환자간호기록을 정의하는 데 있어서 다양한 용어가 중복되어 사용되어 왔다. 전자건강기록(electronic health record, EHR) 및 전자의무기

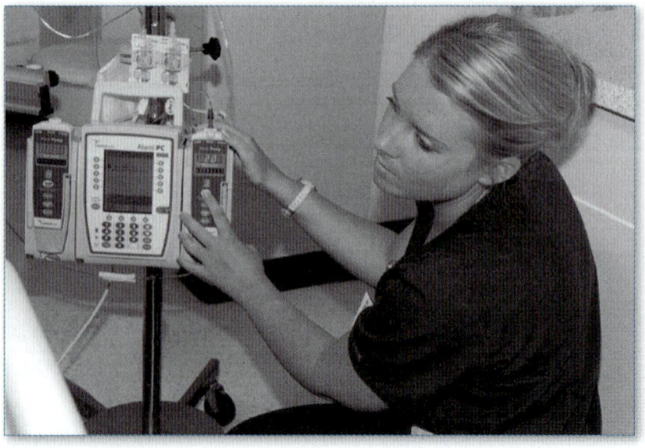

리데기 IV펌프는 안정성, 정확성, 진보된 압력모니터링, 사용의 용이성, 다기능성 등을 제공한다.

록(electronic medical record, EMR)은 일부 의료정보학 사용자가 EHR은 글로벌 개념이고, EMR은 국지적인 개념으로 사용하는 등 광범위하게 사용하고 있다. EHR은 디지털 형식으로 개별 환자의 의료기록을 의미한다. EHR은 의료 서비스 환경에 있어서 환자 의료정보의 종단적인 전자기록이다. EHR 시스템은 컴퓨터를 통해 개별적 기록을 저장하고 검색되도록 한다. EHR은 대부분 네트워크를 통해 컴퓨터에 접속되고, 다수의 위치나 자원으로부터의 전자의무기록(EMRs)을 포함한다. 다양한 형태의 자료로는 환자 인구 통계, 건강기록, 진행 및 절차 노트, 건강 문제, 약물과 알레르기 목록(예방접종 상태 포함), 실험실 검사 결과, 방사선 이미지와 보고서, 결제 기록, 사전의료의향서 등을 포함한다.

스마트카드(smart cards)라고 불리는 신용카드형 디바이스는 컴퓨터 칩에 데이터의 제한된 수의 페이지를 저장한다. 컴퓨터 기반 의료정보시스템의 구현은 지역, 주, 국가, 국제 경계를 넘어 건강기록을 저장하는 컴퓨터 네트워크로 이어질 것이다. 스마트카드는 환자가 가지고 오기 때문에 제공자가 서비스의 시점에서 신속하고 저렴하게 환자 정보를 사용가능하게 만들고, 중앙 저장소와 지점 사이의 다리 역할을 한다. 기록이 연관됨으로써 환자는 실무자에게 컨설트 받을 수 있다. 전자 스마트 카드로, 환자, 공급자 및 노트는 어느 장소에서나 어떤 조합으로 함께 검색될 수 있다.

박스 9-5 스마트카드

1. 환자 인구 통계/사진이 부착된 신분증
2. ICE-in case of emergency 응급상황 시 비상 연락처 및 기타 주요 정보
3. 환자의 의료기록: 알레르기, 투약, 예방접종, 임상검사 결과 등
4. 수술 절차를 포함한 과거력
5. 환자 기록 위치와 전자 주소 정보
6. 환자 정보를 업로드하거나 다운로드하는 능력

박스 9-5는 스마트카드상에 기록되는 데이터의 유형의 예를 제공한다.

데이터 개인정보보호 및 보안

데이터 보호, 시스템의 보안, 환자의 개인정보는 전자건강기록과 함께 고려되어야 하는 분야이다. 그러나 데이터의 개인정보보호에 대한 환자의 권리는 수동 또는 자동으로 시스템에 기록을 유지해야 한다. 허용 받은 사람의 컴퓨터 데이터는 세계 어디에서나 접속할 수 있고 많은 사람들이 동시에 접속할 수 있다. 데이터는 실수로 잘못된 개인 또는 사이트로 보내질 수 있다. 정보 보안 및 개인정보보호는 21세기 초 전자 건강 정보시스템의 개발 가속에 있어서 중요한 문제이다.

방화벽은 인증되지 않은 사용자의 접근으로부터 중앙 데이터 저장소의 정보를 보호한다. 이는 조직 구성원이 인터넷에 연결되는 것이 허용되는 동안 전자 침입자가 사설 네트워크에 있는 조직의 정보로 접속하는 것을 차단시키는 네트워크 보안 조치이다. 적합성을 위해 데이터의 사용, 보안 및 정확성에 관한 조직적 정책이 개발되고 모니터되어야 한다.

통신기술

전화통신

전화통신과 시스템기술은 전화 또는 케이블 선, 원격 모니터링, 정보 링크, 인터넷을 통하여 의료의 임상 관리를 용이하게 한다. 텔레헬스(telehealth)는 먼거리에 있는 개인에게 건강관리를 대비하게 하고 서비스를 제공하는 정보의 전송을 위한 현대의 통신 및 정보기술의 사용이다. 이는 양방향 대화형 화상 회의, 고속 전화 회선, 광섬유 케이블 및 위성 전송을 사용하여 달성된다. 원격 화상 카메라 앞에 앉아 있는 환자는 간호사와 의사에 의해 진단, 치료, 모니터링 및 교육을 받을 수 있다. 심전도와 방사선을 보거나 전송할 수 있

다. 정교한 전자 청진기와 피부현미경을 통해 간호사와 의사는 심장, 폐, 장의 소리를 듣고 상처, 눈, 귀, 피부를 자세하게 볼 수 있다. 전문가의 조언과 환자 정보에 접근은 환자 또는 정보 위치에 관계없이 사용할 수 있다. 농촌 지역과 교도소에 있는 환자는 특히 이 기술의 혜택을 누릴 수 있다.

통신은 또한 학생들이 온라인 강의에 참여할 기회를 증진시켜 몇 년 내로 원격 교육을 가능하게 만들었다. 온라인 또는 '가상' 강의로, 세계 어디서든 컴퓨터로 접근이 가능한 학습자는 인터넷을 통하여 대학 또는 다른 그룹의 온라인 학습 시스템에 로그인할 수 있다.

정보학

의료정보관리시스템학회(HIMSS)는 2011년 미국 병원의 90% 이상이 EMR의 일부 구성요소를 구현했다고 확인하였다. 미국 간호사협회는 간호정보학을 2001년에 전문간호실무로 인식했다. 비록 8천여 명의 간호사가 정보학에서 실무를 진행하고 있지만 더 많은 인원이 효과적인 의료정보시스템의 광범위한 개발 및 적용을 달성하기 위해 필요하다(Sensmeier, 2008).

간호의 안전성, 효율성 및 효과성을 향상시키기 위한 많은 기회가 있다. 정보학 간호사와 간호 지도자의 목적은 효율성을 증진하면서 안전하고 효과적인 간호를 제공하기 위해 적정한 시점에서 간호제공자가 임상정보를 확인할 수 있도록 하는 정보기술을 사용하는 것이다. 이를 위해서는 병원, 의료 시스템 및 지리적 지역에 걸쳐 상호 연결 및 통합 의료 기술이 필요하다. 다른 것과 서로 효율적으로 운영하는 데이터 시스템의 표준과 데이터 보안 및 환자의 개인정보보호는 필수이다.

간호사는 전국적 건강 정보 네트워크의 목표를 향해 기초를 쌓고 발전을 이끄는 여러 국가사업에 리더로 일하고 있다. 모든 간호사는 간호실무 향상을 위해 기술을 수용할 수 있다. 이것을 성공적으로 이끌기 위한 전략에는 (1) 실무흐름에 영향을 주는 건강정보기술에 대한 의사결정에 간호사를 포함시키는 것, (2) 실무에 있어서 기술을 효과적으로 사용할 수 있도록 간호사를 훈련시키는 데 투자하는 것, (3) 질 향상을 가능하게 하는 정보기술을 사용할 기회를 마련하는 것 등이 포함된다 (Sensmeier, 2008).

지식기술

기술은 현재 환자 치료를 위한 새로운 기술의 발전과 환자에게 실제로 그 기술의 응용하는 데 걸리는 많은 시간을 단축시킬 가능성이 있다. 점진적으로, 간호에 직접적으로 영향을 받는 환자의 상태는 메디케어와 메디케이드 서비스 센터(Centers for Medicare & Medicaid Service, CMS)의 부분이며, 이것은 결과가 아닌 과정에 관한 것이다. 임상 현상에 관한 최고의 지식을 갖는 것은 더욱 중요해지고 있다. 간호의 초점은 약물관리, 활동 과민성, 낙상위험과 실제적 낙상, 피부 손상과 욕창, 불안, 치매, 수면, 감염예방, 영양, 요실금, 탈수, 금연, 통증 관리, 환자와 가족 교육 및 자기 관리를 포함한다.

간호정보학의 리더인 Norma Lang은 간호에 대하여 책임을 지는 실행을 위한 최선의 증거를 가져 오는 과제에 대해 설명하였다(Lang, 2008). 우선, 임상가에게 유용하게 사용할 수 있는 지식의 합성 과제가 중요하다. 그리고 간호시점에서 임상의사결정지원을 제공하기 위해 컴퓨터 정보시스템이 필요하다. 마지막으로, 컴퓨터 시스템은 환자와 가족의 간호를 위한 지속적인 지식 개발을 촉진하기 위해 좋은 임상 데이터를 수집해야 한다. 여러 '지능형' 임상정보시스템이 개발되고 있다. 이러한 시스템은 간호지식을 간호의 시점에서 접근할 수 있는 참고자료로 번역한다. 또한, 컴퓨터 응용 프로그램은 실무에 대한 가장 좋은 근거를 기반으로 간호사가 활동을 선택하고 간호를 수행할 수 있도록 개발되고 있다(Lang, 2008;. Lang et al., 2006; Staggers & Brennan, 2007).

전문적 · 윤리적 간호실무와 새로운 기술

기술은 의료환경과 간호실무를 변화시켜 왔고 계속 변화할 것이다. 간호사는 다양한 기술 장치와 시스템을 다룰 역량을 유지해야 하는 전문직으로서의 의무가 있다. 21세기에서 모든 간호사가 기능을 발휘하기 위해서는 기초적 정보학 역량이 필요하다.

생물의학기술과 함께 인간의 생명을 보호하는 능력이 증가하였기 때문에 삶과 죽음에 대한 질문은 개념적 · 윤리적으로 복잡하게 되었다. 개념적으로는 기술이 삶과 죽음에 관한 개념을 변화시켰기 때문에 특별한 치료와 인간의 삶을 정의하는 것이 더 어려워진다. 윤리적 딜레마로는 환자에게 특별한 방법으로 제공하고, 시한부 환자나 또는 의사결정을 할 수 없는 사람의 수명을 늘리기 위한 침습적 기술 치료의 사용이다. 간호사는 환자와 가족을 위해 즉각적이고 장기적인 삶의 질적인 면에서 환자 개개인의 웰빙과 기술적용의 효과에 관심을 가져야 한다. 환자 옹호는 전문간호사의 중요한 기능이다.

환자의 복지, 개인정보보호 및 비밀을 보호하는 것은 간호사의 또 다른 의무이다. 보안 대책으로 전산 정보시스템을 사용할 수 있지만, 환자 프라이버시 보호를 제공하는 최종 시스템의 최종 사용자의 청렴과 윤리 원칙이 중요하다. 시스템 사용자는 임상정보시스템의 정보에 대한 접근을 허용하는 비밀번호를 공유하지 말아야 한다. 각각의 비밀번호는 이름과 제목에 의해 사용자가 시스템에 적용하는 고유한 것으로 승인되고, 사용자에게 해당 데이터에 대한 접근을 제공한다. 간호사가 컴퓨터에 서명할 때 입력하거나 검토하는 모든 자료와 정보는 비밀번호에 의해 추적할 수 있다. 모든 간호사는 자신의 암호를 사용하여 모든 행동에 대하여 책임을 진다. 모든 간호사는 수집한 데이터의 기밀성과 보안 및 암호의 보안에 대한 책임을 인식해야 한다.

간호지도자는 기관 윤리위원회의 설립과 이용을 촉진하고 이 위원회에서 일할 지식 간호사를 배치해야 한다. 간호관리자는 데이터를 수집하고 입력하기 위한 정책과 절차를 확인해야 하고, 환자 데이터 및 정보의 기밀성을 유지하기 위해 비밀번호와 같은 보안 조치를 확립해야 한다. 간호관리자는 조직의 윤리위원회의 윤리적인 질문을 참조하여 환자간호를 위한 기술의 사용에 지식이 있는 환자옹호를 해야 한다.

연습 9-6

건강관리에서 인터넷의 사용에 대해 생각해본다. 어떻게 건강정보를 조회하는 데 사용할 것인가? 당신은 어떻게 적절한 사이트를 선택하는지 환자에게 권할 것인가?

결론

생명의학, 정보, 통신 및 지식기술은 급변하는 보건의료에서 사람과 정보를 연결하면서 결속하게 될 것이다. 신기술과 함께 새로운 역량이 필요하다. 이 흥미진진한 미래를 설계하는 데 있어서 간호 참여는 환자와 가족의 건강 및 질병 관리에 대한 간호사의 기여를 명확하고 공식적으로 표시할 것이다.

해결방안

우리는 성공적으로 우리의 모든 입원 환자, 응급 및 당일 수술 분야에서 11개월 넘게 BCMA을 구현했다. BCMA 관련 문헌의 체계적인 고찰은 제 시간에 투약과정이 이루어지지 않을 때 시스템 주변에 있는 간호사에게 알리는 기능이 있음을 우리팀에게 알렸다. 또한, BCMA을 구현했던 기관의 방문은 문헌에서 근거를 확인하였다.

문헌과 현장 방문은 하드웨어의 신뢰성이 실제로 시스템의 간호사 사용에 영향을 미친다는 것을 설명하고 있다. 장치가 작동하지 않는 경우, 간호사는 환자간호 요구를 충족하기 위해 일한다. 가장 신뢰할 수 있는 하드웨어를 제공하기 위해, 간호 지도자와 직접간호 간호사에게 우리의 조사 결과와 권고 사항을 제시했다. 우리는 우리 조직 전반에 걸쳐 모든 환자 침대 옆에 블루투스 바코드 스캐너를 붙이고 하드웨어 컴퓨터를 설치하였다. 또한, 환자간호 영역에는 환자가 자신의 방에 없을 때 사용하는 몇 개의 모바일 컴퓨터와 스캐너가 있다. 이것은 저렴한 옵션이 아니었지만, 그것은 하드웨어가 BCMA를 위한 권장 프로세스의 작업에 대한 이유가 되지 않을 것을 보장하였다. 마지막으로, 우리는 권장된 실무에서의 편차 인식과 강조된 모범 사례와 환자의 안전 증진 업무 프로세스를 체계적으로 접근하는 훈련을 설계하였다.

정보기술은 환자안전 프로그램의 필수 요소이다. 우리는 매주 직접간호직원들과 정보를 공유하는 정보학 지도자들, 간호, 약국에 매주 BCMA와 영역 특수성 순응도를 보고한다. 대부분의 영역은 90%의 우리 조직의 목표를 능가하면서 거의 95%가 작업 과정의 기대를 준수한다. 더 중요한 것은, BCMA는 우리 병원과 클리닉에서 약물 부작용의 발생을 낮추었다는 것이다.

– *Janis B. Smith*

이러한 해결방안이 당신에게 적절한 접근법인가?
그 이유는 무엇인가?

근거

건강정보기술과 환자안전

건강정보기술(HIT)은 의료비용을 감소시키고, 효율성을 증가시키고, 환자간호의 안전성 및 질을 향상시킬 잠재력을 가지고 있다. HIT는 의료개혁이 환경을 재편하는 동안 간호를 제공하는 방법을 빠르게 진화하고 변화시키고 있다. 기술이 풍부한 현재의 의료환경에서 환자를 안전하게 보호하는 근거에 기반으로, 환자안전에 HIT의 영향에 대하여 근거를 검토하고 권고하기 위해 전문가위원회가 2011년 의학연구소에 의해 소집되었다.

위원회는 HIT 특정 유형이 적절한 조건 하에서 환자의 안전을 향상시킬 수 있다는 것을 발견하였지만, 이러한 적절한 조건은 쉽게 모든 설정에서 복제되지 않을 수 있다. 잠재적 안전 이익과 관심은 컴퓨터제공 지시입력(CPOE), 임상의사결정지원(CDS), 환자 ID 및 약물의 바코드 확인, 환자 참여 도구에 의해 기록된다. 그러나 적절하게 설계되거나 구현되지 않을 경우, HIT는 이미 건강간호의 복잡한 전송에 복잡한 레이어를 추가하고 의도하지 않은 결과가 발생시킬 수 있다. HIT는 긍정적으로 의료의 질과 안전을 가능할 수 있게 설계, 구현, 사용, 개선해야 한다.

데이터를 쉽게 입력하고 검색하는 HIT를 안전하게 작동하는 것은 단순하고, 직관적인 사용자 인터페이스를 가지고, 모든 최종사용자의 임상 진행을 지원하며, 원활한 시스템 상호 운용성을 허용한다.

실무 의의

간호 학업을 준비하는 동안 하나 이상의 정보시스템을 사용해본 적이 있는가? 그렇다면, 하나 또는 다른 설정에서 설계와 구현에 있어서 장점이 있었는가?

둘 이상의 환경에서 같은 정보시스템을 사용해보았는가? 그렇다면, 시스템이 다른 설정에서 어떻게 설계되고 구현되는지 차이를 발견했는가?

간호사로서 건강정보기술을 선택하고 구현을 계획하는 팀에 참여한다면, 환자안전을 지원하거나 위협하는 가능성을 가진 시스템을 정의하는 데 있어서 자신감이 있는가(IOM, 2012)?

체크리스트

간호사는 독특한 전체적인 관점과 환자의 인성, 최적의 기능, 건강 증진을 유지하는 '24/7' 보건의료제공자의 역할 때문에 과학, 기술과 환자의 상호작용을 매개하는 의료시스템의 핵심인력이다. 전문직으로서의 과제는 기술적 사회가 효율성과 비용효과성을 위해 환자중심의 케어를 지속적으로 제공하는 것이다. 간호행정가, 관리자 및 직원은 과제를 해결하기 위해 정보와 기술을 관리하는 리더십을 발휘해야 한다.

- 기술의 종류
- 생물의학기술
    - 생리적 모니터링
    - 진단검사
    - 정맥 수액 및 약물 투여
    - 치료적 처치
    - 정보기술
    - 지식기술
- 정보시스템
    - 유의미한 사용
    - 정보시스템 품질 및 인증
    - 정보시스템 하드웨어
    - 무선통신
- 통신기술
- 정보학
- 환자안전
- 임상정보시스템의 영향
    - 의사소통에 미치는 영향
    - 환자간호문서에 미치는 영향
    - 약물 투여 과정에 미치는 영향
- 건강정보기술의 안전한 구현
- 미래 동향과 전문적 이슈
    - 생명의학기술
    - 정보기술
        - 전자환자간호기록
        - 데이터 개인정보보호 및 보안
- 통신기술
    - 전화통신
- 정보학
    - 지식기술
- 전문적 · 윤리적 간호실무와 새로운 기술

정보와 기술 관리를 위한 조언

- 미래에 대한 비전을 만든다.
- 기관의 사명과 전략 계획에 당신의 비전을 일치시킨다.
- 비전을 달성하기 위해 알아야 할 사항에 대해 학습한다.
- 비전의 방향으로 이동하는 활동에 참여한다.
- 새로운 기술을 시작, 구현 및 지원하기 위해 준비한다.
- 자동 분배 시스템을 사용한다.
- 생체 인식기술을 사용한다.
- 바코딩 시스템/바코드기술을 사용한다.
- 학습을 멈추지 않고, 항상 뒤처져있지 않는다.

REFERENCES

Akre, M., Finkelstein, M., Erickson, M., Liu, M., Vanderbilt, L., & Billman, G. (2010). Sensitivity of the pediatric early warning score to identify patient deterioration. *Pediatrics, 125*, 763–769.

American Association of Colleges of Nursing Strategic Advisory Group for Graduate-Level QSEN Competencies. (2012). *Graduate-level QSEN competencies: Knowledge, skills and attitudes*. Accessed 15.07.13 at, www.aacn.nche.edu/faculty/qsen/competencies.pdf.

Ammenwerth, E., Mansmann, U., Iller, C., & Eichstadter, R. (2003). Factors affecting and affected by user acceptance of computerbased nursing documentation: Results of a two-year study. *Journal of the American Medical Informatics Association: JAMIA, 10*, 69–84.

Ash, J. S., Berg, M., & Coiere, E. (2004). Some unintended consequences of information technology in health care: The nature of patient care information system-related errors. *Journal of the American Medical Informatics Association: JAMIA, 11*, 104–112.

Ash, J. S., Sittig, D. F., Poon, E. G., Guappone, K., Campbell, E., & Dykstra, R. H. (2007). The extent and importance of unintended consequences related to computerized provider order entry. *Journal of the American Medical Informatics Association: JAMIA, 14*(4), 415–423.

Bakken, S., Cook, S., Curtis, L., Desjardins, K., Hyun, S., Jenkins, M., et al. (2004). Promoting patient safety through informatics based nursing education. *International Journal of Medical Informatics, 73*, 581–589.

Ball, M., Weaver, C., & Abbot, P. (2003). Enabling technologies promise to revitalize the role of nursing in an era of patient safety. *International Journal of Medical Informatics, 69*, 29–38.

Benham-Hutchins, M. (2009). Frustrated with HIT? Get involved! *Nursing Management, 40*(1), 17–19.

Bonzheim, K. (2006). *Process and workflow improvements through technology adoption*. Chicago, IL: Healthcare Information and Management Systems Society.

Breslow, M. J. (2007). Remote ICU care programs: Current status. *Journal of Critical Care, 22*, 66–76.

Considine, K., & Botti, V. (2004). Who, when and where? Identification of patients at risk of an in-hospital adverse event: Implications for nursing practice. *International Journal of Nursing Practice, 10*, 21–31.

Cronenwett, L., Sherwood, G., Pohl, J., Barnsteiner, J., Moore, S., Sullivan, D., et al. (2009). Quality and safety education for advanced nursing practice. *Nursing Outlook, 57*, 338–348.

Delaney, C. (2007). Nursing and informatics for the 21st century. *Creative Nursing, 2*, 4–6.

Drucker, P. (1993). *Post-capitalist society*. New York: Harper Business Publishers.

Ebright, P. R., Patterson, E. S., Chalko, B. A., & Render, M. L. (2003). Understanding the complexity of registered nurse work in acute care settings. *Journal of Nursing Administration, 33*, 630–638.

Frankel, D. J., Cowie, M., & Daley, P. (2003). Quality benefits of an intensive care clinical information system. *Critical Care Medicine, 31*, 120–125.

Franklin, B. D., O'Grady, P., Donyai, K., Jacklin, A., & Barber, N. (2007). The impact of a closed-loop electronic prescribing and administration system on prescribing errors, administration errors and staff time: A before-and-after study. *Quality & Safety in Health Care, 16*, 279–284.

Hannah, K. J., & Ball, M. J. (2011). *Introduction to nursing informatics* (4th ed.). London; New York: Springer–Verlag.

Harrison, P. (May 30, 2013). Alarm fatigue still top technology hazard for 2103. *Medscape*, http://www.medscape.com/viewarticle/805050.

HIMSS Analytics Report. (2012). *Quality and safety linked to advanced information technology enabled processes*. Retrieved February 12, 2012 from, www.himss.org/content/files/thomsonreuterswhitepaperfinal0412.pdf.

Hunter, K. M. (2001). Nursing informatics theory. In V. K. Saba & K. A. McCormick (Eds.), *Essentials of computers for nurses: Informatics for the new millennium* (pp. 179–190). New York: McGraw–Hill.

Institute for Safe Medication Practices (ISMP). (2008). ADC survey shows some improvements, but unnecessary risks still exist. *Safety Briefs*, 13, 1–2.

Institute of Medicine (IOM). (2011). *The future of nursing: Leading change, advancing health*. Washington, DC: National Academy Press.

Institute of Medicine (IOM), Committee on Patient Safety. (2000). *To err is human: Building a safer health care system*. Washington, DC: The National Academies Press.

Institute of Medicine (IOM), Committee on Patient Safety and Health Information Technology. (2012). *Health IT and patient safety: Building safer systems for better care*. Washington, DC: The National Academies Press.

Institute of Medicine (IOM), Committee on Quality Health Care in America. (July 2001). *Crossing the quality chasm: A new health system for the 21st century*. Washington, DC: National Academy Press.

Institute of Medicine (IOM), Committee on the Work Environment for Nurses and Patient Safety. (2004). *Keeping patients safe: Transforming the work environment of nurses*. Washington, DC: The National Academies Press.

Kaplan, B. (2001). Evaluating informatics applications: Some alternative approaches. *International Journal of Medical Informatics, 64*(1), 39–56.

Kaplan, B., & Harris-Salamone, K. D. (2009). Health IT success and failure: Recommendations from the literature and an AMIA workshop. *Journal of the American Medical Informatics Association: JAMIA, 16*, 291–299.

Koppel, R., Wetterneck, T., Telles, J. L., & Karsh, B. T. (2008). Workarounds to barcode medication administration systems: Their occurrences, causes, and threats to patient safety. *Journal of the American Medical Informatics Association: JAMIA, 15*, 408–423.

Korst, L., Eusebio–Angeja, A., Chamorro, T., Aydin, C., & Gregory, K. (2003). Nursing documentation time during implementation of an electronic medical record. *Journal of Nursing Administration, 33*, 24–30.

Kossman, S. P., & Scheidenhelm, S. L. (2008). Nurses' perceptions of the impact of electronic health records on work and patient outcomes. *CIN: Computers, Informatics, Nursing, 26*, 69–77.

Krichbaum, K., Diemert, C., Jacox, L., Jones, A., Koenig, P., Mueller, C., et al. (2007). Complexity compression: Nurses under fire. *Nursing Forum, 42*, 86–94.

Lang, N. M. (2008). The promise of simultaneous transformation of practice and research with the use of clinical information systems. *Nursing Outlook, 56*, 232–236.

Lang, N. M., Hook, M. L., Akre, M. E., Kim, T. Y., Berg, K. S., & Lundeen, S. P. (2006). Translating knowledge–based nursing into referential and executable applications in an intelligent clinical information system. In C. Weaver, C. Delaney, P. Webber, & R. Carr (Eds.), *Nursing and informatics for the 21st century* (pp. 291–304). Chicago: Healthcare Information and Management Systems Society (HIMSS).

Larrabee, J. H., Boldreghini, S., Elder–Sorrells, K., Turner, Z. M., Wender, R. G., Hart, J. M., et al. (2001). Evaluation of documentation before and after implementation of a nursing information system in an acute care hospital. *Computers in Nursing, 19*, 56–65.

Laws, D., & Amato, S. (2010). Incorporating bedside reporting into change of shift report. *Rehabilitation Nursing, 35*(2), 70–74.

Malashock, C., Smith–Shull, S., & Gould, D. A. (2004). Effect of smart infusion pumps on medication errors related to infusion device programming. *Hospital Pharmacy, 39*(5), 460–469.

Malbrain, M. L., Chiumello, D., Pelosi, P., Bihari, D., Innes, R., Ranieri, V. M., et al. (2005). Incidence and prognosis of intraabdominal hypertension in a mixed population of critically ill patients: A multiple–center epidemiological study. *Critical Care Medicine, 33*, 315–322.

Malloch, K. (2007). The electronic health record: An essential tool for advancing patient safety. *Nursing Outlook, 55*, 159–161.

Marin, H. (2004). Improving patient safety with technology.

International Journal of Medical Informatics, 73, 543–546.

McBride, A. (2005). Nursing and the informatics revolution. *Nursing Outlook, 53*, 183–191.

Mekhjian, H. S., Kumar, R. R., Kuehn, L., Bentley, T. D., Teater, P., Thomas, A., et al. (2002). Immediate benefits realized following implementation of physician order entry at an academic medical center. *Journal of the American Medical Informatics Association, 9*(5), 529–539.

Myers, M. A., & Reed, K. D. (2008). The virtual ICU (vICU): A new dimension for critical care nursing practice. *Critical Care Nursing Clinics of North America, 20*, 435–439.

National League for Nursing (NLN). (2008). *Position statement: Preparing the next generation of nurses to practice in a technology-rich environment–An informatics agenda*. Retrieved March 2, 2010 from, www.nln.org.

Parker, P. J. (2005). One nurse informatics specialist views the future technology in the crystal ball. *Nursing Administration Quarterly, 29*(2), 123–124.

Pevtzow, L. (April 16, 2013). New guidelines to reduce alarm fatigue. *Medscape*, http://www.medscape.com/viewarticle/782597.

Reason, J. (2002). Combating omission errors through task analysis and good reminders. *Quality & Safety in Health Care*, 11, 40–44.

Scholes, M., & Barber, B. (1980). Towards nursing informatics. In D. A. D. Lindberg & S. Kaihara (Eds.), *MEDINFO: 1980* (pp. 7–73). Amsterdam, Netherlands: North-Holland.

Sensmeier, J. (2008). Deep impact: Informatics and nursing practice. *Nursing Management IT Solutions Supplement*, 2–6, September.

Smith, J. B., & Burnes Bolton, L. (2013). What is meaningful use and what are the implications for the future of health care. *Nurse Leader, 11*, 20–21.

Snyder-Halpern, R., Corcoran-Perry, S., & Narayan, S. (2001). Developing clinical practice environments supporting the knowledge work of nurses. *Computers in Nursing, 19*(1), 17–23.

Staggers, N., & Brennan, P. F. (2007). Translating knowledge into practice: Passing the hot potato! *Journal of the American Medical Informatics Association: JAMIA, 14*, 684–685.

Stead, W. W., Bird, W. P., Califf, R. M., Elchlepp, J. G., Hammond, W. E., & Kinney, T. R. (1993). The IAIMS at Duke University Medical Center: Transition from model testing to implementation. *MD Computing, 10*, 225–230.

Stead, W. W. & Lin, H. S. (Eds.). (2009). *Computational technology for effective health care: Immediate steps and strategic directions*. Washington, DC: National Academies of Science.

The Joint Commission (TJC). (2008). *Sentinel event alert: Safely implementing health information and converging technologies*. Retrieved September 24, 2009, from, www.jointcommission.org/SentinelEvents/SentinelEventAlert/sea_42.htm.

The Joint Commission (TJC). (2013a). *Sentinel event alert: Medical device alarm safety in hospitals*. Retrieved June 6, 2013 from, www.jointcommission.org/assets/1/18/SEA_50_ alarms_4_5_13_FINAL1.PDF.

The Joint Commission (TJC). (2013b). *TJC accreditation manual e-dition*. Retrieved May 21, 2013, from, https://e-dition.jcrinc.com/MainContent.aspx.

The TIGER Initiative. (2010). *Informatics competencies for every practicing nurse*. Retrieved July 14, 2013 from, www.tigersummit.com/uploads/3.Tiger.Report_Competencies_final.pdf.

Trossman, S. (2001). The documentation dilemma: Nurses poised to address paperwork burden. *The American Nurse, 33*, 1, 9,18.

Vidal, M. G., Ruiz Weisser, J., Gonzalez, F., Toro, M. A., Loudet, C., Balasini, C., et al. (2008). Incidence and clinical effects of intraabdominal hypertension in critically ill patients. *Critical Care Medicine, 36*, 1823–1831.

Warren, J., & Connors, H. (2007). Health information technology can and will transform nursing education. *Nursing Outlook, 55*, 58–60.

Westbrook, J., Duffield, C., Li, L., & Creswick, N. (2011). How much time do nurses have for patients? A longitudinal study quantifying hospital nurses' patterns of task time distribution and interactions with health professionals. *BMC Health Services Research, 11*, 319.

Wood, S. (March 9, 2013). "Alarming" use of unnecessary ECG monitors, ubiquitous, possibly harmful. *Medscape*, http://www.medscape.com/viewarticle/780537.

SUGGESTED READINGS

American Nurses Association. (2008). *Nursing informatics: Practice scope and standards of practice*. Silver Spring, MD: Nursesbooks.org.

Englebardt, S. P., & Nelson, R. (2005). *Health care informatics: An interdisciplinary approach*. St Louis: Mosby.

Hebda, T. L., & Czar, P. (2013). *Handbook of informatics for nurses & healthcare professionals*. Boston: Pearson.

McGonigle, D. (2008). *Nursing informatics*. Boston: Jones & Bartlett Publishing.

Saba, V., & McCormick, K. A. (2011). *Essentials of nursing informatics*. New York: McGraw-Hill Medical.

Weaver, C., Delaney, C., Webber, P., & Carr, R. (2006). *Nursing and informatics for the 21st century*. Chicago: Healthcare Information and Management Systems Society (HIMSS).

ADDITIONAL REFERENCES

Aiken, L., Clark, S., Sochalski, J., & Silber, J. (2002). Hospital nurse staffing and patient mortality, nurse burnout. *JAMA, 288*, 1987-1993.

American Nurses Association. (2010). *Registered Nurse Save Staffing Act of 2010 (S.3491 / H.R.5527)*. Retrieved from, http://safestaffingsaveslifes.org/whatisANADoing/FederalLegislation.aspx.

Douglas, K. (2010). The human side of staffing. *Nursing Economic$, 28*, 56-62.

Douglas, K. (2011). What every nurse executive should know about staffing and scheduling technology initiatives. *Nursing Economic$, 29*, 273-275.

Eck-Birmingham, S. (2010). Evidence based staffing: The next step. *Nurse Leader, 8*, 24-35.

Harper, E. M. (2012). Staffing based on evidence: Can health information technology make it possible? *Nursing Economics, 30*, 262-267.

Hyun, S., Bakken, S., Douglas, K., & Stone, P. W. (2008). Evidencedbased staffing: Potential roles for informatics. *Nursing Informatics, 26*, 159-168.

Institute of Medicine. (2012). *Health IT and patient safety: Building safer systems for patient safety*. Washington D.C: The National Academies Press.

Locsin, R. C. (2005). *Technological competency as caring in nursing: A model for practice*. Indianapolis, IN: Sigma Theta Tau International.

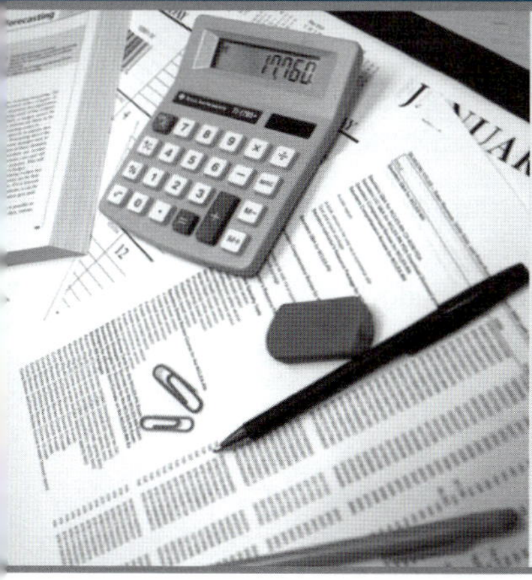

CHAPTER

10

비용 및 예산관리

Managing Costs and Budgets

이 장에서는 환자케어 활동에서 필요한 보건의료상의 자금조달 방법과 비용 및 계산관리를 위한 구체적인 전략을 중점적으로 다룬다. 이는 의료서비스가 발달하면서 중요성을 더해가고 있는 분야이다. 또한 의료서비스의 재원, 의료비용 상환, 비용억제, '환자보호 및 부담적정보험법(Patient Protection and Affordable Care Act, PPACP)'의 시행으로 나타난 가치기반 지불제도 등 의료서비스 비용을 증가시키는 요인과 더불어 간호실무상의 의의에 대해 논의한다. 이밖에도 여러 예산안과 예산책정과정에 대한 설명이 수록되어 있다. 간호사로서 환자와 국민 건강에 충실한 업무를 수행하기 위해서는 실무능력과 의료실습뿐만 아니라, 의료서비스 분야에서의 비용관리 문제 및 재무결정과 관련된 윤리적 함의를 이해하는 것이 필수적이다.

학습성과

- 보건의료비용을 증가시키는 몇 가지 주요 요인을 설명한다.
- 다양한 의료비용 상환 방법과 각 방법이 비용관리에 기여하는 바를 평가한다.
- 병원 방문, 입원, 시술 등 특정 의료서비스와 관련된 비용, 요금, 수익을 각각 구별한다.
- 모든 의료기관이 수익을 내야 하는 이유를 이해한다.
- 간호사가 고려해야 하는 비용 문제의 사례를 들 수 있다.
- 운영예산, 자본예산, 현금예산 사이의 관계와 목적에 대해 논의한다.
- 예산책정과정을 설명한다.
- 월간 지출내역서에 기재된 변수를 이해한다.

핵심용어

- 가격(price)
- 가치기반 지불제도(value-based purchasing)
- 계약상 공제(contractual allowance)
- 고정비용(fixed costs)
- 공급자(providers)
- 매니지드 케어(managed care)
- 변동(variance)
- 변동분석(variance analysis)
- 변동비용(variable costs)
- 비생산적 시간(nonproductive hours)

- 비용(cost)
- 비용기준 상환(cost-based reimbursement)
- 비용기준 시스템(cost-based system)
- 비용센터(cost-center)
- 생산성(productivity)
- 생산적 시간(productive hours)
- 서비스 단위(unit of service)
- 선불상환제(prospective payment system)
- 수익(revenue)
- 연계시스템(organized delivery system, ODS)
- 예산(budget)
- 예산수립과정(budgeting process)
- 운영예산(operating budget)
- 이용(utilization)
- 수익(profit)
- 인두제(capitatioin)
- 자본지출예산(capital expenditure budget)
- 전일제환산기준(full-time equivalent, FTE)
- 지불자(payer)
- 지불자 믹스(payer mix)
- 케이스 믹스(case mix)
- 포괄수가제(diagnosis-related group, DRG)
- 현금예산(cash budget)

도전

Marcus Johnson, RN, MSN
Director of Medical-Surgical Services, Central Hospital,
Tempest Health Care System, Detroit, Michigan

중앙병원(Central Hospital, CH)은 템페스트 보건의료센터(Tempest Health Care System, THCS)의 9개 급성 환자 치료병원 중 하나이다. CH에 있는 총 367개의 병석 가운데 200개 병석은 내과/외과 치료(Medical-Surgical Services, MSS)로 입원 중인 환자를 위해 사용되고 있다. 중앙병원의 주 수입원은 관리의료(42%), 메디케어(36%), 본인 전액부담(22%)으로 이루어져 있다.

미국이 경제위기라는 역사적인 사건에 직면하면서, THCS는 그 지엽적인 영향으로 세 개의 주요 사업체로부터 파산신청 위협을 받았으며, 수백 명의 근로자가 해고되었다.

그 후 CH와 THCS의 수입은 급감 추세를 보이고 있다. 입원환자 수도 감소했으며, 병원비 납부방식은 관리의료보다 환자의 본인 전액부담 쪽으로 점차 기울고 있다. THCS 관리자들은 병원 운영의 모든 측면이 예산에 변동을 주지 않는 방식으로 이루어져야 한다고 주장하고 있다. 그들은 재정 측면에 있어서 앞으로 취해야 할 책임감 있는 대안은 병원의 가변비용 절감이라고 말한다. 그런데 인건비의 경우 가변비용에서 가장 많은 부분을 차지하기 때문에, 이러한 대안은 간호사 수를 줄이고 이들을 저임금 근로자로 대체하자는 요구로 이어지기 쉽다. 나는 MSS의 간호부장으로서 고품질의 의료서비스를 제공하는 의료진을 유지함으로써 환자의 이익을 보장해주고자 한다. 이러한 경우, MSS의 의료진 수를 감축하기 이전에 취할 수 있는 조치는 무엇일까? 경제위기 속에서 예산에 타격을 주지 않고도 의료진을 보호할 수 있는 방법은 무엇일까?

당신이 이 간호사라면 어떻게 하겠는가?

도입

미국의 의료비용은 일반적인 물가상승과 비교했을 때 훨씬 빠른 속도로 증가하고 있다. 예컨대, 2011년 한 해 미국인의 의료비용은 GDP의 약 17%를 차지하는 2조 6천억 달러에 달했다. 미국인 일인당 약 8천 달러의 의료비용을 지불한 셈이다. 미국의 의료비는 2021년에 이르면 4조 8천억 달러에 달할 것으로 예상된다(CMS, 2011b) 그러나 수백만 명의 무보험자, 과소보험자들은 여전히 기본적인 의료혜택도 받지 못하고 있다. 남아프리카 공화국을 제외하면, 미국은 선진국 중에서 의료서비스가 권리가 아닌 특권으로 간주되는 유일한 나라이다.

어마어마한 의료비용의 지출에도 불구하고, 몇몇 주요 지표에서는 미국 내에 성별, 인종, 사회경제적 지위에 따른 건강상태의 큰 격차(Healthy People 2010, 2011)뿐만 아니라, 국민들의 건강에도 심각한 문제가 존재한다는 사실을 보여준다.

미국의 유아사망률은 전체 선진국 가운데 가장 높으며, 특히 흑인 유아 사망률은 백인 유아 사망률에 비해 2배 높은 수준이다. 평균기대수명 역시 대부분의 선진국들에 비해 낮은 편이며, 남성의 평균기대수명은 여성에 비해 6년이 적다. 평생 유방암에 걸릴 수 있는 미국 여성은 8명 중 1명으로 집계되었으며, 미국 흑인 여성과 원주민 여성은 백인 여성에 비해 사망률이 높은 것으로 나타났다. 폭행과 관련된 질병의 발병도 증가추세에 있으며, 자동차 사고 등으로 인한 우발적인 상해가 주요 사망원인이 되고 있다. 이로 미루어 볼 때, 미국인들이 막대한 수준의 의료비용에도 불구하고 그에 상응하는 대가를 받지 못하고 있다는 사실은 분명하다.

의료비용이 GDP의 상당수를 차지하게 되면, 여러 측면에서 경제에도 타격이 가해진다. 가령, 보육, 주거, 교육, 교통, 환경 등 필수 사회보장프로그램을 위한 예산이 새어나간다. 재화와 용역에 대한 비용이 증가하고, 이로 인해 세계시장에서의 국가 경쟁력은 뒤떨어지게 된다. GDP에서 의료비용이 차지하는 비중이 높아질수록, 의료업계는 점점 더 외부의 영향에 취약해지기 마련이다. 이 문제는 이미 과도한 규제로 인해 우려를 표하고 있는 의료업계에, 또 다른 심각한 걱정거리가 되고 있다. 그러므로 간호사는 의료비용의 현실을 충분히 이해함으로써 미국의 의료시스템이 재정적으로 건실해질 수 있도록 노력해야 한다.

의료비용 증가 요인은 무엇인가?

총 보건의료비용(costs)은 가격과 의료서비스 이용(utilization)률 (비용=가격×이용률)(표 10-1)에 따라 결정된다. 가격(price)은 병원비(hospital rate)와 의사수가(physician fee)와 같이 의료서비스제공자(providers)가 의료서비스에 매기는 요금을 말한다.

이용률이란 진단검사 횟수나 병원을 방문한 환자 수 등 병원에서 제공된 의료서비스의 수나 양을 가리킨다.

가격 상승과 비효율적인 행정은 의료서비스에 대한 가격 증가의 주요 원인이 되고 있다. 최근 수년간, 의료분야에서의 비용 증가는 일반적인 물가상승 수준을 훌쩍 뛰어넘었다. 가격 상승을 부추기는 요인으로는 보험료, 의료기술, 약물 가격, 의료보험 시행, 비용 낭비 등이 꼽힌다. 비효율적인 행정이나 비용 낭비가 발생할 경우, 그 주요 원인은 병원 조직에서 많은 수의 사무직원들을 통해 복수의 지불자(payers)로부터 의료비용을 상환받는 방식에 있다. 미국 병원들이 행정상의 비용으로 쓰는 금액은 평균적으로 예산(budgets)의 20%나 된다고 한다. 이 사실만 보아도 왜 일부 병원관리자들이 복수 지불자 체계의 폐지를 요구하는지 알 수 있다.

이와 밀접한 관계를 맺고 있는 다른 요소들은 의료서비스 활용률 증가에 영향을 미치고 있다.

표 10-1 가격 및 이용률과 총 의료비의 관계

가격	X	이용률	=	총비용	차액(%)
1.00달러		100		$100.00	0
1.08달러*		100		$108.00	+8.0%
1.08달러		105**		$113.40	13.4%
1.08달러		110***		$118.80	18.8%

* 물가인상 8%, ** 시술 5% 증가, *** 시술 10% 증가

불필요한 치료, 소비자의 태도, 의료서비스 자금 조달 방식, 약물사용, 인구통계 및 질병구조의 변화 등이 이에 해당한다. 불필요한 치료란 환자의 행복과는 별개의 목적으로 처방되는 치료라고 정의내릴 수 있다. 예를 들어, 치료와는 무관한 추가적인 임상검사가 있다. 또한 추가적인 치료라고 볼만한 실질적인 증거가 없는 경우도 있을 수 있다. 불필요한 치료의 경우, 그 횟수가 상당하더라도 환자에게 추가적인 건강상의 이득을 보장해주지는 않는다.

의료서비스의 소비자들이 갖는 태도와 행동 역시 의료비용 증가의 원인이 된다. 일반적으로 우리는 어떤 문제가 발생할 경우, 그것을 예방하려고 노력하기보다는 저절로 '치료되기를' 원한다. '치료받기'가 필요할 경우, 최고의 치료라고 여겨지는 것은 일반적으로 고비용의 첨단 서비스이다. 우리는 대부분 의사가 그 누구보다 잘 알고 있다고 생각하기 때문에 여러 가지 의료서비스 가운데 하나를 선택할 수 있음에도 불구하고 각각의 비용 및 효과에 대한 정보를 그다지 찾아보려고 하지 않는다. 노력을 기울여야 얻을 수 있는 정보는 보통 쉽게 구할 수 없거나 스스로 이해할 수 없는 것들이다. 또한 임상간호사처럼 비교적 저렴한 가격에 의료서비스를 제공하는 의료인을 찾아가는 것에도 익숙하지 않다.

의료서비스에 필요한 자금조달 방식도 의료비용 증가를 부추긴다. 제3자 지불자가 의료비용을 상환하는 경우, 소비자는 의도하지 않게 의료비용이 높다는 사실을 직접적이고도 개인적인 방식으로 실감하지 못하게 된다. 그러나 대부분의 경우, 소비자가 의료서비스 공급자나 의료서비스 가운데 하나를 선택함에 있어서 그 비용을 고려하는 행위는 많은 혜택을 가져다주지 않는다. 또한 다양한 비용 상환 방법들은 공급자가 의료서비스의 가격을 산정하고 활용하는 방식과 밀접하게 관련되어 있기 마련이다.

약물 사용의 근거는 잡지나 텔레비전 광고에서 찾아볼 수 있다. 제약회사들은 더 이상 처방의사에게 영향력을 행사하는 것에만 기대지 않는다. 이들은 처방의사를 찾아가는 소비자에게 직접적으로 홍보한다. 대표적인 일부 처방약 혜택 프로그램으로 인해, 소비자는 성기능 개선제나 피부 컨디셔닝제처럼 일종의(앞서 언급된) '특효약'이나 삶의 질 향상을 위한 의약품을 사용하게 되면서 총비용을 알지 못하게 되었다.

인구통계상의 변화도 필요한 의료서비스의 양을 증대시킨다. 만성적인 건강 문제는 나이가 들수록 증가하기 마련인데, 미국 내 노인 숫자는 점점 증가하고 있다. 가장 급증하고 있는 연령층은 95세 이상이다. 베이비붐세대가 점차 노년층으로 이동하고 있는 것이다. 이로 인해 점점 늘어나고 있는 비만, 심장병, 노숙문제, 약물 중독, 폭력 등의 사회 문제와 후천성 면역결핍증후군(ADIS), 결핵과 같은 전염병은 의료서비스에 대한 요구를 증대시키고 있다.

보건의료 재원조달은 어떻게 이루어지는가?

2010년 3월 23일, 역사적인 의료서비스 개혁이자 오바마 케어(ObamaCare)라 불리는 '환자보호 및 부담적정보험법(Patient Protection and Affordable Care Act, PPACA)이 발효되었다. 이는 단계적으로 시행되는 법안으로, 일부 항목은 즉시 효력을 발휘하게 되며 그 외의 항목은 수년간 연기될 예정이다. 개인의 의료보험 가입 또는 커버리지를 제한했던 과거 병력은 어린이에게도 적용되어 왔다. 그러나 오바마 케어가 실시되면, 전 국민은 아니더라도 대다수의 사람들이 보험 가입 대상자가 된다. 2014년, 의료보험 혜택을 받는 미국인의 수는 민간의료보험이 또는 공공의료보험 가입자를 통틀어 과거 병력과 무관하게 3천 2백만 명으로 예상되었다. 이 수치는 미국인들이 어떤 보험에 가입하는지에 따라, 의료보험 체계 내에서 어떤 대우를 받게 되는지에 따라 바뀔 수도 있다. 향후 수년간 간호사에 대한 수요, 특히 고급 진료에 대한 수요는 계속해서 증가할 전망이다. 점차 이러한 변화가 현실화되면 보건의료서비스의 제공 및 비용과 관련된 여러 기회와 도전과제에 맞닥뜨리게 될 것이며, 이러한 변화는 궁극적으로 간호라는 업무의 성격도 바꿀 것이다.

보건의료의 주요 재원은 메디케어(medicare)나 메디케이드(medicaid)와 같은 공공 의료보험, 민간 의료보험, 환자 본인부담비용의 세 가지로 구성되어 있다(CMS, 2013). 미국 정부 재정의 3/4은 연방 차원에서 관리된다. 연방에서 진행하는 프로그램에는 메디케어와 더불어 현역군인, 재향군인, 아메리카 원주민, 연방수감자를 위한 의료서비스가 있다. 그 중 가장 큰 비중을 차지하는 메디케어는 1965년에 제정된 것으로, 65세 이상의 국민 또는 장애인들을 대상으로 혜택을 제공한다. 메디케어 파트 A는 병원, 호스피스, 가정간호, 전문간호 서비스에 대한 보험으로, 그 비용은 사회보장세로 충당한다. 대체로 보호가 목적인 가정간호의 경우 보험 대상에 포함되지 않는다. 메디케어 파트 B는 의사가 제공하는 서비스, 의료설비, 진단 테스트에 대한 선택적 보험이다. 파트 B에 쓰이는 비용은 연방세와 보험수혜자가 납부한 월납보험료로 충당된다. 메디케어는 외래환자에 대한 약물처치, 시력 또는 청력 검사, 치과의료 서비스에 대해서는 보험을 제공하지 않는다. 2006년에 실시된 약제급여계획(drug benefit plan)은 효과가 있는 것으로 간주되고 있지만, 그 배경에 대해 이해하기는 쉽지 않다.

국가 차원에서 운영하는 프로그램인 메디케이드는 연방기금과 주 기금(state fund)으로 재원을 조달하며, 의료혜택을 받기 어려운 형편의 사람이나 맹인, 장애인, 장애아동에게 혜택을 제공한다. 2011년을 기준으로 메디케이드로 수혜를 받은 미국인 수는 거의 6천만 명에 달했다(Kaiser Family Foundation, 2011). 연방정부는 미국의 1인당 국민소득에 기초해 총 메디케이드 비용의 50~83%를 충당한다. 메디케이드로 제공되는 의료서비스는 각 주마다 상이하게 나타나지만, 공통적으로 병원, 의사, 검사실, 방사선과에서 제공되는 서비스를 비롯해 산전관리(prenatal care), 예방 의료서비스, 양로원, 가정간호 서비스를 보장해야 한다.

민간 의료보험은 미국 의료보험 체계에 있어서 두 번째로 큰 재원이다. 대부분의 미국인은 민간 의료보험에 가입되어 있으며, 이는 대체로 고용주가 제공하는 집단적인 정책에 의해 실시된다. 개인은 의료보험 상품에 가입할 수 있지만 일반적으로 보험료는 계속해서 증가하는데 비해 받는 혜택은 많지 않다. 이러한 의료보험은 가입자와 고용주가 너무도 밀접하게 연관되어 있다는 측면에서 문제가 있으며, 미국인들이 의료보험에 가입하지 못하거나 충분히 보험을 이용하지 못하는 현실에도 영향을 미치고 있다. 의료보험 미가입자의 상당수는 단체보험 가입 혜택을 제공할 수 없는 중소기업에 소속된 근로자이거나 시간제 근로자, 계절 근로자, 서비스직 종사자 등인 경우가 많다.

미국인들은 의료보험에 가입되어 있지 않거나 의료보험으로 특정 서비스를 보장받지 못하는 경우에도 의료서비스에 대한 비용을 지불한다. 이렇게 지불되는 비용은 환자 본인부담비용(out-of-pocket expenses)이라 불리며, 공제액, 고용인 부담금, 공동보험료가 이에 포함된다. 의료보험 혜택은 보통은 일부 예방 의료서비스로 제한되며, 일반적으로 성형수술, 대체의료치료, 안경과 비처방약품과 같은 항목에는 적용되지 않는다.

보건의료 상환제도

보건의료에서 가격이 결정되는 방식은 모든 주요 산업 분야에서 찾아볼 수 있는 경제적 균형 원리와 동일하지 않다. 대체로 보건의료 가격은 정부와 상환 정책에 따라 상당한 영향을 받는다. 예컨대, 메디케어와 메디케이드 정책은 가격책정을 병원 측에 맡기기 때문에 협상의 여지가 없다. 의료서비스 연구원들은 이러한 상환 방법이 비용과 질에 미치는 정확한 효과에 대해 서로 다른 의견을 보이고 있다. 그러나 비용지급방식에서의 변화가 의료기관에서 제공하는 서비스에 영향을 미친다는 점에서 각 상환 방법의 효과를 고려하는 것은 중요한 일이다. 사실상 미국 정부가 제공한 상환제도는 비용기반상환제(cost-based system)에서 선불상환제(prospective payment system, PPS)로 바뀌었으며, 현재는 가치기반 지불제도(value-based purchasing)로도 알려진 성과에 따른 지불체계, 즉 성과별지급제도(pay-for-performance)가 시행되고 있다.

비용기반상환제는 제공되는 서비스 비용에 이윤(profit)에 대한 마크업(markup)으로 구성된다. 제3지불자는 보통 특정 분야의 모든 공급자들을 상대로 설문조사를 실시해 통상 및 관례요금을 정하고 그에 따라 자신이 지불할 비용의 한계를 설정한다. 공급자가 지속적으로 가격을 올리면, 통상 및 관례요금(charges)도 계속해서 증가한다. 비용기반상환제에서는 청구가능한 모든 비용이 사전에 계산되며 그것이 상환액의 기초가 된다. 지불자(정부나 보험회사)는 각 시술, 방문, 의료서비스에 책정할 비용을 결정한다. 요금 및 비용기반상환제는 상환액이 의료서비스가 제공된 이후에 결정된다는 점에서 후불상환제라 할 수 있다. 상환액이 서비스에 대한 전체 비용보다 적은 경우, 계약상 공제(contractual allowance)나 할인이 이루어진 것으로 볼 수 있다. 1960년대와 1970년대에는 이러한 요금 및 비용기반상환제가 주를 이루었지만, 그 이후로는 상당수가 의료서비스 제공되기 이전에 결정된 수가표에 따른 지불방식으로 대체되고 있다.

선불상환제(PPS)는 제3지불자가 의료서비스나 진료에피소드에 청구할 비용을 사전에 결정하는 방식이다. 진료비용이 지불금액보다 많을 경우, 서비스 제공자는 그 손해를 감당하게 된다. 반면, 진료비용이 지불금액보다 적을 경우, 서비스 제공자는 그만큼 이익을 얻게 된다. 1983년, 메디케어 프로그램은 포괄수가제(diagnosis-related groups, DRGs)에 따라 비용이 결정되는 병원진료에 대해 선불상환제를 실시하였다.

> **연습 10-1**
> 인공호흡기에 의존해 치료를 받고 있는 환자에 대해 병원에서 매일 8백달러의 비용을 지불하고 보험회사가 매일 6백 85달러의 상환액을 제공한다고 할 때, 계약상 공제는 얼마인가? 2천 5백일의 재원일수에 대해 상환액을 지불해야 한다고 할 때, 병원 소득(수익)에는 어떤 영향이 가해지는가?

포괄수가제는 환자의 나이, 합병증 여부, 기타 질병 등을 고려하여 각 질병 종류에 따른 평균 재원일수에 기반해 환자들을 분류하는 체계이다. 진료비용을 결정할 때의 고려대상으로는 진단테스트에 수반될 예상비용, 각종 치료, 수술, 재원일수(length of stay, LOS)가 있다. 간호 서비스에 비용은 별도로 계산되지 않는다. 몇 가지 예외가 있기는 하지만, 포괄가수제는 대체로 환자 상태의 치료강도나 중증도의 변동성을 반영하고 있는 편이다. 그러나 환자 진료에 필요한 자원의 양(간호사와 기타용품)이 환자의 중증도에 직접적인 영향을 미치기 때문에 이러한 분류체계에는 문제의 소지가 있다. 따라서 많은 간호사가 포괄수가제를 간호에 필요한 요소들을 제대로 반영하지 못한 지표라고 생각한다. 수년 전부터, 메디케어 프로그램은 선불상환제를 통해 가정의료원, 양로원, 외래진료센터에 대해서도 상환혜택을 제공해오고 있다.

메디케어뿐만 아니라, 주에서 시행하는 메디케이드 프로그램과 민간 보험회사 역시 포괄수가제를 활용하고 있다. 비록 현재 포괄수가제가 전문병원(소아과, 정신건강의학과, 종양학과)에서는 쓰이고 있지 않지만, 병원비용 체계에서는 우세한 위치를 점하고 있다. 선불상환제와 포괄수가제가 함께 시행된 결과, 병원 내 환자의 중증도는 증가하였고 재원일수는 감소하였다. 반면, 가정치료에 대한 수요는 훨씬 많아졌다. 병원과 지역사회 간호사에 대한 필요성 역시 증대되었다.

성과별지급제도는 2000년대 초반에 도입된 것으로, 궁극적으로는 제공한 진료비용과는 무관하게 성과와 결과에 따라 병원과 공급자에게 상환혜택을 제공 하였다. 이 제도는 기본적으로 진료성과에 달려 있으며, 성과가 우수한 조직에 사례와 혜택을 제공하는 가치기반 지불제도라고도 불린다. 이 제도는 2003년에 제정된 메디케어 처방약, 개선 및 현대화법(Medicare Prescription Drug, Improvement, and Modernization Act)과 함께 처음 도입되었다(Kaiser Family Foundation, 2004). 해당 법은 자발적으로 10개의 성과지표 데이터를 제출한 병원에 인센티브를 제공하였다.

성과별지급제도는 결과적으로 건강보험개혁법에 따라 설계되고, 2012년 10월부터 시행된 성과기반수가 프로그램(Hospital Value-Based Purchasing Program, HVBPP)으로 발전하였다. 이 프로그램에서 제공하는 혜택은 각 성과지표에 따라 병원이 어느 정도의 성과를 내는지 또는 기본성과와 비교해보았을 때 각 지표에서 병원의 성과가 얼마나 개선되었는지에 따라 제공된다. 종합점수에는 치료방법에 대한 임상프로세스와 환자의 기대라는 요소가 포함된다. 성과기반수가 프로그램과 관련된 병원의 성과는 박스 10-1에 대략적으로 제시되어 있다(CMS, 2011a).

연습 10-2

메디케어 프로그램은 호스피스의 가정방문에 대해 70달러를 상환한다. 그러나 특정 그룹의 환자 치료에 대해서는 일당 98달러의 비용을 지급한다. 이것이 호스피스 측에 미치는 영향은 무엇인가? 호스피스의 간호관리자와 간호사가 고려해야할 선택사항에는 무엇이 있는가?

변화하는 보건의료분야의 경제적 환경

보건의료는 국가의 주요 관심분야이며, 의료비용을 감소시켜 국민들의 건강과 복지를 증진시키기 위한 노력에 힘입어 최근 급속한 변화를 겪고

박스 10-1 성과기반수가 프로그램 상에서의 병원성과

환자결과	입원진료과정에서 발생한 질병	환자의 만족도
급성심근경색, 울혈성 심부전, 관상동맥회로이식술, 폐렴 사망률	잔류이물	간호사와의 소통
수술 후 출혈 또는 혈종	낙상	의사와의 소통
고관절/슬관절 치환술	3, 4단계 압박궤양	직원의 반응성
생리적/대사적 교란	감염병(카테터 관련 요로감염, 중심정맥관 혈류감염, 수술부위감염)	통증관리
	혈당조절 불량	약물소통
		청결한 환경
		정보 전달
		병원에 대한 종합점수

출처: *AMI*, Acute myocardial infarction; *CABG*, coronary artery bypass graft; *CHF*, chronic heart failure; *HVBPP*, hospital value-based purchasing program.

박스 10-2 보건의료 개혁 전략

전략	주요 특징
관리진료	서비스 및 재무를 포함한 보건계획
조직적 제공 시스템	기관, 제공자, 지불자 간의 네트워크
가격, 환자결과, 서비스의 질에 기반한 경쟁	비용과 질의 기준

있다. 박스 10-2를 보면 알 수 있듯이, 점차 진화하는 보건의료시스템을 구성하는 전략에는 관리진료, 조직적 제공 시스템(organized delivery systems, ODSs), 가격, 환자결과, 서비스의 질에 기반한 경쟁이 포함된다. 이러한 전략은 의료서비스의 활용 및 가격책정 모두에 영향을 미치고 있다.

연습 10-3

각각의 상환방법과 관련하여, 보건의료제공자(개인 및 기관)의 진료 형태에 따른 혜택에 대해 어떻게 생각하는가? 어떠한 혜택이 주어져야 각 환자가 제공받는 서비스의 양 또는 환자들이 제공받을 수 있는 서비스의 종류가 바뀔 수 있다고 보는가? 그러한 혜택은 효과적인가? 생각나는 혜택을 적어보도록 한다. 각각의 방법이 전반적인 보건의료비용에는 어떤 영향을 미칠 수 있는가(활용과 가격 측면에서의 영향에 대해 생각해 본다.)? 각각의 지불방식이 진료의 질에는 어떤 영향을 미칠 것이라고 생각하는가?

매니지드 케어(managed care)는 '관리비용'으로도 알려져 있으며, 서비스 제공과 재무기능을 하나로 통합하여 자원 소비를 통제하고자 하는 시스템이다(Finkler, Jones, & Kovner, 2013). 매니지드 케어의 핵심 목표는 불필요한 서비스를 줄임으로써 비용을 절감하는 것이다. 또한 적시에 이루어지는 적절한 치료 보장도 목표로 하고 있다. 건강관리기구(Health Maintenance Organizations, HMOs)는 1차 진료의가 일종의 문지기로서 환자에게 제공할 서비스를 결정하는 관리진료 시스템의 하나이다. 건강관리기구에 소속된 의사들은 인두제 지급 방식에 의해 보수를 받기 때문에, 비싼 병원진료 대신 외래진료를 받고 질병예방에 힘쓰는 것이 건강관리기구 측에는 이익이 된다. 또 다른 형태의 관리진료에는 의사가 아닌 케어매니저가 환자에게 제공할 서비스를 결정하고 관리하는 방식도 있다. 지난 수년간, 다수의 보험회사에서는 케어매니저를 고용해 활용해왔다. 가정치료와 외래진료 환경에서 일하는 간호사의 경우, 특정 환자에 대한 진료 계획을 보험회사의 케어매니저와 논의하는 경우가 많다.

선택의료기구(PPOs)와 지정서비스운영(point-of-service, POS) 플랜은 기존의 건강관리기구보다 환자에게 의료서비스 제공자 및 의료서비스에 대한 선택권을 더 많이 제공하는 유형의 관리의료시스템이다.

조직적 제공 시스템은 보건의료기관, 제공자, 지불자 간의 네트워크로 구성되어 있다. 통상적으로 이 네트워크의 구성원은 병원, 의사, 보험회사이다. 이러한 협력체계의 목적은 소비자 다수의 요구를 최대한 만족시킬 수 있는 포괄적인 보건의료 서비스 패키지를 함께 개발하고 이를 상

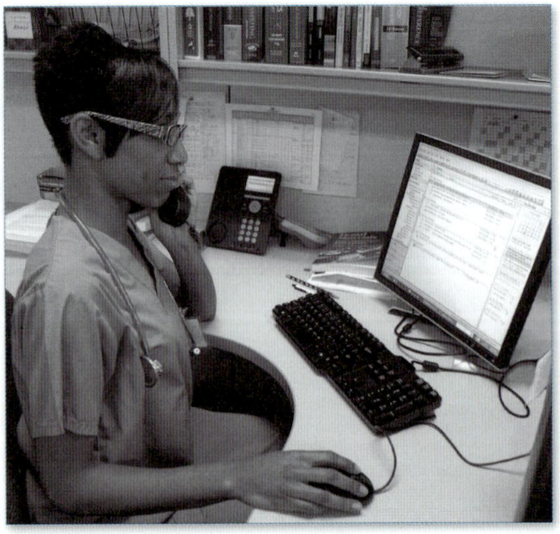

외래진료 환경에서 일하는 간호사는 대체로 보험회사와 직접 소통해 환자의 진료 계획을 논한다.

품으로 판매하는 것에 있다. 여기서 병원, 의사, 지불자는 조직의 재무리스크를 분담하게 된다. 비록 병원 측은 현재 존재하는 리스크를 선불상환제를 통해 분담해야 했지만, 지금까지 보통 의사들은 리스크 분담에 관여하지 않았다. 따라서 이러한 리스크 분담은 불필요한 의료서비스를 없애고 자원을 더욱 효율적으로 사용하면서 의료서비스의 질은 향상시키는 일에 도움이 될 것으로 기대된다.

의료보험 제공자 사이의 경쟁은 점차 비용 및 품질 결과를 기반으로 이루어지고 있다. 서비스의 가격과 활용에 대한 의사결정권은 의사와 병원으로부터 상당한 수준의 할인과 가격 인하를 요구하고 있는 지불자에게 넘어가고 있다. 긍정적인 의료서비스 결과와 고급 의료서비스 제공을 입증해줄 수 있는 과학적 데이터도 요구되고 있다. 이러한 시스템이 점차 발전할수록 가격과 환자결과, 서비스의 질을 담보로 경쟁할 수 없는 의료서비스 제공자들은 어려움을 겪게 될 것으로 보인다.

변화된 환경에서 간호업무가 갖는 의미는?

보건의료분야의 경제적 환경에서 전문간호사의 업무수행이 갖는 의미는 무엇인가? 간호사는 스스로 의료서비스 제공자임을 가치 있게 받아들이고 간호업무를 조직적인 업무수행과 진료의 질 측면에서 생각해야 한다. 예컨대 다양한 간호기술을 '재무적 사고(financial thinking)'로 바라보고, 자신이 제공하는 서비스가 환자에게 가치가 있는지를 판단할 수 있어야 한다. 즉, 간호의 가치(value)를 판단하고 이를 알리는 것이 매우 중요하다. 가치가 있는 의료서비스란 품질이 좋으며 긍정적인 결과를 내고 비용은 최소화하는 것을 의미한다. 앞으로 이어질 장에서는 간호행위를 통해 비용을 최소화함으로써 환자가 얻을 수 있는 가치는 증진시키는 방법과 재무적 사고능력을 익히는 데 도움을 줄 것이다.

이윤은 왜 필요한가?

민간, 비정부 보건의료기관은 영리(for-profit, FP) 또는 비영리(not-for-profit, NFP)조직에 해당한다. 이러한 명칭은 해당 기관의 면세지위와 발생한 이윤이 어떻게 활용되는지를 나타낸다. 이윤은 모든 비용을 지출한 이후에 남는 여분의 수익이다(수익−비용=이윤) 영리기관은 세금을 내며, 남은 수익은 투자자와 관리자에게 배분한다. 반면, 비영리기관은 세금을 내지 않으며, 대중에게 더 나은 서비스를 제공하기 위해 순이익 또는 비용을 초과한 수익으로 불리는 모든 이윤을 재투자한다.

모든 민간 보건의료기관은 생존을 위해 이윤을 내야 한다. 비용이 수익을 초과하면, 해당 기관은 손해를 입게 된다. 수익과 비용이 동일하면, 해당 기관은 이익도 손해도 보지 않는다. 둘 중 어느 경우에도 설비나 장비를 교체하고 서비스를 확대하고 인플레이션 비용을 부담하는 일에 투입할 수익은 남지 않는다. 일부 보건의료기관은 단기간 수익을 내지 않고도 살아남을 수 있는데, 이는 그 기관들이 투자를 통해 거두어들인 이자로 수익을 보충하기 때문이다. 그러나 민간 보건의료기관이 장기간 운영이 가능하기 위해서는 꾸준히 이윤을 낼 수 있어야 한다. 박스 10-3은 지역 단위의 비영리 간호센터의 손익계산서를 간단히 보여주는 사례이다.

간호사와 간호관리자는 조직이 이윤을 낼 수 있는 능력에 직접적인 영향을 미친다. 이윤은 비용을 절감하거나 수익을 증대함으로써 얻거나 증가시킬 수 있다. 경제긴축 상황에서는 많은 관리자가 비용 절감에만 집중한다. 물론 비용을 절감하는 대책은 가격을 낮추어 조직의 경쟁력을 확보한다는 점에서 중요하지만, 수익을 증대할 수 있

박스 10-3 지역 간호센터의 수익, 비용 손익계산서 회계연도말: 2010년 12월 31일

수익		
환자 수익	283,200달러	
보조금	60,000달러	
기타 영업수익	24,000달러	
총수익	367,200달러	
비용		
급여비용	140,400달러	
공급비용	64,400달러	
기타 영업비용(예: 임대료, 공공요금, 관리비)	79,900달러	
총수익	284,700달러	284,700달러
비용을 초과하는 수익(이윤)*		82,500달러

FYE, Fiscal year ending.
* 손실은 괄호( )나 꺽쇠[ ]로 표시한다.

연습 10-4

보건의료기관으로부터 항목별로 정리된 환자의 명세서 사본을 구해 요금내역을 검토해본다. 지불액의 출처와 지불방법은 무엇이었는가? 지불액은 얼마나 상환되었는가? 임상진료 시 자주 수행하는 진료항목에는 얼마의 비용이 매겨졌는가?

는 방법을 강구하는 것도 필요하다.

비용효율적인 간호업무

재정적 건전성 유지에 필요한 요소 이해하기

간호사로서 어떤 부서나 단체가 재정적 건전성을 유지하기 위해 무엇이 필요한지를 이해하려면, 환자 개개인에 수반되는 비용에 대한 생각을 넘어서서 수입과 비용, 그리고 이윤을 남기기 위해 필요한 환자 수도 고려해야 한다. 진료행위별 수가제 시스템 하에서는 제공되는 각 진료행위에 따라 수익이 생성된다. 따라서 진단검사나 환자의 방문 등 진료행위 제공 횟수가 많아지면 수익도 증가하게 된다. 반면, 인두제 시스템 하에서는 모든 진료행위에 대해 오직 한 번의 수익만 발생하기 때문에 전체 환자 수는 증가하되 제공하는 진료행위 수는 줄어드는 상황이 이윤 생성에 유리하다. 인두제(capitation)를 시행하면, 간호사는 환자 개개인에게 더 많은 노력을 기울여 재방문 환자와 합병증 발병을 감소시켜야만 한다. 오늘날의 가치기반 지불제도와 상환제도를 고려하면 간호사는 자신이 소속된 기관의 상환제도가 어떠한지를 이해하고, 그러한 제도가 입원진료과정에서 발생한 질병(hospital-acquired conditions, HACs)과 환자의 만족도 등 환자결과에 어떠한 영향을 미칠 수 있는지 파악하고, 이와 같은 특정 환경에서 이윤을 만들어낼 수 있는 전략은 무엇인지 알아낼 필요가 있다.

비용과 상환제도 이해하기

전문의료인이나 케어매니저와 마찬가지로, 간호사는 환자에게 쓰이는 자원의 종류와 양을 결정하는 일에 지속적으로 참여하게 된다. 결정대상으로는 제공하는 서비스, 인력, 시간 등이 있다. 간호사는 자신의 결정과 행위로 인해 어떤 비용이 발생하는지 알고 있어야 한다. 또한 어떤 품목에 비용이 들어가며 그 비용을 기관에서 어떻게 부담하는지를 이해함으로써 비용효율적인 결정을 내릴 수 있어야 한다. 예컨대, 각 서비스 품목당 필요한 비용을 인지하고 있으면, 낮은 비용으로 대체할 수 있는 서비스에 무엇이 있는지 적절히 판단할 수 있다.

급성 환자를 치료하는 기관에서는 사례관리가 상당히 중요한 위치를 점하기 시작하였다. 간호사는 조직의 목표를 달성하는 데 있어서 반드시 사례관리(case management)를 활용해야 한다. 이상적인 사례관리를 위해 간호사가 수행해야 할 활동에는 환자의 목표, 예상되는 진료결과, 예상 퇴원일에 대한 이해, 환자와 가족에 대한 전반적인 평가, 환자의 상태가 기대와 달리 호전되지 않을 경우 시의적절하고 적합한 개입, 환자의 통증, 활동성, 피부 통합성, 장 및 방광 조절, 인지능력에 대한 적절한 관리, 퇴원계획 및 재입원 방지와 관련해 환자 및 가족을 대상으로 한 지속적인 교육, 퇴원을 어렵게 하는 요인 파악 등이 포함된다(Bower, 2013).

외래진료와 가정방문 간호를 하는 간호사는 자신의 소속 기관에서 취급하는 다양한 보험 상품에 대해 잘 알고 있어야 한다. 각 상품마다 사전승인, 보험적용이 되는 의료서비스의 종류, 의료서비스 공급자 등과 관련된 계약 내용이 다르기 때문이다. 간호사는 이러한 상환 제도에 대해 숙지한 상태로 진료계획을 수립하고 시행해야 하지만, 진료사항이 전적으로 지불자에 의해 결정되는 것은 아니다. 간호사는 중요 사안과 관련해 환자의 입장을 대변하면서 비용과 계약상의 제약을 고려해야 한다. 또한 간호사가 상환제도에 대해 잘 알고 있으면, 환자가 각자 활용할 수 있는 자원을 최대한 이용할 수 있게끔 도움을 줄 수 있다.

보통 병원 내에서 간호에 필요한 비용은 환자에게 따로 계산되거나 청구되지 않는다. 대체로 일일 의료비용에 합산하여 청구된다. 이러한 방식에 존재하는 한 가지 큰 문제점은 모든 환자들이 동일한 수준의 간호를 받는 것이 아니며, 환자의 중증도는 고려되지 않을 수도 있다는 점에 있다. 객실요금과 더불어 간호에 대한 비용이 따로 청구되지 않을 때 발생하는 또 다른 문제점은 의료서비스로서의 간호활동이 병원에서 수익을 내는 활동으로 간주되지 않는다는 것이다. 오히려 간호는 병원이 부담해야 하는 비용으로 생각되는 경우가 지배적이다. 이러한 사고방식은 인두제에 의해 모든 서비스제공자가 대가를 지급받는 환경에서는 문제가 되지 않을 수도 있지만, 이로 인해 관리의료 계약 협상 시 급성 환자간호와 관련된 데이터가 필요해진다. 또한 환자 입장에서는 간호에 대해 직접적인 비용을 지불하지 않기 때문에 그들이 받는 의료서비스의 금전적 가치를 파악하기 어렵다.

> **연습 10-5**
> 당신이 확인해본 명세서에 간호에 대한 요금은 어떻게 매겨져 있었는가? 간호가 수입원이 아닌 일종의 비용으로 인식되는 상황은 어떤 영향을 줄 수 있는가? 이러한 사고방식이 인두제 시스템 하에서는 중요하지 않은 이유는 무엇인가?

적시에 의료서비스 요금 청구하기

간호사는 가능한 모든 요금을 확실히 청구함으로써 비용 절감에 도움을 줄 수 있다. 보고된 바에 따르면, 일부 대형 병원은 연간 1백만 달러 이상에 해당하는 비용을 청구하지 못했다고 하였다. 병원에서 일하는 간호사는 어떤 의료서비스가 환자에게 청구되는지, 어떤 의료서비스가 병원에 청구되는지 반드시 알고 있어야 한다. 또한 병원에서 행해진 시술과 사용된 장비와 관련된 내역이 정확하게 문서로 기록되어야 한다. 외래진료 및 지역사회 진료 환경에서는 의료서비스 청구에 사용되는 코드들을 숙지하고 있을 필요가 있다. 해마다 코드가 바뀌며, 여러 항목이 한 가지 항목에 대한 요금으로 합쳐지거나 한 가지 항목이 여러 항목에 대한 요금으로 나뉘는 경우도 있기 때문이다. 또한 요금청구가 지연되면 조직에서 제공한 서비스에 대해 요금이 납부되는 시기 또한 늦춰져 현금 유동성에 부정적인 영향을 미치므로 요금을 제때 청구하는 것 역시 중요하다. 이는 특히 규모가 작은 조직에서 더욱 중요하다.

> **연습 10-6**
> 당신은 평소보다 까다로운 정맥채혈을 실시하기 위해 세 가지 정맥 카테터를 사용하였다. 이때, 당신은 환자에게 세 가지 카테터 사용에 대한 요금을 청구하겠는가? 실수로 시트에 묻어 카테터 하나가 오염된 경우라면 어떻게 하겠는가? 카테터 사용 요금이 환자에게 청구되지 않는다면 그 비용은 어떻게 충당할 것인가? 제공된 서비스에 대한 비용이 환자에게 청구되지 않을 경우, 누가 이득을 보고 누가 손해를 보는가?

시간을 효율적으로 사용하기

'시간은 금이다'라는 속담은 보건의료분야에서도 통하는 말로, 이때 시간은 간호사의 시간과 환자의 시간 모두를 의미한다. 간호사가 체계적이고 효율적인 방식으로 의료서비스를 제공하고 환자의 진료일정을 사전에 계획하고 조정한다면, 조직 입장에서는 비용을 절약할 수 있게 된다. 간호서비스를 제공할 때마다 이와 같은 방식을 최대한으로 활용하면, 특히 가치기반 지불제도에서는 재방문이나 불필요한 의료서비스 제공을 줄일 수 있다. 왜냐하면 재원기간이 병원비를 결정하는 가장 중요한 변수이며(Finkler, Jones, & Kovner 2013), 환자의 재원기간이 길어질수록 병원에서는 막대한 비용을 감당해야 하기 때문이다. 한편, 환자의 재원기간을 줄이면 다른 환자에게 제공할 수 있는 병실을 확보할 수 있고, 이는 잠재적으로 환자의 수와 병원의 수익을 증가시킨다. 간호사는 자신이 수행하는 주요 업무 프로세스를 평가해보고 불필요하거나 재작업이 요구되는 부분들을 감소시킴으로써 더욱 효율적이고 효과적인 결과를 낼 수 있다. 의료서비스 제공에 있어서 통합적인 업무수행을 지원하는 자동화 진료정보시스템 또한 효율성을 증진시키고 환자결과를 향상시켜줄 것이다.

> **연습 10-7**
> 방문간호협회(Visiting Nurse Association, VNA)에서는 각 방문과 관련된 모든 서류작업이 완성되기 전까지는 상환을 요구할 수 없다. 일반적으로 서류제출은 방문 후 일주일 이내에 이루어진다. 그러나 가정방문이 급증하는 시기가 되면, 보통 2주 이상 늦춰질 때가 많다. 이러한 상황이 계속해서 발생한다고 할 때, 해당 기관이 받게 될 영향은 무엇인가? 방문간호협회가 과중한 업무량에 시달리는 기간에 재정적으로 취약해지는 이유는 무엇인가? 간호관리자가 서류작업을 신속히 처리하기 위해 고려할 수 있는 선택사항으로는 무엇이 있는가?

진료비용에 대해 환자와 논의하기

환자와 진료비용에 대해 대화를 나누는 것은 불편할 수도 있지만 중요한 일이다. 의료방문 기간 동안 환자가 특정 약물이나 중재시술에 대한 비용을 감당하기 어려운 상황인지 아닌지를 미리 파악하는 것이 방문 후 며칠이 지난 뒤에야 후속전화를 통해 환자가 약물을 받지 않았다는 사실을 알게 되는 것보다 낫다. 그러한 정보를 미리 알고 있으면 임상관리팀에서 선택가능한 치료방안을 모색해보거나 진료비용을 감당할 수 있는 재원을 찾아볼 수 있기 때문이다. 환자와 진료비용에 대해 논의해보는 것은 또 다른 측면에서도 중요하다. 즉, 환자가 의사결정과정에 참여하게 함으로써 치료계획이 이루어질 수 있는 가능성을 높여주기 때문이다. 환자 입장에서도 진료비용에 대해 적절한 정보를 갖게 되면 무언가 아는 상태에서 선택을 내릴 수 있으며 활용가능한 재원을 더 잘 사용할 수 있다.

> **연습 10-8**
> 신규 환자가 병원을 방문하여 한 달에 약 120달러를 부담해야 하는 약품 세 가지를 처방받았다. 환자의 차트를 확인해보니 환자는 메디케어 대상자이지만(파트 D는 예외) 추가적으로 가입되어 있는 보험은 없는 상황이었다. 이때, 당신은 이 환자가 매달 약물비용을 감당할 재원을 갖고 있는지, 매달 해당 약물을 사용할 마음이 있어 보이는지 어떻게 확인할 수 있는가? 환자가 약물비용을 감당할 수 없는 경우, 다른 선택사항으로는 무엇이 있는가?

신기술의 비용효율성 평가하기

비용효율성(cost-effectiveness)은 가능한 최소한의 비용으로 특정 성과를 이끌어내는 방법으로 정의된다. 새로운 기술의 출현은 관리비용상에서는 여러 딜레마를 낳는다. 과거에는 최신 장비가 사용하기에 더욱 유용하고 어떤 식으로든 환자에게 이익을 가져다 줄 경우, 간호사는 흔히 그 장비로 인해 부담해야 할 비용을 고려하지 않은 채 모든 환자를 위해 그 장비를 사용하고자 했다. 그러나 오늘날에는 새로운 장비가 꼭 필요한 환자들은 누구인지, 현재 있는 장비로 좋은 결과를 얻게 될 환자들은 누구인지 먼저 파악해야 한다. 근본적으로 간호사는 한정된 자원을 할당함에 있어서 새로운 장비가 서로 다른 유형의 환자에게 미칠 비용효율성을 분석해야 하는 것이다. 이는 환자간호를 고려하는 것과 관련해 새롭고 또 때로는 어렵기도 한 사고방식으로, 간호사 입장에서는 이러한 결정을 내리는 것이 환자를 배려하는 것 같지 않다고 느껴질 수 있다. 그러나 이는 환자의 건강을 위험에 빠뜨리지 않으면서 자원을 아껴쓸 수 있는 방식으로, 추가적인 보건의료서비스 제공 가능성을 만들어줄 수도 있다.

연습 10-9

지난해에 양압으로 바늘 없이 정맥용 항생제를 투여할 수 있는 새로운 시스템이 도입되었다. 이 시스템은 활용이 매우 용이하고 환자에게도 편리하기 때문에 가정주사요법을 실시하는 회사의 간호사들이 이 기술을 사용하고자 주문을 하였다. 일반적으로 환자들은 하루에 4번 정맥용 주사를 맞는다. 정상적인 시술을 위해 필요한 미니백과 고무관에 드는 비용은 하루에 22달러이다. 새로운 시스템을 도입하면 한 번 투약할 때마다 24달러, 하루에 96달러의 비용이 드는 것이다. 회사에서는 각 환자로부터 하루에 드는 비용에 대해 동일하게 상환받는다. 이때, 이러한 시술이 지속될 경우 회사에게 미칠 재정적 영향이 무엇인지 논의해본다. 간호사가 고려해야 할 기타 대안에는 무엇이 있는지도 생각해본다. 각 대안은 어떤 방식으로 평가되어야 하는가? 바늘을 사용해서 생길 수 있는 부상을 치료하는 데 드는 비용 등 고려해야 할 2차 비용에는 어떠한 것이 있는가?

간호자원을 효율적으로 예측하고 활용하기

보건의료기관은 서비스 기관이기 때문에, 운영예산의 대부분이 보통 인력비용에 쓰인다. 특히 병원 내에서는 간호사 인력비율이 가장 높아 인력비용의 대부분은 간호사에게 지불된다. 인력충원은 간호관리자가 비용관리 측면에서 영향을 행사할 수 있는 주요 영역이다. 그 이유를 이해하는 것은 고정비와 변동비의 개념을 이해하는 것에 도움이 된다.

한 병동에서의 전체 고정비용(fixed costs)은 환자의 수가 달라져도 변하지 않는 비용이다. 즉, 환자 수와 무관하게 임대료, 공공요금, 대출금, 행정급여, 최소한의 직원에 대한 급여 등 병동을 운영하는 데 필요한 비용이라 할 수 있다. 반면, 변동비용(variable costs)은 환자의 수나 중증도에 정비례해 변동하는 비용이다. 간호인력, 의료서비스, 약품 등이 이에 포함된다. 손익분기점 분석은 고정비와 변동비용을 활용해 손익분기점을 맞추거나(수익=비용) 이윤 또는 손실을 내는 특정 환자 수를 파악하는 방법의 하나이다. 손익분기점을 계산하는 공식은 다음과 같다.

$$\text{손익분기수량(N)} = \frac{\text{고정비(FC)}}{\text{가격(P)}-\text{환자당 변동비(VC)}}$$

병원과 지역사회 보건소의 환자분류체계는 관리자가 간호에 필요한 조건들을 예측하는 데 도움을 준다(14장 참조). 이 시스템은 질병의 중증도, 환자의 기능적 상태, 필요한 자원에 따라 환자를 분류할 수 있게 해준다. 일부 간호사는 간호의 본질은 측정될 수 있는 것이 아니라는 생각에 이러한 시스템을 선호하지 않기도 한다. 그러나 이는 관리자가 필요한 자원을 예측하는 데 활용할 수 있는 도구라는 점을 인지할 필요가 있다. 적절히 활용하기만 하면, 환자분류체계는 진료 형태의 변화와 환자의 중증도 수준을 평가하고 예산책정과정(budgeting processes)에 필요한 정보를 제공하는 데 도움을 줄 수 있다.

> **연습 10-10**
> 고정비용과 변동비용의 정의를 고려했을 때, 간호관리자가 인력충원과 의료서비스제공 관리를 통해 비용에 가장 큰 영향력을 행사할 수 있는 이유가 무엇이라고 생각하는가?

인력충원을 관리하고 재원기간을 줄이면 즉각적인 비용절감 효과를 볼 수 있다. 병원은 새로운 계약을 성사시키고 의료서비스제공자 네트워크에서 매력적인 파트너로 보이고자 비용절감에 힘쓰고 있다. 이에 따라 인력충원 방법과 환자간호모델이 면밀하게 조사되고 있다. 작업 재설계, 사고방식 변화를 위한 프로세스, 환자간호 방식의 구조화는 고비용의 전문인력을 더욱 잘 활용하고 서비스의 질을 높이기 위한 프로그램 개발에서 주로 동원되는 전략이다. 높은 직원 유지율과 환자의 안정성, 긍정적인 환자결과는 효율적인 작업 재설계 프로세스의 결과이다.

연구를 통해 표준간호행위 평가하기

간호사는 연구를 활용해 자신의 업무를 재구성함으로써 환자에게 더 많은 가치를 보장해주고자 한다. 2005년에 Koelling, Johnson, Cody와 Aaronson은 간호사 교육자에 의해 행해진 환자교육이 심부전 환자의 임상결과에 어떠한 영향을 미치는지 연구하고, 이러한 환자들에 대한 접근법을 입증해보였다. 그들이 수행한 무작위통제연구에서 한 환자그룹은 표준 퇴원정보를 받았으며, 다른 환자그룹은 표준 퇴원정보와 함께 간호사 교육자로부터 1시간 동안 일대일 교육을 받았다. 퇴원 후에는 모든 실험군을 대상으로 연락을 취해 퇴원 후 임상경과, 증상, 자가치료 등에 대한 정보를 수집하였다. 그 결과, 퇴원 이전에 간호사 교육자와 함께 1시간의 추가 교육을 받은 환자들은 긍정적인 임상경과를 나타냈고 자가간호를 충실히 이행하고 있었으며, 재입원하는 경우가 적어 치료에 필요한 비용도 감소한 것으로 나타났다. 교육을 받은 실험군은 그렇지 않은 실험군에 비해 추가교육과 관련된 비용을 포함한 전체 진료비용 상에서 각자 2,823달러를 절약할 수 있었다. 이러한 경제성 평가가 보여주는 결과는 만성심부전 환자들을 대상으로 간호교육 프로그램을 실시하면 환자결과가 향상되고 비용이 감소된다는 사실을 뒷받침해 주고 있다. 박스 10-4에는 간호행위에 활용할 수 있는 비용효율적인 전략이 요약되어 있다. 연구 관점에서는 환자진료결과와 관련된 경영사례를 활용하는 것의 필요성을 보여준다.

예산

대부분의 보건의료기관에서 사용하는 기본적인 재무 관련서류는 각 기관이 특정 기간 내에 성취하고자 하는 활동들을 수행하기 위한 구체적인 재무계획, 즉 예산안이다. 조직의 예산은 달러로 기입되는 형식적인 계획으로 제시된 수입 및 지출 내역이 포함되어 있다. 예산책정과정은 계획을 수립하는 것을 비롯해 수입과 지출이 그러한 계획에서 목표로 하는 바를 충족시키는지 초과하는지를 관리하는 지속적인 활동이다. 계획과 통제라는 경영

> **박스 10-4 비용효율적인 간호행위를 위한 전략**
>
> 1. 재정적 건전성을 유지하기 위해 필요한 것이 무엇인지 이해하기
> 2. 비용과 상환방법 인지하기
> 3. 발생가능한 모든 비용을 적시에 청구하기
> 4. 시간을 효율적으로 사용하기
> 5. 환자와 진료비용에 대해 논의하기
> 6. 조직의 목표 달성을 위해 사례관리 활용하기
> 7. 신기술의 비용효율성 평가하기
> 8. 간호 자원을 예측하고 효율적으로 활용하기
> 9. 연구를 활용해 표준 간호행위 평가하기

연구 관점

출처: Virkstis, K.L., Westheim, J., Boston-Fleischh-auer, C., Matsui, P.N., & Jaggi, T. (2009). Safeguarding quality: Building the business case to prevent nursing-sensitive hospital-acquired conditions. *The Journal of Nursing Administration, 39*(7/8), 350-355.

2008년 10월, 메디케어와 메디케이드 서비스 센터(Centers for Medicare & Medicaid Services, CMS)는 합리적인 관점에서 보았을 때 예방가능했던 질병을 병원에서 얻게 된 11명 환자들의 상환 문제에 부정적인 영향을 끼칠 수 있는 프로그램을 개시했다. CMS는 환자들이 병원에 입원할 때 질병과 관련된 사안이 문서화되지 않았던 상태라면 상환액을 줄일 수 있을 것이라는 입장을 취했다. 환자 11명 중 4명의 상태(카테터 연관 요로감염, 낙상 및 트라우마, 혈관 카테터 관련 감염, 압박부위 궤양 제3단계 및 4단계)는 간호민감지표로 확인되었다. 이 논문에서는 이러한 간호민감지표 중 낙상과 압박부위 궤양 두 가지와 관련된 연구를 검토하였다. 이 논문의 저자는 병원 감염성 압박부위 궤양에 따른 평균 비용 부담이 각 사례당 3천 5백 29달러에서 5만 2천 9백 31달러에 이른다는 사실을 알아냈다. 병원에서의 환자 낙상에 따른 평균 비용 부담은 1만 5천 4백 18달러였다. 이 논문에는 간호리더십을 통해 각 시설에서 발생가능한 낙상 및 압박부위 궤양과 관련된 잠재적인 비용 회피금액을 추산할 수 있는 도구도 제시되어 있다. 이러한 분석을 통해 저자는 두 가지 병원획득 합병증 예방을 통해 비용절감을 이루는 것이 간호리더십과 관련된 경영사례라고 하였다.

실무 의의

이 논문의 연구결과는 환자 낙상과 압박부위 궤양이라는 두 가지 간호민감도 관련, 병원획득 합병증을 예방하는 것이 상당 수준의 비용절감과 관련되어 있다는 사실을 보여준다. 따라서 간호사는 낙상 예방 및 피부 통합성을 위한 종합 프로그램을 시행해야 한다. 이러한 종합 프로그램은 최소한 유효하고 신뢰할만한 도구(완료된 평가결과 등), 눈으로 확인할 수 있는 리스크를 파악할 수 있는 능력, 관련 사안의 전문가와 상의할 수 있는 능력, 리스크 요소 경감을 목표로 하는 의도적인 개입 등 환자간호와 관련된 구체적인 계획 수립 등을 활용하는 표준화된 심사과정을 제공해야 한다.

기능은 예산책정과정에서 통합적으로 이루어진다.

예산은 관리자로 하여금 장래의 계획을 세우고 명확한 프로그램 목표와 기대치를 설정하도록 요구한다. 의료행위, 상환방법, 경쟁, 기술, 인구통계, 규제요인에서 이루어지는 변화는 그것이 조직에 미칠 영향을 예측하기 위해 반드시 사전에 파악되어야 한다. 계획은 서로 다른 선택지를 평가하도록 장려하며, 비용 면에서 더욱 효율적인 방식으로 자원을 사용하도록 돕는다.

연습 10-11

지역사회의 간호기관에서는 간헐적 도뇨를 매일 평균 36회 시행한다. 병원에서 부담해야 하는 간헐적 도뇨 키트의 개당 비용은 17달러이다. 키트에 들어 있는 4가지 물품을 따로따로 구매하면 총 5달러가 든다. 이 두 가지 보급용품의 비용효율성을 평가할 때 고려해야 할 요소들에는 무엇이 있을까?

예산의 유형

순조롭게 운영되고 있는 조직에서는 몇 가지 서로 연관성 있는 유형의 예산을 활용한다. 이 장에서 논의되는 주요 예산으로는 운영예산, 자본예산, 현금예산이 있다. 이 예산이 서로를 보충하고 지지하는 방식은 그림 10-1에 나타나있다. 많은 기관에서는 예산책정과정에서 프로그램, 제품라인, 특별목적예산도 활용한다. 장기예산은 관리자가 앞날에 대한 계획을 세울 수 있게끔 도와준다. 보통 이 계획은 전략적 계획(strategic plans)이라고 불린다(Finkler, Jones, & Kovner 2013).

운영예산

운영예산(operating budget)은 조직에서 시행되는 매일의 활동을 위한 재정계획이다. 운영예산에는 특정 환자 수를 고려하여 일과 운영에서 창출

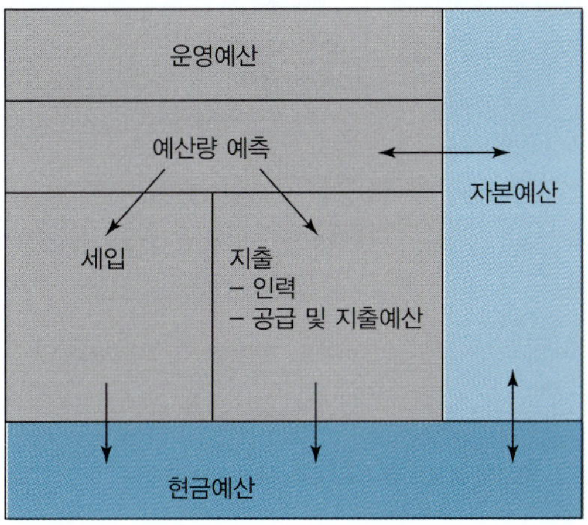

그림 10-1 운영예산, 자본예산, 현금예산의 상호관계

될 것으로 예상되는 세입과 지출을 나타낸다. 운영예산 중 특히 지출 요소를 준비하고 감시하는 작업은 대체로 간호관리자가 가장 많은 시간을 투자해야 하는 재정업무이다.

운영예산에서 지출 부분은 인사 관련예산과 각 비용센터(cost center)에 할당되는 보급품 및 비용예산으로 구성된다. 비용센터는 사용될 경비가 파악되고 관리되는 하나의 조직단위이다. 인사 관련예산은 대부분의 간호단위에서 운영예산의 가장 큰 부분을 차지한다.

인사 관련예산을 설정하기에 앞서 예산책정기간에 필요할 것으로 예상되는 업무량은 미리 계산되어야 한다. 이때, 간호단위 업무에 적합한 서비스 단위를 측정하는 방법을 활용한다. 서비스 단위(unit of service)는 예컨대, 환자의 재원일수, 병원 또는 가정방문, 서비스 제공시간, 입원, 분만, 치료 등을 가리킨다. 업무량을 계산하는 데 필요한 또 다른 요소에는 환자 중증도 분류가 있다. 각 입원환자에게 필요한 치료시간 또는 업무량을 계산할 수 있는 공식은 다음과 같다. 업무량 = 환자 1인당 1일 치료시간 × 환자 재원일수(표 10-2).

일부 조직에서는 업무량을 병원의 재무과에서 설정해 간호관리자에게 알린다. 다른 조직에서는 간호관리자가 업무량을 예측한다. 두 가지 상황 모두에서, 간호관리자는 의사의 진료현황에서의 변화, 새로운 치료기법, 입원환자와 외래환자 치료방식의 변화, 기술이나 장비 변화 등 예측한 업무량의 정확성에 영향을 미칠만한 요소를 행정관리자에게 알려야 한다.

인사 관련예산을 준비하는 데 있어서 다음으로 수행해야 할 단계는 케어를 제공할 때 필요한 직원 수를 결정하는 것이다(12장 참조) 전일제로 일하는 직원도 있고 시간제로 일하는 직원도 있기 때문에, 이 단계에서는 각 직급보다는 전일제환산기준(full-time equivalents, FTEs)을 활용하는 편이 좋다. 일반적으로, 전일제환산기준의 하나는 주당 40시간, 연간 52주, 연간 총 2,080시간 근무이다. 이에 따르면 반일제환산기준은 주당 20시간 근무이다. 그러나 각 전일제환산기준에 기반한 근무시간은 각 조직의 인력충원 계획에 따라 다르게 나타나기 때문에 사전에 확인하는 것이 중요하다.

전일제환산기준에 따른 연간 2,080시간의 근무시간은 생산적 시간(productive hours)과 비생산적 시간(nonproductive hours)으로 구성되어 있

표 10-2 업무량 계산(필요한 총 환자케어시간)

환자 중증도*	환자 재원일수당 케어시간[†]	X	환자 재원일수[‡]	=	업무량[§]
1	3.0		900		2,700
2	5.2		3,100		16,120
3	8.8		4,000		35,200
4	13.0		1,600		20,800
5	19.0		400		7,600
Total			10,000		82,420

*1, 낮음; 5, 높음
[†]높음. 환자의 중증도와 환자 수에 따른 케어시간
[‡]높음. 환자 한 명의 재원일수에 따른 케어시간
[§]환자의 중증도와 환자 재원일수에 따라 필요한 총 케어시간

다. 생산적 시간은 근무한 시간을 의미한다. 비생산적 시간은 휴가나 공휴일, 오리엔테이션, 병가 등 일하지 않은 시간을 가리킨다. 교육에 드는 시간은 각 조직이 갖고 있는 배움에 대한 가치에 따라 달라질 수 있다. 업무량을 감당하기 위해 필요한 전일제환산기준을 계산하기 이전에, 총 유급근무시간에서 각 전일제의 총 비생산적 시간을 뺌으로써 생산적 시간을 파악해야 한다. 또는 급여지불명세서를 검토하여 각 전일제근로자의 유급근무시간 중 생산적 시간이 어느 정도의 비중을 차지하는지 확인할 수도 있다. 최종적으로, 케어를 제공하기 위해 필요한 총 전일제근로자의 수는 필요한 총 환자케어시간을 전일제근로자의 생산적 시간으로 나눔으로써 계산할 수 있다(박스 10-5).

이와 같은 방법으로 계산된 총 전일제근로자의 수는 일 년 동안 매일 케어를 제공해야 할 근로자 수를 가리킨다. 즉, 총 전일제근로자의 수는 매일 일하는 근로자 수 또는 직급의 수를 반영하지 않는다. 사실상 특히 시간제 간호사가 많을 경우 직급의 수는 더 많을 수도 있다. 또한 어떤 날에는 몇몇 간호사는 정기적인 데이오프나 휴가, 병가 등으로 출근하지 못할 수도 있다. 또한 직접적인 환자케어를 담당하지 않는 간호관리자나 병동비서 직급의 경우, 비생산적 근무시간에 교체되지 않을 수도 있다. 한 근로자가 휴무일 때 다른 근로자로 대체되지 않는 직급에 대해 오직 하나의 전일제환산기준만이 예산책정 대상이 된다.

> **연습 10-12**
>
> 표 10-2에 제시되어 있는 각 중증도별 환자 수를 바꾸되 총 환자 수는 동일하게 유지해본다. 그 상태에서 필요한 총 업무량을 다시 계산해보고, 환자 중증도의 변화가 필요한 간호 자원에 어떠한 영향을 미치는지 논의해본다.

그 다음 단계는 일일 인력충원 계획을 준비하고 직급을 설정하는 것이다(12장 참조). 직급을 정하고 나면, 인사 관련예산을 구성하는 인건비를 계산할 수 있다. 이때 반드시 고려되어야 할 요소에는 규정노동시간, 초과근무시간, 차등임금, 특

박스 10-5 지역 간호센터의 수익, 비용 손익계산서 회계연도말: 2010년 12월 31일

방법 1: 총 비생산적 시간/전일제근무시간의 합계를 유급근무시간/전일제근무시간에서 빼기

예시:	휴가	15일
	공휴일	7일
	평균 병가일수	4일
	총합	26일

26 × 8시간* = 208 비생산적 시간/전일제근무시간

2,080 − 208 = 1,872 생산적 시간/전일제근무시간

방법 2: 유급근무시간/전일제근무시간을 생산적 시간의 비율/전일제근무시간과 곱하기

예시: 생산적 시간 = 90%/전일제근무시간

(총 2,080시간에서 1,872의 생산적 시간 = 90%)

2,080 × 0.09 = 1,872 생산적 시간/전일제근무시간

총 전일제근무시간 계산

필요한 환자케어시간	÷	전일제근무시간 중 생산적 시간	=	총 필요한 전일제근무시간
82,420	÷	1,872	=	44시간의 전일제근무시간

* 전일제근무시간 기준

별수당, 임금인상, 혜택 등이 있다(Finkler, Jones, & Kovner 2013). 차등임금과 특별수당은 저녁근무나 야간근무, 휴일근무 등 특정 시간에 근무한 것에 대한 추가적인 대가이다. 혜택에는 건강 및 생명보험, 사회보장지급금, 퇴직연금 등이 포함된다. 혜택은 보통 전일제근로자가 받는 급여의 20~30% 범위 내의 금액이다. 즉, 인건비의 1/3 가량이 혜택 항목으로 쓰이기 때문에 전일제 환산기준을 추가할 때 이 부분을 신중히 검토해야 한다.

공급 및 비용예산은 흔히 인력외 서비스(other-than-personnel services, OTPS) 비용예산으로 불리기도 한다.

연습 10-13

전일제근무시간 대비 생산적 시간의 비율이 80%라면, 전일제근무시간 대비 근무시간 또는 생산적 시간의 비율은 얼마인가? 총 환자케어시간이 82,420시간이라면, 전일제근무시간은 얼마나 필요한가?

인력외 서비스 비용예산에는 의료용품, 사무용품, 소형장비, 책, 저널 등 일상적으로 병동에서 사용되는 다양한 물품이 포함된다. 또한 오리엔테이션, 교육, 여행에 필요한 비용도 이 예산에 속한다. 공급 및 비용예산을 계산하는 방법은 다양하지만, 일반적으로 전년도 지출내역이 기준점이 된다. 이 기준점은 예상되는 환자 수를 비롯해 오리엔테이션과 교육비용 지출을 증가시키는 예상가능한 직원의 이직 등 비용에 영향을 미칠 것으로 예상되는 특정한 상황에 따라 조정된다. 비율인자 또한 인플레이션을 감안해 조정된다.

운영예산을 이루는 마지막 요소는 세입예산이다. 세입예산은 조직에서 환자케어를 제공한 대가로 거두어들일 수입의 예상치이다. 관례적으로, 간호사는 세입예산을 책정하는 데 있어서 직접적으로 관여해오지 않았다. 그러나 최근에 이러한 관습이 변하고 있다. 대부분의 병원에서 세입예산은 재무과에서 결정해 간호관리자에게 알린다. 세입 예상치는 환자의 재원일수당 소요되는 가격에 따라 계산된다. 환자의 수와 유형[사례구성(case mix)과 지불자구성(payer mix) 등] 상환재원에 대한 데이터는 모든 보건의료 기관에서 세입을 예상하기 위해 필요로 하는 자료이다. 간호관리자가 세입예산 책정 과정에 참여하지 않는다 하더라도, 조직의 수입기반에 대해 알고 있는 것은 좋은 의사결정을 내리는 데 있어서 필수적인 요소이다.

자본예산

자본예산(capital expenditure budget)은 장비, 기계실 등 주요한 자산 품목의 구매와 관련된 지출이다. 자본지출이 이루어지는 장비는 유효 수명이 1년 이상이어야 하며 명시된 비용 수준을 초과해야 한다. 보건의료 조직의 자산 품목에서 최소한으로 요구되는 비용은 보통 3백~1천달러 선이지만, 이보다 더 많은 비용을 책정하는 조직도 있다. 최소 비용에 못 미칠 경우에는 통상적인 운영비용으로 간주된다.

자본지출은 금액이 크기 때문에 구매가 이루어지는 연도에 환자에게 제공되는 간호비용이 지나치게 많아 보일 수 있다는 점에서 운영비용과는 별개로 운용된다. 자본지출을 분석하려면 먼저 자산 품목의 가치가 절하되어야 한다. 매년 장비의 유효수명과 관련된 비용의 일부는 운영예산 지출로 할당되어야 한다는 것이다. 이에 따라 자본지출은 수익에서 삭감되며 결과적으로 이윤에 영향을 미친다.

일반적으로 조직은 매년 일정 금액을 자본지출로 떼어놓는다. 그러나 한정된 자원에 대한 경쟁이 심한 편이기 때문에 그와 관련된 근거가 충분한 증거로 뒷받침되어야 한다. 자본지출 예산책정에 대한 근거는 기타 비즈니스 케어 원칙을 통해 마련되어야 하며, 최소 예측사용량, 이중 또는 교체 서비스, 안전에 대한 고려, 공간, 인력, 건물개조의 필요성, 운영수익 및 지출에 미치는 영향, 전략적 계획에 공헌하는 바 등을 반영해야 한다.

현금예산

현금예산(cash budget)은 월별 현금영수증과 현금지출에 대한 운영계획을 일컫는다. 조직의 생존은 제때 요금을 지불할 수 있는가에 달려 있다. 조직은 이윤을 창출함과 동시에 현금 부족에 시달릴 수 있다. 사실상 급증하는 여론 등 수익성 있는 트렌드를 따라가다 보면, 단기간에 지출이 증가하게 되어 현금부족 사태를 낳을 수도 있다. 대규모의 자본지출 또한 일시적인 현금고갈 위기를 초래할 수 있으므로 전략적인 방식으로 천천히 진행되어야 한다. 현금은 조직의 생명을 유지하는 혈액과 같기 때문에, 현금예산은 운영예산과 자본예산만큼이나 중요하다.

대규모 조직에서는 재무 책임자가 현금예산을 준비한다. 현금예산에 대해 이해하고 있으면, 간호관리자는 (1) 예산으로 책정된 지출이라 하더라도 언제 지출억제를 해야 하는지, (2) 예산으로 책정된 항목이 필요한 시기를 신중히 예측하는 것이 왜 중요한지 분별하는 데 있어서 도움을 얻을 수 있다.

예산책정과정

예산책정과정의 단계는 대부분의 보건의료조직에서 유사하게 나타난다. 그러나 예산책정 시기나 예산계획, 관리자와 근로자의 참여수준 정도는 조직마다 상이하다. 예산책정은 해마다 각 조직의 회계연도에 따라 이루어진다. 회계연도는 재무상의 목적으로 존재하는 것으로, 달력상의 어느 시점이든 그 시작점이 될 수 있다. '2015년 회계연도 6월 30일'과 같은 일부 재무보고서의 제목은 회계연도가 끝나는 시점에 해당 보고서가 작성되었음을 알려준다.

예산책정과정에서의 주요 단계는 정보수집 및 계획, 단위별 예산수립, 현금예산수립, 협상 및 수정, 피드백을 활용해 예산결과를 관리하고 향후 계획 개선하기로 구성된다(Finkler & McHuch, 2007). 예산집행과정 진행과 관련해 구체적인 날짜가 기입된 일정표는 각 조직에서 작성한다. 일정표의 시기는 3~9월 사이의 어느 시점으로든 설정할 수 있다. 예산책정에 컴퓨터를 사용하는 관행은 널리 퍼져 있으며, 많은 조직에서 시간을 단축해주는 효과를 내고 있다. 박스 10-6은 예산책정과정을 개략적으로 보여준다.

정보수집과 계획 단계는 간호관리자들에게 개별 예산수립에 필수적인 데이터를 제공해준다. 이 단계에서는 먼저 조직이 전체 지역사회에서 차지하는 입지를 이해할 수 있도록 도와주는 환경평가를 시행한다. 환경평가 요소에는 지역사회인구의 변화하는 보건의료 수요, 인플레이션과 실업률과 같은 영향력 있는 경제적 요인, 상환방법의 차이, 환자의 만족도 등이 포함된다.

그 다음으로는 조직이 갖고 있는 미션과 환경평

박스 10-6 예산책정과정의 개요

1. 정보수집 및 계획
   - 환경평가
   - 미션, 목표, 목적
   - 프로그램 우선순위
   - 재무상의 목적
   - 가정(직원봉급인상, 인플레이션, 예산액)
2. 단위 및 부서별 예산수립
   - 운영예산
   - 자본예산
3. 현금예산수립
4. 협상 및 수정
5. 평가
   - 변동 분석
   - 핵심성과보고서

출처: Finkler, S.A., Kovner, C. T., & Jones, C. (2007). 간호관리자와 임원진을 위한 재무관리(3rd ed.). St. Louis: Saunders.

가 분석에 비추어 장기적 목표 및 목적을 재평가한다. 이 작업은 모든 관리자로 하여금 개별 단위에 대한 예산책정과정을 전체 조직과의 관련성을 통해 바라볼 수 있도록 해준다. 그리고 이 시점에 각종 프로그램에 대한 우선순위를 매김으로써 조직이 중장기 목표를 성취하는 데 가장 큰 도움을 줄 수 있는 프로그램에 자원을 할당한다.

이렇게 해서 구체적이고 측정가능한 목적이 수립되고 나면, 그 목적에 따라 예산을 책정한다. 재무상의 목적으로는 지출증가를 제한하거나 인력관리비용을 특정 비율만큼 감축하는 것 등이 있을 수 있다. 간호관리자는 자신이 관리하는 단위의 운영목적을 전체 조직의 다른 영역과 협력할 수 있는 방향으로 설정한다. 이러한 작업을 통해 각 단위 또는 부서는 운영활동에서의 변화가 자신에게 어떤 영향을 미칠지 이해할 수 있게 된다. 가령, 일부 선택된 환자들을 위해 케어매니저와 환자용 진료계획표를 활용한다면 특정 단위에는 어떤 영향이 가해질 것인지 알 수 있다. 단위 수준의 목적을 수립하는 것도 직접적인 서비스를 제공하는 전문간호사가 해당 단위의 향후 발전방향을 설정할 수 있다는 점에서 좋은 방법이다.

특정 조직 및 단위 수준의 운영목적과 더불어, 관리자는 예산책정과정을 뒷받침하는 전 조직 차원의 가정을 내릴 수 있어야 한다. 급여인상, 인플레이션 인자, 차기 회기연도의 예상 예산액과 관련해 명시적인 추정치를 생산하는 것이 중요하다는 의미이다. 이러한 정보를 갖고 있으면 간호관리자는 자신이 관리하는 단위에서 활용할 운영예산 및 자본예산을 수립할 수 있다. 운영예산과 자본예산은 상호 영향을 미치는 관계에 있기 때문에 예산수립이 대개 동시에 이루어진다. 가령 새로운 감시 시스템을 구매하면, 사용되고 있는 공급품과 인력충원, 직원훈련에도 영향이 가해질 수 있다.

현금예산 수립은 단위와 부서별 운영예산 및 자본예산이 수립된 이후에 이루어진다. 그 다음으로는 본격적으로 협상과 수정 단계가 시작된다. 하나의 예산에서 변동이 생기면 대체로 다른 예산도 수정되어야 하기 때문에 복잡한 단계라 할 수 있다. 기존 예산안을 지키고 협상하는 방법은 간호관리자가 습득해야 할 중요한 기술이다. 성공적으로 예산 협상을 해낸 간호관리자는 비용이 어떻게 할당되는지 인지하고 있으며, 각 예산 항목에 포함되어 있는 재원이 무엇인지 어려움 없이 말할 수 있다. 특정 재원을 보유하고 있지 않은 상황이 환자나 간호사, 조직에 어떤 결과를 가져올지 그 영향을 분명하고 명확하게 설명할 수도 있다.

연습 10-14

간호관리자를 상대로 인터뷰를 진행할 수 있다면, 예산책정과정을 복기해볼 것을 요청해본다. 예산 일정, 운영목적, 조직에서 추정한 내용에 대해 구체적으로 물어본다. 간호관리자와 간호사가 예산책정과정의 각 단계에 관여한 정도는 어느 정도였는가? 예산업무편람은 존재하는가?

예산책정과정의 마지막 단계이자 계속해서 진행되는 단계는 예산관리의 통제기능과 관련되어 있다. 이 단계에서는 정기적으로 피드백이 주어지기 때문에 조직차원의 활동이 효율적인 운영을 유지할 수 있는 방향으로 조정될 수 있다. 변동 분석(variance analysis)은 이 단계에서 활용되는 주요한 통제수단이다. 변동(variance)은 예산액과 실제 사용액 사이의 차이를 의미한다. 지출 부문에서 우호적 또는 긍정적인 변수는 예산액이 실제 사용액보다 큰 경우를 의미한다. 비우호적 또는 부정적인 변수는 예산액이 실제 사용량보다 적은 경우를 의미한다. 긍정적 변수와 부정적 변수는 심도 있는 조사를 진행하지 않고 좋다 혹은 나쁘다는 식으로 해석할 수 없다. 예컨대, 예산으로 책정된 것보다 더 적은 공급품이 사용되었다면, 긍정적 변수가 나타나고 해당 단위에서는 비용을 절감할 수 있을 것이다. 만일 그 공급품이 효율적으로 사용되었고 환자의 진료결과가 같은 수준으로 유지되거나 향상되었다면, 이는 긍정적인 상황으로 볼 수 있을 것이다. 그러나 공급품을 더 적게 사용하거나 보다 저렴한 공급품을 사용한 결과, 환자의 진료결과가 악화된 것이라면 문제는 달라진다. 또한 긍정적 변수는 정확히 동일한 양의 공급품이 사용되었지만 환자의 수 자체가 예산으로 책정된 수준보다 적어서 발생한 결과일 수도 있다. 일부 조직에서는 관리자가 변수정보를 더욱 잘 해석하고 사용할 수 있도록 환자 수에 해당하는 변수를 자동으로 계산해주는 변동예산을 활용하기도 한다.

연습 10-15

표 10-3을 살펴보고 당월의 주요 예산변수가 무엇인지 파악해본다. 우호적인 변수인가, 비우호적인 변수인가? 해당 변수를 설명하는 데 있어서 도움이 될만한 추가정보에는 무엇이 있는가? 각 변수를 이끌어낸 잠재적 요인에는 무엇이 있을까? 당신이 파악해 낸 요인은 간호관리자에 의해 통제될 수 있는가? 그렇다면 혹은 그렇지 않다면 그 이유는 무엇인가? 지출 부문에서의 우호적인 변수는 항상 바람직하다고 볼 수 있는가? 그렇다면 혹은 그렇지 않다면 그 이유는 무엇인가?

단위수준의 예산관리하기

단위수준의 예산은 어떻게 관리되는가? 간호관리자에게는 최소한 운영예산에서 인사, 공급, 지출과 관련된 부분의 재정목표를 달성할 책임이 있다. 일반적으로 간호관리자는 월별운영보고서(표 10-3)를 전달받아 5%를 초과하는 예산변동의 근본원인을 조사하고 설명한다. 예산변동을 초래할 수 있는 주요 원인으로는 환자의 수, 환자의 중증도, 직원의 휴가 및 시간적 혜택, 질병, 오리엔테이션, 직원회의, 워크숍, 근로자 구성비, 급여, 인력충원수준 등이 있다. 예산변동 사항을 정확하게 해석하려면, 간호관리자는 환자 수, 중증도, 재원기간, 급여명세서, 단위별 생산성 보고서에 대한 신뢰성 있는 데이터를 갖고 있어야 한다.

간호관리자는 예산변동을 초래할 수 있는 요인 중 일부는 통제할 수 있지만, 이를 전부 다 통제할 수는 없다. 예산변동 요인을 파악하고 난 후 간호관리자가 그것을 통제할 수 있다면, 해당 변동이 발생하지 못하도록 사전 예방조치가 취해져야 한다. 그러나 지출을 늘릴 수 있는 통제불가능한 변수에 대해서도 간호관리자는 조치를 취해야 한다. 예를 들어, 신기술의 사용으로 공급품의 비용이 급증할 경우, 간호관리자는 예산을 삭감할 수 있는 다른 부문을 찾아보아야 한다. 예산변동을 분석함으로써 확보한 정보는 추후에 이루어질 예산편성과 경영활동에도 쓰일 수 있다.

또한 간호관리자는 자신이 관리하는 단위의 생산성을 감시해야 한다. 생산성(productivity)이란 투입 대비 산출 비율을 의미한다. 즉, '생산성=산출/투입'의 공식이 성립한다. 간호 업무에서 산출되는 것은 간호서비스로 간호시간, 가정방문횟수 등으로 측정된다. 한편, 투입되는 것은 근무시간과 공급품 등 서비스 제공에 사용되는 재원을 가리킨다. 투입을 줄이거나 산출을 늘리는 것만으로도 생산성은 증가할 수 있다. 병원은 대체로 환자 재원일수당 케어시간(hours per patient day, HPPD)를 생산성을 측정하는 지표로 활용한다. 가령, 중환자실에서 이루어지는 표준적인 케어행위에 들어가는 HPPD는 12시간으로, 하루에 30명의 환자를 케어해야 하는 경우에는 HPPD가 360시간이 된다. 320시간의 간호시간이 제공될 경우, 생산성 비율은 113%(360/320=1.13)가 된다. 즉, 생산성이 증대되었거나 필요한 케어가 제공되지 않은 것이다. 케어와 관련된 생산성을 측정하려면 품질이라는 요소도 고려해야 한다. 가정치료 환경에서는 각 공인간호사의 하루당 가정방문 횟수가 생산성 측정 지표가 된다. 만일 주 평균 방문횟수가 5번으로 설정되었는데 하루당 방문횟수가 4.8번으로 나타나면 생산성은 떨어지게 된다. 생산성의 변동 요인은 본질적으로 우호적이거나 비우호적이거나 하지 않기 때문에 생산성 결과를 보고 어떤 판단을 내리기 이전에 조사하고 해명하는 작업을 거쳐야 한다. 예를 들어, 어떤 변동(하루당 4.8번의 방문횟수)의 원인을 해명할 경우, 환자의 필요에 따라 보통 한번 방문하는 데 드는 시간이 평소보다 2배가량 걸리는 바람에 간호사가 하루당 5번 가정방문이라는 표준을 지킬 수 없었다는 사실을 고려해야 한다. 한 환자에 대해 추가적으로 소요된 시간은 생산적인 것이지만 이러한 생산성 지표(하루당 방문횟수)로는 그 생산성을 충분히 계산할 수 없다.

비록 직접간호 업무를 수행하는 간호사에게 예산에 대한 직접적인 책임이 있는 것은 아니지만, 기대되는 수준의 예산을 집행하는 일에 있어서 중요한 역할을 수행한다. 많은 간호관리자는 일상적으로 전체 팀원과 예산 및 예산감시 활동을 함께

표 10-3 한 지역 간호센터의 이윤과 손실을 보여주는 손익계산서: 2010년 3월 31일

당월				연 누계		
예산	실제비용	변동	수익	예산	실제비용	변동
환자 수익						
21,500	22,050	550	보험금	64,500	66,150	1,650
1,500	1,550	50	기부금	4,500	4,750	250
23,000	23,600	600	순 환자수익	69,000	70,900	1900
환자외 수익						
5,000	5,000	0	보조금(#138-FG)	15,000	15,000	0
500	500	0	임대료 수입	1,500	1,500	0
5,500	5,500	0	순 환자 외 수익	16,500	16,500	0
28,500	29,100	600	순 세입	85,500	87,400	1,900
지출						
인사급여 예산						
7,750	8,500	(750)	관리직/전문직	23,250	24,400	(1,150)
2,000	1,800	200	사무직/기술직	6,000	5,800	200
9,750	10,300	(550)	순 봉급 및 임금	29,250	30,200	(950)
1,200	1,400	(200)	혜택	3,600	4,000	(400)
10,950	11,700	(750)	순 급여액	32,850	34,200	(1,350)
비인사급여 예산						
2,500	2,500	0	사무실 운영 지출	7,500	7,500	0
2,000	2,100	(100)	공급품 및 자재	3,000	3,050	(50)
300	450	(150)	경비	900	450	450
4,800	5,050	(250)	순 비급여액	11,400	11,000	400
15,750	16,750	(1,000)	순 지출액	44,250	45,200	(950)
수익 초과/미달 지출						
3750	3,350	(400)	순 이익	11,250	11,800	550

수행하면 고품질의 환자간호 서비스 제공이라는 미션과 비용 사이의 관계를 더 잘 인식하게 된다는 사실을 발견하였다. 팀원들이 비용 및 효용과 관련된 데이터에 접근할 수 있게 되면, 그들은 예산의 패턴을 파악하고 직원과 환자 모두에게 적절하고 비용효율적인 방법들을 선택하는 과정에도 참여할 수 있게 된다. 서로 협력하여 일해야 하는 관리자와 직원이 비용 대 케어라는 사안이 해결해야 할 문제라기보다 다루어야 할 딜레마라고 이해한다면, 혁신적이고 비용효율적인 간호업무를 통해 환자와 간호사, 조직 모두에게 긍정적인 결과를 산출해낼 수 있을 것이다.

결론

비용관리와 예산에 대한 이해는 직급과 무관하게 조직 내 모든 간호사가 알고 있어야 할 중요한 정보이다. 최근 '가치'를 강조하는 추세는 비용이 무엇이며 비용을 통제하는 방법이 무엇인지 아는 것의 중요성을 일깨워주고 있다. 예산의 기초를 이해하게 되면, 조직 내의 모든 간호인력은 케어와 관련된 정책의 경제적 중요성에 대해 의견을 밝힐 수 있게 될 것이다. 간호사가 가치기여(value contribution)에 미치는 지배적인 영향력에 대한 고려를 바탕으로, 케어를 제공함에 있어서 적시에 비용을 청구하는 등의 조치를 취하는 행위는 적절한 자원분배 보장과 같은 관리자의 업무나 환자 수나 서비스 제공에서의 변화를 미리 예측하는 임원진의 역할만큼 중요하다. 가치제안(value proposition)을 더욱 발전시키고자 한다면, 전체 팀원과의 협력작업이 갖는 중요성은 아무리 강조해도 지나치지 않다. 계획한 내용은 최종 결과에 지대한 영향을 미치며, 이에 따라 조직에서 간호업무가 긍정적인 전망을 갖게 될지 제한적인 전망을 갖게 될지 결정될 것이다.

해결방안

나는 우리 병원의 입원환자 수 감소와 지불방식의 변화에 대한 이유를 파악하는 것부터 시작하였다. 그 결과, 병원에서 가장 많은 환자를 받는 의사가 자신의 환자를 경쟁 병원에 입원시키고 있었다는 사실을 알게 되었다. 나는 그를 만나 어떠한 이유로 입원현황이 바뀌게 된 것인지 확인해보고자 하였다. 그의 환자는 대부분 지역산업에 종사하고 있었고, 그에 따라 새로이 개혁의료보험(Reform Health Insurance, RHI)으로부터 의료공급을 받고 있었다. 템페스트 보건의료센터(THCS) 측에서는 최근 우리 병원과 개혁의료보험 사이의 계약을 중단한 상태였다. 그 의사를 찾았던 환자들은 경쟁병원에 자신이 갖고 있는 의료보험으로 혜택을 받으면서 입원할 수 있게 해달라고 요청하고 있었다.

환자케어에 대한 질을 떨어뜨리지 않으면서 인건비를 감축하려는 노력의 일환으로, 나는 환자의 수와 중증도에 적합한 인력충원에 열중하였다. 환자 수가 적은 시기가 되면 시간적 여유가 생긴 직원들은 더 많은 인력을 필요로 하는 다른 의료지원서비스 병동으로 옮겨갔다. 마찬가지로, 환자 수가 늘어난 시기가 되면 시간적 여유가 있는 다른 병동의 간호사가 우리 병동으로 넘어왔다.

병원의 정식간호사위원회는 초과근무를 줄이기 위한 방안을 도입했다. 초과근무를 하게 되는 원인의 대부분은 근무시간 막바지에 해야 하는 차트작업 때문이었다. 초과근무 축소 방안은 팀워크를 향상시키고 근무시간 종료에 임박해서 진행하는 차트작업을 줄이기 위해 함께 작업을 처리하도록 하는 내용이었다.

THCS에서 개혁의료보험과 새롭게 계약을 체결함에 따라 환자 수는 증가하였다. 병동을 오가며 일하는 직원들에게는 더욱 힘겨운 상황이 된 것이다. 간호사는 자신의 '서식' 병동에서 일하는 것을 선호하지만, 다른 병동으로 옮겨간다 해도 근무시간이 줄어들지 않는 것에 대해서는 긍정적으로 생각하고 있다. 초과근무와 관련해 직원들이 주도적으로 이끌어온 이러한 방안은 우리 병원에서 가장 성공적인 결과를 낳았다. 그 어떤 간호사도 초과근무를 하지 않게 만들겠다는 노력에 힘입어, 간호사들은 자신의 근무시간 내에 차트작업을 함께 진행하는 등 서로 협력하고 소통하고 도와주고 있다. 이를 통해 병원의 재무성과도 개선되었으며, 끈끈한 팀워크 정신을 통해 직원들의 몰입도도 향상되었다. 간호리더십과 의료진과의 협력, 일선 직원의 혁신적인 변화추진을 바탕으로 한 협력 덕분에, 우리 병원은 한 번도 감원조치를 시행하지 않았으며, 재무성과가 예산편성보다 좋은 결과를 보여주고 있다.

– Marcus Johnson

이러한 해결방안이 당신에게 적절한 접근법인가?
그 이유는 무엇인가?

근거

Anderson과 Shelton(2006)은 두 병원을 합병하고 동일한 간호부 스케쥴을 활용한 경험을 소개하고 있다. 한 병원에서는 직원배치에 따른 시스템을 운영했고, 다른 병원은 업무량과 경영의사결정에 따른 시스템을 운영하였다. 이러한 시스템은 조직 내 모든 직원의 의사결정에 영향을 미칠 수 있기 때문에 직원과 임원진은 시스템과 관련된 모든 내용에 대해 교육받았다. 이 시스템을 지속적으로 활용하면서 생산된 데이터를 통해 비용센터에서는 전체 전일제근로자, 환자 재원일수당 케어시간, 초과근무, 업무시간 등에 대해 더 자세히 연구할 수 있게 되었다. 이러한 데이터 모음은 전 직급의 관리자가 일정을 관리하고 전반적인 노무관리를 수행하는 데 있어서 상당한 가치를 지니는 것으로 나타났다. 최근에는 이 시스템에 새로운 도구가 추가되어 직원들의 근무조 선택을 자동화하였다. 이러한 전산시스템을 통해 관리자들은 6주치의 근무조를 사전에 게시하고, 간호사는 편리하게 추가 근무조를 선택할 수 있게 되었다. 직원들이 자신의 근무일정을 관리할 수 있는 권한을 더 얻게 되면서, 직원만족도 또한 높아졌다. 부서단위 일정관리 시스템을 최대한 활용하는 것은 간호인력 채용과 직원유지 상황을 개선하는 것과 관련되어 있었다. 간호인력 결원율은 14%에서 3%로 감소하였으며, 간호사 이직률은 5%에서 4%로 감소하였다.

체크리스트

재무적 사고는 비용효율적인 간호업무의 핵심이자 모든 간호사가 갖추어야 할 능력이다. 간호사는 자신이 제공하는 서비스가 환자에게 어떤 가치를 줄 수 있는지 반드시 파악하고 있어야 한다. 가치 있는 서비스는 품질이 좋고, 의료서비스 결과에 긍정적인 영향을 미치며, 비용을 최소화한다.

이윤을 구성하는 요소가 무엇이며, 조직이 생존하는 데 이윤창출이 왜 필수적인지를 이해하는 것은 재무적 사고의 기본이다. 운영예산, 자본예산, 현금예산에 포함되는 항목이 무엇인지, 각 예산이 서로 어떤 연관성을 갖는지, 각 예산은 어떻게 편성되고 감시되고 통제되는지를 아는 것 또한 중요하다. 비용효율적인 간호업무를 수행하려면, 반드시 재무 관련 의사결정이 지니는 윤리적인 함의와 비용-케어 사이의 딜레마에 대한 종합적인 관리를 고려해야 한다.

- 의료비용 증가 요인은 무엇인가?
- 보건의료 재원조달은 어떻게 조달되는가?
- 보건의료 상환제도
- 변화하는 보건의료분야의 경제적 환경
- 변화된 환경에서 간호업무가 갖는 의미는?
- 이윤은 왜 필요한가?
- 비용효율적인 간호업무
  - 재정적 건전성 유지에 필요한 요소 이해하기
  - 비용과 상환제도 이해하기
  - 적시에 의료서비스 요금 청구하기
  - 시간을 효율적으로 사용하기
  - 진료비용에 대해 환자와 논의하기
  - 신기술의 비용효율성 평가하기
  - 간호자원을 효율적으로 예측하고 활용하기
  - 연구를 통해 표준간호행위 평가하기
- 예산
- 예산의 유형
  - 운영예산
  - 자본예산
  - 현금예산
- 예산책정과정
- 단위수준의 예산관리하기

인력배치와 스케줄링을 위한 조언

- 조직 내에서 이루어지는 주요 변화와 그것이 조직 예산에 어떤 영향을 미치는지 알아본다.
- 케어를 제공할 때 활용하는 물품과 필요를 충족시켜주는 것과 관련해 권장사항을 제시할 때 흔히 간과되는 측면에 대해 분석해본다.
- 의료서비스를 제공받는 동안 각 환자가 가장 도움이 되었다고 느낄만한 것이 무엇일지 평가해본다.
- 환자 또는 조직에 비용을 초래하는 행동이 무엇인지 판단한다.
- 환자의 중증도와 환자 수에서의 변화가 인력충원 조건과 단위별 예산에 미치는 영향에 대해 이해한다.
- 변화는 어떻게 일어나며 문서 시스템이 청구서 발부에 어떤 영향을 미치는지 알아본다.
- 예상 퇴원일과 퇴원계획을 숙지하고, 입원 시점에 환자와 환자가족과 함께 계획 구상해본다.
- 비용-케어라는 양 측면이 지니는 긍정적 측면과 부정적 측면을 신중히 검토해본다.

REFERENCES

Anderson, D. J., & Shelton, W. (2006). Clarify your financial picture with staff management tools. Nursing Management, 37(7), 49–51.

Bodenheimer, T., & Grumbach, K. (2009). Understanding health policy: A clinical approach (5th ed.). New York: McGraw-Hill.

Bower, K. A. (2013). Managing care: The crucial nursing-case management partnership. Nurse Leader, 10(6), 26–29.

Brooks, J. M., Titler, M. G., Ardery, G., & Herr, K. (2009). Effect of evidence-based acute pain management practices on inpatient costs. Health Services Research, 44(1), 245–263.

Centers for Medicare & Medicaid Services. (2011a). Hospital value-based purchasing program. Retrieved January 20, 2013, from, www.cms.gov/Outreach-and-Education/Medicare-Learning-Network-MLN/MLNProducts/downloads/Hospital_VBPurchasing_Fact_Sheet_ICN907664.pdf. Centers for Medicare & Medicaid Services (CMS). (2011b). National health expenditure projections 2011-2021. Retrieved January 20th 2013, from, www.cms.gov/Research-Statistics-Data-and-Systems/Statistics-Trends-and-Reports/NationalHealthExpendData/Downloads/Proj2011PDF.pdf.

Centers for Medicare & Medicaid Services. (2013). National health expenditures 2011 highlights. Retrieved January 21st 2013 from, http://cms.gov/Research-Statistics-Data-and-Systems/Statistics-Trends-and-Reports/NationalHealthExpendData/Downloads/highlights.pdf.

Finkler, S. A., Jones, C., & Kovner, C. T. (2007). Financial management for nurse managers and executives (4th ed.). St. Louis: Saunders.

Finkler, S. A., Jones, C. B., & Kovner, C. T. (2013). Financial management for nurse managers and executives (5th ed.). St. Louis, Missouri: Saunders.

Finkler, S. A., & McHugh, M. L. (2007). Budgeting concepts for nurse managers (4th ed.). St. Louis, Missouri: Saunders.

Healthy people 2020. (2011). Retrieved January 20, 2013, from, www.healthypeople.gov.

Kaiser Family Foundation. (2004). Prescription drug coverage for medicare beneficiaries: An overview of the medicare prescription drug, improvement, and modernization act of 2003. Retrieved on January 21, 2013, from, www.kff.org/medicare/upload/Prescription-Drug-Coverage-for-Medicare-Beneficiares-An-Overview-of-the-Medicare-Prescription-Drug-Improvement-Act-2003.pdf.

Kaiser Family Foundation. (2011). Kaiser Commission on medicaid and the uninsured. Retrieved January 20, 2013 from, www.kff.org/medicaid/upload/8165.pdf.

Koelling, T. M., Johnson, M. L., Cody, R. J., & Aaronson, K. D.(2005). Discharge education improves clinical outcomes in patients with chronic heart failure. Circulation, 111, 179–185.

Virkstis, K. L., Westheim, J., Boston-Fleischhauer, C., Matsui, P. N., & Jaggi, T. (2009). Safeguarding quality: Building the business case to prevent nursing-sensitive hospital-acquired conditions. The Journal of Nursing Administration, 39(7/8), 350–355.

SUGGESTED READINGS

BAiken, L. H. (2008). Economics of nursing. Policy, Politics & Nursing Practice, 9(2), 73–79.

Birmingham, S. E. (2010). Evidence-based staffing: The next step. Nurse Leader, 8(3), 24–26, 35.

Cleverley, W., Cleverley, J. O., & Song, P. H. (2010). Essentials of health care finance (7th ed.). Sudbury, MA: Jones & Bartlett Publishers.

Dunham-Taylor, J., & Pinczuk, J. Z. (2010). Financial management for nurse managers: Merging the heart with the dollar (2nd ed.). Boston, MA: Jones & Bartlett Publishers.

Finkler, S., Ward, D., & Calabrese, T. (2012). Accounting fundamentals for health care management (2nd ed.). Sudbury, MA: Jones & Bartlett Publishers.

Huber, D. (2010). Leadership & nursing care management (4th ed.). St. Louis: Saunders.

Kane, R. L., Shamliyan, T. A., Mueller, C., Duval, S., & Wilt, T. J. (2007). The association of registered nurse staffing levels and patient outcomes: Systematic review and meta-analysis. Medical Care, 45(12), 1195–1204.

Kovner, A. R., & Knickman, J. R. (2011). Health care delivery in the United States (10th ed.). New York: Springer Publishing Company.

Mark, B. A., & Harless, D. W. (2011). Adjusting for patient acuity in measurement of nurse staffing: Two approaches. Nursing Research, 60(2), 107–114.

Newbold, D. (2008). The production economics of nursing: A discussion paper. International Journal of Nursing Studies, 45, 120–128.

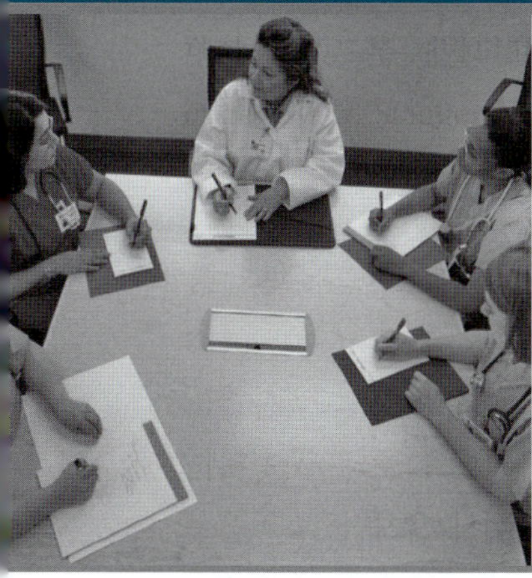

CHAPTER

11

간호전달전략

Care Delivery Strategies

이 장에서는 보건의료기관에서 활용하고 있는 간호전달모델에 대해 소개한다. 또한 사례방법, 기능적 간호, 팀간호, 일차간호, 일차간호의 혼합형태, 간호관리의 역사적인 발전과 구조가 제시되어 있다. 주로 각 간호전달모델과 관련된 핵심개념과 간호관리자 및 전문간호사의 역할이 갖는 장단점을 중심으로 논의한다. 또한 '병상케어변혁' 같은 차별화된 간호실무, 환자가 각 단계의 케어를 받는 데 도움을 줄 수 있는 전환관리모델 등 간호전달에 영향을 미치는 전략도 논의될 것이다.

학습성과

- 보건의료에서 활용되는 간호전달모델의 특징을 구별한다.
- 각 모델에서 간호관리자와 전문간호사의 역할을 판단한다.
- 간호를 전달하는 간호사의 역량 판단을 위한 간호실무차별화모델 및 그와 관련된 방법들을 요약한다.
- 특정 간호단위에서 간호를 제공할 경우 병상케어변혁에 미칠 수 있는 영향을 고려한다.
- 불필요한 재입원을 줄이기 위한 전환관리모델의 유효성을 평가한다.

핵심용어

- 간호관리(nursing care management)
- 간호사 네비게이터(nurse navigator)
- 간호전달모델(nursing care delivery model)
- 성과기준(outcome criteria)
- 기능적 간호모델(functional model of nursing)
- 기대되는 성과(expected outcomes)
- 마그넷 인증프로그램 (Magnet Recognition Program)
- 간호보조인력 [unlicensed assistive (or nursing) personnel]
- 변동(variances)
- 사례관리모델(case-management model)
- 사례관리자(case manager)
- 사례방법(case method)
- 상급간호사(advanced generalist)
- 시너지 모델(synergy model)
- 실무파트너십모델(practice partnership model)
- 일차간호(primary nursing)
- 일차간호사(primary nurse)
- 임상간호리더(clinical nurse leader)

- 전인간호(total patient care)
- 전환관리모델(transitional care models)
- 주임간호사(charge nurse)
- 스태프 믹스(staff mix)
- 차별화된 간호실무(differentiated nursing practice)
- 팀간호(team nursing)
- 표준진료지침(critical pathway)
- 환자중심케어(patient-focused care)
- 환자결과(patient outcomes)

도전

Jacqueline Ward, RN, BSN
Assistant Director of Nursing, Texas Children"s Hospital, Houston, Texas

새로 36개의 병상을 갖춘 혈액암 병동 주임간호사들은 36,000m^2 크기의 병동 배치나 디자인으로 인해 환자를 배치하는 데 어려움을 겪고 있었다. 또한 침상 사이의 거리로 인해, 간호인력이 지속적으로 업무를 수행하는 것에도 어려움이 있었다. 병동은 간호사의 도움을 요청하기에도 불편한 구조로 배치되어 있었다.

몇 달 동안 병동에 머물면서 직원들의 팀워크와 의사소통을 증진시킬만한 다양한 방법을 찾아보고자 한 결과, 이곳의 각종 문제들을 해결하려면 공식적인 절차가 필요하다는 사실을 분명히 알 수 있었다. 간호부원장으로서 나는 이 문제를 해결하기 위해 힘쓸 의무가 있었다. 그렇다면 업무에 도움이 될 수 있는 유용한 분석이나 학제적 자원은 무엇인가? 어떤 점을 고려해야 하는가?

당신이 이 간호사라면 어떻게 하겠는가?

도입

간호전달모델(nursing care delivery model)은 환자에게 케어를 제공하는 데 활용되는 방법이다. 간호는 일차적으로 수입원보다는 비용으로 간주되기 때문에, 의료기관에서는 간호전달 방식을 평가함으로써 비용을 절약하고자 한다. 이 장에서는 사례방법(전인간호), 기능적 간호, 팀간호, 일차간호 및 일차간호의 혼합 형태, 간호관리를 비롯하여 다양한 간호전달모델에 대해 논의한다. 또한 병상케어 변혁(Transforming Care at the Bedside, TCAB)과 전환관리모델(transitional care model)과 같은 차별화된 간호실무의 영향에 대해서도 다룬다.

각 간호전달모델은 장단점을 모두 지니고 있으며, 하나의 이상적인 모델은 존재하지 않는다. 어떤 조직에서든지 관리자는 간호전달모델을 선택할 때 조직의 목표와 병동의 목적, 환자 수, 인력 가용성, 예산 등을 고려해야 한다. 흔히 활용되는 간호전달모델을 역사적으로 개괄해보는 이유는 간호전달 방법의 복잡성을 보여주기 위해서이다. 이러한 역사적 검토는 각 방법이 여전히 광범위한 보건의료기관에서 활용되고 있다는 점에서 중요하기도 하다. 또한 각 모델은 새롭고 혁신적인 간호전달모델의 토대가 되어주기도 한다.

사례방법(전인간호)

사례방법(case method)의 전제는 간호사 한 명이 자신의 전체 근무시간 동안 한 명의 환자에게 전인간호를 제공한다는 것이다. 이 방법은 환자들이 가정에서 전인간호를 받았던 나이팅게일 시대에 활용되었다. 오늘날 전인간호(total patient care)는 한 명의 간호사가 한두 명의 중증환자에게 전적인 케어를 제공하는 중환자케어 상황에서 주로 이루어지고 있다. 지도간호사는 학생들이 간호실습을 할 때 대체로 이 방법을 활용하게 한다. 전인간호의 방법에는 여러 가지 변형이 존재하는데, 이 장의 후반부에 제시되어 있는 다른 간호전달방법을 검토해보고 나면 그들 간의 유사성을 발견해 낼 수 있을 것이다.

모델 분석

사례방법 모델의 장점 중 하나는 8시간 또는 12시간의 근무시간 동안, 보건의료제공자와 지속적으로 소통하고 치료계획을 수립해야 할 의무가 있는 한 명의 간호사가 한 명의 환자에게 지속적인 케어를 제공한다는 점에 있다. 간호사와 환자, 환자의 가족은 대개 서로를 신뢰하며 특정 목표를 바라보며 협력할 수 있다. 간호사가 자신의 근무시간 동안 해당 환자 곁에 계속해서 머물기 때문에 환자 상태의 미묘한 변화를 감지하는 것도 가능하다(그림 11-1). 보통 치료계획은 환자중심적이고 포괄적이며 지속적 · 총체적인 성격을 띤다. 간호사가 업무지향적인 간호를 제공하고자 할 경우, 이는 총체적인 치료라는 부분에 반하게 된다(Tiedeman & Lookinland, 2004). 한편, 이러한 사례방법모델은 이 장의 후반부에 소개될 간호관리 방법과 다르므로 혼동하지 않도록 주의해야 한다.

오늘날 고가의 보건의료 경제환경에서 공인간호사가 제공하는 전인간호는 더욱 많은 비용을 필요로 한다. 그렇다면 20~30명 정도 되는 병동 전체를 대상으로 간호를 제공해야 하는 고도로 숙련되고 상당한 지식을 갖추고 있는 전문간호사에게 케어를 받는 것은 현실적인가? 간호인력이 부족한 상황이라면, 전인간호 방법을 활용하는 데 필요한 자원이나 간호인력도 충분하지 않을 것이다.

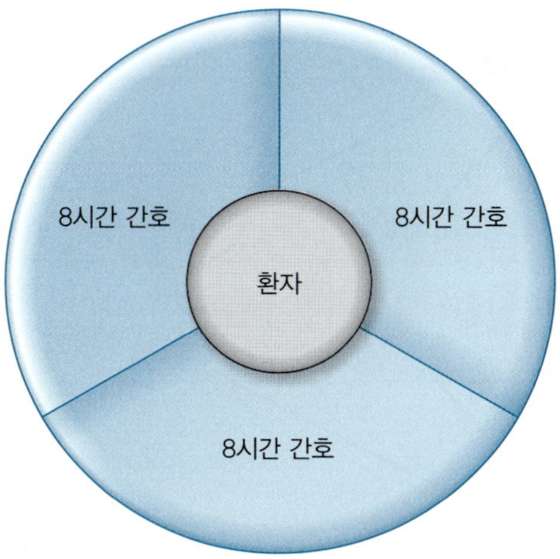

그림 11-1 8시간 근무조로 구성된 사례방법 간호전달체계

간호관리자의 역할

간호전달방법을 활용할 때 간호관리자는 반드시 그에 수반되는 비용을 고려해야 한다. 간호관리자는 목표로 하는 결과를 고려하여, 공인간호사를 투입할 때 드는 비용과 실무간호사[licensed practical nurses(LPNs), licensed vocational nursess(LVNs)], 간호보조인력[unlicensed assistive(or nursing) personnels, UAPs]을 투입할 때 드는 비용을 비교해보아야 한다. 간호보조인력은 면허를 갖고 있지 않은 보건의료제공자이다. 이들은 여러 보건의료기관에서 기술자 또는 간호사 보조(nurse aides), 간호조무사(certified nursing assistant)로 불릴 때도 있다. 환자가 24시간 간호를 필요로 할 경우, 간호관리자는 해당 환자에게 공인간호사의 간호를 제공할지 또는 공인간호사의 관리 하에 실무간호사, 간호보조인력이 간호를 제공할지 결정해야 한다.

전문간호사의 역할

사례방법 간호전달체계에서는 전문간호사인 공인간호사가 지정 근무시간 동안 환자집단에 총체적인 간호를 제공한다. 간호의 물리적 · 감정적 · 기술적 측면은 배정받은 각 간호사가 책임져야 한다. 사례방법 모델은 호스피스나 중환자실에 있는 환자를 치료해야 하는 경우처럼, 간호사로부터 적극적인 증상관리를 받아야 하는 복합질환 환자 치료 상황에 특히 유용하다. 이 모델에서는 업무를 배정받은 간호사가 개인위생 관리처럼 비교적 덜 복잡한 케어뿐만 아니라 평가와 환자 및 환자가족 교육처럼 복잡한 유형의 케어까지 포함하여 환자에게 전인간호를 제공해야 한다. 간호업무의 어떤 부분도 다른 간호사에게 위임할 수 없기 때문에 결과적으로 다른 사람의 감독을 받지 않아도 된다는 점에서 일부 간호사는 이 모델에 만족스러워한다(Tiedeman & Lookinland, 2004).

> **연습 11-1**
> 최근 당신은 등록 환자에게 24시간 간호를 제공하는 가정방문의료센터에 일자리를 구하였다. 당신에게 배정된 환자는 낮에는 공인간호사에게, 저녁에는 실무간호사에게, 밤에는 간호조무사에게 간호를 받고 있었다. 그리고 당신은 공인간호사로서 낮 근무조에 배치되었다. 그런데 환자의 상태가 호전되고 있는 것 같지가 않다. 그래서 당신은 저녁과 밤 시간대에 근무를 서는 다른 간호사가 환자의 상태 변화를 제대로 보고하고 있는 것인지 의문을 품게 되었다. 이때, 당신의 의심이 합리적인지 확인하기 위해 해볼 수 있는 평가에는 무엇이 있는가? 인력배치상의 변화를 정당화할 수 있는 방법에는 무엇이 있는가? 간호관리자에게는 어떤 건의사항을 제시할 것이며, 그 이유는 무엇인가?

기능적 간호

기능적 간호모델은 미국에서 간호인력이 심각하게 부족했던 제2차 세계대전에 주목받기 시작했다. 당시에는 군인을 치료하기 위해 많은 간호사들이 입대를 택했다. 그리고 환자들에게 가정치료를 제공하기 위해, 병원에서는 실무간호사, 간호보조인력의 수를 늘리기 시작했다.

기능적 간호모델(functional model of nursing)은 유면허 및 무면허 간호인력이 대규모의 환자를 위해 특정 업무를 수행하는 방식으로 케어를 제공하는 방법이다. 이때 간호인력이 수행하는 업무는 부분적으로 각 의료서비스 공급자가 지정한 업무 영역에 따라 결정된다. 예컨대, 간호사는 모든 종류의 평가업무를 책임져야 하는 반면, 실무간호사, 간호보조인력은 평가에 활용할 수 있는 데이터 수집을 담당할 수도 있다. 치료와 관련해서는 간호사가 정맥주사 주입과 입원 관련 일을 모두 전담하고, 한 명의 실무간호사가 치료를 맡고, 또 다른 한 명의 실무간호사가 경구투약을 전담하고, 한 명의 간호보조인력이 위생 관련 업무를 맡고, 다른 간호조무사가 활력징후(vital sign)를 체크하는 방식으로 업무분담이 이루어질 수 있다(그림 11-2). 이렇게 간호업무를 분담하는 것은 제조업 분야에서 활용하는 조립라인 시스템과 유사한 측면이 있다. 한 명의 자동차 업계 근로자가 새로운 자동차에 펜더를 부착하는 업무의 전문가가 되는 것처럼, 기능적 간호모델에서는 전문간호사가 각자 부여받은 업무의 전문가가 된다. 주임간호사(charge nurse)는 케어와 모든 업무를 조직화하는 인력으

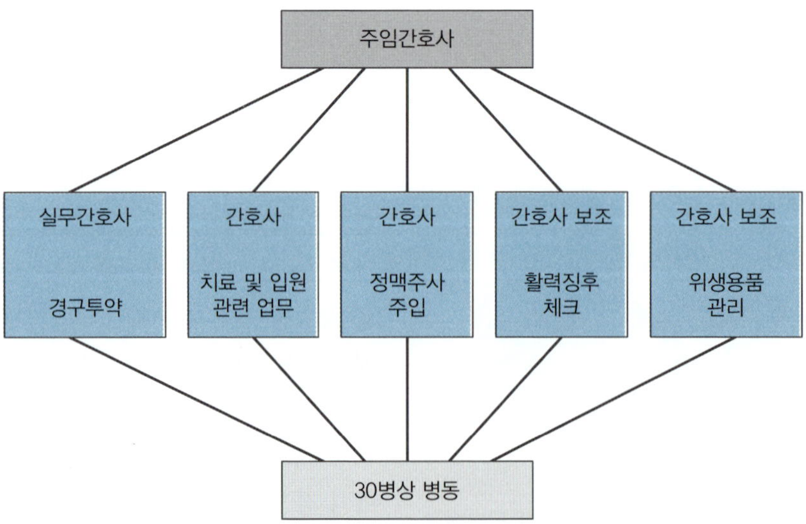

그림 11-2 기능적 간호모델

로서, 궁극적으로는 각각의 환자가 필요로 하는 모든 요구사항을 파악하고 있는 유일한 간호사라 할 수도 있다.

모델 분석

기능적 간호모델에는 몇 가지 이점이 있다. 첫 번째로, 각 인력이 특정 업무를 효율적으로 처리하게 되므로 짧은 시간 내에 더 많은 일을 처리할 수 있다. 두 번째로, 미숙련 근로자가 한 두 가지 일을 훌륭하게 수행해낼 수 있는 수준까지 훈련받을 수 있다. 이는 의료기관에 재정적인 이익도 가져다준다. 고정된 수의 간호사와 많은 수의 간호보조인력을 혼합하여 배치함으로써 대규모의 환자에게 케어를 제공할 수 있기 때문이다.

비록 의료기관이 기능적 간호모델을 선택하느냐 마느냐에 결정적 영향을 미치는 것은 자금수준이 될 테지만, 기능적 간호모델의 단점이 절약 가능한 금액보다 클 수도 있다(그림 11-3). 그 중 주요 단점은 간호업무가 분산된다는 점에 있다. 간호업무의 물리적 · 기술적 요건은 충족될 수 있지만, 심리적 · 정신적 필요는 간과될 수도 있다. 각 근무조마다 바뀌는 수많은 케어 제공자로 인해 환자들은 혼란을 겪게 된다. 각 근무조에 배치된 인력은 자기가 맡은 업무를 수행하느라 바쁘기 때문에 각 환자의 진척상황에 대해 별도로 이야기 나눌 시간도 갖지 못할 것이다. 또한 그 어떤 케어 제공자도 한 환자를 처음부터 끝까지 돌보지 않기 때문에, 환자가 자신이 받은 케어에 대해 어떻게 생각하는지를 평가하기도 어렵다. 환자 건강상의 심각한 변화를 감지하지 못하는 경우도 생길 수 있다. 분산된 업무와 비효율적인 의사소통은 결과적으로 환자와 환자가족에게 불만과 혼란을 안겨줄 수 있다. 연습 11-2는 기능적 간호모델이 총체적인 간호업무를 지원하지 못하는 경우 환자케어에 미칠 수 있는 영향에 대해 생각해볼 기회가 될 것이다.

연습 11-2

당신의 어머니가 기능적 간호모델을 활용하는 병원에 환자로 입원했다고 가정해본다. 어머니는 슬관절 치환술을 받은 상태로, 당신이 간호조무사에게 고통을 줄여줄만한 것이 없냐고 묻자 그녀는 이렇게 대답하였다. "약물 담당 간호사에게 전달해드릴게요." 병실로 들어온 약물 담당 간호사는 어머니에게 정맥주사가 필요하다며, 곧 담당 간호사가 정맥주사를 주입해 줄 것이라고 말하였다. 정맥주사 담당 간호사는 현재 다른 환자에게 주사를 놓기 시작한 참이라 적어도 10분은 기다려야 당신 어머니에게 주사를 주입해줄 수 있다. 이러한 의사소통 과정에는 총 40분 정도가 소요되었으며, 당신의 어머니는 여전히 고통을 호소하고 있다. 상황이 이러하다고 할 때, 기능적 간호모델의 효과성에 대해 당신은 어떻게 생각하는가? 환자가 어려움을 겪고 있을 때 간호인력 간의 소통이 얼마나 효과적이라고 생각하는가? 이러한 상황을 개선할 수 있는 방법은 무엇이라고 생각하는가?

간호관리자의 역할

기능적 간호모델에서 간호관리자는 환자에게 제공되는 케어의 품질과 소속기관의 예산상의 제약을 민감하게 살펴야 한다. 각 간호진은 자신이 맡은 특정 업무에만 책임을 지기 때문에 환자의 결과(patient outcomes) 측면에서 성과를 이끌어내는 것은 간호관리자의 의무가 된다.

직원들은 이러한 기능적 간호모델이 독재적이라고 생각할 수 있으며, 자신이 직접적으로 관여할 기회가 부족하다는 점에서 불만을 느낄 수도 있다. 이때 간호관리자는 효율적인 관리와 리더십 능력을 발휘하여 직원들이 자신의 독립성이 부족하다고 느끼는 상황을 개선시킬 수 있다. 관리자는 법적 · 조직적 범위 내에서 직원들이 수행하는 업무를 순환배분하는 방식으로 반복업무로 인한 지루함을 경감시킬 수도 있다. 한편, 직원회의를 자주 가지는 것도 필요하다. 직원회의를 통해 각 직원에게 자신의 걱정거리를 표현할 기회를 주고, 환자케어나 병동 기능에 대해 의견을 개진할 수 있는 능력도 심어줄 수 있기 때문이다.

전문간호사의 역할

기능적 간호모델에서 전문간호사는 보통 전임간호사로부터 배정받게 되는 업무를 능숙하게 처리할 수 있게 된다. 관련 정책이나 절차를 명확하게 규정하면, 간호업무의 물리적 측면을 효율적이고도 경제적인 방식으로 처리할 수 있다. 그러나 기능적 간호모델은 업무 중심적인 역할을 수행하게 만들기 때문에 전문간호사로 하여금 좌절감을 느끼게 할 수도 있다. 간호사는 환자에게 종합적인 케어를 제공하도록 교육받기 때문에 이처럼 부분적인 케어만 제공하는 상황에서는 자신의 개인적·전문적인 기대치를 충족시키지 못할 수도 있다. 결과적으로 이는 직원 불만족으로 이어지는 경우가 많으며, 궁극적으로는 직원 이직이라는 돌이킬 수 없는 결과를 낳기도 한다.

기능적 간호모델은 응급상황이나 재난상황에서 뛰어난 효과를 발휘한다. 각 케어 제공자는 자신이 부여받은 역할의 기대수준을 알고 있으며, 해당 업무를 신속하고도 효율적으로 처리하기 때문이다. 실제로 아급성 진료기관, 확대의료시설, 외래진료실에서는 기능적 간호모델을 활용하기도 한다.

연습 11-3

일반수술을 받은 환자를 수용하고 있는 병동에서 6개월 동안 일한 뒤, 당신은 기능적 간호모델에 대해 지루함과 불만족스러운 감정을 느끼고 있다. 당신은 담당 환자에게 정맥주사와 통증 약물을 주입하는 업무를 수행해왔다. 환자와 상호작용하고 환자에 대해 알아갈 수 있는 기회를 거의 갖지 못했으며, 창조적으로 업무를 수행할 수도 없었다. 그렇다면 당신이 이러한 기능적 간호모델에 대해 느낀 불만족스러움을 해소하기 위해 어떤 전략을 동원할 수 있었을지 생각해본다.

팀간호

제2차 세계대전 이래로 간호인력 부족 상황은 지속되었다. 군대에 있던 많은 여성 간호사들은 전쟁 후 자신의 업무로 복귀하는 대신 결혼을 하고 아이를 낳았다. 기능적 간호모델이 비판을 받자 (기능적 간호모델을 변형한), 팀간호(team nursing)라는 새로운 시스템이 개발되어 환자들의 만족감을 향상시켰다. '타인을 통한 케어'는 팀간호의 대표적인 특징이 되었다. 팀간호라는 간호전달 모델은 지금까지도 특히 의료비 상환이 줄어들고 간호인력이 부족해져 스태프 믹스(staff mix)를 바꾸거나 면허인력 대비 간호보조인력의 비율을 높이게 된 의료기관에서 활용되고 있다.

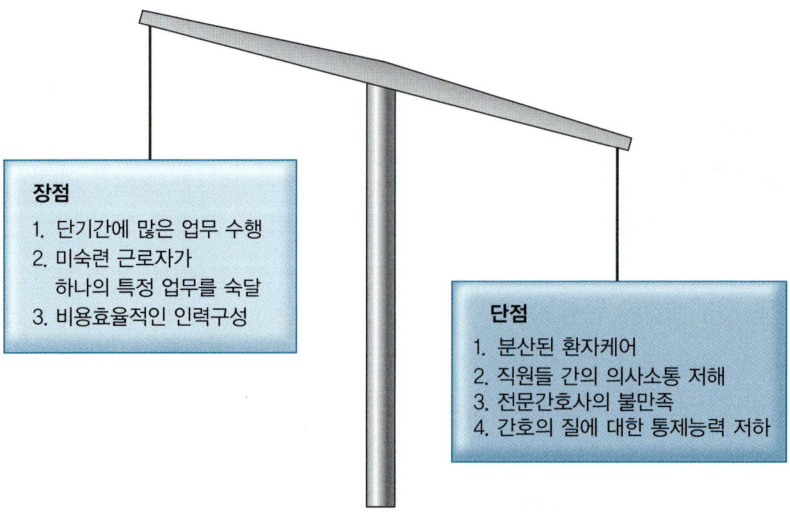

그림 11-3 기능적 간호모델의 장단점

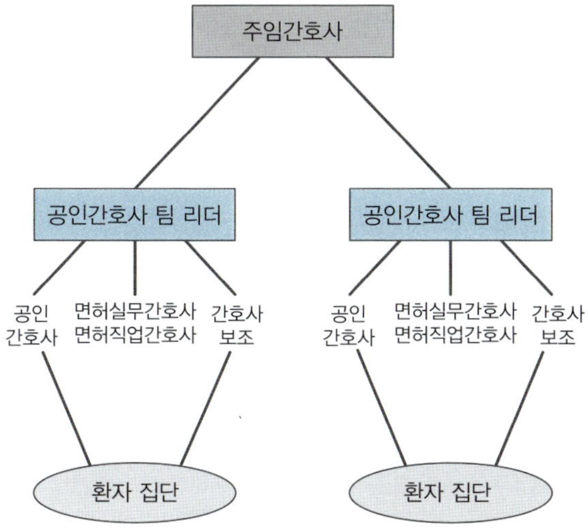

그림 11-4 팀간호모델

팀간호에서는 공인간호사인 팀 리더가 간호보조인력과 협력하여 소규모의 환자에게 간호를 제공하는 책임을 진다. 팀 리더는 고도로 숙련된 리더이자 관리자, 임상간호사여야 하며, 역할, 면허 여부, 교육수준, 능력, 역량, 필요한 케어의 복잡성을 바탕으로 각 구성원에게 구체적인 임무를 배분해야 한다. 팀의 구성원은 치료계획에 따라 환자 상태 진척상황을 팀 리더에게 직접 보고하며, 보고를 받은 리더는 그 내용을 전담간호사나 병동관리자에게 보고한다(그림 11-4). 각 병동마다 팀은 여러 개 존재하며, 각 환자에게 담당 간호인력을 배치하는 일은 각 팀의 리더가 수행한다.

모델 분석

팀간호모델의 장점으로는 특히 기능적 간호모델과 비교하였을 때 환자의 만족감 증가, 낮은 단계에서의 조직적 의사결정 진행, 의료기관의 비용효율성 상승을 들 수 있다. 현재 많은 의료기관 및 지역사회 보건기관에서는 이 팀간호모델을 활용하고 있다. 입원환자를 받는 곳에서는 팀간호모델이 간호보조인력의 예상 비율을 고려했을 때 비용효율적인 선택이 될 수도 있다. 한정된 금액으로 더 많은 수의 인력을 갖출 수 있기 때문이다.

팀간호모델의 가장 큰 단점은 팀 리더의 리더십이 부족할 때 발생한다. 팀 리더는 뛰어난 커뮤니케이션 능력, 업무배분 및 갈등관리능력, 훌륭한 임상기술, '팀' 중심 근무환경을 제공하기 위한 효율적인 의사결정 능력을 갖추고 있어야 한다. 또한 환자의 요구사항뿐만 아니라 직접간호를 제공하는 간호인력의 요구사항에도 민감하게 반응할 수 있어야 한다(Cioffi & Ferguson, 2009). 팀 리더가 이러한 능력을 충분히 갖추지 못할 경우, 팀간호모델은 기능적 간호모델의 축소판처럼 기능하게 되어 간호업무가 분산될 가능성이 높아진다.

> **연습 11-4**
>
> 특정 목표 달성이나 업무 수행을 위해 4~6명의 사람들과 팀을 이루어 작업해 보았던 경험을 떠올려본다(학교를 다닐 때 그룹으로 프로젝트를 수행해야 했던 때가 있을 것이다). 그때 당신이 속해있던 그룹은 어떻게 목표를 달성하였는가? 한 명이 기획자나 리더 역할을 맡았는가? 그렇다면 리더는 어떻게 선정하였는가? 누군가가 각 팀원에게 각자 수행할 업무를 부여했는가? 아니면 각자의 능력에 따라 그룹 전체에 이익이 될 만한 역할을 스스로 결정하였는가? 프로젝트를 수행하는 동안 갈등상황을 겪지는 않았는가? 집단역학이나 리더십 능력 같은 개념이 그룹의 목표달성에 어떤 영향을 미쳤는가? 그룹 차원에서 목표를 달성했던 경험과 팀간호모델 사이의 유사점이 무엇이라고 생각하는가?

팀간호모델을 활용할 때 발생할 수 있는 환자배분의 형평성 문제, 간호지속성 문제, 종합적인 환자케어 문제 등을 고려해본다. 이어지는 부분에서는 간호관리자와 전문간호사의 역할과 더불어 이러한 문제에 대해 논할 것이다.

간호관리자의 역할

간호관리자와 주임간호사, 팀 리더는 효율적으로 팀간호모델을 수행할 수 있는 관리능력을 갖추고 있어야 한다. 또한 어떤 공인간호사가 주임간호사나 팀 리더로서 유능하며 해당 역할을 맡는 것에 흥미를 보이는지 판단해야 한다. 대학에서 간호교육을 받은 공인간호사는 기본적으로 비판적인 사고, 임상적 추론, 리더십 개념 등에 대해 교육받기 때문에 그러한 역할을 잘 수행해낼 가능성이 높다. 간호관리자는 적당한 수준으로 인력을 구성하고, 각 팀원들에게 리더십, 경영기법, 임명, 팀 상호작용 등에 대해 지속적으로 가르침으로써 팀간호모델에 적합한 팀으로 이끌어 가야 한다(1, 3, 4, 16, 24장 참조). 이러한 요소들을 다룸으로써 간호관리자는 팀이 최적의 상태로 운영되도록 도움을 줄 수 있다.

주임간호사는 팀 리더와 다른 보건의료제공자 사이의 연락처로 기능한다. 간호관리자는 한 개 이상의 병동을 책임져야 하거나 병동 이외의 곳에서 처리해야 하는 다른 관리임무를 맡고 있기 때문이다. 또한 주임간호사는 교대조를 기준으로 팀을 지원해야 한다. 적절한 지원을 제공하려면, 각 팀이 문제를 독립적으로 해결하게끔 독려할 수도 있어야 한다.

팀 리더는 치료를 계획하고, 업무를 분담하고, 팀 전체에 배정된 환자들에게 제공된 간호의 질에 대해 팀원과 함께 평가하는 역할을 수행한다. 이상적인 환경에서는 팀 리더가 간호계획과 관련된 최신정보를 알려주고 환자사례회의가 더욱 활성화되게 해준다. 근무시간 동안 시간에 쫓기다 보면, 일일 환자사례회의를 계획하지 못하거나 일부 팀원들이 회의에 참석하지 못하는 결과를 낳을 수도 있다.

팀 리더는 매일매일 팀원이 바뀌는 상황에도 잘 대응할 수 있어야 한다. 작업일정이 다양하고 간호인력은 부족하다 보면 팀원 구성이나 각 팀원이 수행해야 할 업무가 날마다 바뀔 수도 있다. 팀 리더는 전문적 · 기술적 · 보조적 역할을 수행하는 인력을 각각 적합한 간호업무에 배치할 수도 있어야 한다. 이를 통해 팀 리더는 각 간호업무의 법적 · 조직적 한계에 대한 자신의 지식수준도 향상시켜야 한다.

전문간호사의 역할

팀간호모델은 각 의료인이 갖고 있는 강점을 활용하는 방법이다. 이 모델에서 전문간호사는 팀의 구성원으로서 전문적인 간호기술을 개발한다. 일부 팀원들은 정신운동영역의 간호 업무에서 자신의 전문성을 발견하게 되기도 한다. 정맥주사 주입에 유능한 간호사는 자신이 속한 팀의 환자들이 정맥주사를 필요로 할 때 그 업무를 전담할 것이다. 수술을 받은 환자가 스스로 움직이게끔 잘 독려해주는 간호사는 수술환자 담당 업무를 맡아야 할 것이다. 팀 리더의 지도와 감독 하에 팀 전체가 공통적으로 함께 노력하면 개별적으로 의료서비스를 제공할 때보다 더 효과적인 결과를 낼 수 있다.

일차간호

1960년대 미국에서는 문화혁명이 발생하였다. 개인의 권리와 잔존하는 사회적 제약으로부터의 독립을 강조한 이 문화혁명은 간호사라는 직업에도 영향을 미쳤다. 간호사들이 자율성 부족에 대해 갖는 불만이 점점 더 커지고 있었기 때문이다. 또한 팀간호모델의 본질적인 위계적 커뮤니케이션 방식도 불만을 가중시키고 있었다. 의료기관 차원에서도 환자케어의 질이 저하되고 있음을 인지하고 있었다. 이러한 상황에서 자율성과 질 높은 케어를 위해 나타난 것이 환자결과에 대한 공인간호사의 책임을 높이는 일차간호모델이었다.

일차간호모델(primary nursing)은 전인간호라고도 불리는 사례방법의 변형으로, Marie Manthey에 의해 개발되었다. 이 모델에서는 한 명의 공인간호사가 환자의 일차간호사(primary nurse)로서 환자의 재원기간 내내 독자적으로 케어를 제공한다(Manthey, Ciske, Robertson, & Harris, 1970).

일차간호모델은 간호사로 하여금 환자에게 직접적인 간호를 제공하도록 하였다. 일차간호를 전담하는 간호사는 입원일부터 퇴원일까지 24시간 내내 해당 환자의 간호를 책임진다. 개념상으로 일차간호모델은 환자와 환자 가족에게 협조적이며 총체적이고 지속적인 케어를 제공한다고 할 수 있다(Tiedeman & Lookinland, 2004). 일차간호모델을 활용하면 케어는 조직화된다. 일차간호사는 환자케어와 관련된 모든 부분에 대해 다른 간호사 및 부서와 협조하고 소통하고 협력한다(Tiedeman & Lookinland, 2004). 이러한 일차간호모델에서 바람직하다고 간주되는 리더의 역량은 변호능력과 자기능력이다.

최소한 간호대학에서 교육을 받은 일차간호사들은 치료평가기준(outcome criteria)을 충족시키고 다른 보건의료제공자 및 환자와 소통할 의무가 있다(그림 11-5). 예를 들어, 폐수종으로 입원한 환자가 있다고 해본다. 이 환자의 일차간호사는 환자를 입원시키고 치료계획서를 제공해준다. 일차간호사가 근무하지 않는 동안에는 준간호사(associate nurse)가 치료계획대로 간호를 제공한다. 준간호사는 일차간호사의 지시사항에 따라 해당 환자에게 케어를 제공하기로 한 간호사이다. 환자에게 추가적인 합병증이 생기게 되면, 준간호사는 이 사실을 환자를 24시간 내내 책임져야할 의무가 있는 일차간호사에게 알리게 된다. 준간호사가 치료계획서에 내용을 기입하면, 일차간호사가 그 내용을 사후에 적절히 수정한다.

일차간호사가 24시간 내내 환자를 책임지면서도 규정된 작업시간 이외의 시간에 대해서는 보상을 받지 못한다는 사실은 법적 · 재정적 · 전문적 차원에서 시사하는 바가 상당하다.

모델 분석

Tiedeman과 Lookinland(2004)는 일차간호모델에서의 케어의 질과 환자 만족도를 다룬 상당수의 연구를 인용하고 있다. 그 중 일부 연구에서는 케어의 질과 환자 만족도가 높아졌다고 주장하는 반면, 다른 연구에서는 팀간호모델과 비교했을 때 케어의 질이나 환자 만족도 관련 지표에 아무런 변화가 없었다고 밝혔다. 일차간호모델에서 일차간호사의 역할을 수행해야 하는 간호사들은 광범위한 지식과 더불어 고도의 간호술을 갖추고 있어야 한다. 이러한 모델에서 간호사의 전문성은 증

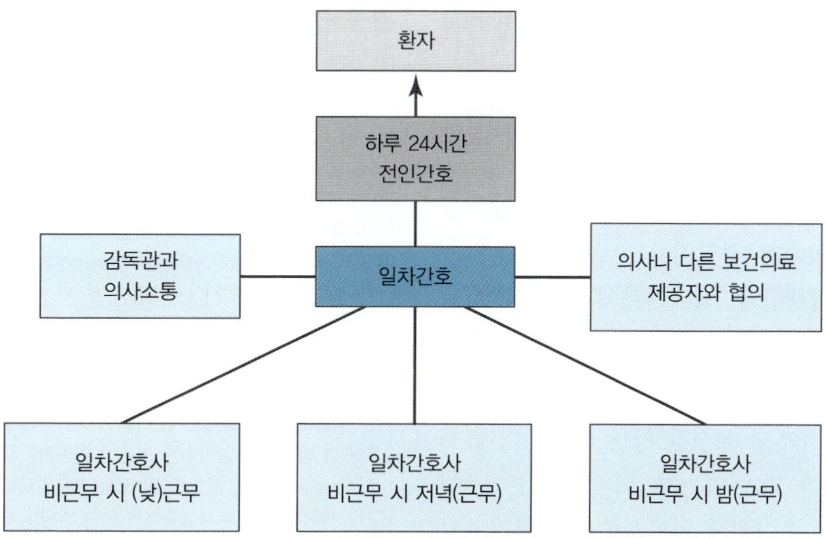

그림 11-5 일차간호모델

진되기 마련이다. 간호사들 사이에서는 직무에 대한 만족도가 높아지는데, 이는 그들이 자신이 배운 것을 활용해 환자에게 총체적이며 독립적인 케어를 제공할 수 있기 때문이다. 환자에 대해 높은 수준의 책임감이 요구되면, 간호사는 최적의 간호를 제공하는 데 필요한 지식과 기술을 단련하게 된다. 일차간호사가 별다른 동기부여를 받지 못하거나 총체적인 간호를 제공하기에 자질이 부족하다고 느끼게 되면, 직무만족도가 떨어질 수도 있다.

일차간호모델에서 환자와 환자 가족은 대체로 그들이 받는 간호에 대해 만족한다. 일차간호사와 관계를 형성하고 해당 의료진을 '나의 간호사'로 인식할 수 있기 때문이다. 또한 일차간호사와 치료계획에 대해 대화를 나눈다는 점에서 아픈 환자 역할에서 벗어나 자신의 건강 회복 문제에 관여할 수 있게 된다. 환자와 환자 가족이 갖는 사회문화적 · 심리적 · 물리적 욕구를 고려하면, 일차간호사는 그에 가장 적합한 치료를 계획할 수 있다.

일차간호모델이 갖는 전문성 차원의 이점은 무면허인력의 수가 감소한다는 것이다. 이상적인 일차간호 시스템에서는 간호사만 배치한다. 간호사는 침상목욕에서부터 환자교육까지, 때로는 이 둘을 동시에 수행하면서 환자에게 토탈케어(total care)를 제공할 수 있다. 그러나 간호보조인력은 이와 같은 수준의 포괄적인 치료를 제공하기에는 자격이 충분하지 않다(그림 11-6).

일차간호모델의 단점은 간호사가 토탈케어를 제공하는 데 필요한 경험이나 학력을 갖고 있지 않을 경우에 발생한다. 의료기관에서는 간호사들이 기존에 수행한 역할에서 일차간호사로서의 역할로 수월하게 이동할 수 있도록 교육해야 한다. 이때, 각 간호사에게 24시간 동안 환자케어에 책임질만한 준비가 되어 있는지, 의지가 있는지, 능력이 있는지도 확인해야 한다. 또한 일차간호사가 병원에 없을 경우에도 책임감 있게 임할 수 있는지를 판단할 수 있도록 간호실습에 대한 평가도 병행해야 한다.

간호인력이 부족한 상황이라면, 일차간호모델이 이상적으로 보이지 않을 수도 있다. 일차간호모델은 병동에서 일하는 간호사의 상당수가 시간제 간호사로 구성되어 있어서 그들이 일차간호사(24시간 전담간호사)로서의 역할을 수행하기 어렵다고 간주될 때에는 효과적이지 않을 것이다. 한편, 1990년대에 관리의료가 도입되면서 1970년대보다 환자의 재원기간이 줄어들었고, 이때 일차의료가 인기를 얻기 시작했다. 그런데 재원기간이 짧아지면, 일차간호사로서는 일차간호모델에서 요구하는 수준의 케어를 단기간에 제공해야 하는 어려움에 직면하게 된다. 환자가 월요일에 입원해서 수요일에 퇴원할 예정이고 목요일이 일차간호사의 비근무일이라면, 간호사는 그 짧은 기간 내에 환자의 모든 요구를 충족시켜 주어야 한다. 일차간호사는 동료들로부터 받는 피드백에 크게 의존할 수밖에 없는데, 이는 결과적으로 일차간호의 목적에도 맞지 않는다. 이뿐만 아니라, 관리의료의 영향으로 병원과 다른 기관에서의 상환이 줄어들었을 때, 행정관리자들은 케어비용 절감 방법을 강구해내야 했다. 그런데 케어제공에서 가장 많은

연습 11-5

Faulkner 씨는 울혈성 심부전 악화로 병동에 입원한 환자이다. Mike Ross는 간호학 학사학위를 취득한 공인간호사로, Faulkner 씨의 일차간호사로서 그에게 토탈케어를 제공하게 될 예정이다. 간호사 Mike는 Faulkner 씨가 울혈성 심부전 관련 증상으로 인해 지난 6개월간 두 차례 입원한 적이 있음을 확인했다. 현 시점에서 세 번째로 입원하는 Faulkner 씨의 경우, 일차간호사를 배정받은 것은 이번이 처음이다. 그렇다면 Faulkner 씨가 일차간호사로부터 일차간호를 제공받게 될 이번 입원에서는 이전과 어떤 부분에서 차이가 나는가? 케어의 지속성 측면에서 달라지는 부분이 있는가? 일차간호모델 하에서 Faulkner 씨는 자신의 케어에 대해 얼마나 관여할 수 있는가? 케어의 질과 환자결과에는 어떤 영향이 있는가?

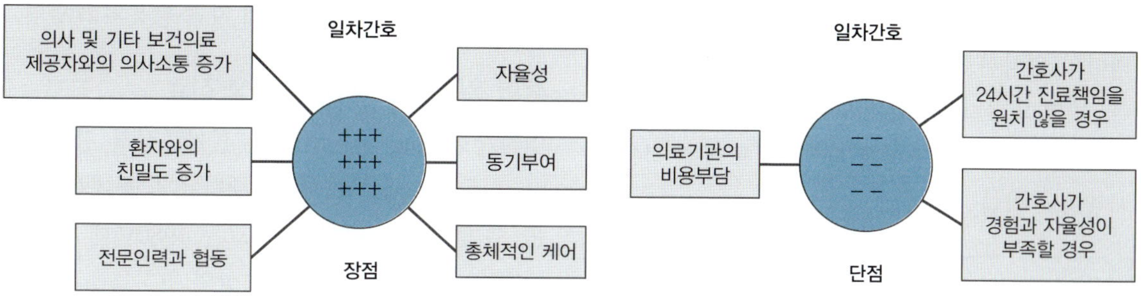

그림 11-6 일차간호모델의 장단점

> **연습 11-6**
>
> 당신이 정신건강의학과 입원병동에서 일하는 일차간호사라고 가정해본다. 당신에게 배정되는 환자들은 대체로 자살충동을 가지고 있다. 이때 당신이 일차간호사로서 비근무시간에도 무거운 책임감을 느끼고 있어야 한다면 어떻겠는가? 24시간 환자에게 책임을 다해야 한다는 일차간호사의 역할을 준간호사가 수행해주길 기대하는 것이 현실적인 방안이라고 생각하는가? 24시간 느껴야 할 책임감이 당신의 사생활에는 어떤 영향을 미칠 것이라 생각하는가? 환자와 가정생활 사이에서 어떤 의사결정을 내릴 수 있을 것인가?

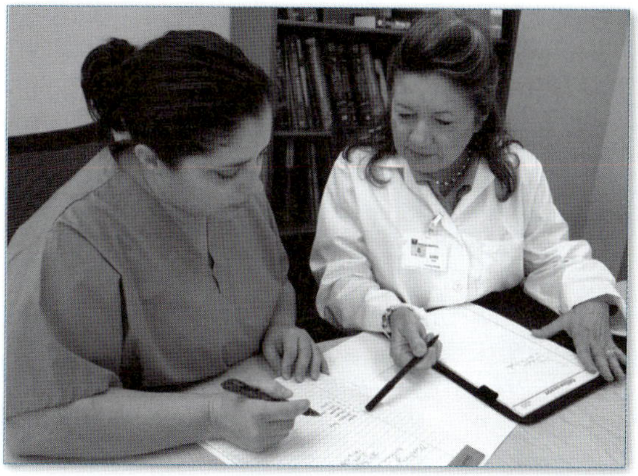

간호관리자는 역할모델, 옹호자, 코치, 컨설턴트의 기능을 제공한다.

비용을 차지하는 것이 인건비이고 인건비 중에서도 간호인력에 드는 비용이 가장 많다는 이유로, 간호인력에 대한 인건비가 비용 절감 대상이 되기도 했었다.

간호관리자의 역할

일차간호모델은 본래 의도로 하고 있는 장점을 유지하면서도 환자, 간호, 예산상의 요구를 충족시키는 방식으로 수정될 수 있다. 일차간호모델을 시행하는 간호관리자는 이를 통해 몇 가지 이점을 누릴 수 있다. 먼저, 리더십 능력, 임상 능력, 교수 능력을 발휘함으로써 남에게 본보기가 되는 전문가로 기능할 수 있다. 또한 예산관리자, 병동의 품질 관리자로서의 역할도 꾸준히 수행할 수 있다. 집단의 대표, 의사결정자라는 간호관리자의 전통적인 역할은 이제 주체성을 지닌 일차간호사에게로 이전되어야 마땅하다. 그 대신 간호관리자는 본보기, 옹호자, 코치, 자문위원으로서 역할을 수행하게 될 것이다.

전문간호사의 역할

일차간호사는 간병인, 옹호자, 의사결정자, 교수, 협력자, 케어 관리자, 매니저 등 여러 전문적인 역할을 도맡아 한다. 일차간호사는 하루 24시간 병원에 상주할 수 없기 때문에 비근무시간에는 동료간호사에게 의지해야 한다. 준간호사는 일차간호사가 세워둔 치료계획에 따라 케어를 제공해야 한다. 그렇지만 일차간호사와 상의하여 치료계획을 변경할 수는 있다. 이러한 모델은 간호사와 교대조 내에 일관성이 형성될 수 있도록 해주는데, 보다 효율적으로 작동할 수 있으려면 전문간호사가 이러한 역할 수행에 필요한 경험과 기회를 누릴 수 있어야 한다.

의료기관에서는 재정적 어려움으로 인해 전문

간호사만 채용하기가 불가능하기 때문에 진정한 의미의 일차간호사는 사실상 거의 존재하지 않는다. 몇몇 의료기관에서는 일차간호라는 개념을 수정하여, 현재 직원구성에 파트너십모델을 적용해 시행하고 있다.

> **연습 11-7**
>
> 당신은 한 작은 병원의 외과계 중환자실에서 일차간호사로 일하고 있다. 당신이 소속된 병동에서는 전문간호사와 실무간호사 사이의 파트너십 모델을 활용하여 각 근무조에 필요한 전문간호사의 수를 줄이고 있다. 당신과 당신의 파트너는 네 명의 수술환자를 배정받았다. 그 중 Jones 씨는 5시간 전에 폐엽 절제술을 받고 현재 호흡기를 달고 있다. Martinez 씨는 14시간 전에 관상동맥 우회수술을 받았다. Wong 씨는 이틀 전에 신장 절제술을 받고, 현재 계속해서 복막투석을 받고 있다. Smith 씨는 24시간 전에 교통사고로 골반이 골절되었고 지금은 혼수상태에 빠져 있다. 이때, 당신은 어떤 방식으로 직원을 배치해서 이 네 명의 환자에게 일차간호를 제공할 것인가? 이 상황에서 일차간호를 제공하는 것이 가능하다고 생각하는가? 일차간호사로서 당신이 짊어져야 할 책임은 무엇이며, 실무간호사와 공동으로 분담할 수 있는 부분은 무엇이라고 생각하는가?

혼합 일차간호: 파트너십모델

공동-일차간호모델(co-primary nursing model)로도 불리는 진료 파트너십모델(practice partnership model)에서는 한 명의 전문간호사가 한 명의 의료보조와 짝을 이룬다. 의료보조는 전문간호사와 함께 지속적으로 업무를 같이 수행한다. 의료보조가 면허를 갖고 있지 않은 상태라면, 전문간호사가 의료보조로 하여금 주(state)에서 규정하는 법칙에 근거하여 기본적인 간호업무를 수행하도록 허락해준다. 이러한 방식을 통해 전문간호사는 자신이 배정받은 환자에게 '준(semi)-일차간호'를 제공할 수 있게 된다. 일차간호사와 실무간호사와의 파트너십은 실무간호사에게 더욱 많은 책임을 부과한다. 실무간호사가 수행하는 간호업무의 범위가 간호보조인력이 수행하는 것보다 훨씬 넓기 때문이다. 이러한 파트너십이 공식적인 계약으로 맺어지면 합법적인 관계로 인정받게 된다. 파트너십모델은 재활치료 상황에서 자주 활용되고 있다.

혼합 일차간호: 환자중심적 진료

일차간호의 또 다른 형태는 환자중심적 진료(patient-focused care)를 수행하는 병동에서 찾아볼 수 있다. 환자중심적 진료는 1980년대 후반에 개발된 것으로, 업무와 산업상의 원칙들을 통합한 것이다. 이 모델은 (1) 환자의 만족도와 진료결과 향상, (2) 근로자의 업무만족도 향상, (3) 효율성 증대 및 비용 절감(Seago, 1999)을 목표로 한다. 또한 탈중심적 · 능률적 · 집중적 진료를 제공한다는 점을 그 특징으로 한다(Graham, 2003). 이 모델에서는 다양한 학문적 배경을 가진 이들로 구성된 진료팀은 일차간호사와 의사가 환자를 평가한 이후에 치료계획을 세운다.

환자중심적 진료 병동에서는 케어가 이루어지는 물리적 환경에서의 변화를 필요로 한다. 환자에게 필요한 의료서비스는 분산적으로 제공되며, 위성 실험실, 방사선 설비, 조제실, 비품실은 환자 병실과 위치상 가깝게 배치된다(Seago, 1999).

환자중심적 진료의 기본 모델 중에는 환자에게 직접 케어를 제공하며 각종 훈련을 받은 의료보조가 전문간호사와 짝을 이루어 호흡치료, 정맥 절개술, 심전도 분석을 수행하는 경우도 있다. 간호사 관리 중심의 모델에서는 변화 활력징후 기록, 채혈, 환자 목욕 등 직접 간호를 제공하는 팀 구성원을 바꾸기도 한다.

간호관리자의 역할

환자중심적 진료모델에서는 간호관리자의 역할과 범위가 확대된다. 이 모델에서 간호관리자는 더 이상 간호사들을 관리하는 한 명의 개인이 아니다. 간호관리자는 전통적으로 일원화되어 있던 다른 부서들과는 별개로, 담당 간호사와 직원들을 관리할 의무와 책임을 지게 된다. 간호활동이 부서의 요구사항이 아니라 환자의 요구사항에 중점을 두고 있기 때문에, 간호관리자의 역할은 더욱 복잡하다. 간호관리자는 입원 기간 동안 환자와 환자 가족이 요구하는 모든 간호활동을 총체적으로 조직해야 한다.

간호관리

또 다른 간호전달모델로는 간호관리(nursing care management, NCM)라는 과정이 있는데, 이 모델에서는 예상할 수 있는 상황들이 더욱 복잡하다. 간호관리는 간호의 각 단계를 넘나드는 전략들을 계획하고 시행하고 평가함으로써 건강관리를 조직화하는 과정으로, 측정가능한 비용과 질적으로 좋은 결과를 이끌어내고자 한다. 간호관리모델은 1990년대 초반, 형편이 어려운 사람들에게 필요한 자원을 파악하고 확보하기 위해 공공 부문에서 일하던 보건의료 간호사와 사회복지사들에 의해 처음 시행되었다. 1960년대에 보험업자들은 치료과정 전반의 조화 등 환자들의 복잡한 요구사항을 관리하기 위한 전략으로 간호관리모델(NCM)을 활용하기 시작하였다. 급성 환자 치료병원에서는 특히 연방 법규에 따라 메디케어, 메디케이드 환자 모두에게 간호관리 서비스를 제공해야 했을 때, 간호사들로 하여금 의료 이용도 관리(utilization management)라고 칭한 역할을 수행하도록 했다(Zander, 2002).

1980년대 중반에 급성 환자 치료병원이 특정 진단에 한 해 의료비를 상환받기 시작했을 때, 간호관리모델은 환자들의 재원기간이 짧아진 상황에 대처하면서도 바람직한 환자결과를 이끌어내고 값비싼 재입원을 예방할 수 있는 효과적인 방식으로 인기를 끌었다. 보스턴에 있는 터프스 메디컬 센터(Tufts Medical Center)와 아리조나 주 투손에 위치한 카론들레 세인트 메리 병원(Carondelet Saint Mary's Hospital)은 환자와 환자 가족의 보건의료 요구사항을 충족시켜주기 위한 적절한 위탁진료와 더불어 종합평가, 조정, 총체적인 케어에 중점을 둔 협업시스템을 주도적으로 이끌어나간 주체였다(그림 11-7)(Zander, 2002). 간호관리 과정은 병원의 '울타리 안에서' 또는 '울타리 너머' 둘 다로 설명될 수 있다. 간호관리모델의 성공사례는 의료보험회사, 지역사회뿐만 아니라 급성, 아급성, 외래병동과 장기치료설비 모두에서 발견되었다. 표 11-1에는 간호관리모델을 활용하는 의료서비스 영역이 소개되어 있다.

간호관리모델은 고위험, 다수, 고비용 환자군에 대한 비용을 절감함으로써 진료의 질을 유지하면

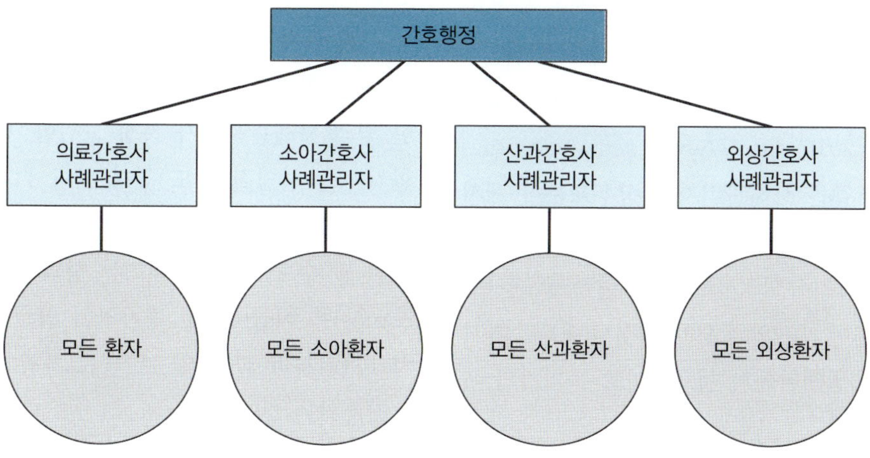

그림 11-7 모든 환자가 간호 사례관리자에게 배정된 상황에서의 간호관리모델

표 11-1 간호관리모델을 활용하는 의료서비스 영역

분류	의료서비스 영역
급성	정형외과, 심혈관질환, 중환자관리, 고위험 주산기, 종양학, 응급실
아급성	전문요양센터, 재활병동
외래	의국, 치료시설
장기치료	양로원, 그룹 홈, 요양시설
의료보험회사	건강관리기구, 지정시혜기구, 산재보험, 메디케이드, 메디케어
지역사회	간호사 관리의 간호센터, 가정간호기관, 응급치료센터, 학교, 교외지역

출처: Cohen & Cesta (2004); Curtis, Lien, Chan, & Morris (2002); Huber (2010)

서 환자와 환자 가족, 다양한 보건의료 전문가들의 적극적인 참여를 모색하고 있다. 보건의료 기관은 각자의 구체적인 요구사항에 맞게 기존 간호관리 시스템을 조정해 활용하고 있다. 간호관리모델의 구성요소로는 사례관리자(case manager)와 표준진료지침(critical pathway)이 있다.

사례관리자

사례관리의 목표는 임상서비스와 금융서비스를 통합함으로써 비용효율적인 케어를 제공하는 것이다. 사례관리자는 환자와 환자 가족의 대변인 역할을 수행한다. 간호사와 사회복지사, 기타 분야의 전문가들은 각자의 전문 기술과 지식을 활용하여 사례관리자로서의 업무를 수행할 수도 있다.

미국 사례관리협회(Case Management Society of America, 2010, http://www.acmaweb.orga)에는 다음과 같은 사례관리자의 직무표준이 제시되어 있다.

1. 의료적 · 심리사회적 · 행동 · 정신적 요구사항을 포함하여 개개인의 모든 관심사에 대응하기
2. 가능한 개별케어에서 셀프케어로 옮겨가기 위해 협력하기
3. 의사결정과정에서 개개인과 의료서비스 제공자의 참여 증진하기
4. 보건의료시스템 내에서 케어의 분산 최소화하기
5. 일상적인 사례관리 업무 수행 시 가능한 근거에 기반한 지침 따르기
6. 다음 진료단계 또는 효과적이고 안전하며 시의적절하고 온전한 의료서비스 제공자로의 완전한 이행을 비롯하여 치료전환에 집중하기
7. 순응도 향상 지침, 표준도구, 고객의 이해도를 측정하기 위한 예방과정, 계획안 수락, 변화에 대한 의지, 건강행위 유지를 위한 지지 등을 활용하여 환자결과 향상시키기
8. 다학제적 팀을 확대하여 고객이나 그들의 지원시스템 늘리기
9. 고객의 건강과 웰빙을 최적의 수준으로 끌어올리기
10. 의료진과 협력하여 고객의 복용약물 검토 수준 향상시키기
11. 의료상의 차이를 포함해 고객을 위한 치료계획의 순응도 향상시키기

비록 간호관리자 교육을 위한 전문적인 표준에는 서로 모순되는 부분도 존재하지만, 많은 기관에서 특정 집단에 대한 준비가 사전에 되어 있는 임상전문간호사를 선호하고 있다.

기관에 따라 어느 경우에는 몇 명의 사례관리자가 모든 환자에 대한 케어를 관리할 수도 있으며, 한 명의 사례관리자가 특정 고위험, 다수, 고비용 환자군을 책임질 수도 있다(그림 11-7). 사례관리자가 책임지고 관리해야 할 환자 수는 최대 20명이 될 수도 있다. 기대되는 성과(expected outcomes)를 이끌어내고 평가하기 위해 중요한 것은 사례관리자가 환자 및 보건의료제공자와 자주 상호작용하는 것이다.

표준진료지침

사례관리자가 환자결과를 얻어내기 위해 사용하는 도구는 표준진료지침이다. 다학제 진료지침(multidisciplinary care pathway), 통합진료지침(integrated care pathway), 표준지침(critical path), 협동진료지침(collaborative care pathway)으로도 불리는 이러한 환자중심적 지침에는 치료과정 또는 재원기간을 통틀어 환자에게 기대되는 진료결과와 필요한 의료적 개입, 임상표준이 제시되어 있다. 표준진료지침은 조직적이며 효율적인 케어 전달계획 수립을 용이하게 해 준다. 그러나 모든 환자에게 적합한 것은 아니며, 전문적인 임상판단을 대체할 수 없다(D'Entremont, 2009). 표준진료지침은 의료적 개입이 (1) 구조화된 다학제적 진료계획일 경우, (2) 지침 또는 증거가 특정 상황에 적합하게 활용될 경우, (3) 계획, 경로, 알고리즘, 지침, 프로토콜, 기타 '행동 목록'에 제시된 진료 또는 치료과정의 각 단계를 포함할 경우 (4) 기간 또는 기준에 바탕을 둔 진전을 포함할 경우, (5) 특정 임상 문제, 시술, 특정 집단의 보건의료 에피소드 등에 대해 표준화된 케어 제공을 목표로 할 경우에 유용하다고 간주된다(Kisman et al., 2010).

만일 환자의 진행상황이 정상적인 경로에서 이탈한다면, 변동이 발생했다고 볼 수 있다. 변동(variance)은 환자의 진행상황이 정상적인 표준지침에서 벗어나게 하는 모든 것을 의미한다. 변동이 발생하는 원인은 분석되어야 마땅하며 환자의 요구사항을 충족시키기 위한 방식으로 케어가 수정되어야 한다. 변동은 환자 또는 서비스 제공자, 케어상 문제의 영향을 받을 수도 있다. 예컨대, 요로감염증 환자가 겪는 증상들은 항생제의 양이 잘못 처방되었거나 환자가 처방받은 약물을 제대로 복용하지 않을 경우, 예상한 것만큼 빠른 시일 내에 치료되지 않을 수도 있다.

모델 분석

사례관리모델은 복잡한 건강상의 문제를 가진 이들에게 종합적인 케어를 제공하기 위한 과정이다. 사례관리는 진료의 결과를 향상시키고, 재원기간을 줄이고, 다양한 학문과 서비스를 효율적으로 활용할 수 있는 잘 조직된 진료를 가능하게 한다. 환자와 환자의 가족은 다양한 기관으로부터 어떠한 상황에서도 케어를 제공받을 수도 있다. 사례관리모델은 환자를 위해 보이지 않는 제도적 장벽을 무너뜨릴 수도 있다. 간호사는 환자와 환자의 가족이 각종 질병 또는 부상에 대해 비용효율적이고 조직화된 방식으로 질 높은 케어를 받는다는 사실을 인지함으로써 만족감을 얻을 수 있다. 이러한 모델을 효율적으로 운용하려면, 환자의 진료결과 및 계획된 진료기간과 관련해 학제 간 협력, 협동, 합의를 적극적으로 이끌어내야 한다.

간호관리자의 역할

사례관리모델을 이끌어가야 할 경우에는 간호관리자에 대한 수요가 증대된다. 표준진료지침이 포괄수가제(diagosnis-related group, DRG)에 적합하다는 사실을 입증하기 위해 끊임없이 품질개선 사항을 평가해야 하며, 사례관리자들이 자신이 담당한 사례들을 적절히 관리하고 있는지도 확인해야 하기 때문이다. 케어에 대한 상환 문제는 효과적인 계획 수립과 사례관리 과정 내에서의 케어 제공에 달려 있다. 환자의 만족도 또한 품질 평가에 적합한 요소이다. 환자가 사례관리모델에 만족해하지 않을 경우, 환자 수는 감소할 수도 있다.

어떠한 시스템 하에서든, 의사소통은 반드시 조직적으로 이루어져야 한다. 사례관리모델은 보건의료 조직 내 모든 기관에서 활용되기 때문에 간호관리자는 각 부서 간의 의사소통을 도모해야 할 수도 있다. 다른 부서의 직원들에게 사례관리모델의 역할 및 책임에 대한 교육을 제공해 준다면, 사례관리 과정의 효율성은 증대될 것이다.

전문간호사의 역할

전문간호사는 케어관리자로서의 사례관리자를 둔 환자를 돌볼 경우, 사례관리자의 지침에 따라 환자에게 케어를 제공하며, 반드시 사례관리자의 역할 범위를 인지하고 있어야 한다. 케어 제공을 용이하게 하기 위한 효과적인 의사소통은 전문간호사와 사례관리자가 책임져야 할 역할이기도 하다.

네비게이터의 역할

간호사 네비게이터(nurse navigator)는 많은 측면에서 사례관리자와 유사하지만 그들과 구별되는 새로운 역할을 수행한다. 특히 간호사가 아닌 다른 학문분야 전문가가 그 역할을 수행할 경우에는 환자 네비게이터(patient navigator)라고도 불린다. 1990년, 뉴욕 할렘 병원(Harlem Hospital)의 Harold Freeman박사는 유방(breast)검진 결과가 비정상적으로 나타나는 환자들의 진료 및 치료를 위해 처음으로 간호사 네비게이터의 역할을 개발해냈다. 2001년, 대통령 직속 암 위원회(President's Cancer Panel)는 정보, 검진, 치료, 지지적 치료 제공을 위해 네비게이터 프로그램과 같은 지역사회 기반 프로그램에 자금 공급을 확대할 것을 권장했다. 2005년에 제정된 환자 네비게이터, 아웃리치, 그리고 만성질환 예방에 대한 법(Patient Navigator, Outreach, and Chronic Disease Prevention Act)은 암 환자 및 다른 만성질환을 앓고 있는 환자들이 검진, 진단, 치료, 후속치료를 받을 수 있게끔(모든 학문분야에서) 네비게이터를 고용해 훈련시키는 일에 연방보조금 사용을 허가했다. 2007년에는 이 프로그램에 2백 90만 달러에 할당되었다. 또한 2006년 메디케어와 메디케이드 서비스 센터(Centers for Medicare & Medicaid Services, CMS)는 소수집단에 해당하는 메디케어 환자들이 검진, 진단, 치료상의 장벽을 극복할 수 있도록 6개의 시범사업에 자금을 지원해 주었다(Wells et al., 2008).

비록 상당수의 네비게이터 프로그램이 암 환자를 대상으로 하고 있기는 하지만, 이는 다양한 케어제공 환경에서 기타 만성질환을 앓고 있는 환자들을 위해 활용될 여지를 갖고 있다. 예컨대, 최근 발표된 논문에 따르면 각종 보건의료시설에서 고위험 산과치료, 골관절염, 에이즈 바이러스, 천식 등 암 이외의 질병을 대상으로 한 네비게이터 프로그램을 시행하고 있다. 그러나 다른 질병보다 암 관련 네비게이터 프로그램에 대한 논문이 훨씬 많은 것은 사실이다(Wels et al., 2008).

네비게이터가 무엇이지에 대해 하나의 정의가 존재하지는 않는다. 각종 문헌을 검토해보면 크게 두 가지 접근법으로 정리해볼 수 있는데, (1) 케어 제공을 위해 특정한 서비스를 제공하는 것, (2) 케어에 대한 장벽을 제거하는 것이 이에 해당한다(Wells et. al., 2008). Wells 등(2009)은 네비게이터의 역할이 그들의 전문분야와는 무관하게, 환자가 치료와 후속치료 및 치료를 위한 검진을 받는데 있어서 각종 장벽을 극복할 수 있게끔 도와주는 것이라고 말한다. 구체적으로 네비게이터에게 요구되는 책임은 (1) 보건의료상의 장벽 극복, (2) 예방에서부터 치료까지 질병과 관련된 건강교육 제공, (3) 환자가 맞닥뜨리는 진료에 대한 장벽 해결, (4) 심리사회적 지원 제공이라 할 수 있다.

네비게이터의 역할은 의료에 대한 접근, 진단, 치료상의 지연이나 분산되고 조직화되어 있지 않은 케어에 노출된 환자들을 위해 의료 장벽을 낮추어주는 것으로 인식되었다. 보건의료상의 기타 다른 역할과 마찬가지로, 간호사, 사회복지사, 건강 교육자, 비전문가를 포함해 다양한 전문적 배경을 가진 이들이 네비게이터 역할에 상응하는 기술을 갖추고 있다. Wells 등(2008)은 네비게이터의 역할이 기타 보건의료전문가 및 진료과정에서 환자의 전환관리를 목표로 하는 다른 역할들과 많은 공통점을 지닌다고 보고 있다. 사례관리자는 다양한 질병에 대한 케어를 지향할 수 있는 반면, 네비게이터는 단일한 건강 문제를 중점적으로 다룬다. 또한 사례관리자는 장기간에 걸쳐 환자의 전반적인 건강을 향상시키고자 하지만, 네비게이터는 정해진 보건의료서비스를 통해 환자에게 적시에 효과적인 케어를 제공하는 것을 목표로 한다. 이와 유사하게 환자의 대변인은 보건의료 체계의 향상에 중점을 두지만, 네비게이터의 임무는 개별 환자에게 특징적으로 나타나는 보건의료 체계상의 장벽 제거에 있다.

비록 현재까지 이루어진 연구는 제한적이고 단기적이며 그다지 조직적이지 않지만, 네비게이터 프로그램에 대한 초기 평가들을 보면 변동사항을 파악해낸 이후에 질병 진단율과 진단서비스에 대한 순응도가 높아졌음을 알 수 있다. 환자치료결과 또한 향상되었다(Wells et al, 2008). 2000~2010년 동안 행해진 간호사 네비게이터 프로그램에 대한 평가 분석을 보면, 환자 만족도 증가, 환자 태도에서의 긍정적인 변화 유도, 질병과정에 대한 이해 향상이 나타났으며, 환자들이 더 시기적절하고 접근가능한 치료과정을 인식할 수 있게 되었음을 알 수 있다(Case, 2011). 그러나 상환제도 변화의 결과로 더욱 많은 환자들이 보건의료 서비스를 받을 수 있게 되면서, 네비게이터의 역할과 환자의 진료결과가 향상될 수 있는 범위를 더욱 완전하게 이해하는 것이 환자의 치료 향상에 상당히 중요해졌다.

차별화된 간호실무

종류와 무관하게 각종 간호전달모델의 개발 및 시행을 어렵게 만드는 요인은 간호사의 교육 및 경험적인 역량이 서로 다르다는 사실에 있다. 지난 50년간, 간호인력으로 성장하기 위한 통로(실무간호사, 2년제 준간호학 학위, 간호학 수료, 4년제 간호학사 학위, 간호학 석사학위)가 다양해지고 초보 수련자에서 유능한 간호사로 성장하기까지 걸리는 시간에 대해서도 더 많은 정보가 알려지게 됨에 따라(Benner, 2001), 차별화된 간호실무를 기록하고 인증하기 위한 노력들이 행해져 왔다.

차별화된 간호실무(differentiated nursing practice)모델은 교육수준, 예상되는 임상기술 또는 역량, 직무기술서, 급여등급, 의사결정에의 참여에 따라 규정 또는 차별화되는 임상간호실무 모델을 말한다(AACN, AONE, & NODAN, 1994). 발표된지 거의 20년이나 된 「차별화된 간호실무 모델」(AACN, AONE, & NODAN, 1994)에서는 2년제 준간호학 학위를 취득한 간호사(associate degree in nursing, ADN)의 경우 덜 복잡한 환자 케어가 요구되는 상황과 제도적 환경에서 주로 병상케어 업무를 수행한다고 밝혔다. 편안함, 생리적인 안정감, 안락한 죽음에 대한 보조 등을 제공하는 역할을 기준으로 ADN이 케어를 제공하는 기간은 근무시간 또는 제한된 시간 이내로 정해져 있다. ADN이 따라야할 업무 지침은 간호기준, 프로토콜, 표준지침에 바탕을 두고 있다.

4년제 간호학사 학위를 취득한 간호사(bachelor of science in nursing, BSN)는 입원 이전부터 입원 후까지 모든 시간대에 관여하는 업무를 수행한다. BSN이 따라야 할 업무 지침은 간호기준이나 표준지침에서 요구되는 사항을 넘어서는, 흔치 않을 뿐더러 예측불가능하기도 한 환자의 반응을 중심에 두기도 한다. 다른 학문분야 및 기관과의 협동을 통해, BSN은 환자와 환자 가족의 독특한 요구사항에 바탕을 둔 포괄적이고 준비성 있는 퇴원을 계획하고 추진할 수 있다(AACN, AONE, & NODAN, 1994; AACN, 2009).

전문간호사(Advanced Practice Registered

Nurse, APRN)의 역할은 간호학 석사학위를 취득한 간호사(master of science in nursing, MSN) 또는 간호학 박사학위를 취득한 간호사(doctorate of nursing practice, DNP)의 역량에 바탕을 두고 있다. APRN이 가지고 있는 관점은 그들이 생리학, 물리적 평가, 약리학에 대한 심화 교육을 받았으며 보건의료 체계에 폭넓은 시각을 갖고 있다는 점에서 지지 받는다. MSN과 DNP는 프로토콜과 표준지침을 만들고 명확히 규정하며, 새로운 보건의료 현상이 대두되면 그에 맞는 기준을 개발하는 데 도움을 준다. MSN과 DNP의 역할은 환경에 따라 좌지우지 되지 않으며, 그보다는 모든 환경적 조건을 통틀어 환자와 환자 가족의 건강 또는 질병, 죽음에 이르기까지 연이은 케어를 제공한다(AACN, 2009).

간호가 발달하고 환경적 요인이 간호사의 역할에 영향을 주게 됨에 따라, 교육수준과 철학이 서로 다른 간호사의 역할을 둘러싼 갈등도 초래되어 왔다. 이러한 차이점은 간호전달체계의 성공 여부와 간호사 및 환자의 만족감에도 상당한 영향을 미쳤다. 그런데 이는 실무 영역에서의 간호사의 경험과 역량에 따라 더욱 복잡해진다. 기술 습득의 드라이퍼스 모델(Drefus model)에 기초한 Benner(2001)에서는 간호사의 임상 역량을 초보자(novice), 고급입문자(advanced beginner), 중급자(competent), 숙련자(proficient), 전문가(expert)의 다섯 단계로 구별하였다. Benner는 역량이란 동일한 또는 유사한 상황에서 2~3년간 근무한 간호사에게서 전형적으로 발견할 수 있는 것이라고 말한다. 이에 따르면 갓 졸업했거나 새로운 임상실습 분야에서 일하게 된 간호사의 경우, 경험이 있는 이들보다 더 많은 도움을 필요로 할지도 모른다고 짐작할 수 있다. 초보자나 고급입문자 단계에 있는 간호사는 자신보다 경험이 더 많은 간호사들에 비해 어떤 간호전달 모델을 수행하는 데 있어서 효율성이 떨어질 가능성이 있다.

간호학과 졸업생들의 역량 수준을 명확히 측정하기 위한 일환으로, 텍사스와 같은 몇몇 주에서는 교육수준이 다른 이들에게서 나타나는 구체적인 역량 차이를 파악해왔다. 이렇게 측정한 역량은 교육 프로그램을 위한 커리큘럼 개발 및 평가나 고용주가 갓 졸업한 간호사에게 구체적인 역할과 책임을 배정하는 업무에 활용될 수 있기 때문이다. 1993년, 텍사스의 간호사감독자위원회(Board of Nurse Examiners)와 전문간호사감독자위원회(Board of Vocational Nurse Examiners)는 '텍사스의 간호 교육 프로그램 졸업생이 갖추어야 할 필수 역량'을 채택하였다. 그 역량에는 지식, 판단력, 기술, 실무간호사, 간호학과 수료, 2년제 준간호학 학위취득, 4년제 간호학사 학위취득 졸업생에게 기대되는 전문적 가치, 다양한 간호 프로그램의 복잡성, 깊이, 범위에서의 차이 등이 반영되었다. 2002년과 2008년에는 케어 제공자, 케어 코디네이터, 환자 대변인, 전문직 구성원 관련 역량진술을 포함해 각종 역량 요소가 수정되었으며, 이러한 역량을 커리큘럼에 포함시킨 교육 프로그램은 그에 대한 책임을 져야 했다(Poster et al., 2005; Sportsman et al., 2010).

임상간호리더의 역할

많은 업무현장에 차별화된 간호실무가 부족하다는 사실과 환자의 안전에 대한 중요성이 강조되고 있다는 사실에 대응하여, 미국간호대학협회(American Association of Colleges of Nursing, AACN)는 2000년대 초반에 임상간호리더의 역할을 개발했다. 임상간호리더(clinical nurse leader, CNL)는 임상간호리더 자격시험을 성공적으로 통과한 자에게 수여되는 직위이자, 임상전문간호사(clinical nurse specialist), 임상간호사(nurse practitioner), 조산사(nurse midwife), 마취전문간호사(nurse anesthetist)와 같은 전문간호사(advanced practice registered nurse)와 달리 간호학 석사학위를 취득한 상급간호사를 가리킨다. CNL은 특정 환자 그룹을 위한 케어의 수직통합을 감독하며 복잡한 상황에서는 적극적으로 직접적인 환자케어를 제공할 수도 있다. CNL은 근거기반간호실무를 활용해 간호전달 분야의 가장 최근의 혁신으로부터 환자들이 이점을 누릴 수 있게 한다. CNL은 환자결과를 수집 및 검토하고, 코호트 위험을 평가하고, 필요시 진료계획을 변경할 수 있는 의사결정권을 행사한다. CNL은 의사, 약사, 사회복지사, 임상전문간호사, 임상간호사와 같은 기타 보건의료 전문가와 함께 케어와 관련된 사안을 두고 직접적으로 의사소통하고, 계획하고, 시행하는 일종의 전문자 간(inter-professional) 팀으로 기능하기도 한다. 또한 CNL은 보건의료가 제공되는 모든 환경에서 보건의료 전달체계의 리더 역할을 수행하는 사람으로, 이들의 역할수행은 상황에 따라 다르게 나타날 수도 있다. 박스 11-1에는 임상간호리더의 역할에 대하여 AACN 백서에 규정된 CNL의 기본적인 임무가 제시되어 있다(AACN, 2007).

박스 11-1 임상간호리더(CNL)의 기본 임무

- 모든 환경 조건을 통틀어 환자케어에서 주도적 역할
- 다양한 환자군을 위한 건강증진, 위험절감 서비스 설계 및 제공
- 근거기반실무 제공
- 개개인, 임상그룹/병동, 지역사회 인구에 적합한 보건의료
- 임상적 의사결정
- 치료계획 설계 및 시행
- 위험 예측
- 치료결과 파악 및 수집 업무에 참여
- 치료 시점의 결과에 대한 평가 및 개선에 대한 책임
- 케어의 대량 맞춤화(mass customization)
- 고객 및 지역사회의 지지
- 교육 및 정보 관리
- 케어제공과 진료결과에 대한 위임 및 감독
- 팀 관리 및 기타 보건의료 전문팀 구성원과의 협동
- 인적 · 환경적 · 물적 자원의 개발 및 활용
- 고객 케어와 정보기술의 관리 및 활용
- 특정 환자그룹에 대한 수직통합

출처: ACNN. 2007. 임상간호리더의 역할에 대한 백서. 웹사이트 주소: www.aacn.nche.edu/Publications/WhitePapers/Clinical-NurseLeader.htm.

시너지 모델

AACN의 CNL 양성이라는 임무와 유사하게, 미국중환자간호사회(American Association of Critical-Care Nurses)에서는 중환자전문간호사와 임상전문간호사를 위한 자격시험뿐만 아니라 간호업무의 기본 체제로서 시너지 모델(synergy model)을 채택하였다. 몇몇 보건의료 조직에서는 이 시너지 모델을 간호전달모델로 활용하고 있다. 그러나 시너지 모델에서는 환자의 특성을 간호사에게 필요한 역량을 이끌어내는 '동인(driver)'으로 본다. 간호사의 역량과 환자의 특성이 서로 합치될 경우, 재원기간 중 환자의 안전한 회복과 최적의 환자결과가 성취될 수 있다(Brewer, 2006).

시너지 모델은 환자의 특성을 회복력, 안전성, 복합성, 자원 활용가능성, 진료에의 참여, 의사결정에의 참여, 예측가능성이라는 요소로 설명된다. 간호역량은 임상적 판단능력, 지지 및 도덕적 행위능력, 간호수행, 학습촉진, 협동, 시스템적 사고, 다양성에 대한 대응, 임상 조건으로 구성되어 있다(Brewer, 2006). 이러한 간호역량이 환자의 요구사항과 합치될 경우, 시너지 효과가 나타나 환자케어 수준이 향상된다(Kaplow & Reed, 2008). 미국 중환자간호사회의 홈페이지(www.aacn.org)에는 시너지 모델에 대한 정보와 시너지 모델을 다양하고도 수많은 케어 상황에 적용한 내용이 제시되어 있다.

마그넷 인증프로그램

1983년, 병원 내 간호업무에 대해 조사하기 위해 미국간호학술원(American Academy of Nursing, AAN)에서 조직한 태스크 포스는 163개 병원을 대상으로 연구를 실시하여, 유능한 간호사를 유치하고 유지할 수 있게 해 준 변수들을 파악하고 기술

하였다. 연구대상 중 41개 병원은 전문간호사를 유치하고 유지할 수 있는 능력을 감안하여 마그넷 병원이라고 칭했다. 1983년 마그넷 병원 연구에 대한 개념을 바탕으로 1990년에 세워진 미국간호사자격인증원(American Nurses Credentialing Center, ANCC)은 간호사 근무환경의 우수성을 인정하는 프로그램을 개발했다. 선정 과정에서는 성공적인 간호조직의 기본 요소인 마그네티즘(Magnetism)의 보유 상태를 기술한 병원 기록이 중요하게 작용했다.

마그넷 인증프로그램(Magnet Recognition Program)은 병원에서 자기-지명(self-nominating), 자기-평가(self-appraisal) 과정을 통해 훌륭한 간호업무가 무엇인지 인식하는 것을 목표로 만들어졌다. 자기-평가 과정은 엄격하게 진행되며, 보통 준비에만 2년 이상이 걸릴 정도로 기간도 길다. 마그넷 병원 지위를 얻고자 하는 병원은 마그넷 병원 기준에 적합하다는 사실을 보여줄 수 있는 서류를 제출하고, 마그넷 병원 평가자의 현장 방문 심사도 거쳐야 한다. 지원 과정이 성공적으로 이루어지면 4년 동안 마그넷 병원 지위가 부여된다. 마그넷 병원 자격인증에 대해 더 많은 정보를 얻고 싶다면, www.nursecredentialing.org/magnet/index.html 홈페이지를 방문하면 된다.

현재까지 밝혀진 증거에 따르면, 마그넷 지위를 얻은 병원의 경우 간호사가 자발적으로 근무하기로 선택한 병원일 가능성이 높았다. 가령, Kramer 등(2001)은 6개 마그넷 병원 내 717개 병동에서 근무하는 12,233명의 숙련된 간호사를 대상으로 각 병동에서 발견할 수 있는 건강하고 생산적인 임상환경의 특징들이 무엇인지 알아보기 위해 마그네티즘 II의 핵심요소를 도구로 연구를 진행하였다. 그 결과로 확인된 특징에는 다음과 같은 요소가 포함되어 있다.

- 병원 내 유능한 동료들과 협업
- 연대적 · 협동적인 간호사와 의사의 관계
- 자율적인 진료
- 교육에 대한 지원
- 충분한 인력에 대한 인식
- 지지적인 간호관리자
- 간호업무에 대한 통제
- 환자중심적 문화의 전파 및 수용

연구진은 간호사 자신이 아주 건강한 근무환경(very health work environment, VHWE)에서 일하고 있다고 생각하는지, 건강한 근무환경(health work environment, HWE)에서 일하고 있다고 생각하는지, 아니면 근무환경의 개선이 필요하다고 생각하는지 알아보기 위해 마그네티즘 Ⅱ의 핵심요소로 산출한 점수를 활용하였다. 그 결과, 540개 병동의 간호사 82%가 건강한 또는 아주 건강한 근무환경에서 일한다고 인식하고 있음을 알 수 있었다. 각 간호사가 가지고 있는 근무환경에 대한 인식은 그들이 환자에게 제공하는 케어의 질에 대한 인식에도 영향을 주었다(Kramer et al., 2011).

병상케어변혁

간호전달모델의 다양성과 환자의 요구사항, 조직의 구조, 기술 발전의 복잡성로 인해, 각 병동은 진료 패턴을 개선시키고자 한다면 개별적인 조치를 취해야 한다. 2003년 로버트 우드 존슨재단(Robert Wood Johnson Foundation)과 의료향상연구소(Institute of Heatlh Improvement, IHI)는 의료/외과 병동에서의 케어와 직원 만족도를 대폭 향상시키기 위해 공동으로 변화를 이끌어내고, 시험하고, 시행했다. 병상케어변혁(Transforming Care at the Bedside, TCAB)이라고 불리는 정책은 간호사의 근무환경을 재설계하기 위해 시행되었다. 이를 위해 보건의료 전문가로 구성된 집단은 의료/외과 병동에서 간호사가 수행하는 업무를 재설계하기 위한 기본 체계를 만들어냈다(Viney, Batcheller, Huston, Belcik, 2006).

병상케어변혁 정책은 몇 가지 전제(박스 11-2)에 바탕을 두고 있으며, 신뢰성, 활력과 팀워크, 환자중심적 케어, 부가가치 케어과정(박스 11-3)이라는 네 가지 주요 설계테마를 뒷받침하는 주춧돌로 기능하고 있다. Viney 등(2006)에 따르면, 병상케어변혁의 전제와 설계테마는 케어 프로세스를 변화시켜야 할 임무를 맡고 있는 팀에게 기본 뼈대가 되어주고 있다.

병상케어변혁 정책은 원래 세 군데의 시범 병원에서 시행되었다가 전국의 다른 병원으로 확대되었다. 각 병원에서 형성된 소규모의 집단은 첫 번째로 병상케어변혁 과정에 대해 배우고, 특정 설계테마와 관련된 근무환경에 대해 '우리가 아는 것'이 무엇인지 스스로에게 물었다. 그 다음으로는 해당 설계테마와 관련된 근무환경에 대해 자유롭게 이야기를 나누었다. 담화 기회를 가진 후에는, 그들이 선택한 설계테마에 도움이 될 만한 혁신방법을 가능한 많이 이끌어내기 위해 브레인스토밍 회의에 참석하였다. 그 중 최소한의 시간과 자원을 필요로 하는 혁신방법이 우선적으로 선정되어 속성 시범과정을 거쳤다.

속성 시범은 실무변화에서 상당히 중요한 과정으로, 작은 규모 내에서 창조적인 변화를 시험해 보는 동시에 잠재적인 영향력을 확인해볼 수 있도록 해준다. 이 과정은 계획, 실행, 학습, 조치(Plan, Do, Study, Act, PDSA)라는 4단계를 거친다. 계획 단계에서는 목표를 정의하고, 변화가 설계에 어떤 영향을 미칠지, 변화가 어떻게 발생할지, 어떤 데이터 수집 방법이 필요할지 예측해야 한다. 실행 단계에서는 예상한 바대로 변화가 발생했는지, 그렇지 않다면 계획대로 되지 않은 이유가 무엇인지 밝히는 데 힘써야 한다. 학습 단계에서는 예상한 방식대로 혁신이 이루어졌는지, 어떤 지식을 얻을 수 있었는지 파악해야 한다. 조치 단계에서는 다음에 취할 조치에 대해 계획을 세워야 한다.

연구에 참여한 팀과 팀원들은 도입, 적응, 중단 측면에서 혁신을 평가했다. 혁신은 시범 테스트 단계와 예비 테스트 단계에 걸쳐 최소한 두 번씩, 단기간(하루에서 몇 주)에 시행되었다. 이때 혁신 테스트 결과가 긍정적으로 나타난다면, 새로운 설계는 별다른 어려움 없이 다른 참여기관에도 전달

박스 11-2 병상변혁케어의 전제

- 환자중심적 업무 재설계는 부가가치 케어과정을 만들어 낼 수 있으며, 더 나은 임상 결과와 비용 절감을 이끌어 낼 수 있다.
- 효과적으로 운영되는 케어 팀은 환자결과에 긍정적인 영향을 미칠 수 있다.
- 관리방식과 조직의 문화는 근무환경에 상당한 영향을 미친다.
- 직원의 지식수준과 능력이 그들에게 요구되는 책임에 부합할 때 직무만족도가 향상된다.
- 업무 재설계를 통해 비효율성을 제거하면 직원 만족도가 높아지고 사기가 진작된다.

출처: Viney, M., Batcheller, J., Houston, S., & Belcik, K. (2006). Transforming care at the bedside: Designing new complex systems in an age of complexity. *Journal of Nursing Care Quality, 21*(2), 143–150.

박스 11-3 병상케어변혁의 목적/설계테마

- 신뢰성: 입원 중인 보통 환자에게 제공되는 케어가 안전하고 신뢰할 수 있으며 효과적이고 공정하다.
- 활력: 효과적으로 운영되는 케어 팀이 탁월한 업무 수행을 위해 유쾌하고 협력적인 환경에서 지속적으로 노력을 기울인 결과, 전문성 형성과 경력개발이 이루어진다.
- 환자중심성: 의료/외과 병동에서의 환자중심적 케어가 환자라는 인격체와 환자 가족을 존중하고, 개개인의 가치와 선택을 인정해주며, 케어의 지속성을 보장해준다.
- 부가가치: 모든 케어 과정이 낭비 없이 진행되며 연속적인 흐름이 유지될 수 있게 해 준다.

출처: Viney, M., Batcheller, J., Houston, S., & Belcik, K. (2006). Transforming care at the bedside: Designing new complex systems in an age of complexity. *Journal of Nursing Care Quality, 21*(2), 143–150.

될 수 있다.

병상케어변혁은 전 세계적으로 시행된 정책이다. 예컨대, Chaboyer 등(2010)은 오스트리아에 위치한 한 병원의 2개 간호병동에서 병상케어변혁 개선 전략이 약물사고 및 환자 낙상에 어떠한 영향을 미쳤는지를 보여준다. 결과적으로, 우리는 단기간에 수많은 임상변화를 시행할 경우 변화관리주기를 짧게 하는 것이 유리하다는 사실을 알 수 있다.

전환관리모델

보건의료비용이 급증하고 상환전략이 변화함에 따라, 최근 몇 년간 재원기간 감소 및 가정치료를 포함해 환자가 대안적 케어로 옮겨가는 속도가 점점 빨라지고 있다. 또한 의료비 납부자의 경우, 병원 재입원에 대한 비용 책임을 서비스 공급자에게 묻기 위해 여러 방책을 마련해왔다. 다수의 연구결과를 검토해보면, 급성치료를 받고 퇴원한 이후 환자에게 심각한 질적, 안전상의 문제가 발생하고 있음을 알 수 있다. 이는 환자가 약물복용지침을 제대로 숙지하지 못하였거나, 자기 자신을 돌볼 방법을 몰랐기 때문일 수 있다. 또한 환자가 건강상의 위험 신호를 감지할 줄 모르거나 그에 어떻게 대응해야 할지 몰랐을 수도 있다. Peikes, Lester, Gilman과 Brown(2013)에 따르면, 15~45%의 환자가 퇴원 후 건강상의 문제를 경험하거나 충분한 후속케어를 받지 못한다고 한다.

케어 전환을 둘러싼 각종 우려에 대응하기 위해, 2011년 메디케어와 메디케이드 서비스 센터(CMS)에서는 지역사회 기반 케어 전환 프로그램(Community-based Care Transition Program, CCTP)에 자금을 지원하여 초기 입원 후 재입원 가능성이 높은 메디케어 수혜자들을 대상으로 의료서비스 개입(care interventions)이 효과적인 성과를 낼 수 있는지 시험해보았다(Peikes et al., 2013). 이와 같은 프로그램에 공통적으로 포함되는 요소에는 약물복용 지침과 건강상의 위험 신호 감지법을 비롯한 포괄적인 퇴원 계획, 퇴원 후 의료서비스 공급자와 연락, 환자가 스스로 약물복용을 관리할 수 있게끔 돕는 것의 중요성, 환자와 일차의료인, 특별 의료인 사이의 의사소통 보조 등이 있다(연구 관점).

전문직 간 교육 및 협력

이 장에서 논의된 대부분의 간호전달 모델은 간호업무를 제공하는 조직을 그 대상으로 한다. 사례관리모델을 제외하면, 간호전달 모델의 상당수는 전문직 간 협력이 환자결과와 의사소통, 협력에 어떠한 영향을 미치는지 그다지 중요하게 다루지 않는다. 그러나 전문직 간 협력은 보건의료의 복잡성이 증대됨에 따라 나날이 중요성을 더해가고 있다. 지금까지 여러 국내 및 국외 의료기관에서는 보건의료 전문가들 사이의 협력을 증진시켜 간호전달모델을 개선시킬 수 있는 전략을 필요로 해왔다.

이러한 요청에 응답하기 위한 방법 중 하나가 전문직 간 교육(interprofessional education, IPE)이다. 가령, 미국 의학연구소(Institute of Medicine, IOM)의 2013년 보건의료전문가 교육위원회는 21세기적 도전에 대응하려면 보건의료 전문가들이 팀을 이루어 협업해야 할 것이라고 권고했다(IOM, 2003.) 2006년에 세계보건기구(WHO)는 전문직 간 교육과 전 세계적인 협력관행을 이끌어낼 글로벌 전략 개발을 위해 세계보건기구 전문직 간 교육 및 협력 관행 연구모임(WHO Study Group on Interprofessional Education and Collaborative Practice)의 발족을 발표하기도 했다. 2010년에 세계보건기구와 협력기관은 전문직간 교육 및 전문직 간 협력에 더욱 매진할 것을 선언하면서 이러한 전략이 전 세계적인 보건의료

표 11-2 조직상의 표준 기준

조직 구조	조직의 프로세스	환자케어 기술
• 거버넌스	• 치료계획	• 사례구성의 심각성
• 교육 상황	• 환자 평가/모니터링	• 서비스/기술의 강도
• 포괄화된 단위	• 문서화	• 재원일수
• 기술수준	• 정책/절차	• 진단명기준환자군(DRGs)
• 케이스 믹스(case mix)	• 환자교육	
• 운영예산	• 공급품	
• 간호 시간/일수	• 의사의 명령 이행	
• 기술구성(skill mix)	• 환자/가족의 의사소통	
• 간호사: 환자 비율	• 증상관리	
• 임시직 활용	• 직원의 의사소통	
• 간호 교육/경험	• 약물복용관리	
• 전문성 개발에 대한 지원	• 간호 표준	
• 평생교육	• 병동 활동	
• 전문가 자원		
• 지원인력		
• 물리적 배치		

출처: Deutschendorf, A. (2003). From past paradigms to future frontiers: Unique care delivery models to facilitate nursing work and quality outcomes. *Journal of Nurse Administration, 33*(1), 51–58.

수준을 향상시킬 것이라고 표명했다(Pinto et al, 2012). 2011년 IOM에서 발표한 「The Future of Nursing Leading Change, Advancing Health」 보고서에 따르면, "간호사는 평생학습 기회를 구현함에 있어서, 학생으로서만이 아니라 간호사로서의 경력을 쌓는 전 기간에 걸쳐 의사 및 기타 보건의료전문가와 함께 교육을 받아야 한다." (p. 2)

결론

각 간호전달모델은 장단점을 모두 갖고 있다. 환자와 환자 가족 모두에게 완벽한 모델은 존재하지 않는다. 주어진 상황과 규모가 다양한 보건의료기관의 모든 요구사항을 충족시킬 수 있는 모델도 없다. 또한 지역적 · 국가적 비상사태가 발생할 경우, 표준 간호모델이 그 상황에 가장 적합할만한 다른 모델로 대체될 수도 있다(활용되고 있는 간호모델에 영향을 미칠 수 있는 조직의 구조 및 프로세스 사례는 표 11-2를 참조한다).

이 장에서는 지난 반 세기 동안 활용된 전통적인 간호전달모델에 대해 살펴보았다. 현재 보건의료 체계가 갖는 복잡성, 보건의료전문가의 부족, 환자의 안전성과 비용효율적인 케어에 대한 압박으로 인해 많은 의료기관들이 모든 단계의 케어에서 전문직 간 교육을 활용하는 대안적 간호모델을 찾으려 하고 있다. 현재 시험 중에 있는 새로운 간호전달모델은 연구 관점과 문헌 관점에 소개되어 있다.

연구 관점

출처: Peikes, D., Lester, R.S., Gilman, B., & Brown, R. (2013). The effects of transitional care models on readmi-ssions: A review of the current evidence. Generations: *The Journal of the Western Gerontological Society, 36*(4), 44–55.

이 연구는 메디케어와 메디케이드 서비스 센터(CMS)의 지역사회 기반 케어 전환 프로그램(CCTP)에서 지원하는 6개의 모델에 기초하여, 하나의 케어 모델에서 다른 케어모델로 옮겨가는 환자의 전환관리 평가 결과를 다루었다. 연구에 따르면, 6개의 모델 중 네 가지 모델이 환자의 재입원 기간을 30일 이내로 낮추는 데 효과적이라는 강력한 증거가 발견되었다. 다음 표에는 이처럼 긍정적인 결과를 나타낸 모델이 제시되어 있다.

모델	내용
전환관리모델	전문간호사(APN)가 울혈성 심부전을 앓고 있는 환자를 위해 입원치료 계획과 가정에서의 후속케어, 특히 케어전환과 약품복용 관리 방법을 안내
전환개입	전문간호사/전문간호사 코치가 도구를 제공하고 자기-관리 방법을 가르침. 가정방문, 전화통화, 환자의 개인건강기록 모음, 빨간 깃발 증상에 대한 후속조치, 일차 및 특별 의료서비스 제공자와의 의사소통이 강조됨
퇴원 재설계 프로젝트 (프로젝트 레드)	퇴원관리 간호사의 환자교육, 복용약물 검토, 빨간 깃발 증상에 대한 지시사항, 학습자 주도 재교육 과정, 의사와의 약속 조정, 후속 시험, 근거에 기반한 퇴원 설명문, 임상약사와의 연락망 정보 제공

실무 의의

의료비 상환모델이 급성환자치료병원 이외의 환경에서 더 많은 케어를 제공함으로써 케어 비용을 줄이려고 점차 변화함에 따라, 간호사들은 이제 급성환자치료병원뿐만 아니라 대안적 케어 상황에도 중점을 둔 간호전달모델에 대해서도 잘 알고 있어야만 한다. 보건의료전달체계를 통한 환자 전환이 가능한 빠른 시일 내에 일반 규범으로서 강조되기 시작한다면, 간호사들이 환자에게 안전하고 질 높은 케어를 제공하는 동시에 케어 비용은 낮출 수 있는 기회가 증대될 것이다.

문헌 관점

출처: Burston, S, Chaboyer, W., Wallis, M., & Stanfield, J. (2011). A discussion of approaches to transforming care: Contemporary strategies to improve patient safety. *Journal of Advanced Nursing, 67*(11), pp. 2488–2495.

이 논문에서는 환자의 안전을 향상시키기 위해 간호업무 수행방식을 바꾸는 것과 더불어 케어변혁에 활용되고 있는 세 가지 방법의 효율성을 평가한다. 이 방법에는 병상케어변혁이 포함되어 있는데, 이는 앞서 논의되었다시피 케어수준 향상을 위한 상향식 접근법이다. 주로 영국에서 시행되고 있는 생산적 병동(Productive Ward) 정책은 유사한 목적을 지닌 상향식 접근법이다. 한편, 스튜더 그룹(Studer Group)은 하향식 접근법으로, 근거기반 리더십 원칙에 집중하여 서비스, 품질, 인력, 자금, 성장을 통해 케어수준을 향상시키고자 한다.

실무 의의

앞서 언급된 각 접근법은 서로 세부적인 특징은 다르지만, 유사한 목적을 공유하고 있다. 이들이 하나의 혼합 접근법으로 결합되면 효과적인 방식으로 환자의 안전 향상을 위한 변화를 이끌어낼 수도 있다.

해결방안

나는 간호부원장으로서 혈액종양병동에 입원한 환자들에게 최선의 케어를 제공할 책임을 맡고 있다. 혈액종양병동에서 근무하고 있는 간호사는 이러한 목적을 위해 헌신했지만, 의사소통 문제에 직면하고는 했다. 그래서 우리는 리더십 팀 구성원과 협력하고, 간호진으로부터 피드백을 받고, 보건의료 지역사회 내의 동료에게서 최선의 사례에 대한 정보를 얻어냄으로써 해결책을 찾을 수 있었다. 우리는 모든 간호사를 위해 '작전회의(huddle)'라고 불리는 보고서를 만들어내고 '간호사 친구(nurse buddy)' 시스템을 구축하였다.

작전회의는 각 간호사가 이전 근무조의 간호사로부터 보고서를 받은 후 근무를 시작할 때 개시되며, 이를 통해 간호사들은 각 환자의 치료계획을 검토할 수 있다. 각 간호사는 작전이 언제 시작될지에 대해 전달 및 공지를 받게 된다. 작전회의는 각 간호사의 업무량과 환자케어에 필요한 간호지원 시간을 점검하는 전담간호사가 추진한다.

간호사 친구 시스템은 환자를 직접 케어하는 간호사에게 전담간호사 이외의 다른 직접적인 인적 자원을 제공해주기 위해 만들어졌다. 쌍을 이루는 두 명의 간호사는 서로 필요할 때마다 도움을 주고받는다. 간호사 짝은 모든 환자가 배정될 때 거리의 근접성을 고려해 정해진다.

피드백은 아주 긍정적으로 나타나고 있다. 전담간호사는 환자와 환자 가족, 직원의 상태를 더욱 분명하게 파악할 수 있게 되었다. 간호진은 이전보다 업무에 더 매진하게 되면서 매일의 병동 운용 측면의 요구사항에도 관여할 수 있게 되었다고 말한다. 필요시 각 간호사가 다른 간호사에게 도움을 줄 수 있도록 환자의 치료계획 수립도 공동작업으로 행해진다. 종합적으로 보면 팀워크와 의사소통 수준이 향상되었다고 할 수 있다.

– Jacqueline Ward

이러한 해결방안이 당신에게 적절한 접근법인가?
그 이유는 무엇인가?

근거

Wolf와 Greenhouse(2007)는 보건의료시스템 변화의 필요성과 이러한 변화를 다루는 데 있어서 충분히 개발된 간호전달모델이 중요하다는 사실을 인정하고 있다. 그들은 우선 모델을 개발할 때 '제로에서 시작'할 필요는 없다고 말한다. 경험과 과학적 근거를 통해 배운 많은 귀중한 교훈을 통합하면 새로운 모델을 만들어낼 수 있다는 것이다. 두 저자는 과거의 경험을 뛰어넘는, 새로운 모델을 개발할 때 고려해야 할 세 가지 요인을 제시한다. 첫 번째 요인은 의학계의 진보뿐만 아니라 환자, 공급자, 정보기술, 의료비 상환에서 이루어지고 있는 변화와 같은 주요 보건의료의 트렌드이다. 두 번째 요인은 환자의 욕구와 필요를 파악하는 것의 중요성이다. 저자가 파악한 환자의 요구사항에는 그들의 신체적 · 감정적 · 정신적 필요를 충족시켜줄 수 있는 유능한 의료서비스 공급자와 같이 일반적으로 예상되는 것들이 있었다. 그러나 항상 예상가능하지만은 않은 또 다른 요구사항으로 '효과적인 해결책을 찾아낼 수 있도록, 이용가능한 정보의 선별 작업을 도와줄 사람'이 있었다. 세 번째 요인은 모델 개발자가 구조(누가 무엇을 할 것인가?), 과정(어떻게 해낼 것인가?), 결과(어떤 차이가 나타날 것인가?)와 관련된 의사결정을 내릴 의무이다. 개발자는 새로운 모델이 전략 측면에서 조직과 일관성을 유지하며, 시간이 지나도 지속가능하며, 복제될 수 있다는 사실을 보장할 필요가 있다는 것이다. 이 논문에는 구조, 과정, 결과상의 의사결정을 내리는 데 있어서 도움이 될 만한 구체적인 질문도 제공되어 있다.

체크리스트

간호관리자와 직접케어제공 간호자의 역할은 각 간호전달모델에 따라 다르게 나타난다. 그러나 모델의 종류와 무관하게, 간호관리자는 해당 모델이 효과적으로 운영될 수 있도록 강한 리더십과 관리기술을 갖추고 있어야 한다. 간호관리모델을 시행할 때에는 다수의 이슈를 고려해야 한다. 유능한 간호관리자가 없다면, 이 장에서 논의된 그 어떤 모델도 효과적인 결과를 낼 수 없다.

- 사례방법(전인간호)
  - 모델 분석
  - 간호관리자의 역할
  - 전문간호사의 역할
- 기능적 간호
  - 모델 분석
  - 간호관리자의 역할
  - 전문간호사의 역할
- 팀간호
  - 모델 분석
  - 간호관리자의 역할
  - 전문간호사의 역할
- 일차간호
  - 모델 분석
  - 간호관리자의 역할
  - 전문간호사의 역할
  - 혼합 일차간호: 파트너십모델
  - 혼합 일차간호: 환자중심적 진료
  - 간호관리자의 역할
- 간호관리
  - 사례관리자
- 표준진료지침
  - 모델 분석
  - 간호관리자의 역할
  - 전문간호사의 역할
  - 네비게이터의 역할
- 차별화된 간호실무
  - 임상간호리더의 역할
  - 시너지 모델
  - 마그넷 인증프로그램
- 병상케어변혁
- 전환관리모델
- 전문직 간 교육 및 협력

인력배치와 스케줄링을 위한 조언

- 간호전달모델을 선택할 때 조직과 모집단을 고려한다.
- 간호전달모델을 선택할 때 조직의 구조와 프로세스를 고려한다.
- 모든 모델은 장단점을 모두 갖고 있으며, 이상적인 방법은 없다.
- 모든 모델에는 관리자와 의료진에 대한 특정 기대치가 있음을 인지한다.
- 특정 상황에서 임상간호사로서의 리더십을 발휘할 수 있는 숙련된 간호사가 있는지 확인한다.

REFERENCES

AACN. (2007). White paper on clinical nurse leader. Retrieved February, 2013, http://www.aacn.nche.edu/publications/white-papers/cnl.

AACN. (2009). DNP fact sheet. Retrieved February, 2013, from, www.aacn.nche.edu/media-relations/fact-sheets/dnp.

AACN, AONE, & NOADN. (1994). Differentiated competencies for nursing practice. Journal of Nursing Administration, 25(9), 34–35.

Benner, P. (2001). From novice to expert: Excellence and power in clinical nursing practice. Upper Saddle River, NJ: Prentice Hall.

Brewer, B. (2006). Is patient acuity a proxy for patient characteristics of the AACN Synergy Model for patient care? Nursing Administration Quarterly, 30(40), 351–357.

Case, M. A. B. (2011). Oncology nurse navigator. Clinical Journal of Oncology Nursing, 15(1), 33–40.

Chaboyer, W., Johnson, J., Hardy, L., Gehrke, T., & Panuwatwanich, K. (2010). Transforming care strategies and nursing-sensitive patient indicators. Journal of Advanced Nursing, 65(5), 1111–1119.

Cioffi, J., & Ferguson, L. (2009). Team nursing in acute care settings: Nurses' experiences. Contemporary Nurse, 33(1), 2–12.

Cohen, E., & Cesta, T. (2004). Nursing case management from essentials to advanced practice application (4th ed.). Mosby.

Curtis, K., Lien, D., Chan, A., & Morris, R. (2002). The impact of trauma. The Journal of Trauma, 53(3), 477–482.

D"Entremont, B. (2009). Clinical pathways: The Ottawa Hospital experience. The Canadian Nurse, 105(5), 8–9.

Graham, I. (2003). Leading the development of nursing within a nursing development unit: The perspectives of leadership by the team leader and professor of nursing (electronic version). International Journal of Nursing Practice, 9(4).

Huber, D. (2010). Disease management: A guide for case managers. Elsevier.

IOM. (2003). Health professions education: A bridge to quality. April 18. http://www.iom.edu/Reports/2003/Health-Professions-Education-A-Bridge-to-Quality.aspx. Last Accessed April, 2014.

IOM. (2011). The future of nursing: Leading change, advancing health. Committee on the Robert Wood Johnson Foundation Initiative on the Future of Nursing at the Institute of Medicine; Institute of Medicine. www.nap.edu/catalog/12956.html, Last accessed, October, 2012.

Kaplow, R., & Reed, M. (2008). The AACN Synergy Model for Patient Care: A nursing model as a Force of Magnetism. Nursing Economic$, 2(1), 17–25.

Kinsman, L., Rotter, T., James, E., Snow, P., & Willis, J. (2010). What is a clinical pathway? A definition to inform the debate. BMC Medicine, 8(3).

Kramer, M., Maguire, P., & Brewer, B. (2011). Clinical nurses in magnet hospitals confirm productive, healthy unit work environment. Journal of Nursing Management, 12, 5–17.

Manthey, M., Ciske, K., Robertson, P., & Harris, I. (1970). Primary nursing: A return to the concept of "my nurse" and "my patient". Nursing Forum, 9, 65–83.

Pedersen, A., & Hack, T. F. (2010). Pilots of oncology health care: A concept analysis of the patient navigator role. Oncology Nursing Forum, 37, 55–60. Available at: http://ons.metapress.com/index/N6105M6772875248.pdf.

Pinto, A., Lee, S., Lombardo, S., Salama, M., Ellis, S., Kay, T., et al. (2012). The impact of a structured inter-professional education on health care professional students: Perceptions of collaboration in a clinical setting. Physiotherapy Canada, 64(2), 145–156.

Poster, E., Adams, P., Clay, C., Garcia, B., Hallman, A., Jackson, B., et al. (2005). The Texas model of differentiated entry-level competencies of graduates of nursing programs. Nursing Education Perspectives, 26(1), 18–23.

Seago, J. (1999). Evaluation of a hospital work redesign: Patientfocused care. Journal of Nursing Administration, 29(11), 31–38.

Sportsman, S., Poster, E., Curl, E., Walker, P., & Hooper, J. (2010). Differentiated essential competencies: A view from practice. Journal of Nursing Administration, 42(1), 59–63.

Tiedeman, M., & Lookinland, S. (2004). Traditional models of care delivery: What have we learned (electronic version)? Journal of Nursing Administration, 34(6), 291–297.

Viney, M., Batcheller, J., Houston, S., & Belcik, K. (2006). Transforming care at the bedside: Designing new care systems in an age of complexity. Journal of Nursing Care Quality, 21(2), 143–150.

Wells, K. J., Battaglia, T. A., Dudley, D. J., Garcia, R., Greene, A., Calhoun, E., et al. (2008). Patient navigation: State of the art or is it science? Cancer, 113(8), 1999–2010.

Wolf, G. A., & Greenhouse, P. K. (2007). Blue print for design: Creating models that direct change. Journal of Nursing Administration, 37(9), 381–387.

Zander, K. (2002). Nursing case management in the 21st century: Intervening where margin meets mission. Nursing Administration Quarterly, 26(5), 58–67.

SUGGESTED READINGS

Brown, J., Smith, C., Stewart, M., Trim, K., Freeman, T., Beckhoff, C., et al. (2009). Level of acceptance of different models of maternity care. Canadian Nurse, 105(1), 19–23.

Hix, C., McKeon, L., & Walters, S. (2009). Clinical nurse leader impact on clinical microsystem outcomes. Journal of Nursing Administration, 39(92), 71–76, February.

IOM. (2011). The future of nursing: Leading change, advancing health. Committee on the Robert Wood Johnson Foundation Initiative on the Future of Nursing at the Institute of Medicine; Institute of Medicine. www.nap.edu/catalog/12956.html.

Kaplow, R., & Reed, M. (2008b). The AACN Synergy Model for Patient Care: A nursing model as a Force of Magnetism. Nursing Economic$, 26(1), 17–25.

Lake, E., Shange, J., Klaus, S., & Dunton, N. (2010). Patient falls: Association with magnet status and nursing unit staffing. Research in Nursing and Health, 33, 413–425.

Lookinland, S., Tiedeman, M., & Crosson, A. (2005). Nontraditional models of care delivery: Have they solved the problem? Journal of Nursing Administration, 35(2), 74–80.

Peikes, D., Lester, R. S., Gilman, B., & Brown, R. (2013). The effects of transitional care models on re-admissions: A review of the current evidence. Generations: Journal of American Society on Aging, 26(4), 44–55.

Tachibana, C., & Nelson-Peterson, D. (2007). Implementing the clinical nurse leader role using the Virginia Mason Production system. Journal of Nurse Administration, 37(11), 477–479.

Wells, K. J., Battalion, T. A., Dudley, D. J., Garcia, R., Greene, A., Calhoun, E., et al. (2008). Patient navigation: State of the art or is it science? Cancer, 113(8), 1999–2010.

Wiggins, M. (2008). The Partnership Care Delivery Model: An examination of the core concept and the need for a new model of care. Journal of Nursing Management, 16, 629–638.

INTERNET RESOURCES

AACN"s Healthy workplace initiative. www.aacn.org/WD/HWE/Content/hwehome.content?menu=hwe.

American Association of Colleges of Nursing. White paper on the role of the clinical nurse leader. Website: www.aacn.nche.edu/Publications/WhitePapers/ClinicalNurseLeader.htm.

American Case Management Association. Website: www.acmaweb.org.

American Nurses Credentialing Center. History of the Magnet program. Website: www.nursecredentialing.org/Magnet/ProgramOverview/HistoryoftheMagnetProgram.aspx.

Case Management Society of America. Website: www.cmsa.org.

Clinical Practice Guidelines Online. Agency for Healthcare Research and Quality (AHRQ). National Guidelines Clearinghouse. http://www.guideline.gov/.

RWJ Foundation launches Transforming Care at the Bedside Virtual Resource Center. Website: www.rwjf.org/pr/product. jsp?id=31512.

Transforming Care at the Bedside (TCAB) Tool Kit. Robert Wood Johnson Foundation. Website: www.rwjf.org/pr/product. jsp?id=30051&c=EMC-CA137.

CHAPTER

12

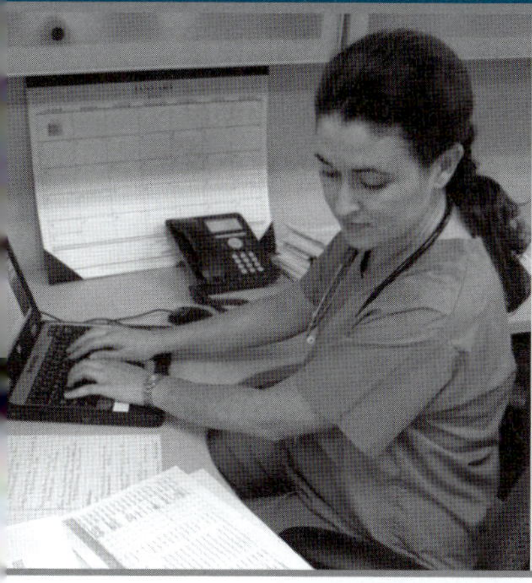

인력배치와 스케줄링
Staffing and Scheduling

이 장에서는 간호인력배치와 다양한 간호사와 환자결과의 관계에 관한 연구를 탐색한다. 또한 인력예산과 인력배치 계획의 상호관계도 논의한다. 그리고 간호단위의 생산성 평가 방법과 다양한 인력배치 및 스케줄링 전략이 전체 간호사 만족과 환자간호의 연속성에 미치는 효과를 논의한다. 이러한 핵심 요소는 간호단위 직원의 높은 만족도를 유지하면서 안전하고 효과적인 간호를 제공하기 위한 간호관리자의 능력에 있어서 중요하다. 환자결과에 대한 간호 고유 지표의 효과를 이해하는 것은 간호관리자가 간호단위의 인건비를 조절할 수 있게 해준다. 이러한 정보를 이용하고 인력배치에 관해 직원들과 의사소통하는 관리자의 능력은 서비스 생산성을 효과적으로 관리하고 리더십 팀의 중요한 구성원이 되도록 하는 데 중요하다.

학습성과

- 간호사와 환자결과에 영향을 주는 환자 및 병원 요인, 간호사의 특성, 간호사 배치와 기타 조직 요인의 효과를 평가한다.
- 간호인력배치 원칙에 최신 연구결과를 효과적으로 적용한다.
- 간호단위 생산성의 효과성을 결정하는 활동보고서를 분석한다.
- 간호의 연속성과 긍정적 결과를 위해 환자의 요구에 기초하여 직원의 배치 요구를 검토하고, 팀 구성원 모두에게 공정하고 균형 있는 스케줄링을 하려는 간호관리자의 요구를 검토한다.
- 파견인력 초과근무나 대행기관의 추가 인력 사용과 간호사의 만족, 환자결과의 연관성을 고려한다.

핵심용어

- 일별 평균 재원환자 수(average daily census, ADC)
- 평균 재원일수(average length of stay, ALOS)
- 비용센터(cost center)
- 직접간호시간(direct care hours)
- 요인평가체계(factor evaluation system)
- 예상 매출액(forecast)
- 전일제환산기준(full-time equivalents, FTEs)
- 간접간호시간(indirect care hours)
- 서비스 단위당 인건비 (labor cost per unit of service)
- 비생산적 시간(nonproductive time)
- 간호결과(nurse outcomes)
- 간호민감 데이터(nurse-sensitive data)
- 간호생산성(nursing productivity)

- 초과근무(overtime)
- 환자결과(patient outcomes)
- 병상점유율(percentage of occupancy)
- 생산적 시간(productive time)
- 원형평가체계(prototype evaluation system)
- 스케줄링(scheduling)
- 인력배치(staffing)
- 인력배치 계획(staffing plan)
- 인력배치 조정(staffing regulations)
- 서비스 단위(units of service, UOS)
- 유동적 전일제근로자 수(variable FTEs)
- 변동보고서(variance report)
- 업무량(workload)

도전

Mary Ellen Bonczek, BSN, RN, MPA, NEA-BC
Senior Vice President and Chief Nurse Executive, New Hanover Regional Medical Center, Wilmington, North Carolina

어느 지역병원의 일반외과 입원병동은 전체 54병상으로, 외상중환자실(surgical trauma intensive care unit, STICU)은 16병상을 가지고 있다. 이 병원은 앞으로 3주에 걸쳐 추가로 120병상이 필요한 거점지역 시설을 준비하는 것 때문에 심한 공간 제약의 압박을 받고 있다. 외과 환자의 step-down 병동이 없어 특별 서비스가 제공되지 못하고 있다. 심중환자실(cardiac care unit, CCU), 내과계 중환자실(medical intensive care unit, MICU), 심혈관계중환자실(cardiovascular intensive care unit, CVICU)은 모두 환자를 옮길 수 있는 step-down 병동이 있어서 매우 위중한 환자를 중환자실로 이동할 수 있다. 일반외과 환자로 이미 찬 병상을 STICU의 step-down 병동으로 만들기로 하였다.

외과 step-down 병동을 조성하는 과정에 나타난 문제는 step-down 병동으로 전동될 수 있는 STICU 환자의 수를 고려하여 적절한 step-down 병상 수를 규명하는 것이었다. 따라서 우리는 step-down 병동의 입원과 퇴원 기준을 개발하였고 의료진이 이를 검토하였다. 또한 새롭게 필요한 장비도 규명하였다. 또한 환자에게 적절한 간호를 제공하는 데 필요한 직원의 역량을 고려하여 교육계획과 소요인력배치 계획을 세웠다. 이 과정에서 간호직원과의 의사소통이 중요하였다. 일부 직원들이 직업을 잃을까봐 두려워하였기 때문이다.

당신이 이 간호사라면 어떻게 하겠는가?

도입

병원조직의 전체 비용 감소를 위해서는 인건비의 통제가 매우 중요하다. 간호 인건비는 병원조직 인건비의 상당 부분을 차지하기 때문에 간호관리자는 인력배치(staffing)와 스케줄링(scheduling)을 더욱 엄격하게 관리하도록 요구받고 있다. 환자의 요구 충족을 위해 자격을 갖춘 인적 자원을 고용하고 배치하는 것은 간호관리자의 기본적 책무이며, 질적인 간호를 제공할 수 있는 방법이다. 반면에 스케줄링은 간호단위의 직원이 특정한 날과 시간에 근무하도록 할당하는 것이다.

간호관리자는 적정 수준의 간호제공자에 의한 안전하고 비용효과적인 간호 제공이 보장될 수 있도록 숙련된 결정을 해야 한다. 실무현장의 환경이나 종류에 관계없이 관리자는 효과적이고 효율적인 인력배치 체계를 확립하고 모니터해야 할 책무를 가진다.

인력배치 과정

간호인력배치모델

여러 연구를 통해 밝혀진 바에 따르면, 인력배치 수준이 적절한지를 보여주는 근거는 다음과 같다.

- 투약 오류 감소
- 환자 합병증 감소
- 환자 만족 증가
- 간호사 피로 감소
- 간호사 소진 감소

- 간호사 보유(retention) 및 만족 증가(ANA, 2013)

보건의료분야에서는 환자안전과 긍정적인 환자 결과(patient outcomes)를 강조하기 때문에 과거 20년 동안 '최고의 인력배치 방법'을 규명하기 위한 연구에 높은 우선순위를 두어 왔다. 이 연구들은 간호사의 수를 증가시키는 것은 간호사에게 민감한 병원관련 사망률의 감소와 같은 많은 긍정적인 이익이 됨을 일관되게 보고하고 있다.

환자안전을 고려한 인력배치의 효과와 관련된 메타연구를 기초로 Kane 등(2007)은 의료관리품질조사국(Agency for Healthcare for Research and Quality, AHRQ) 개념모델을 개발하였으며, 현재도 계속 연구 중에 있다(그림 12-1). 이 모델은 환자 결과에 대해 환자와 병원요인, 간호인력배치, 간호사 특성, 간호결과, 의료제공 및 조직요인이 미치는 영향을 설명한다.

환자요인

환자 상태의 급성도와 중증도는 안전한 간호를 제공하기 위해 요구되는 인력배치 결정의 주요 요인으로, 연령, 일차 진단, 기존질환(comorbidities) 및 치료 단계에 따라 달라진다. 그러나 환자의 상태는 역동적이기 때문에 특정 상황에서의 간호요구도를 수량화하기 어려울 수도 있다. 하지만 표 12-1과 같이, 간호단위에서 소요인력을 결정하는 데 환자요인을 고려하는 것이 도움이 될 수 있다.

환자분류체계는 간호관리자가 각 간호단위 환

표 12-1 인력배치 결정에 영향을 주는 환자요인

• 환자 수	• 질병의 단계
• 환자 상태 범위	• 가족의 상황과 요구
• 필요한 관찰과 중재	• 필요한 치료
• 환자 만족	

출처: Douglas, K. (2010). Ratios—If only it were that easy. *Nursing Economic$, 28*(2), 119–125.

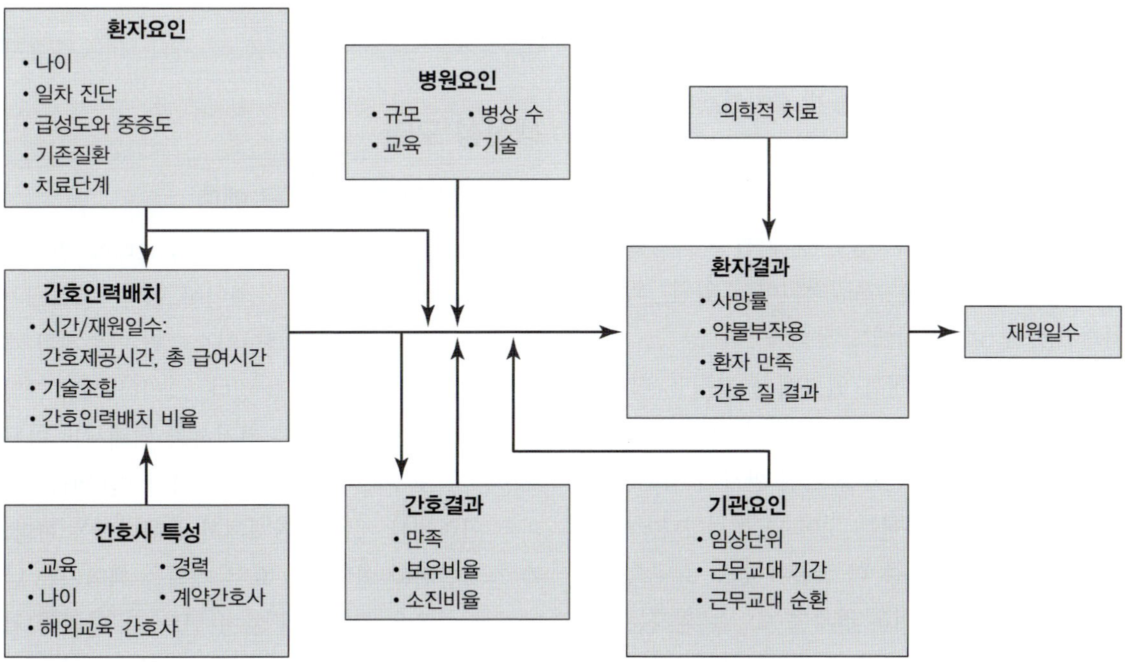

그림 12-1 간호사 인력배치와 환자결과 개념틀

자의 중증도를 나타내는 도구로 사용되어 왔다. 높은 점수를 받은 환자일수록 더 많은 간호자원을 필요로 한다. 간호관리자는 환자분류 자료를 주어진 시간에 대한 간호단위 인력배치 계획을 세우는 데 사용하거나 장기간 중증도 경향을 분석하여 예산수립 과정에서 소요인력 요구를 예측하는 데 사용할 수 있다.

환자분류체계

환자분류체계에는 원형평가체계(prototype evaluation system)와 요인평가체계(factor evaluation system)의 두 가지 유형이 있다. 원형평가체계는 주관적이며 서술적이다. 이 유형은 환자를 광범위한 범주로 분류하며, 이러한 범주는 환자의 간호요구도를 나타낸다. 원형평가체계는 상대적 강도 측정 체계(relative intensity measure system, RIMs)이다. 이러한 체계는 환자의 간호 요구도를 포괄수가제(diagnosis-related group, DRG)에 근거하여 분류한다. 그 다음 이 자료를 임상적·재정적 정보를 통합하는 전자의사결정지원체계에 입력한다.

요인평가체계는 원형평가체계보다 더 객관적이다. 이는 각 과업, 사고과정 및 환자간호활동 시간을 측정한 후, 요구되는 직접간호 시간을 계산하고 환자의 중증도를 분류한다. 각각의 중재를 명명하고 정의하며, 모든 관련 중재 활동 목록을 만든다. 이 중재 목록은 포괄적이어서 입원, 외래, 가정간호 및 요양시설에도 적용가능하다.

일반적으로 조직에서 인력배치 결정을 할 때 두 가지 체계를 모두 이용하여 왔다. 분만이나 통원수술처럼 한 가지 문제를 가진 환자의 경우에는 원형평가체계로 분류하는 것이 더 적절하다. 폐렴이나 뇌졸중과 같이 좀 더 복잡한 간호 요구를 가지거나 예측하기 어려운 경과를 보이는 환자는 요인평가체계로 분류하는 것이 적절하다.

환자분류체계에는 여러 가지 잠재적 문제가 존재한다. 행정가가 가장 일반적으로 제기하는 문제는 자가보고 형식을 통해 수집한 자료의 신뢰도 및 타당도 수준과 관련이 있다. 환자분류자료의 또 다른 문제는 조직이 환자분류체계를 통해 밝혀진 적정 수준의 인력을 충족시키지 못한다는 점이다.

환자분류체계에 의해 수집된 자료의 정확성 부족과 산출된 적정 인력수준을 충족할 수 없는 조직의 능력 때문에 많은 보건의료조직은 환자분류체계를 그동안 적정 인력 수준 확보를 위한 기전으로 사용하지 못하였다. 중증도 모델에서 필요한 수준을 조직이 충족시킬 수 없을 때 직원의 사기는 저하된다. 또한 중증도 모델이 없이 환자의 요구가 간호능력을 초과함이 분명할 때도 직원의 사기가 저하된다.

연습 12-1

행정가는 환자분류체계에 의해 산정된 인력 수준을 따르지 않았을 때 발생할 수 있는 잠재적 위험을 걱정한다. 만약 환자분류체계에서 다음 교대 근무번에 6명의 간호제공자가 필요하다고 예측하였는데, 조직에서 5명의 간호제공자만 배정하여 예상하지 못한 사건이 발생하였다면, 조직에 나타날 수 있는 잠재적 결과는 무엇인가?

생산성 모델

간호단위 인력배치 요구 예측

간호관리자는 각 간호단위의 근무교대에 필요한 인력의 수를 결정해야 할 책임이 있다. 인력배치에 영향을 주는 요인을 파악함으로써 인력계획 개발에 관한 정보를 얻을 수 있다. 그러나 특정 단위의 적정 소요인력 수준을 결정하기 위해서는 다른 요인들도 고려해야 한다. 한 단위의 인력배치 계획은 인력예산 개발과 연계해서 진행되어야 한다. 각 간호단위의 인력배치 요구 계획을 책임지는 담당자는 다음을 포함하여 차기 년도 각 단위의 업무량을 예측할 때 여러 요인을 고려해야 한다.

1. 서비스 단위
2. 과거 인력 수요
3. 현 인력배치 계획의 효과성
4. 간호단위의 중증도 경향
5. 예상되는 기술 혹은 직원의 변화
6. 인력의 경험과 수준
7. 인력배치에 영향을 미칠 것으로 예상되는 새로운 의사, 프로그램, 서비스 혹은 기술
8. 환자결과
9. 환자간호 가이드라인의 변화로 인해 요구되는 새로운 교육 요구

인력예산과 인력배치를 위해 과거에는 많은 수학공식이 사용되었다. 그러나 이러한 공식은 현재와는 다르게 평균재원일수와 급여(reimbursement) 패턴을 기준으로 개발되었다. 보건의료 영역에서 인력배치와 관련한 현재의 어려움은 인력예산과 인력배치 패턴 예측에 사용되는 현재의 방법이 점점 복잡해지고 비효과적이라는 것을 보여준다. 이 상황을 개선하기 위해 Fitzpatrick과 Brook(2010)은 컴퓨터와 논리학을 기반으로 한 적정모델의 사용을 제안하였다.

사용가능한 환자분류체계로 환자의 중증도를 측정하는 데 대한 어려움으로 인해 많은 병원이 인력배치 수준 결정 틀로 생산성 모델을 사용한다. 병원의 생산성은 단위의 투입에 대한 산출로 정의된다. 투입은 정규 직원과 시간제 직원 모두 포함되며, 산출과정에서 침상 점유율이 포함된다.

텍사스 병원의 많은 간호사와의 면담을 통해, Hamilton과 Campbell(2011)은 생산성 도구와 간호단위에 필요한 인력배치 패턴을 계산하는 복잡한 기술의 사용에 대해 제시하였다. 앞서 언급한 것처럼 특정 단위의 생산성은 조직의 재정적 목적과 관련하여 간호단위에 입원하기로 계획된 환자의 수, 유형 및 중증도를 기본으로 한다. 산정결과는 인력배치 매트릭스로 나타나며, 이것은 매일 자정 기준 간호단위 환자 수와 필요한 직원(면허간호사, 실무간호사, 사무원, 책임간호사)의 수를 제공한다. 또한 이 매트릭스는 간호단위의 월별 근무표 작성에 이용된다.

각 근무번의 간호단위 인력 수는 근무가능한 인력, 환자 통계, 환자 중증도 수준에 근거하여 증감할 수 있다. 그러나 책임간호사와 간호관리자는 매트릭스에 제시된 인력 충족에 대한 책임이 있다. 각 근무번에 필요한 인력 수가 해당 월에 책정된 수를 초과한다면 그 달의 다른 시기에 그만큼의 감소가 있어야 한다.

간호단위 생산성은 근무교대마다 모니터된다. 책임간호사는 간호단위 보고서를 작성하여 인사, 원무, 재정, 간호부 등 여러 병원 부서에 전송해야 한다. 이 보고서에는 다음과 같은 정보가 포함되어야 한다.

- 급여지급 주기(pay period) 대비 생산성 지수 (100%가 바람직함)
- 초과근무시간
- 보조인력 수
- 다른 간호단위 결과와의 비교 결과
- 실제 수가
- 예상되는 비용
- 비용의 변동(variance)
- 훈련과 오리엔테이션 비용
- 목표 대비 근무한 전일제환산기준

간호관리자는 변동에 대한 책임이 있으며 앞에서 논의한 것처럼, 재정 목표에 따라 인사결정을 조절해야 한다(Hamilton & Campbell, 2011).

인력배치의 효과성 평가

국가 간호 질 지표 데이터베이스

국가 간호 질 지표 데이터베이스(National Database of Nursing Quality Indicators, NDNQI)는

특정 간호서비스 혹은 단위의 인력배치 효과성 모니터 기회를 제공한다. 미국간호협회 프로그램인 NDNQI는 유사 조직과 간호단위를 비교한 보고서를 제공한다. 이 데이터베이스는 간호단위 수준에서 간호 고유의(nursing-sensitive) 평가를 하기 위해 구조, 과정, 결과 지표에 대한 분기별 및 연차 보고를 제공하는 주요한 국가 간호 데이터베이스이다.

NDNQI 데이터베이스는 1994년 미국간호협회 환자안전 및 질 향상 계획에(Patient Safety and Quality Initiative)서 비롯되었다. 이 계획은 환자간호 질 평가에 사용할 간호 고유의 지표를 개발하기 위해 미국 전역에서 시행된 일련의 연구에 포함되었다. 간호 고유의 지표는 간호결과에 영향을 주는 간호의 구조 및 과정 모두를 포함한다. 간호 고유의 지표는 의료의 질 지표와는 다르며 간호 특이적(specific)인 것이다(NDNQI, 2013).

NDNQI는 포괄적이고 국가적인 간호 데이터베이스로서, 질 향상에 이용될 수 있는 18가지 지표를 통해 병원에서 간호 단위 수준 비교를 할 수 있도록 한다. 이러한 방법은 욕창, 낙상, 혈류감염으로 발생하는 치료 비용 지불을 예방하기 위해 메디케어와 메디케이드 서비스 센터(Medicare & Medicaid Services, CMS)가 제시한 규칙에 열거된 병원의 상태와 부정적인 사건을 포함한다는 점이 중요하다. 그리고 이것은 인력배치 수준, 이직, 간호사 학력과 면허 비율과 같은 간호의 질과 관련된 간호인력 이슈를 평가한다(NDNQI, 2013).

병원은 자신들의 데이터를 다른 유사한 병원과 비교할 수 있고 간호 고유의 자료(nurse-sensitive data)에 대한 연구에 계속 참여할 수 있다. 표 12-2는 NDNQI 프로젝트의 간호 고유의 지표를 보여준다. 유사 단위와의 비교가 매우 중요한데, 그 이유는 환자 중증도와 활동, 환자간호 목적, 임상 과업, 역할기대, 팀 관계, 사회적 환경은 단위에 따라 다르고, 환자결과에 영향을 주기 때문이다.

NDNQI 데이터베이스에 포함된 측정치들이 축적되어 의미있는 근거가 보인다면, 인력배치 결정을 하는 데 중요해질 수 있다. 예를 들어, 간호단위에서 환자에게 필요한 간호 제공을 위해 요구되는 재원일수당 케어시간에 관한 연구는 그 간호단위의 효과적인 인력배치 계획 구상을 위한 근거를 제공할 수 있다.

한 가지 예로, Dunton, Gajewski, Klaus와 Pierson의 연구(2007)에서는 HPPD와 낙상의 관계에 대해 다음과 같이 제안하였다.

- 낙상율이 낮을수록 재원일수 전체 간호시간[면허간호사(RN), 실무간호사(LPN/LVN), 간호보조인력(UNP)]이 길고 면허간호사가 제공한 간호시간의 비율이 높았다.
- 전체 간호시간에서 매 1시간이 증가할 때마다 낙상율은 1.9% 감소하였다.
- 면허간호사가 제공한 간호시간이 1% 증가할 때마다 낙상율은 0.7% 감소하였다(Dunton et al., 2007).

또한 간호관리자는 인력배치와 간호 질의 효과성을 평가하기 위해 NDNQI가 규정한 지표 이외에도 임상 혹은 인적 자원 지표를 이용하기도 한다. 박스 12-1은 이러한 지표들을 보여준다.

Dunton 등(2010)의 결과를 근거로 2013년 Lake, Shang, Klaus와 Dunton은 2004년 NDNQI 자료를 이용하여 후향적 · 횡단적 연구를 하였다. 이 연구는 108 마그넷 인증, 528 마그넷 비인증 병원을 대상으로 간호인력배치(재원일수당 간호시간)와 간호사 특성(교육, 국가면허, 병원의 마그넷 인증 상태)이 낙상율에 미치는 영향을 비교하는 것이었다.

이 연구의 결과는 다음과 같다.

- 대상 병원의 평균 낙상율은 Lake, Shang, Klaus

표 12-2 통증 사정(Assessment)/중재(Intervention)/재평가(Reassessment) 체계(AIR cycles)에 포함된 간호 고유 지표

지표(indicator)	하위 지표(sub-indicators)	측정(measures) 영역
1. 재원일수당 간호시간 (Nursing Hours per Patient Day)	a. 면허간호사(registered nurses, RNs) b. 실무간호사(licenced practical/vocational nurses, LPNs/LVNs) c. 간호보조인력 (unlicensed nursing personnel, UNP)	구조
2. 환자 낙상(Patient Falls)		과정과 결과
3. 손상이 동반된 환자 낙상	a. 손상 수준	과정과 결과
4. 소아 통증 사정, 중재, 재평가 체계		과정
5. 소아환자 말초정맥 침윤(infiltration)		결과
6. 욕창 발생률	a. 지역사회 발병 b. 병원 발병 c. 단위(Unit) 발병	과정과 결과
7. 정신적 · 신체적 · 성적 학대 발생률		결과
8. 억제대 적용률		결과
9. 면허간호사 교육/자격취득		구조
10. 면허간호사 만족도 조사	a. 직무만족 척도 b. 직무만족 척도-간략형 c. 업무환경 척도(Practice Environment Scale, PES)	과정과 결과
11. 기술구성(Skill Mix): 대행 기관의 인력이 제공한 총 간호시간의 비율	a. 면허간호사 b. 실무간호사 c. 간호보조인력	구조
12. 자발적 간호사 이직		구조
13. 간호사 보유 비율		구조
14. 병원감염 a. 유치도뇨관 관련 요로감염 b. 중심정맥관 혈류감염 c. 인공호흡기 관련 폐렴		결과

출처: ANA, About National Database of Nursing Quality Indicators (NDNQI): http://www.nursingquality.org/About-NDNQI

와 Dunton(2010)의 연구결과와 일치하였다.

- 마그넷 인증 병원의 낙상율이 5% 더 낮았는데, 이것은 마그넷 인증에 필요한 조건이 긍정적 결과에 영향을 준 것이다.
- 재원일수당 면허간호사 한 명이 증가하면 중환자실의 낙상율이 3% 감소하였다.
- 재원일수당 실무간호사와 간호보조인력의 수가 증가하면 중환자실 이외의 단위에서 낙상율이 2~4% 증가하였다.

면허간호사 인력배치

환자에게 간호를 제공하는 면허간호사의 수가 급성기 간호에서 더 나은 환자결과와 관련된다는 인식은 충분한 인력배치 확보를 위한 최고의 모델에 관한 논의를 유도하고 있다. 여기에서 두 가지 주요한 접근법이 제시되었다. 첫 번째는 각 근무번에서 한 명의 간호사가 간호한 환자의 수를 필요로 한다. 간호사-환자 비율 법제화는 1999년 캘리포니아 주에서 먼저 시작되었고, 2004년에 완결되었다. 이 법에서는 한 명의 간호사가 다음 이상의 환자를 담당하지 않도록 요구하고 있다.

- 정신과 간호단위 환자 6명
- 내-외과 간호단위 환자 5명
- 소아 환자 4명
- 분만실 환자 3명
- 중환자실 환자 2명

Aiken 등(2010)은 캘리포니아 주, 뉴저지 주, 펜실베니아 주 병원의 환자결과 자료와 인력관리 정보를 비교함으로써 급성기 시설을 위해 책정된 캘리포니아 주의 2004년 최소 간호사-환자 비율을 검증하였다. 또한 연구자들은 앞서 언급한 3개 주의 임상간호사 22,236명을 대상으로 설문조사를 하였다. 간호사를 대상으로 한 설문에 의하면, 내-외과 간호단위에서 일하는 캘리포니아 간호사의 88%가 캘리포니아 주 법에서 요구하는 대로 5명의 환자만을 관리하는 것으로 보고되었다. 반대로 설문에 응한 펜실베니아 주 간호사의 33%와 뉴저지 주 간호사의 19%가 5명 또는 그 이하의 환자를 책임지고 있는 것으로 보고되었다. 캘리포니아 주 간호사들은 뉴저지 주 간호사보다 2명, 펜실베니아 주 간호사보다 1.7명 적은 환자를 간호하였다. 이러한 분석에서는 만약 캘리포니아 주의 간호사-환자 수준으로 연구기간 동안의 펜실베니아 주와 뉴저지 주의 수준을 대체한다면, 일반외과 환자의 사망률을 각각 10.6%와 13.0% 감소시킬 수 있을 것으로 제시하였다. 또한 이 연구는 캘리포니아 주의 간호사들은 직무만족 정도가 더 높았고 펜실베니아 주와 뉴저지 주의 간호사들보다 더 나은 환자간호를 제공한다고 인식하고 있음을 보고하였다(Aiken et al., 2010).

두 번째, 적정 인력관리 방법은 인력관리 계획의 개발을 필요로 하는데, 이 계획에 의하면 병원이 보통 6개월이나 1년 정도의 기간에 각 간호단위의 간호 요구를 예측해야 할 책임이 있다. 또한 병원은 실제 인력배치 정도와 인력배치 계획이 일치하는지 모니터할 책임이 있다. 이러한 계획은 직접 간호하는 간호사가 간호인사위원회의 구성원일 것을 요구하는데, 이는 안전한 간호사-환자의 비율이 환자의 요구 및 다른 관련 기준에 근거해야 함을 보장한다. 이 위원회에 권한을 주는 법안이 2002년 텍사스 주에서 처음으로 통과되었다. 2008년 10월 급성기 치료 병원의 간호인력배치 계획을 요구하는 법이 7개 주(코네티컷, 일리노이, 네바다, 오하이오, 오리건, 텍사스, 워싱턴)에서 통과되었다(ANA, 2013).

미국간호협회(American Nurses Association, ANA)는 안전한 인력배치 보장을 위해 간호인력배치 위원회에 대한 지지 입장을 표명해 왔다. 미국간호협회는 각 주의 현행 법과 같은 국내 법의 통과를 위한 많은 노력을 지지해 왔다. 예를 들면, 간호인력배치 위원회를 구성하려는 모든 급성 치료 병원은 직접간호 간호사를 55% 이상 포함하도록 하는 2013년 HR 1821: The Registerd Nurse Safe Staffing Act를 미국 의회에 상정하였다. 이

박스 12-1 인력배치 효과성에 영향을 주는 기타 요인

임상 또는 서비스 지표

- 가족의 요구
- 환자의 요구
- 약물 부작용 발생
- 환자의 손상
- 수술후 감염
- 상부 위장관 출혈
- 쇼크/심장정지
- 재원기간

인적 자원 지표

- 초과근무
- 간호사 보유율
- 간호사 이직률
- 병원의 인력배치 계획에 대한 이해
- 재원일수당 간호시간
- 직무로 인한 간호사 손상
- 당직(on-call) 혹은 일용직(per diem) 사용
- 병가

계획은 다음을 포함해야 한다.

- 각 간호단위와 교대근무번의 직접간호 대 환자의 최소 비율을 상향 조정할 것
- 직접간호 간호사의 투입을 포함할 것
- 환자 수와 변동가능한 환자간호 요구 강도에 근거할 것
- 다음을 고려할 것
    - 간호를 제공하는 면허간호사의 교육, 훈련 및 경험 수준
    - 인력배치 수준과 기타 건강관리 직원이 제공하는 서비스
    - 간호단위와 기관의 인력배치 수준
    - 환자간호의 질과 이에 대한 국가적 비교 수준
    - 간호단위의 위치와 이용 가능한 기술과 같은 간호 전달에 영향을 주는 요인
- 전문 간호 조직에서 제안한 인력배치 수준을 고려할 것
    - 면허간호사가 훈련을 받지 않았거나 경험해 보지 않은 간호단위에서 일하지 않도록 보장할 것(ANA, 2013).

간호사–환자 비율은 간호단위의 유형(예: 중환자실, 내과–외과)에 기초해야 한다고 생각하는 사람들은 이와 같은 방법은 병원이 비율을 충족하기에 충분한 수의 간호사를 찾거나 아니면 간호단위를 폐쇄할지를 결정하도록 한다고 생각한다. 간호인력 배치 계획 접근법을 선호하는 사람들은 인력배치가 환자 급성도, 간호사 경험, 간호단위의 배치, 기타 요인에 따라 유연해야 한다는 판단에 따른 것이다. 미국간호협회는 특별히 인력배치에 관한 웹사이트(http://safestaffingsavelives.org/)를 개발하였다. Safe Staffing Save Lives 웹사이트에서는 모든 임상현장에 적용하도록 미국간호협회가 개발한 안전한 인력배치 원칙을 포함하고 있다(박스 12–2).

박스 12–2 미국간호협회의 간호인력배치 원칙

원칙

전문가 집단이 개발하고 1998년 11월 24일 미국간호협회 이사회(Board of Directors)가 채택한 9개의 간호인력배치 원칙은 아래와 같다. 미국간호협회의 3개 범주에 대한 각 설명이 나타나 있다.

I. 환자간호단위 관련

a. 환자간호단위의 적절한 인력배치 수준은 환자의 개별적 요구와 전체 요구의 분석결과를 반영한다.

b. 재원일수당 간호시간 개념의 유용성에 대해 매우 진지하게 고려해볼 필요가 있다.

c. 인력배치 수준을 결정할 때 질적인 환자간호 제공을 보장하는 데 필요한 간호단위 기능 또한 고려되어야 한다.

II. 간호인력 관련

a. 특정 간호 실무 영역에서 요구하는 적절한 임상 역량은 다양한 환자 집단의 특정 요구에 따라 결정되어야 한다.

b. 운영과 행정 수준 모두에서 면허간호사를 지지하고 대표하는 간호관리자가 있어야 한다.

c. 덜 숙련된 면허간호사가 경험 있는 면허간호사의 임상적 지지를 쉽게 이용할 수 있어야 한다.

III. 기관/조직 관련

a. 조직의 정책은 간호사와 다른 직원을 전략적 자산으로 여기고 시기적절하게 예정된 직위에 완전히 몰입하도록 하는 조직 분위기를 반영해야 한다.

b. 모든 기관은 대행사의 간호인력이나 휴가 중인 간호사를 포함하여, 간호인력이 수행해야 할 활동에 필요한 각 간호사의 역량을 문서화해야 한다.

c. 조직의 정책은 환자와 간호인력의 많은 요구를 인식해야 한다.

출처: Copyright © 2008 by American Nurses Association. *Principles for nurse staffing*. Washington, DC. Reprinted with permission of the American Nurses Association. All rights reserved.

24시간 인력배치

안전한 인력배치에 관한 연구들은 급성기 환자를 위한 병원 또는 장기요양시설에서 시행되어 왔다. 따라서, 연구결과들은 몇 가지 주의사항을 고려하여 다른 보건의료 현장에 적용되어야 한다. 임상환경에 따른 인력배치 차이에 대한 연구가 가장 바쁜 시간이 아닌(off–peak hours) 밤번과 주말번에 관해서는 거의 시행되지 않았다. 병원은 주중 간호사 업무환경에서 자원을 최대로 이용가능할 때인 오전 7시~오후 7시가 가장 일이 많음에도 불구하고, 이 시간은 급성 혹은 장기 간호에서 간호사가 일하는 시간의 단 36%에 불과하다. 남은

64% 동안 간호사는 (1) 보조인력이 축소되고, (2) 경험이 거의 없거나 혹은 적은 동료와 함께, (3) 최소한의 감독 하에서, (4) 임시직 보건의료제공자와의 의사소통으로 긴장한 상태에서 가장 바쁜 시간이 아닌(off-peak) 환경에서 일한다.

Hamilton 등(2007)이 규명한 문제는 다른 연구에서도 확인되었다. 그들은 25개 진단명/환자군 이상에서 주말과 야간 시간이 병원의 사망률 증가와 관련이 있음을 지지해왔다. 예를 들면, Becker(2007)는 메디케이드 환자 중 주말에 입원한 급성심근경색 환자가 사망하는 경우가 더 많다는 것을 발견하였다. Peberdy 등(2008)은 잠재적으로 문제를 일으킬 수 있는 요인을 조정한 후일지라도, 야간과 주말에 입원한 심장내과 환자의 생존률이 더 낮음을 발견하였다. 매우 바쁜 시간이 아님에도 위험도의 차이가 발생한 이유는 연구 중이지만, 간호관리자는 이러한 차이를 인식해야 하고, 매우 바쁘지 않은 시간에 일하는 직원은 신중한 태도로 환자의 위험을 최소화해야 한다. 직접간호 간호사는 이 기간에 존재하는 차이점을 문서화함으로써 이러한 지식에 있어 주도적일 필요가 있다.

인력배치에 영향을 주는 외부 요인

인력배치 요구를 예상하기 위한 지침의 중요한 원천은 앞서 언급한 법안을 반영한 주별 면허 규정이다. 인력배치 규정(staffing regulations)은 주어진 시간에 간호단위에 필요한 전문간호사의 최소한의 수 또는 장기요양시설 또는 교도소의 최소한의 인력 수와 관련될 수 있다.

그러나 주 보건 당국의 면허 표준과 소요인력 규정은 인력관리 계획에 영향을 주는 유일한 조정기구가 아니다. 많은 국가 조직이 환자안전과 대중에게 제공되는 간호 질의 지속적 향상과 관련된 신념을 가지고 있다. 의료평가기구(The Joint Commission, TJC)가 이러한 조직의 예이다. TJC는 표준을 설정하고 인증과정을 진행함으로써 보건의료조직의 성과향상을 도모한다. 예를 들어, 인력배치 관리와 관련하여 가장 최근의 TJC 환자간호표준에 부응하기 위해서는 의료기관이 환자의 간호, 치료 및 서비스 요구 충족을 위한 병원의 인력관리 계획과 일관되는 적절한 수와 조합의 인력을 제공해야 한다. TJC가 '적절한' 인력배치가 의미하는 바에 관해 규정하는 것은 아니다. 그러나, 환자간호 안전과 질에 관한 대중의 관심이 증가하는 상황에서 TJC는 조직의 전체적 인력관리 계획의 효과성을 결정하는 인력관리 패턴과 더불어 임상 결과 자료와 관련된다.

TJC 인증 과정 동안 평가자들은 인력 부족(예: 간호단위의 인력관리 계획이 교대 근무번에 필요한 인력을 충족하지 못하는 것)을 밝히기 위해 간호관리자가 개발한 인력배치 계획을 점검한다. 또한 평가자는 간호단위 인력배치의 적절성에 대한 간호사들의 의견을 듣기 위해 간호관리자가 없는 외부 환경에서 직접간호 제공자인 간호사를 면담하기도 한다. 평가자들은 인력배치 계획과 차이가 있는지 비교하기 위해 간호단위 인력배치 효과성 자료를 검토하기도 한다. 각 간호단위의 고유한 환자간호 요구를 고려하고 TJC 평가 과정에 대한 정밀한 검토를 하여 균형 있는 인력배치 계획을 개발하도록 간호관리자에게 조언한다. 또한 간호관리자는 이러한 인력배치 계획과 준수 보고서(compliance report)를 직원들이 언제나 볼 수 있도록 해야 한다. 몇몇 주에서는 이러한 게시가 필수사항이다.

그 외 TJC와 유사한 인가 업무를 하는 조절 기구는 전미의학학회(American Osteopathic Association, AOA), 재활시설인증센터(Center for Accreditation of Rehabilitation Facilities, CARF), 외래진료 신임평가협의회(Accreditation Association for Ambulatory Health Care, AAAHC), 노르세베리타스(Det Norske Veritas, DVN), 국가

품질보장위원회(National Committee for Quality Assurance), 지역사회건강인증 프로그램(Community Health Accreditation Program)이 있으며, 또 다른 조직들이 생겨나고 있다. 그러므로 인증기관이 인력배치에 관해 요구하는 것이 무엇인지를 숙지하는 것이 매우 중요하다.

인력배치 계획의 개발과 실행에는 소비자의 기대가 중요한 역할을 한다. 간호 서비스에 대한 소비자의 기대를 충족시키는 것은 어떤 의료기관이라도 장기간 생존 가능성을 유지하고 증진하기 위한 중요한 전략이다. 환자는 간호사가 자신의 업무량에 만족하면서 신속하고 효율적으로 양질의 간호를 제공하기 바란다는 것을 인식하는 것은 인력배치 계획의 개발에 큰 영향을 미친다.

조직의 정책과 직원과의 의사소통을 통한 명료한 기대는 중증도의 변화뿐 아니라 환자의 수를 관리하는 데 필수적이다. 환자의 중증도와 수가 변할 때 증감의 유연성이 없는 인력예산과 인력배치 계획은 간호관리자로 하여금 환자안전을 보장할 수 없는 상황에 놓이게 하고 재정적 책무도 다할 수 없게 한다. 그리고 이러한 과정이 준비되어 있어야 하며, 필요하면 도움을 요청할 수 있도록 직원들에게 내부적으로 공개되어야 한다. 환자, 직원 및 의사의 만족, 서비스와 간호의 향상, 환자안전 향상은 잘 만들어진 인력배치 계획의 결과이다. 간호관리자는 인력예산을 계획할 때 이러한 변수들을 고려해야 한다.

간호사 특성

Kane 등(2007)은 간호사 특성을 간호를 제공하는 간호사의 연령, 경력, 교육 수준으로 규정하였다. 그리고 외부기관 소속 혹은 계약을 맺은 파견 간호사(supplemental nurse)와 내부에서 교육을 한 간호사의 이용이 간호인력관리에 영향을 주는 변수이다(의료관리품질조사국 개념모델에서 특별히 규정하지는 않았지만). 또한 변동인력 풀(float pools)이나 초과근무와 같은 요인도 환자 결과에 영향을 주는 요인이 된다.

Ridley(2008)는 환자안전과 간호사의 교육수준의 관계에 관한 1986~2006년까지의 문헌을 검토하여 면허간호사와 다른 유형의 간호직원(실무간호사 또는 간호보조인력) 간의 차이를 살펴본 연구에서 다른 간호 직원에 비해 면허간호사의 수나 비율이 높을수록 간호서비스로 인한 부정적 환자 결과가 감소한다는 것을 발견하였다.

교육

Aiken, Clarke, Cheung, Sloane과 Silber은 2003년 연구에서 학사학위 이상의 교육을 받은 임상 면허간호사의 비율이 30일 이내 중증도 보정 사망률(risk-adjusted 30-day mortality)과 주요 합병증으로 인한 사망률과 관련이 있다고 하였고, 이러한 주장에 대한 관심이 지속되어 왔다.

펜실베니아 주 간호사를 대상으로 한 설문조사와 1999~2006년까지의 환자 퇴원자료를 이용하여 연구자들은 병원 내 간호사 중 학사학위 소지 간호사 비율이 10% 증가하면 환자 100명당 평균 2.12명의 사망자가 감소하고, 합병증을 가진 환자 100명당 평균 7.47명의 사망자가 감소한다는 것을 발견하였다. 그들은 만약 134개 연구 대상 병원 모두 연구기간 동안 학사학위 소지 간호사 비율이 10% 증가하였다면, 일반외과, 정형외과, 혈관외과 환자 중 500명의 사망을 막을 수 있었을 것이라고 예측하였다. 이러한 결과는 학사학위 소지 간호사의 배출과 고용을 증가시키기 위한 노력을 지지하는 것이다.

2011년, 로버트 우드 존슨 재단(Robert Wood Johnson Foundation)의 파트너인 의학연구소(Institute of Medicine, IOM)는 간호전문직의 변화 필요성을 주장하였다. 이 연구를 통해 주장한 한 가지 제안사항은 2020년까지 학사학위 소지 간호사의 비율을 80% 수준까지 증가시켜야 한다는 것이었다. 이러한 혁신적인 권고안에서, IOM은 간호에 종사하기 위한 최소 교육수준에 대해 40년 이상 광범위하게 논쟁이 계속되었음을 지적하였다. Aiken 등(2003)의 혁신적인 연구에도 불구하고 IOM 보고서는 면허간호사가 획득한 학위와 환자결과 사이의 인과관계에 대한 결정적 근거는 없음을 지적하였다. 그러나 이 보고서는 Aiken, Clarke, Cheung, Sloane과 Silber(2003)의 연구와 유사한 근거를 보여주는 Estabrooks, Midodzi, Cummings, Ricker와 Giovannetti(2005); Friese 등(2008); Tourangeau 등(2007); Van den Heede 등(2009)의 연구를 언급하고 있다.

IOM이 보고한 다른 연구는 임상경력, 간호학 프로그램에 입학하기 전에 취득한 자격증, 학사학위 전공심화과정을 준비하는 전문학사 간호사의 수가 4년의 기간에 부여된 가치를 흐리게 한다고 지적하였다(IOM, 2011). 간호학 학사학위의 가치에 관한 계속되는 논쟁에도 불구하고, IOM 보고서는 모든 학사학위 간호사의 노동력은 미래의 간호사 역할 재정립에 좀 더 통일된 기반을 제공한다고 제안하였다. 간호학 학사학위 교육이 모두가 기대하는 만능 해결책은 아니지만 보고서에 따르면, 이는 학생들에게 보건의료정책, 보건의료재정, 리더십, 질 향상 및 시스템 제고와 같은 폭넓은 범위의 역량을 갖게 해준다.

초과근무

Kane 등(2007)은 간호사들이 장시간 일한다는 내용이 담긴 7개의 서술적 조사연구를 검토하였다. 대부분의 간호사가 12시간 교대근무를 선택하기 때문에, 근무시간 내에 업무를 마칠 수 없는 경우가 많아 12시간 이상 근무할 위험이 높다. 12시간 이상 근무하고 있음을 보여주는 근거와 교대근무가 환자안전을 위협하는 오류를 유도할 수 있다는 근거가 계속해서 나타나고 있다(Kane et al., 2007).

2012년 Stimpfel과 Sloanerhk Aikendms은 4개 주의 간호사들을 대상으로 설문조사를 하여 대부분의 간호사가 12시간 교대근무를 함에도 불구하고, 간호사의 80% 이상이 병원의 스케줄에 만족하고 있음을 발견하였다. 그러나 13시간 이상 교대근무하는 임상간호사의 비율이 증가함에 따라, 간호에 대한 환자의 불만족은 증가하였다. 그리고 10시간 교대근무를 하거나 그 이상인 간호사가 교대근무 시간이 더 짧은 간호사보다 소진과 직무불만족 경험이 2.5배까지 더 높고 이직의도를 표현하였다. 간호사의 안녕을 위협하는 긴 교대근무시간은 높은 이직률을 초래하고 환자간호에 부정적 영향을 줄 수 있다.

바이오리듬 방해, 수면장애, 건강문제, 업무성과 감소, 직무 불만족, 사회적 고립을 포함하여 모든 유형의 교대근무가 미치는 생리적·심리적 측면의 부정적 효과에 대한 문헌을 바탕으로 Tzischinsky 등(2008)은 남녀간호사 간, 낮번 간호사와 그 외 근무번 간호사 간, 수면 조정(sleep-adjusted)과 비조정(non-sleep-adjusted) 근무번 간호사 간의 건강문제와 수면장애의 차이를 조사하였다. 또한 그들은 교대근무의 조정과 오류, 환자 사고, 결근의 관계에 대해 연구하였다. 성별, 연령, 체중은 간호사의 안녕에 있어 교대근무보다 더 영향력 있는 요인이었다. 교대근무 그 자체는 간호사의 건강과 조직의 결과에 대한 위험요인이 아니었다. 교대근무에 적응하지 못하는 간호사도 교대근무에 적응한 준간호사만큼 효과적이고 안전하게 일하는 것으로 나타났다. 그들은 결근 혹은 오류나 환자사고에 연루되지 않았다.

간호사의 교대근무, 피로, 간호사의 성과, 만족에 관한 다소 모순되는 결과에도 불구하고, 간호관리자는 스케줄링을 할 때 잠재적 위험을 고려해야 한다.

초과근무의 요구는 결과에 영향을 준다. 인력부족을 보충하기 위해 간호사에게 근무시간이 끝난 후에도 남아서 근무하도록 요구하는 것(*requiring*)을 의무적 초과근무(mandatory overtime)라고 한다. 의무적 초과근무는 간호사 노동조합의 주요한 협상 이슈가 되고 있고, 일부 주에서는 근무환경 개선을 위해 주 간호사협회가 의무적 초과근무를 금지하는 법안을 만들었다. 미국간호협회와 다른 간호조직체는 의무적 초과근무를 반대하는데, 이는 환자와 간호사 모두에게 위험하기 때문이다.

반대로, 빈자리를 충원하기 위해 간호사에게 근무번이 끝난 후에도 남아서 근무하도록 요청하는 것(*requesting*)을 초과근무라고 한다. 이것은 간호사가 고용 결과를 경험하지 않기 때문에 의무적 초과근무와는 다르다. 그리고 간호사는 해당 주간에 다른 고용 현장에서 일을 하기도 하고, 이로 인해 수입도 증가한다. 이러한 근무는 개인적인 결정이지만, 피곤하고 업무과다인 간호사는 피로 때문에 의사결정능력과 기술적인 면에서 방해받기 쉽다.

연습 12-2

건강관리 조직의 초과근무 정책을 검토해본다. 정책 내에서 의무적 초과근무를 다루고 있는가? 감독자가 정책에 따라 의무적 초과근무를 하도록 요청했을 때 응하지 않은 경우의 결과는 어떠한가?

당신은 근무가 끝난 후에 남도록 요구하는 간호관리자에게 어떻게 반응하겠는가? 초과근무 수행에 관한 면담에서 당신이 하고 싶은 질문 목록을 만들어본다.

당신이 살고 있는 주의 간호협회는 의무적 초과근무를 허용하는가? 간호관리자로서 의무적 초과근무 없이 간호인력 부족에 어떻게 반응하겠는가? 만약 있다면, 의무적 초과근무를 없앨 수 있는 전략을 세워 본다.

용역인력(대행사/계약)과 파견인력 풀

많은 간호사들이 인력 대행사에 속해 일하는 것을 선택한다. 이들은 각 근무번, 한 주 혹은 그 이상의 기간 동안 독립적인 계약자로서 간호단위에 고용된다. 대행사에 소속되어서 일하는 장점은 높은 시간당 임금, 다양한 업무 할당, 다양한 업무팀 경험 등이 있다.

조직들은 일시적인 인력부족을 보충하기 위해 용역인력을 이용한다. 예기치 못한 인력부족에 대한 대처에도 불구하고, 간호관리자는 간호단위의 인력관리 계획 충족을 위해 파견 인력에 의존함으로써 발생할 수 있는 잠재적 부정적 측면을 고려해야 한다. 환자는 파견인력과 간호단위 인력을 구별하지 못한다. 그러나, 파견인력이나 계약인력에게 그러한 수준의 오리엔테이션을 제공하기는 어렵다.

용역간호사의 고용이 환자결과에 미치는 영향에 관한 근거로 발견된 것은 일관되지 않다. Kane 등(2007)은 계약 간호사의 근무시간과 요로감염, 폐렴, 욕창, 외과적 상처 감염, 혈류감염의 비율은 관계가 없음을 보여 주었다. 반면, 환자 낙상의 증가는 용역간호사의 근무시간 증가로 인한 결과라고 하였다.

예상하지 못한 간호인력 부족을 처리하기 위한 또 다른 전략은 인력의 부족을 보충하기 위해 한 단위에서 다른 단위로의 '파견(floating)'간호사이다. Kane 등(2007)은 파견간호사의 고용이 병원감염의 위험과 혈류감염 비율 증가와 관련이 있다는 것을 발견하였다. 그러나 이러한 결과를 타당화하기 위한 후속 연구가 필요하다. 만약 파견간호사가 중앙의 유동적 인력 풀에서 배치되었거나 간호단위에서 할당받은 업무를 할 능력이 있다면, 파견간호사의 고용은 효과적일 것이다. 파견간호사로 근무할 의사가 있는 간호사는 일반적으로 광범위한 임상 역량을 유지하는 간호사여야 한다. 이들은 급작스러운 연락에도 불구하고 기꺼이 다양한 단위로 파견을 가는 것에 대한 부가적 보상을 받는다.

조직이 인력 풀의 유동성을 가지지 못했다면, 조직은 간호사에게 인력부족 보충을 위해 다른 단위로 파견가는 것을 기대할 것이다. 환자안전과 간호사의 만족을 보장하기 위해서 임상적으로 유사한 단위에 대한 인력 재할당에 관한 정책을 개발해야 한다. 직접간호 간호사가 그들의 임상 역량 이외의 영역에 배치되도록 요청받았을 때, 그들은 완전하고 독립적인 업무를 하지 않고 기본 간호요구 충족을 위한 수행만을 하도록 해야 한다. 이것은 응급상황이거나 간호사의 동의를 구했을 때만 이용되어야 하는데, 그 이유는 파견을 가도록 요구받는 것은 간호사에게는 '불만족 인자'이고, 환자안전에 대한 우려가 된다.

병원요인

병원요인은 병원의 규모, 환자의 수, 교육병원 여부, 병원에서 사용하는 기술의 정도를 포함한다. Kane 등(2007)은 영리병원(for-profit hospital)은 내-외과 간호에서 면허간호사의 생산적 시간이 더 적다는 보고를 한 Seago, Spetz와 Mitchell(2004)의 연구를 검토하였다. 많은 연구들이 간호단위의 유형이 병원의 면허간호사 수요에 영향을 준다는 것을 발견하였다. 중환자실, 소아과, 산과 간호단위는 내과/외과 또는 부인과 간호단위보다 면허간호사의 수요 비율이 더 높았다. 규모에 있어서도 지방 병원의 면허간호사 수요가 높았다(Kane et al., 2007). 면허간호사 대 환자 비율의 증가와의 관계를 탐색한 연구들은 환자 대비 면허간호사 수의 증가 효과는 외과 간호단위와 중환자실에서 더 컸다고 보고하였다. 내과 간호단위에서 면허간호사 대 환자 비율의 효과에 대한 근거는 일관되지 못하며 후속 연구가 필요하다(Kane et al., 2007). 병원의 간호사 감시(surveillance) 능력(환자의 문제 징후를 관찰하는 간호사의 능력을 강하게 하거나 약하게 하는 요인) 또한 간호의 질에 영향을 준다. 간호사 감시 능력은 간호실무 환경 특성뿐만 아니라 간호사 인력요구, 교육수준, 전문성, 경력 등으로 구성된다. Kutney-Lee, Lake와 Aiken(2009)은 간호사 감시 능력이 클수록 간호의 질이 좋아지며 부정적 사건이 감소한다는 것을 발견하였다(문헌 관점).

문헌 관점

출처: Chutney-Lee, A., Lake, E. T., & Aiken, L. H. (2009). Development of the hospital nurse surveillance capacity profile, *Research in Nursing & Health, 32*(2), 217-228.

간호사의 감시는 환자간호 향상의 핵심 열쇠이다. 이 논문은 간호사의 감시를 강하게 하거나 약하게 하는 조직의 상태를 포함하여, 간호사 감시 역량을 정의하고, 조작정 정의를 내리며, 측정 및 평가한다. 간호사 감시 역량은 간호인력배치, 교육수준, 전문성, 간호실무 환경 특성으로 구성된다. 이 연구는 간호사 감시 역량이 클수록 간호의 질이 높고 오류의 발생 정도가 낮음을 발견하였다.

실무 의의

특정 간호 업무환경에서 간호사 감시 역량을 평가하는 것은 간호관리자가 해당 간호단위의 간호사 감시와 환자결과의 향상을 기하도록 한다.

병원의 특성과 관계없이, 관리자는 기관의 재정건전성에 관심을 가져야 한다. 그 결과, 병원 재무담당자는 비용증가가 두려워 면허간호사 수의 증가를 꺼리기도 한다. 그러나 Dall, Chen, Seifert, Maddox와 Hogan(2009)은 재원일수당 7.8시간 기준으로 고용된 면허간호사로 인해 의료비용이 감소하여 매년 60만 달러를 절약하고 국가 생산성이 향상될 것(노동 비용의 72%)임을 발견하였다. 이는 환자와 가족의 고통과 통증 감소 및 재입원 위험 감소로 인한 무형의 이익, 명성 증가, 과오로 인한 소송 감소와 같은 병원의 이익과 다른 간접적 비용을 빼고 계산한 것이기 때문에 간호의 경제적 가치를 부분적으로 산출한 것이다. 불행히도, 병원 행정가의 관점에서, 건강관리시설들은 간호전문직의 경제적 가치를 일부만 인식하고 있다. 현재의 급여 체계 하에서는 낮은 수준의 인력배치를 하는 병원에 주는 인센티브가 추가로 간호사를 고용하는 비용과 같기 때문이다.

간호결과

간호결과(nurse outcomes)는 인력 부족 비율, 간호사 만족, 간호사 이직률, 보유율(retention rate), 간호사 소진율을 포함한다. Kane 등(2007)

은 환자결과가 궁극적인 관심사이지만, 간호결과는 환자결과에 영향을 주는 간호인력배치와 상호작용할 수 있다고 하였다. 그리고 환자결과는 재원일수에 영향을 주고, 합병증 발생률 증가는 환자의 재원기간을 증가시킨다.

Kane 등(2007)의 연구를 검토한 많은 연구들은 환자결과에 대한 간호사 만족의 효과에 집중하였다. 8,760명의 간호사를 대상으로 설문조사를 한 Sochalski(2004)는 지각된 간호의 질과 관련하여 메디케이드 환자에서 부정적 사건의 상대적 위험성을 검토하였다. 간호사들은 "일반적으로 최근 근무번에서 당신의 간호단위 환자에게 제공된 간호의 질을 어떻게 기술하겠는가?"라는 설문에 응답하였다. 환자 낙상과 투약오류의 상대적 위험도 16% 감소는 제공된 간호에 만족하는 간호사가 30% 증가하는 것에 해당되었다. 그러나 Kane 등(2007)은 간호사 만족과 관련하여 환자 만족의 유의미한 향상이 없었다는 많은 연구도 검토하였다.

Kane 등(2007)은 환자결과와 관련하여 간호사의 자율성과 간호사 이직의 효과를 보고하였다. 예를 들면, 간호사 자율성이 2% 증가하면 욕창 비율이 0.5% 감소한다고 하였다.

인력배치 계획에 영향을 주는 조직적 요인

간호인력배치 모델에서 언급된 조직적 요인은 임상간호단위 유형, 간호사 교대근무 시간, 교대근무번 순환 주기 등이 포함된다. 이러한 요인은 간호부서의 구조와 철학 또는 조직의 인력배치 정책, 조직의 지원과 제공되는 서비스에서 표현된다.

간호부서의 구조와 철학

간호부서의 철학 진술문은 간호실무에 관한 비전, 가치, 신념과 조직의 환자간호에 대한 비전을 나타낸다. 철학 진술문은 다양한 간호단위에서 간호실무의 지침으로 작용한다. 간호관리자는 철학 진술문과 간호단위에서 관찰 가능한 간호실무 사이의 일관성을 유지하도록 하는 인력관리계획, 인력예산을 제안해야 한다. 간호사가 부적절한 인력배치 문제 때문에 간호부서의 철학 진술문이나 전문적 가치를 따를 수 없다고 느끼도록 하는 것은 비도덕적인 것이다.

또한 철학 진술문은 간호부서의 전체적 구조와 조직에서 사용되는 인력배치모델의 확립 지침이 된다. 조직이 채택한 인력배치모델은 환자간호 제공을 위해 필요한 전문인력과 보조인력의 조합팀을 결정하는 데 중요한 역할을 한다.

조직의 인력배치 정책

간호관리자는 조직의 인력관리 정책에 따라 간호단위 인력 예산을 세운다. 예를 들면, 조직은 직원들이 얻는 초과근무시간과 다른 이익이 되는 시간 비율을 결정하는 정책을 개발한다. 그러므로 간호관리자는 이러한 규칙에 따르게 될 것이다.

조직의 지원 체계

간호인력 예산 개발에 영향을 주는 중요한 변수는 간호를 제공하는 간호사를 지원하는 조직의 체계 유무이다. 만약 조직이 전문간호사가 침상 옆을 지켜야 함을 인식하고 있다면, 그렇게 할 수 있도록 하는 지원체계가 존재해야 한다. 간호단위에서 환자에게 직접 간호를 제공하는 간호사의 능력을 향상시키는 지원체계의 예로 transporter 서비스, 사무 지원 서비스와 고객접대(hospitality) 서비스를 들 수 있다.

그러나 전문간호사는 다양한 목적의 역할을 하도록 요구하는 조직에서 일하게 된다. 이러한 환경에서 간호사는 1일 24시간, 주 7일을 근무하기 때문에 환자간호 제공 시간은 제한되고 다른 역할을 하도록 요구받는다. 현명한 간호관리자는 조직의 적절한 지원체계 부재로 인해 간호단위에서 발생하는 비용을 규명하고, 이러한 체계가 채택되도

연구 관점

출처: Upeniek, V., Akhavan, J., & Kotlerman, J.(2008). Value-added care: A paradigm shift in patient care delivery. *Nursing Economics$*, *6*(5). 294-300.

이 연구의 목적은 (1) 가치를 환산할 수 있는 간호 중 면허간호사가 직접간호를 하는 데 사용하는 시간은 어느 정도인가에 대한 이해, (2) 면허간호사와 보조간호인력의 조합 수준이 증가하면, 필수 과업과 휴식을 위한 시간을 비교했을 때 가치를 환산할 수 있는 간호시간의 양이 증가하는지의 여부를 아는 것이다. 연구결과, 팀 구성원과의 의사소통, 차트 검토, 투약준비, 교육 활동, 보호자와의 의사소통 등 환자의 침상 곁에서 수행된 직접간호 활동이 아닌 많은 활동들이 가치가 있는 활동으로 판단되었다. 그 이유는 그것들이 환자에게 직접적인 이익을 주는 것으로 보이기 때문이다.

실무 의의

이 연구는 간호사와 보조간호인력의 적절한 사용으로 업무흐름의 효율성을 높이고 낭비없는 간호과정을 독려하며 환자 활동의 지속적 흐름을 증진하기 위해 간호사가 가치를 환산할 수 없는 활동에 할애하는 시간을 줄이고 가치를 환산할 수 있는 간호에 할애하는 시간을 늘릴 것을 목적으로 로버트 우드 존슨 재단이 주도한 침상 곁의 간호로 변화하기(Transforming Care at the Bedside)의 한 부분으로 수행되었다.

록 하는 전략을 개발하여 그에 따라 예산을 맞춘다. 이러한 점의 중요성은 Upenieks 등(2008)의 세미나에서 고려되었는데, 환자의 침상 곁에서 수행된 직접간호 활동이 아닌 많은 활동들이 가치가 있는 활동으로 판단되었다고 하였다. 그 이유는 이러한 활동들이 환자에게 직접적인 이익을 주는 것으로 보이기 때문이다(연구 관점).

제공되는 서비스

인력예산을 세울 때, 간호관리자는 새롭고 확대된 임상서비스를 제공하기 위한 조직의 계획 뿐만 아니라 간호단위에서 제공하는 서비스도 고려해야 한다. 예를 들어, 외과 환자 입원 간호단위의 관리자는 새로운 외과적 절차의 제공이 지역사회에 미치는 잠재적 효과를 고려해야 한다. 이것이 어떠한 변화를 일으킬 것인가? 이 새로운 절차로 치료를 받는 환자의 재원일수는 어느 정도인가? 이러한 유형의 환자에 대한 국가의 간호표준은 무엇인가? 간호관리자는 서비스의 이러한 변화에 대응할 추가 인력 계획을 세우는 데 이러한 정보를 이용할 것이다.

반대로, 간호관리자는 간호단위를 지지하는 기존의 서비스를 없애려는 조직의 계획에 대해 알아야 한다. 예를 들면, 만약 가정간호 현장의 간호관리자가 가정에서 행하는 어떤 절차의 급여율이 이 서비스를 중단해야 할 정도로 떨어진다는 것을 안다면, 다음 해에는 인력 자원을 감소시켜야만 한다.

문헌 관점

출처: Fitspatrick, T.A., & Brooks, B.A., (2010). The nurse leader as logistician: Optimizing human capital. *The Journal of Nursing Administration, 40*(2), 69-74.

현재 인력예산과 인력배치를 예측하는 데 사용하는 공식에는 재원기간 10일, 수가에 근거한 급여, 법제화되지 않은 인력비율이 사용된다. 그러나 21세기 보건의료전달체계는 더 역동적이며 복잡해져 평균에 근거한 과거의 공식은 더 이상 적합하지 않다. 이러한 공식은 어떤 결과를 나타내는 단순 평균 숫자를 사용하기 때문에 평균의 문제는 zero-sum solution을 만드는 경향이 있다. 예를 들어, 만약 이 해결책이 재정 목적을 충족하였다면, 직원의 만족은 희생된다. 반대로, 직원이 만족하였다면, 재정 목적은 달성되지 못한다.

연구자들은 컴퓨터공학과 논리학을 사용한 적정화 모델이 복잡한 인력배치 문제를 해결할 수 있다고 제안한다. 이러한 해결책은 적정 해답을 만들어내는 방법에서 많은 제한점과 변수들을 고려하고 그것들을 처리한다. 예를 들면, 실제 문제에 대한 최고의 해결책을 만들기 위해 목적(비용 최소화, 선호도 극대화, 완전한 해결), 변수(기술과 인력 조합, 요구의 변동, 수가 차별), 제한점(인력 이용가능성, 노동조합 규정)를 포함하는 수학 방정식 세트로 정의할 수 있다.

실무 의의

이러한 모델 도구와 기법이 아직 보건의료에서 광범위하게 사용되지는 않지만, 이용은 가능하다. 연구자들은 실행 팀에 모델링과 분석 전문가, 이러한 기술을 배우기 원하는 간호인력이 포함되어야 한다고 주장한다.

보건의료 인력배치의 문제점은 인력예산을 예측하는 데 사용되는 현재의 방법과 점점 복잡하고 비효과적이 되는 인력관리 패턴이다. Fitspatrick과 Brooks(2010)는 인력배치 문제점에 대한 최고의 해결책으로 컴퓨터와 논리학에 근거한 적정화 모델(Optimization model)의 사용을 제안하였다(Fitspatrick & Brooks, 2010)(문헌 관점).

서비스 단위

서비스 단위(units of service, UOS)는 재원일수당 케어시간(hours per patient day, HPPD) 또는 응급실 방문당 시간과 같은 생산성 목표의 대상이다. 임상영역의 규모에 따라 증가하는 UOS는 정해진 시간에 필요한 인력의 수를 결정한다. 이러한 공식은 전체 임금을 받는 인력 또는 직접간호 제공을 위해서만 필요한 인력에 따라 조정될 수 있다.

적절한 인력 예산을 세우기 위해 간호단위 또는 비용센터에서 수행하는 업무의 양을 업무량(workload)이라고 한다. 업무량은 비용센터로 불리는 서비스 단위에서 측정한다. 간호관리자는 업무량 통계에 사용될 서비스 단위를 정의하고 다음해 동안 각 비용센터에서 수행될 업무량을 예측(forecast)하기 위해 각 책임 영역의 업무 성격을 이해해야 한다.

전일제환산기준 계산

간호관리자는 간호단위 전체의 소요인력 계획을 세우는 데 필요한 전일제환산기준(full time equivalent, FTEs) 계산을 위해 간호단위의 예측되는 업무량을 이용한다. 또한 정규직과 비정규직 인력의 구별이 중요하다. 10장에서 FTEs 개념과 이를 어떻게 계산하는지에 대해 설명하였다. 균형 있는 인력배치 계획을 세우기 위해 간호관리자는 정규직과 시간제 직원의 올바른 조합을 결정해야 한다.

간호관리자는 또한 단위의 전일제환산기준을 계산할 때 생산시간과 비생산시간의 효과를 고려해야 한다. 생산적 시간(productive time)은 간호단위에서 실제로 근무한 시간이다. 생산시간은 직접간호 시간(direct care hours)과 간접간호 시간(indirect care hours)으로 나눌 수 있다. 직접간호 시간은 환자의 간호에 소요된 시간이고, 간접간호 시간은 간호사 회의나 보수교육 참석과 같은 활동에 소요된 시간을 말한다.

비생산적 시간(nonproductive time, 10장 참조)은 휴가, 휴일, 개인적 시간, 병가, 일부 조직에서는 오리엔테이션과 보수교육에 참석하는 데 소요된 시간을 말한다. 대부분의 실무 현장에서는 간호사가 휴무이거나 유급 휴가일 때는 다른 간호사로 대체된다. 관리자는 각 간호단위에 필요한 평균 휴가기간을 알아야 하고 또 전일제 인력 요구를 축소할 것이다. 이것은 간호관리자에게 일부 직원이 유급 휴가일 때 단위의 소요인력 요구를 충족하기 위해 예산을 세운 전일제환산기준을 정규직과 시간제 직원으로 어떻게 배분할지 신중하게 고려할 것을 요구한다. 그리고 특정일에 대해 보수를 받도록 고용된 직원의 수를 고려하는 것은 실제 간호를 제공하는 간호사의 수를 반영하지 못한다. 그래서 간호관리자의 역할은 재정, 정보기술, 인력관리와 스케줄링 프로그램 자동화 능력이 필요하다. 만약 보건의료조직이 시간제 직원을 늘림으로써 일자리를 증가시키는 방법을 따른다면, 인력관리와 스케줄링에 대한 의미가 고려될 필요가 있다.

연습 12-3

병원의 부서를 선택하고 근무시간을 정한다. 스케줄링 계획을 평가하고 각 근무번에 한 명의 간호사를 배치하기 위해 얼마나 많은 간호사가 필요한지 결정해본다. 주당 36시간 근무(3일 12시간 교대)가 1 FTE라고 가정하고, FTEs에 대해 필요한 간호사의 수를 계산해본다. 주당 40시간 근무(5일 8시간 교대)를 가정하고 FTE 변이를 비교해본다.

전일제환산기준의 분포

간호관리자는 각 간호단위의 인력배치 계획(staffing plan)에 FTEs를 분포하는 과정을 시작할 때 많은 변수를 고려해야 한다. 간호단위의 확정된 인력 예산과 환자안전 보장에 필요한 예측된 인력을 근거로 하는 인력배치 계획은 앞서 언급했듯이, 간호단위의 스케줄링 지침이 된다. 최종 인력배치 계획을 세울 때 간호관리자는 다음의 변수를 반드시 고려해야 한다.

1. 간호단위 운영 시간
2. 간호단위 기본 교대근무번 기간
3. 간호단위 일일 시간별 활동 패턴
4. 각 간호사의 최대 업무량
5. 교대근무번 순환 조건
6. 주말 근무 조건
7. 개인 및 업무관련 휴무 요구 조건(학업, 전문직 개발을 위한 회의 등)

이러한 각각의 변수는 상호연결되어 있는데, 일부는 독자적인 것이다. 예를 들면, 24/7 병동은 오전 7시~오후 6시에 보다 더 많은 인력을 요구한다고 가정해본다. 그러나, 만약 24/7 병동에서 낮에 기본 간호를 제공하고 밤에는 간호활동이 매우 적다면(예: 장기요양시설), 일일 수술 간호단위의 경우보다 오전 7시~오후 6시에 필요한 간호인력이 더 적을 것이다.

소요인력 계획에는 고정 전일제근로자가 반드시 포함되어야 한다. 고정 전일제근로자는 활동량에 관계없이 스케줄이 작성된 직원이다. 이러한 직원들은 일반적으로 간호단위 업무량에 의존하지 않는 보상인 월 급여를 받는다. 고정 전일제근로자에 속한 직원의 예가 간호관리자, 전문간호사(clinical nurse specialist), 교육 담당 직원이다.

또한 관리자는 유동적인 전일제근무시간을 소요인력 계획에 배정해야 한다. 유동적인 전일제는 간호단위의 업무량에 따라 근무계획이 작성되는 직원이다. 이러한 직원들은 정해진 기간 동안 근무한 실제 시간에 따른 보상인 시간제 임금을 받는 직원이다. 유동적 전일제근로자의 예는 직접간호간호사, 사무직원, 다른 보조인력이다.

스케줄링

스케줄링(scheduling)은 간호단위 직원을 특정한 날과 시간에 근무하도록 배치하는 인력관리 계획이다. 간호관리자는 인력예산에 따라 정규직을 적절히 분포하도록 하고 각 직원 개인과 전문직 요구에 맞는 간호단위 스케줄링을 작성한다. 각 직원이 완전히 만족하는 것은 불가능하지만, 스케줄링은 환자간호 요구를 충족하면서 구성원의 관점에서 공정하고 균형 있게 작성되어야 한다. 각 직원의 근무 스케줄 안정성을 보장하는 다양한 스케줄링 규정에 의해 작성된 유동적인 스케줄링은 간호인력이 계속 근무하고 간호관리자의 통제 하에 있도록 하는 하나의 방법이다.

스케줄링

조직에는 대개 휴무 요청 방법과 최종 스케줄의 공개 시기를 알리는 방법이 있다. 그리고 대부분의 조직은 스케줄링을 할 때 노동법 준수 보장을 위해 간호관리자가 준수해야 할 서면화된 정책과 절차가 있다. 이러한 정책들은 간호관리자가 직원들이 공정하고 공평하다고 인식하도록 하는 근무일정표를 작성하는 데 도움을 준다.

스케줄은 대개 조직의 정책에 따라 각 간호단위의 인력표를 사용하여 미리 정해진 기간(예: 1주 단위, 2주 단위, 월 단위)을 주기로 작성된다. 간호단위 스케줄은 간호관리자에 의한 분권적 방법이나 각 직원이 작성하는 자기 스케줄링 방법으로 완성된다. 일부 조직에서는 중앙의 인력관리자가 환자간호단위 전체의 스케줄링한다. 각각의 스케줄링 방법에는 장단점이 있다.

분권적 스케줄링-간호관리자

분권적 스케줄링 방법 중 하나가 간호관리자가 다른 간호단위와 독립적으로 스케줄링을 하는 것이다. 이 방법에서는 간호관리자가 모든 스케줄 변화에 대해 책임을 지며, 그 간호단위 직원의 요구만을 고려하고, 스케줄링을 위해 주기적으로 시간을 할애한다. 다른 분권적 방법에서는 관리자가 스케줄링 초안을 짜고 나서 필요한 추가 인력에 대한 검토를 위해 초안을 중앙 부서에 제출한다. 이러한 분권적 방법의 장점은 수립된 인력관리 계획과 일관된 스케줄링에 대한 책임이 관리자에게 있다는 것이다. 간호관리자는 궁극적으로 인력예산과 연관된 간호단위 생산성을 유지할 책임이 있어 스케줄표 관리를 엄격하게 할 수 있다. 분권적 스케줄링 방법의 단점은 각 간호관리자가 다양한 간호단위의 인력관리와 관련된 '전체적인 상황'을 알지 못한다는 것이다. 휴무 요청도 다른 간호단위와 별개이고, 심각한 문제점은 각 간호관리자가 단위수준에서(여러 간호단위에 걸친 총체적 '인력 부족'이 느껴지도록) 의사결정할 것이라는 점이다.

자기 스케줄링

자기 스케줄링 과정은 직원의 자율성을 촉진하고 책무를 증가시킨다. 더불어 팀 의사소통, 문제해결, 협상기술이 증대될 수 있다. 각 개인의 근무일정이 간호단위 환자간호 요구와 균형을 이룰 때 성공적인 자기 스케줄링이 가능하다.

자기 스케줄링은 간호전달체계의 변화와 개별 환자간호단위로 여러 활동들이 분권화됨으로써 더 복잡해지고 있다. 전문 간호인력은 스케줄표를 작성할 때 다른 구성원과 독립적으로 할 수 없다. 이러한 자기주도적 방법에 참여하는 직원에 대한 지원준비도를 평가하는 것은 관심의 주요대상인 자원활용과 비용절감에 중요한 것이다.

자기 스케줄링 또는 유동적 스케줄링 적절한 관리가 필요하다. 직원 개인의 요구 충족이 중요하기는 하지만, 간호단위의 환자간호 요구가 스케줄링의 중심이 되어야 한다. 인력관리 계획에 대한 간호단위 표준이 설정되면 궁극적으로 기대되는 결과인 직원과 환자의 요구를 충족하는 스케줄링을 작성한다.

집권적 스케줄링

집권적 스케줄링의 장점 중 하나는 인력관리자가 스케줄표 완성을 위해 필요할 수도 있는 추가 인력의 능력, 면허, 이용가능성을 항상 알고 있다는 것이다. 많은 조직에서 중앙의 인력관리자는 스케줄링에 반영될 각 간호단위의 인력예산과 제한점을 알고 있다. 반면, 집권적 스케줄링의 단점은 인력관리자가 간호단위의 환자 중증도 요구의 변화 또는 다른 환자 관련 활동에 대해 제한적으로 안다는 것이다. 중앙의 인력관리자가 간호관리자와 비교하여 간호단위 고유의 내용을 공유하는 방법을 개발하는 것이 이러한 단점을 만족스럽게 해결할 수 있는 방법이다.

많은 조직들이 수립된 인력관리 계획을 근거로 각 간호단위의 적정 스케줄링을 하도록 설계된 컴퓨터 소프트웨어에 투자하고 있다. 중앙부서의 인력관리자는 컴퓨터에 입력된 각 간호단위에 대한 데이터 은행의 통합성을 유지하고, 매일의 스케줄표 변동을 입력하며, 계획표 양식, 초안, 최종 스케줄링을 하고, 간호관리자가 요청하는 생산성 보고서를 작성한다. 간호관리자는 컴퓨터가 작성한 스케줄링을 검토하여 필요한 수정을 거쳐 최종 스케줄링을 완성한다.

간호인력의 스케줄링에 영향을 주는 변수

간호관리자는 공정하고 균형 있는 스케줄링을 작성하기 위해 많은 변수를 고려해야 한다. 간호관리자가 스케줄링을 위해 고려해야 하는 변수의 예가 박스 12-3에 제시되어 있다. 이때 다른 예상하지 못한 변수가 스케줄링을 방해할 수 있다. 질병,

장례, 법원의 소환 또는 출근할 수 없는 긴박한 사건 등에 직면했을 때 간호관리자는 빠른 공지를 통해 근무번 부족 인원을 보충해야 한다. 간호사에게 정해진 시간보다 더 근무하도록 요구하거나 다른 단위에서 파견을 받거나 인력 풀을 통해 다른 사람을 찾거나, 간호인력 대행사와 계약하거나 또는 초과근무를 하도록 하는 것이 간호관리자가 안전한 소요인력 충원을 위해 쓸 수 있는 전략이다. 그러나 앞서 언급한 것처럼 많은 잠재된 부정적 결과가 이러한 전략과 관련되기도 한다.

간호단위 인력배치와 생산성 평가

간호관리자는 직원, 간부직원에 대한 인력배치를 공정하게 하고 기관으로부터 인증을 받도록 점점 더 압력을 받고 있다. 간호단위 업무량을 다양하게 측정하는 간호단위 활동과 생산성 보고서가 이러한 공정성 확보에 도움이 될 수 있다. 그리고 인력관리 계획에 맞추어 특정한 기간에 활동한 실제 인력의 정도를 검토함으로써 해당 기간의 다양한 결과와 결부할 수 있고 간호단위의 생산성과 효과성을 파악할 수 있다. 이 보고서의 양식이 다양하기는 하지만 활동 보고서에서 간호관리자가 일반적으로 이용할 수 있는 정보의 종류는 박스 12-4에 제시되어 있다.

박스 12-3 예상되는 스케줄링 관련 변수

- 업무시간
- 근무번 순환
- 주말 근무
- 휴가나 휴일과 같은 휴가기간 계획
- 단기간 자리를 비우거나 근무할 수 없는 경우
- 예정된 세미나, 오리엔테이션, 보수교육 시간
- 스케줄링 기간에 예정된 회의
- 현재 충원된 인원과 부족한 인원
- 시간제 직원의 수

연습 12-4

당신이 직무면담을 하고 있다고 가정해본다. 당신이 선호하는 스케줄표를 고려해서 어떤 스케줄링 방법이 가장 만족스러우며 조직의 정책을 수용하게 하는가? 어떤 스케줄링 방법이 현 직무 이외의 다른 것을 찾아보도록 하는가? 스케줄링 방법에 관해 고용자에게 하고 싶은 질문 목록을 작성해본다.

입원 간호단위에서는 간호관리자가 간호단위 잠재적 업무량 계산을 위해 고려해야 하는 지표가 일별 평균 재원환자 수(average daily census, ADC)이다. ADC는 특정 기간 동안 입원하여 치료를 받은 평균 환자 수에 대한 단순 측정치이다. ADC 계산 공식은 박스 12-4에 있다. 만약 간호단위의 ADC가 상승하고 있다면, 간호관리자는 증가한 환자 수를 관리할 추가 직원을 요청해야 한다. 만약 ADC가 감소하고 있다면, 간호관리자는 이러한 감소 추세를 관리하기 위해서 더 적은 수의 자원으로도 가능하다는 것을 알려야 한다. 급성기 간호 환경에서는 간호단위의 ADC가 입원, 전동, 퇴원에 따라 매우 불안정하다. 장기요양 간호단위의 ADC는 오랜 기간 동안 안정적이다. 간호관리자는 특정한 근무번, 특정 일, 특정 계절에 따른 통계의 변화를 공지해야 한다. 새로운 의사의 투입, 새로운 프로그램이나 서비스의 도입, 등의 변수들이 간호단위의 ADC에 영향을 준다. 입원과 퇴원은 소요인력의 증가를 필요로 한다. 간호관리자는 적절한 인력관리 계획을 세우기 위해 업무량에 대한 측정치를 완전히 이해해야 한다.

간호단위의 활동 수준을 측정하는 또 다른 방법은 병상점유율(percentage of occupancy)을 계산하는 것이다. 간호단위 병상점유율은 특정 근무번, 일 단위, 월 단위, 연 단위로 계산할 수 있다. 병상점유율 계산 공식은 박스 12-4에서 찾을 수 있다. 간호관리자는 병상점유율을 간호단위 인력관리 계획 개발에 사용한다. 적정 점유율은 실무현장에 따라 다양하다. 장기요양시설에서는 100% 점유율을 희망하지만 급성기 치료 시설에서는 최상의 환자관리를 보장하는 점유율이 85%이다.

박스 12-4 일반적인 간호단위 활동 생산성 평가 지표

- 수적 통계(volume statistic): 평가 기간의 서비스 단위 수
- 양적 통계(capacity statistic): 제공되는 서비스를 이용할 수 있는 침상 수 또는 시간
- 병상점유율(percentage of occupancy): 평가기간 동안 입원환자가 있는 병상 수
- 일별 평균 재원환자 수(average daily census, ADC): 평가기간 동안 일별 간호를 받은 평균 환자 수
- 평균 재원일수(average length of stay, ALOS): 환자가 입원해 있었던 평균 일수

수적 통계 계산 공식

20병상의 내과-외과 병동(양적 통계)에서 6월에 재원일수가 566일이었다(수적 통계)고 가정한다. 이 환자 중 98명이 6월에 퇴원하였다.

이 병동의 일별 평균 재원환자 수는 18.9이다.

공식: 정해진 기간 동안의 재원일수를 그 기간의 일수로 나눈다.

a. 6월은 30일

b. 재원일수 566/30일=ADC 18.9

6월의 병상점유율은 95%이다.

공식: 일별 평균 재원환자 수를 병동의 침상 수로 나눈다.

병상 수 20에 환자 19명=

환자 19명/병상 20개= 95% 점유율

6월의 평균 재원일수는 5.8이다.

공식: 재원일수를 퇴원 환자 수로 나눈다.

재원일수 566일/퇴원 환자 수 98명=5.8

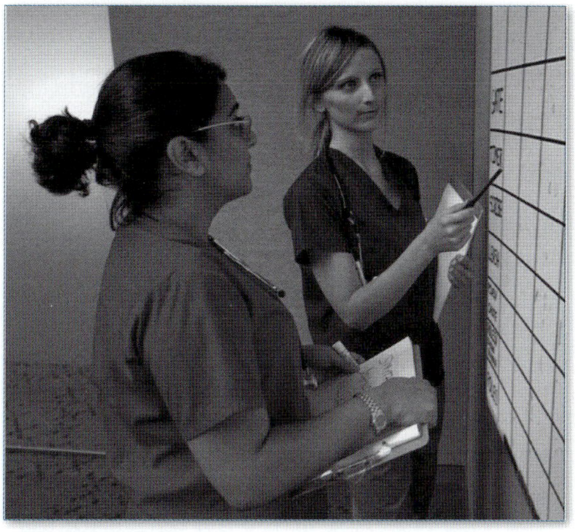

간호단위 인력배치 계획을 세우는 데 있어 병상점유율 계산은 필수적이다.

간호관리자가 고려해야 할 간호단위 활동에 대한 다른 평가 방법은 평균 재원일수(average length of stay, ALOS)이다. 보험급여가 감소함에 따라 재원일수도 감소한다. 그러나 환자의 중증도가 높기 때문에 환자 치료수가는 많이 감소하지는 않는다. 원래 병원은 비용을 줄이기 위해 같은 결과라면 더 적은 시간에 더 많은 간호를 제공하도록 요구한다. 이러한 이유 때문에 간호단위의 ALOS는 감소함에도 불구하고 인적 자원에 대한 요구가 많이 변하지 않고, 실제적으로는 증가하는 것이다. 평균 재원일수 계산 공식은 박스 12-4에 나타나 있다.

위에서 언급한 지표는 간호관리자에게 일정기간 동안 간호단위에 입원했던 환자 수를 알 수 있게 해준다. 간호사는 적절한 수의 간호인력과 함께 환자의 요구를 충족시켜야 할 책임이 있다. 관리자는 간호단위에서 제공될 서비스 단위 예측치에 근거한 인력예산 중 간호인력의 임금에 대한 예산을 편성한다. 만약 같은 시간에 더 적은 임금으로 더 많은 환자에게 간호를 제공할 수 있다면, 그 간호단위의 생산성은 증가하게 된다. 반대로 더 적은 환자에게 간호를 제공하는 데 동일하거나 더 많은 임금을 지불하게 되면 생산성은 감소하게 된다.

간호생산성(nursing productivity)은 공식으로 계산한다. 서비스 단위와 재원일수 또는 응급실 방문 횟수 등의 양(volume)을 곱하면 직접 생산인력 계획을 세울 수 있다. 여기에 비생산요인을 곱하면 소요인력 계획을 세울 수 있는 전체 시간을 구할 수 있다. 면허간호사 대 환자 비율을 구해야 한다. 이를 이용 가능한 전체 시간에 적용하여 보조인력(간호보조인력 또는 행정직)을 계획할 수 있다. 환자유형, 서비스 범위, 중증도, 환자분류체계 모두 소요인력을 결정하는 환자결과와 관련된다. 조직의 재정 건전성을 확보하기 위해서는 이러한 생산성 표준 충족이 중요하다. 그러나, 이러한

생산성 수준 달성을 위해 환자의 안전 요구에 문제를 발생시킨다면 그 결과는 환자, 간호인력, 조직 전체에 악영향을 준다.

환자에게 간호를 제공한 개별 간호사의 효율성과 효과성을 계량화하기는 어렵기 때문에 간호관리자가 간호생산성을 측정하기는 어려울 수 있다. 각 간호사는 비판적 사고 능력, 기술 수준, 적절하고 정확한 의사결정 능력이 매우 다양할 수 있다.

예측한 소요인력과 실제 소요인력의 편차

조직은 실제 소요인력과 예측 소요인력을 비교하기 위해 인건비(labor cost)나 FTE를 적용할 수 있다. 서비스 단위당 인건비(labor cost per unit of service)는 예상되는 서비스양당 인건비(생산성 목표)와 실제 서비스양당 인건비(생산성 성과)를 비교하는 단순 지표이다. 이 지표는 소요인력 계획에 따라 인력을 편성하도록 하는데, 이는 확정된 인력 예산을 반영하기 때문이다. 박스 12-5는 서비스 단위당 인건비 분석을 보여준다.

일반적으로 간호관리자는 차액 보고서(variance report)를 이용하여 예측되는 소요인력과 실제 근무 사이의 차이를 평가하고 대책을 마련해야 한다. 만약 관리자가 두 가지를 비교했는데, 실제 생산성 성과 수치가 목표보다 높다면 예산보다 더 많은 비용을 간호하는 데 사용한 것이다. 초과근무 증가, 정규직 상여금 지급, 대행사 직원에게 지불한 비용, 교육 또는 오리엔테이션 시간 증가와 같은 많은 변수가 예상보다 인건비를 증가하게 만든다.

만약 관리자가 두 가지를 비교했는데 목표보다 실제 생산성 성과 수치가 낮다면 예산보다 더 적은 비용을 간호하는 데 사용한 것이다. 관리자는 이러한 높은 생산성을 설명해야 한다. 예상보다 인건비를 낮추는 변수 중 하나는 비전문 인력 증가 또는 필요인력보다 적은 인력배치이다.

예상보다 높거나 낮은 생산성이 효과적인 관리를 뜻하는 것은 아니다. 측정 단위의 상태가 정확히 반영된 소요인력 계획(실제 생산성과 목표를 비교했을 때 두 가지가 일치하는)을 세운다면 간호관리자는 효과적으로 관리할 수 있게 된다. 그러나 예상되는 소요인력 수준 정도를 달성 또는

박스 12-5 서비스 단위당 인건비 분석

1. 심장내과 병동(cardiac telemetry unit) 간호관리자가 다음과 같은 인력예산을 세우고자 한다. 이 단위의 생산성 목표는 다음과 같다.
   총 재원일수: 5,840일
   - 일일 평균 재원환자 수=16
   - 일일 평균 재원환자 수 16명에 대한 소요인력 계획
     - 낮번: 면허간호사 3명, 간호보조인력 3명(면허간호사 50% 조합)
     - 초번: 면허간호사 3명, 간호보조인력 3명(면허간호사 50% 조합)
     - 밤번: 면허간호사 3명, 간호보조인력 1명(면허간호사 75% 조합)
   - 직접간호 인건비는 이 간호단위의 면허간호사와 간호보조인력의 평균 임금에 근거해서 간호관리자가 산정한다.
   - 목표: 139.32달러/환자 또는 2,229.12달러/일
2. 간호관리자는 실제 다음과 같이 인력을 편성한다.
   - 일별 평균 재원환자 수=16
   - 일별 평균 재원환자 수 16명에 대한 소요인력 계획
     - 낮번: 면허간호사 4명, 간호보조인력 2명(면허간호사 66% 조합)
     - 초번: 면허간호사 4명, 간호보조인력 2명(면허간호사 66% 조합)
     - 밤번: 면허간호사 3명(면허간호사 100% 조합)
   - 직접간호 인건비= 145.44달러/환자, 2327.04달러/일
3. 편차 발생
   - 목표 대비 6.12달러/환자, 97.92달러/일 초과

연습 12-5

당신이 책임간호사라고 가정해본다. 당신과 함께 일하게 된 간호사 중 한 명이 아파서 갑자기 집에 가야 할 상황이다. 누군가 이 간호사가 감당해야 할 환자를 대신 간호해야 한다. 책임간호사로서, 이 일을 어떻게 다른 간호사에게 감당하게 할지 결정할 때 어떤 요인을 고려하겠는가? 만약 책임간호사 대신 그 근무번에 같이 일하고 있다면, 이 상황에서 책임간호사를 지지하는 팔로워로서의 효과적인 행동은 무엇인가? 인력편성 상황을 더 복잡하게 만드는 동료의 행위를 어떻게 설명할 수 있는가?

초과하는 환자간호의 역동성, 간호단위의 상태에 대한 지속적 평가를 계속해야 한다. 차액 보고서는 이러한 평가 기회를 제공한다.

생산성에 대한 리더십의 효과

간호관리자는 간호서비스에 대한 요구와 조직의 방향이 균형을 이루는 소요인력 계획을 세우기 위해 인력관리기술과 스케줄링기술을 가져야 한다. 그러나, 간호관리자는 간호사들을 코치하고 모니터하는 데 업무시간을 더 할애하고 간호단위 생산성 목적 충족과 관련한 정보와 방향을 분명히 제시하여 간호단위 생산성을 증가시키는 것이 중요하다. 간호관리자는 최고 임원(chief retention officers)이므로 그에 따른 임무를 수행해야 한다.

결론

인력배치와 스케줄링은 간호관리자의 중요 임무 중 하나이다. 이러한 기능을 잘 수행함으로써 얻게 되는 간호사의 만족은 환자결과에 긍정적인 영향을 준다. 제대로 수행하지 못한다면, 사기저하와 불만을 초래한다. 간호관리자는 간호단위 인력배치 패턴 계획에 도움이 되는 다양한 자료를 이용할 수 있다. 그러나 성공은 간호단위 인력과 관리자의 간호요구 충족을 위한 협동에 달려 있다.

해결방안

일반외과 입원 병동에서 외상중환자실(surgical trauma intensive care unit, STICU)의 침상 일부를 step-down 환자를 위한 침상으로 바꾸는 것의 효과를 논의하고자 회의를 하였다. 모든 직원에게 step-down 병동의 예상 규모와 인력배치 방법에 관한 정보를 제공하였다. 직원들에게 실직의 우려가 없음을 보장하고 현재의 직원들이 능력을 갖출 수 있도록 적절한 교육을 제공할 것임을 약속하였다.

외과 입원 병동에 편입될 일차적 step-down 병상 수는 6병상으로 결정되었다. 병실, 병실 용품, 필요장비를 디자인할 때 직원들도 참여하였다. 산소포화도 측정기와 침상 옆 컴퓨터도 필요 물품에 포함되었다.

Step-down 병동의 인력배치 계획을 세우고, 우선 일반외과 간호단위 구성원들에게 근무를 제안하였다. 이 간호단위의 인력배치 계획은 관련 단위뿐 아니라 일반외과 간호단위의 구성원들과 함께 작성되었다. 교육 계획이 개발되었고 외상중환자실 구성원들은 새로 step-down 병동에 순환발령을 받고 외상중환자실의 파트너가 된 것을 환영하였다. 새로운 step-down 병동의 직원들은 교육을 완수하였고, 같은 외과중환자실 간호사들은 간호단위를 열었을 때 이들을 지원해 주었다.

일반외과에서 우수하다고 뽑힌 의료진과 함께 지속적인 논의를 하였다. 모든 사람이 현재 진행 상황을 알 수 있도록 의료진과 다른 병원 직원들에게도 논의된 내용을 전달하였다. 치료 모델 개발을 위해 다학제 간 팀을 구성하였고, 현재도 환자의 경과를 모니터하기 위해 매일 컨퍼런스를 진행하고 있다.

간호단위를 연지 6개월이 지났고, 성공이었다. 결원이 없고 중환자 침상회전율이 증가하였으며 의료진은 제공된 서비스에 만족하고 환자 만족도도 높고, 직원들은 성취감을 느끼며 자부심을 느낀다.

– Mary Ellen Bonczek

이러한 해결방안이 당신에게 적절한 접근법인가?
그 이유는 무엇인가?

근거

Kane 등(2007)은 1990~2006년에 있었던 94개 연구에 대한 메타분석에서 간호단위에서 환자 수 대비 면허간호사 수의 증가는 병원 발생 사망률(hospital-related mortality), 구조 실패 및 간호 고유의 다른 지표들의 감소와 관련있다는 일관된 근거를 발견하였다. 또한 간호사 수의 증가는 환자 특성을 고려하였음에도 불구하고 재원일수 단축에 영향을 주었다. 그러나 이러한 연구들은 인과관계를 보여주지는 못했다. Kane 등(2007)은 충분한 인력배치를 통해 양질의 간호를 제공하고자 하는 병원들은 질 향상을 위한 다른 활동에도 투자해야 함을 지적하였다.

체크리스트

이 장에서는 인력배치와 스케줄링 관리에 대해 설명하고, 이 두 기능이 간호단위 생산성과 환자 및 간호사의 만족을 유지하기 위해서는 간호관리자에게 필요한 기술이라는 것을 명시하고 있다.

- 인력배치 과정
  - 간호인력배치모델
  - 환자요인
  - 환자분류체계
- 생산성 모델
  - 간호단위 인력배치 요구 예측
- 인력배치의 효과성 평가
  - 국가 간호 질 지표 데이터베이스(NDNQI)
  - 면허간호사 인력배치
  - 24시간 인력배치
  - 인력배치에 영향을 주는 외부 요인
  - 간호사 특성
    - 교육
  - 초과근무
  - 용역인력(대행사/기관) 파견인력 풀
  - 병원요인
  - 간호결과
- 인력배치 계획에 영향을 주는 조직적 요인
  - 간호부서의 구조와 철학
  - 조직의 인력배치 정책
  - 조직의 지원 체계
  - 제공되는 서비스
  - 서비스 단위
  - 전일제환산기준 계산
  - 전일제환산기준의 분포
- 스케줄링
  - 스케줄링
    - 분권적 스케줄링-간호관리자
    - 자기 스케줄링
    - 집권적 스케줄링
  - 간호인력의 스케줄링에 영향을 주는 변수
- 간호단위 인력배치와 생산성 평가
  - 예측한 소요인력과 실제 소요인력의 편차
  - 생산성에 대한 리더십의 효과

인력배치와 스케줄링을 위한 조언

- 인력배치에 대한 법규와 인증기준을 알아야 한다.
- 인력배치 계획에 대한 다양한 환자결과 요인의 효과에 대한 지속적 탐구가 필요하다.
- 현재 간호사의 요구를 규명하고 제공된 서비스와 면허간호사 및 실무간호사의 이용가능성과 같은 외부 변화들을 예측해야 한다.
- 간호관리자, 간호사 및 환자의 관점에서 부족한 인력배치의 결과를 평가해야 한다.
- 인력배치의 복잡성과 이것이 어떻게 간호사의 만족, 지역사회 인식, 예산 및 인가 기준과 관련되는지 알아야 한다.

REFERENCES

Aiken, L. H., Clarke, S. P., Cheung, R. B., Sloane, D. M., & Silber, J. H. (2003). Educational levels of hospital nurses and surgical patient mortality. JAMA: *The Journal of the American Medical Association, 290*(12), 1617–1623.

Aiken, L., Sloane, D., Cimiotti, J., Clarke, S., Flynn, L., Seago, J., et al. (2010). Implications of the California nurse staffing mandate for other states. *Health Services Research, 45*(4), 904–921, August.

American Nurses Association. (2013). *National Data for Nursing Quality Indicators (NDNI)*. http://www.nursingquality.org. Last accessed, April, 2014.

American Nurses Association (ANA). (2008). *Principles for nurse staffing*. Washington, DC: Author. Retrieved September 28, 2009, from, http://safestaffingsaveslives.org/.

American Nurses Association. (2013). Safe Staffing: The Registered Nurse Safe Staffing Act. HR 876/S. 58. www.nursingworld.org/SafeStaffingFactsheet.aspx. Last accessed, April, 2014

Becker, D. J. (2007). Do hospitals provide lower quality care on weekends? *Health Services Research, 42*(4), 1589-1612.

Dall, T., Chen, Y., Seifert, R., Maddox, P., & Hogan, P. (2009). The economic value of professional nursing. *Medical Care, 47*(1), 97–104.

Dunton, N., Gajewski, B., Klaus, S., & Pierson, B. (2007). The relationship of nursing workforce characteristics to patient outcomes. *Online Journal of Issues in Nursing, 12*(3).

Estabrooks, C. M., Midodzi, W. K., Cummings, C. C., Ricker, K. L., & Giovannetti, P. (2005). The impact of hospital nursing characteristics on 30 day mortality. *Nursing Research, 54*(2), 74–84.

Fitzpatrick, T., & Brooks, B. (2010). The nurse leader as logistician: Optimizing human capital. *Journal of Nursing Administration, 40*(2), 69–74.

Friese, C. R., Lake, F., Aiken, L., Silber, J., & Sochaski, J. (2008). Hospital nurse practice environments and outcomes for surgical oncology patients. *Health Service Research, 43*(4), 1145–1163.

Hamilton, P., & Campbell, M. (2011). Knowledge for re-forming nursing's future: Standpoint makes a difference. *Advances in Nursing Science, 34*(4), 280–296.

Hamilton, P., Eschiti, V. S., Hernandez, K., & Neill, D. (2007). Differences between weekend and weekday nurse work environments and patient outcomes: A focus group approach to model testing. *The Journal of Perinatal & Neonatal Nursing, 21*(4), 331–341.

Institute of Medicine (IOM). (2011). *The future of nursing: Leading change, advancing health*. Washington, DC: The National Academies Press.

Kane, R. L., Shamliyan, T., Mueller, C., Duval, S., & Wilt, T. (2007). *Nursing staffing and quality of patient care: Evidence report/technology assessment No. 151*. (Prepared by the Minnesota Evidence–based Practice Center under Contract No. 290–02–0009.) AHRQ Publication No. 07–E0005, Rockville, MD: Agency for Healthcare Research and Quality.

Kutney–Lee, A., Lake, E. T., & Aiken, L. H. (2009). Development of the hospital nurse surveillance capacity profile. *Research in Nursing & Health, 32*(2), 217–228.

Lake, E., Shang, J., Klaus, S., & Dunton, N. (2010). Patient falls associated with hospital Magnet status in nursing unit staffing. *Research in Nursing and Health, 33*, 415–425.

Peberdy, M. A., Ornato, J. P., Larkin, G. L., Braithwaite, R. S., Kashner, T. M., Carey, S. M., et al. (2008). Survival from inhospital cardiac arrest during nights and weekends. *JAMA: The Journal of the American Medical Association, 299*(7), 785–792.

Ridley, R. T. (2008). The relationship between nurse education level and patient safety: An integrative review. Journal of Nursing Education, 47(4), 149–156.

Seago, J., Spetz, J., & Mitchell, S. (2004). Nurse staffing and hospital ownership in California. *Journal of Nursing Administration, 34*(5), 228–231.

Shreve, J., Van Den Bos, J., Gray, T., Halford, M., Rustagi, K., & Ziemkiewicz, E. (2010). *The economic measurement of medical errors (Milliman)*. Schaumberg, IL: Society of Actuaries" Health Section.

Sochalski, J. (2004). The relationship between nurse staffing and the quality of nursing care in hospitals. *Medical Care, 42*(Suppl. 2), 1167–1173.

Stimpfel, A., Sloane, D., & Aiken, L. (2012). The longer the shifts for hospital nurses, the higher the levels of burnout and patient dissatisfaction. *Health Affairs, 31*(11), 2501–2509.

Tourangeau, A., Doran, D., McGillis Hall, L., O'Brien Pallas, L., Pringle, D., Tu, J., & Cranley, L. (2007). Impact of hospital nursing care on 30–day mortality for acute medical patients. *Journal of Advanced Nursing, 57*(1), 32–44.

Tzischinsky, A., Epstein, O., Here, P., & Lavie, P. (2008). Shift work in nursing: Is it really a risk factor for nurses' health and patients' safety? *Nursing Economics, 26*(4), 250–257.

Upenieks, V., Akhavan, J., & Kotlerman, J. (2008). Value–added care: A paradigm shift in patient care delivery. *Nursing Economic$, 6*(5), 294–300.

Van den Heede, K., Lesaffre, E., Diya, L., Vleugels, A., Clarke, S. P., Aiken, L. H., et al. (2009). The relationship between inpatient cardiac surgery mortality and nurse numbers and educational levels: Analysis of administrative data. *International Journal of Nursing Studies, 46*(6), 796–803.

SUGGESTED READINGS

Boswell, C., Gatson, Z., Baker, D., Vaughn, G., Lyons, B., Chapman, P., et al. (2008). Application of evidence-base practice through a float project. *Nursing Forum, 43*(3), 126–132.

Clarke, S. (2007). Registered nurse staffing and patient outcomes in acute care: Looking back, pushing forward. *Medical Care, 45*(12), 1126–1128.

Garrett, C. (2008). The effect of nurse staffing patterns on medical errors and nurse burnouts. *AORN Journal, 87*(6), 1191–1204.

Hamilton, P., & Campbell, M. (2011). Knowledge for re-forming nursing's future: Standpoint makes a difference. *Advances in Nursing Science, 34*(4), 280–296.

Hofler, L. (2008). Nursing education and transition to the work environment: A synthesis of national reports. *Journal of Nursing Education*.

Institute of Medicine (IOM). (2011). *The future of nursing: Leading change, advancing health*. Washington, DC: The National Academies Press.

Lake, E., Shang, J., Klaus, S., & Dunton, N. (2010). Patient falls associated with hospital magnet status in nursing unit staffing. *Research Nursing and Health, 33*, 415–425.

Mittmann, N., Seung, S., Pusterzu, L., Isogai, S., & Michaels, D. (2008). Nursing workload associated with hospital patient care. *Journal of Advanced Nursing, 16*(1), 53–56.

Pappas, S. (2008). The cost of nurse-sensitive adverse events. *Journal of Nursing Administration, 38*(5), 230–236.

Stimpfel, A., Sloane, D., & Aiken, L. (2012). The longer the shifts for hospital nurses, the higher the levels of burnout and patient dissatisfaction. *Health Affairs, 31*(11), 2501–2509.

Thomas-Hawkins, C., Flynn, L., & Clarke, S. (2008). Relationships between registered nurse staffing, processes of nursing care, and nurse-reported patient outcomes in chronic hemodialysis units. *Nephrology Nursing Journal, 35*(2), 123–145.

Tzischinsky, A., Epstein, O., Here, P., & Lavie, P. (2008). Shift work in nursing: Is it really a risk factor for nurses' health and patients' safety? *Nursing Economics, 26*(4), 250–257, July-August.

Van den Heede, K., Clarke, S., Sermeus, W., Vleugels, A., & Aikens, L. (2007). International experts' perspectives on the state of the nurse staffing and patient outcomes literature. *Journal of Nursing Scholarship, 39*(4), 290–297.

INTERNET RESOURCES

ANA Staffing Principles: http://nursing2015.files.wordpress.com/2008/09/_17ana-principles-on-safe-staffing.

National Database of Nursing Quality Indicators (NDNQI): www.nursingquality.org/data.aspx.

The Joint Commission: www.jointcommission.org/standards_information/npsgs.aspx.

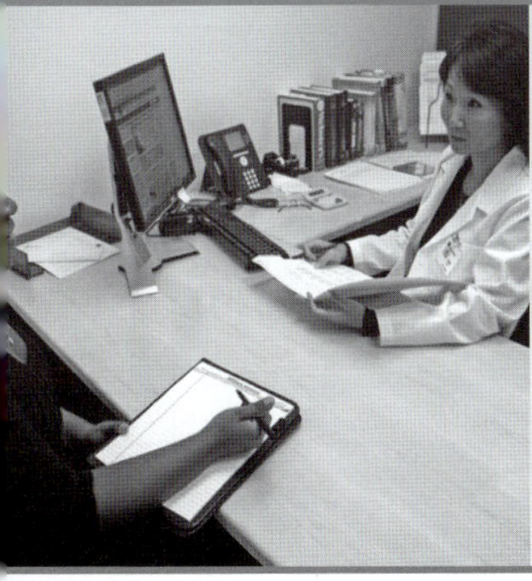

CHAPTER

13

인력의 선발, 개발 및 평가

Selecting, Developing, and Evaluating Staff

간호관리자의 가장 중요한 기능 두 가지는 직원을 면접하고 채용하는 것이다. 팔로워(follower)는 면접에서 중요한 역할을 하며, 다양한 역할기대를 명확히 해주기를 원한다.

모든 구성원 간의 역할과 역할기대에 관한 효과적인 의사소통은 성과향상 및 직원 만족, 가장 중요하게는 제공되는 간호의 질 향상을 촉진할 수 있다. 이 장에서는 팔로워로서 성장하도록 직원을 임파워먼트하고 학습환경에서 리더십 기술을 개발하는 코치로서의 관리자 역할에 대해 논의한다.

학습성과

- 역할이론 개념과 직무기술서를 이해한다.
- 지원자 면접에 관한 핵심 요소를 구별한다.
- 다양한 성과평가 과정을 기술한다.
- 직무수행평가 피드백에 대한 지침을 설명한다.

핵심용어

- 코칭(coaching)
- 임파워먼트(empowerment)
- 직무수행평가(performance appraisal)
- 직무기술서(position description)
- 역할모호성(role ambiguity)
- 역할갈등(role conflict)
- 역할이론(role theory)

도전

Melissa Bertelson, RN, BSN;
Nurse Manager, Mayo Clinic Health System

최근 내 · 외과 간호단위와 중환자간호단위의 간호관리자 역할을 맡게 된 이후로 나는 많은 어려움에 직면하였다. 또한 업무현장에서 직원들의 사기저하와 바람직하지 못한 행동에 대한 불평도 들었다. 이러한 부정적 행동의 원인을 밝히는 데 집중하고 이를 해결하기 위한 기법을 개발할 필요가 있음을 알게 되었다. 또한 간호단위에서 보내는 시간은 상당히 부족하였기 때문에 직원들과 만나기 위한 방법을 찾아야 했다.

직원들은 높은 불안과 불확실성을 느끼고 있었다. 그 이유는 병원이 규모와 구조가 유사한 다른 기관과 통합되거나, 경제상황이 기대보다 떨어지고, 보건의료 법령이 변화하는 등 병원의 변화가 많았기 때문이다.

당신이 이 간호사라면 어떻게 하겠는가?

도입

보건의료전달체계는 경제성을 추구하는 사업이다. 입원 병동이든 응급실이든 건강보험수가(affordable price) 내에서 최고의 질적인 간호 제공에 핵심을 두어야 한다. 간호관리자는 많은 환경의 기능에 직접적으로 영향을 줄 수 있는 리더십을 가진 핵심 인물이다. Race와 Skees(2010)는 효과적인 간호리더는 조직의 비전과 가치를 보여주고 멘토링 문화를 촉진할 수 있다고 하였다. 또 다른 기능은 적절한 직위에 맞는 적절한 사람을 선발하고 코치 역할을 하는 것이다. 간호관리자는 코치로서, 구성원을 임파워먼트하고 자기주도적인 방식으로 최고의 수행을 하도록 돕고 격려할 수 있다.

팔로워의 역할은 과대평가될 수 없다. 강력한 간호단위는 효과적인 리더와 질적인 간호제공 목적 충족을 위한 자신의 역할을 이해하는 팀으로 구성된다. 전문적 보건의료제공자는 그들이 수행하기를 기대하는 것과 기대를 충족하지 못했을 때의 파급효과를 분명하게 이해해야 한다. 조직의 모든 구성원이 명확히 규정된 역할과 공동 목표를 가질 때 이러한 수행이 가능해질 수 있다.

역할 개념과 직무기술서

역할습득이란 직원들이 특정한 역할 혹은 직위에 대한 개인적 · 공식적 기대를 담당하도록 하는 것이다. 많은 직원들이 다양한 역할을 수행한다. 아래의 이론 박스에 언급된 것처럼, 역할이론(role theory)은 직원의 개발과 평가에 주목할 만한 기틀을 제공한다. 오늘날 전문간호사는 부모, 배우자 혹은 지역사회 자원봉사자이면서 전업 직장인이다. 각 역할에는 다양한 기술이 필요하다. 그리고 역할수행자(즉, 실제 역할을 수행하는 개인)에게는 그 역할이 발생하는 사회적 맥락 내에서 수행 목표가 명시된다. 사회적 맥락이란 물리적 · 사회적 환경을 의미한다.

직장에서의 역할모호성(role ambiguity)은 착

이론 박스

이론/기고자	핵심 주제	실무에 대한 적용
조직 역동 Hahn, Wolfe, Quinn, Snoek와 Rosenthal(1964)이 이 이론을 개발하였다.	조직 내의 역할은 개인 간의 상호작용에 영향을 준다. 이러한 역할의 습득은 시간이 필요하며, 개인의 경험과 가치체계에 따라 다양하다. 효과적인 의사소통을 위해서는 관련 개인들 모두가 역할기대를 이해해야 한다.	전문간호사의 역할은 복잡하다. 명확한 직무기술서와 평가 기준의 사용으로 역할습득, 역할명료성, 역할수행이 증가된다.

오를 일으키고 효과적인 의사소통을 방해한다. 직원은 조직에서의 직무수행에 대해 본인에게 거는 기대와 어떻게 평가받게 될지에 대해 명확히 알지 못한다. 역할갈등(role conflict)은 쉽게 인식될 수 있다. 직원들은 본인에게 기대되는 것을 알지만, 그 요구를 꺼려하거나 충족시키지 못할 수 있다.

직원들은 역할기대를 분명히 해야 하고, 자신의 수행이 어떻게 평가받는지 알고 있어야 한다. 임파워먼트와 환경에 대한 통제는 개인 건강의 향상, 직무만족, 개인의 성과로 연결된다. 이렇게 되면 그들은 조직에 더 몰입하게 되며 더 높은 수준의 환자간호를 제공하게 된다. 이러한 원칙은 관리자와 직원 모두에게 적용가능하다. 수월성 개발에 필요한 학습 환경을 조성함으로써 직원 개발을 강화할 수 있다.

역할을 습득하는 데는 시간이 필요하다. 직원들은 각 역할에 자신의 인생경험을 적용하고 자신의 가치체계 안에서 역할을 이해한다. 역할이 점점 복잡해짐에 따라, 직원들이 특정 역할을 이해하는 데에 더 오랜 시간이 걸린다. 간호대 졸업생은 다양한 교육수준과 인생경험을 가지고 전문직에 종사하게 된다. 간호관리자는 이러한 개인이 전문간호사의 복잡한 역할을 개발하고 습득하도록 도와주는 필수적인 역할을 한다. 역할 개발은 점진적으로 진행되어야 하고, 개인의 요구를 고려해야 한다. 역할 습득은 간호사가 경력을 쌓는 동안 많은 시간을 소요하는 것이다. 예를 들어, 관련 학위과정을 마치고 전문간호사가 된 간호사는 새로운 역할을 습득해야 한다. 새로운 영역이나 다른 부서로 이동하는 일반간호사도 새로운 역할을 습득해야 한다.

직무기술서는 조직 내의 특정 직위에 해당하는 역할과 책임에 대한 서면화된 지침이다. 직무기술서는 특정 업무의 기능과 의무를 제시한다. 박스 13-1은 응급실 직접간호 간호사 직무기술서의 예이다.

연습 13-1

병원과 응급실의 직접간호 간호사 직무기술서를 일반 범주와 비교하고 분석해본다. 특정한 행동이 명시되어 있는가? 어떤 역량이 다른가? 어떤 역량이 유사한가?

박스 13-1 응급실 직접간호 간호사 직무기술서의 예

- 신체적 · 정신적 · 정서적 및 영적 환자 요구를 포함한 포괄적 자료를 사정한다.
- 문화를 고려한 적절한 간호계획을 세우는 데 환자, 가족, 보건의료팀 구성원을 포함한다.
- 환자, 가족, 보건의료팀과 협력하여 간호계획을 수행한다.

직무기술서는 현재의 실무 지침을 반영해야 하고 역량에 기반한 요건들로 구성되어야 한다. 간호모델이 응급상황, 가정, 지역사회로 이동함에 따라 전문간호사는 기대되는 성과를 분명하게 이해해야 한다. 또한 간호사는 간호를 위임하게 되는 간호조무사와 같은 비전문인력의 직무기술서도 분명하게 이해해야 한다. 명확하고 정확한 직무기술서는 조직 내 모든 역할의 기초가 되기 때문에 구성원 모두에게 중요하다.

직원 선발

직원 선발은 간호관리자가 일상 업무를 완수하는 데 가장 중요한 기능 중의 하나이다. 간호관리자는 조직의 문화에 맞고 직위에 가장 적격인 직원을 원한다. 적합한 인물을 선택하는 것은 도전이다. 선발의 목적은 모집 의도에 적합한 인물을 가려내고 적합한 직원을 보유하는 것이다(문헌 관점). Markey와 Tingle(2012)은 능숙한 보건의료 직원의 선발이 보건의료조직의 투명성을 유지하는 데 있어 중요하다고 하였다. 국가 질 지표와 보건의료제공자에 대한 병원 이용자의 평가는 환자 간호서비스의 공공책임을 강조한다. 건강관리는 사람을 간호하는 데 중점을 두므로, 환자와 가족의 만족을 위해서는 적절한 대인관계 기술을 가진 간호사가 필요하다. 예를 들면, 지원자가 환자의 요구가 우선이라는 가치관을 가졌고 이러한 가치관이 조직의 가치와 접목된다면, 지원자는 조직의 업무와 관련해서도 유사한 가치관을 가진다. 지원자와 관리자는 질적인 간호와 이를 전달하는 방식을 정의하는 데 동의해야 한다. 또한 관리자는 새로운 직원을 가려내고 면접하는 과정에 기존의 구성원을 참여시킬 것인지를 결정해야 한다. Cohen(2013)은 면접 과정에 구성원을 참여시키는 것은 그들의 의견이 중요함을 보여주는 것이라고 하였다. 각 지원자가 조직에 잘 맞는지를 정확히 결정하기 위해 관리자와 지원자는 면접을 준비해야 한다.

면접 중에 관리자는 심사숙고한 질문을 준비하는 데 초점을 둔다. Cohen(2013)은 면접 계획을 잘 세우지 못하면 직원 선발에 부정적인 결과를 초래할 수 있다고 하였다. 면접 환경은 편안해야 하고 방해받지 않는 환경에서 진행되어야 한다.

문헌 관점

출처: Mullenbach, K.F.(2010). Senior nursing student' perspectives on the recruitment and retention of medical surgical nurses. *Medsurg Nursing*, *19*(6), 341–344.

이 논문은 5년 동안 내 · 외과 병동의 간호사 모집과 보유를 위한 계획을 간호대학 졸업반 학생이 개발한 것을 반영한다. 학생들은 읽기, 강의, 문헌 탐색을 포함한 리더십 과정의 한 부분으로 이 과제를 수행하였다.

모집에 대한 학생의 제언은 다음과 같다.

- 잠재 기회
- 학생 직업체험
- '학생에게 친근한' 간호단위 되기
- 기술을 연습할 수 있는 기회
- 연수 프로그램과 개별적 오리엔테이션

보유에 대한 학생의 제언은 다음과 같다.

- 지지적인 프리셉터
- 지지적인 관리자
- 면허증, 석 · 박사학위 등 교육수준
- 임파워먼트와 자율성

실무 의의

간호관리자는 직원이 만족하도록 하는 장기적인 해결책을 만들어야 한다.

면접 질문은 지원자의 경험과 관련되거나 가치관과 비판적 사고력을 평가하기 위한 것일 수 있다. 이것은 지원자에게 전에 경험했던 도전적 상황에 대한 본인의 반응을 설명해보도록 함으로써 확인 가능하다. Bucholz(2011)는 행동 기반 면접이 미래 직원의 강력한 예측인자가 될 수 있음을 강조하였다. 면접에서 팀워크에 관한 질문은 다음과 같을 수 있다.

> *"당신이 어떤 그룹에서 일하고 있는데 본인의 역할을 다하지 않는 직원들 때문에 문제가 있는 상황이라면, 이에 대한 당신의 생각을 말해보세요. 팀 분위기를 유지하기 위해 어떻게 할 것인가요?"*

나아가서, 특정 영역에는 어떤 특성이 중요한지 아는 것이 행동 기반 질문을 하는 데 도움이 된다. 아래의 연구 관점에서는 주산기 간호에서 필요한 특성의 예를 보여준다.

기술 또한 업무환경에 있어서 중요하므로 평가하고 확인해야 한다. 지원자에게 면접자와 같이

연구 관점

출처: Falls, E., & Hensen, D.(2012). Characteristics that perinatal nurse managers desire in new nurse hires. *The Journal of Continuing Education in Nursing*, *43*(4), 182–186.

이 논문은 간호관리자가 주산기 간호사에게 요구되는 특성을 결정하는 데 간호사를 위한 간호사의 질 향상 및 안전교육(Quality and Safety Education for Nurses, QSEN) 역량을 어떻게 이용하는지 탐색한다.

이 연구는 설문조사를 시행하는 서술적 연구이다. 주산기 간호관리자 중 임의표출에 의해 표본을 표집하였다. 관리자들에게 신규간호사를 채용할 때 중요한 5가지 기준 목록을 작성하도록 하였다. QSEN 역량의 정의를 제공한 후, 관리자들에게 매우 중요 4점에서 전혀 중요하지 않음 1점까지 4점 척도에 이러한 역량의 중요성을 평가하도록 하였다.

관리자들은 QSEN 역량으로 팀워크와 협력, 안전, 환자중심간호를 꼽았다.

실무 의의

QSEN 역량은 신규간호사를 선발하는 데 가치가 있는 도구이다.

사례 연구에 대해 논의하도록 한다. 이 사례는 지원한 간호단위의 상황을 기술한 것일 수 있다. 사례 연구의 내용은 지원자가 한 환자 혹은 환자 집단을 간호하기 위한 우선순위를 세우도록 요구하는 것이다. 지원자는 질문에 정직하게 대답해야 한다. Cohen(2013)은 간호관리자의 명함, 특정 간호단위에 대한 정보, 조직의 미션과 철학 진술문을 먼저 지원자에게 알려줄 수 있다고 하였다. 간호단위 둘러보기와 직무기술서 검토가 기대되는 역할에 대한 정보를 지원자에게 알려주는 데 도움이 된다. 면접을 마무리할 때, 간호관리자가 구체적인 약속을 명확히 하는 것이 중요하다. "전화하지 않으셔도 됩니다. 우리가 전화할 것입니다."와 같이 추후 약속을 해야 한다. 지원자가 면접 결과를 언제 알게 되고, 누가 알려줄 것이며, 어떤 방식으로 연락할 것인지 알도록 해야 한다. 마지막으로, 지원자에게 면접 참여에 대해 감사표시를 하고 긍정적 분위기로 면접을 마친다.

또한 지원자는 채용 면접에 대한 준비를 할 책임이 있다. 시간을 지켜야 하며 적절한 복장을 갖춰야 한다. 일반적으로 보수적인 복장이 적당하다. 유니폼이 필요한 것은 아니며 대개 선호하지 않는다. 첫인상은 강한 인상을 준다. Smith(2010)는 지원자가 해당 기관과 직무기술서(position description)에 대해 탐색해봄으로써 그 조직에 대한 정보를 얻을 수 있다고 하였다. 지원자는 질문에 정직하고 사려 깊게 대답하도록 준비해야 한다. 미래의 직원은 고용주만큼이나 올바른 결정을 하기를 원한다. 역할에 적절한 지원자를 선별하기 위해서는 관리자와 지원자가 간호에 대한 가치관과 조직의 목적을 명확하게 이해해야 한다. 지원자는 질문에 집중하고 불필요한 대화는 피해야 한다. 그리고 지원자는 이전의 상황과 그 상황을 어떻게 대처했는지 설명하면서 자신의 강점과 약점을 피력하도록 한다. 면접을 마치면서 지원자는

> **연습 13-2**
>
> 당신이 가진 직업 혹은 과거의 직업을 선택한다. 면접 과정을 생각해본다. 조직의 미션과 목적을 알고 있었는가? 미션을 간략하게 설명해본다. 당신의 역할이 미션과 목적에 맞는지 혹은 미션과 목적을 충족시키는지 이해했는가? 구체적으로 설명해본다.

관리자에게 시간을 내어준 것에 대한 감사표시를 하고 언제 선발이 결정되고 발표되는지를 확인해야 한다. 관리자가 추가 정보를 요청하면, 지원자는 가능한 빨리 정보를 제공해야 한다.

인력 개발

면접과 발표가 끝나고 지원자가 직위를 받고 나면 새로운 조직과 역할에 적응하도록 돕는 전략을 사용한다. 일부 조직은 신규간호사를 위해 학생에서 전문간호사로의 역할전이를 돕는 1년 이상의 연수 프로그램을 운영하기도 한다. 모든 조직에서 다양한 시간을 투자하여 실행하는 또다른 전략은 조직, 부서, 전문성과 역할에 대한 오리엔테이션이다. 조직에 대한 오리엔테이션은 대개 모든 신규 직원에게 적용가능한 구조화된 프로그램이다. 여기에는 미션, 수당, 안전 프로그램 등이 포함된다. 업무에 대한 오리엔테이션은 대개 관련 전문 영역, 갖춰야 할 기술, 환경 등을 포함한다. 오리엔테이션 기간은 직원과 조직 모두에게 이익이 되도록 효율적으로 운영되어야 한다. 이직과 후임자에 대한 비용이 상당하기 때문에 신규간호사의 보유관리는 고용일부터 시작된다. McConell(2011b, p.272)은 "기술직과 전문직의 이직으로 인한 비용은 자격조건과 임금에 따라 상승(전문직의 경우 연간 6만 달러에 이를 정도)하여, 12만 달러에 이를 수도 있다."고 하였다. 이직이로 인한 비용과 관련된 요인은 인적 자원 비용, 일시적 대체 인력 비용, 생산성 손실액, 훈련 비용, 재배치 비용, 정기 지불액 등이다. 이직으로 인한 비용은 달리 평가될 수도 있

지만 후임자에 대한 비용은 많이 소모된다.

오리엔테이션에서는 다양한 것을 얻을 수 있다. 신규직원들에게 오리엔테이션은 업무환경과 직원들에 대해 배우는 시간이다. McConell(2011a)에 따르면 효과적이고 적절한 훈련은 효과적인 신규직원 오리엔테이션을 완수하는 것만큼 이직률을 감소시키는 데 효과가 있다. 많은 기관들이 임상전문가 혹은 자원으로 인정되는 프리셉터를 제공한다. 프리셉터는 임상현장에서 신규직원의 오리엔테이션을 지도하고 안내하여 신규직원이 요구사정을 완수하도록 하는 업무를 담당한다. 또한 신규직원의 학습 방법을 찾는다. 프리셉터가 사용할 수 있는 다양한 학습 유형 평가도구가 있다. 프리셉터가 신규직원 학습 유형을 이해할 때, 오리엔테이션의 목적 달성에 주력해야 한다. 학습 유형이 규명된 후, 신규직원은 프리셉터와 함께 일하는데, 프리셉터는 신규직원의 개별적 학습 요구를 어떻게 해결할지 알아야 한다.

지속적인 직원 개발은 간호관리자의 고유한 역할이다. 직원들의 다양한 전문성과 경험 수준이 문제가 되고 있다. 전문직 사회화와 개발에 중점을 둔다면, 전체 직원 모두에게 공통된 맥락의 내용으로 구성되어야 할 것이다. 공통된 맥락이란 특별한 간호철학, 전문성을 위한 비판적 사고 능력 개발 또는 구성원들이 참여하는 정치적 활동 등이다. 일부 간호단위는 매월 컨퍼런스에서 배운 정보를 요약하여 간략하게 발표하는 저널 클럽을 운영하기도 한다. 어떤 간호단위는 매월 주 간호협회의 공개회의에 직원을 보내기도 한다. 그 후 직원은 전문직 간호의 법적 측면에 대한 정보를 갖도록 하기 위해 나머지 직원들에게 회의 결과를 요약하여 줄 수 있다.

임파워먼트(empowerment) 전략은 전체 직원의 개발뿐 아니라 직원 개개인의 전문적 개발에도 유용하다. 임파워먼트는 개인의 가치관과 판단을 인정하고 그들의 결정이 옳다는 것을 믿는 과정이다.

직원이 임파워먼트되었다고 느끼기 위해서는 환경이 개방되어야 하고, 직원이 자신의 잠재력을 탐색하고 개발하는 것이 안전하다고 느끼도록 해야 한다. 조직의 환경은 직원이 결과에 대한 책임을 지면서 의사결정의 자유를 가지도록 독려하는 것이어야 한다. Farr-Wharton, Brunetto와 Shacklock(2011, p.1394)는 임파워먼트는 "통제를 풀고 직무에 관련된 직원의 의사결정을 독려하여 업무의 의미와 역량 수준을 향상시키는 관리자의 능력에 달려 있다."고 하였다. 긍정적 피드백 혹은 코칭, 성취에 대한 인정, 새로운 아이디어에 대한 지지는 직원의 임파워먼트 느낌과 효과적 수행 능력을 강화한다. Pellico와 Violano(2010, p.106)는 "전문적 목적을 정의하는 것은 지속적인 성장과 개발 단계에 있도록 하는 것이다."라고 하였다.

직원 임파워먼트 전략 중 하나는 성과를 내고 기여한 점에 대해 단순히 정기적인 업무수행 평가 때가 아니라 그때그때 피드백을 주는 것이다. 혁신적인 아이디어의 실행에 대한 지지와 멘토 관계 형성 기회 제공 또한 관리자와 직원에게 가치 있는 방법이다. 많은 조직이 책무에 대한 지침으로 공유된 거버넌스(shared governance)를 이용한다. 공유된 거버넌스의 전제는 직원이 권력, 통제, 의사결정할 수 있도록 임파워먼트하고, 개인과 집단의 책무를 강화할 수 있다는 것이다.

직무수행평가

직원들의 직무수행에 대한 피드백은 조직에서 제공할 수 있는 가장 강력한 보상 중 하나이다. 직무수행평가(performance appraisal)는 개인의 업무수행에 대한 평가이다. 원래 평가는 미리 정한 기간의 마지막에 하는 것이 아니라 지속적으로 진행되어야 한다. 그러나 대개 1년에 한 번 하거나 신규직원의 오리엔테이션 기간 후에 시행된다. McConell(2011a)은 다음과 같이 정의하였다.

직무수행평가는 수용가능한 최소 수준 혹은 그 이상으로 직원들의 수행 향상을 독려하기 위한 것이다. 또한 이전에 뛰어난 직무수행 수준을 보인 직원은 그 수준을 유지하도록 독려하기 위한 것이다. 정기적인 직무수행평가를 할 때 직원이 수용가능한 최소 수준의 수행을 보이고 있다는 것을 처음 알도록 해서는 안 된다.

평균 이상이나 이하의 모든 피드백은 평가되는 상황과 가장 가까운 시기에 이루어지는 것이 좋다. 직무수행에 대한 긍정적 · 부정적 피드백 모두 중요하다. McConell(2011a, p.192)에 따르면, "이는 일대일 관계 상황에서 이루어지므로 관리자는 직원 개개인을 발전시키고 유지하도록 해야 한다." 대부분의 간호관리자가 직무수행평가를 시간을 소비하는 끝없는 서류작업으로 인식한다. 반대로, 어떤 간호관리자는 직무수행평가를 직원 개발을 돕는 핵심 시간으로 받아들이기도 한다. 직무수행평가는 문제가 발생하더라도 법의 지지를 받을 수 있도록 설계되어야 한다. 법원의 결정은 평가도구에 나타난 근거 혹은 근거 부족에 근거한다. 예를 들어, 직무수행 불량으로 해고된 직원이 있다고 생각해본다. 그 직원은 직무수행이 불만족스럽다는 서면 경고와 만족스런 직무수행을 성취하기 위해 그가 해야 할 것을 구체화한 경고문을 받아야 한다. 이러한 단순한 조건이 고용자와 직원이 퇴직의 정당성을 합리화하는 데 있어 차이점을 유발할 수 있다. 직무수행평가는 공식적이거나 비공식적일 수 있다. 또한 관리자의 평가뿐만 아니라 자기평가, 동료평가 등도 포함된다.

비공식적 직무수행평가는 인정할만한 직무수행을 한 직원에 대해 즉시 칭찬을 하는 것과 같이 간단할 수 있다. 가족 또는 환자의 칭찬이 전달되기도 한다. 일부 간호단위는 환자와 가족이 감사 표시할 수 있는 게시판이 있기도 하다. "오늘 열심히 일한 당신에게 감사드립니다."라고 간단하게 적어 관리자부터 직원까지 모두에게 전달할 수 있다. 직원들은 관리자가 자신들에 대해 평가하고 긍정적 · 부정적 피드백을 제공하는 것에 대한 감사표시를 해야 한다.

공식적 직무수행평가는 조직의 특정 지침에 따라 서면화된 문서로 진행된다. 평가가 공식적이든 비공식적이든 중간평가를 금지하는 것은 아니다. 중간평가를 하는 이유는 직무수행과 되도록 가까운 시기에 칭찬 혹은 교정활동이 이루어지기 위함이다.

간단한 일화기록(anecdotal note)을 직원파일에 정기적으로 저장하는 것은 중요하다. 이러한 일화기록이 시간이 지남에 따라 축적되면 좀 더 정확한 평가를 가능하게 한다. 일화기록은 간단하지만 정확하게 호의적 혹은 비호의적인 사건을 기술하는 것이다. 이것의 목적은 관리자가 평가 기간 전체에 해당하는 정보를 얻도록 도와주는 것이다.

일화기록의 예: 간호사 "Johnson"

2013년 2월 9일: 환자(Joyce Allen)와 가족은 입원기간 동안 Johnson 간호사에게 받은 훌륭한 간호에 대해 이야기하였다. 가족 모두 Johnson이 병실에 들어오면, "우리가 세상에서 가장 중요한 사람처럼 느껴졌다."고 하였다. Johnson은 환자가 '특별하고 다른 사람과 같지 않은' 존재로 느끼도록 하였다. 그에 대한 칭찬은 2013년 2월 15일까지 이어졌다(간호관리자의 서명과 날짜기록).

직무수행평가의 다른 방법으로 역량평가 형식이 있다. Kubin과 Fogg(2010, p.28)는 "역량(competency)은 다양한 환자간호 상황에서 적절하게 수행하기 위한 기술, 지식, 행동을 수반한다."고 하였다. 평가과정에 관련 역량 평가 자료를 통합함으로써 평가과정에 대한 책임뿐 아니라 각 직원이 느끼는 임파워먼트 정도를 강화할 수 있다.

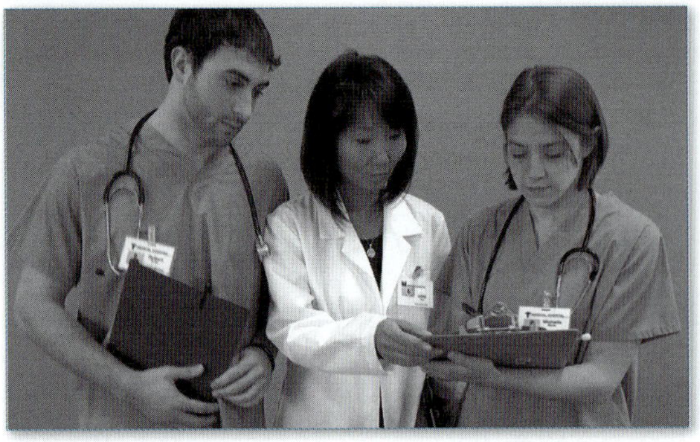

코칭은 팀 형성을 촉진하고 직원의 적정한 직무수행을 촉진할 수 있다.

코칭

관리자가 코칭 기법을 적용한다면 전체 평가과정이 향상될 수 있다. 코칭(coaching)은 조직의 각 구성원을 개발하는 과정이다. 이러한 코칭 과정은 적정수준의 직무수행이라는 궁극적 결과를 위해 관리자와 직원이 자주 그리고 정기적으로 상호작용하는 개인적 접근법이다. 코칭은 개인적일 수도 있고 집단적 접근법을 쓸 수도 있다. 계획되고 조직된 방법으로 수행했을 때, 팀빌딩과 직원의 적정한 직무수행을 촉진할 수 있다. 간호관리자에게 코칭은 학습되는 행동이며, 개발하려는 노력과 시간이 필요하다. 직원과 간호관리자 모두에 대한 보상이 중요하다. 이는 의사소통이 증가되고, 직무수행평가가 직원과 관리자 간의 활동적인 일이 된다.

공식적인 직무수행평가는 대개 표준양식이나 직원의 직무수행을 측정하기 위해 조직에서 개발한 방법을 사용한다. 흔히 사용되는 직무수행평가 방법이 박스 13-2에 제시되어 있다. 신규직원은 평가기준과 좋은 직무수행이 무엇인지를 명확하게

박스 13-2 직무수행평가 방법

- 중요사건기록법(critical incidents)
- 목표 관리(management by objectives, MBO)
- 서술법(narrative method)
- 도표식 평정 척도(graphic rating scale)
- 행동기준 평정 척도
  (behaviorally anchored raing scale, BARS)

박스 13-3 직무수행평가 양식

일반간호사 건강 교육과 건강 증진:
건강과 안전한 환경 촉진을 위한 전략 적용

___ a. 환자 상태와 학습 요구에 적절한 교육 전략을 사용한다.

___ b. 자기관리 기술 개발에 있어 환자와 가족을 지지하는 건강증진 전략을 사용한다.

___ c. 환자, 가족, 직원을 위한 안전하고, 청결하며, 조직적인 환경을 유지한다.

수행 수준(빈 칸에 코드 기록)

AE: 기대 충족(Achieves expectations)

NFD: 개발이 필요함(Needs further development)

UTA/NA: 평가 불가(Unable to assess)/
부적절(not appropriate)

이해해야 한다. 신규직원에게 직무수행평가 양식을 제공하는 것은 그들이 어떻게 평가되는지에 대한 개념을 제공한다. 박스 13-3에는 간호관리자가 건강교육과 증진에 관련된 직접간호를 제공하는 간호사를 평가할 수 있는 직무수행평가 양식을 보여준다.

직무수행평가 방법

직무수행평가 방법은 다양한 방법으로 이루어질 수 있다. 박스 13-2에 방법 목록이 제시되어 있다. 다음 단락에서에서 각 방법을 상세하게 기술할 것이다.

중요사건기록법

중요사건기록법(critical incidents method)은 관리자가 전 평가기간에 걸친 직원의 긍정적 · 부정적 직무수행을 기록해 두는 방법이다. 표준 양식은 없으나, 기록한 사건 목록을 고용과 법적 목적을 위해 보관해 두는 것이 좋다.

목표관리

목표관리(management by objectives, MBO)는 Peter Drucker(1954)에 의해 알려졌다. 목표관리

박스 13-4 목적과 달성의 예

1. 2015년 1월 30일까지 미국 중환자간호협회(American Association of Critical Care Registered Nurse)의 중환자전문간호사(Critical Care Registered Nurse, CCRN) 자격을 취득한다.
2. 2015년 간호단위 대표로 공유된 거버넌스위원회에 참석한다.

달성(12개월 후)

1. CCRN 시험 12-12-16 성공적 완수
2. 간호단위협의회 매 회의 참석, 2015 공유된 거버넌스위원회 중 교육대책위원회 위원장

박스 13-6 행동기준 평정 척도의 예

흉통으로 입원한 환자에 대한 응급실 간호사의 책임: (프로토콜에 따라 평가한 응급실 기록; 최소 10/평가 기간). 충족(Met)/미충족(Unmet)

1. 입원 5분 내 기록된 활력징후 _______
2. 15분 내에 시행된 심장 모니터, 정맥주사, 검사, 심전도 _______
3. 니트로글리세린을 설하 투여했을 때, 30분 동안 매 5분마다 기록된 활력징후 _______
   a. 프로토콜에 따라 평가한 흉통의 변화 _______
   b. 흉통 후 12-유도 심전도 검사

는 관리자와 직원이 함께 직원의 목적을 설정하고 주기적으로 성과를 평가하며, 결과에 따라 보상을 하는 과정이다. 직무수행평가 동안 직원과 관리자는 목적과 목표를 해결한다. 박스 13-4는 목표관리를 이용한 목적과 이의 달성 예이다.

서술법

서술법(narrative method)은 관리자가 직원의 직무수행에 관한 진술문을 기록하는 것이다. 이는 서면화된 문서 양식으로 기록할 수도 있고 관리자의 기록 스타일과 내용에 근거하여 작성할 수도 있다.

도표식 평정 척도

도표식 평정 척도(graphic rating scale form)는 관리자가 직원의 직무수행을 탁월(excellent), 우수(good), 보통(average), 미흡(poor)의 연속선상에 표시하는 체크리스트이다. 이 연속선은 보통 1점(낮음)에서 5점(높음)의 수치 척도로 구성된다. 박스 13-5는 도표식 평정 척도의 예이다.

행동기준 평정 척도

행동기준 평정 척도(behaviorally anchored raing scales, BARS)은 연속선에 각 평가 요소에 대해 진술하는 직무수행평가 방법이다. 또한 BARS는 직원의 직무수행을 양적 · 질적으로 기술한다. 박스 13-6은 동료평가를 사용하여 설정된 간호표준을 직무수행평가에 어떻게 통합할 수 있는지를 보여준다.

최고의 방법은 무엇인가?

어떤 평가 방법이 가장 좋은가? 조직의 미션과 목적에 따라 사용될 방법이 결정된다. 어떤 한 가지 방법보다 여러 방법을 조합하여 사용하는 것이 좋다. 직무수행평가의 성공은 관리자의 기술과 의사소통능력에 달려 있다. 관리자는 직원들에게 직무수행평가 과정과 도구에 대한 교육을 해야 할 책임이 있다. 역할모호성과 평가 방법 및 실무 표준의 불확실성은 직무만족 감소의 중요한 영향요인이다.

박스 13-5 도표식 평정 척도

기준	전혀 없음 1	2	3	4	항상 초과 5
1. 전문적이고 능숙한 방법으로 간호를 수행한다.					
2. 신뢰할 수 있고, 제 시간에 업무를 끝낸다.					
3. 결근을 한다.					

관리자가 비효과적이고 직원과 의사소통할 수 없다면 도구를 잘 설계할 수 없다. 평가결과를 임금 및 수당과 연결함으로써 평가결과를 임금 및 수당과 연결함으로써 평가과정을 강화하고 직원의 전문성 개발에 직무수행평가가 중요한 역할을 할 수 있다.

직무수행평가 환경

평가도구가 평가과정의 유일한 요소는 아니다. 직무수행평가는 전문적이며 긍정적인 관점에서 진행되어야 한다. 이는 직원과 관리자가 의사소통하기에 좋은 기회이다. 방해요소의 차단이 무엇보다 중요하다. 이 시간은 직원과 조직의 목적을 명료화하는 데 중요하다. 직원의 직무수행평가는 객관적이어야 하며 감정이 개입되지 않아야 한다. 평가도구는 분명하게 기록되어야 하고 논의를 위한 시간을 가져야 하며, 목적도 설정되어야 한다. 관리자와 직원은 평가 양식에 서명하고, 복사본을 각각 받아야 한다. 전체 평가 방법의 효과성은 관리자가 도구를 사용하는 방식과 직원이 받는 피드백에 달려 있다. 관리자와 직원 간의 효과적인 의사소통은 간호단위의 잠재적인 직무수행 문제를 예방할 수 있다. 관리자의 특정 행동이 실제 평가과정을 강화한다(박스 13-7).

박스 13-7 직무수행평가를 위한 핵심 행동

- 조용하고, 방해받지 않는 절제된 환경을 제공한다.
- 편안하지만 전문적인 분위기를 유지한다.
- 직원을 안심시킨다. 궁극적 목표는 최고의 직무수행이다.
- 긍정적 · 부정적 행동의 구체적인 예를 검토한다(각 직원의 일화기록 파일을 보관한다).
- 직원이 구두나 서면으로 의견을 표현하도록 한다.
- 미래 계획, 교육 요구와 목적을 기록한다.
- 향상을 모니터하는 데 필요한 추후관리 일정을 정한다.
- 직원의 직무수행에 대한 신뢰를 보여준다.
- 진지하고 건설적인 칭찬 또는 비평을 한다.

결론

직원과 관리자가 성공하기 위해서는 팀의 새 구성원을 선발하는 것이 중요하다. 팀의 기대에 미치지 못하는 사람을 채용하는 것은 비용 소모적이고 팀의 불만족을 초래한다. 적절한 사람을 선발하는 것은 그들의 개발과 평가를 더 생산적으로 만들어 준다.

해결방안

나는 불확실성을 방지하기 위해 의사소통과 신뢰 확립에 힘쓸 것을 결심했다. 짧은 기간이었지만 나는 일주일 중 거의 매일 간호단위에서 개방적인 의사소통을 하기 시작하였다. 나는 적극적 경청 기술을 연마하고 개방형 질문을 하며, 직원이 근무번 동안 직면하는 문제에 대해 논의하였다. 나는 열린문 정책을 폈다. 언제든지 직원의 질문, 관심 또는 의견제시를 환영하였다. 나는 매주 이메일을 보내 직원과 의사소통하기 시작했다. 이메일은 그 주에 발생한 6개 혹은 7개 주제 또는 내가 답해주어야 하는 관심 또는 질문을 강조하였다. 또한 좀 더 긍정적인 환경을 조성하기 위해 매주 긍정적 성취 또는 칭찬을 하였다.

나는 직원 회의 스타일도 변경하였다. 정해진 이슈와 다루어야 할 변화 과정이 있었지만, 직원의 관심과 목소리는 주제에 포함되어야 할 정도로 중요한 것이었다. 관심을 높이고 이슈를 논의하며 이러한 이슈에 대한 해결책을 논의하기 위한 충분한 시간을 가졌다. 이러한 기법은 직원들이 활동을 계획하고, 이를 실행할 적절한 시간 계획을 하며, 결과 보고 계획을 세움으로써 스스로 문제해결 책임을 지도록 한다.

나는 최근 6개월간에 대해 직원 모두의 직무수행평가를 하기로 결정하였다. 이전에는 다양한 관리 직원들이 관리자의 평가를 도와주었다. 모든 직원에 대해 검토할 때 나는 태도, 행동, 팀워크, 책무에 관한 기본적인 기대에 대해 논의하였다. 이것은 일관성을 갖고, 긍정 에너지의 전파를 꾀하고, 다가올 해의 간호단위 분위기 조성을 위한 것이었다.

비록 1년이 채 안 되는 시간 동안이었지만, 발전이 일어나고 있다. 많은 직원들은 자신의 관점을 개방적으로 의사소통하고, 자신의 의견을 주장하기 전에 본인이 생각하는 해결 방법이 무엇인지와 그것을 어떻게 실행하고 평가할 수 있는지 논의하기를 원한다. 또한 직원들이 회의에서 더 적극적인 역할을 수행하여, 이러한 구체적인 변화에 대해 직원들로부터 칭찬을 들었다. 기대와 책무를 정리하는 것은 직원 교육과 긍정적 팀워크 촉진을 돕는 데 중요하다.

– *Melissa Bertelson*

이러한 해결방안이 당신에게 적절한 접근법인가? 그 이유는 무엇인가?

근거

간호사의 모집과 보유는 간호관리자가 수행하는 가장 중요한 기능 중 하나이다. 간호관리자는 간호단위와 신규직원을 위한 분위기를 조성한다. 상호존중하고, 신뢰하며 임파워먼트하는 환경이 간호사 보유의 열쇠이다. 직원의 코칭은 우수한 직무수행을 보이는 간호직원 개발에 중요한 방법이다. 역할이론에 근거한 명확한 의사소통, 기대, 책무는 신규직원의 역할을 명확하게 하는 데 중요한 부분이다.

체크리스트

간호관리자는 직원의 선발과 개발에 핵심적인 역할을 한다. 역할 모델로서, 관리자는 업무환경 유형 설정에도 핵심적 요소이다. 관리자는 지지적이어야 하며, 직원의 잠재력을 최고로 끌어올려야 한다. 그들은 직원의 직무수행평가를 위한 정확한 직무기술서와 도구가 있어야 한다. 이것은 역할개발과 전문직 사회화에 필요하다. 또한 관리자는 직원을 임파워먼트하기 위해 다양한 의사소통 방법을 사용해야 한다. 코칭과 임파워먼트 전략의 실행으로 전체 직원의 직무수행에 긍정적 영향을 줄 수 있다.

- 역할 개념과 직무기술서
- 직원 선발
- 인력 개발
- 직무수행평가
  - 코칭
- 직무수행평가 방법
  - 중요사건기록법
  - 목표관리
  - 서술법
  - 도표식 평정 척도
  - 행동기준 평정 척도
  - 최고의 방법은 무엇인가?
- 직무수행평가 환경

면접을 위한 조언

- 지원자를 사전에 검토하고 면접 시간을 정한다.
- 심화 질문을 준비한다. 이때 질문은 간결하되 철저해야 한다.
- 소음과 방해를 통제한다.
- 지원자를 면접하는 동안 역할에 대해 설명하고 명료화한다.
- 좋은 경청자가 되어야 한다.
- 질문에 정직하게 답한다.
- 지원자가 결정에 대한 정보를 언제 얻게 될지 알려준다.

REFERENCES

Bucholz, L. (2011). Hiring the right person for the job. *Plastic Surgical Nursing, 31*(3), 124–125.

Cohen, S. (2013). Recruitment and retention: How to get them and how to keep them. *Nursing Management, 44*(4), 11–14.

Drucker, P. F. (1954). *The practice of management* (1st ed.). New York: Harper.

Falls, E., & Hensen, D. (2012). Characteristics that perinatal nurse managers desire in new nurse hires. *The Journal of Continuing Education in Nursing, 43*(4), 182–186.

Farr-Wharton, R., Brunetto, Y., & Shacklock, K. (2011). The impact of intuition and supervisory-nurse relationships on empowerment and affective commitment by generation. *Journal of Advanced Nursing, 68*(6), 1391–1401.

Kahn, R. L., Wolfe, D. M., Quinn, R. P., Snoek, J. D., & Rosenthal, R. A. (1964). *Occupational stress: Studies in role conflict and ambiguity*. New York: Wiley.

Kubin, L., & Fogg, N. (2010). Back to basics boot camp: An innovative approach to competency assessment. *Journal of Pediatric Nursing, 25*, 28–32.

Markey, L., & Tingle, C. (2012). Screening RNs: A change in hiring practice. *Nursing Management, 43*(2), 13–15.

McConnell, C. R. (2011a). Addressing problems of employee performance. *The Health Care Manager, 30*(2), 185–192.

McConnell, C. R. (2011b). Addressing employee turnover and retention: Keeping your valued performers. *The Health Care Manager, 30*(3), 271–283.

Mullenbach, K. F. (2010). Senior nursing student's perspectives on the recruitment and retention of medical-surgical nurses. *Medsurg Nursing: Official Journal of the Academy of Medical-Surgical Nurses, 19*(6), 341–344.

Pellico, L. H., & Violano, P. (2010). Creating a room of our own. *Journal for Nurses in Staff Development, 26*(3), 104–107.

Race, T. K., & Skees, N. (2010). Changing tides: Improving outcomes through mentorship on all levels of nursing. *Critical Care Nursing Quarterly, 33*(2), 163–174.

Smith, L. (2010). Are you ready for your job interview? *Nursing, 40*(4), 52–54.

SUGGESTED READINGS

Batson, V. D., & Yoder, L. H. (2012). Managerial coaching: A concept analysis. *Journal of Advanced Nursing, 68*(7), 1658–1669.

Crater, M. R., & Tourangeau, A. E. (2012). Staying in nursing: What factors determine whether nurses intend to stay employed? *Journal of Advanced Nursing, 68*(7), 1589–1600.

Wong, C. A., & Laschinger, H. K. S. (2013). Authentic leadership, performance, and job satisfaction: The mediating role of empowerment. *Journal of Advanced Nursing, 69*(4), 947–959.

PART 3

현재 상태의 변화

Changing The Status Quo

CHAPTER

14

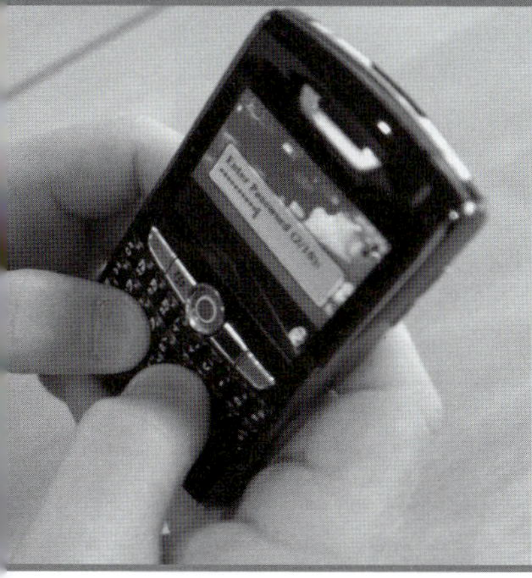

전략적 기획, 목표설정과 마케팅

Strategic Planning, Goal-Setting, and Marketing

이 장에서는 조직의 미래 목표와 마케팅과 관련된 전략적 기획, 목표설정, 관리에 초점을 두고 기획의 다양한 조직적 요소에 대해 토론한다. 기획과 마케팅 전략에 대해 제시한 예시들은 현재의 보건의료조직(의료기관)에 적합하게 사용될 수 있을 것이다.

학습성과

- 환경 평가의 가치와 중요성에 대해 말한다.
- 기획과정을 설명한다.
- 미션 진술, 철학의 목적을 설명하고, 목적과 목표를 세운다.
- 목표설정과 전략적 기획을 적용한다.
- 급성기 병원의 의료서비스 기획 수립을 위한 전략적 기획과정을 설명한다.
- 보건의료조직에서 마케팅 기획의 가치를 결정한다.

핵심용어

- 마케팅(marketing)
- 전략적 기획(strategic planning)

도전

Lea Rodriguez, MAS, RN
Vice President of Patient Care Services, Clara Maass Medical Center, Belleville, New Jersey

병원획득감염(Hospital-acquired condition, HACs)을 예방하기 위한 노력으로 간호관리자는 중환자실에서의 중심정맥관 혈류감염(central line-associated bloodstream infections, CLABSIs) 예방에 중점을 두고 있다. 특히 중환자실 간호사는 환자가 중환자실에 있는 동안 중심정맥과 혈류감염이 발생하지 않기를 바란다. 간호관리자와 중환자실 간호사는 실제적으로 중심정맥관 혈류감염 예방에 대한 비전을 갖고 싶어 한다. 이 간호팀은 중심정맥관 혈류감염은 의료보상 감소로 이어진다는 것을 인식하고 있다. 이러한 현실에 대한 도전은 비전을 만들게 한다.

당신이 이 간호사라면 어떻게 하겠는가?

도입

우리 사회의 의료조직은 격동의 시대로, 노령화뿐만 아니라 비용감소라는 거대한 압박 아래에 직면해 있다.

부담적정보험법(Affordable Care Act) 실행, 필요한 주요 개정, 건강보험체계는 다음을 중점으로 재구성되어야 한다.

- 환자들의 힘 돋우기
- 치료의 통합적이고 연속적인 연속체 보장
- 자원, 진보된 기술, 적절한 인력의 이용 확보
- 건강증진과 안녕에 중점화

간호사는 미래의 새로운 전략적 계획과 실행을 발달시키는 중요한 사람이며, 보건의료에 직접적인 영향을 미친다. 예를 들어, 간호사는 기술력 향상과 같은 패러다임 변화에 앞장서야 한다. 이러한 패러다임의 변화는 간호사에게 포용, 적응 그리고 새로운 기술에 대한 평가를 요구할 것이다. 우리가 사용하고 있는 새로운 기술의 적용과 이용에 대한 시범을 보임으로써 간호사는 간호의 전문성을 지닌 조언가, 지시자, 기술에 대해 영향력이 있는 사람들의 도움을 받아 전문적이고 창의적인 간호를 제공할 수 있을 것이다. 더욱이 간호에 필요한 정보와 기술은 우리의 참여와 전문지식을 통해 얻을 수 있으며, 간호의 지속적인 실행 가능성을 보장해 줄 수 있을 것이다. Waneka와 Spetz(2010)는 정보기술은 간호와 환자안전에 긍정적인 영향을 미친다고 하였다.

Proactive(순향적)에 대한 조작적 정의는 '적극적으로 계획하기'이다. 이것은 자신의 노력과 다른 사람들이 반응하는 방향으로 가도록 한다. 더 큰 조정은 단순히 가능성이 아니라 개연성에 대한 자신의 비전을 가능하게 할 것이다. Proactive는 과대평가되지 않은 불확실한 것에 대한 의도된 계획이라는 것이 중요하다. Proactive는 자신의 업무에 대한 조직적 관리, 전문적인 삶, 조직의 목적, 미션과 관련있다.

전략적 기획

전략적 기획(strategic planning)은 미래에 대한 그림을 마음속으로 그려보는 것으로, 필요성을 개발하고, 적절한 과정을 거쳐 실제적인 미래를 위해 그 조직의 구성원들을 안내해주는 과정으로 진행된다. 중요한 점은 조직에서 강조하는 미션, 전략 활동 계획, 정책과 과정의 변화, 조직에 영향을 주는 환경적 요소 그리고 새로운 서비스에 대한 발달과정과 실행을 포함하여 계획해야 한다는 것이다.

전략적 기획의 주요 단계는 그림 14-1과 같으며, 다음의 단계로 진행된다.

- 조직의 업무 또는 조직의 생존에 중대한 영향을 줄 수 있는 영향력 또는 변화를 결정할 수 있는 조직 내·외적 환경 탐색하기

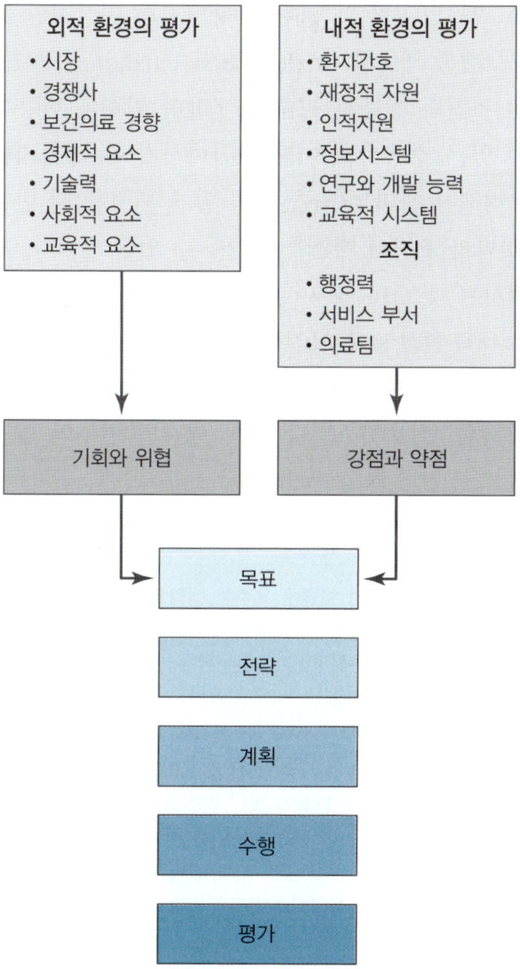

그림 14-1 전략적 기획의 주요 단계

- 조직의 강점, 약점, 기회, 위협(SWOT 분석)과 변화와 관련된 잠재적 요인 분석하기
- 기회와 위협으로 인해 조직에 영향을 줄 수 있는 다양한 전략을 발달시키고 평가하기
- 이전 단계에서 요구되었던 정보를 기초로 조직의 미션, 철학, 목적과 목표 개정하기
- 조직의 잠재적 변화와 변화 상태, 그러한 변화 관리의 가치와 사회적 책임을 고려하여 조직의 균형 있는 전략적 견해 중 최고의 전략 선택하기
- 전략 준비하기
- 전략의 실행과 평가하기

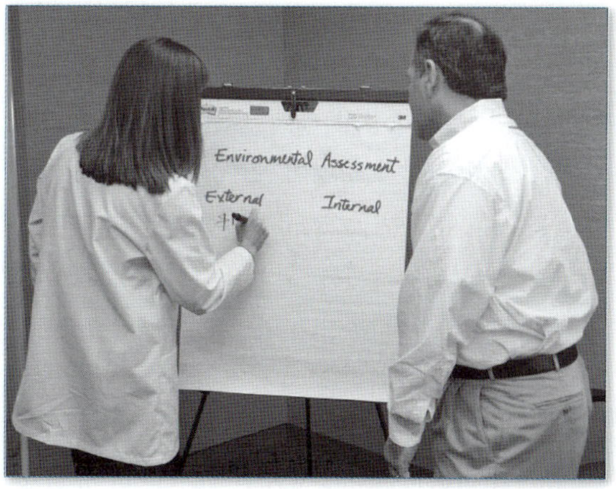

강력하고 역동적인 전략적 기획은 효율적이고 효과적인 자원이용의 결과를 가져올 것이다.

기획의 필요성

오늘날의 의료환경은 극도의 격동과 복합성으로 인해 보건의료조직의 전략적 기획이 개혁되고 있다. 이로 인해 보건의료계는 생존을 위한 지속적 변화, 재구조화, 전략적 계획을 통해 미래의 조직적 비전을 창조하고 지탱하는 것이 기본이 되어가고 있다. 이러한 과정은 조직의 목표와 목적, 업무에 대한 의미부여, 방향제시 및 조직적 활동이라는 개선을 이끌어 낸다. 더욱이 이용할 수 있는 강하고 역동적인 조직의 전략적 계획은 효율적인 자원이용과 효과적인 결과를 가져오고, 조직 문화와 소비자의 관심에 반영된다. 수많은 간호지도자들은 순향적(proactive)인 계획, 조직의 관리를 위해 존재하며 다음을 포함한다. (1) 조직 관리에 필요한 철학, 목적과 내 · 외적인 지식, (2) 계획과정이 무엇인지 이해하는 것이 중요하다.

전략적 기획과정 단계

전략적 기획은 비전–의도된, 활동–지향적인, 창의적인, 틀을 벗어난 생각, 혁신적인, 혼돈을 아우르는 긍정적인 방향으로 변화를 지향하는 것이다(Gullien & Garcia–Canal, 2012). 성공적인 전략적 기획은 사업계획의 창의성을 포함하는데, 이러한 계획에는 자원을 할당하고, 수행에 필요한 시간을 할당하는 재정적 계획을 통합하며, 주요한 자원에 대한 인식과 결정이 요구된다(Gullien and Garcia-Canal, 2012). Gullien에 따르면, 전략적 기획의 실행이 조직에서 그 무엇보다도 중요하다. 실행이 실패한다면 조직은 마비될 것이다. 강하고 역동적인 전략적 기획은 효율적이고 효과적인 자원이용의 결과를 가져올 것이다.

전략적 기획과정이란 용어는 3~5년의 계획 활동으로 발전되어 왔다. 그러나 시작 단계는 매우 어려웠다.

Schoemaker, Krupp와 Howland(2013)에 의하면 적응전략적 리더는 단호하고 유연성 있는 사람이고, 전략을 실행할 때 탄력성을 발휘하는 사람이다. 전략적 리더는 6개의 핵심 역량으로 구성되어 있다. 참여자, 변화자, 해석자, 결정자, 촉진자, 그리고 학습자이다(Schoemaker, Krupp & Howland, 2013). 전략적 리더는 6개의 핵심 역량 중에서 자신의 약점에 대한 접근이 필요하며, 그것을 효과적으로 바로잡는 것이 요구된다(Schoemaker et al., 2013). 전략적 리더는 내 · 외적으로 다양한 내용으로 원활한 대화를 통해 새로운 방법을 찾아야 한다. 비록 전략적 기획은 대부분 조직의 상부층에서 이루어지지만, 직원과 관리자에게 가치 있는 관점을 제공할 수 있다.

1단계: 외 · 내적 조직 환경에 대한 평가

외적 환경 평가. 외적 환경에 대한 평가는 전략적 기획과정의 첫 번째 단계이다. 경제적 · 인구통계학적 · 기술적 · 사회문화적 · 교육적 · 정책-법적 요소들이 그들의 환경 내에서 기회와 위협에 영향을 주는 요인으로 평가된다. 보건의료 지도자들은 자신의 환경 내에서 도전자들에 대한 영향을 사정할 수 있고, 그렇게 함으로써 자신의 조정에 대한 계획과 모니터, 조직의 미션과 목표 안에서 그들의 업무와 관련된 창의성과 이상적인 프로그램을 개발할 수 있다. Schoemaker 등(2013)은 조직의 전략적 리더는 전략적 기획에 반응할 수 있는 경쟁자를 어떻게 참여시킬 수 있을지를 고려해야 하며 이러한 점을 알게 되었을 때 반응에 따라 조직의 계획안을 만들 수 있을 것이다. 그 예시는 박스 14-1에 나타나있다.

내적 환경 평가. 보건의료조직과 관련된 내적 환경에는 구조, 크기, 프로그램, 재정적 자원, 인적자원, 정보시스템과 조직 역량의 연구와 발전

박스 14-1 외적 환경 평가의 예시

지역사회의 급성기 병원은 우수한 정형외과센터를 세우기 위해 접근성, 가능성, 질적 우수성, 효과성에 대한 연구에 대한 책임을 맡았다. 첫 번째 단계는 환경적 요인에 대해 조사하는 것이다. 그 요인에는 다음과 같은 것이 있다.

- 경제적 영향과 보건의료비용의 상승률
- 전문의료인의 수와 유형, 다음을 포함한다. 혁신적 관절 재치환술에 대해 면허가 있는 정형외과 의사, 수술실의 정형외과 간호사 그리고 수술실의 정형외과 기술자(면허 있는), 정형외과 간호사(면허 있는), 사례관리자, 사회사업가, 물리치료사, 작업치료사 그리고 통증관리 전문가
- 정형외과 수행과 보상에 대한 비용
- 사회적 · 정책적 · 규칙적 영향력, 건강증진과 질병예방에 대한 정부의 전략적 정책들을 포함
- 진단적 서비스의 가능성, MRI, 핵의학 검사 등을 포함
- 사회적 봉사와 교육적 기회

환자(대상자)의 추세

- 인구통계학적, 대중적 경향[대중(인구), 고용, 사회경제적 지표, 교육, 민족성, 삶의 이슈, 소수집단이 특별히 강조하는 것]
- 보건의료의 추세(증가된 건강프로그램과 진보된 기술력의 강조)
- 현재와 미래의 서비스에 대한 사용자의 투입 전망

연습 14-1

당신이 살고 있거나 일하고 있는 도시의 인구통계학적 통계에 대한 당신의 견해는 무엇인가? 이 분야를 만들어내는 문화의 요소는 무엇인가? 당신의 조직 내에서 환자가 실제로 요구하는 것과 제공된 서비스 간의 차이는 무엇인가?

에 대한 검토가 포함된다. 또한 직원에 대한 교육과 훈련, 공적 요구도 검토되어야 한다. 관리팀은 이러한 과정에 있는 모든 수준의 직원을 포함하고 조직의 미션과 목표 및 목적에 초점을 둔다. 역량, 기술 그리고 다양한 전문성과 관련된 직원, 그리고 리더십, 기획, 조정, 연구와 직원개발과 같은 영역의 약점과 강점이다.

조직 환경의 평가. 조직 환경의 평가는 병원의 행정, 서비스 분야, 의료팀에 대한 평가이다. 이러한 과정은 업무 성취 효과를 볼 수 있는 구조와 저작권을 평가할 수 있는 조직 경계선의 규정과 관련된 비공식 평가가 고려되어야 한다. 또한 조직 분위기는 조직의 전략적 지시 형태를 만들 수 있기 때문에 조직 분위기에 대한 평가를 해야 한다.

2단계: 미션, 사명, 철학, 목적과 목표에 대한 검토

미션 진술. 조직의 사명은 보건의료조직 또는 그 조직 내 각 부서의 목적과 방향을 반영한다. 철학의 진술은 조직과 조직 내 부서들이 나아갈 방향을 제공한다. 일반적으로 개인적인 권리, 건강과 간호와 관련된 신념, 의사들의 기대 그리고 전문성, 교육, 평가와 연구에 대한 조직의 약속과 관련된 특별한 조직적 신념이 포함된다. 미션 진술에서 중요한 것은 과장하지 않는 것이다. 그것은 아직 조직 내 많은 사람들에게 어떻게 할 것인지에 대한 질문을 하지 않았기 때문이며, 직접적으로 질문했을 때 조직의 미션 진술 또는 철학에 대해 분명히 표현할 수 있기 때문이다.

Covey(1990)는 미션 진술은 조직이 성공하는 데 생명력을 불어넣어 줄 것이며, 모두가 그러한 믿음으로 미션 진술의 발달에 참여할 수 있을 것이라는 것을 확인하였다. 이때 "과정을 포함하는 것이 무엇보다 중요하며 그 결과를 문서화하고 사용하는 것이 중요하다."(p. 139). "조직의 미션 진술에서는 가장 깊이 공유된 비전을 진실로 반영하는 것이며, 조직 내 모든 사람의 가치이며, 통합과 큰 약속을 창조한다."(p. 143).

> **연습 14-2**
>
> 당신과 연계된 보건의료조직을 하나 선택한다. 조직의 구조가 어떻게 해야 효과적인가(조직을 효과적이고 효율적으로 운영하는가)? 미션은 실제적인 간호를 제공하는가? 무엇이 모든 인적 자원에 존재하는가(예: 조직기구표, 다양한 조직, 조직 구성원의 수 등)? 어떤 정보체계가 사용되는가? 이러한 질문이 간호를 제공하는 데 구성되어 있는지를 비평한다.

관절치환술 프로그램에 대해 새롭게 개발된 미션 진술의 예시로는 질 좋은 서비스의 제공, 통합적이고, 환자중심 보건의료 모델을 사용하는 것이 있다.

목표 세우기. 목표 세우기는 조직의 표적 또는 목표를 개발, 협상, 형성하는 과정이다. 조직의 목적은 조직에 적합해야 한다. 만약 목적이 적합하지 않고 실행되지 않는다면 그 다음의 계획은 대부분 실패할 것이며, 조직에 부정적인 영향을 미칠 것이다(Guillien & Garcia-Canal, 2012).

박스 14-1의 예시를 이용하여, 다음과 같은 공동 대체 프로그램의 목적 5가지를 만들 수 있다.

1. 간호의 연속성에 따른 포괄적 환자/가족 교육을 제공한다.
2. 일상생활, 물리 · 작업적 치료, 재활운동 그리고 통증관리에 대한 환자간호 프로그램의 표준화된 프로토콜을 개발한다.
3. 환자간호 접근에 물리치료사, 전문간호사, 간호사, 사례관리자, 사회복지사, 물리 · 작업치료사, 영양사, 가정간호사 그리고 성직자가 포함된 다학제적 접근을 할 수 있는 조직을 만든다.
4. 관절염 환자를 위한 지역 지지 프로그램을 강화한다.
5. 환자들이 이용할 수 있는 정보와 서비스에 대한 최근 웹사이트를 확인한다.

이러한 연구를 통해 나온 실제적인 통찰력은 간호관리자가 평가한다. 특정 목표가 모호할 때는

> **연습 14-3**
> 보건의료조직의 미션 진술문을 찾고 검토해본다. 앞서 말한 것과 의미에 기초하여 목표를 만들어 본다.

매우 일반적인 목표보다 "최선을 다한다."와 같이 높은 성과로 이어질 수 있도록 하게 한다. 피드백 또는 결과에 대한 지식은 개인에게는 좀 더 높은 수준의 성과 방향으로 동기화시키고, 목표의 성취에 전념할 수 있게 한다. 예를 들어, 조직은 건강과 관련된 자료에 좀 더 중점을 두어 중요한 목적과 행동에 집중할 수 있고, 그 결과 건강이 향상될 수 있을 것이다.

목표 세우기 프로그램을 수행하기 위한 주요 4단계는 다음과 같다.

1. 중요하고 마감시간을 지킬 수 있는 목표를 세운다.
2. 지침을 제공하고 직원과 관리자를 지원하여 목표에 전념하도록 촉진한다.
3. 목적성취에 대해 가능한 빠른 시간 내에 적절한 피드백을 하여 지지한다.
4. 적절한 간격으로 성과를 모니터한다.

목표. 목표를 명확하고 간결하게 쓸 수 있는 능력은 간호리더십에 중요한 영향을 준다. 대체로 효과적인 S.M.A.R.T 목표와 다음의 내용을 포함하는 것으로 잘 알려져 있다.

Specific(구체적/명확성): 목표의 진술은 다음을 정확히 설명함으로써 제대로 구축하고 수행할 수 있을 것이다.

- 실행 가능한 동사로 시작한다.
- 하나의 결과에 하나를 성취한다.
- 성취 가능한 날짜를 정한다.

Measurable(측정가능한): 목표는 측정가능해야 한다.

- 목표달성의 수준을 제공한다.
- 예측되는 질문은 하지 않는다.

Agreed on(합의할 수 있는): 목표는 모든 부분에서 합의할 수 있어야 한다.

- 상호 간의 합의는 경영과 모니터링을 책임지는 모든 분야의 사람들이 받아들여야 한다.

Realistic(현실적인): 목표는 가능하고 도전할 수 있는 범위 내에서 만들어져야 한다.

- 목표는 비현실적이거나 도달 불가능한 것이면 안 된다.
- 목표는 목적을 향하여 일하는 중요한 팀을 위해 조정기간이 기록되어야 한다.
- 그 팀은 끝까지 책임을 다하여야 한다.

Time Bound(시간 한계): 목표는 활동과 개선을 달성할 수 있는 기간을 설정해야 한다.

- 기간과 마감일은 가까워야 한다.
- 기간은 '앞으로의'와 같은 문구는 피하고 정확하게 해야 한다.

3단계: 전략 확인

전략적 기획의 3단계 과정은 주요한 이슈 확인하기, 목표 세우기, 목적 달성을 위한 전략을 개발하는 것이다. 전략이란 용어는 조직이 성취하고자 하는 목적을 지지하기 위한 조직적이고 혁신적인 계획으로 정의할 수 있다. 모든 부서의 관리자는 이러한 과정에 포함되고 실행계획을 세밀하게 준비하는 데 책임을 가지며 다음을 포함한다. 단기와 장기 목표 개발, 매년 조직의 목표 공식화, 자원의 할당, 예산 준비이다. 표 14-1은 박스 14-1에서 제시한 환경적 평가에 기초해 우수한 정형외과센터의 실행계획을 개발하고, 수행하고, 평가하는 것을 확인할 수 있다.

4단계: 실행

전략적 기획의 4단계는 활동을 위한 중요한 계획의 단계로 우선순위에 의해 실행된다. 이것은 다음 해와 이후의 기간 동안에도 우선순위에 대한 정책 개발의 개정, 변화와 관련된 과정, 실행을 위

표 14-1 우수한 정형외과센터의 개발, 수행, 평가에 대한 전략적 실행 계획

목표	실행	책임 부서	기간
1. 우수한 정형외과 센터 개발하기	1.1 요구사정 활동 • 1 · 2차 서비스 영역 • 인구사회학적 검토 • 외부 이민자	간호부서 정형외과 책임 관리자 전략적 기획과 마케팅 책임자	2016년 1월
	1.2 다음 주제에 대한 각각의 관련된 문헌 검토 활동 • 정형외과 의료행위 • 혁신적인 정형외과 관절치환술 과정 • 관절치환술을 위한 정형외과 근거중심 실무와 관련된 프로그램	정형외과 의료행위 관리자 수술실 책임자 의료업무 부원장 재활서비스 책임자 간호실무자(NP) 직접간호 간호사	2016년 1월
	1.3 센터 개발과 이행을 감독하기 위한 지역사회 대표를 포함한 자문위원회 구성하기	환자 만족도 책임자 외과의 챔피언 환자케어 서비스 부원장 치료의 연속성을 포괄하는 정형외과 직원 재활서비스 책임자 의료사고에 대한 부책임자(부원장)	2016년 2월
	1.4 조직의 구조, 미션 진술, 철학과 목표를 개발과 개정하기	모든 부서	2016년 3월
	1.5 모든 분야의 직원들을 위한 정책과 절차 개발하기	치료의 연속성을 포괄하는 정형외과 직원 의료팀 표준화팀 직원 간호실무자(NP) 교육책임자 직접간호 간호사	지속적
	1.6 조직의 사업구조 결정하기(즉, 파트너십, 기업과 소유권에 대한 적합성)	간호실무자(NP) 의료팀 의료사고에 대한 책임자(부원장) 정형외과 의료행위 관리자 환자케어 서비스 부원장 환자케어 서비스 부원장 지원 고문변호사 사무실	지속적
	1.7 예산 세우기	환자케어 서비스 부원장 지원 정형외과 의료행위 관리자/간호관리자	2016년 3월 지속적
	1.8 조직의 사업 위치(site) 개발하기 • 모든 수리 • 장비 • 공급품	상담자와 정형외과 상품관리자	2016년 4월
	1.9 마케팅 프로그램 개발하기[신문, 전화, 표시(sign), 직접 우편물]	간호실무자(NP) 정형외과 의료행위 관리자 전략기획과 마케팅 책임자 의료팀 직접간호 간호사	2016년 2월 지속적

표 14-1 우수한 정형외과센터의 개발, 수행, 평가에 대한 전략적 실행 계획(계속)

목표	실행	책임 부서	기간
2. 프로그램의 효과적 효율적인 수행과 평가하기	2.1 제공된 간호에 대한 만족과 관련된 환자 설문지 개발하기	간호실무자(NP) 정형외과 의료행위 관리자 환자 만족도 책임자 치료의 연속성을 포괄하는 정형외과 일선직원 직접간호 간호사	2016년 4월
	2.2 제공된 각 프로그램 평가를 위한 비용-효과 분석 연구 개발하기	정형외과 상품 관리자	지속적
	2.3 정형외과 환자에게 서비스 이용과 관련된 자료 수집하기	간호실무자(NP) 치료의 연속성을 포괄하는 직원 약사 의료팀 정형외과 의료행위 관리자 질 관리자	지속적

해 관련된 분야의 새로운 창출과 개인적인 목표에 대해 직원들과 개방적인 의사소통을 해야 한다(이것이 가장 중요하다). 기획에서 중요한 것은 마케팅, 프로그램, 실행, 예산과 인적자원에 대한 집중이 필요하다는 것이다.

5단계: 평가

일관성 있는 기준, 정규적인 간격, 전략적 기획안에서 각 목표에 대한 목적, 목표와 활동의 실행 결정은 모든 수준에서 검토되어야 한다. 언급한 바와 같이 목표와 관련된 유연성을 고려하는 것이 매우 중요하며, 목표는 법적, 예산의 변화, 그리고 구조의 변화 또는 다른 환경요소의 결과로 인해 변화될 수도 있다. 그러므로 상황에서 받아들일 수 있는 활동을 선택해야 한다. 예를 들어, 한 협회가 예산을 다음 3개월 동안 2억 5천만 원을 감소한다는 정보가 있다면, 직원은 변화로 발생되는 것을 보장하기 위해 필요한 새로운 방법을 개발하는 것을 포함하여야 한다. 재구조화, 비용의 감소, 적절한 시기, IV(정맥주사)에서 PO(구강) 투약으로의 변환 등으로 절약을 실현한다.

마케팅

마케팅(marketing)은 사람과 사회 모두의 요구를 확인하는 것이다(Kolter & Keller, 2009). 마케팅은 틈새시장 또는 중요한 부분에 초점을 맞춘 시장을 만들어 그들의 요구를 만족시킬 수 있는 서비스를 개발하고 실행하여 소비자에게 기억되고자 하는 것이다. 마케팅의 이점은 소비자 만족도 증가, 잠재적 환자와 고용인 모두가 그 병원을 선택하게 하고, 자원을 끌어들이고 효율적인 개선을 포함한다. 기본적인 가정은 마케팅을 위해 효율적인 방식으로 상품과 서비스에 대한 교환을 관리하는 것이다. 마케팅은 최근 웹사이트, 신문, 광고를 포함하여 많은 형태로 구성되어 있다. 웹사이트를 이용하여 다양한 사례를 확인할 수 있으며, 설문조사를 이용할 수도 있다.

전략적 마케팅 기획과정

전략적 마케팅 기획과정은 전략적 기획과 간호과정과 유사하다. 그림 14-2는 이러한 과정의 개요를 포괄적으로 보여주는 도표이다.

전략적 마케팅의 단계는 다음과 같다.

문헌 관점

출처: Spoerl, B. (2012). 6 Trends in an era of consumerdriven healthcare. Becker's Hospital Review. Retrieved June 13, 2013, from www.beckershospitalreview.com/strategicplanning/6-trends-in-an-era-of-consumer-driven-healthcare.html.

보건의료 마케팅은 다른 분야에 비해 늦게 시작되었다. 이 마케팅은 서비스에 대한 메시지와 복합적이고 고가의 생산라인에 대한 정보가 알려지면서 발전하였다. 많은 보건의료조직들의 사회적 매체의 탄생은 보건의료조직의 웹사이트를 만들기 위한 조사에서부터 시작되었다. 보건의료조직들은 서비스 목록과 그 서비스 이용과 위치에 대한 웹사이트를 개발하였다. 보건의료 소비자는 이제 보건의료에 대한 결정을 내리거나 가능한 서비스에 대한 정보를 모으는 데 도움을 얻을 수 있는 정보를 찾을 수 있게 되었다. 웹사이트는 보건의료조직이 환자를 보유하고 있는 사람들의 마케팅 노력과 시장의 공유를 중심으로 발달하게 되었다. 특히 소비자-중심 마케팅은 웹사이트, 팟캐스트와의 상호작용뿐만 아니라 블로그도 포함한다. 마케팅에 대한 새로운 동향과 사회매체에 대한 이해는 간호사와 그 밖의 다른 경쟁자와의 의사소통에 도움을 줄 것이다.

실무 의의

간호사는 웹사이트의 프로그램을 만들 기회를 갖거나, 적어도 환자가 자신의 간호에 대한 정보를 찾을 때 전달할 수 있다.

연구 관점

출처: Clyne, M., Dilligard, R., Langish, R., Ruddy, K., & Vega, D. (2009). Knowledge, attitudes, beliefs and practices regarding breast cancer screening in female health care workers in an acute care hospital in Northern New Jersey. Unpublished researched—Sigma Theta Tau Poster Session, Seton Hall University, South Orange, NJ.

급성기 병원에 근무하는 여성근로자(n=411)를 편의추출하여 유방암 검사에 대한 지식, 태도, 신념과 실행을 조사한 연구이다. 이 조사 연구에서는 12개 항목을 5점 리커트 척도 질문지를 이용하였으며, 10월 급여를 받은 모든 여성 보건의료근로자에게 배포하였다(유방암 인식의 달).

50%는 암에 대한 가족력이 있다고 응답하였고, 80%는 유방 자가검진을 수행하였으며, 79%는 의사로부터 유방촬영술을 받도록 지시받았고, 95%는 보험을 갖고 있었다. 유방촬영술을 권유받은 것에 대해 통찰력이 있는 사람들은 긍정적인 경향을 보였고, 유방촬영술은 자가검진 또는 의사에 의해 검진한 것보다 더 효과적이었다.

실무 의의

이 연구는 유방암의 검진의 중요성, 예방, 조기발견과 관련된 교육 프로그램의 개발에 대해 연구자의 권유가 포함된 마케팅 전략을 특별히 적용하였다. 또한 간호사는 검색 가능한 데이터베이스에 대한 접근성에 대한 옹호 요구뿐만 아니라 환자의 중요한 정보를 찾을 수 있게 되었다.

- 조직의 미션, 목적, 목표와 마케팅 전략에 영향을 줄 수 있는 문화에 대해 분석하기
- 외부환경에 대한 현재의 조직의 강점, 약점, 기회, 위협(SWOT 분석) 요인 분석하기
- 마케터는 대중에게 제공되거나 경쟁으로 인해 직면하게 될 가능성이 있는 미래 분석하기와 사회문화적, 정책적, 기술적 그리고 경제적 환경에 대해 분석하기
- 기획기간과 관련되는 마케팅 미션, 목표와 중요한 목적에 대해 결정하기
- 중요한 목적을 성취할 수 있는 핵심적인 마케팅 전략 만들기
- 계획된 전략을 수행하기 위해 필요한 조직적 구조와 체계 만들기
- 기획 기간 동안 핵심 전략을 수행하기 위한 활동에 대한 시간 계획표와 중요한 책임에 대한 평가를 포함하여 세부적인 프로그램과 전술 세우기
- 프로그램의 중간 및 최종성과를 측정하기 위한 성취기준 수립하기
- 계획된 프로그램 실행하기
- 성과 모니터하기와 전략, 전술을 상세하게 하기(필요하다면 두 가지 모두)

병원조직에 마케팅 부서가 있더라도 간호사는 환자에게 서비스를 제공하는 데 직접적으로 참여하는 과정에 참여하게 된다.

분석(평가)

조직의 미션 수준, 목표와 목적의 결정

마케팅 계획은 조직의 행정부와 자문 위원회의 리더에 의해 다음과 같이 개발된다.

1. 조직의 장기적 문화, 미션, 목적과 목표 결정

하기
2. 조직의 잠재적인 미래 외부 환경 평가하기
3. 조직의 최근 그리고 잠재적인 강점, 약점, 기회요인과 위협요인 평가하기

조직의 강점과 약점 분석

마케팅 과정에서 외부 환경의 평가는 표적 시장에 대한 확인 및 조사와 관련된다. 예를 들어, 조직 내에서 새롭게 개발하고 있는 최근의 서비스에 요구도 평가 또는 대중이 필요로 하는 것을 달성하기 위한 활동 등의 증진과 관련된다.

중요한 직원이 포커스 그룹에 대해 인터뷰를 시행할 수 있다(관련서류 검토, 직원의 관찰, 경쟁병원 방문, 광고, 브로셔, 그 밖의 관련된 문서). 간호사는 환자를 간호하는 동안 자주 환자의 요구와 서비스의 부족한 부분에 대한 요구를 인지하게 된다.

외부 위협과 기회 분석

외부 환경에 대한 것은 다음의 세 가지를 포함한다.
(1) 공공적인 환경: 그룹과 관련되거나 조직에 영향을 줄 수 있는 조직(예: 공공의, 미디어, 규제기관 등)
(2) 경쟁적인 환경: 또 다른 조직의 구성, 소비자의 충성도
(3) 거대한 환경: 조직의 적응과 관련된 인구학적·경제적·기술적·정책적·사회적 영향 요인

마케팅 미션, 목적과 목표설정

마케팅 미션, 목적과 목표는 조직의 미션, 목적 및 목표와 일관성이 있어야 한다. 또한 마케팅의 초점은 시장의 변화에 맞도록 구성되어야 하며, 재정고문은 시장 상황평가에 따라 투자 변화를 평가해야 한다. 외적·내적 환경을 모두 포함하는 시장은 조직이 비전을 향해 움직이는 방식에 영향을 미친다.

계획

환경적 평가는 마케팅 계획 개발에 따라온다. 이러한 계획은 제공될 서비스나 프로그램에 대한 상세한 설명과 예산비용 분석을 포함하고, 프로그램 홍보 활동에 대해 설명한다. 격동의 시대에 '미래에 대한 예측'은 어려운 일이다. 미래에 대한 문제와 계획을 예측하고, 예측이 발생할 수 있는 여러 요인을 포함하여 고려하여야 한다. 이러한 과정에는 여러 가지 구성요소가 요구된다.

- 문화와 미래의 잠재적 상황에 대한 평가
- 강점, 약점, 기회와 위협요인의 확인
- 환경 내에서 추진력을 가져올 수 있는 요인 확인
- 선택할 수 있는 시나리오 개발
- 수행기간의 확인
- 활동계획 개발
- 활동계획 실행
- 계획 평가와 모니터링

또한 현재 예측가능한 상황의 선택과 학습경험에 대해 제공할 수 있다. 이밖에도 변화의 필요성에 대한 관리자의 설득력이 얼마나 영향력을 미칠 수 있는지에 대해 정확하게 추정할 수 없을 때에는 비용효율성과 구성원의 의식을 이용할 수 있다. 오히려 '표적 집단 겨냥하기'에서 비유를 사용하는 것보다, 관리자들이 미래의 임상모습을 그려보면서 예측하는 것이 더 적절할 수 있다. 예를 들어, 지역사회 내 정형외과 서비스를 요구하는 환자들의 수가 증가할 것으로 예측되면 관리자는 대중의 정형외과적 문제와 관련된 노화, 유병률과 사망률을 비교하는 등 환경적인 요소를 고려해야 한다.

수행과 실행

수행과 실행은 프로그램 설정과 환자에게 제공되는 서비스 또는 프로그램의 이익이 전달되도록 고안된 활동들을 증진시키는 것이다. 증진의 형태는 대중매체, 안내용 책자, 팸플릿, 신문 그리고 입소문, 광고 등이 포함된다. 팸플릿과 안내용 책자는 의료기관의 프로그램과 서비스에 대한 이익에 대한 개인적으로 정보를 증진시킬 수 있는

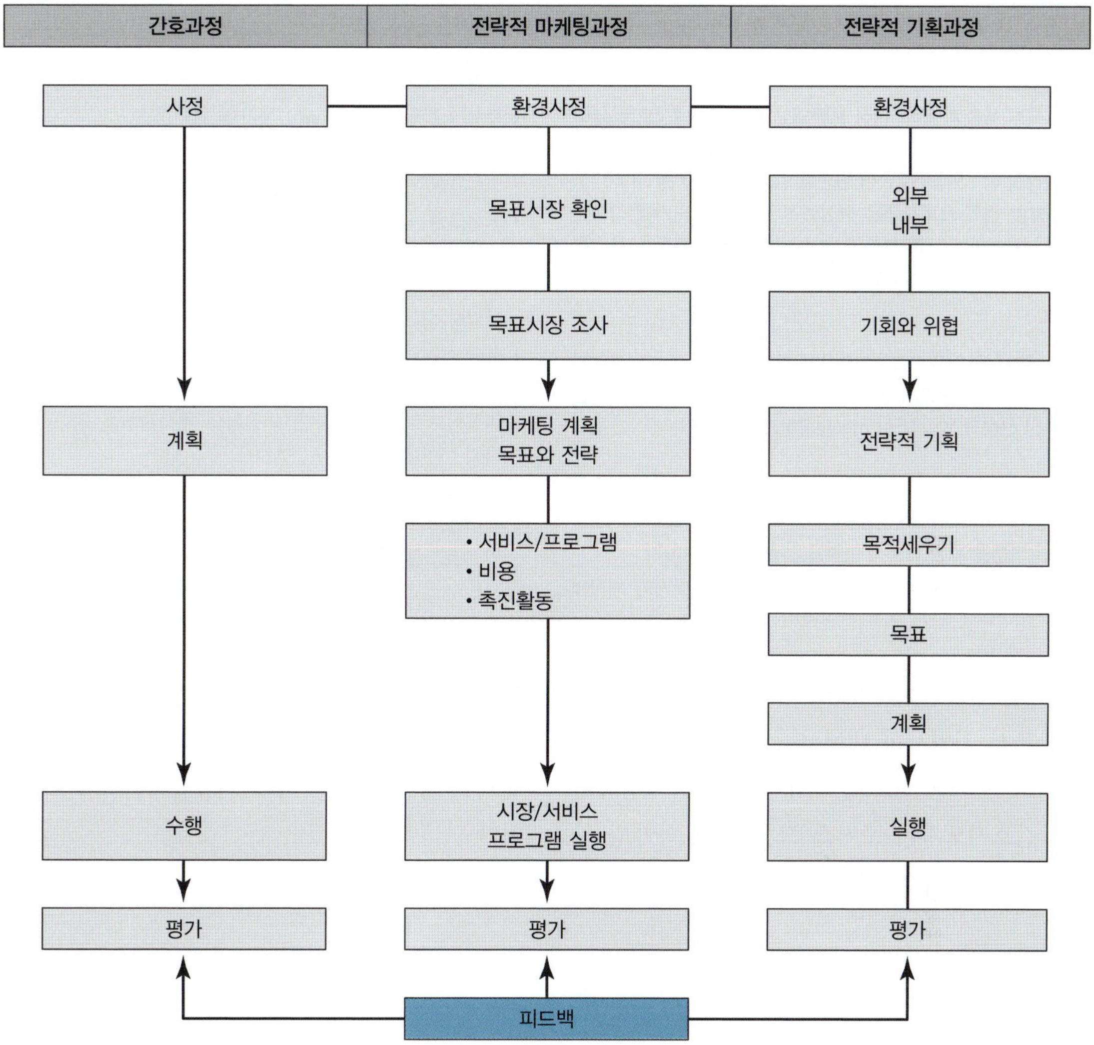

그림 14-2 간호과정과 전략적 기획을 이용한 마케팅 구조의 비교

자료들이다.

평가와 모니터링

평가는 소비자 만족도 조사, 인터뷰, 서비스 프로그램 상품을 이용하거나 이용하지 않는 이유를 평가하기 등 조사연구를 시행한다. 피드백은 마케팅 과정의 중요한 구성이다.

박스 14-2는 미국 북부 뉴저지 주의 사회 급성 치료기관이 여성 보건의료근로자를 대상으로 유방암 검진 프로그램 제공하였는데, 이 프로그램의 전략적 마케팅 계획 단계를 보여주고 있다.

결론

간호사는 기획, 목표설정, 마케팅에 대해 책임감을 갖고 활동 역할에 대한 기획을 할 수 있어야 한다. 간호가 오늘날 중요한 문화적 관점의 맥락에서 개개인에게 미래에 지속될 것이 무엇이며, 어떤 의미인지에 대해 알고 있어야 한다. 그리고 일시적인 유행과 앞으로의 방향이 각 개인과 직업적으로 우리에게 어떠한 영향을 미치는지에 대한 그 차이를 인식해야 한다. 간호지도자는 목표설정에 책임을 갖고, 연계된 활동과 조직의 미션과 목

박스 14-2 미국 북부 뉴저지 주의 암 검진 프로그램 미션, 목적과 목표

미션 진술

미국 북부 뉴저지 주의 여성 보건의료근로자를 대상으로 유방암 검진을 위한 조직, 종합, 평가하는 프로그램을 제공함으로써 여성의 암 사망의 주요한 원인을 감소시키고자 함이다.

유방암 검진 프로그램은 여성에게 요구되는 민간 건강증진 행동을 구축하고, 지역사회의 의료 이익단체와 협력을 촉진하는 프로그램을 제공하기 위해 최선을 다한다.

목적

매년 유방촬영술(맘모그램) 검진에 참여하는 여성 보건근로자를 100% 달성함으로써 유방암 사망률을 줄이기 위한 의료기관의 추진 전략과 의학적 실무를 통합하기 위한 것이다.

목표

- 조직검사를 하지 않더라도 유방암을 조기에 발견하기
- 프로그램을 위한 병원과 협력을 개발하고 수행하기
- 프로그램의 건강평가 내용을 포함한 사회적 마케팅 계획의 개발과 수행하기
- 프로그램과 관련된 의료전문가를 위한 프로토콜과 표준을 명확하게 하기
- 프로그램의 표적집단과 상호작용할 수 있는 프로토콜 만들기
- 프로그램 수행과 관련된 훈련과 기술적인 도움을 개발하고 수행하기
- 프로그램 수행을 촉진할 수 있는 의료전문가들의 파트너십 개발하기
- 표적 집단의 모든 여성들이 유방암 검진에 동등하게 참여할 수 있도록 유관 지역 유방검진 서비스 설정하기
- 비정상으로 감지된 모든 여성들의 추적관찰을 위한 기록하기
- 표적집단에게 민감하고 수용할 수 있는 검진방법 제공하기
- 프로그램의 과정, 경제성, 결과변수에 대한 평가 및 지속적인 프로그램 평가하기

적에 대한 임무를 순서대로 나열해야 한다. 간호지도자로서 지역사회 내에서 전문적·직업적으로 존경받고, 이러한 요소에 대해서 각각 마케팅해야 한다. 간호지도자는 포커스 그룹 또는 마케팅 자료에 응답하는 사람들과 다양한 활동을 통해 적극적으로 공식적인 마케팅 전략을 교류해야 한다. 무엇보다도 중요한 것은 간호지도자의 행동이 미래의 질적 향상에 기여하는 방법이어야 한다는 것이다.

해결방안

병원획득감염 중 특히 중심정맥관 혈류감염 예방 비전을 성취하기 위한 일반적인 배경을 찾는 노력은 간호직원과 간호관리팀에 있어 가장 중요한 것이다. 이러한 사실을 해결하기 위해 우리는 전문실무위원회, 간호연구위원회를 발전시켰다. 나는 이것이 직원에게 실제로 자신의 비전을 가져오게 하는 창조적인 방법을 개발하는 데 좋은 출발점이 된다고 생각한다. 특히 우리는 병동-기반위원회와 전문실무위원회에 병동-기반위원회의 보고로부터의 대표성과 간호연구위원회의 근거기반실무에 대한 검토를 하였다. 다음을 통해 간호사의 의사결정 역량을 증가시킬 수 있을 것이다.

1. 병동-기반위원회 구성원들은 중심정맥관 혈류감염에 대한 문헌 검토를 통해 정보를 알게 되었다. 간호사 간의 지속적인 대화는 결과를 찾아가는 데 매우 흥미를 주고, 간호사가 병동에서 실제적으로 어떻게 해야 하는지를 알게 하였다.
2. 병동 간호사는 기회에 대한 열정이 있다. 간호사는 중심정맥관 혈류감염 예방의 중요한 점을 찾기 위해 기꺼이 참여하고, 이러한 것은 환자간호, 질, 안전을 향상시킨다.
3. 중심정맥관 혈류감염 예방에 대한 결과를 찾고 적용하는 것은 전문실무위원회에서 검토하고 토론한다. 근거기반실무를 새롭게 적용하기 위해서 최종적인 의사결정을 하고, 위원회 구성원들에 의해 실시 여부를 결정하게 된다.
4. 모든 간호직원들이 충족될 수 있도록 하기 위해 조직의 정책과 절차를 변화를 위한 적절한 자원을 이용할 수 있도록 한다. 나는 모든 잠재적인 방해요소를 제거하고 비전을 만들어 갈 수 있을 것으로 확신한다.
5. 구성원들은 이러한 비전에 강한 소속감을 느끼고 변화를 성공으로 이끄는 중요한 역할을 한다.

전문실무위원회와 간호연구위원회의 이용은 간호사에게 그들의 각각 그리고 매일의 간호적용의 차이를 만들 수 있다는 패러다임으로의 변화를 가져온다. 게다가 간호사는 병원획득감염 또는 환자안전의 이슈에 대한 해결과 예방을 통해 자신들의 전문적인 가치를 인식할 수 있다. 위원회 구성원들은 간호사의 성취감 안에서 큰 자긍심을 만들어 낼 수 있고, 나는 그들을 자랑스럽게 여긴다. 간호사는 다른 사람들에게 가장 최고의 역할 모델과 멘토가 된다. 나는 간호사의 환자간호에 훌륭한 헌신을 경외하고, 그들의 노력을 간과하지 않는다. 또한 그들의 업무에 대해 명예롭게 생각한다.

– Lea Rodriguez

이러한 해결방안이 당신에게 적절한 접근법인가?
그 이유는 무엇인가?

근거

Twibel 등(2012)에 따르면 간호지도자는 신규간호사가 조직 내 유지되는 것에 관심을 가져야 한다. 그 이유는 우리가 2025년까지 26만 명의 간호사가 짧은 기간 내에 전문가가 되어야 하기 때문이다. 이것은 간호사가 사직할 때 대략적으로 8천 2백만 원 정도의 조직 내 비용 때문이다(Twibel et al., 2012). 게다가 Twibel 등(2012)은 문헌고찰과 SWOT 분석을 통해 신규간호사가 왜 보건의료조직을 사직하는지를 분석하였고, 채용 1년 이내에 사직하는 간호사는 30%라고 보고하였다.

몇몇 간호지도자들은 간호조직의 높은 간호사 이직률에 직면해 있다. 간호계의 지도자들은 신규간호사가 유지되는 것에 대한 비전이 있다. 간호관리자들은 포커스 그룹과 직접간호를 하는 간호사들의 피드백을 유도하기 위해 출구 인터뷰를 실시하기로 결정했다. 피드백 결과, 새로운 전략적 계획이 도출되었다.

그 계획은 개별적인 오리엔테이션의 제공, 교육자와 관리자 사이에 점검 과정을 연결하는 계획을 만들었다. 또한 이직율의 감소, 조직의 신규간호사 유지에 따른 비용절감의 중요성의 인식, 그리고 신규간호사 구성원과 간호지도자 모두 간호사 만족도 증가이다.

체크리스트

모든 조직의 운영 효율성은 전략적 기획에 따라 달라진다. 간호지도자/관리자는 이러한 과정을 촉진하기 위해 창조적인 요소에 대한 지식이 있어야 한다. 상품을 개발하기 위해 목적을 세우고 마케팅 전략을 정의하는 것은 보건의료서비스에서 틈새시장을 효과적으로 성취할 수 있는 전문적인 간호사의 역할의 한 부분이다.

- 전략적 기획
  - 기획의 필요성
  - 전략적 기획과정 단계
    - 1단계: 외·내적 조직 환경에 대한 평가
      - 외적 환경 평가
      - 내적 환경 평가
      - 조직 환경의 평가
    - 2단계: 미션, 철학, 목적과 목표에 대한 검토
      - 미션 진술
      - 목표 세우기
      - 목표
    - 3단계: 전략 확인
    - 4단계: 실행
    - 5단계: 평가
- 마케팅
  - 전략적 마케팅 기획과정
  - 분석(평가)
    - 조직의 미션 수준, 목표와 목적의 결정
    - 조직의 강점과 약점 분석
    - 외부 위협과 기회 분석
    - 마케팅 미션, 목적과 목표설정
- 계획
- 수행과 실행
- 평가와 모니터링

기획, 목표설정과 마케팅을 위한 조언

- 조직의 미션과 비전을 명확히 한다. 당신이 봉사하는 사람들의 요구를 알아내고 그들에게 진심으로 대한다.
- 조직에 영향을 미치는 동향을 결정하려면 광범위한 자료를 읽고 듣는다. 그리고 만약 변화가 급박하다면, 유연하게 대처한다.
- 조직 내에서 당신의 역할을 명확히 하며 성공적으로 한다. 그 과정에 능동적으로 참여한다.
- 다른 사람들이 당신에 대해 어떤 요구가 있는지, 당신이 제공한 서비스에 대해 생각해본다.

REFERENCES

Clyne, M., Dilligard, R., Langish, R., Ruddy, K., & Vega, D. (2009). *Knowledge, attitudes, beliefs and practices regarding breast cancer screening in female health care workers in an acute care hospital in Northern New Jersey*. Unpublished researched? Sigma Theta Tau Poster Session, South Orange, NJ: Seton Hall University.

Covey, S. (1990). *The seven habits of highly effective people*. Toronto: Simon & Schuster.

Guillien, M., & Garcia-Canal, E. (2012). Execution as a strategy. *Harvard Business Review, 90*(10), 103–107.

Kotler, P., & Keller, K. (2009). *Marketing management*. Upper Saddle River, NJ: Prentice Hall.

Schoemaker, P., Krupp, S., & Howland, S. (2013). Strategic leadership: The essential skills. *Harvard Business Review, 91*(1/2), 131–134.

Spoerl, B. (2012). 6 Trends in an era of consumer driven health care. *Becker's Review*, Retrieved June 13, 2013, from www.beckershospitalreview.com/strategicplanning/6-trends-in-an-era-ofconsumer-driven-healthcare.htlm.

Twibell, R., St. Pierre, J., Johnson, D., Barton, D., Davis, C., Kidd, M.,et al. (2012). Why new nurses don't stay. *The American Nurse, 7*(6), 1–6.

Waneka, R., & Spetz, J. (2010). Hospital information technology systems' impact on nurses and nursing care. Journal of Nursing Administration, 40(12), 509–514.

SUGGESTED READINGS

Galunic, C., & Hermreck, I. (2012). How to help employees get strategy. *Harvard Business Review, 90*(12), 24.

Groysberg, B., & Slind, M. (2012). Leadership is a conversation: How to improve employee engagement and alignment in today's flatter, more networked organizations. *Harvard Business Review, 99*(6), 76–84.

Lafley, A., Martin, R., Rivikin, J., & Siggelkow, N. (2012). Bringing science to the art of strategy. *Harvard Business Review, 90*(9), 56–66.

Luther, K., & Resar, R. (2013). Tapping front line knowledge: Identifying problems as they occur helps enhance patient safety. *Healthcare Executive, 26*(1), 84–87.

CHAPTER

15

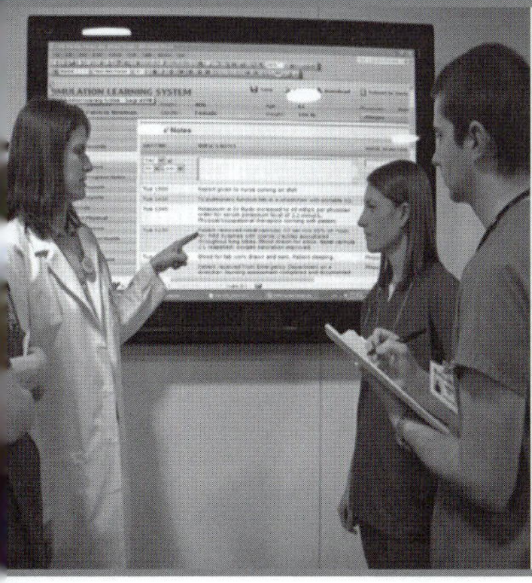

변화 주도

Leading Change

이 장은 건강관리의 변화를 강조하고 있으며, 모든 간호사가 이 변화의 구성원이 되어야 한다고 설명하고 있다. 또한 변화의 본질과 변화과정의 요소들을 검토하고 있으며, 변화의 규모를 이해하기 위한 노력으로 이론, 개념적 틀, 변화에 따른 반응 등이 고려되고 있다. 직접적 간호관리와 변화의 간호관리 두 가지 관리방법 모두 간호관리 시스템에서 분석되고 있다. 직접간호 간호사는 개방적인 사고방식, 근거기반실무 모델, 근거를 토대로 한 실습, 안전하고 효과적인 환자 관리의 필요조건 등으로 변화를 지지하고 있다. 간호관리자와 리더는 변화를 용이하게 하기 위해 근무한다. 간호리더는 예상하고 준비하고 감시하며 변화를 지속하여, 발전된 결과물과 전문적이고 조직적인 목표들을 달성해야 한다. 직원 승급 권한 부여 또는 고용 방법은 사전행동의 변화관리 전략으로 검토되어 리더들이 빠르고 효과적이며 지속적인 변화를 촉진하기 위해 사용할 수 있다.

학습성과

- 건강관리 시스템의 변화 유형과 본질을 분석한다.
- 변화를 이해하고 탐색하기 위한 이론과 개념적 틀을 평가한다.
- 변화를 시작하고 관리하기 위한 기능선택, 원칙, 전략의 이용을 관찰한다.
- 효율적인 변화 요원의 직접간호 간호사와 간호리더의 바람직한 자질을 형성한다.
- 지속적인 변화를 위한 방법을 탐구한다.

핵심용어

- 방해요인(barriers)
- 변화요원(change agents)
- 변화리더(change leaders)
- 변화과정(change process)
- 혼돈이론(chaos theory)
- 복잡성 이론(complexity theories)
- 촉진자(facilitators)
- 제1단계 변화(first-order change)
- 학습체제(learning organization)
- 계획적 변화(planned change)
- 제2단계 변화(second-order change)
- 비계획적 변화(unplanned change)

도전

Sharon McEvoy, RN.Nurse Manager, Clara Maass Medical Center, Belleville, New Jersey

대규모 의료/수술 병동의 간호관리자로서 나는 간호보조자들이 자주 병실을 방문하는 것을 보았다. 그들은 똑같은 일들 때문에 콜벨에 하루 종일 응답하였다. 또한 너무나도 넓은 병동에 서로 떨어져 있었기 때문에 전문간호사도 간호보조자들을 특정 위치에 두지 못했다. 그 시점의 환자와 직원 만족도는 정체기 또는 낮은 상태에 머물렀다. 나는 매시간 방문하는 것에 대한 프리젠테이션을 들은 후 전국적으로 많은 병원에서 실시되고 있다는 기사들을 접하였다. 나는 이 기사들을 직원들에게 보여주며 이 방법의 개념을 소개하였다. 여기서 도전은 수년간 해왔듯 환자의 요구에 응답하기보다 그들의 요구를 예상하는 것이었다. 어떻게 해야 저항 없이 매시간 방문하는 시스템을 우리 병동에 적용할 수 있는가? 환자와 직원들의 만족도가 증가할 수 있는가? 이런 변화에 직원들이 어떻게 적응을 하겠는가?

당신이 이 간호사라면 어떻게 하겠는가?

도입

오늘날의 간호사는 현재 보건의료환경의 변화 정도를 경험해본 적이 없다. 기술의 발전, 최고 실습의 변화, 새로운 연구, 보건의료 규제와 배상은 끊임없이 변화하고 있다. 변화의 본질과 변화의 방향을 이해하는 것이 이 시대의 간호사에게 필요한 기술이다. 간호사가 태도에 변화를 촉진하는 방법을 보이지 않는다면 환자는 자신들이 바라지 않는 환경에서 건강을 관리할 것이다. 침상 옆, 클리닉, 환자의 집에서 일하는 간호사는 환자의 태도변화를 옹호할 뿐만 아니라 혁신을 조성하고 일자리에서의 변화를 촉진시켜 환자안전을 강화하고 환자에 대한 성과를 높여야 한다.

간호리더는 탁월한 변화관리자여야 한다. 간호리더는 감독과 촉진자의 역할을 하며 시스템, 병동 또는 팀 수준에 필요한 변화를 용이하게 해야 한다(Salmela, Eriksson & Fagerstrom 2011). 변화과정 중 간호리더는 안전하고 효율적인 간호를 전달하여 변화로 인한 분열과 혼돈이 환자에게 영향을 주지 않도록 해야 한다. 명백한 근거를 바탕으로 환경을 옹호하면서 간호리더는 변화과정 중에 환자와 직원 모두에게 도움이 되는 문화를 만들어야 한다(Salmela et al., 2011). 그러므로 모든 간호사는 역할변화의 주역이며, 변화를 준비하고 지속적으로 시행해야 한다.

변화의 성질

변화의 개념은 개인과 조직이 개방적인 시스템으로 내부 변수와 외부 변수로 인해 영향을 받을 수 있다는 것이다. 변화는 현재 상태의 것들을 바꾸는 것도 포함되어 있다. Merriam-Webster는 변화를 '다른 위치, 진로, 방향을 정해주는 것, 하나에서 다른 것으로 이동하는 것'이라고 정의하였다(http://www.merriam-webster.com/dictionary/change). 변화는 계획될 수 있으며 내부 또는 외부 변수에 대한 반응으로 나타날 수 있다. 예를 들어, 보건의료 방법이 달라졌으며 보건의료시스템 서비스체계를 인지하여 새로운 기술을 시행하고, 새로운 계획들, 즉 환자중심관리, 변화관리 프로그램들을 개발했다. 현재의 변화는 지속적이며 불가피하고 널리 퍼져 있다.

변화는 개인적 · 조직적 차원에서 발생할 수 있다. 변화는 개인이나 시스템으로 또는 두 경우 모두로 인해 시작될 수 있다. 환자는 체중감량을 위해 운동을 하고 건강관리를 하기로 다짐할 수 있다. 이것은 개인의 단계에서의 계획된 변화이다. 이에 반해 의료법으로 인해 메디케어 환자들의 보상비율이 바뀌었다면, 보건의료 단체에서는 금전적 피해를 받지 않기 위해 서비스를 변화시켜야 한다. 이것은 조직차원에서의 변화이다. 사고가 발생했을 경우 계획되지 않은 사건이 개인과 단체의 계획을 방해한다. 거의 대부분의 조직차원의 변화들은 집단으로부터 고용된 개개인의 변화를 요구한다.

변화의 종류는 강도와 원인에 따라 다양하게 분류될 수 있다. 역사적으로 변화는 계획적 변화와 비계획적 변화로 구분할 수 있다(Lewin, 1951). 계획적 변화(planned change)는 고의적이고 체계적이며 발전의 목표가 있다. 비계획적 변화(unplanned change)는 당혹스럽고 예상하지 못한 상태에서 발생할 수 있다. 이들은 또한 제1단계 변화와 제2단계 변화를 초래하였다(Weick & Quinn, 1999). 제1단계 변화(first-order change)는 Kaizen이라고 불렸는데, 이는 일본어로 '작고 꾸준한 발걸음'을 뜻한다(Maurer, 2004). 제1단계 변화는 진화적이며 보건의료시스템에서는 지속적인 향상이라고 불린다. 대부분의 건강관리 질 향상 시스템들은 제1단계 변화를 토대로 한다. 이런 종류의 변화는 작고 지속적인 단계로 향상된다. 제1단계 변화는 사람 또는 시스템과 조화를 이루기 때문에 관련되어 있는 사람들에게 의미가 통한다. 제2단계 변화는 혁명적이고 가끔씩 발생하며 현재 보건의료시스템에 이르기까지 많은 비중을 차지한다. 제2단계 변화는 사람 또는 시스템의 구조의 근본적인 수정을 요구한다. 이런 종류의 변화는 예상치 못하거나 기대했던 상황에서 계획된 지속적인 변화를 위해 요구된다.

긍정적, 부정적, 간결한, 복잡한 등 모든 변화는 두려움을 만든다. 일부 사람들은 변화를 준비성 있게 받아들이는 반면, 어떤 사람들은 매우 작은 변화에도 민감하다. 모든 변화는 중재와 성공적인 실행이 필요하지만, 서로 다른 변화의 종류에서 성공적인 길을 찾기 위해서는 특정한 전략을 필요로 한다. 그러므로 변화과정(change process)은 변화가 계획되었을 때와 계획되지 않았을 때 차이를 보인다. 변화의 주체로서 간호사와 간호리더는 이러한 과정의 관리능력을 갖추어야 한다.

변화과정

변화과정에 대한 지식은 관리교육을 위한 필수요소이다. 우리 자신, 환자, 보건의료단체의 효과적인 변화 방법 찾기를 이해하는 것이 시스템의 개념이다. 시스템은 연관성이 있거나, 상호적 또는 독립적인 요소들이 복잡한 총체를 이루고 있다(http://www.merriam-webster.com/dictionary/system). 모든 시스템은 복잡하거나 간단할 수 있으며 출력 또는 목표달성을 전개하기 위해 입력, 수집, 가공되어 있다. 시스템에는 하위시스템이 있는데 예를 들어, 사람은 소화계, 심혈관계, 호흡계 등의 하위시스템으로 구성되어 있다. 병원(예: 보건의료시스템)은 간호, 영양, 공학, 약물, 방사선 등의 하위시스템을 포함하고 있다. 체계이론은 시스템의 한 부분에 변화가 있으면 전체적인 시스템에 영향을 준다고 주장하고 있다.

효율적으로 기능하는 개방적인 시스템은 하위시스템이 건강하고 시스템의 목표에 도움이 되는지 알기 위해 지속적으로 피드백을 교환한다. 취약할 경우 시스템을 안정하게 유지하기 위해 조절이 필요할 것이다. 개방적 시스템은 외부적인 환경에 의해 영향을 받는다. 즉, 보건의료시스템에서 일하는 간호사는 유효성, 자원의 질, 직원채용의 수준, 환자관리를 위한 과정 등 내부요인의 영향을 받는다. 추가적으로 질병, 환자의 생활패턴, 건강관리 규제와 보상, 간호관리직원의 공급 등의 외부요인들도 시스템에 영향을 줄 수 있다. 시스템의 변화는 기대되거나 계획적일 수도 있지만 갑작스럽고 예상하지 못할 수도 있다.

계획된 제1단계 변화

Lewin(1947)은 계획된 변화를 연구하고 변화과정을 조명한 최초 이론가이다. 그는 변화는 세 단계 변화를 포함하고 있으며 개인, 그룹, 조직이 현재의 태도와 과정을 공개하는 것으로 시작해서 새로 추구하는 현실로 이동한 후 새로운 상태를 지속하게 된다고 하였다. 이 세 단계, 해동(unfreezing), 변화(moving), 재결빙(refreezing)은 모든 종류의 변화를 분석하는 데 사용할 수 있다. 가끔 해동단계는 무력함, 상황의 변화를 원하지 않는 욕구를 극복하는 것이 포함되어 있다. 환자는 고혈압을 진단받고 저염식 식단의 필요성을 느낄 수 있고, 조직은 관리 가격을 낮추기 위해 면허간호사와 간호보조인력의 변화가 있어야 한다는 것을 인정할 수도 있다. 이것은 변화를 시작하지만 실질적인 변화를 위해서는 더 많은 노력이 필요하다. 촉진자 방해요인 등의 변화를 일으키는 요인들은 그림 15-1과 같다. 해동단계는 개인 또는 조직이 변화의 필요성을 감지하고 준비하는 단계이다. 이 단계에서는 변화가 가져올 혜택과 비용을 예상하고 이 평가결과는 변화를 위한 자극단계에 영향을 준다.

Lewin(1951)은 이것을 역장분석(Force Field Analysis)이라고 하였다. 그는 이것을 변화가 일어날 때 충격을 주는 힘 또는 영향이라고 설명하였다. 더 많은 힘이 변화를 원할 경우(촉진자, facilitators) 변화가 일어날 확률이 높다. 이와 반대로 분석 중 더 많은 힘이 변화에 반대할 경우(방해요인, barriers), 변화가 일어날 확률이 낮다. Lewin의 역장분석은 간호사들이 변화를 만들고 지속하는 데 필요하다는 것을 이해하는 데 도움이 된다. 이 이론은 계획된 변화를 시행할 때 부분적으로 관련이 있다. 변화 요원들은 해동(unfreezing)의 필요성을 개인들이 느끼는지 알아야 한다. 이것은 변화에 참여하는 사람들이 변화에 대한 같은 비전을 나누고 있는지를 결정하기 위해 듣고 판단하는 것을 포함한다. 조직의 변화는 개인의 변화로부터 이루어지기 때문에 현재 상황을 이해하는 것이 필요하다. 개인의 변화가 상황을 발전시킬 것이라는 확신이 없을 경우 반대하는 세력들이 성공을 방해할 것이다. 도전에 나와 있듯이 한 병동에서 환자의 요구의 변화를 시간단위로 알아보는 것이 이 단계이다. 해동단계는 계획된 변화에서 중요한 단계이다. 이 단계에서 사람들이 두려워하는 것이 무엇이고 이를 해결하는 방법을 알 수 있다.

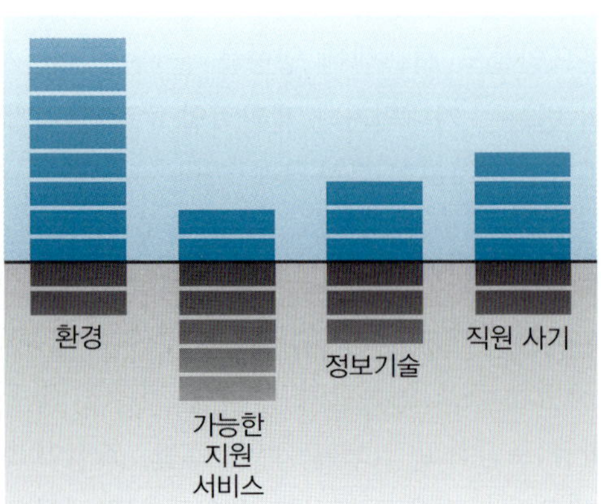

그림 15-1 변화의 힘의 예: 촉진자와 방해요인

두 번째 단계, 변화(moving) 또는 변화하는 단계에서는 계획된 조정, 계획들이 실행되어 변화의 이행을 돕는다. 많이 사용되는 방법은 변화의 필요성에 대한 교육, 변화에 활기를 불어넣어주기 위한 비전 만들기를 통한 개념화, 개인의 변화과정에 참여, 변화를 향한 작은 단계들의 시행이다. 실행에 대한 긍정적 · 부정적 요인을 분석하는 동안 얻어진 정보는 변화요원들이 계획을 만들고 전략을 발달하여 효과적인 변화목표의 실행할 수 있도록 한다. 실질적인 첫 단계가 명확해야 한다는 것을 기억하는 것이 계획된 변화의 성공을 이끌어 낸다.

마지막 단계, 재결빙(refreezing)에서는 변화를 오랜 시간 지속하는 것에 초점을 맞춘다. 이 단계에서는 변화요원이 새롭고 희망하는 태도와 과정을 칭찬, 보상, 긍정적인 피드백을 통해 강화시킨다. 이 단계는 관리가 소홀할 수 있으나 간호관리자들은 시스템을 시행하여 변화된 태도와 과정이 지속되도록 해야 하며, 변화의 영향을 측정하고, 직원들에게 경과보고서와 변화 성공의 증거를 제공해야 한다. 이 단계에서의 성실함과 헌신 없이는 이전의 비교적 편한 일상의 수행으로 돌아갈 수 있기 때문에 모든 간호사들은 자신의 행동을 모니터 해야 한다.

> **연습 15-1**
>
> Lewin의 역장분석을 이용해 다음 상황의 촉진자와 방해요인을 알아낸다. 1~5까지의 측정기를 이용하여 각 변화의 잠재력을 방해하거나 또는 촉진된 성과를 비교한다. 긍정적으로 가장 효과가 높은 요인에는 '+5'를, 긍정적으로 가장 효과가 낮은 요인에는 '+1'을 사용한다. 또한, 부정적으로 가장 효과가 높은 요인에는 '-5'를, 부정적으로 가장 효과가 낮은 요인에는 '-1'을 사용한다.
>
> 정신과 입원환자 병동은 강제입원 환자들을 위해 자발적 침상 20개 중 12개를 STCF 침상으로 바꾸려고 한다. 이 침상들은 이미 병동에 있는 자발적 침상들과 함께 있게 된다. 이 비자발적 침상들은 근처 시설에서 허가를 받고 옮기려 한다. 이전 시설의 간호사들은 뛰어난 재능과 전문지식을 갖추고 있어 환자 돌보기에 적합하여 12명의 간호사들이 고용됐다. 합병에 대한 직원들의 반응은 다양하였다. 현재 병동의 직원들은 매우 열광적이었던 것에 비해, 이전 시설의 직원들은 전혀 열의를 보이지 않았다. 이런 이유는 이전 조직이 파산하면서 직원들이 퇴직연금 등의 다양한 혜택을 받지 못하게 되었기 때문이다.

Lewin의 성과는 변화를 연구하는 여러 학자들에게 기반이 되었다. Lippitt, Watson과 Westly(1958)는 변화에 따른 인적 인자를 더욱 고려하여 Lewin의 연구를 발전시켰다. 특별히 Lippitt와 다른 학자들은 변화(moving)단계에 3요소를 형성해 변화의 조성에 일어나는 단계를 정의했다. 변화를 요구하는 정확한 문제를 명확하게 알아내는 단계, 문제 제시를 위해 가능한 모든 방법을 살펴보는 단계, 계획에 책임감을 부여하여 변화 단계에 있는 개인들의 변화를 작성하는 단계에서 변화를 위해 행동하는 단계로 바꾸는 단계로 정의했다. 더불어 Lippitt와 다른 학자들은 변화를 제의했을 때 변화요원들의 실질적인 반응을 이끌어내기 위해 필요한 요인에 대해서도 연구한 바 있다. 그들은 변화요원들이 조직과 변화를 성취하는 데 확실한 차이가 있다는 것을 알아냈다.

계획된 제2단계 변화

Lewin의 이론이 계획적인 또는 제1단계 변화를 설명하기 위한 이론이기 때문에 많은 학자들은 이 이론이 비계획적 또는 제2단계 변화(second-order change)를 설명하기에는 너무 단순하다고 주장한다(Burnes, 2004). 계획된 변화의 요소들은 안정된 상황에서 유용하다. 그러나 오늘날 세계에서 일어나는 변화의 규모는 생각하는 시스템의 발전으로 연결되어 결과적으로 복잡성 이론(complexity theories)의 발전에 기여하고 있다. 이런 이론들은 비선형적이고 예측 불허한 사건들의 방대한 집합체를 다룬다. 복잡성 이론들은 시스템의 행동이 예측 불가하다는 점에서 이전 시스템들의 접근방식과 다르다. 이 이론은 변화는 새로운 것이며 단체와 개인과 하위시스템으로부터 영향이 크다고 주장한다.

세 가지 요소들이 복잡성 이론을 이해하기 위한 틀을 만든다. 정돈된 상태의 혼돈, 혼란의 마지막에 작용하는 이상적인 상태, 정돈된 일반적 규정이다(Burnes, 2004). 복잡성 이론에서 혼돈은 혼란 아래 있는 정돈된 상태라고 정의된다. 일들이 정돈되지 않은 상태로 보여질 수 있지만 그 아래에는 정돈의 요소들이 자리잡고 있다는 것이다. 혼돈의 가장자리에서 작동하는 것은 특정 시스템이 혼돈과 정돈 사이에서 균형을 잡고 있는 상태를 설명해준다. 마지막으로, 일반적인 규칙에 따라 복잡한 시스템들은 간단한 설명서를 따르며, 이 설명서가 시스템의 지속 또는·활용되지 못할 때 새롭게 설계될 수 있다.

복잡성 이론들은 변화가 삽화적이 아닌 시스템이 적응하고 변화하는 동안 지속적으로 발생하여 연속적으로 자신을 재구성한다고 제안하고 있다. 이 관점에서 보면 변화는 발전하며 넓은 부문에서의 분권화된 의견 형성화, 공동 작업을 통해 적응하는 해답을 조성하는 것이라고 주장하며 이전의 리더들이 미래를 설계하여 시스템에 적용하는 하향식(top-down)모델을 반대한다.

최근 보건의료시스템들 중 일부는 복잡성 이론을 바탕으로 이루어지고 있다(Dattee & Barlow, 2010; Paley & Eva, 2011; Weberg, 2012). 예를 들어 한 특정 복잡성 이론을 결합한 보건의료 시스템들이 정리하고 발전하는 실례는 미국에서의 마그넷 인증 움직임에서 볼 수 있다(Abraham, Jerome-D'Emilia, & Begun, 2011; Sanders, 2010). Abraham 등(2011)은 이 움직임을 '조직혁신'이라고 정의하면서 분권화된 의견 형성화, 비교적 평평한 조직적인 구조, 참여적인 경영 문화, 권력화된 중간 관리자들이 조성한다고 특징지었다. 마그넷(Magnet) 움직임은 복잡성 이론으로부터 운영의 틀을 반영하는 원칙을 동원했기 때문에 보건의료시스템의 발전과 새로운 발상의 분산, 집단적인 에너지를 쌓아 요구되는 변화의 시행, 집단의 모든 간호부 고용시스템을 지원한다.

변화가 계획적이든 비계획적이든 일부 학자들은 조직에서의 변화전략 중 70%가 실패한다고 추정하였다(Judge & Douglas 2009). 조직과 개인이 만족스러운 개념화된 목표를 가지고 있어도 변화는 실패할 수 있다. 변화의 효율적인 성취의 중심은 변화에 영향을 받은 사람들을 사로잡는 것이다. 이것이 변화요원(change agent)의 역할을 하는 간호사들의 중요한 과업이다. 또한, 변화에 대한 개인적인 저항, 새로운 기술도입에 대한 약한 의지, 근거를 바탕으로 한 연습, 전략을 검토하는 것은 모든 간호사가 갖추어야 할 중요한 변화 운영 능력이다. 사람들이 변화에 반응하는 데는 많은 요소들이 영향을 미친다. 변화가 개인적 가치에 충돌하지 않을 정도, 조직에 영향을 끼칠 때의 전, 후 사정, 개인들에게 필요한 실질적인 태도 변화 등이 결과변화에 영향을 미친다.

사람과 변화

변화는 사전에 시작되거나, 외부요인들로부터 도입되어도 사람들에게 영향을 미친다. 변화는 더 높은 관리직에서부터 위임 통치를 받을 수도 있고, 다양한 부서, 병동에서 일어날 수 있으며, 관리 전달단계에서도 일어날 수 있다. 또한 변화에 대한 반응은 모두 또는 일부의 개인 혹은 집단에서 나타날 수 있으며, 완전한 받아들임과 적극적인 참여에서부터 전면적인 거절과 반란까지 다양할 수 있다.

변화에 대한 첫 반응은 마지못함과 저항일 수 있다. 이런 반응은 개인 안전을 위협할 때 흔하게 나타난다. 예를 들어, 집단 구조의 변화가 일어나면 개인 위치에 변화를 초래할 수 있다. 중요한 위치의 간호관리자를 남은 위치의 자택간호사로 배치시키게 되면 분노, 추방, 일시적인 무능함과 고립을 느낄 수 있다.

혁신-결정 과정[innovation-decision process (Rogers, 2003)]은 개인이 시간이 지남에 따라 변화의 개념과 실행을 받아들이거나 배척하는 단계이다. Rogers에 의하면, 개인의 판단은 5개의 순차적인 단계를 밟는다고 한다, 새로운 발상을 받아들이지 않는 판단은 어느 단계에서나 일어날 수 있다. 그러나 변화요원들과 변화관리자들은 변화를 권장하고 장단점에 대한 정보를 제공함으로써 이런 단계들을 통해 변화를 가능하게 할 수 있다.

변화에 대한 개인의 이상적이고 일반적인 패턴은 Rogers의 연구(1995)에 나와 있듯이 효과적인 변화를 용이하게 할 수 있다. 이러한 반응과 관련한 설명은 다음과 같다.

- 혁신자는 변화를 갈망하며 병동팀 안정에 피해를 줄 수 있다.
- 조기다수수용자는 동료에게 존경을 받으며 혁신/변화에 대한 충고와 정보를 제공한다.
- 조기다수수용자는 이전 상태를 선호하지만 새

이론 박스

계획된 변화를 위한 이론

주요 기여자	주요 개념	실행에 적용
*비계획적 변화의 6단계** Havelock(1973)은 이 변화모델로 인정받고 있다.	변화는 6단계로 계획, 시행, 평가될 수 있다. 이 모델은 변화요원의 효과적인 발전을 위해 쓰이고 있으며, 합리적인 문제해결 과정으로 쓰이고 있다. 6단계는 다음과 같다. 1. 관계를 쌓는다. 2. 문제를 진단한다. 3. 적절한 요인을 습득한다. 4. 해결방안을 선택한다. 5. 허가를 얻는다. 6. 혁신과 자기재생을 안정시킨다.	낮은 단계, 복잡성이 적은 변화에서 사용가능하다.
계획적 변화의 7단계[†] Lippitt, Watson과 Westly(1958)이 이 변화모델로 인정받고 있다.	변화는 7단계로 계획, 시행, 평가될 수 있다. 변화과정에서의 요인들에 대한 계속적인 세심함은 필수이다. 7단계는 다음과 같다. 1. 고객시스템의 변화 필요성을 감지한다. 2. 고객시스템과 변화요원 사이에 관계가 발전한다. 3. 변화의 문제가 정의된다. 4. 변화목표가 정해지며 업적의 선택이 분석된다. 5. 변화의 계획이 시행된다. 6. 변화는 용인되며 안정된다. 7. 변화의 독립체들은 관계를 재정의한다.	낮은 단계, 복잡성이 적은 변화에서 사용가능하다.
혁신-판단 과정[‡] Rogers(2003)가 이 과정 생성에 인정받고 있다.	개인의 변화는 혁신을 받아들이거나 배척할 때 5단계를 걸친다. 새로운 발상을 받아들이지 않는 판단은 어느 단계에서나 일어날 수 있다. 그러나, 변화요원의 변화관리자는 변화를 권장하고 장단점에 대한 정보를 제공함으로써 이런 단계들을 통해 변화를 가능하게 할 수 있다. 5단계는 다음과 같다. 1. 지식 2. 설득 3. 판단 4. 시행 5. 확인	개인변화에 사용된다.

* 출처: Havelock, R.G. (1973). *The change agent's guide to innovation in education*. Englewood Cliffs, NJ: Educational Technology Publications.

[†] 출처: Lippitt, R., Watson, J., & Westley, B. (1958). *The dynamics of planned change*. New York: Harcourt Brace.

[‡] 출처: Rogers, E.M. (1995). *Diffusion of innovations* (4th ed.). New York: The Free Press.

로운 아이디어에도 동의한다.

- 다수후발수용자는 부정적이며 다수가 변화에 찬성했을 시에만 찬성한다.
- 지체자는 전통을 지키길 선호하며 새로운 아이디어에 공개적으로 반대한다.
- 반대자는 활동적으로 변화를 반대하며 고의적인 반대행위를 할 수 있고 변화의 성공에 개입할 수 있다.

혁신자가 이상적인 변화요원이라고 추측할 수 있지만, 효과적인 변화시행을 위해 다양한 방면의 사람들이 필요하다. 다수후발수용자와 지체자는 변화를 반대하는 타당한 이유가 있다. 변화를 한 단계 높이기 위해서는 모든 방면의 의견을 수렴하는 것이 매우 중요하다.

각각의 반응을 가진 간호사는 이상적인 변화과정을 위해 필요하다. 혁신자들에게 제한된 파일럿 프로그램 아이디어들을 시험해 볼 수 있으며, 이를 통해 현재 상황을 옹호하는 사람들에게 주는 피해를 최소화시킬 수 있다. 이렇기 때문에 의료개선연구소(Institute for Healthcare Improvement, IHI)에서는 이 접근법을 이용해 단체들에게 혜택을 주었다. IHI의 초점은 관리단계에서 변화를 위한 작은 시험들은 가속시키는 것이다(www.ihi.org/). 병동을 바탕으로 형성된 판단은 직원들 사이에서 해결되며, 이는 계속적인 적응과 서서히 전개되는 현실에 많이 의존하게 된다.

예를 들어, 한 챔피언 간호사가 약 제조와 관리 중 일어나는 방해에 대한 불만을 드러냈다. 간호사는 이 방해가 오류를 일으키는 확률을 높인다고 주장했다. 문제를 의논한 후 나온 해결책은 '약 제조 중, 방해하지 마시오!'라고 적힌 조끼를 입는 것이었다. 이 아이디어는 결국 모든 병동에 적용하였으며 의료과실 감소를 입증하였다.

모든 간호사는 변화요원이 될 수 있다. 박스 15-1은 모든 변화요원이 갖추어 야 할 7가지 특성을 보여준다(Katzenbach et al., 1996). 변화요원들은 개방과 발전을 옹호함으로써 다른 사람의 변화를 돕는다. 변화요원으로 일하는 간호사는 변화과정을 이해하면서 성장을 돕는다. 이러한 간호사는 대개 낙천주의자이며 동료에게 영향을 주고, 네트워크를 형성할 수 있으며, 의사소통을 가능하게 한다. 일반적으로 이들을 변화 '챔피언'이라고 부른다. 「근거바탕 실습에 대한 단체의 준비성」(Gale & Schaffer, 2009)에 대한 연구에서 챔피언들이 갖추어야 할 필수적인 특성에는 활력, 변화 부분에 대한 지식, 의사소통능력, 지시력 등이 있다고 하였다. 보건의료시스템의 긍정적 변화요원으로 일하는 간호사는 새로운 것을 시도하려 하며, 새로운 업무에 대한 새로운 증거를 수집하고 변화에 개방되어 있다.

박스 15-1 변화요원이 갖추어야 할 특성

특성	중요
더 좋은 방향을 위한 노력	더 좋은 미래를 계획
기준과 표준의 변화	일에 가장 가까운 것
역할 안에서 활동, 결단력, 틀을 넘어선 생각	일어난 변화를 확인
모습	동기부여, 열정
간호	대상자와 대상자의 복지
겸손	내가 아닌 변화에 관한
유머감각	변화를 위한 자신을 지지

출처: Katzenbach, J.R., Beckett, F., Dichter, S., Feigen, M., Gagnon, C., Hope, Q., & Ling, T. (1996). Real change leaders. New York, NY: Random House.

변화요원이 되는 간호사는 새로운 아이디어의 시발점이 되고, 다른 간호사들과 획기적인 업무들을 나누는 평생학습자가 된다.

조직적인 문화의 평가, 직원들의 준비성 등 변화의 참여와 관련되어 있는 크고 작은 요인들은 변화전략에서 선택의 장을 마련한다. 연구 관점에서는 요양원의 문화 변화를 예로 들고 있다. 연습 15-2에서는 직원의 준비성을 예로 들고 있다. 두 간호사의 새로운 기술을 배우고 싶어 하는 의지,

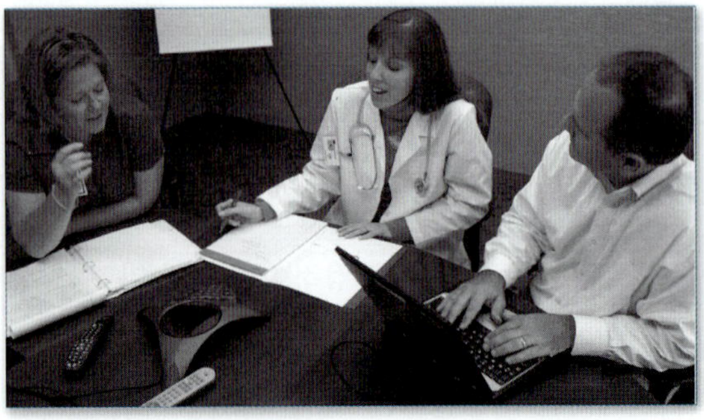

전자건강기록으로 변환하는 것은 성공적이고 포괄적인 과정이어야 한다.

연구 관점

출처: Mueller, C. (October 27–28, 2008). *Research in culture change in nursing homes*. Hartford Institute for Geriatric Nursing. New York University College of Nursing. Retrieved October 9, 2009, from http://hartfordign.org/uploads/File/issue_culture_change/Culture_Change_Background_Mueller.pdf.

요양원 문화의 변화는 주민을 겨냥한 환경을 촉진시키는 것으로, 개인의 생활환경과 매일매일 판단을 통제하는 것과 관계가 있다. 이 글에서는 다음을 이해하기 위해 직원, 주민, 단체의 성과가 지난 20년 동안 검토되었다.

1. 현재 미국의 요양원에 변화가 어느 정도 침투했는가?
2. 이러한 요양원 변화에 따른 믿을만한 통계가 있는가?
3. 요양원이 직원, 주민, 단체의 성과를 향상시킨다는 증거가 있는가?
4. 요양원 연구의 규모가 어느 정도 되는가?

실무 의의

결론적으로 사람들이 일관적인 생활을 추구할 때 전통적이고 규제된 모델의 요양원에서 비교적 더 편안한 주거지로 변화하는 것이 매우 느리다. 작가는 미국의 요양원 문화 변화에 대해 서술하였다. 조사결과, 삶의 질이 향상했고, 직원들의 직무 만족도가 증가했으며, 조직이 더 이상 금전적인 손해를 보지 않게 되었다는 결과를 발표했다.

임상실습지도, 관리직원들과의 호흡 등이 새로 투입된 병동에서의 다른 간호관리와 기술을 성취하는 데 도움이 된다.

표 15–1에 있는 자체평가 질문은 자신이 변화와 혁신에 어떤 변화를 보이는가에 대한 판단을 도울 것이다. 이는 연습 15–3을 참조한다.

우리는 변화가 더욱 빨리 설립될수록 조직의 효율성과 관련이 있다는 사실을 알고 있다. '조기다수수용자', 즉 간호단위의 챔피언에게 새로운 아이디어와 혁신자, IHI 웹의 교육 커뮤니티의 동료들을 소개시키는 것이 최첨단 상태를 유지시켜 줄 것이다. 이 두 조직들이 옹호되었을 때 '조기다수수용자'가 발생할 것이다. 당신이 간호사로서 '지체자'에 속한다면, 변화를 배척할 때 그저 저항하는 것이 아니라 타당한 이유가 있어야 한다는 것을 알아야 한다. 이는 연습 15–4를 참조한다.

연습 15–2

이런 가능들을 변화과정에 적용하는 관리자의 입장이 되어 두 간호사들을 중소 종합병원에 투입하였을 때 매니저와 임상교육자의 책임을 고려하여 필요한 적절한 요인을 확인해본다.

두 명의 간호사 모두 오래 근무한 직원들이었다. 한 명은 외과병동에서 일했으며 다른 한 명은 침상 코디네이터였으나, 병원의 예산절감으로 인해 해고당했다. 관리자, 임상교육자와 보조들은 프로그램의 목표, 지향하는 목표에 대한 활동, 목표 성취를 위한 스케줄 등을 구상할 것이다. 간호관리자와 임상교육자는 매일 정보교환을 하며, 매주 만나 발전을 위한 회의를 하는 것에 동의하였다. 이 계획은 일이 예상대로 진행되지 않을 경우 생기는 비계획적 변화에 대비하기 위한 것이다. 두 명의 간호사들은 4주 후 일을 시작할 것이며, 미리 정해놓은 활동계획을 실천할 것이다. 간호관리자의 역할은 간호사들의 교육을 도와주고 지도하는 것이다. 예상하지 않은 일들, 예를 들어, 간호관리자가 병원을 떠나 있는 기간이 길어진다면 목표, 활동계획, 지향하는 목표달성시간 등을 조정해야 한다. 피드백과 새로운 정보 등 전체적인 계획을 지도할 것이다.

연습 15–3

표 15–1에 있는 자체평가 질문을 통해 자신이 변화와 혁신에 어떤 변화를 보이는지 결정해본다.

연습 15–4

당신 혹은 당신이 속한 조직에 특정 개인이 어떠한 변화를 요청한 일이나 개인적인 상황을 떠올려 본다. 협력했던 사람들의 비율이 어느 정도인가? 당신의 관점에서 봤을 때 그럴만한 가치가 있는 아이디어였는가? 제안을 한 사람은 믿을만한 사람이는가? 제안을 하는 사람은 현재 상황을 잘 이해하고, 공무상의 허가를 받은 사람이었는가? 변화요원들은 다른 사람들로부터 신뢰를 받기 위해 특정 능력과 특징을 가져야 한다는 사실이 이해되는가?

환경과 변화

단체를 구성하는 사람들이 변화과정에 큰 영향을 주는 것도 사실이지만, 조직의 문화도 중요하다. 조직문화는 변화 시행의 성공을 결정하는 근본적인 요소이다(Latta, 2009). 조직은 변화에 더욱 개방되어 있으며 지역사회의 현실을 자각하며 더 큰 산업문맥을 가동하면 실행가능하고 수용적이며 자연스러운 결과를 초래할 수 있다. 상황에 앞서 주도하는 문화와 간호사 고용을 촉진하는 조직은 변

표 15-1 자체평가: 당신은 변화와 혁신에 얼마나 수용적인가?

다음 문제를 읽고 당신의 태도와 제일 적합한 대답에 동그라미를 그려본다.

1. 새로운 아이디어와 접근에 대해 알아가는 것을 즐긴다.	그렇다	보통이다	그렇지 않다
2. 새로운 아이디어와 접근방식을 배운 후 실천에 바로 옮긴다.	그렇다	보통이다	그렇지 않다
3. 목표 또는 결과 달성을 위한 여러 가지 방안을 의논하는 것을 즐긴다.	그렇다	보통이다	그렇지 않다
4. 수준을 향상시키기 위해 더 나은 방법을 모색한다.	그렇다	보통이다	그렇지 않다
5. 더 발전된 방법을 자주 발견한다.	그렇다	보통이다	그렇지 않다
6. 나는 내 변화에 대한 나의 생각을 동료들과 의논한다.	그렇다	보통이다	그렇지 않다
7. 나는 변화에 대한 나의 생각을 관리자에게 이야기한다.	그렇다	보통이다	그렇지 않다
8. 나는 변화에 대한 나의 생각을 가족에게 이야기한다.	그렇다	보통이다	그렇지 않다
9. 나는 변화를 의논하는 모임에 자발적으로 참여한다.	그렇다	보통이다	그렇지 않다
10. 나는 내 주위 사람들이 새로운 아이디어와 접근방식을 실천하도록 격려한다.	그렇다	보통이다	그렇지 않다

* 문항 중 8~10문항에 '그렇다'를 선택했다면 당신은 새로운 일을 경험하고 창조하는 것에 대하여 수용적인 사람이다. 5~10문항에 '보통이다'를 선택했다면 당신을 자신에게 맞는 환경과 방안에 대해 수용적인 사람이다. 4~10문항에 '그렇지 않다'를 선택했다면, 당신은 새로운 환경에 대해 수용적이지 않은 사람이다. 당신이 '그렇다', '보통이다', '그렇지 않다'를 각각 비슷하게 선택했다면 개인적인 상황에 비교해 수용적이거나 그렇지 않은 사람이다.

화를 포용하는 환경을 조성한다. 오늘날 마그넷(Magnett)™ 등급을 지정받은 조직들은 융통성, 적응성이 있으며 획기적이다. 그들은 변화를 이끌고 촉진시키는 기관을 만들어 프로그램을 진행하여 환자의 안전과 간호사의 근무환경을 발전시켜 더욱 좋은 질의 결과를 성취할 수 있다.

Senge(2006)는 학습체제(learning organization)를 융통성과 수용성을 강조하는 독립체라고 특징지었다. 오늘날의 복잡한 보건의료 독립체들은 조직이 배움과 성장을 중요시할 때 그리고 조직의 구성원이 학습법을 이용해 서로의 일을 같이 해결할 때 최고의 반응, 적응능력을 보여준다. Senge, Kleiner, Roberts, Ross와 Smith(1994, p.11)는 "학습체제의 긍정적 요소 한 가지를 뽑는다면 사람들이 변화를 수용할 수 있도록 도와주는 것이다. 학습체제의 사람들은 변화를 예측할 수 있고, 자신이 원하는 변화 방향을 형성할 수 있기 때문에 주변 환경이 변했을 때 더 빨리 반응한다. 변화와 배움은 동의어는 아니지만 불가분하게 연결 되어 있다."라고 하였다.

이러한 조직들은 변화와 진화에 개방된 문화를 갖고 있다. Senge(2006)은 이러한 조직들이 중요시하는 5가지 규율을 설명하였다(박스 15-2).

시스템 사고는 세계를 서로 교류하는 여러 개의 보이는 부분과 보이지 않는 부분으로 나누는 것이다(Senge, 2006). 조직이 더 깊은 열망을 가지고 조직원들과 직종의 발전을 중요시하고 시행한다면 학습체제의 목표와 개인의 성장이 성공적으로 일치할 것이다.

문화에서 계획의 변화가 표준에서 얼마나 벗어났는지가 변화채택에 영향을 끼친다. Higgs와 Rowland(2010, p.369)는 '변화과정에 관련 되어 있는 정황적 변수'에 집중하였는데, 이것이 변화요원으로부터 매우 무시받고 있다는 것을 연구하였다. 이러한 정황적 변수들은 조직 변화능력에 영향을 끼치는 내부요인과 외부요인을 포함한다. 외부요인 중 예를 들어, 근거기반 연습, 부정적 환자결과에 대한 새로운 양식, 건강관리 개선 등은 정황적 변수에 포함된다(Aarons, Hurlburt & Horwitz, 2011, Packard, 2013). 내부요인 중 직원관

박스 15-2 변화와 진화를 위한 조직의 5가지 규율

1. 공통된 목표–단체의 방향을 위한 공통된 목표를 정하는 과정
2. 멘탈모델–개인들의 생각을 자각하고 자신들이 가치 있게 여기는 것이 무엇이며, 그것이 단체의 수행에 어떤 영향을 미치는지 알려주는 연습
3. 개인 숙련–자기인식과 반사된 모습을 이용하여 변화개방성을 조성
4. 단체 교육–구성원들이 협력하고 생각, 아이디어, 지식, 관점을 나눔
5. 시스템 사고– 단체를 다양한 부분들이 성과를 내는 복잡한 독립체로 보도록 기반을 발전시킴

출처: Senge, P. (2006). *The fifth discipline*. New York, NY: Doubleday.

리, 간호사 교육수준, 리더의 역량 등은 변화를 시행할 때 고려해야 하는 요인들이다. 연구결과들은 다수의 내부요인들이 간호사의 변화 참여도와 노력에 영향을 끼친다고 발표하였다(Draper et al., 2008). 지속적인 발전을 강조하지 않은 교육, 불충분한 직원, 증가된 관리, 행정상의 부담, 변화를 위한 똑같은 시도 등이 포함된다. 또한, 고용직 간호사들과 자율권이 있는 간호사들이 어떻게 느끼는지 등이 변화 프로그램의 효율성에 큰 타격을 준다.

리더십과 변화

세계적인 베스트 셀러 『Change Anything』에서 작가들은 변화의 과학을 살펴보고, 효율적인 변화를 위한 6개의 필수 요소들을 소개하였다(Patterson, Grenny, Maxfield, McMillan, & Switzler, 2011). 박스 15-3에서는 6개의 전략을 소개한다. 먼저, 개인은 변화에 대해 개인적으로 자극을 받아야 한다. 리더가 개인에게 변화에 대한 영감은 줄 수 있지만, 결론적으로 개개인이 변화의 필요성을 느껴야 한다. 변화를 추천하기 위해서 리더는 자신이 관리하는 사람들이 각자 추구하는 것이 무엇인지 알아야 한다. Kotter(2012)는 이것을 긴급성을 설정하는 것이라 특징지으며 현재 상태에 만족하는 것을 극복하는 것을 말한다. 위기가 없다고 느껴지고, 변화가 요구되는 사람들에게는 개인에게 관련이 없다고 느껴지기 때문에 이는 매우 어렵다.

박스 15-3 변화를 위한 전략

- 변화를 긍정적인 경험이라 생각하고 받아들이는 것을 촉진시킨다.
- 변화를 위한 기술들을 익힌다.
- 변화를 경험하고 있는 조직에서의 부정적인 영향과 태도를 줄인다.
- 긍정적인 동료들의 지지를 동원한다.
- 변화요원들에게 지원하기 위한 금전적 보상을 마련한다.
- 변화주도를 지지하기 위해 구조적·과정적 수정을 한다.

출처: Patterson, K., Grenny, J., Maxfield, D., McMillan, R., & Switzler, A. (2011). *Change Anything*. Hatchette Book Group: New York

직원들에게 중요한 것을 이해시키기 위해서 리더는 듣고, 연결고리를 만들고, 믿음을 쌓아야 한다. 대화는 이를 성취할 수 있는 전략이다. 대화는 담론의 특별한 종류이며 각각 다른 관점을 가지고 있는 개인들을 모아 공통된 목표를 찾도록 도와준다. 이를 시행하기 위해 리더는 촉진자로 활동해야 하며, 생각, 두려움을 나누고 변화에 대한 제안에 진실된 반응을 보여야 한다. 대화의 목적은 서로를 이해하고 알아가기 위한 것이다. 토론과 달리, 대화는 이기는 것이 목적이 아니라, 이해와 고려되어야 하는 것이 무엇인지 발견하고, 전체조직에 의견을 말하는 것이 목적이다.

대화는 개인이 부족하거나 압도된 분야를 드러낼 수 있으며 리더에게 변화에 대한 개인 역량을 증가시키기 위해 필요한 프로그램의 이해와 교육계획을 돕는다. Patterson 등(2011)은 큰 변화는 직원들이 새로운 기술을 배우며, 오래된 습관을 버리고 다른 분야에서의 역량을 늘리는 것을 요구한다고 하였다.

변화를 위해 다루어야 할 개인적 차원의 일과 더불어 리더는 사회 체계가 변화를 외면하거나 지

지하는 방법을 알아보아야 한다(Patterson et al., 2011). 아이디어를 나누는 변화요원과 혁신자들이 있는 조직을 만들어 가는 것을 Patterson 등의 학자들은 '사회적 동기부여'와 '사회적 능력'이라고 부른다. 이런 조직은 변화에 적게 또는 늦게 적응하는 구성원들을 돕고, 변화가 시행되었을 시 다루어야 하는 문제에 대해서 리더에게 언급할 수 있다.

마지막으로, 리더는 시스템 내의 구조적인 자극과 능력을 형성하여 필요한 변화 지지에 대한 보상이 있도록 해야 한다(Patterson et al,. 2011). 변화는 사람들을 변화시키는 것뿐만이 아니라, 주위 환경에도 영향을 미친다. 예를 들어, 2008년에 Hendrich과 Chow는 관리개혁에 대한 구조에 대한 걷는 시간을 줄이기 위한 구조적인 재디자인, 소음감소, 공급에 대한 접근력의 최대화에 대해 연구하였다.

Kotter(2012)는 변화관리와 변화지도는 다르다는 점을 분명히 하였다. 그는 변화관리는 변화를 통제하는 데 노력하는 반면, 변화지도는 비전을 만들고 조직의 변화를 조성하는 것이라고 하였다. 박스 15-4에서는 Kotter의 8단계 모델을 보여준다. 이 모델은 변화를 조성하기 위해 리더가 해야 하는 일을 보여준다. 각 단계는 조심스럽게 수행되며 조직 변화에 대한 성취를 동원한다(Kotter, 2012).

정규직 간호리더들은 효율적인 변화를 이끄는 리더어야 한다. 불확실한 세계에서 관리자와 리더는 변화이론 사용에 능숙해야 하며 변화요원으로서 섬기고, 변화과정 중에는 직원들을 도와주어야 한다. 미국간호전문직협회[American Organization of nurse executives(AONE), 2005]에 따르면, 관리자와 리더는 다음과 같이 해야 한다.

- 조직변화를 위해 변화이론을 이용해야 한다.
- 변화요원으로서 섬기고, 변화의 중요성, 필요성, 과정 등을 다른 사람들이 이해할 수 있도록 도와야 한다.
- 어려운 변화시기에는 직원을 도와야 한다.
- 변화에 대한 자신의 반응을 알아야 하며 새로운 아이디어와 접근 방식을 받아들일 수 있도록 노력해야 한다.
- 상황적으로 필요할 때 통솔방식을 적용해야 한다.

복잡한 보건의료시스템의 심각성은 지휘통솔

박스 15-4 Kotter의 8단계 모델

특성	요소
긴급한 상태 형성	변화를 필요로 하는 외부와 내부 현실을 위해 열린 대화를 형성한다.
강력한 연합군 형성	변화 지지자들로 이루어진 중심그룹을 형성하여 변화 경험으로 변화를 가속화시키고 개개인을 돕는다.
변화를 위한 비전 형성	변화는 작은 변화들을 포함하고 있지만, 이들은 더 크고 영감을 주는 변화에 연결되어야 한다.
변화비전에 대한 의논	사람들은 보강된 일에 더욱 관심을 가지기 때문에 정기적 · 일관적으로 의논을 하는 것이 변화의 지속을 위해 중요하다.
방해요인 제거	변화를 막는 과정 중에 생기는 방해요인을 경계해야 하며, 방해요인이 발견될 시 즉시 제거해야 한다.
단기 성공 형성	성공은 미래의 또 다른 성공의 동기가 되기 때문에 단기목표를 정하여 목표를 달성했을 때 축하해야 한다.
변화 향상	변화는 계속되기 때문에 지속적인 변화가 일반화된 문화를 형성해야 한다.
문화에 변화 정박	변화를 인지하며, 변화가 가지고 오는 차이를 보고하고, 이를 가능하게 하는 사람들에게 보상을 베풀어야 한다.

실습을 바꾸어 병동에서의 모든 행동을 따로 지시하지 않아도 되게끔 하는 것을 필요로 한다. 이는 지휘통솔하는 것이 지시와 지배뿐만이 아닌 시행과 지지로 인지한다는 것이다. Bevan(2011)은 변화를 동원하기 위한 지휘변화는 간단하다고 하였고, 변화요소는 다음과 같다. 이유와 과정을 명백하게 한다. 또한 이해당사자들의 의견을 들어주며 포함해야 한다. 필요한 자원을 공급하고 계속적으로 소통해야 하며, 그리고 명확성과 열정을 가지고 지휘한다. 이를 지속적으로 확인 및 검토한다. 각각의 요인을 이해하기는 쉽지만, 혼란, 직원부족, 환자의 응급상황 중에는 매우 어렵다. 표 15-2에는 Bevan(2011)이 성공적인 변화를 위해 필요하다고 하는 7가지 요소들이다. 또 하나의 효율적인 전략은 Struder Group®에서 개발한 것과 같이 통솔 및 지휘를 순화하는 방법이다. 다음은 리더에게 매주 연습하도록 격려되는 행동의 몇 가지 예시이다(Struder, 2009).

- 직원들과 인간적인 관계를 형성하고 유지한다. (아이들은 어때요? 저번 주 휴가는 어땠나요?)
- 직원들의 하루 일과 중에서 작업하기 쉬웠던 일을 알아본다.

표 15-2 Bevan의 7가지 변화요소

특성	요소
명료성	변화의 목적과 시행을 위해 필요한 방법을 명확히 한다.
약속	변화에 영향을 받는 사람들을 포함하고 계획에 따라 의무감을 키운다.
자원	변화를 위해 필요한 자원을 공급한다.
정리	변화에 영향을 주고받는 시스템을 평가하고 변화하기 위해 노력한다는 것을 확실하게 한다.
리더십	변화를 위해 리더들과 변화요원들에게 필요한 각각의 기능을 부여한다.
의사소통	안전을 명확히 하고, 질문에 대답하며 도전에 반응하여 변화를 시행하기 위해 쌍방의 대화를 유지한다.
트래킹	목표를 모니터하고 측정한다.

출처: Bevan, R. (2011). *Changemaking*. Seattle, WA: ChangeStart Press.

박스 15-5 지배적 논리를 변화할 수 있는 방법

감소	증가
• 장기예측	• 단기예측
• 계획된 전략	• 비계획된 전략
• 성공을 강조	• 새로운 기회 추구
• 하나의 미래비전	• 다양한 시나리오
• 고정되고 지속적인 구조	• 구축된 자신, 임시적 구조
• 직장의 구조적 격리	• 직장의 구조적 상호의존
• 리더십의 안정성	• 리더십 변화
• 표준	• 혁신, 활동, 다양성
• 다른 직업과 시장으로부터 모욕	• 협동과 경쟁
• 수동성	• 진취성
• 안정적 직업의 기대	• 자가학습

출처: Begun, J.W., & White, K.R. (1995). Altering nursing's dominant logic: Guidelines from complex adaptive systems theory. *Complexity and Chaos in Nursing, 2*(1), 10. Used with permission of Angela E. Vicenzi, Editor, *Complexity and Chaos in Nursing*.

(오늘은 어떤 일이 쉬웠나요?)

- 직원들의 하루 일과에서 수행하기 어려웠던 일을 알아본다.
  (오늘은 어떤 일이 어려웠나요?)
- 환자관리를 뛰어나게 잘 하는 사람이 특별히 있는지 질문한다.
- 어려운 질문에 답한다.
  (궁금했던 점, 물어보고 싶었던 점은 없었나요?)

오늘날 역동적인 환경에는 리더가 계획할 시간이 줄기 때문에, 이 계획을 지속적으로 업데이트하며 개선해야 한다. 간호사는 간호관리 전달에 중요한 요원이며, 공식적인 리더는 이들을 지지하며 계획 설립과 진행에 포함되어야 한다. 개방적 시스템에서 다수의 관리제공자들, 중추적 플레이어들과 파트너로서 간호사는 자신의 관점을 주장하기 위해 전문직 간의 공동작업과 협상에 능숙해야 한다. Begun과 White(1995)는 간호사는 규율의 지배적 논리를 구조적 관성이라고 생각해야 한다고 주장한다. 그들은 혼돈이론(chaos theory)을 이용해 특정 조직에서는 간호가 너무 '갇혀' 있으며 반응적이지 않고, 지속적인 변화에 적응하지 못한다고 제안하였다. 간호리더가 지배적 논리를 변화할 수 있는 방법은 박스 15-5에 제시되어 있다. 이 방법들을 이용하여 매니저는 산발적 · 삽화적 변화가 아닌, 오랜 시간 지속되는 변화의 새로운 접근을 다룰 때 능숙해질 수 있다(Shanley, 2007). 시나리오 계획("~하면 어떻게 하지?"라는 질문에 최대한 많은 답변을 찾아내는 것)은 오늘날의 간호에 매우 필요한 융통성과 창의성의 예이다.

질적 연구에 따르면, Salmela 외 다른 학자들(2011)은 변화과정 중 간호리더가 관리해야 하는 과업을 3차원적인 모델로 제의하였다. 이것은 선두적인 관계, 선두적인 발전, 그리고 선두적인 과정이다. 이 모형의 중심에는 환자가 있으며, 환자의 경험에 피해가 없도록 해야 한다는 것을 경각시켜준다. 이 학자들은 리더로서 간호사들은 관리 규율의 정신을 유지하며 변화를 가능하게 해야 한다고 주장하였다. 효과적인 변화를 위한 기본원칙은 박스 15-6에서 찾아볼 수 있다.

변화를 이끄는 단계

간호리더들은 팀 내에서 관계를 쌓아야 하며 복잡한 간호관리, 조직 사이의 상호의존에 대해 자각해야 하며, 이런 위치에서 코치, 가이드와 자원제공자로서의 역할을 가진다(Dattee & Barlow, 2010). Weberg(2012, p. 271)에 의하면, "리더들은 행동을 바로 해야 하며 복잡성 리더십을 가지고 일하고, 연관성과 변화모두 일반적인 운영상태라는 걸 알아야 한다." 효율성을 극대화시키기 위해 리더는 개방을 촉진시키고 믿음을 쌓기 위해 팀 내 조직원들과 소통해야 한다.

변화를 이끄는 과정

이전 리더십이론은 리더를 지도적인 위치로 보았다. 그러나 새로 떠오르는 이론에서는 집단의 리

박스 15-6 효율적인 변화를 위한 기본원칙

- 보건의료조직 내의 변화요원들은 개인적인, 전문적인, 경영적인 지식과 기술을 변화를 사용한다.
- 변화의 수용인은 자신들이 변화를 소유한다고 생각한다.
- 관리자와 다른 주요 직원은 제안된 변화를 지지한다.
- 변화의 수용인은 변화로부터 혜택을 기대한다.
- 변화의 수용인은 문제 확인에 참여하고 변화를 보증한다.
- 변화는 변화수용인뿐만 아니라 다른 참여자에게도 관심을 가지게 된다.
- 팀 내에서는 변화의 혜택에 대한 합의가 이루어져 있다.
- 변화의 변화요원과 수용인은 개인적인 의견들의 공존가능성을 인지한다.
- 믿음과 공감이 변화과정 중 참여자 사이에 존재한다.
- 변화목표와 과정의 수정은 협상될 수 있다.
- 변화과정은 참여자에게 정기적인 피드백을 위해 설계되어 있다.

출처: Harper, C.L. (2007). *Exploring social change* (5th ed.). Englewood Cliffs, NJ: Prentice Hall.

더십을 강조하여, 공식적인 관리상의 역할을 가지고 있는 사람이 촉진자 또는 지휘자의 역할을 해야 한다고 강조하고 있다(Samela et al., 2011; Weberg, 2012). 오늘날의 리더는 문제를 해결하기 위해 팀과 함께 노력해야 하며, 해결방안에 이상이 발생할 때 이를 해결해야 한다.

변화를 이끄는 문화

리더는 어떠한 태도가 지지되며, 어떠한 행동이 용납되지 않는지를 판단해야 한다. 오늘날의 보건의료문화에서는 의무를 확대하고 높은 수준의 실무결과에는 이에 따른 보상이 있어야 한다. 직원들을 지휘하는 간호리더는 위험을 감수하고 변화와 궁금증을 바탕으로 한 문화를 형성해야 한다. 환자관리를 모든 판단의 주 요소로 두어야 하며 간호리더는 공공사회의 기풍을 향상시키고, 변화를 간호사에게 중요한 무엇과 연관지을 것이다.

결론

우리는 간호에서 자주 특이성과 목표의 부족을 한탄하며, 우세한 세계적인 관점을 흉내내야 하고, 유연한 조직이 되어야 한다고 믿었다. 간호리더십은 더 많은 혁신과 다양성을 격려하고 '규율을 어기며' 모두의 기여를 포용하는 것을 의미할지도 모른다.

해결방안

매시간 라운딩하는 실무를 직원, 전문간호사와 간호조무사 모두에게 소개하였다. 우리는 일지를 개발하여 병동비서가 직원들이 라운딩 시작 시간을 알리기로 했다. 간호직원은 즉시 수행하였다. 어려운 점은 미리 써놓은 원고를 바탕으로 간호사에게 환자 접근과 환자의 필요를 예측하는 방법을 알려주는 것이었다. 나의 목표는 재미있게 일을 수행하는 것이었으므로, 나는 다른 간호관리자가 환자의 역할을 하여 직원들이 연습할 수 있도록 하였다. 또한 직원들에게 교육 자료도 제공하였다. 몇 개월 후, 변화는 알아볼 수 있을 정도로 좋아졌으며, 환자와 가족 모두에게 즉각적인 영향을 주었다. 또한, 최고 경영자와 책임간호사가 병동을 방문하였을 때, 조용함과 평화로움 덕분에 입원 중인 환자가 없다고 착각할 정도였다. 지속적으로 울리던 벨소리와 인터콤으로 인한 방해도 없었다. 이 변화를 관리하면서 나의 목표는 목표와 이와 관련된 요소들을 잊지 않으며, 라운딩 중 환자관리에 대해 칭찬하는 것이었다. 나의 변화관리 전략은 앉아서 직원들에게 변화 중 잘 시행되는 면과 잘 시행되지 않는 부분들을 물어봄으로써 접근을 쉽게 하고, 전체적인 병동의 문제를 고민하기 전에 개인의 문제를 해결하는 것이었다. 또한 거리를 두어야 할 때는 거리를 두며, 직원들과 같이 라운딩을 하는 상사를 반갑게 맞이하였다. 만약 직원 중 3~6개월 이후 매시간 라운딩에 필수 요소들을 수행하지 않는 직원이 있다면, 최후의 수단으로 훈육과정을 수행하였다. 전체적으로 나는 직원들이 매일 일하는 것과 나에 대해 알고 있다는 점을 존경한다. 나는 나의 전략의 성공 이유는 처음 매시간 라운딩 전략을 소개하였을 때 원래 의도인 환자의 편의를 위한 것이 아닌, 직원들에게 효율적인 전략이라는 점을 강조했기 때문이라고 생각한다. 이로 인해 환자의 편의도 증가하였으므로 성공적인 계획이었다고 생각한다.

– Sharon McEvoy

이러한 해결방안이 당신에게 적절한 접근법인가? 그 이유는 무엇인가?

근거

오늘날 건강간호단체의 커다란 변화는 근거기반실무의 적용을 촉진한다. Lusardi(2012)은 다음의 모든 근거기반실무모델의 공통된 개념을 검토함으로써 실무를 변화할 것을 말하고 있다.

1. 임상문제를 정당화하기
2. 임상문제에 대한 가장 좋은 간호수행과 근거에 대해 연구하기
3. 중요한 근거 결정하기
4. 임상실무변화를 위한 제안서를 개발하기
5. 변화수행하기
6. 변화의 효과를 평가하기

Lusardi는 근거기반실무수행을 성공하기 위한 기본적인 요소를 제시하였다. 요소에는 적절한 자원, 강한 임상적 지지, 변화를 강화할 수 있는 관리상의 방향, 변화하는 동안 임상직원의 멘토십과 피드백을 제공할 수 있는 시스템 등이 있다.

체크리스트

변화는 조직의 변화를 위해 모든 간호사에게 요구되고 있고, 보건의료전달체계가 빠르게 변화하고 있는 상황에서 피할 수 없는 것이다. 결과적으로 불확실성은 가장 중요한 보건의료기구의 요소이다. 변화를 생성하고 이끄는 것은 단순히 다시 반응하는 것보다 더 조직 전체의 효과를 증진시킬 수 있을 것이다.

- 변화의 성질
- 변화과정
  - 계획된 제1단계 변화
  - 계획된 제2단계 변화
- 사람과 변화
- 환경과 변화
- 리더십과 변화
  - 변화를 이끄는 관계
  - 변화를 이끄는 과정
  - 변화를 이끄는 문화

리더가 되기 위한 조언

- 복잡성이 낮은 변화 또는 복잡성이 높은 변화를 포함 여부는 목표달성을 위해 앞으로 수행할 그룹의 목표를 형성한다.
- 사람들은 그들이 빠른 변화 동안 계속적인 학습자로의 역할을 확증할 때 더 잘 대처하고 적응한다.
- 변화에 포함된 사람들은 동료나 리더의 역할로 확증될 것이며 공식적 · 비공식적 또는 외적 · 내적 자료에 의해 나타날 것이다.
- 세밀한 계획을 세우고 견고하게 다지는 것은 급속하게 변화하는 환경에서 필연적이고 변화하는 양상을 보통화시키는 기회를 감소시킨다.
- 애매하고 유연성이 있는 계획과 이 계획을 조절하는 방법은 반응을 촉진시키고 달성하고자 하는 목표를 향해 방향을 움직이도록 한다.

REFERENCES

Aarons, G., Hurlburt, M., & Horwitz, S. (2011). Advancing a conceptual model of evidence-based practice implementation in public service sectors. *Administration and Policy in Mental Health and Mental Health Services Research, 38*(1), 4–23.

Abraham, J., Jerome-D'Emilia, B., & Begun, J. W. (2011). The diffusion of Magnet hospital recognition. *Health Care Manage Rev, 36*(4), 306–314.

American Organization of Nurse Executives (AONE). (2005). *AONE nurse competencies assessment tool*. Retrieved February 2014, from, http://www.aone.org/resources/leadership%20tools/nursecomp.shtml.

Begun, J. W., & White, K. R. (1995). Altering nursing's dominant logic: Guidelines from complex adaptive systems theory. *Complexity and Chaos in Nursing, 2*(1), 5–15.

Bevan, R. (2011). Changemaking. Seattle, WA: ChangeStart Press.

Burnes, B. (2004). Kurt Lewin and complexity theories: Back to the future? *Journal of Change Management, 4*(4), 309–325.

Change. 2013. In Merriam-Webster.com. Retrieved February 8, 2013, from www.merriam-webster.com/dictionary/change.

Dattee, B., & Barlow, B. (2010). Complexity and whole-system change programmes. *J Health Serv Res Policy, 15*(Supp. 2), 19–25.

Draper, D. A., Felland, L., Liebhaber, A., & Melichar, L. (2008). The role of nurse in hospital quality improvement. *Research Brief*, Retrieved 2/3/13 from, www.hschange.com/CONTENT/972/972.pdf.

Gale, B., & Schaffer, M. (2009). Organizational readiness for evidence-based practice. *Journal of Nursing Administration, 39*(2), 91–97.

Havelock, R. (1973). *Change agents guide to innovation in education*. Englewood Cliffs, NJ: Educational Technology Publications.

Hendrich, A., & Chow, M. (2008). *Maximizing the impact of nursing care quality: A closer look at the hospital work environment and the nurse's impact on patient care quality*. Retrieved February 1, 2013 from, www.healthdesign.org/sites/default/files/HCLeadership%204_%20Maximizing%20Impact%20of%20Nursing.pdf.

Higgs, M., & Rowland, D. (2010). Emperors with clothes on: The role of self-awareness in developing effective change leadership. *Journal of Change Management, 10*(4), 369–385.

Judge, W., & Douglas, T. (2009). Organizational change capacity: The systematic development of a scale. *Journal of Organizational Change Management, 22*(6), 635–649.

Katzenbach, J. R., Beckett, F., Dichter, S., Feigen, M., Gagnon, C., Hope, Q., et al. (1996). *Real change leaders*. New York: Random House.

Kitson, A. L. (2008). The need for systems change: Reflections on knowledge translation and organizational change. *J Adv Nurs, 65*(1), 217–228.

Kotter, J. P. (2012). *Leading change*. Boston, MA: Harvard Business Review Press.

Latta, G. F. (2009). A process model of organizational change in cultural context (OC3 Model). *Journal of Leadership and Organizational Studies, 15*(1), 19–37.

Lewin, K. (1947). Frontiers in group dynamics: Concept, method, and reality in social science, social equilibria and social change. *Human Relations, 1*(1), 5–41.

Lewin, K. (1951). *Field theory in social science*. New York: Harper Torchbooks.

Lippitt, R., Watson, J., & Westley, B. (1958). *The dynamics of planned change*. New York: Harcourt Brace.

Lusardi, P. (2012). So you want to change practice: Recognizing practice issues and channeling those ideas. *Crit Care Nurse, 32*(2), 55–64.

Maurer, R. (2004). *One small step can change your life: The Kaizen way*. New York, NY: Workman Publishing Co.

Mueller, C. (October 27-28, 2008). *Research in culture change in nursing homes*. Hartford Institute for Geriatric Nursing. New York University College of Nursing. Retrieved October 9, 2009, from, http://hartfordign.org/uploads/File/issue_culture_change/Culture_Change_Background_Mueller.pdf.

Packard, T. (2013). Organizational change: A conceptual framework to advance the evidence base. *Journal of Human Behavior in the Social Environment, 23*, 75–90.

Paley, J., & Eva, G. (2011). Complexity theory as an approach to explanation in healthcare: A critical discussion. *Int J Nurs Stud, 48*, 269–279.

Patterson, K., Grenny, J., Maxfield, D., McMillan, R., & Switzler, A. (2011). *Change anything*. New York: Hatchette Book Group.

Rogers, E. M. (1995). *Diffusion of innovations* (4th ed.). New York: The Free Press.

Rogers, E. M. (2003). *Diffusion of innovations* (5th ed.). New York: The Free Press.

Salmela, S., Eriksson, K., & Fagerstrom, L. (2011). Leading change: A three-dimensional model of nurse leaders' main tasks and roles during a change process. *J Adv Nurs, 68*(2), 423–433.

Sanders, T. J. (2010). Propositions for investigating adoption and diffusion of the Magnet hospital concept through the lenses of organization theory. *Journal of Management and Marketing Research, 4*, 1–19.

Senge, P. (2006). *The fifth discipline*. New York: Doubleday.

Senge, P., Kleiner, A., Roberts, C., Ross, R., & Smith, B. (1994). *The 5th discipline fieldbook: Strategies and tools for building a learning organization*. New York: Crown Business.

Shanley, C. (2007). Management of change for nurses: Lessons from the discipline of organizational studies. *Journal of Nursing Management, 15*(5), 538–546.

Studer, Q. (2009). *Hardwiring excellence*. Gulf Breeze, FL: Fire Starter Publishing.

Weberg, D. (2012). Complexity leadership: A healthcare imperative. *Nurs Forum, 47*(4), 268–277.

Weick, K., & Quinn, R. (1999). Organizational change and development. *Annu Rev Psychol, 50*, 361–386.

SUGGESTED READINGS

Chambers, C., & Ryder, E. (2011). Excellence in compassionate nursing care: Leading the change. *Journal of Holistic Healthcare, 8*(3), 46–49.

Mitchell, G. (2013). Selecting the best theory to implement planned change. *Nursing Management-UK, 20*(1), 32–37.

Needleman, J. (2010). Transforming care at the bedside. PaceSetters, 7(3), 10–13.

Nickitas, D. M. (2010). A vision for future health care: Where nurses lead the change. *Nursing economic$, 28*(6), 361–385.

Rantz, M., Zwygart-Stauffacher, M., Flesner, M., Hicks, L., Mehr, D., Russell, T., et al. (2012). Challenges of using quality improvement methods in nursing homes that need improvement. *J Am Med Dir Assoc, 13*(8), 732–738.

Roussel, L., Dearmon, V., Buckner, E., Pomrenke, B., Salas, S., Mosley, A., et al. (2012). Change can be good. *Nurs Adm Q, 36*(3), 203–209.

Williams, L. (2011). Organizational readiness for innovation in health care: Some lessons from the recent literature. *Health Serv Manage Res, 24*(4), 213–218.

CHAPTER

16

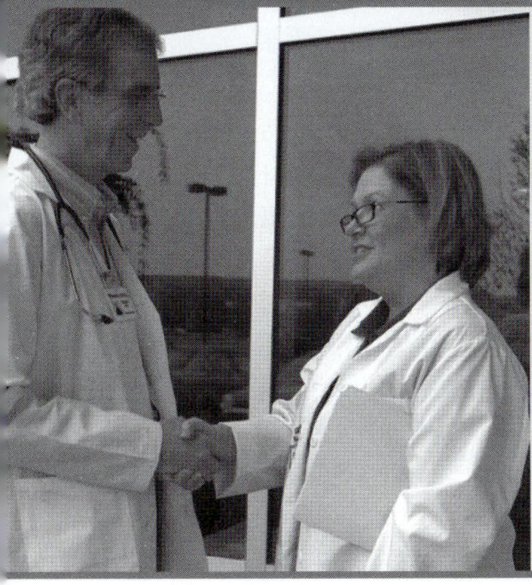

의사소통 및 파트너십을 통한 팀빌딩

Building Team Through communication and Partnerships

이 장에서는 팀 구성과 유지에 필요한 주요개념과 방법에 대해 설명하고 있다. 우리의 삶은 협력에 필요한 원활하고 효율적인 태도와 효과적인 의사소통기술, 발전적인 관계를 요구한다. 임상현장에서는 다양한 팀의 활동을 볼 수 있는데, 특히 환자안전에 관해서는 팀 활동이 필수적이다. 환자안전과 관련된 팀은 즉각적이고 지속적인 의사소통을 수행하고, 환자안전망을 개설해 환자안전을 도모할 뿐 아니라 각 팀 구성원의 업무를 지원하기도 한다. 이러한 팀은 다양한 부서와 전문가로 구성되어 있다. 각각의 팀 구성원은 각자 기여해야 할 목표가 있고, 이에 따라 자격을 인정받고 존경받을 자격이 있는 사람이다. 팀이 적절하게 기능하지 못했을 경우, 구성원은 그들의 의사소통 방법과 상호작용하는 방법을 반드시 변경해야 한다.

학습성과

- 집단과 팀의 차이점을 안다.
- 팀의 5가지 주요개념을 평가한다.
- 효과적인 의사소통 방법을 설명한다.
- 부적절한 의사소통 방법을 확인한다.
- 임상적 상황을 인지하기 위해 가이드라인을 적용한다.
- 일반적인 임상현장과 합의를 사용하는 현장을 비교한다.
- 시너지를 발휘하며 일하는 팀의 예를 들고, 그 팀의 성과를 설명한다.
- 환자안전과 질에 있어서 팀의 중요성을 설명한다.

핵심용어

- 인지(acknowledgment)
- 이원론(dualism)
- 시너지(synergy)
- 경청(active listening)
- 효과적인 의사소통(effective communication)
- 팀(team)
- 헌신(commitment)
- 집단(group)

도전

Diane Gallagher, RN, MS
Director, Women's and Children's Services, Rush-Presbyterian–St. Luke"s Medical Center, Chicago, Illinois

신생아 중환자실에서 광범위한 팀의 의미는 신생아를 간호하는 업무를 함께하는 사람들이다. 이 팀은 의사, 간호사, 호흡치료사, 물리치료사, 사회복지사, 신생아 전문간호사 및 실무직원을 포함한다. 경우에 따라 전문의는 심장, 신경, 소화기계의 문제를 의뢰한다. 이 사람들은 신생아 간호에 중요한 역할을 수행하는 간헐적 팀 구성원이다.

최근에 새로운 전문가가 우리 팀에 포함되었다. 그들은 병원에 이익과 환자 수를 증가시키는 평판을 들으며 최고의 전문성을 가진 사람들이다. 그러나 이 새로운 팀 구성원을 통합하는 것은 쉬운 일이 아니였다. 여기에는 임상적 불일치, 의사소통 전달의 붕괴, 개인적인 충돌이 있었다. 이러한 상황은 서로 간의 불신을 초래하고 문제를 발생시켰다.

의견의 불일치, 모욕감, 불평은 양쪽 그룹에서 확대되었고, 전문그룹의 장이 "우리는 환자를 신생아 중환자실에 데려올 수 없고, 우리는 환자를 소아중환자실로 보내겠다."라고 말하면서 잠시 생각할 수 있는 시간을 갖게 되었다. 신생아 중환자실 그룹의 반응은 '우리는 우리끼리가 좋다, 당신들은 필요 없다. 너희 환자는 귀찮다.'로 나타났다. 이것은 사실, 기능적으로 함께 업무를 수행할 수 없기 때문에 서로 함께 일할 수 없는 합리적인 이유로 보인다. 이 반응은 서로가 가치 있는 서비스를 제공할 수 있고 환자와 가족에게 영향을 줄 수 있다고 믿는 믿음 때문에 직접적인 충돌이 발생한 것이다. 이것은 직원들에게 딜레마를 초래한 반면, 모든 사람들은 이 상황이 희망이 없는 것으로 생각하였다.

어느 누구도 우리가 팀으로서 기능을 할 것이라고 생각하지 않았고 그러므로 함께 업무를 수행하려는 노력은 헛된 것이였다. 우리는 시도했지만 실패하였다. 우리는 손실을 절감하고 이동하자고 했다. 몇몇 사람은 팀을 형성하는 것이 가능하지 않다고 믿고 몇몇 사람은 이것은 불필요하다고 믿을 때 팀을 형성하는 방법이 있는가?

당신이 이 간호사라면 어떻게 하겠는가?

도입

임상에서 비용절감과 환자안전 및 질에 대한 관심이 증가하면서 팀워크의 중요성이 커지고 있다. "뭉치면 살고 흩어지면 죽는다"라는 격언이 지금 임상에서의 상황에 이토록 걸맞은 적이 없었고, 시대가 변화하면서 비용과 연관되는 환자간호의 결과가 중요해지고 간호사의 책임 또한 막중해지고 있다. 훌륭한 팀을 구성하기 위해서는 팀 구성원들의 의사소통기술이 반드시 향상되어야 한다. 구성원들은 효과적인 의사소통(effective communication)을 위해 각자의 능력향상뿐만 아니라 다른 팀 구성원의 지지에도 힘써야 한다. 이러한 의사소통기술은 변화하는 의료체계 내에서 살아남기 위해 필수적이다.

개인과 개인의 성취만을 강조하는 우리 사회에서 팀워크는 전형적인 모순 그 자체이다. 다시 말해 개인에게 초점이 맞추어진 상태로 우리는 조직에서 함께 일하며 환자안전과 간호의 목표를 달성해야 하는 실정이다. 현재 아이들은 학교에서 개인적인 성취자로 교육받은 후, 직업현장에 내던져져서 팀 구성원으로 일하게 된다. 이러한 모순의 해소를 위해 우리는 팀의 중요성과 타인에 의해 받는 영향을 알아야 한다.

집단과 팀

집단(group)은 많은 사람이 모인 것 또는 특정한 관계를 맺고 있는 것이다. 집단의 예로는 초등학교 학부모 집단, 특정 교회의 신도집단 또는 간호대학에 다니고 있는 학생 등이 있다. 반면, 팀(team)은 특정 직무나 활동에 연루된 사람의 집합을 말한다. 따라서 모든 집단은 팀이 아니며, 모든 팀이 효율적으로 기능하지는 않는다.

앞서 말했듯이, 집단이 모두 팀으로 간주되지는 않는다. Lencioni(2012)에 따르면, 팀은 높은 상호 의존성을 가지고 목표와 업무의 달성을 위해 노력하는 사람들의 모임이다. 우리가 직관적으로 인식하는 '팀'은 효과적으로 기능하지 않는 것인 경우가 많다. 반면, "우리는 좀 더 팀다워져야

해."라던지 "팀원으로서 더 열심히 일하는 모습을 보여주세요."와 같은 말을 하기도 한다. 팀은 목표를 정의하고 지속적으로 긍정적인 관계를 유지하며, 효과적으로 의사소통하고 지지적인 환경을 조성하는 집단이다. 팀은 특정한 업무를 수행해내는데 초점을 맞추고 있다. 또한 비용효과적인 면을 고려하면서 질 높은 의료를 제공하는게 필수적이다. 자원들이 점점 신중하게 소비됨에 따라 환자간호 팀은 명확한 목표를 설정하고 창의적인 문제해결방법을 찾으며 상호 간의 존중과 지지를 보여야 한다. 비효과적인 팀을 가진 기관은 경쟁에서 살아남을 수 없다.

연습 16-1

지금까지 당신이 속했던 팀이나 집단을 떠올려본다. 그리고 그 집단 또는 팀이 어떤 일을 했는지도 생각해본다. 표 16-1의 '팀 사정 활동'을 사용하여 당신이 속한 팀을 사정해본다. 이 활동을 통해 팀이 얼마나 잘 기능하는지를 알 수 있다. 팀 내의 역할, 활동, 관계, 환경을 생각해본다. 또 팀 내에서 의사결정, 리더십, 책무, 문제해결 방법을 공유한 경험을 생각해본다. 이러한 요소는 팀의 기능을 평가할 수 있는 지표가 된다.

팀이 효과적으로 기능한다는 증거는 업무분위기, 의사결정과정, 팀의 목표와 업무이해수준, 팀원들의 경청하는 자세, 이견에 대한 대처방법, 합의도출과정, 피드백의 사용 등에서 나타난다. McGregor(1960)에 따른 효과적인 팀과 비효과적인 팀의 특성이 표 16-2에 제시되어 있다.

비효과적인 팀은 몇몇의 구성원에 의해 장악되므로 나머지 구성원들이 지루해하거나 화가 나서 활동에 참여하지 않는다. 이런 경우의 리더십은 독재에 가깝고 경직되어 있으며, 팀 내의 의사소통 방법은 딱딱하고 형식적이다. 구성원들은 발전의 촉매제가 될 수 있는 마찰이나 이견을 갖는 것을 불편해 한다. 이들은 비판을 건설적이고 문제중심적으로 받아들이기보다 파괴적이고 개인적이며 번거로운 것으로 생각한다. 또한 팀원들은 불편한 감정이나 마찰을 피하려고만 하여 이러한 것은 차후에 큰 불화의 원인이 된다. 또한 자신들의 업무를 점검하기를 꺼린다. 이런 상황에서 팀원들은 회의가 끝날 때까지 자신들의 생각이나 의견을 말하지 않는다.

표 16-1 팀 사정 활동

우리는 팀인가?

당신이 지금 속해 있는 팀을 생각하고 다음 내용 중 해당하는 부분에 체크한다.

1. '너', '나'라는 팀보다 '우리'라는 말을 더 자주 사용한다.
2. 한 사람이 바쁘면 다른 사람들이 도와준다.
3. 다른 사람에게 도움을 요청할 수 있다.
4. 팀원 대부분이 성취해야 할 것을 알고 있다.
5. 성취목표는 기관의 미션 및 비전에 연관되어 있다.
6. 서로를 공정하게 대한다(똑같이 대하는 것과 다름).
7. 사람들의 강점을 찾아 목표달성에 이용한다.
8. 정책, 과정, 장비의 변경과정이 명확하다.
9. 회의의 목적이 명확하다.
10. 결과가 목표를 위한 노력과 집중을 반영한다.
11. 인정은 개인적이며 목표지향적이다.
12. 팀과 관리자 모두 혁신을 지지한다.
13. 구성원들은 목표달성을 위해 헌신한다.
14. 약속을 지킨다.
15. 의사소통 시에 친절함을 유지한다.
16. 구성원들은 팀 내 자신의 역할을 설명할 수 있다.
17. 다른 팀원을 신뢰할 수 있다.
18. 팀은 목표달성까지 비용 효과적이고 효율적으로 움직인다.
19. 모든 팀원이 의사결정과정에 참여한다.
20. 구성원 서로가 서로를 높이 평가한다.

체크된 개수에 5를 곱한다. 그렇게 나온 점수가 팀의 기능점수이며, 점수가 높을수록 팀의 기능이 높은 것을 의미한다.

©The Wise Group, 2007, Lubbock, Texas.

반면, 효과적인 팀은 명확한 목표, 융통성 및 팀원 간의 합의, 헌신(commitment), 높은 참여율로 특징지어진다. 상호 간에 경청하고 개방적인 의사소통은 불화를 해결하고 적절히 일을 해나가는 데에 큰 도움이 된다. 또한 그들은 논점에 대해 토의하면서 합의에까지 이를 수 있다. 효과적인 팀은 팀 내에서의 역할과 업무가 분명하고 팀원 각자가 자신만의 강점을 알고 업무에 이용한다. 이러한 특성은 변화와 도전에 팀이 적절히 적

표 16-2 효과적인 팀과 비효과적인 팀의 특성

특성	효과적인 팀	비효과적인 팀
업무환경	비전형적, 편안함, 안정되어 있음	획일적, 지루함, 긴장됨, 경직되어 있음
토론	핵심이 있음 거의 모든 사람과 의견교환	핵심이 없음 몇 사람에 의해 장악된 듯한 모습
팀의 목적	구성원들이 이해하고 있음 수용가능함	불명확 개인적인 의견이 많음
경청	존중하며 경청함	비판적
마찰대처 능력	이견을 내는 것을 편안하게 받아들임 문제에 대해 터놓고 이야기함	이견 내는 것을 꺼림
의사결정	보통 합의에 이름 다수결에 의한 결정을 최소화 반대의견을 가진 사람의 말도 경청함	미성숙함 다수결에 의한 의사결정이 빈번함 대다수의 의견만을 실행에 반영함
비판	빈번함, 솔직함, 건설적 장애를 없애는 데 사용함	당혹스러운 것으로 간주함 긴장감, 비건설적 개인적인 비판이 많음
리더십	공유함, 위임적	독재적
업무	명확함 팀원들이 수용할 수 있는 정도	불명확함 원치 않는 팀원들이 있음
감정	자유롭게 표현함	억제함
자기통제	지속적 문제해결에 초점이 맞추어져 있음	간헐적 업무 외적인 부분에서만 나타남

출처: McGregor, D. (1960). *The human side of enterprise*. New York: McGraw-Hill.

응할 수 있도록 해준다.

오늘날 의료체계에서 우리가 마주하는 변화는 실로 막대하다. 그러한 변화 중 가장 두드러지는 것이 바로 환자안전에 관한 문제이다. 그뿐만 아니라 인력감원, 비용절감, 재원일수 감소, 의료비 감소 등이 점차 확대되고 있는 것이 현실이다. 효과적인 팀은 문제해결과정에 모든 인원이 참여하고 서로 창의력을 기르며 보건의료를 발전시킨다. 형성에 있어 적절히 기능하는 팀의 역할은 매우 중요하다. 이에 대한 내용이 다음 문헌 관점에 제시되어 있다.

세대에 따른 차이

오늘날 함께 일하는 팀의 구성원들은 중견세대, 베이비붐세대, X세대, Y세대의 사람들이다. 시간이 흘러감에 따라 현재 근무환경에는 베이비붐세대와 X세대가 우세한 편이다. 각 세대는 20년 주기로 새롭게 생성된다. 이들은 각자 다른 환경에서 자라온 사람이며 다른 역사적 사건과 문화의 영향을 받은 사람이다(Weingarten, 2009). 예를 들어, 중견세대는 정해진 규율 속에서 살아온 사람이고, 베이비붐세대는 전후에 태어난 세대로 이 시기는 국민의 권리가 변화하고 여성의 지위가 변화하기 시작한 때이다. X세대의 간호사는 맞벌이를 하는 경우가 많다. 또한 이 세대에는 이혼이 빈번하고 직장의 안정성이 보장되어 있지 않다. Y세대의 간호사는 미래의 전문가로 정보와 기술을 습득하고 있는 사람들로 문화적 다양성을 가지며 배움을 성공의 열쇠로 인식한다. 이와 같이 세대에 따른 차이를 이해하려는 노력은 효과적인 팀과 비효과적인 팀에서 다르게 나타난다.

문헌 관점

출처: Kouzes, J.M., & Posner, B.Z. (2012). *The leadership challenge* (5th ed.). San Francisco: Jossey-Bass, John Wiley & Sons.

이 모델은 우리 사회의 리더가 어떻게 사람들로 하여금 뛰어난 일을 해내도록 하는가에 초점을 맞추고 있다. 신규간호사와 같이 평범한 사람을 놀랄만한 업적을 만들어내기 위해서는 다른 사람들과의 관계에서 이끌어 낼 수 있다. Kouzes와 Posner의 연구에서는 '관계'가 변화와 혁신을 주도하는 핵심이라고 주장하고 있다. 다음은 이 리더십모델의 중점인 관계의 형성과 유지에 관한 5가지 핵심이다.

- **모범을 보인다.**
  신뢰는 리더십의 기본이다. 리더는 자신이 말한 것을 지켜내는 사람이며 팀원들이 나아가야할 방향을 보여주는 사람이다.
- **비전을 공유한다.**
  리더는 흥미로운 가능성을 제시해주고 긍정적인 태도록 즐기며 열심히 일한다.
- **도전한다.**
  위험을 감수하고라도 혁신적인 변환점을 찾아내기 위해 노력한다.
- **다른 사람들이 행동할 수 있도록 한다.**
  신뢰를 쌓고 협력하기 위해 협업을 증진한다. 대등한 거래에 대한 인식을 키우고 "우리는 모두 함께 일한다."는 생각을 형성시킨다.
- **격려한다.**
  리더는 구성원이 일을 지속할 수 있도록 격려한다.

실무 의의

간호사들이 이 모델을 자신의 리더십모델로 삼는다면 그들의 업무능력이 향상될 것이다. 위에서 제시된 각각의 핵심들은 팀에 헌신하는 데 큰 도움이 될 것이다.

효과적인 의사소통

임상현장에서의 의사소통은 근무조건개선뿐만 아니라 의료과오를 줄일 수 있다는 점에서 매우 중요하다(Maxfield, Grenny, Lavandero, & Groah, 2013). 이러한 이유로 최근 신규간호사의 오리엔테이션 교육 시 의사소통능력을 강조하고 있다. 많은 간호사들이 그럴 시간에 임상적인 기술을 향상시키는 것이 낫다고 생각할지도 모르지만, 의사소통기술이 의료의 질 향상에 있어 상당히 중요한 부분이라는 것이 계속해서 밝혀지고 있다.

의사소통은 숨 쉬는 것처럼 자주 일어나는 현상인만큼 일상생활에서 가장 중요한 요소라고 할 수 있다. 그뿐만 아니라 의사소통은 임상현장에서 일할 때, 팀을 만들 때, 리더십을 발휘할 때 모두 필수적이다. 사람은 의사소통하지 않고는 살 수 없다. 우리는 언어적 및 비언어적인 의사소통 모두를 이용해 끊임없이 생각, 의견, 기분, 감정을 나눈다. 한 번 말을 뱉으면 그 말은 되돌릴 수 없다. 메시지를 수정할 수는 있지만 여전히 첫 번째 메시지의 영향은 남아 있게 된다. 첫 번째 메시지만큼이나 의사소통에서 중요한 것은 바로 무의식적인 대답이나 반응이다.

우리가 어떻게 의사소통하는가가 우리의 가치를 반영한다. 우리가 세상에 태어난 이후로 의사소통은 우리가 어떻게 관계를 맺는지를 보여주는 단 하나의 요소이다(Satir, 1988). 자존심은 의사소통에 지대한 영향을 미치는 요소이다. 외부의 자극원으로 인해 자존심이 위협받으면 그 사람은 의사소통에서 사려 깊은 대화보다는 화를 내는 반응을 보이게 되기 때문이다.

의사소통 방법은 다른 사람을 보면서 터득하게 된다. 부적절한 의사소통의 예는 TV와 영화 속에서 볼 수도 있는데, 이런 부적절한 의사소통은 곧 오해, 비판, 인간관계의 파괴로까지 이어진다. 간호학부에서는 이러한 이유로 환자 및 보호자와의 치료적인 의사소통에 대해 교육하고 있지만 임상현장에서 업무에 관한 의사소통 교육은 부족한 실정이다. 그러나 업무환경에서 긍정적이고 사려 깊은 의사소통은 적절하게 기능하는 팀을 만드는 데 필수적이다.

발신자와 수신자 간의 가장 일반적인 의사소통의 형태를 나타낸 것이 그림 16-1에 있다. 효과적인 의사소통은 수신과 발신이 생산적이고, 사려 깊으며 지지적인 분위기 속에서 이루어지며 소통하는 리듬이 형성되는 것을 말한다(Nemeth,

2008). 이 리듬이 깨질 때 의사소통 또한 무너진다. 이러한 상황이 그림 16-1에 나타나 있다. 의사소통에서 리듬이 생기지 않으면 의사소통에 참여한 사람은 존중받지 못한다고 느끼며 화를 낼 수도 있다.

스트레스

Satir(1988)의 연구에서는 스트레스와 자존심 간의 상관관계를 확인했다. 연구결과에 따르면, 스트레스는 긍정적인 자존심을 위협하는 요인으로 나타났다. 인간은 다른 사람으로부터 자존심이 상하는 대우를 받게 되면 무의식적으로 스트레스와 불안이 유발된다. 이때 동료에게 도움을 요청하거나 산책을 하는 등 의식적인 노력을 통해 스트레스를 해소하도록 노력하는 데 도움이 된다(Smith & Segal, 2013).

리듬적인 의사소통

수신자 ——— 발신자

발신자는 메시지를 보내고 수신자는
적극적으로 듣고 메시지를 받는다.

비리듬적인 의사소통

발신자 ——— 발신자

서로가 동시에 메시지를 보낸다. 수신자가 없다.

발신자 ——— 수신자 부재

발신자가 메시지를 보내지만 수신자가
이미 다른 일에 사로잡혀 집중하지 않는다.

발신자 부재 ——— 수신자

수신자가 메시지를 기다리지만 발신자는
침묵하거나 메시지 보내기를 거부한다.

수신자 ——— 수신자

두 사람 다 대답을 기다리기만 하고
메시지를 보내지 않는다.

그림 16-1 잠재적인 의사소통 리듬

스트레스반응모델

스트레스와 같은 위협이 가해지면 화자는 다음의 5가지 의사소통 패턴, 즉 비난, 회유, 경직된 냉철함, 무관심, 일치 중 하나의 반응을 보인다(Balzer-Riley, 2011; Satir, 1988). 이 5가지 의사소통 패턴이 표 16-3에 소개되어 있다.

이 패턴 중 효과적인 의사소통을 위해 필요한 한 가지 패턴은 바로 '일치'이다. '일치' 의사소통이란 비언어적 · 언어적 반응이 화자의 내면과 일치하고 이것이 적절한 메시지로 표현될 때를 의미한다. 이런 형태의 의사소통은 발신자와 수신자 간의 존중하고 지지하는 관계를 형성할 수 있게 해준다.

의사소통의 방해요인

요즘같이 바쁘게 살아가는 때에 명확하고 효과적인 의사소통을 방해하는 다양한 요인이 존재한다. Olen(1993)의 연구에 의하면, 잠재적인 방해요인을 아는 것이 수신자와 발신자의 장벽을 줄이는 데 도움이 된다고 한다.

- **주의산만:** 혼란은 보통 감각기관을 통해 발생한다. 예를 들어, 어두운 조명, 주변의 잡음, 핸드폰 벨소리 등으로 인해 혼란이 발생한다. 논문이나 보고서, 과중한 업무 등도 주의산만을 일으킬 수 있다.
- **지식부족:** 수신자와 발신자는 각각 다른 수준의 지식수준을 가진다. 그 밖의 이유로도 한 사람이 다른 사람에 비해 덜 명확하게 이해할 수 있다.
- **계획부족:** 준비하고 계획하며 어떤 내용으로 대화를 나눌지 생각해두는 것이 유용하다. 임의로 주제를 정하고 의사소통이 진행된다면 의사소통 리듬이 금방 깨져버릴 것이다.
- **인지(지각)의 차이:** 수신자와 발신자는 각각의

표 16-3 의사소통 패턴

패턴	상호작용	근원	예
비난	발신인이 수신인을 비난함	두려움과 낮은 자존감	대부분 "너"라는 말을 사용함 "너 때문이야."
회유	발신인이 수신인을 회유함	발신인의 낮은 자존심	"내가 틀렸어. 미안해. 전부 내 잘못이야."
경직된 냉철함	발신인은 감정을 배제한 채 매우 합리적인 태도를 유지함	자신의 약점을 냉철하고 논리적인 생각으로 감춤	"이 연구에서는 대상자 중 75%가 완치되었다고 하고 있습니다."
무관심	발신인은 논점을 피하고 자신과 수신인의 감정을 무시함	두려움, 외로움, 무목적성	"잠시만요, 전 이것에 대해 말씀드리고 싶네요(다른 주제에 대해 이야기함)."
일치	발신인의 말과 행동이 일치함 내적인 감정이 메시지와 일치함	긴장이 해소된 상태 자신감이 있는 경우	"지금 저는 박사님이 화가나 계시다는 것이 걱정됩니다."

출처: Satir, V. (1988). *The new peoplemaking*. Mountain View, CA: Science & Behavior Books; and Bradley, J., & Edinberg, M. (1990). *Communication in the nursing context* (3rd ed.). Norwalk, CT: Appleton & Lange.

눈으로 세상을 바라본다. 이러한 개인차가 의사소통의 방해로 작용하여 메시지가 다르게 해석되기도 한다. 이와 더불어 사회·문화적, 민족적, 교육적인 차이가 이러한 개인차의 발생에 대한 근거가 된다.

- **감정과 성격:** 일부 사람들은 자신의 감정과 상반되는 말을 하는 데 어려움을 호소하기도 한다. 또 많은 사람들이 집에서 발생한 불쾌한 감정이나 어려움을 직장에까지 가져온다. 이런 것들이 무의식중에 남아 있으면 부정적이고 비생산적으로 일하게 된다.

부적절한 의사소통 방법

효과적인 의사소통은 사람들로 하여금 사려 깊고 명확하며, 서로의 느낌과 관점을 표현할 수 있도록 하는 리드미컬한 상호작용을 촉진한다. 반면, 부적절한 의사소통은 불신을 유발하고 불명예스러우며 수신자의 자존심을 낮추는 반응을 촉진한다. 박스 16-1에는 의사소통 시에 자주 발생하는 실수들이 제시되어 있다.

의사소통 지침

의사소통 시에 참고할만한 가이드라인, SBAR 방법은 주로 임상에서 한 의료진이 다른 의료진에게 정보를 전달할 때 사용되는 방법이다(박스 16-2).

이상의 의사소통 방법은 긍정적인 결과를 가져오고 팀의 목표에 도달할 수 있는 환경 조성에 도움이 된다. 박스 16-3에 의사소통을 위한 효과적인 지침이 제시되어 있다.

연습 16-2

작은 그룹으로 모여서 효과적인 의사소통 방법과 비효과적인 의사소통 방법에 대해 이야기해본다. 그리고 최근에 자신이 경험한 의사소통의 예를 들어본다. 비효과적인 의사소통 방법을 긍정적인 반응으로 바꿀 수 있는 방법을 생각해본다.

팀의 주요개념

아주 드물게 자연적으로 팀워크를 발휘하는 팀이 있는 데, 그 예로 놀이터에서 노는 아이들이 있다. 대부분 구성된 팀은 그들이 함께 일해야 하기 때문에 팀워크를 배운다. 이런 종류의 협업 형태에서는 그들이 얼마나 협력했는지를 관찰하고 개인주의적인 태도를 버려야 한다. 팀의 주요개념은 다음과 같다.

- 충돌해소
- 미션의 단일화
- 협력에 대한 의지
- 헌신

박스 16-1 의사소통 시에 자주 발생하는 실수

1. 충고하기

동료가 어려움을 겪고 있을 때 충고하고 싶은 마음은 누구나 들 것이다. 그러나 그러지 않는다. 보통 사람들의 심리는 말로 뱉음으로써 그 문제로 인한 긴장을 해소하고 싶은 것이다. 그냥 들어준다.

2. 뒷담화하기

다른 사람들에게 내가 싫어하는 상대를 이야기할 때 그 상대는 항상 나쁘게 언급된다. 이들에 대한 이야기는 항상 제3자에게 나쁘고, 잘못된 식으로 전달된다. 당신이 어떤 것에 대해 화가 나 있으면 그 당사자에게 가서 이야기한다. 뒷담화를 하지 않는다.

3. 방어적으로 행동하기

방어적인 태도는 당신이 상대에 대해 듣지 않거나 상대에 대한 적대적인 마음에서 나온다. 장애에 대해 당신의 몸에서 나타나는 반응을 살핀다. 멈추고 심호흡한다. 우선 당신이 의도한대로 말하지 말고 처음부터 다시 시작해본다.

또한 방어적인 태도는 적대적이고 공격적인 상대를 만날 때도 나타난다. 이럴 때는 감정적으로 대처하지 말고 상대방의 반응이 당신에게 아무런 해도 끼칠 수 없으며, 상대의 스트레스로부터 유발된 것이라는 것을 알고 인정해야 한다.

4. 다른 사람을 판단하기

다른 사람을 "좋다", "나쁘다" 혹은 그들의 행동에 대해 "어리석다", "부적절하다" 등의 평가를 내리는 것은 자기 자신을 어떻게 판단하는지를 보여주는 것이다. 당신에게 가장 어려운 사람은 누구인가? 물론 당신 자신일 것이다. 우리는 상대에 대해 어떤 느낌을 가질 수는 있지만 그 사람에 대해 부정적인 판단을 내리는 것은 삼가야 한다.

5. 잘난 체하기

상대방이 자신보다 못하다는 생각을 가지고 이야기하는 것은 상대를 존중하지 않는 것이다. 당신은 과도하게 친절한 척하며 상대방에게 생색을 내거나 망신을 주어서는 안 된다. 이런 행동은 상대방을 판단하는 또 다른 한 형태이다. 다른 접근방법은 상대방이 말하고자 하는 내용에 대해 질문을 던져주는 것이다.

6. 확신하기

간호사들은 환자 상태를 비롯한 여러 상황들이 확실해지고 더 나아지기를 바라고는 한다. 그런 마음 때문에 때로는 부적절한 확신을 타인에게 심어주곤 하는데 여기서 우리가 알아야 할 것은 누구도 어떤 상황에 확신을 가질 수 없다는 것이다. 다만, 사람들이 그 상황을 견뎌낼 수 있도록 지지해 주는 것으로 이를 대신할 수 있다.

7. "왜"라는 표현 사용하기

팀에서 일할 때는 "왜"라는 표현을 삼간다. 이 표현은 다른 사람으로 하여금 방어적인 태도를 취하게 할 수 있다. "왜"라는 말 대신 "무엇 때문에 그렇게 생각하게 되었나요."로 바꾸어 말해본다.

8. 비난하기

"당신은 정말 나를 화나게 하는군요."라는 표현은 상대방을 비난하는 표현이다. 거의 모든 의사소통에서 잘못의 책임은 상호간에 모두 존재한다. 이렇게 말해본다. "지금은 이 문제에 대해 이야기할 수 없을 것 같아요. 제가 조금 진정된 후에 다시 이야기했으면 합니다."

박스 16-2 SBAR 의사소통

환자간호에서 잘못된 의사전달은 적신호사건과 근접오류(near miss)의 가장 흔한 원인이다. California Kaiser Permanent system의 전문가들이 개발한 유용한 의사소통 방법은 의료진들이 정보를 수집하고 의사결정하는 일련의 과정에 초점을 맞추고 있다. SBAR은 정보를 구조화시켜 전달하는 방법이다.

상황(situation)

간호사는 환자, 의사, 진단, 환자의 위치를 확인한다. 그 후 SBAR의 시작이 되는 환자 상황을 설명한다.

배경(background)

다음으로 간호사는 현재 상황의 배경이 되는 정보를 제공한다. 해당하는 정보에는 의식수준, 활력징후, 주호소, 통증 정도, 환자 신체사정 결과 등이 있다.

사정(assessment)

주 호소에 대한 사정을 시행하고 상황의 심각성을 파악한다. 환자상태에 변화가 있으면 반드시 이야기한다.

권고(recommendation)

주치의에게 요청하거나 투약, 검사와 같은 특별한 수행을 권고할 수 있다. 또한 간호사는 주치의가 직접 와서 환자를 평가할 것을 요청할 수 있다.

출처: www.ihi.org/resources/Pages/Tools/SBARTechniqueforCommunicationASituationalBriefingModel.aspx. (Retrieved July 8, 2013.)

박스 16-3 효과적인 의사소통을 위한 지침

- 상대가 효과적인 의사소통에 대한 지식이 없어도 상호작용하려고 노력한다. 수신자–발신자 간의 리듬을 생각한다.
- 당신의 생각과 느낌을 공유한다.
- 일상적인 대화와 잡담이 관계 형성에 도움이 된다. 특히 가벼운 주제나 유머러스한 내용의 이야기는 깊고 의미 있는 대화와 적절히 균형을 맞추도록 한다.
- 상대방을 칭찬하고 격려한다.
- 상대가 받아들일 수 있게 대화한다.
- 우리에 대한 이야기나 문제가 제시되었을 때 당신 자신의 이야기나 문제로 받아들인다.
- 수준이나 직급의 차이가 있더라도 같은 언어를 사용하여 대화한다.

출처: Olen, D. (1993). *Communicating: Speaking and listening to end misunderstanding and promote friendship*. Germantown, WI: JODA Communications.

충돌해소

충돌에 대해 조금만 깊이 생각해보면, 충돌은 우리 삶에 도움이 되는 기본적인 요소라는 점을 알 수 있다. 충돌은 우리의 삶의 일부분이기도 하다(Porter–O'Grady & Malloch, 2010). 그러므로 우리는 의사소통과정에서 발생할 수 있는 문제들을 알고 대처해야 하는 과제를 안고 있다(Porter–O'Grady & Malloch, 2010). 충돌은 보통 한 개인이 자신의 자존감을 지키기 위한 것으로부터 시작된다. 사람들은 기본적으로 타인이 자신보다 더 강한 힘을 가진다고 믿고 그런 사람들 틈에서 자신의 목적을 달성하기 위해 노력해야 한다고 생각한다(Sportsman, 2005). 예를 들어, 업무 중이던 간호사가 조무사들의 다툼을 목격했다. 이런 경우 다음에 제시된 과정이 도움이 될 수 있다(Sportsman, 2005).

- 발생한 일을 파악한다.
- 각자에게 발생한 시간적인 사건의 흐름을 파악한다.
- 충돌이 서로에게 얼마나 상호의존적인지 사정한다.
- 사건과 관련된 논점, 목표, 요소를 확인한다.
- 이전의 해결책을 찾아본다.

충돌하는 사람들 간에 업무적으로 얼마나 연관되어있는지를 파악하는 것이 매우 중요한데, 특히 이들이 평소에 항상 같이 일하는 사람들인 경우에는 더 중요하다.

팀이라는 용어는 특정한 종류의 업무를 같이 할 때에 사용된다. 협업에서는 구성원들이 얼마나 지지적이고 의미 있는 방식으로 관계를 맺고 있는지 이해하고 서로 의사소통하는 것이 필요하다. 또한 협업에서는 팀원 간에 발생하는 충돌을 잘 해결해 나가는 능력이 요구된다. 그뿐만 아니라 팀 구성원에게는 서로가 맡은 바 업무를 충실히 잘 이행해 내고 목표에 도달할 것이라는 믿음이 있어야 한다. 작업을 수행하기 위해 상호작용하고, 효과적으로 의사소통하기 위해 구성원은 논점에 직면해야 하고 자신의 생각과 느낌을 자유롭게 표현할 수 있어야 한다. 또 의사소통 방법을 발전시키기 위해서 누군가는 의사소통 패턴을 바꾸어야 할 것이다. 무언가를 바꾸기 위해서는 우리가 먼저 바뀌어야 한다.

미션의 단일화

모든 팀은 목적이 있다. 팀의 목적은 팀의 계획이자 목표이자 팀의 구성이유이기도 하다. 하지만, 가장 효과적인 팀에게는 '미션'이 있다. 미션은 팀원들이 100% 헌신하도록 하는 어떤 특정한 일이자 공헌할 만한 무언가이다. 미션과 목적은 모든 구성원들이 이해하고 있어야 하고 모두가 동의하는 것이어야 한다. 미션이 더 강력하고 통찰력 있는 것일 때 팀을 더 고무시킬 수 있다. 또한 더 많은 에너지와 흥미가 유발될 때 팀원은 더 열심히 일하게 될 것이다.

협력에 대한 의지

구성원들이 상호작용한다는 내용의 보고를 지속적

으로 올린다고 해서 그들이 모두 팀은 아니다. 효과적인 팀의 구성원은 서로를 존중하고 기본적인 매너를 지키며 일한다. 대부분의 사람은 기관에 소속되어 있으면서 자신에게 주어진 업무를 수행해 내지만, 상호 간에 성공적인 인간관계를 맺는 경우는 드물다. 물론 이들이 받는 월급이 서로 잘 어울리기 때문에 받는 것은 아니다. 이들 중 일부는 일 년이 넘도록 협력하지 않고 일하기도 한다. 기관들은 더 이상 협력하지 않는 사람에게 월급을 주지 않을 것이다. 개인적인 친밀함이나 사회성은 필수가 아닐지 모르지만, 협업은 필수적이다. 많은 기관에서 이미 협력에 대한 의지가 부족한 팀 구성원을 해고하고 있다.

헌신

헌신은 마음을 다해 있는 힘을 바치는 것을 말하며 열정과 전념이라는 단어로 설명될 수 있다. 때때로 이런 열정은 미친 것처럼 보일 때가 있다. 다시 말해, 사람들은 헌신함으로써 몇 걸음 더 나아갈 수 있다. 그들은 목표에 도달하기 위해 그리고 프로젝트를 끝내기 위해 애쓴다. 헌신의 예로, 달 착륙 프로젝트에 팀원으로 참여한 Charles Garfield를 들 수 있다. 사람들은 남들보다 더 많은 시간 동안 일에 매달리고 계속해서 프로젝트 진행 상황을 확인하고, 회사에서 잠자기를 밥 먹듯이 하면서 프로젝트에서 한시도 멀어지지 않으려는 그를 미친 사람이라고 말했다. 이 모든 것들은 무언가 그 자신보다 더 크고 중요한 것이 존재했다는 것을 말해준다. 결과적으로, 그들은 인류가 몇 천 년 동안 바래왔던 일을 해낸 사람이 되었다. 그것은 역사적인 순간이었고 그 순간을 만나기 위해 Charles와 팀원들은 헌신했던 것이다.

많은 사람이 매일의 일을 지겨워하며 산다. 말할 필요도 없이 그들은 헌신하지 않는다. 우리는 일정시간 일을 하면 그 나머지 시간 동안은 우리가 하고 싶은 일을 해야만 한다. 일이 스스로와 맞지 않는다고 생각되면 그 일을 떠나 자신이 사랑하는 일을 해야 한다. 우리의 인생은 싫어하는 일을 계속하면서 허비할 만큼 길지 않다. 당신이 좋아하는 일을 찾고 그 일을 하기로 결정했다면, 그 일을 위해 헌신해야 한다. 당신이 어디에 있든 당신의 100%를 보여주고 당신이 할 수 있는 한 최선을 다해야 한다. 그렇다면 당신은 어디에서나 존경받는 사람이 될 것이다.

헌신에 대한 예는 많이 알려져 있지 않지만, 베

> **연습 16-3**
>
> 박스 16-4에는 8개의 질문이 있다. 최소한 20분 이상의 시간 동안 8개의 질문에 대한 답을 해본다. 7번 질문에 특히 주의한다.

박스 16-4 헌신도 조사

당신을 성공으로 이끌 미션과 열정에 대해 알아보는 가장 좋은 방법은 다음의 질문에 스스로 답해보는 것이다. 질문에 대한 답을 하면서 스스로를 알기위해 더 필요한 것을 알 수 있다. 질문을 읽고 신중히 생각한 다음 솔직하게 답한다.

1. 나는 내가 지금 하는 일로부터 만족감을 얻는가?
2. 만약 내가 하고 있는 일로 받는 월급이 더 이상 주어지지 않는다면, 그래도 나는 여전히 이 일을 할 것인가?
3. 내가 정말로 좋아하는 일은 무엇인가?
4. 내 시간과 에너지를 쏟아도 아깝지 않은, 나에게 가치 있는 일은 무엇인가?
5. 내가 최선을 다하도록 동기부여해 주는 것은 무엇인가?
6. 세상에서 오직 나만 할 수 있는 일은 무엇인가? 내가 가장 잘 해낼 수 있는 일은 무엇인가?
7. 내일 당장 4억 원 상당의 복권에 당첨된다면, 나는 어떻게 살 것인가? 매일 무엇을 하고 살 것이며, 남은 인생 동안 무엇을 할 것인가?
8. 지금 나의 자서전을 쓴다면, 내가 이룬 가장 위대한 업적은 무엇인가? 그것으로 충분한가?

이 위의 헌신도 조사를 자주한다면 당신이 정말로 좋아하는 일이 무엇인지 알게 될 것이다. 조금 더 심도 있게 들어가면 이 질문들이 당신이 왜 이 직업을 선택했는지 이해시켜 줄 것이며, 간호행위를 하는 데 있어서도 더욱 열심히 임하게 되는 계기가 될 것이다.

트남 전쟁 기념관이 세워진 Jan Skaggs가 헌신에 원동력에 대한 좋은 예시이다. 그는 워싱턴 D.C의 관료로 일하면서 전쟁 기념관을 세우기 위해 퇴역 군인들을 만나게 되었다. 당시 그는 고등학교 졸업장만을 가지고 있었고 양복 한 벌 없는 상태였다. 하지만 700만 달러를 들여 5년 동안 벽에 헌신하였다(Lopes, 1987). 이 이야기를 통해 우리는 학사이상의 자격이 없더라도 헌신할 수 있다는 것을 알 수 있다. 가끔은 학위가 사람들이 그들의 목표에 도달하는 것을 방해하기도 한다. 예를 들어, 좋은 성적을 위해 그들은 그들이 원하던 목표, 미션, 인생계획을 미루어야 할 수도 있다. 성적을 통해 그들 자신을 평가하는 것보다 스스로 내면을 살핌으로써 자신을 평가하려는 태도가 필요하다.

환자간호를 위한 기술적인 측면은 누구나 배울 수 있다. 하지만 환자를 간호하는 일과 환자 자체를 사랑하는 것을 가르치는 것은 그 어떤 것보다 어렵다.

팀 지지를 위한 도구

어떠한 조직에서 개인이 모일 때, 집단과정 또는 사회 동역학에 상당한 시간을 투자하여 그 조직이 팀이 되고 목표를 달성할 수 있도록 도와준다. 조직 안에서의 각각의 구성원은 지속적으로 새로 평가하고 새로 의논되어야 할 세 가지의 질문에 대해 고민한다. 이러한 세 가지 질문은 Weisburg의 연구(1988)에 따르면:

1. 내가 이 조직에 속해 있는가, 속해 있지 않은가?
2. 내가 이 조직에서 힘과 권력이 있는가?
3. 나의 능력과 자원이 이 조직에서 인정받고 발전하며 사용될 수 있는가?

조직 안과 조직 밖

대부분의 개인들은 팀의 일원으로서 다른 사람들이 자신을 가치 있게 생각하며 인정받고 싶어 한다. 또한, 대부분의 사람은 의사결정의 힘과 영향을 주는 중심이 되고 싶어 한다. 다른 말로 그들은 조직 '안'에 있고 싶어하며 학자들은 조직 '안'에 있다고 느끼는 사람들이 더 열심히, 효율적으로 일하며 열정을 보인다고 주장하였다. 조직에 중심구성원이 아니라고 느끼면, 조직 '밖'에 있다고 느끼며 더욱 물러나고 혼자서 일하며, 공상에 잠기는 시간이 늘어나고, 자멸적인 태도를 보인다. 보통 조직내의 갈등은 조직 '밖'에 있다고 생각하는 사람들이 '안'에 있다고 느끼고 싶을 때 분열을 조성하여 조직의 목표달성에 피해를 준다.

힘과 조절

모든 사람은 힘을 가지고 싶어 하며 자신이 지배하는 느낌을 받고 싶어 한다. 사람들은 영향을 끼치지 못하는 변화를 맞이했을 때, 무력함을 느끼며 자존감이 하락한다. 따라서 우리는 속해 있는 환경에서 지배하기를 원하며, 필요한 영향을 줄 수 있는 힘이 있다고 믿는다. 이러한 상황에서 해결하지 못하는 사건이 발생하였을 경우, 우리는 해결을 하려고 노력하지만, 보통 순조롭게 일을 진행하는 팀 내에서는 비생산적일 수 있는 확률이 높다.

자신의 기술과 자원을 사용하고, 개발하고, 인정받기

팀의 각 구성원은 팀의 목표와 과업을 달성하기

연습 16-4

당신과 작은 그룹의 구성원, 반 친구들 또는 직장 동료들과 함께 어떠한 것, 예를 들면, 수업 또는 미팅 시간, 과제 결과 측정표(학업성취 그래프 또는 실적 그래프)를 변화하고 싶었으나 교직원 또는 관리자들이 확고하게 반대하였을 때를 생각해 본다. 당신은 어떻게 느꼈나? 반응은 어땠나? 뒤에서 다른 사람들을 험담하는 수다에 참여했는가? 당신은 옳은 결정을 내린 것일 수도 있지만, 지배 또는 결정하는 힘이 없다고 느낄 시 매우 불편하고 가끔은 스트레스를 받거나 두려울 수 있다. 성숙한 태도가 긍정적이고 효율적인 문제 해결방안에 접근하기 위해 요구된다.

위한 독특한 기술과 자원을 가지고 있다. Gallup의 한 연구에서는 일하는 환경을 평가할 때, 성공적이고 지지적인 환경을 위해 가장 영향력 있는 지표는 "일할 때 매일 자신이 가장 잘 할 수 있는 일을 할 수 있는 기회가 주어집니까?"라는 질문 하나로 판단될 수 있다고 하였다. 이 부분에서 점수가 낮다면, 구성원은 자신의 기술이 인정되고 인식되어 있지 않다고 느끼는 것이다. 각 팀멤버들이 자신의 능력을 인정받고 있다고 느끼게 하기 위해서는 강하고 지식이 많은 리더가 필요하다. 20% 이하의 고용인들이 매일 자신의 능력이 사용되고 있다고 느낀다(Wagner & Harter, 2006). 간호사들은 자신의 기술이 사용되지 않다고 느낄 경우, 조직 '밖'에 있는 경향이 있는 것이다. 이는 직장에서 한가한 상태를 초래하거나 심지어는 사직(out group)까지 일어날 수 있다. 이러한 환경은 전혀 긍정적이고 창의적인 환경이 아니다.

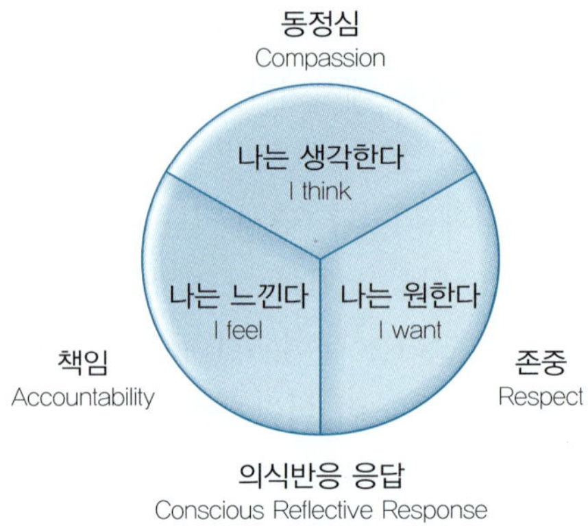

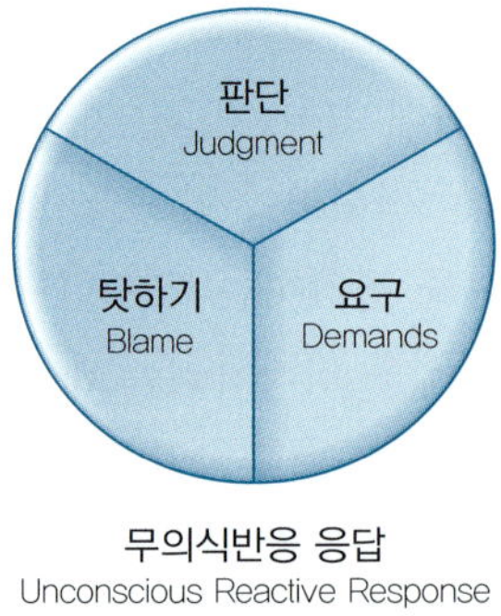

그림 16-2 의식모델: 의식반응과 무의식반응의 차이

긍정적 의사소통모델

사람들은 스트레스를 받거나, 조직에 속하지 않는다고 느끼거나, 상황에 대해 감정적인 반응을 보일 때, 다음 세 가지 중 하나 또는 세 가지 모두의 반응을 보인다. 즉, 탓하거나, 판단하거나 요구하는 행동을 한다. 이는 그림 16-2에 묘사되어 있다. 노력과 연습을 통해 의사소통을 한다면 상당히 발전된 결과를 가져올 수 있다.

개인이 '느끼는' 단계에 반응할 때, 무의식적으로 남을 탓하게 된다. 이러한 감정에 책임을 가짐으로써 "나는 이렇게 느낀다."라고 말하면서 남의 탓을 하지 않을 수 있다.

이와 같이, 개인이 생각하는 단계에서 곤경 또는 스트레스를 받을 때 남을 판단하게 된다. 이럴 때에는 '나는 이렇게 생각한다'라는 말을 바탕으로 이야기하면 남을 판단하지 않을 수 있다.

마지막으로, 곤경에 처했을 경우 우리는 불합리한 요구를 하기도 한다. 침착한 자세를 유지하며 다른 개인들을 존중하여 '나는 효율적이고 전문적인 관계를 원한다.'라는 생각을 반복하면 불합리한 요구를 하지 않을 수 있다. 다른 사람들이 변하기를 기대하는 것은 무의미하다. 당신이 그 사람을 지배하지 않기 때문에 당신이 원하는 방향으로 일이 일어날 확률이 매우 희박하기 때문이다.

모든 사람은 자신의 능력, 도구, 헌신 등이 필요하고 소중히 여겨지며 개인적인 헌신이 직장, 팀 또는 조직에서 존경받고 있다고 느껴야 한다. 모든 사람은 약점이 있지만, 이를 강조하거나 지속적인 변경으로 시간을 낭비할 필요는 없다. 오히려 사람들의 강점에 중심을 두며 사람들이 잘하는 일을 강조하고 인정하는 것이 중요하다.

사람들의 강점에 중심을 두는 것은 개인의 인생에 동료, 직원, 중요한 사람들에게 감사하는 것도 포함되어 있다(Yu, Harter, & Agrawal, 2013). 이에 반해, 대부분의 사람은 남들이 얼마나 멋진 사람인지에 대하여 알아가기보다 남들의 약점을 수정하는 데 시간을 허비한다. 강점에 중심을 두는 것이 약점에 관심을 가지는 것보다 훨씬 효율적이며 탁월한 결과를 안겨준다. 활기와 관심을 바탕으로 판단한다면, 약점은 평균 이상으로 판단될 수가 없다(Rath, 2007). 활기를 개선하는 것이 주목적이라면, 탁월하게 보인 후 감사를 받는 것이 더 쉽다. 안타깝게도 약점에 관심을 두는 것은 기대와 인정을 감소시킨다. 또한 우리는 감사를 받을 수 있는 양이 한정되어 있으며, 더욱 중요한 일들이 일어날 수 있기 때문에 비축해 놓아야 한다고 생각한다. 이러한 감사는 항상 받을 수 있거나 중요하게 여겼던 내용에 주어지지 않을 수도 있다. 박스 16-5는 이러한 감사(acknowledgment)를 하는 것에 대한 지침서로 사용될 수 있다.

여기에서 말하는 개인이 해결해야 하는 세 가지 요소에 대해 대처하기 위해서는 구성원이 자신의 마음에 있는 의견들을 표출하며, 다른 팀원의 의견에도 반응하고 존경을 표해야 한다. 즉, 팀원들은 지속적으로 피드백을 주고받아야 한다.

연습 16-5

앞으로 3일 동안 박스 16-5의 5가지 지침을 이용하여 친구 또는 동료에게 감사를 표할 수 있는 세 가지 기회를 찾는다. 또한, 똑같은 방법을 이용해 자신에게 같은 판단을 해본다.

동료의 동의

가장 도움이 될 수 있는 도구 중 하나는 구성원이 서로의 관계를 고려한 규율에 동의하게 하는 것이다(Yoder-Wise & Kowalski, 2012). 이는 다양한 방법으로 이루어질 수 있으며, 다양한 종류의 지침서들이 사용될 수 있다. 대부분의 병원과 시설은 직원을 고용할 때 서비스 동의서가 포함되어 있다. 이는 일반적으로 태도에 책임을 지게 하기 위해 안내책자에 쓰여 있다. 하나의 예로는 콜로라도 주의 간호센터에서 개발된 「Colorado Center for Nursing Excellence」의 지침서이다. 이 지침서는 '나의 구성원을 위한 책임'으로 불린다. 많은 변화를 거쳤지만, 기본적인 내용은 동일하다. 직원들은 그들이 포함된 목표와 일에 동의해야 한다. 그들은 공존을 위해 서로를 이해해야 한다. "나는 불만이 있는 구성원에게 정확하게 의사를 표출하겠다."같은 서약이다. 이를 통해 험담, 언쟁, 말다툼, 오해를 피할 수 있다. 이러한 동의서는 매달 또는 매 분기별로 확인한다. 이러한 과정에는 구성원들이 동의서에 책임을 유지시키며, 이를 위반하였을 시에는 피드백을 할 의향이 있는지에 대해 고려해야 한다. 동의 없이는 사람들이 화를 내고 부정적으로 반응하며 서로에게 상처를 주는 태도를 보일 수 있다.

박스 16-5 감사를 위한 지침서

1. 감사는 구체적이어야 한다. 감사를 할 때에는 구체적인 행동 또는 태도가 확인되어야 한다. 예를 들어, "내가 치과에 갔을 때 대신 수업 필기해줘서 고마워, 네가 필기해 준 부분에서 세 문제나 시험에 나왔어."
2. 감사는 눈을 보면서 혹은 개인적으로 해야 한다. 고마움을 전할 때에는 그 사람의 눈을 보고 이야기해야 한다. '눈을 보며'라는 방법에는 편지로 쓴 감사도 인정된다.
3. 감사는 진실되며 가슴에서 우러나온 말이어야 한다. 우리는 모두 진실되지 않음을 느낄 수 있다. 어떠한 태도 혹은 행동에 진실로 감사를 느끼지 못했다면, 아무 말도 하지 않는 것이 좋다. 진실되지 않음은 사람들을 화나고 슬프게 만들며 목표 달성에 방해가 된다.
4. 감사는 공공장소에서 이루어졌을 때 더욱 효과를 본다. 많은 사람들은 공공장소에서의 감사로부터 기쁨을 느끼며 오랫동안 기억한다. 부끄러움이 많고 공공장소에서의 감사를 꺼리는 사람들에게는 개인적인 성장을 도울 수 있는 기회이다. 공공장소에서의 감사는 서로에게 중요한 것에 대해 대화를 나눌 수 있는 기회이다.
5. 감사는 적절한 시기에 해야 한다. 사건과 감사 사이의 시간이 짧을수록 더 효과가 높으며 받는 사람이 더욱 고마워한다.

박스 16-6 팀 구성원을 위한 책무

콜로라도 센터는 2010년에 이 협정을 개발했다. 스태프는 전문가와 조언자로 구성되었으며, 이 협정은 매달 스태프미팅에서 검토되었다. 이 검토과정은 우리의 협정내용을 상기시켜주는 역할을 했으며, 각 개인은 이 협정이 평범한 팀구조에 필수적인 것으로 생각하였다.

- 나는 팀의 구성원들 간 관계를 건강하게 증진시키고 유지하는 데 꼭 필요한 것으로 받아들였으며, 말과 행동, 각 개인의 태도는 탁월한 간호를 위해 콜로라도 센터 전체에 영향을 미칠 수 있다고 생각하였다.
- 나는 문제를 가진 팀 구성원에게 즉시 정중한 태도로 이야기를 할 것이며, 내가 다른 사람과 의논할 수 있는 유일한 때는 만족된 결과에 도달할 확증이 필요한 때이다. 신뢰하는 동료와의 대화 목표를 통해 불평이나 분쟁이 아닌 결과를 도출할 수 있다. 나는 항상 '정확한 주소로 메일을 보내라.'라는 말을 기억할 것이다.
- 나는 우리 팀 구성원과 신뢰의 관계를 만들고 유지할 것이며, 당신과 나의 관계는 직업, 교육 정도 및 다른 차이점과 상관없이 동등하게 존경하는 관계가 될 것이다.
- 나는 각각의 팀 구성원을 현재 있는 모습대로 받아들일 것이며, 과거의 잘못은 용서하고, 나와 함께 일할 의도가 있는지 의향을 묻을 것이다.
- 나는 완벽한 사람은 없다는 것을 기억하고 우리의 잘못을 용서를 위한 기회로, 성장의 기회로, 배움의 기회로 받아들일 것이다.
- 우리 팀의 모든 팀원은 리더이고 동료이다. 우리는 문제의 해결점을 찾기 위해 노력해야 하며, 조직 전체의 성공을 위한 책임을 가져야 한다.

특별한 목적은 리더로서 특별한 팀 구성원이 필요하며, 나머지는 동료이다. 때때로 특별한 목적을 지닌 리더는 전문성과 조언자로서의 지지자이며 동역자로서 사람을 인도한다.

- 나의 말과 행동 및 태도는 나의 팀 구성원에게 고맙고 인정받고 가치있다는 느낌을 준다. 나는 재미있고 유머감각을 유지할 것이다.
- 리더로서 우리는 센터의 교육을 수행해야 한다.

센터는 리더십, 티칭, 안전한 환자간호 및 제공의 질에 관한 교육을 제공하고 위에 예를 들어 제시한 협정에서의 공통된 사항을 가르치는 것이며, 팀 구성원이 우리가 가르친 행동을 실천하기를 기대하는 것이다.

- 만약 팀 구성원이 위의 전략을 따르지 않는다면, 나는 요원과 위의 전략을 깨닫고 책임감을 갖도록 신뢰적인 대화를 할 것이다.

출처: http://www.coloradonursingcenter.org/center-staff. (Retrieved February 25, 2014.)

신뢰

신뢰(trust)는 리더와 관리자가 조직의 활동과 발전을 위한 기본이 된다. Kouzes와 Posner(2012)는 사람들의 일을 해결하게 하기 위한 리더십에 대한 연구를 하였다. 그들은 높은 수행 능력을 보이는 조직의 5가지 행동에 집중했다. 이들은 길을 설계하며, 서로 같은 비전을 나누고 과정에 도전하고 다른 사람들이 행동하게 하며 격려하는 태도를 보였다. 그러나 낮은 수행 능력을 보이는 조직에서는 이러한 태도를 찾기 힘들었으며 이는 리더에 대한 믿음뿐만 아니라 서로에 대한 믿음도 부족하였다.

신뢰는 구성원 사이에 매우 중요한 요소이며 조직에서 가장 처음 나오는 질문은 조직 안에서 믿는 사람과 믿지 못하는 사람을 구분하는 것이다. 단체 발전을 연구하던 초기에 McGregor(1967)은 믿음을 다음과 같이 정의했다.

> *"신뢰란 네가 나를 의도적, 돌발적, 의식적 혹은 무의식적으로 나를 이용하지 않을 것이라는 것을 알고 있다는 뜻이다. 이는 나는 나의 상황, 이 조직 안에서 나의 신분, 자부심, 그리고 나의 관계, 일, 심지어 내 인생까지도 아무런 걱정 없이 맡길 수 있다는 뜻이다." (p.163)*

이러한 설명을 통해 신뢰가 조직 안에서 얼마나 중요한 것인지에 대해 짐작할 수 있을 것이다. 리더는 신뢰를 행동, 예를 들어, 의견 동의를 위한 규율을 통해 보여주어야 한다. 신뢰는 관계 안에서 매우 섬세하며, 말보다는 행동으로 더욱 영향을 주는 요소이다. 그러므로 사람들이 말하는 것보다 행동으로 보여주는 것이 더욱 영향력이 있다. 신뢰는 매우 끊어지기 쉬운 얇은 실 같아서 하나의 행동만으로도 끊어질 수 있다. 한 번 부서지면 처음에 쌓았던 것보다 다시 쌓는 것이 훨씬 힘들다.

팀 역할의 질

간호학을 교육받을 때부터 팀으로서 일하는 방법은 일을 해결하는 데 중요한 전략으로 쓰인다. 중요한 구성원이 되기 위해 필요한 요소들은 다양한 조별과제를 하면서 명확해진다. 대부분의 사람은 일이 잘 이루어졌던 팀과 잘 이루어지지 않았던 팀 모두에 속해 본 적이 있다. Maxwell(2002)은 좋은 팀원의 17가지 특징을 연구하였다.

1. **적응 능력:** 굽히지 않으면 팀으로 일을 할 수 없다. 자신의 의견만 주장하는 생각 또는 행동은 개인과 팀 모두에게 해롭다.
2. **공동 협력:** 공동 협력은 일반 협동보다 더 많은 것을 요구한다. 이는 각각의 사람들이 프로젝트에 도움이 되는 어떠한 것을 덧붙여 팀의 가치를 능가하고 시너지 효과를 가지고 오도록 해야 한다.
3. **헌신:** 헌신은 고난이 얼굴에 있는 열정과 같이 일이 해결되도록 하는 것이다. 팀의 업적을 이루기 위해 무엇이든지 하는 열정이다.
4. **의사소통능력:** 의사소통은 초기에 그리고 자주 일어나야 한다. 팀의 다른 구성원들과의 잦은 의사소통, 서로의 대화와 생각, 아이디어, 경험의 나눔 등은 조직의 협동을 돕는 행동들이라 할 수 있다.
5. **유능함:** 유능하다는 것은 어떠한 일을 잘 해결하고 능력이 있으며 적임자라는 뜻이다.
6. **믿음직스러움:** 신뢰가 가는 구성원은 어떠한 일을 주었을 때 재촉과 지연 없이 일을 수행하는 사람이다.
7. **자기 훈련:** 이는 자신이 매우 원하는 목표를 달성하기 위해 하기 싫은 일도 마다하지 않는 것으로 자신의 생각, 감정, 행동에 세세하고 주의 깊게 보는 것이다.
8. **확대:** 팀원을 미리 도와주거나 더욱 좋은 팀원으로 성장하는 것, 구성원이 팀의 성장을 돕도록 도와주는 것, 구성원이 자신을 믿기 전에 믿어주는 것 등이 가치를 높여주는 예시이다.
9. **열정:** 열정은 매우 열성적인 사람이 되어 긍정적인 태도를 가지며 팀원이 협력하면 개인이 꿈꾸는 것보다 더욱 많은 것을 이룰 수 있다고 믿는 것이다.
10. **의지:** 팀과 팀원들은 개인과 팀을 위한 의지가 목표가 있다. 모든 행동이 포함되며 의미가 있다. 중점은 각 상황에 맞는 행동을 해야 한다는 것과 논리적 결론에 도달하기 위한 행동을 따르는 것이다.
11. **미션 자각:** 각각의 팀원은 미션과 목적이 있고 이것을 이루기 위해 해야 하는 생각과 행동이 있을 것이다.
12. **준비성:** 준비성이 철저하다는 것은 모든 모임과 사건에 준비하며, 이에 필요한 일에 알맞은 노력을 하고 정신적인 측면을 바른 방향으로 조절하여 행동할 수 있도록 준비하는 것이다.
13. **관계:** 팀 내에 있는 다른 팀원들과 연결될 수 있는 능력, 즉 관계를 유지하는 것은 관계지향적인 상태의 중심이 된다. 이러한 관계들과 상호 간의 존경이 팀의 결합을 이룬다.
14. **자기발전:** 팀원으로서 당신은 지속적으로 성장하며 행동을 되돌아보아야 한다. 또한 어떤 일을 해결하였을 때 이를 어떤 방식으로 해결했으며, 어떻게 더욱 발전할 수 있었는지에 대하여 검토하는 행동을 하는 것이 자기발전이다.
15. **이타적:** 팀의 다른 팀원들을 자신보다 앞에 두고 너그러운 태도를 가지며 정치적으로 행동을 하지 않고 충성심을 보이며 자국의 가치를 뛰어넘어 상호의존을 돕는 것이 모두 이타적인

행동의 예시이다.

16. **해법 지향적:** 문제를 해결하려 지속적인 시도를 하며 힘을 빼기보다 해결방안을 먼저 찾는 것에 집중해야 한다.
17. **집요함:** 집요하다는 것은 투지를 보이며 자신의 목표가 이루어졌을 때까지 멈추지 않는 것이다.

> **연습 16-6**
>
> 당신이 마지막으로 참여했었던 단체 과제에 대하여 생각해본다. 팀에서 어떤 것들이 잘 해결되며 어떤 문제점이 있었는가? 자신에게 분담된 일을 수행하지 않는 팀원이 있었는가? 자신의 지식을 뽐내려고 하는 팀원이 있었는가? 이러한 상황을 어떻게 해결하였는가? 팀 안에서 리더가 있었는가? 좋은 팀원의 자질 중 당신은 몇 가지에 해당되는가? 진실로 대답해본다. 어떠한 영역에서 당신은 발전할 수 있는가? 어떠한 영역에서 당신은 빛을 보이는가?

시너지 형성

팀은 서로 다른 효율성을 가진다. 여기서 흥미 있는 점은 조직적으로 효율성이 형성될 수 있다는 점이다. 참된 효율적인 팀은 구성원이 개인으로는 해내지 못하는 일을 단체로 해결하는 팀이다(Fuller, 1975). 이러한 현상은 시너지(synergy)라고 불린다. 물리학에서 시너지는 금속합금에서 찾아볼 수 있다. 첫 합금인 청동은 구리와 주석의 결합으로 각각의 주석 또는 구리보다 더 단단하며, 청동의 인장 강도는 구리와 주석의 인장 강도를 더하는 것이 아닌 더욱 복잡한 계산을 거쳐야 한다.

우리는 이러한 시너지를 인간관계에서도 찾아볼 수 있다. 그 예로는 1980년 미국 올림픽 하키팀을 들 수 있다. 이 경기를 기억하는 사람은 미국 팀이 러시아를 이겼다는 것을 알고 있다. 미국 대표팀은 대학교 학생으로 이루어져 있었으며, 이들 중 전국 하키 리그에서 수상한 경력이 있는 학생은 단 한 명도 없었다. 그러나 2주 동안 그들은 세계에서 가장 잘하는 하키팀이 되었으며, 그들이 그럴 수 있었던 이유는 서로 힘을 합쳐 놀라운 결과를 만들어 냈기 때문이다. 서로 협력해서 일하는 팀은 개인이 혼자서는 할 수 없었던 일들을 가능하게 한다. 지속적인 시너지를 발휘하기 위해서는 다음의 규율을 따라야 한다.

- 정확한 목적을 세운다.
- 귀를 항상 열어놓는다.
- 동정심을 갖는다.
- 진실을 이야기 한다.
- 융통성을 갖는다.
- 결과에 책임을 진다.

정확한 목적을 세운다

창의적인 시너지는 정확한 목적을 요구한다. 팀의 팀원들은 팀의 존재 이유를 알아야 하며, 그가 수행해야 할 일이 무엇인지 알아야 하고 목표와 일의 가치와 실행 가능성에 믿음을 보여야 한다. 팀은 팀원들이 다른 사람에게 자신의 목적에 대하여 말할 뿐만 아니라 목적의 뜻과 가치에 대해서 간결하게 설명했을 때 가장 효율적으로 기능을 수행한다.

귀를 항상 열어놓는다

적극적인 청취(active listening)란 말하고 있는 사람에게 완전한 몰입을 하고 있다는 것을 뜻한다. 이는 편견과 판단 없이 듣는 것을 의미한다. 이는 대화의 본질을 이해하며 말하는 사람의 목적을 알고 이를 반복해서 말할 수 있음을 의미한다. 즉, 대화에 100% 몰입되어있는 것을 의미한다(박스 16-7).

말하는 사람의 대화 중 머릿속으로 반박할 반응을 생각하는 행위는 적극적인 청취가 아니다. 적극적으로 청취를 하기 위해서는 단어, 태도, 목소리의 높낮이, 전달하는 메시지를 받을 수 있는 모든 단서들을 살펴서 대화의 목적을 이해해야 한다. 적극적인 청취의 특정 목적과 예시는 표 16-4에서 찾아볼 수 있다.

박스 16-7 적극적인 청취를 위한 지침서

1. 자신이 생각하는 것을 멈추고 말하는 사람의 말에서 정보를 찾는다. 말하는 사람을 절대로 방해하지 말아야 한다.
2. 경청함으로써 더 많은 정보를 알아낼수록 해석을 비교적 적게 하여도 된다(부족한 부분 맞추기 등). 정보가 적을수록 더 많은 해석을 해야 한다.
3. 상대방의 첫 말이 그 사람이 하고자 하는 말을 대변하지 않는 것이라는 것을 인지하여야 한다. 인내를 가지고 끝까지 들어야 한다.
4. 경청하는 순간에는 잠시 동안이라도 당신의 개인적인 생각, 관점, 판단 등을 버려야 한다.
5. 판단을 하는 행위는 다른 사람의 이야기를 듣는 태도를 변화시킨다.
6. 다른 사람의 의견을 이해하는 것과 동의하는 것의 차이점을 알아야 한다. 먼저 이해하기 위해 노력하고 그 이후에 그 사람의 의견에 동의하는지 동의하지 않는지를 판단하면 된다.
7. 효율적인 청취는 상대방의 경험에 대해 알고자 하는 내면의 욕구를 나타내는 것이다.

출처: Olen, D. (1993). *Communicating: Speaking and listening to end misunderstanding and promote friendship*. Germantown, WI: JODA Communications.

동정심을 갖는다

동정심(compassionate)은 남의 고통을 공감하고 그들의 고통을 완화시켜 주는 것을 의미한다. 결과적으로 다른 사람의 관점이 당신과 다를 때 그들은 잘못되게 만들기 위해서 쓰는 시간과 에너지는 부적절하다. 이는 자신의 의견이 맞음을 고집하기보다 다른 사람들의 관점을 이해하고 들어주는 것을 뜻한다.

진실을 이야기한다

진실을 이야기하는 것은 개인적인 견해와 관점에 대해 명확하게 이야기하면서 그것이 개인적인 견해일 뿐이라고 인정하는 것이다. 연설하는 사람의 목소리와 태도에 대한 관중의 이해 능력에 대해 연구했다면, 연설하는 사람에게는 나쁜 영향을 주지 않는 쪽으로 피드백을 주어야 한다. 또한 이것은 주관적인 태도보다는 객관적인 태도를 중심으로 이루어져야 하며, 냉소적이거나 비판적인 목소리를 내면 안 된다. 효율적인 결과를 위해 개인은 개인적인 견해와 태도에 대해 책임을 가져야 한다.

표 16-4 적극적인 청취

적극적인 청취의 사용	예시
상대방이 하는 말에 관심을 표현한다.	아! 이해했어. 무슨 말인지 알 것 같아.
상대방이 더 많은 이야기를 할 수 있도록 격려한다.	응, 더 말해봐. 우리한테 더 말해줘.
상대방이 자신의 문제에 대해서 정리할 수 있도록 도와준다.	그러니까 네가 말하고자 문제는… 이것이라는 거지?
상대방이 자신의 말을 다른 사람들로부터 들었을 때 어떻게 들리는지 알게 도와준다.	그럼 너의 의견은 이것… 너의 의견들은 이런 것들이구나. 내가 너의 의견을 잘 이해한 것이라면, 너는 우리가 이렇게 했으면 좋겠다라는 것이지?
긴 대화와 토론 속에서의 요점을 짚어준다.	너의 요점은 이것이구나. 너는 우리가 이렇게 행동했으면 좋겠구나.
상대방의 말보다 감정에 공감을 느껴준다.	너는 이렇게 느끼는구나. 너는 이렇게 믿는구나.
동의하는 요소와 동의하지 않는 요소를 정리해서 알려준다.	우리는 이런 요소들에는 동의를 하지만 이런 요소들에는 동의를 하지 않기 때문에 토의가 필요할 것 같아.
팀으로서 대체로 동의하는 면이 무엇인지 알려준다.	이를 통해 우리는 팀으로서 이런 점을 느끼는 것 같아.

융통성을 갖는다

다른 팀원들의 견해에 융통성과 개방성을 가지는 것은 팀이 효율적으로 돌아가기 위해 매우 중요한 요소이다. 어떠한 개인도 완벽한 답을 가지고 있지 않다. 그러므로 모든 사람들이 공헌할 수 있음을 인정하고 그들의 말을 들어주는 것이 중요하다. 융통성은 자신의 의견만 주장하기보다 남의 의견과 입장을 기꺼이 들어보려는 행동이다.

결과에 책임을 진다

결과에 책임을 진다는 뜻은 다른 사람의 의견이 나와 맞지 않는다면 이에 반대할 줄 아는 것을 의미한다. 그러나 이에 무작정 다른 사람이 틀렸다고 추정하기보다 정확한 내용을 듣고 차이점을 알아내며 창의적으로 해결책을 생각하여 문제에 대한 공동의 이해와 책임을 가져야 한다. 이것은 민주주의 사회의 다수결의 원칙을 이용한 협상과는 다르다. 타협을 할 때는 희망했던 일을 묵살 또는 포기하는 경우가 빈번하다. 이것은 양쪽 모두에게 좋지 않은 감정을 남기게 된다(표 16-5). 따라서 대부분의 타협들은 미래에 다시 한 번 재협상을 해야 한다. 갈등의 해결은 시간을 많이 소비하지만 효율적인 팀을 위해서는 필수적인 요소이다(Lencioni, 2012). 결과에 책임을 지는 행동은 팀의 필수적 요구이다. 한 명의 팀원이 다른 팀원과 갈등이 있을 수 있지만 팀의 성공은 이 갈등의 해결에 달려있다. 팀을 위한 책임이 없다면 개인들은 합의점을 찾거나 서로의 의견에 차이가 있음을 이해하는 것이 힘들다.

시너지는 팀원 중 한 명이 자신의 의견만이 맞다고 주장할 때는 일어날 수 없다. 팀원들이 말하기를 거부할 때 또한 시너지 발휘가 힘들다. 모든 팀원은 좋은 아이디어를 갖고 있으며, 이것을 나누어야 한다. 그러나 팀에서 불편함을 느끼고 있다면 아이디어가 나누어지지 않는 경우가 많다. 자신들의 생각이 틀리거나 부적절하다고 생각하기 때문에 일어나서 자신의 견해를 말하기가 힘들다. 팀원이 직면하는 도전은 이러한 불편함을 밀어내고 문제 발견과 해결에 적극적으로 참여하는 것이다.

우리 사회는 이원적인 성향이 있다. 이원적이라는 말은 대부분의 상황들이 맞거나 틀림, 검은색 또는 흰색으로 보는 등 극단적인 견해를 가지는 것을 의미한다. 문제의 대답은 Yes 또는 No로만 대답이 되는 사회가 되어버렸다. 결과적으로 우리는 어떠한 문제해결에는 넓은 스펙트럼의 가능성이 있다는 것을 잊는다. 창의성을 연습하고 많은 가능성을 경험하는 것이 중요하다. 이는 팀을 최상의 수준으로 운영되도록 도와준다.

표 16-5 대립의 요소

파괴적	건설적
• 더 중요한 활동과 일에서부터 에너지를 분산시킨다. • 사기를 저하시키며 좋지 않은 자아 개념을 강화시킨다. • 팀을 분열시켜 내부의 응집력을 증가시키고 그룹 내의 협동은 감소시킨다. • 각자 가치의 차이를 깊어지게 한다. • 욕설, 싸움 등의 무책임하고 후회하는 태도를 형성한다.	• 중요한 요소에 대한 열린 토론을 하여 명확한 결과를 찾아낼 수 있다. • 문제해결을 돕는다. • 문제에 대해 개인의 참여도를 증가시킨다. • 진정한 교류가 이루어질 수 있게 한다. • 쌓인 감정, 불안, 스트레스 등을 해소한다. • 문제를 놓고 대립하는 사람들의 응집력을 높여주며 문제해결을 축하하고 서로에 대하여 더욱 알아갈 수 있다. • 개인적으로 성장할 수 있도록 도와주고 미래에 이러한 상황이 발생했을 때의 대처방법을 알려준다.

출처: Hart, L.B. (1980). *Learning from conflict*. Reading, MA: Addison-Wesley.

우리는 모두 한 번쯤 자신이 전문가라고 주장하며, 자신들이 맞는다는 사실을 매우 중요하게 여기고 이를 인정해주기를 바라면서 자신과는 다른 타인의 견해를 비판하고 판단하는 사람을 만나본 적이 있을 것이다. 진실을 말하고 팀원을 격려하여 다양한 방면으로 생각하게 하는 것은 시너지를 발휘하기 위해 매우 필수적이다. 이는 강한 협상과 문제해결에 뛰어난 능력을 요구한다. 자신이 전문가라고 주장하는 사람들이 다른 팀원들이 자신을 판단한다고 생각한다면 그들은 질문, 관찰, 혹은 진실을 들으려 하지 않을 것이다. 왜냐하면 이는 자신이 틀렸다고 인정하는 것이기 때문이다. 개인이 단체에 기여할 수 있는 가장 가치 있는 일은 시너지를 발휘하는 팀을 만들기 위해 열정적으로 헌신하는 것이다.

학제 및 전문가 팀

관련 전문가 팀은 수준 높은 환자 관리를 위해 필수적이다. 간호사, 의사, 영양사, 약사, 물리치료사 등은 비용대비 높은 질의 관리를 하기 위해 같이 일해야 한다. 이는 다양한 분야의 역할과 배경을 이해하기 위해서는 노력이 필요하다는 것이다. 간호사는 팀을 자주 리드하며 다른 간호사, 기술자, 보조자를 모두 포용한다. 모든 사람의 직업과 배경을 이해하는 것이 중요하며 개인적으로 어떤 사람인지에 대해 알아갈 필요가 있다. 또한 관련 전문가들의 모임으로 이루어진 팀 안에서는 서로 간의 신뢰와 존경 없이는 팀이 일을 수행할 수 없다(Maxfield, Grenny, Lavandero & Groah, 2013).

몇 가지의 추가적인 요소가 서로 다른 분야의 사람들이 모인 팀을 운영하고 지속시키기 위해 필요하다. Conye(2005)는 각 상황을 이해하는 것에 대한 중요성을 강조하였으며, 이는 어떠한 전문직이 다른 전문직보다 우월한 대우를 받는다는 오해를 포함한 오인, 서로에 대한 정확하지 않은 정보 등을 명확하게 하는 것을 의미한다. 팀 내 전문가의 전문적인 기대와 집필되지 않은 과정, 문화 등을 주목하면 완벽하게 적응할 수 있다. 또한 간호사는 다른 팀이 사용하는 특별한 행동과 언어를 주목하면 도움이 된다. 서로에게서 규율을 배우는 것도 중요하다. 예를 들어, 서로 다른 윤리 규정을 비교하고 공통점을 찾음으로써 공동체 형성에 도움이 될 수 있다. 대부분은 환자에게 초점이 맞추어져 있다. 팀의 리더는 긍정적인 목소리를 가져야 한다. 리더십이 서로 다른 분야 간의 화합과 긍정적이고 낙관적인 행동, 말, 분위기를 유지한다면, 다양한 규율이 순조롭게 협력할 수 있을 것이다.

팀원 간의 교류 빈도는 지속적인 만남을 통해 익숙함을 가지며 상호작용을 일으킬 수 있다. 같은 분야에 일하는 사람은 서로를 더 잘 이해하고 원만하게 같이 일을 할 수 있다. 예를 들어, 매주 갖는 환자와의 미팅에서는 각 환자의 요구와 문제점을 지속적으로 검토한 후에 각 전문의가 자신의 분야에서 도움이 되는 일은 찾는다. 대화의 가능성을 열어 놓는 것은 진실을 말하는 것을 포함하며 이를 다른 사람이 알아듣고 이해하는 것이 중요하다. 관리 중 어떠한 요소가 규정에 의해서 통제된다면, 팀원 중 박식한 사람이 통제를 하는 기관 또는 사람에게 이야기할 때는 정보를 다른 사람이 듣고 이해할 수 있도록 전달하는 것이 중요하다. 다양한 분야의 사람으로 이루어진 팀은 항상 환자에게 집중해야 한다. 특정 환자가 최고의 관리를 받는 것에 집중을 한다면 상호 간의 존경이 생기며 열려 있는 아이디어와 문제해결방안으로 이어진다.

팀빌딩의 가치

팀빌딩의 가치는 다음 중 하나 또는 모두의 시행

을 증가하기 위해서이다(Castner, Foltz-Ramos, Schwartz & Ceravolo, 2012).

- 목적과 목표의 설립
- 분배된 일 수행
- 조직이 일하는 태도: 과정, 판단, 교류의 흐름
- 일하는 사람 사이에서의 관계

팀 내에서 어떠한 일이 잘 해결되지 않을 때, 제일 먼저 생각하는 중재 방안은 팀빌딩이다. 자연적으로, 팀을 효율적으로 운영되기 위해서는 원만하게 일을 해결하며 일하기 좋은 최상의 환경을 만들기 위해 소통해야 한다. 어려움은 팀이 스트레스를 받고 곤경에 처해 있으며 팀원이 같이 일을 잘 하지 못하는 경우이다. 팀빌딩으로 시간과 자원이 주어진다면 앞에 제시되었던 문제를 모두 다룰 수 있다. 팀빌딩 컨설턴트는 팀원에게 목표를 만드는 방법을 가르쳐 주며, 각자의 능력에 따른 수행 가능한 일은 나누고 팀의 수행 과정, 판단하는 과정, 관계를 관찰하며 개인 간에 일어나는 분쟁을 해결한다.

문제가 되는 부분이 있을 수도 있지만, 정확한 평가는 매우 중요하다. 문제는 우선사항, 목표설정, 일 배분, 팀의 의견조율 혹은 팀원 간의 갈등 등(연구 관점)에서 나타날 수 있다. 팀의 성공은 리더십과 팀원에게 달려있다.

Lencioni(2012)는 팀빌딩의 안전적인 기본에 대해 연구하였다. 그는 원만한 팀빌딩을 위해서는 다음의 세 가지의 큰 요소가 충족되어야 한다고 하였다.

- 팀원 서로 간의 믿음
- 팀원의 이해(팀이 특별하며 가치 있다는 것을 믿어야 한다)
- 팀 효율 감지(팀은 효율적인 태도를 보이며 팀원 간에 시너지가 발휘되어야 한다)

이러한 요소의 중심에는 근무지에서 숨기려고 하는 감정이 포함되어 있다. 그러나 인간으로서 우리는 일할 때와 평상시의 행동이 다를 수가 없다. 서로 간의 믿음은 팀원이 자신의 솔직한 의견, 생각, 느낌 등을 이야기하고 다른 사람의 지원과 조언을 받으려 하는 태도를 보여야 한다. 모든 사람은 자신보다 더욱 크고 영향력 있는 사람이 되기를 그리고 어떠한 중요한 행동을 함으로써 변화를 가지고 오기를 원한다. 효율적으로 운영되는 팀은 이를 이루어질 수 있게 도와준다. 이러한 팀을 개발하는 것은 일에 대한 간호사의 만족도를 증가시키고, 조직 응집성을 키우고, 간호사의 순환 횟수를 줄이며 환자의 안전을 우선시하고 품질이 좋은 결과를 나오게 한다.

어느 정도의 불안은 존재한다. 개인정보 등의 사생활이 노출될 수 있기 때문이다. 그러므로 팀빌딩의 조력자는 중요한 요소와 팀원이 이를 해결하려고 하는 정도를 판단해야 한다. 접근법의 하

연구 관점

출처: Klein, C., Granados, D., Salas, E., Huy Le, C., Burke, S., Lyons, R., & Goodwin, G. (2009). Does team building work? *Small Group Research, 40*(2), 181–222.

이 연구는 팀빌딩에 관한 대규모의 메타분석을 보고한 것으로 목표정하기, 개인 간 관계, 문제해결 방법, 역할 명확화의 4가지 팀의 중요한 요소에 초점을 두었다. 이 연구는 1950~2007년 동안 발행된 103개의 문헌을 분석하였고, 1999년에 수행된 분석과 같은 그룹의 업무를 확대하였다. 이전의 팀빌딩의 문헌을 요약하였다. 결과는 인지적 · 과정적 · 정서적 성과 부분에 기초를 두었다. 팀빌딩의 활동은 모든 팀의 성과에 긍정적인 영향을 준 반면, 가장 강한 효과는 목표를 정하고 역할을 명확히 하는 데에 영향을 주었다. 팀의 크기는 또한 중요하였으며 10명 이하로 팀을 구성하는 것이 더 많은 성공을 가져왔다.

이 연구결과 가장 일하기 좋은 팀은 10명 이하로 구성하는 것이 좋고 팀빌딩을 할 때 팀의 목표와 팀 구성원의 역할을 명확화하는 것이 필요하다고 하였다.

실무 의의

MEDICINE 기관은 모든 건강간호센터에 환자중심 팀으로서 기능을 제공하도록 하였으나, 아직 실무자가 수행할 업무에 대한 커리큘럼이 준비되어 있지 않다. 이 연구에서 제시한 연구결과는 실무자가 팀을 더 효과적으로 수행할 수 있도록 도와줄 수 있을 것이다.

박스 16-8 팀빌딩을 위한 면담 시 질문

1. 현재 팀에서 직면하는 문제들이 무엇이라고 생각하십니까?
2. 현재 있는 팀 또는 조직의 강점은 무엇입니까? 당신은 무엇을 잘 수행하고 있습니까?
3. 당신의 상사는 당신이 당신의 효율적인 능력을 사용하는 데 방해하는 행동을 한 적이 있습니까?
4. 팀원 중 누가 당신이 당신의 효율적인 능력을 사용하는 데 방해하는 행동을 한 적이 있습니까?
5. 당신은 다가오는 팀 미팅에서 어떠한 일을 하고 싶습니까? 더욱 원만하고 효율적인 팀을 만들고 목표를 수행하기 위해 어떠한 변화를 할 것인가요?

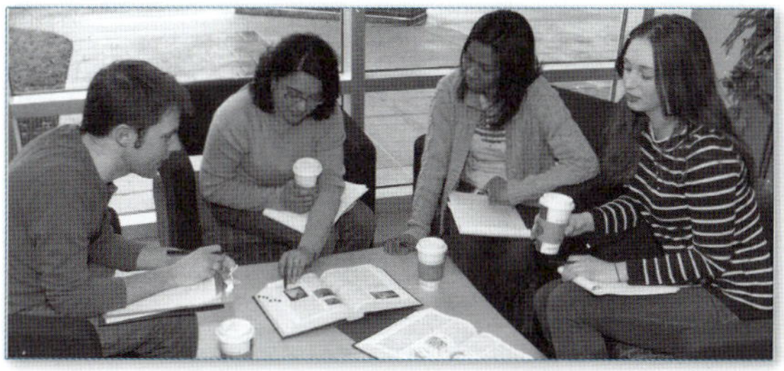

팀은 작업환경의 외부에 강력한 관계를 형성할 수 있다.

나로 팀원을 개인적으로 면담하여 가장 중대하다고 생각되는 요소를 질문하는 것이다. 질문의 예시는 박스 16-8에서 찾아볼 수 있다. 이러한 도구는 조력자가 그룹 내의 문제점을 알고 팀 내에서 일할 수 있는 방법을 이해하는 데 쓰인다.

감정 조절

팀빌딩에 있어서 가장 큰 두려움 중 하나는 사람이 감정적으로 변하며 자기 자신 또는 주변 환경을 통제하지 못하는 것 혹은 위축되어 보이는 것이다. 사람은 모두 생각하는 면과 느끼는 면이 존재하지만 리더십과 운영에 있어서는 팀원들의 생각하는 것이 더 선호된다.

사람은 많은 시간을 근무지에서 보내기 때문에 지속적으로 감정이 없거나 너무 통제된 상태를 보이면 비현실적일 것이다. 인간은 이러한 방식의 기능을 하지 않는다. 사람들의 열망, 성과, 희망, 사회적 의식 등이 관찰된다. 사랑에 빠지는 모습, 미움과 분노, 이기고 지는 것, 들뜸, 슬픔, 두려움, 긴장과 질투 등이 모두 관찰된다. 결과적으로 이러한 감정은 단체 생활에 매우 필수적인 요소이지만, 일의 효율성을 떨어트리는 역할을 한다. 우리는 대부분 감정적인 의견 충돌로 인해 수년간 서로를 피하는 두 사람을 본적이 있을 것이다. 감정적인 면의 존재는 피할 수 없으며 그것이 사람관계, 생산성, 결과의 질, 환자의 안전 등은 팀을 평가할 때 큰 비중을 두어야 하는 것들이다. 다행히 연구결과들은 개인의 팀 내에서는 감정적인 면이 중요시 여겨져야 한다고 주장한다(Goleman, 2011). 이러한 문제를 짚고 넘어가는 팀은 더욱 성공적이고 긍정적인 업무환경을 가진다.

Bocialetti(1988)의 연구에 의하면, 사람은 감정이 표출되었을 때 일어나는 일에 민감하다고 주장한다. 사람이 소리를 지르고 화를 내며 마음이 상하여 목표와 일에 분쟁이 있을 때 고용인은 다음과 같은 현상을 관찰했다.

- 팀 내에서 다른 팀원에게 겁을 주는 구성원
- 난처함
- 자신의 의견을 수렴하도록 남의 의견을 과장하는 구성원
- 적대적인 대답에 대한 도발
- 자아도취
- 소문
- 통제불능
- 다른 사람의 업무를 방해하는 구성원
- 팀원 사이의 관계를 방해하거나 끝내는 행위

이러한 태도는 서로를 도와주며 배우고 환자관리에 높은 질을 보여줄 수 있는 원만한 팀의 형성을 막는다. 그러나 반대로 감정을 숨기고 억누르는 행위로 나오는 결과는 다음과 같다.

- 육체적 · 정신적 스트레스
- 참여능력 저하

- 에너지 저하 및 우울증
- 두려움으로 인해 중요한 정보를 숨김
- 점점 깊어지는 문제와 감정
- 다른 사람에게서 인정을 못 받음
- 동기부여 감소
- 피드백을 받는 능력 쇠퇴
- 팀 내에서의 영향 감소

이러한 것들은 근무지에서 자신의 감정을 숨기고 억눌러서 다른 팀원에게도 도움이 되지 않는다.

근무지에서 감정을 적절히 다룬다면, 몇 가지의 긍정적인 결과를 가지고 올 수 있다. 이로 인해 직장과 단체에서의 내적 안정감을 느낄 수 있다. 스트레스의 정도가 평균보다 낮을 때 문제는 더욱 수월하게 해결된다. 이러한 현상은 압력밥솥의 증기를 한 번에 폭발시키는 것보다 조금씩 새어나가게 하는 원리와 같다. 감정이 서로에게 전달되었을 때 팀은 더욱 안정되며 동료 간의 협력도 증가한다. 부정적인 관계는 감소하며 결과적으로 효율적인 근무환경이 이루어진다.

감정을 규칙적으로 표현하여 폭발적인 감정표출이 없도록 하면 효율적인 팀을 이룰 수 있다. 그러나 팀에서의 지속된 짜증, 무기력함, 후퇴를 보인다면 이는 효율적인 팀을 이루지 못한다. 리더가 목표 달성을 도와주는 것 또한 매우 효율적이다. 이러한 도구는 앞서 설명되었으며(지지하는 말 해주기) 팀 내에서 감정적인 부분을 통제하기 위해 필요한 요소이다. 감정적으로 슬퍼하는 상태를 상대하기 위해서는 매우 신중해야 하며, 이 기술을 익히기 위해서는 연습이 필요하다.

반성적 실천

반성적 실천을 하는 과정은 '경험으로 배움'에 대한 믿음을 갖거나 이에 대한 지식이 있어야 한다. 이는 고민이 되는 부분을 들여다봄으로써 자신이 개인적으로 일을 헤쳐 나아가는 것이다(Freshwater, Taylor, & Sherwood, 2008). 이러한 자신을 뒤돌아보는 과정을 통해 간호사는 세상을 다르게 볼 수 있으며, 새로운 영감을 바탕으로 일을 바라보는 관점이 달라져 태도를 바꿀 수 있다. 즉, 어떠한 환자와의 관계에서 간호사는 자신이 원하였던 방향과 일의 수행 정도가 얼마나 차이가 있는지 비교해 볼 수 있다. 이것을 통해 어떠한 방향은 일을 수행하기 쉬우며 어떠한 방향은 수행이 어려운지 직접 경험하여 배울 수 있다. 사람들은 보통 집에 가는 길에 오늘 하루 있었던 일을 되짚어 보고는 한다. 성장을 하기 위한 요소에는 특정 행동을 바꾸는 것을 인지하고 책임지며 행동으로 보여주어야 한다. 개인적인, 전문적인 성장의 첫 단계는 인식하는 것이다.

리더십의 역할

일반적으로 팀에는 리더가 있다. 또한 팀은 리더들이 있는 큰 단체에 속해 있다. 리더의 승인과 지지 없이는 진찰료, 업무시간, 자원 등에 대한 고가의 노력을 필요로 하는 팀빌딩이 어려우며 효율성에 의문을 가지게 한다. 소수의 강력한 팀은 목표와 우선순위 결정, 명확한 팀의 수행 과정 제시 등의 요소를 배제하며 팀 내에서 팀원끼리 일을 해결할 수 있지만, 강력한 지배자가 없는 이상 팀원 간의 관계에 관련된 일 등을 해결하는 것은 매우 힘들다.

원만한 팀에서의 가장 중요한 요소 중 하나는 리더십이기 때문에 리더를 자세히 관찰하는 것이 중요하다. 진보적인 리더는 리더십과 팔로우십이 그저 기술의 묶음이라고 생각하지 않으며 성격의 특징이라고 생각한다. 리더십에 대하여 특별히 이야기하자면 이는 어떠한 역할을 '입는' 것이 아니다. 사실상 리더는 영향을 주는 것, 위험 감수, 의견 조율에 능력이 있음을 인지한다. 리더십과 팔로우십은 개인적인 특성과 교육에 관련된 것이다.

Peter Vaill(1991)의 연구에 따르면 리더십은 사람의 최고 면모를 보이게 하는 것이다. 이를 믿는 리더가 있다면 팀의 성장은 기본적으로 따라올 것이다. 이러한 종류의 리더는 사람의 최고의 면을 가장 깊숙한 곳, 즉 마음(spirit)에 위치한다는 것을 이해한다. 리더의 노력은 자신과 사람의 마음을 이해해야 한다. Warren Bennis(2009)는 리더는 더 많은 사람들을 보살핀다고 하였다. 즉, 이러한 보살핌은 팀 운영에 긍정적인 영향을 나타낸다. 이는 팀빌딩에 자기 자신을 포함시키는 행동을 암시할지도 모른다. 이러한 노력의 위험요소로는 리더는 연약한 상태에 놓여 있으며, 다른 사람에게 판단받으며 틀릴 수도 있다는 것이다. 그러나 리더가 팀에서 모범이 되는 사람이며, 팀의 동의사항에 모두가 책임을 갖도록 포함시켰다면, 팀빌딩은 남을 판단하고 남 탓으로 돌리는 훈련으로 바뀌지 않을 것이다.

진실된 리더십이 다른 것보다 특성 발달에 중심을 둔다면, 팔로워, 즉 팀원에게 매우 효과적일 것이다. 특성 발달에 자주 등장하는 분야는 일반적으로 소통을 포함하며 지지하는 말을 하는 것, 남의 탓으로 돌리는 행위를 하지 않는 것, 다른 사람의 이야기를 더욱 잘 이해할 수 있는 능력 등을 포함한다.

리더는 통제라는 쟁점에서의 여러 측면을 이해해야 한다. 그들은 자신의 인생에 관리를 직접하며 다른 사람의 희생자가 되지 않는다. 그들은 자신의 통제 문제가 있지만 명확하게 관리한다. 그들은 주로 자신이 관리 및 통제를 해야 하는 주제, 사건, 행동에 에너지를 소비한다. 그들은 자신과 직접적으로 관련이 있는 분야에만 신경을 쓴다. 즉 그들이 통제 또는 영향을 줄 능력이 없는 세계의 일 또는 사건에는 관심을 가지지 않는다.

자신감, 어떠한 사람이 바르고 효율적인 방향으로 행동하게 하는 믿음과 확신은 특성의 주요소이다. 그러므로 자신감은 자부심, 자신에 대한 만족과 밀접하게 연결되어 있다. 자부심과 자신감의 최대 방해물을 두려움이다. 두려움은 소수의 사람에게 '진짜처럼 보이는 가짜 증거(False Evidence Appearing Real)'라고 불린다. Susan Jeffers(2006)는 가장 큰 두려움, 우리의 인생을 다스리는 가장 핵심적인 두려움은 '나는 할 수 없어'이며, 이는 자신감과 자부심에 정확히 반대된다. 즉, 자신감을 갖기 위해서는 믿음, 확신 그리고 '나는 할 수 있다'라는 생각을 가져야 한다.

False
Evidence
Appearing
Real

사람을 보살피는 것은 팀원에게 시간과 에너지를 투자하려는 희망으로 변환될 수 있다. 한 관점에서 보살펴 주는 것은 다른 사람과 있음으로 생기는 불편함과 위험 등을 감수하고 괴로움과 행복을 나누는 것이다. 치료는 돌봄에서부터 비롯된다. 보살피는 행동은 따뜻한 말과 사랑을 전달하며 자신의 시간을 투자하는 것을 의미한다. 보살핌의 두 번째 요소는 팀원의 이야기를 주의 깊게 들어주며 이해하는 것이다. 세 번째 요소는 100% 관심을 주는 것이다. 네 번째는 그 사람의 전체, 가능성, 희망, 꿈을 보기 위해 그 사람을 존경하는 것이다.

팀을 리드하는 것이 쉬운 일은 아니지만, 활동적이고 참여하는 팀원이 되는 것도 매우 힘든 일이다. 두 역할 모두 인간관계 등의 희생과 위험이 따른다. 팀빌딩을 경험해보고 다른 사람이 동료 혹은 리더와 일했을 때 원만하게 수행되지 않았던 것을 듣는 것도 도움이 된다. 이것은 개인적이고 전문적인 성장에 중점을 두는 것과 자신의 특성을 살리는 것을 요구한다.

결론

간호사가 리더, 매니저, 팔로워 등 역할에 상관없이 효율적인 성과를 내기 위해서는 뛰어난 대화기술이 필요하다. 명확한 대화기술은 강한 팀을 형성하며 환자의 안전을 높여준다. 새로운 관계를 맺으며 오래된 관계를 유지하는 것은 일반적인 목적의 대화기술에 의해 강화된다.

해결방안

첫 번째 질문은 "우리는 신생아에게 최적의 치료를 제공하기 위해 최선을 다하였는가?"였다. 다시 말하자면 "왜 이 상황에서 팀워크가 중요한 것인가? 비전이나 임무는 무엇인가?"이다.

신생아 중환자실(NICU)팀 사이에서 우리는 전문가와 함께 팀을 만드는 방법에 대한 전략을 작성하였다. 우리의 의도로 만드는 것은 중요하였다. 특수팀과의 회의, NICU 관리자 및 간호리더가 배치되었다. 신생아를 위한 최상의 서비스를 제공하기 위해 우리의 공동 목표를 공유하였고, 목적에 초점을 맞추며 서로를 존중해야 함을 확인하였다. 또한 서로 간의 문제를 들을 필요성이 있다는 것도 알았다. 관리지침을 식별하는 것뿐만 아니라 책임영역을 아는 것 또한 필요하다는 것을 찾아냈다. 더불어 의사소통 방법에 대한 아이디어도 논의되었다. 그리고 환자의 요구에 기초한 계획이 시행되었다.

우리에게 아직 팀이 있는가? 대답은 "아니오."이다. 여전히 회의를 하고 유지하고 있었다. 모두가 "기다려보기"의 태도를 보였다. 첫 번째 큰 기회는 특수팀에서 신생아가 NICU에 입원해야 한다는 것이 최적이라고 환자가 주장할 때 확인되었다. 또 다른 결과는 계약이라는 영광을 얻었다. 이것은 자신의 이야기를 관심 있게 듣고 존중되었다는 것으로 모든 사람에게 인식되었다. 이는 상호 신뢰를 쌓게 하였고 상호관계를 만들었다. 몇 년 후 상상하기 어려운 상황이 발생하였다. 그것은 전문의와 환자를 위한 열정이었다. 이는 확실한 태도의 변화를 보였다.

거기에는 많은 팀빌딩 요소가 있지만 가장 중요한 구성요소는 잠재적인 팀 구성원과 작업할 때 당신의 의무도 의도를 명확하게 하는 것이다. 의도는 더 개방적이고 창조적이며 신뢰를 통해 우리 각자를 지원하고 최상의 서비스를 제공한다. 이것들은 팀빌딩에 필요한 구성요소이다. 팀은 개인을 통해 만들어졌다는 것을 기억해야 한다. 당신이 당신의 반응과 행동에 대한 책임을 받아들일 경우, 자신에게 물어보아야 한다. 그리고 당신이 보고싶은 변화를 보여준다.

– Diane Gallagher

이러한 해결방안이 당신에게 적절한 접근법인가?
그 이유는 무엇인가?

근거

STEPPS 팀은 미국의 Health & Human Agency for Healthcare Research and Quality(AHRQ)와 Department of Defence(DOD)의 통합적 프로그램이다. 이것은 환자안전을 증가시키기 위해 팀 업무를 자극하고 의사와 간호사 및 다른 건강전문가와의 의사소통을 증진시킨다(Castner et al., 2012). 다양한 프로젝트와 증거는 STEPPS 팀을 이용함으로써 축적되어 왔다. 목표는 환자를 위한 최상의 성과를 달성하기 위해 효과적인 학제간의 팀을 생성하는 것이다. 이 도구와 전략은 팀과 초기 계획을 조절하고, 문제를 해결하고, 개선을 진행하는 리더십을 포함하여 이용되었다. 또한, 상황을 모니터하는 직원을 고용하였다. 이 도구는 활동적으로 살펴보는 행동과 협동하는 간호사의 능력에 초점을 두고, 또한 환자와 팀의 안전한 상태를 생성하는 서로 간의 존경과 팀의 책임을 촉진시키는 데 초점을 두었다. 전문적 기술은 그들의 과중한 업무를 사정하고 그들은 도와줌으로써 다른 팀 구성원을 지지하는 각각의 팀 구성원의 능력을 증가시키는 것이다. 그들의 기술은 효과성을 감소시키고 환자의 위험성을 증가시키는 일의 과부하로부터 팀을 보호해준다.

가장 최근의 기술은 명확성, 정확한 정보, SBAR, Call-out, Handoff를 포함한 팀 구성원 간의 의사소통에 초점을 두었다. STEPPS 팀은 매뉴얼교육, 파워포인트 프리젠테이션, 비디오 교육 등 최소한의 비용으로 환자안전프로그램을 DOD로부터 이용할 수 있었다.

체크리스트

간호관리자는 팀빌딩을 도와야 한다. 비록 관리자는 팀을 이끌지 않더라도 팀으로서 효과적인 기능을 할 수 있도록 그룹을 촉진해야 한다. 팀 구성원은 서로 효과적인 의사소통을 해야 하고, 단일화한 미션을 서로 나누고, 서로 기꺼이 협동해야 하며, 그들의 목표를 성취하도록 해야 한다. 성공적인 팀워크는 리더십, 신뢰, 위험을 기꺼이 감수하는 것이 요구된다.

- 집단과 팀
- 세대에 따른 차이
- 효과적인 의사소통
  - 스트레스
  - 스트레스반응모델
  - 의사소통의 방해요인
  - 부적절한 의사소통 방법
  - 의사소통 지침
- 팀의 주요개념
  - 충돌해소
  - 미션의 단일화
  - 협력에 대한 의지
  - 헌신
- 팀 지지를 위한 도구
  - 조직 안과 조직 밖
  - 힘과 조절
  - 자신의 기술과 자원을 사용하고, 개발하고, 인정받기
- 긍정적 의사소통모델
  - 동료의 동의
  - 신뢰
- 팀 역할의 질
- 시너지 형성
  - 정확한 목적을 세운다
  - 귀를 항상 열어놓는다
  - 동정심을 갖는다
  - 진실을 이야기한다
  - 융통성을 갖는다
  - 결과에 책임을 진다
- 학제 및 전문가 팀
- 팀빌딩의 가치
- 감정 조절
- 반성적 실천
- 리더십의 역할

리더가 되기 위한 조언

- 팀의 목표를 약속한다.
- 서로 간의 존경의 팀 관계를 개발한다.
- 효과적이고 활동적인 경청으로 의사소통한다.
- 기능, 과정과 관련된 팀의 동의를 만들고 고취시킨다.
- 신뢰를 쌓는다.

REFERENCES

Balzer-Riley, J. (2011). *Communication in nursing* (7th ed.). St. Louis, MO: Elsevier.

Bennis, W. (2009). *On becoming a leader. Reading*, MA: Addison-Wesley.

Bocialetti, G. (1988). Teams and management of emotion. In W.B. Reddy & K. Jamison (Eds.), *Team Building blueprints for productivity and satisfaction* (pp. 62-71). Alexandria, VA: NtL Institute for Applied Behavioral Sciences; and San Diego, CA: University Associates.

Castner, J., Foltz-Ramos, K., Schwartz, D., & Ceravolo, D. (October 2012). A leadership challenge: Staff nurse perceptions after an organizational TeamSTEPPS initiative. *Journal of Nursing Administration, 42*(10), 467–472.

Charney, C. (October 2011). Making a team of experts into an expert team. *Advances in Neonatal Care*, 11(5), 334–339.

Coyne, C. (2005). Strength in numbers: How team building is improving care in a variety of settings. *PT Magazine of Physical Therapy, 13*(6), 40–51.

Freshwater, D., Taylor, B., & Sherwood, G. (2008). *Reflective practice in nursing*. Chichester, UK: Blackwell Publishing.

Fuller, B. (1975). *Synergistics: Explorations in the geometry of thinking*. New York: Macmillan.

Goleman, D. (2011). *The brain & emotional intelligence: New insights*. Northampton, MA: More Than Sound.

Jeffers, S. (2006). *Feel the FEAR and DO IT anyway*. New York: Ballantine Books.

Klein, C., Granados, D., Salas, E., Huy Le, C., Burke, S., Lyons, R., et al. (2009). Does team building work? Small Group Research, 40(2), 181–222.

Kouzes, J. M., & Posner, B. Z. (2012). *The leadership challenge* (5th ed.). San Francisco: Jossey-Bass, John Wiley & Sons.

Lencioni, P. (2012). *The advantage: Why organizational health trumps everything else in business*. San Francisco, CA: Jossey-Bass.

Lopes, S. (1987). The wall. New York: Collins.

Maxfield, D., Grenny, J., Lavandero, R., & Groah, L. (April 29, 2014). *Why safety tools and checklists aren't enough to save lives*. Retrieved from http://www.aacn.org/wd/hwe/docs/the-silent-treatment.pdf.

Maxwell, J. (2002). *The 17 essential qualities of a team player*. Nashville, TN: Thomas Nelson Publishers.

McGregor, D. (1960). *The human side of enterprise*. New York: McGraw-Hill.

McGregor, D. (1967). *The professional manager*. New York: McGraw-Hill.

Nemeth, C. P. (2008). *Improving healthcare team communication: Building on lessons from aviation and aerospace*. Aldershot, UK: Ashgate Publishing.

Olen, D. (1993). *Communicating: Speaking and listening to end misunderstanding and promote friendship*. Germantown, WI: JODA Communications.

Porter-O'Grady, T., & Malloch, K. (2010). *Quantum leadership: A resource for health care innovation* (3rd ed.). Sudbury, MA: Jones & Bartlett.

Rath, T. (2007). *Strengths finder* 2.0. New York, NY: Gallup Press.

Rath, T., & Conchie, B. (2009). *Strengths based leadership: Great leaders, teams, and why people follow*. New York, NY: Gallup Press.

Satir, V. (1988). *The new peoplemaking*. Mountain View, CA: Science & Behavior Books.

Smith, M., & Segal, R. (June 2013). *Stress management: How to reduce, prevent, and cope with stress*. HELPGUIDE.org. Retrieved from, www.helpguide.org/mental/stress_management_relief_coping.htm.

Sportsman, S. (2005). Build a framework for conflict assessment. *Nursing Management, 36*(4), 12–40.

Vaill, P. (1991). *Managing as a performing art*. San Francisco: Jossey-Bass.

Wagner, R., & Harter, J. (2006). *12: The elements of great managing*. New York: Gallup Press.

Weingarten, R. (2009). Four generations, one workplace: A Gen X-Y staff nurse's view of team building in the emergency department. *Journal of Emergency Nursing, 35*(1), 27–30.

Weisburg, M. (1988). Team work: Building productive relationships. In W. B. Reddy & K. Jamison (Eds.), *Team building blueprints for productivity and satisfaction*. Alexandria, VA: NTL Institute for Applied Behavioral Sciences, and San Diego: University Associates.

Yoder-Wise, P. S., & Kowalski, K. (2012). *Fast facts for the classroom nursing instructor: Classroom teaching in a nutshell*. New York, NY: Springer.

Yu, D., Harter, J., & Agrawal, S. (April 2013). U.S. managers boast best work engagement. *Gallup Economy*. Retrieved from, www.gallup.com/poll/162062/managers-boast-best-workengagement. aspx?utm_source=alert&utm_medium=email&utm_campaign=syndication&utm_content=morelink&utm_term=all%20gallup%20headlines.

SUGGESTED READINGS

Dyer, W. (1994). *Team building issues and alternatives*. Reading, MA: Addison-Wesley.

Francis, D., & Young, D. (1979). *Improving work groups: A practical manual for team building*. San Diego: University Associates.

Hughes, R., Ginnett, R., & Curphy, G. (2009). *Leadership: Enhancing the lessons of experience* (6th ed.). Boston: McGraw-Hill.

Jeffers, S. (1992). *Dare to connect: Reaching out in romance, friendship and the workplace*. Columbia, NY: Fawcett.

Nanus, B. (1995). *Visionary leadership*. San Francisco: Jossey-Bass.

Rosenstein, A., & O"Daniel, M. (2005). Disruptive behavior and clinical outcomes: Perceptions of nurses and physicians. *American Journal of Nursing, 105*(1), 54–64.

Schmieding, N. J. (1993). Nurse empowerment through context structure and process. *Journal of Professional Nursing, 9*, 239–245.

Sculli, G., Fore, A., West, P., Neily, J., Mills, P., & Paull, D. (March 2013). Nursing crew resource management: A follow-up report from the veteran's health administration. *Journal of Nursing Administration, 43*(3), 122–126.

Sibbet, D., & O"Hara-Devereaux, M. (1991). *The language of teamwork. Healthcare Forum Journal, 34*, 27–30.

Smith, M., & Segaal, R. (2013). *Stress management*. Retrieved June 23, 2013 http://www.helpguide.org/mental/stress_management_relief_coping.htm#top.

Thurber, M. (1973). *Rules of the game*. San Francisco: Hawthorne-Stone Real Estate.

CHAPTER

17

노동계약과 단체행동

Workforce Engagement and Collective Action

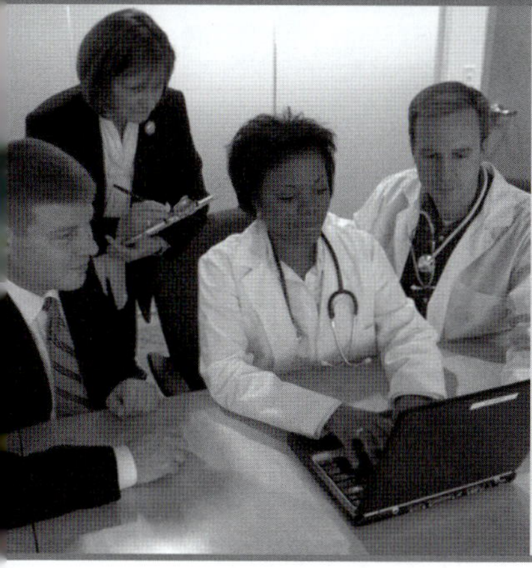

오늘날 간호사들은 직무와 관련한 의사결정에서 스스로 더 큰 목소리를 낼 수 있기를 바라고 있다. 정책, 교육, 경험은 간호사의 이러한 의사결정 참여에 영향을 미친다. 특히, 간호수행에 관한 결정에 참여하는 것은 전문간호사에게는 당연한 일이다. 우리는 단체행동을 통해 의사결정에 참여할 수 있으며, 단체행동을 이해하는 것은 간호수행 환경을 성공적으로 형성하기 위해 매우 중요하다. 또한 간호관리자는 긍정적인 결과를 이끌어내기 위해 단체행동을 이용할 수 있다.

학습성과

- 리더와 직원의 역할을 구별하고 단체행동에서 팔로워십의 역할을 안다.
- 단체행동 전략의 주요 특성이 공유된 거버넌스, 작업환경 지지, 단체교섭을 통하여 어떻게 작업환경에 적용되는지를 안다.
- 단체교섭계약직원과 비정규직원 간 권리의 차이를 구별한다.
- 전통적인 교섭 관행과 현재의 접근방식, 관심기반 문제해결방식을 비교한다(IBPS).
- 다양한 근무환경에 가장 효과적인 의사결정 전략을 평가한다.
- 직접간호 간호사의 의사결정 참여가 어떻게 직무만족도와 환자결과에 영향을 미치는지 평가한다.
- 관리방식모델 또는 간호전달모델의 선택에 대한 문화적 영향을 분석한다.

핵심용어

- 자유의사 고용인(at-will employee)
- 단체행동(collective action)
- 단체교섭(collective bargaining)
- 문화(culture)
- 임파워먼트(impowerment)
- 참여(engagement)
- 팔로워십(followership)
- 거버넌스(governance)
- 관심기반 문제해결방식(interest-based problem solving)
- 의료개선연구소 (Institute for Healthcare Improvement, IHI)
- 멘토(mentor)
- 역할모델(role model)
- 공유된 거버넌스(shared governance)
- 하위문화(subculture)
- 내부 고발자(whistleblower)
- 직장옹호(workplace advocacy)

도전

Violet Rhagnanan-Kramer, MSN, RN , NE- BC
Nurse Manager, Neuroscience Intensive Care Unit, Jackson Memorial Hosipital , Miami , Florida

일반 간호사로서 간호관리자로 승진한다는 것은 큰 발전이자 도전이었다. 새로운 역할에 적응하고 관계를 맺고, 기준을 설정하는 것이 우선적으로 해야 할 일이었다. 또 직원들로부터 신뢰, 지지를 얻는 것이 부서의 변화를 이끌어내기 위해 가장 중요한 일이었다. 많은 문제 가운데 하나는 병원 내에 있는 전국 평균 이상의 욕창환자 비율이었다. 간호의 질 향상을 위해 욕창환자 발생비율을 줄일 수 있는 계획이 필요했다. 또한 새로운 간호관리자로서 직원들이 높은 환자간호의 질을 달성하는 데 책임감을 가져야만 했다. 나는 앞으로 이 일을 어떻게 해 나가야 할지 결정해야 한다.

당신이 이 간호사라면 어떻게 하겠는가?

도입

일반 간호사에서부터 관리자로 일하는 간호사는 의료기관에서 발생하는 사건과 그 사건이 미치는 간호, 간호사, 보건의료체계 내의 영향을 파악해야 한다. 전문간호지식은 보건의료뿐만 아니라 간호수행의 성과를 촉진 또는 저해하는 문제해결의 기반이 된다.

간호수행 자체가 지식의 습득, 통합, 회환능력을 요구하기 때문에 간호사는 개인, 가족, 지역사회의 복잡한 임상적 문제에 잘 대처할 수 있다. 적절한 간호제공시간, 높은 간호의 질, 능숙한 간호수행을 위한 준비는 간호사의 단체행동에서부터 시작된다.

단체행동

단체행동(collective action)이란 공통의 관심사를 가진 사람들에 의해 수행되는 활동으로 정의된다. 단체행동은 긍정적인 단어로 업무를 포함한 일상생활의 많은 측면을 내포한다. 해외거주 교민들이 선교활동에 참여하고 기여하는 것이 단체행동의 결과이다. 간호사가 마그넷 인증을 받기 위해 일할 때 그것이 단체행동의 결과가 된다. 대상자가 병원으로 이송되었을 때 간호사의 교대근무가 단체행동의 결과가 된다. 단체행동은 의료뿐만 아니라 정책적 부분에서 환자, 가족, 지역사회를 옹호하는 간호사를 도와준다.

간호사의 단체행동에는 근무 동안의 독립성과 교대근무자 및 다른 의료인들과의 상호의존이 요구된다. 그동안 간호사는 다른 직업군에 비해 공식적인 단체행동에 불편함을 느껴왔다. 불편감의 요소로는 성별, 경력중심, 권력에 대한 관점 등이 있다. 전통적으로 여성들은 남성에 비해 업무에 대한 경험이 부족하고 팀으로 일하는 경우가 적다고 여겨진다. 1972년 Title IX(미국의 교육평등 법안) 전에는 극소수의 여자아이들만이 경쟁적인 팀 스포츠에 참여했다. 또한 역사적으로 간호사를 포함한 많은 여성들은 직업(career)을 일(job) 정도로만 생각하는 경우가 많았다. 그런 개인에게 공통된 목표를 성취하기 위해 다른 사람들과 함께 일하는 것은 개인의 시간을 빼앗는 것과 다르지 않았던 것이다. 권력을 이해하고 그 권력을 어떻게 사용할지를 아는 것은 간호수행, 간호환경, 건강과 관련된 정책 형성에 영향을 미치는 간호사에게 필수적이다.

역사상, 간호는 '억압받는 집단'으로 특징지어졌다(Roberts, 2000). '좋은' 간호사란 순종적인 간호사였으며, 나이팅게일 선서는 순종을 강화시켰다: "나는 성실하게 의사의 일을 돕겠습니다." (Dock & Stewart, 1920). 이러한 지휘권에 대한 순종 또는 묵인은 병원 관리자를 포함한 다른 지휘권자에게로 이어져왔다.

Minarik과 Catramabone(1998)은 간호사의 단체행동 참여에 대한 4가지 주요 목적을 다음과 같이 제시했다. (1) 전문간호 수행을 촉진시킨다, (2) 간호기준을 성립하고 유지한다, (3) 자원을 효과적이고 효율적으로 할당한다, (4) 근무환경에서의 만족과 지지를 이끌어낸다. 단체행동은 이러한 목적을 달성하기 위해 간호사들을 지지하고 돕는다. 일반적으로 단체행동 없이는, 개인의 목적달성에 제약이 있게 마련이다. 우리는 어린 시절부터 부모님께 부탁하기 위해 형제자매와 단합하는 것과 같은 경험을 통해 단체행동의 힘과 가치를 배워왔다. 이와 같은 전략이 집단의 주장을 내세우고 스스로를 변호할 때와 같은 상황에서 사용되어 왔을 것이다. 간호사들은 간호근무환경에서의 문제를 확인하고 변화를 이끌어내기 위해 함께해왔다.

단체행동은 고용계약을 맺은 직원들에게 일종의 권한을 부여하는 것이다. 많은 수의 간호사들이 공통된 환경 속에서 일할 때의 결과가 매우 인상적인데, 발전된 직장생활, 이직률 감소, 관리부서와의 관계향상, 환자 만족도 증가가 그것이다(McDowell et al.,2010). 간호관리자는 직원들의 참여(engagement)를 촉진할 수 있는 환경을 만들 수 있도록 노력해야 한다. 이러한 환경은 직원들의 참여적 의사결정을 격려하고, 자신감을 표현하며 자율성을 증진시켜주는 리더의 태도에 의해 만들어 질 수 있다(Hauck, Quinin Griffin, & Fitzpatrick, 2011).

네트워크를 발전시키는 전략, 모든 직원들의 의견을 수렴하고, 통합하기 위해서는 강한 리더와 폭넓은 팔로워십(followership)이 요구된다. 리더와 직원들은 각각의 분명한 역할을 가지고 있으며 이러한 역할은 상호보완적이고 상호작용적이다. 또한 직원과 리더는 많은 특성들을 서로 공유한다. 성공한 사람들은 직원과 리더의 역할을 자유자재로 구현한다. 직원들의 지식과 기술이 리더와 조금 다를 수는 있어도 결코 적다고 할 수 없다. 직원들은 활동적이며 안건에 대한 의견을 제공한다. 또한 이들은 성실하고 지지적인 속성을 가지고 있다. 마찬가지로 좋은 리더는 목표를 달성하기 위해 좋은 직원이 필요하다. 리더가 될 간호사는 좋은 직원들의 부재가 스스로에게 매우 힘든 일이라는 것을 안다.

> **연습 17-1**
>
> 학교, 교회, 스포츠 단체, 동호회, 직장 등 중에서 자신이 리더를 했던 두 개의 그룹과 구성원으로 있었던 두 개의 그룹을 생각해본다. 리더로서의 역할이 구성원의 역할과 어떻게 달랐는가? 각각 역할에서 사용했던 기술을 말해본다.

계획 또는 주제의 변화는 오늘날의 리더가 내일의 팔로워가 될 수도 있는 결과를 낳는다. 그 반대의 상황이 발생할 수도 있다. 오늘의 팔로워는 내일의 리더가 될 수 있다. 또한 상황의 맥락 속에서 다음과 같은 변화가 발생할 수도 있다. 수술 시에는 일반적으로 외과 전문의가 리더의 역할을 맡으며 마취과 의사는 그 리드를 따른다. 하지만 수술 중 환자의 상태가 변하면 마취과 의사가 리더가 되고 외과 의사는 수술대에서 한 발 물러서는데, 이는 리더십의 변화를 보여주는 대표적인 예이다.

좋은 구성원은 맹목적으로 따르는 순종적인 사람이 아니다. 그들은 효율적으로 행동하는 집단의 구성원일 뿐 '열광적인 팬'이 아니다. 다음 박스 17-1에는 좋은 구성원의 특성이 제시되어 있다.

단체행동은 의사결정 참여를 통하여 전문적인 수행을 얻기 위한 방법을 제공한다. Prote-O'Grady(2013, p. vii)의 말에서도 알 수 있듯이 "간

박스 17-1 좋은 구성원의 특성

- 믿을만한다.
- 듬직하다.
- 훌륭한 의사전달자이자 경청자이다.
- 협업한다.
- 확고한 신념이 있다.
- 협력한다.
- 질문한다.

출처: Kouzes, J.M. & Posner, B.Z.(2012). The leadership challenge(5th ed) San Francisco, CA: Jossey-Bass.

호에서 리더십을 위해 준비하는 과정은 혼자만의 것일 수 없다. 간호사는 간호의 발전을 위한 공통된 노력에 참여해야 한다." 관리 구조는 참여의 체제를 제공한다. 간호수행에 관한 의사결정에 참여하는 것은 전문간호사에게는 당연한 것이고 이들에게 더 큰 자율성을 줄 뿐아니라 직업 만족도를 결정하는 주 요소이기도 하다(Kramer et al., 2008: pittman, 2007). 참여에 대한 특권과 의무는 간호규정에 내재되어 있다. 간호사를 위한 윤리강령과 일맥상통하여[American Nurses Association(ANA), 2010], 구성원은 자신의 능력에 기초하여 참여한다. 간호사들이 지식이 많고, 적극적인 참여자라 할지라도 모든 간호사들이 의사결정에 참여하고 싶어 하지는 않는다. 이런 간호사들은 출근을 하고 그 날의 주어진 일을 해내는 것이 그들이 바라는 전부일지도 모른다. 그들은 자신을 종속된 위치에 있다고 생각하지 않고, 만약 그렇다 해도, 그다지 걱정하지는 않을 것이다. 그들의 목적은 간호를 받는 이를 위해 간호를 제공하는 것과 그 일에 충실하는 것이다. 이러한 개인에게는 의사결정에 참여할 권리와 책임을 주장하는 것이 기관의 정책에 반하는 일이거나 시간 낭비라고 여겨질 수도 있다. 하지만 전문직인 간호사에게 있어 수행과 관련된 의사결정에 참여하는 것은 대상자 간호의 질을 높이기 위해 필수적이며 사회의 기대에 부응하는 일이다. 오늘날의 의료서비스 환경은 간호사가 Lewis와 Batey(1982)에 의해 확인된 네 가지 개념인 책임감, 권한, 자율성, 책임을 발휘하기를 요구하고 있다.

책임감

간호의 역사를 통해 우리는 책임감을 받아들일 근거 혹은 간호를 수행할 책임에 대한 이해를 할 수 있다. 역사적으로 이 책임은 무비판적이고 성실하게 의료진의 지시와 병원의 절차를 따르는 모습으로 비춰지고 있다. 이 시절의 '좋은' 간호사는 의료진과 경영부서의 지침에 무조건적으로 따르는 간호사였다. 오늘날, 마그넷 인증프로그램을 이수한 의료기관은 간호사 스스로에 의해 간호수행이 통제되는 것이 특징이다. 간호사는 스스로의 수행을 통제할 수 있는 힘이 있어야 한다.

권한

준비와 경험을 토대로 하는 권한(직권)은 의사나 간호관리자의 개인적인 견해에 근거하여 권한을 위임했던 전통에서 벗어날 필요가 있다. 이 말이 상호존중과 신뢰에 근거한 과거 간호사들과 의료진 사이의 협력관계를 폄하하는 것이라고 할 수는 없다. 환자관리는 이러한 협력관계가 존재할 때에 향상될 수 있기 때문이다. 간호사는 그들의 전문적 지위에 따르는 권한을 환자간호로 실현해야 한다.

자율성

자율성, 즉 독립적인 결정을 내릴 수 있는 자유란 간호수행의 관리에 있어 대단히 중요하다. 간호사의 업무가 최대의 효과를 발휘하기 위해서는 그들의 고유한 수행범위와 일관된 자율성을 가지고 있어야 한다. 많은 연구에서 이미 자율성이 보장된 의료기관이 그렇지 않은 의료기관에 비해 더 나은 환자결과를 나타내며 비용효율적이라는 것이 드러나 있다(Aiken, Clarke, Sloane, Sochalski, & Silber, 2002 ; Dunton, Gajewski, Klaus, & Pierson, 2007). 의사결정과정에 간호사가 참여하는 것은 더 높은 수준의 직업 만족도와 간호수준의 향상에 영향을 미친다. 또한 간호사들이 서로의 의견을 공유하면서 새로운 지식을 얻을 수 있고 이미 도출된 결과를 수정하는 과정을 통해 더 전문적인 수행에 한 발 다가갈 수 있게 된다.

자율성은 혁신과 생산성의 증가를 이끌어낸다. 간호관리자는 직원들과 함께 일하며 해당 분야에 영향을 미쳐왔다. 역사적으로 Mrayyan(2004)은 국제적인 연구에서 간호사의 자율성을 증진시키는 세 가지 가장 중요한 변수들로 지지적인 관리부서, 교육, 경험을 지목했다. 특정한 관리활동은 직원 간의 충돌이 포함된 상황으로 정의되었다. 이 때 당사자들이 서로 의사소통하도록 돕는 것과 문제를 해결하고 있는 당사자들을 지지해주는 활동들이 간호사들로 하여금 자신이 자율성을 지니고 있다고 느끼게 했다.

「The Future Of Nursing: Leading Change, Advancing Health」(IOM, 2011)는 간호사들이 그들이 수행할 수 있는 범위에서 최대한을 행할 것을 권장한다. 과거의 간호사들은 자율성을 위한 가능성에 도전하지 않았다. 하지만 IOM 보고와 관련된 연구에서는 간호사들이 그들의 자율성을 선보일 준비가 되어 있다고 주장하고 있다. 현재 미국에서는 간호전달체계와 비용효과적인 전략을 사용하여 과거의 것을 개선하는 데에 많은 관심을 쏟고 있다. 의료개선연구소(Institute for Healthcare Improvement, IHI)의 병상케어변혁(Transforming care at the bedside, TCAB) 프로젝트를 통해 우리는 간호사들이 환자간호를 위해 얼마나 열심히 일해 왔는지를 알 수 있다.

부서 수준의 변화를 지지하면서 변화는 더 빨리 환자에게 효과적인 방식으로 발생해왔다. '선에서 멈추기(stopping the line)'는 자동차 제조업으로부터 나온 개념으로, 보건의료계에서는 타임아웃으로 해석된다. 타임아웃은 어떤 행동을 확실히 하기 위해 잠시 멈추는 것으로, 위해를 막기 위한 자율적 의사결정의 예이다. 리더와 관리자, 직원들은 이러한 행동을 지지하는 환경을 만들기 위해 함께 노력해야 한다.

책임

책임은 의료기관과 기관의 구성원, 그들의 집단 행동의 결과에 초점을 맞추고 있다. 책임에는 주인의식이 따라야 한다. Porter-O'Grady와 Malloch(2010)가 책임에 관한 많은 관점을 만들었고 다음은 공유된 거버넌스에서 고려되는 책임에 대한 사항이다.

- 역할은 사람에 의해 정의된다.
- 직업 또는 업무가 아닌 역할에 의해 정의된다.
- 목표에 기반한다.
- 사전에 미리 설정해 둔다.
- 결과와 관련된다.
- 관찰가능한 과정이다.

과정의 가치는 목표를 달성하는 동안 개인들이 특정한 프로토콜을 따르는 정도에 의해 결정된다. 책임은 목표달성에 초점을 맞추고 있다. 이러한 생각의 변화는 의료비 상환에 막대한 효과를 주었다. 그 변화의 한 예가 환자교육에 관한 것이다. 환자교육을 수행했다는 것을 증명하기 위해 서식에 서명만 하는 것은 더 이상 인정되지 않는다. 인정에 대한 기준은 그 교육이 환자의 행동을 변화시켰다는 것을 증명해야 하는 것으로 변화되었다. 기관 내에서 긍정적인 결과를 도출하기 위해서는 공통된 책임이 매우 중요하다. "책임 있는 어른이 책임을 공유하기를 거절한다면, 인간관계를 악화시키고, 직업을 붕괴시키며, 직업에 대한 자부심을 가질 수 없을 것이다."(Kupperschmidr 2004, p.115).

> **연습 17-2**
> 미국간호협회(American Nurses Association, ANA) www.nursingworld. org.에서 '직원안전 행동'에 대한 내용을 본다. 직접간호 간호사의 관점에서 어떻게 생각하는가? 직원안전에 대한 조치가 전문기관의 조치로 어떠한가? 간호관리자로서 동일한 관점을 가질 것인가? 그 이유는 무엇인가?

거버넌스

거버넌스(governance)란 간호관리부서의 공식적인 간호정책 관리, 통제, 지휘와 관련된 방법론 또는 시스템이다. 조직의 구조는 조직의 계획을 수행하기 위한 골격을 제공한다. 조직도는 각 역할 간의 관계를 보여준다. 조직의 각 요소 간의 관계는 조직의 철학을 이해하고 이행하기 위해 선택된 개인에 의해 영향을 받는다. 또한 특정한 관리 방식의 형태는 미션과 조직의 핵심가치, 그 요소 사이의 관계로부터 발달된다. 따라서 간호의 일상에 근거를 두고 미션과 핵심가치를 규정하는 관리자들은 간호를 더욱 개방적으로 지지하게 된다. 즉, 조직도보다 실제 행위가 더 큰 목소리를 내는 것이다.

단체행동을 통해 목적을 달성할 수 있게 하는 많은 전략이 있다. 그 중 세 가지가 가장 흔히 사용되는데, 공유된 거버넌스, 직무환경 개선, 집단적 협상이다. 관리방식은 조직문화의 영향을 받는다. 또한 그 조직문화는 단체행동이 나아갈 방향을 제시해 주기도 한다.

지역문화(culture)는 조직문화 및 관리구조에 영향을 미친다. 일할 권리(right to-work)가 있는 주는 간호사와 관리부서의 지원보다 단체교섭이 더 용인될 수 있다. 교통과 대중매체의 발달이 지역문화의 순수성을 약화시켰다 하더라도 미국 사회의 기본구조 안에 이미 이러한 문화의 영향력이 깊게 자리하고 있다는 것을 알아야 한다.

하나의 하위문화(subculture)가 조직의 목표에 명확히 제시되어 있을 때(예: 비용효과적 환경에서의 수준 높은 간호전달), 협상의 가능성 혹은 문제해결의 가능성이 높아진다. 하나의 하위문화는 그것이 더 큰 문화와 겹치는 특색일지라도, 그 자신만의 독특함과 눈에 띄는 특색을 가진다. 동등한 하위문화의 존재는 건강한 관계를 지지한다. 건강한 관계는 모든 구성원의 전문적 수행환경을 지지할 수 있는 내부 관리방식의 발전에 있어 매우 중요한 변수이다.

간호사들과 관리자들이 각각 다른 하위문화의 구성원이 되기도 한다. 이런 경우 어떤 요소들로 인해 두 집단의 이념이 상충되는 일이 발생한다. 그렇다 할지라도 이런 현상을 부정적으로만 바라보아서는 안 된다.

간호사들은 간호사의 직업만족에 대한 인식을 알리려고 노력하면서 간호와 병원의 관리부서 사이의 관계에 영향을 미쳐왔다. 간호사의 직업만족도 및 환자간호에 영향을 주는 작업환경요소에는 환자간호 결정 시 관리자의 지지, 적절한 직원채용, 보건의료진 간의 긍정적 관계, 명백한 간호철학에 관한 조항이 포함된다. 또한 앞서 말한 모든 요소들은 간호사와 관리부서 사이의 관계에 의해 영향을 받는 것들이다(Cummings et al., 2008; Manojlovich, 2005; Mrayyan, 2004).

연습 17-3

당신의 직업 만족도에 영향을 미쳤던 간호수행 시의 네 가지 요소를 생각해본다. 3명의 일반간호사, 3명의 간호관리자와 당신의 답을 비교해본다.

오늘날 간호사들은 자신의 의사결정이 지지받고 동기부여할 수 있는 업무환경을 기대한다. 그동안 성과를 내고 더 낮은 비용을 지출하기 위해 업무를 재설계하던 노력은 간호사의 긴장감을 높이는 결과를 가져왔다. 의사결정과정에서 기존의 관리자 계급이 아닌 타인들을 참여시킨다는 것이 관리자층에게는 어려운 일일 수 있다. 그러나 질 높은 보건의료를 제공하는 효과적인 조직은 모든 이해 당사자의 참여를 촉진하는 분위기를 조성한다. 이런 경우 의사결정 참여 구성원들은 책임과 위험을 공유하게 되는데, 이러한 일련의 과정에는 서로 간의 신뢰가 바탕이 되어야 한다.

계약모델은 간호사들이 하나의 조직과 간호 서비스를 제공하기 위한 보건의료조직을 갖춘 계약을 형성하도록 도와준다. 계약모델은 공유된 거버넌스에 반대하는 자치 모델로 특징화될 수도 있다. 간호사들은 고용인 대신에 계약 제공자가 된다. 역사적으로, 간호사들은 병원 고용인이 되기 전 먼저

연구 관점

출처: Barden, A.M., Quinn Griffin, M.T., Donahue, M., & Fitzpatrick, J.J. (2011). Shared governance and empowerment in registered nurses working in a hospital setting. *Nursing Administration Quarterly, 35*(3), 212–218.

이 연구는 총 13개 부서의 348명의 간호사가 일하고 있는 3차병원에 의해 실행되었다. 공유된 거버넌스가 준비되어 있었으며, 이 연구의 목적은 관리에 대한 간호사의 인식과 간호사의 임파워먼트 사이의 상관관계를 알아보는 것이었다. 연구는 서술적 상관관계 연구이며, 연구의 대상은 158명의 간호사들이었다. 예상하는 것처럼, 대부분이 여성이었고, 직원이었으며 모두 정상근무를 하였다. 이 결과는 공유된 거버넌스 임파워먼트의 인식 사이에 중요한 관계가 존재한다는 것을 보여주었다.

실무 의의

공유된 거버넌스 전문적 수행의 환경에 있어서 매우 중요하다. 간호사가 공유된 거버넌스를 경험했을 때, 그들은 그들 자신에게 권한이 부여된 것으로 받아들였다. 또한, 공유된 거버넌스의 관점이 증가될 때, 임파워먼트에 대한 인식도 함께 증가하였다. 간호관리자들은 공유된 거버넌스 도입하고 간호사들을 지지하여 임파워먼트에 대한 인식을 심어줄 수 있도록 노력할 것이다.

개인간호사로서 직접 계약자로 활동해왔다.

공유된 거버넌스

공유된 거버넌스(shared governance)란 민주주의적, 평등주의적 개념으로 묘사된다. 이는 공동 의사결정과 책임의 결과인 역동적 과정이다(Porter O'Gray, 2009). Porter O'Gray, Hawkins와 Parker(1997)에 따르면, 공유된 거버넌스의 기본 원칙은 파트너십, 공정함, 책임, 소유를 포함한다. 공유된 거버넌스 참여를 제공한다기보다는 의사결정 안에서의 참여를 요구하는 개념이다. 간호사에게 권한을 주는 자치의 특징으로 경력사다리(career ladders), 권력에의 접근, 의사결정 참여, 성취의 인식, 근거기반 수행이 있다(Kramer et al., 2008).

일반 간호사들이 충분히 의사결정에 참여할 수 있기 전까지 각 부서의 간호관리자에게도 권한부여에 대한 인식을 제공해야 할 필요가 있다(Regan & Rodriguez, 2011). 간호관리부서는 이들을 지지하고 의사소통을 향상시키며, 필요한 자원을 제공하는 것으로 간호관리자에게 권한을 줄 수 있다. 간호관리자가 먼저 의사결정에 참여할 때, 일반 간호사가 참여할 수 있는 환경이 만들어 질 수 있다. 결과적으로, 환자는 이러한 환경 속에서 긍정적인 간호를 제공받을 수 있을 것이다(Trus, Razbadausks, Doran, & Suominen, 2012).

마그넷 인증을 경험해본 기관에 대한 수많은 보고서와 이야기를 통해, 간호사들은 공유된 거버넌스를 통한 참여의 가치를 인정해 왔다는 것을 알 수 있다. 또한 간호사는 다학제적이며 환자중심적인 업무와 지식을 지지해왔다.

어떤 조직은 내부의 관리구조에 잘못된 이름을 붙이기도 한다. 이들이 자신들의 관리구조를 '공유된 거버넌스'라고 할지라도 여전히 관리자층에 의해 의사결정을 내리고 있는 등 몇 가지 특성을 가지고 있다. 또한 많은 조직이 간호사의 단체행동 참여를 막기 위한 방법들을 동원하고 있기도 하다. 이러한 환경 속에서 간호사는 다양한 접근에 대한 잠재적 결과에 대해 잘 숙지하고 있어야 한다. 이밖에도 전문적 수행은 개인과 팀 수행을 인정하는 경향을 보인다. 간호사는 단순히 효과적인 문서가 아닌 효과적인 활동을 가진 전문적 수행을 제공하는 기관을 찾고 있다. 또한, 새로운 구성원을 받아들일 때, 다른 사람으로 대체불가한 능력을 가졌거나 현명한 의사결정자를 포함시키려는 경향을 보이기도 한다.

직무환경 개선

직무환경 개선(workplace advocacy)이란, 직무환경 안에서 활동을 둘러싸고 있는 상위개념의 용어이다. 간호사가 간호수행을 통제할 수 있는 것을 지지하는 것은 전문직의 목표와 일치한다. 직무환경을 지지하는 것은 간호수행 환경에서 간호사들이 직면하는 어려움을 다루기 위한 활동이다. 이러한 활동의 초점은 직장생활 발전과 고용의 기회, 고용의 기간과 조건, 고용의 관리와 보호, 수행의 통제, 노사관계, 직업관련 건강과 안전, 고용의 지원 등에 맞춰져 있다. 직무환경 개선의 목적은 급속도로 변하는 환경 속에서도 변함없이 간호를 수행할 수 있는 간호사를 갖추는 것이다. 개선은 상호의존, 소통, 보호, 조화에 대한 체계 안에서 발생한다.

직무환경 개선은 직원과 리더 모두에게 효과적으로 수행되어야 한다. 건강한 업무환경은 그냥 발생하지 않는다. 이러한 환경은 자신의 목소리를 낼 수 있는 곳, 위험이 빠르게 전달될 수 있는 곳, 예의를 지키는 곳, 직원의 다양성을 지지해주는 곳 등으로 구성원의 적극적인 참여가 요구된다. 예를 들어, 관리자로서 한 직원이 일하기 너무 피곤한 상태일 때, 그 직원의 상태를 인지하고 추가 업무를 줄지 말지를 결정해야 한다. 직무환경 개선의 문제가 아닌 좀 더 예산에 관한 또 다른 예로는, 팀의 간호사가 환자자세변경, 환자이동, 비만 환자를 들어 올리는 것에 관한 문제에 직면할 때이다. 사전에 대책을 세워 이러한 문제를 다루는 것은 업무환경을 향상시키고 간호사를 지지하는 것이다. 결과적으로 이런 일련의 과정은 환자의 이익으로 돌아간다.

의사결정과 이행의 지지 제공

의사결정을 하고 이해하기 위해서는 역할모델(role madels), 멘토(mentor), 임파워먼트(empowerment)를 통한 지지가 필요하다, 역할모델은 직무평가에서 높은 점수를 받은 간호사가 수행하게 될 수도 있다. 이와 유사하게 적극적인 의사소통과 긍정적인 상호작용 능력을 갖춘 간호사가 될 수도 있다. 간호사를 위한 주요 멘토십 프로그램의 이행은 이것과는 다른 기술의 발전에 기여할 수 있다. 멘토링은 두 개인 사이의 관계이며 보통은 한 명이 다른 한 명보다 더 많은 경험을 가지고 있다. 멘토링 관계는 지속적인 과정이다. 성공적인 멘토십을 경험한 사람은 긍정적이며 그들의 멘토가 보이는 행동을 자주 보이기도 한다. 이러한 행동은 신뢰와 그 신뢰에서 나온 의사결정 태도가 기반이 된 것이라 할 수 있다. 조직의 가치는 결과에서 나온다. 조직 내 구성원은 조직과 간호사, 환자에게 모두 도움이 되는 더 나은 의사결정을 내리는 데 도움을 줄 것이다.

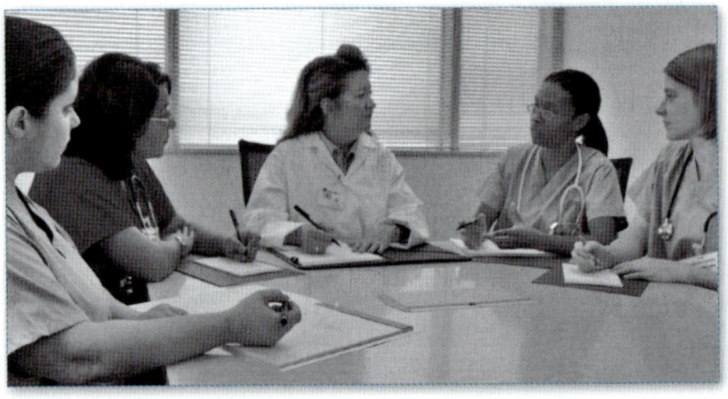

의사결정은 역할모델, 멘토, 임파워먼트를 통한 지지가 필요하다.

> **연습 17-4**
> 멘토가 가졌으면 하는 특징을 써본다. 만약 멘토로서 당신이 원하는 한 사람을 생각했다면, 그 사람에게 당신을 멘토링해 줄 수 있는지 물어본다. 개인과의 멘토십 관계를 찾는데 기여를 하거나, 방해요인이 되는 요소를 찾아본다. 그리고 이러한 요소들을 해결할 수 있는 방법을 생각해본다.

임파워먼트 혹은 다른 간호사를 지지하는 것은 매우 복잡한 과정이다. 간호사들은 일반적으로 열심히 일하고, 계속 배우려하고, 잘 수행하며 의사결정과정에 참여하기를 원한다. 이러한 노력을 지지하는 관리자와 관리부서는 간호사에게 권한을 부여하고 있으며 전문성과 자치를 향상시키고 있다. 간호사에게 권한을 부여하는 것의 한 예로는, 부정확한 업무를 문서화하는 것이다. 부정확한 업무를 받아들이는 것은 신규간호사와 경력이 오래된 간호사 모두에게 어렵다. 주목할 만한 중요한 요소로는 날짜, 부서, 업무, 이용가능한 직원, 반대의 근거, 감독자 알림의 문서들이 있다. 정확하

연구 관점

출처: Armstrong, K., Laschinger, H., & Wong, C. (2009). Workplace empowerment and Magnet™ hospital characteristics as predictors of patient safety climate. *Journal of Nursing Care Quality, 24*(1), 55-62.

이 연구는 임파워먼트의 다양성과 환자의 안전한 환경에 대한 예측변수로써의 마그넷 인증 병원의 특징을 실험하기 위해 실행되어 졌다. 그 연구를 안내하기 위해 사용된 기본 구조는 Kanter의 수행, 직업만족, 일 생산성, 극도의 피로, 그리고 조직적인 약속들을 통제하기 위한 간호에서의 임파워먼트와 관련되었던 간호에서의 업무환경 임파워먼트의 이론적 모델이었다. 잘 발달된 간호를 수행하는 병원조직 중 임의로 선택된 300명의 RN에게서 일의 효과에 대한 상태, 수행 환경, 그리고 안전한 분위기 등을 조사해보았다. 임파워먼트와 마그넷 병원의 특성, 임파워먼트와 환자의 안정적인 분위기, 그리고 마그넷의 특성과 환자의 안전적 분위기 사이의 강한 연관성을 적절히 보여주는 결과가 나왔다. 이러한 결과는 간호에서의 업무환경에 대한 임파워먼트의 이론적 모델을 지지하며, 그들의 업무환경에서 임파워먼트되었다고 느끼는 간호사들이 긍정적으로 환자의 안전적 분위기를 감지할 것이라는 것을 보여준다.

실무 의의

결정을 내리고 환자간호 전략을 이행할 권한이 부여되었다고 느끼는 간호사가 부서에서의 간호환경이 더 안전하고 더 효과적이며 더 높은 직업 만족도를 가진다고 느끼게 될 것이다.

간호관리자는 그들을 수행하는 동안 그들의 의사결정을 지지해야하며, 부서 기준 계획 안에서 간호인력, 일, 수행환경에 영향을 미칠 활동을 포함해야 한다.

고 간결하며 명백한 문서화는 그들이 대비하고 준비할 시간을 주며 추후에 필요한 자료에 대한 근거를 제시하여 간호관리자를 돕는다.

간호사에게 권한을 위임하는 것은 매우 중요하다. 하지만, 현실에서는 아무도 다른 이에게 권력을 주지 않는다. '임파워먼트'는 한 사람이 위험을 감수하기에 안전하게 느낄 수 있을 만한 조건을 만들어 내는 것이다. 가진 권한이 없는 간호사는 업무환경에서 비인격화됨을 느끼고 스스로의 직업에 덜 만족스러워할 것이다(Laschinger, Finagan, Shamin, & Wilk, 2004; Leiter & Laschinger, 2006).

단체교섭

단체교섭(collective bargaining)이란 고용인의 상호 관계적인 의무이며 임금, 근무시간 등에 관한 협상을 위해 상호 간에 존중을 가지고 상의하는 것이다. 단체 협상 또는 간호사 노동조합의 목적은 합당하고 만족스러운 고용조건을 보장받는 것이다(박스 17-2). 연합없이 집단적으로 협상하는 것이 가능하지만, 단체교섭에 관한 내용에서 연합모델은 흔히 사용된다.

협상과정은 역사적으로 상대방의 입장은 전혀

박스 17-2 노동조합

의료기관 외의 산업에서 노동조합은 보통 기대되는 사업수행으로 인식된다. 향상된 의사소통과 호의만으로 노조와 관리부서 사이의 거리를 제거할 수는 없다. 책임과 권력, 이익의 공유가 있지 않는 한, 관리부서와 노동조합 사이의 협동은 환상에 지나지 않을 것이다(Levitan & Johnson, 1983). 만약 협동과 신뢰가 노조와 사측 사이에 존재한다면, 노동조합의 구성원은 회사의 재정적 어려움을 이해할 것이고, 관리부서는 노동조합 구성원이 어려움을 겪을 때 이해하게 될 것이다. 1966년에, Malden Mills는 화재로 인해 인기있는 Polartic 제품을 생산해내지 못했을 때에도 여전히 고용인들을 계속해서 지지하였다. 2001년, 1,200명의 노동자를 대표하는 노동조합은 월급의 감소와 Portland, Oregan의 소방관을 지켜주기 위한 투표를 하였다(Hunsberger, 2001).

Hecksher(1996)는 연합모델을 구식이라고 말했는데, 이는 노동조합의 공공정책 체계를 덜 유용하게 만들었기 때문이다. Porter-O'Grady(2001)는 단순히 간호에 있어서는 다른 현실이라는 것을 알아내면서, 간호에서는 훨씬 다른 관점을 제시했다. 단체활동을 통해, 공식 노동조합은 "관리의 수행을 잘 진행시키고, 좋은 관리부서의 기반을 유지해라."라는 것을 계약했다(p.32) 간호와 보건의료에서의 노동조합활동은 지난 30년간 증가해왔고, 의료의 개편, 업무의 재설계, 간호전달체계의 변화 등에 의해 자극 받아왔다. 간호계에서 노동조합활동을 증가하도록 이끈 문제들은 다음과 같다.

- 전문적 자치와 전문적 수행모델의 부족
- 불충분한 직원채용과 부적합한 간호제공자
- 불안정한 업무환경과 낮은 질의 간호 보고를 위한 절차의 부재
- 의무적인 추가 근무와 일의 과부하
- 낮은 임금과 적은 이익

고려하지 않는 집단 중심적인 상태로 실행되었다. 2003년 Kaiser Permanente(KP)와 Coalition of Kaiser Permanente Unions(CKPU)는 그들의 노동관리 절차를 변형시키는 과정을 겪었다. 그들은 관심기반 문제해결방식(interest-based problem solving, IBPS)을 집단 협상의 기초로 채택했다. 관심기반 협상은 양측의 상호 연관된 관심사를 요구하며, 위치상의 충돌을 막기 위해 문제해결 수단으로 사용되기도 한다(Fonstand, MCKersie, & Eaton, 2004). 전통적인 협상과정과 다르게 IBPS는 문제와 관련된 관심을 알아낼 목표와 함께 시작한다. 예를 들어, 만약 새로운 직원 채용 방안이 제안되었을 때, 그들은 보통 반대의견과 마주하게 된다. 하지만, 관리부서와 노동조합 양쪽은 모두 안전한 보호에 관심이 있다. 이렇듯 IBPS는 차이보다는 서로의 상호 연관적 목표에 초점을 맞추어 논의를 다시 하게 만든다. 또한, "나는 네가 해결해야 할 문제를 가지고 있다."라는 것보다, "우리는 우리가 함께 풀어야 할 문제를 가지고 있다." 라고 생각하며 다양한 관점으로 분석하게 만든다. 이 방식의 초점은 현재와 앞으로 어떻게 나아갈지에 있다(박스 17-3).

역사적으로, 간호사는 노동조합과 동일시되는 것을 꺼려했지만 그 관점은 변하고 있다. 협력하고 공동의 방법으로 함께 노력하는 것은 안전하고 질 높은 간호를 위해 매우 중요하다.

간호사는 협상할 법정 권리를 가진다. 미국 병

박스 17-3 협상 단체를 고르는 기준

- 간호수행, 법률제정, 규정, 교육에 대한 강한 약속
- 잘 준비된 실행, 정책, 노동직원, 최소한 간호학사 학위 소지자
- 남, 여의 성과 소수민족 구성원을 대표하기 위한 협상 부서의 대표
- 국가적 범위와 지역적 이행
- 협상단체 활동에서의 개인 구성원에 대한 통제

문헌 관점

출처: Porter, C.A., Kolcaba, K., McNulty, R., & Fitzpatrick, J.J. (2010). The effect of a nursing labor management partnership on nurse turnover and satisfaction. *Journal of Nursing Administration, 40*(5), 205-210.

이 연구는 간호사의 이직과 직무만족에 미치는 임상기반의 간호수행 관리 파트너십(nursing labor management partnership, MLMP)의 효과를 연구한 것이다. 이러한 변수가 근무환경과 관련이 있음에도 불구하고, 이 연구가 발표되기 전까지 MLMP와의 관련성이 증명되지 않았다. 이 연구는 미국에서 양적연구로 설계되었다. 간호사 2,200명으로 구성된 간호조직이 었고, 2,107명은 간호조합의 구성원이었다. 간호관리자와 노동조합의 리더십은 두 조직이 함께 일할 때 긍정적인 효과를 낼 수 있음이 확인되었고, 환자간호와 조합의 목표에 초점을 맞추기 위해 추가 시간이 필요하였다. 이러한 연구결과는 간호사의 이직율이 2008년 6.8%, 2005년 9.9%로 3.1% 감소한 결과를 나타내었고, 직무만족도는 2008년 61.77에서 2005년 57.9로 3.9점이 증가한 것을 나타내었다.

실무 의의

MLMP의 발달은 최상의 전문직 간호의 환경에 근접되어 왔다. 효과적 리더십과 고용된 간호사의 직무파워에 대한 신념은 성과를 도출하였다. 이러한 과정은 리더로서의 간호사가 모든 레벨을 인지하게 하였고, 협동적이고 의사결정의 공유 또는 부가적인 의사결정을 통해 공동의 목표를 성취하기 위해 함께 일하는 전문간호사에게 공식적 · 비공식적 방식을 제공하였다.

원협회는 그동안 간호부서 및 다른 부서의 협상에 이의를 제기하는 데 수많은 돈을 써왔다. 1991년 미국의 대법원은 전국 노동관계 위원회의 판결을 간호부서에도 적용시켰다. 이 결정은 간호에 있어 매우 중요했는데, 이후 간호사가 스스로 간호수행과 환자간호의 질을 통제할 수 있게 되었다. 이렇듯 간호사는 그들의 직업과 면허로 인해 기대되는 수행을 해내기 위해 자율성을 가져야만 한다.

지식 근로자로서의 간호사

서비스를 제공할 상품생산이 변화한다는 것은 관리부서와 노동조합에 많은 의미를 가져다준다. 과거에는 제조업에 종사하는 근로자들이 마치 언제든지 갈아 끼울 수 있는 톱니바퀴처럼 생각되었다. 특별한 기술이 없는 근로자들은 제강공장, 탄

광, 생산현장 등 어디에든지 갈 수 있었다. 현 사회의 산업모델에서는 '지식 근로자'를 요구하고 있다. 따라서 오늘날의 지식 근로자들은 많은 학사 학위와 면허 혹은 자격증들을 취득하게 되었다. 이러한 특성 때문에 현재 지식 근로자들이 노동조합을 결정할 때, 전통적 산업장의 노동조합보다는 협회의 모습과 더 비슷한 모습으로 발전하게 된다. 이들은 청원활동이나 연대형성과 같은 활동들로 의사를 표현한다. 간호사는 지식노동자이다. 우리가 이미 알고 있듯이 간호사의 수행은 단순한 절차가 아닌 과학에 근거하여 유도된다.

현재 보건의료시스템은 점점 더 복잡해지며, 건강관리소비자들과 지분자들은 높은 질의 간호와 최고 수준의 환자결과를 요구하고 있다. 이러한 요구들은 최근 간호교육 제도에 있어서도 중요하며 의미가 있다. 정부에서 제시한 보고서에서는 미래의 간호가 변화를 이끌며 간호사가 향상된 제도 안에서 높은 수준의 교육과 훈련을 받기를 바라고 있다.

조합 혹은 자유의사

독재적인 관리부서의 독단적인 규정과 직원들의 해고에 대한 두려움은 자신을 보호할 방법을 찾는 간호사들의 활동에 기폭제가 될 것이다. 간호사는 행정, 인사 및 조직의 지원에 대한 균형을 맞추려는 노력으로 외부의 지원을 구할지도 모른다. 이런 경우 단체교섭 계약이 권력의 균형을 바꾸는 데 사용될 수 있다. 계약에 의해 제공되는 규정은 모든 고용인을 공평하게 대하도록 하고 관리자가 세우는 계획에서의 유연성을 감소시킬 것이다.

내부고발자(whistle blower) 법률이 있다할지라도(박스 17-4), 현재의 보건의료환경에서는 자유의사 고용인(at-will employee)이라는 취약한 지위에서 간호의 질을 우려하는 사람들이 있다는 것을 잊지 않아야 한다. 자유의사 고용인은 해고

박스 17-4 내부고발자 보호

> 내부고발은 '심각한 범법행위 또는 위험을 유발하는 조직 내부의 숨겨진 것에 대한 현재 또는 이전의 고용인들에 의해 이슈화된 경고'라고 알려져 있다(Hunt, 1995, p. 155). 1989년 내부고발자 보호 법안은 연방 노동자들을 보호하는 데 사용된다. 일부 주들은 이에 대한 구체적인 법을 가지고 있다. 보호가 불안전하기 때문에, 내부고발자들은 활동과 대책에 대해 발생하는 부득이한 결과를 알고 있어야 한다(Solomon, 2004). 내부고발은 조직 행정구조 안에서 고용인들이 불안정하고 불법적이라고 여기는 문제들에 대해 경청하고 적절히 대처하지 못했을 때 발생하게 된다.

자유의 원칙에 따라 어떤 이유로든 관리자에 의해 해고될 수 있는 사람을 말한다. 국가와 연방의 법이 어느 정도 이들을 보호하고 있으나 본질적으로 자유의사 고용인들은 고용주가 마음대로 할 수 있는 곳에서 일하고 있다고 할 수 있다.

노동조합규칙은 기관의 관리부서가 고용인을 위해 '정당한 절차'를 따르기를 요구하고 있다. 즉, 관리부서는 직원을 징계할 경우, 문서화된 징계의무, 처벌, 처벌의 이유를 나타내는 진술을 제공해야 한다. 관리부는 또한 고용인의 변호가 필요했을 경우 고용인을 변호한 기록을 가지고 있어야 한다. 고용인은 자신을 보호할 것과 공식적인 자리에서 의견을 제출할 권리가 있다. 이런 과정을 거치면서 관리부서는 고용인이 잘못했다는 것을 증명해 보여야 한다. 모든 징계의무가 중요한 것은 아니지만 이러한 과정이 환자간호에 직접·간접적으로 영향을 미칠 수 있기 때문에 신중을 기해야 한다. 상황을 설명할 때는 반드시 정확성을 기해야 한다. 환자간호와 간호사 자신, 준간호사에게 영향을 미치기 때문이다. 노동조합이 없는 근무환경에서 증명해야 할 의무는 보통 고용인 자신에게 있다.

많은 수의 간호사가 "노동조합은 전문가답지 못하다."라고 말하는 사람들에 의해 위협받고 있다. 노동계약, 집단 교섭 협정, 노동조합 계약은 전문

적인 것과는 관련이 없다. 사회학자들은 전문직의 책임을 수행할 의무에 대한 사항, 배워야 할 의무를 위한 사항, 공공의 관심 그리고 이미지 유지와 향상으로 특징지어 왔다(Moore, 1970). 많은 의료진과 많은 교수진은 단체교섭조약을 가지고 있다. 수행에서 더 큰 그들만의 통제를 갖고, 업무 상태를 개선시키며 그들의 보상에 영향을 미치기 위해서이다. 또한 조직 문화와 이러한 기대들을 마주하기 위한 전략으로써의 분야를 지지하기 위함이기도 하다. 계약은 현대 환경에서 흔하다. 고용주와 고용인의 계약이 흔하지 않은 것은 아이러니한 일이다. 적대적 제도의 교체는 직장을 재설계할 노력의 목표가 되어야 한다. 직장에서의 새로운 사회적 질서는 관리부서와 간호사 간의 진정한 협동에 기반해야 한다.

연습 17-5

당신이 단체교섭 협정 환경 안에서 일하고 있다면 계약에 관한 글을 찾아본다. 수행문제 혹은 경제적 문제인가? 그 둘 사이의 관계는 무엇인가? 만약 당신이 단체교섭 협정 환경이 아닌 곳에서 일한다면, 논쟁 해결정책을 찾아보고, 논쟁을 벌이고 있는 분야를 찾아본다. 그것들은 수행 문제이거나 경제적 문제인가? 그 둘 사이의 관계는 무엇인가?

결론

간호사들은 다양한 환경에서 간호를 수행한다. 일부는 단체교섭을 맺을 것이고, 다른 이는 맺지 않을 수 있다. 단체교섭과 단체교섭이 아닌 환경 모두 안전과 질 높은 간호를 지지한다. 양쪽의 환경은 한 나라와 연방법 범주 안에 존재한다. 전문적인 수행모델이 양쪽 환경에 모두 존재할 수도 있다. 간호사는 두 환경 모두에서 가치를 느끼겠지만, 둘 사이에는 중요한 차이가 있다. 계약이란 고용주가 법적 체계 안에서 협상하길 요구하는 것이다. 단체교섭이 아닌 환경에는 그러한 구조가 없다. 미래는 새로운 관례를 가질 것이며 공공정책은 이전의 계약을 통해 협상된 조약을 계속해서 포함시킬 것이다. 간호사는 매우 경쟁적 환경에서 간호를 수행한다. 의사결정은 간호수행의 핵심이 된다. 의사결정에서의 간호사 참여는 간호사를 위한 더 높은 직업 만족도와 더 높은 환자 만족도에 기여하고 긍정적인 환자 결과를 낳을 것이다. 간호사와 그 외의 직원들은 넓은 범위의 전략을 사용한 단체행동으로부터 그들의 이익을 얻게 될 것이다.

해결방안

직원을 참여시키고 권력을 부여하여 협력적인 접근을 사용하면서 팀들과 욕창에 대한 책임을 나누어 가졌다. 그 목표는 욕창발생률을 전국 평균 이하로 떨어뜨리는 것이었다. 문헌분석 결과, 임상에서 발생한 욕창을 막는 것은 간호사의 책임이라는 것을 인정하게 되었고, 직원들은 기꺼이 단체행동계획을 만드는 것에 참여했다. 일부 직원들은 욕창예방 전문가로서 스킨 챔피언이 되기도 했다. 간호사는 '주요명단' 게시판을 부서에 제공하였다. 그 게시판은 욕창 발생위험이 큰 환자와 피부 손상을 막을 중재를 확인하기 위해 사용되었다. 정보를 가지는 것과 문제를 바로 잡는 것에 대한 참여에 대한 격려는, 직원에게 권한을 부여하는 것이었다. 직원들은 부서의 목표를 세우는 일에 함께 참여하였다. 정보를 공유하는 것은 6개월 안에 거의 0에 가까운 욕창 발생 사고라는(이것은 그 후 4년 동안 지속되었다.) 성공적인 결과를 얻는 데 매우 중요한 역할을 하였다. 효과적인 의사소통과 명확한 기대에 대해 분명히 표현하는 것이 직원을 이끄는 것에 도움이 되었고, 수행할 권력과 간호중재에 대한 책임감을 갖게 하였다. 그들의 노력을 인정하고 기리는 것은 그들의 기여가 가치가 있었다는 것을 전해준다. 신경계 ICU는 이러한 질 높은 결과를 4년간 유지하였다.

– Violet Rhanganan Kramer

이러한 해결방안이 당신에게 적절한 접근법인가? 그 이유는 무엇인가?

근거

단체활동은 의사소통과 결과에 대한 책임이 요구된다. 마그넷 조직의 간호사 단체활동은 효과적으로 많은 전략들을 강조하고 있다. 그들의 조직 내 조합에 가입한 간호사들에게 이득을 최대화하고 소실을 최소화하도록 설명하였다. 직무파워의 임파워먼트를 경험한 간호사는 연합이 더 안전한 간호를 제공함을 증명하였다. 단체교섭은 단체활동의 성공적인 사용을 이끌어내었다.

체크리스트

공통적으로 간호사들은 의사결정에 대해 영향을 주는 지식, 기술, 능력을 가지고 있다. 단체활동은 다양한 형식을 가지고 있다. 지리적으로 조직화된 상황은 공식적이고 비공식적인 구조에 영향을 준다. 조직의 구조는 의사결정의 참여 기준을 성립하였다. 관리자는 파트너십의 맥락을 수립하였다. 이러한 결정은 단체협상의 목적을 수립하고 이는 간호사와 그 조직을 위해 중요한 일이다. 긴장의 수준은 외부집단이 조직의 의사결정과정의 일부가 될 때 발생한다. 외부집단은 새로운 관리 컨설트를 도입시켰고, 조직의 합병, 새로운 오너와 새로운 간호연합의 재구성이 도입될 것이다. 외부조직 개입과 수용은 새조직의 도입에 의해, 선거의 영향에 의한 명분을 이해하는 데 영향을 주었다.

- 단체행동
  - 책임감
  - 권한
  - 자율성
  - 책임
- 거버넌스
  - 공유된 거버넌스
  - 직무환경 개선
  - 의사결정과 이행의 지지 제공
- 단체교섭
  - 지식 근로자로서의 간호사
  - 조합 혹은 자유의사

단체행동을 위한 조언

- 임상간호사와 관리자 모두 단체활동과 단체협상이 개인과 조직 모두와 연계된 이슈를 인식하는 것이 필요하다.
- 일부 주는 관리자를 더 지지하는 법을 가지고 있다.
- 각 조직을 완전히 이해하는 것이 필요한 단체와 협상을 원하는 간호사는 각 단체를 이해하는 방식과 협상으로 이끄는 것은 간호사에게는 직무파워가 될 수 있고 아닐 수도 있다.
- 조직문화를 이해하고 단체활동을 위한 조직의 전략 접근은 관리자와 직원에게 중요하다.
- 단체협상은 적합한 전략이 있어야 하며, 이러한 단체협상 업체에게 발달된 선택방법이 있다.

REFERENCES

Aiken, L. H., Clarke, S. P., Sloane, D. M., Sochalski, J., & Silber, J. H. (2002). Hospital nursing staffing and patient mortality, nurse burnout and job dissatisfaction. *Journal of American Medical Association, 288*, 1987–1993.

American Nurses Association (ANA). (2010). *The code of ethics for nurses with interpretive statements*. Washington, DC: Author.

Armstrong, K., Laschinger, H., & Wong, C. (2009). Workplace empowerment and Magnet hospital characteristics as predictors of patient safety climate. *Journal of Nursing Care Quality, 24*(1), 55–62.

Barden, A. M., Quinn Griffin, M. T., Donahue, M., & Fitzpatrick, J. J. (2011). Shared governance and empowerment in registered nurses working in a hospital setting. *Nursing Administration Quarterly, 35*(3), 212–218.

Cummings, G. G., Olson, K., Hayduk, L., Bakker, D., Fitch, M., Green, E., et al. (2008). The relationship between nursing leadership and nurses' job satisfaction in Canadian oncology work environments. *Journal of Nursing Management, 16*, 508–518.

Dock, L., & Stewart, A. (1920). *A short history of nursing*. New York: Putnam & Sons.

Dunton, N., Gajewski, B., Klaus, S., & Pierson, B. (2007). The relationship of nursing workforce characteristics to patient outcomes. OJIN: *The Online Journal of Issues in Nursing, 12*(3). Retrieved December 12, 2008, from, www.medscape.com/viewarticle/569394.

Fonstand, N. O., McKersie, R. B., & Eaton, S. C. (2004). Case analysis: Interest-based negotiations in a transformed labor-management setting. *Negotiation Journal, 5*–11.

Hauck, A., Quinn Griffin, M., & Fitzpatrick, J. (2011). Structural empowerment and anticipated turnover among critical care nurses. *Journal of Nursing Management, 19*, 269–276.

Heckscher, D. (1996). *The new unionism: Employee involvement in the changing corporation*. Ithaca, New York: Cornell University Press.

Hunsberger, G. (October 1, 2001). Freightliner union approves reduced pay. *The Oregonian*.

Hunt, G. (1995). *Whistleblowing in the health service: Accountability, law and professional practice*. London: Edward Arnold.

Institute of Medicine (IOM). (2003). *Health professions education: A bridge to quality*. Washington, DC: The National Academies.

Institute of Medicine (IOM). (2011). The future of nursing: Leading change, advancing health. Washington, DC: The National Academies.

Kouzes, J. M., & Posner, B. Z. (2012). *The leadership challenge* (5th ed.). San Francisco, CA: Jossey-Bass.

Kramer, M., Schmalenberg, C., Maguire, P., Brewer, B. B., Burke, R., Chmielewski, L., et al. (2008). Structures and practices enabling staff nurses to control their practice. *Western Journal of Nursing Research, 30*(5), 539–559.

Kupperschmidt, B. R. (2004). Making a case for shared accountability. *Journal of Nursing Administration, 34*(3), 114–116.

Laschinger, H. K. S., Finegan, J., Shamian, J., & Wilk, P. (2004). A longitudinal analysis of the impact of workplace empowerment on work satisfaction. *Journal of Organizational Behavior, 25*(1), 527–545.

Leiter, M. P., & Laschinger, H. K. S. (2006). Relationships of work and practice environment to professional burnout. *Nursing Research, 55*(2), 137–146.

Levitan, S., & Johnson, C. (1983). Labor and management: The illusion of cooperation. *Harvard Business Review, 61*, 8–16.

Lewis, F., & Batey, M. (1982). Clarifying autonomy and accountability in nursing service, Part 2. *Journal of Nursing Administration, 12*(10), 10–15.

Manojlovich, M. (2005). The effect of nursing leadership on hospital nurses' professional practice behaviors. *Journal of Nursing Administration, 35*(7/8), 363–371.

McDowell, J. B., Williams, R. L., Kautz, D. D., Madden, P., Heilig, A., & Thompson, A. (2010). Shared governance: 10 years later. *Nursing Management, 41*(7), 32–37.

Minarik, P., & Catramabone, C. (1998). Collective participation in workforce decision-making. In D. Mason, D. Talbot, & J. Leavitt (Eds.), *Policy and politics for nurses: Action and change in the workplace, government, organizations and community*. (3rd ed.) Philadelphia: Saunders.

Moore, W. (1970). The professions: Roles and rules. New York: Russell Sage Foundation.

Mrayyan, M. T. (2004). Nurses' autonomy: Influence of nurse managers' actions. *Journal of Advanced Nursing, 45*(3), 326–336.

National Labor Relations Board v. Kentucky River Community Care, Inc., 121 S. Ct. 1861; No. 99–1815 (Argued February 21, 2001; decided May 29, 2001).

Nguyen, B. (1997). Long-awaited Providence ruling upholds right of charge nurses to bargain. *The American Nurse, 29*(1), 14.

Pittman, J. (2007). Registered nurse job satisfaction and collective bargaining unit membership status. *The Journal of Nursing Administration, 37*(10), 471–476.

Porter, C. A., Kolcaba, K., McNulty, R., & Fitzpatrick, J. J. (2010). The effect of a nursing labor management partnership on nurse turnover and satisfaction. *Journal of Nursing Administration, 40*(5), 205–210.

Porter-O'Grady, T. (2001). Collective bargaining: The union as partner. *Nursing Management, 32*, 30–32.

Porter-O'Grady, T. (2009). *Interdisciplinary shared governance: Integrating practice, transforming health care* (2nd ed.). Boston: Jones & Bartlett Publishers.

Porter-O'Grady, T. (2012). Reframing knowledge work: Shared governance in the postdigital age. *Creative Nursing, 18*(4), 152–159.

Porter-O'Grady, T. (2013). *Implementing shared governance: Creating a professional organization*. Retrieved September 15, 2013, from, www.tpogassociates.com/SharedGovernance.htm.

Porter-O'Grady, T., Hawkins, M., & Parker, M. (1997). *Whole systems shared governance: Architecture for integration*. Gaithersburg, MD: Aspen.

Porter-O'Grady, T., & Malloch, K. (2010). *Innovation leadership: Creating the landscape of healthcare*. Boston: Jones & Bartlett.

Regan, L., & Rodriguez, L. (2011). Nurse empowerment from a middle-management perspective: Nurse managers' and assistant nurse managers' workplace empowerment views. *The Permanente Journal, 15*(1), 101–107.

Roberts, S. J. (2000). Development of a positive professional identity: Liberating oneself from the oppressor within. *Advances in Nursing Science, 22*(4), 71–82.

Solomon, D. (October 4, 2004). Risk management: For financial whistle-blowers, new shield is an imperfect one. *The Wall Street Journal*.

Trus, M., Razbadauskas, A., Doran, D., & Suominen, T. (2012). Work-related empowerment of nurse managers: A systematic review. *Nursing and Health Sciences, 14*, 412–420.

U.S. Bureau of Labor Statistics. (2014). *Union members 2013* [Press release]. Retrieved May 13, 2014 from http://www.bls.gov/news.release/pdf/union2.pdf.

SUGGESTED READINGS

Budd, K. W., Warino, L. S., & Patton, M. E. (2004). Traditional and non-traditional collective bargaining: Strategies to improve the patient care environment. *Online Journal of Issues in Nursing, 9*(1). Retrieved October 1, 2009, from, www.nursingworld.org/MainMenuCategories/ANAMarketplace/ANAPeriodicals/OJIN/TableofContents/Volume92004/No1Jan04/CollectiveBargainingStrategies.aspx.

Collins, J. (2001). *Good to great: Why some companies make the leap …… and others don't*. New York: Harper Business.

Fisher, R., Ury, W., & Patton, B. (1991). *Getting to yes: Negotiating agreement without giving in*. New York: Penguin Books.

Institute of Medicine (IOM). (2011). *The future of nursing: Leading change, advancing health*. Washington, DC: The National Academies.

Kouzes, J. M., & Posner, B. Z. (2007). *The leadership challenge* (4th ed.). San Francisco: Jossey-Bass.

Kramer, M., Schmalenberg, C., Maguire, P., Brewer, B. B., Burke, R., Chmielewski, L., et al. (2008). Structures and practices enabling staff nurses to control their practice. *Western Journal of Nursing Research, 30*(5), 539–559.

Perlow, L., & Williams, D. (2003). Is silence killing your organization? *Harvard Business Review, 81*, 52–58.

INTERNET RESOURCES

American Nurses Association (ANA). http://www.nursingworld.org.

National Nurses Organizing Committee (NNOC). *National RN movement*. http://www.nationalnursesunited.org/affiliates/entry/nnoc.

The future of nursing: Leading change advancing health. http://www.iom.edu/Reports/2010/The-Future-of-Nursing-Leading-Change-Advancing-Health.aspx.

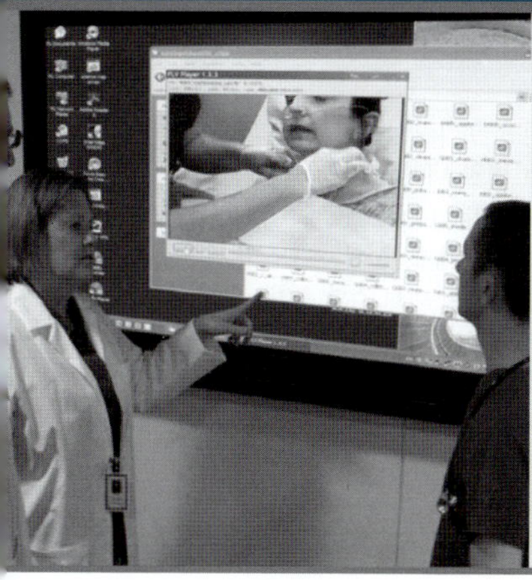

CHAPTER

18

질 관리와 위험관리

Managing Quality and Risk

이 장은 질 관리 및 위험관리에 대한 개념과 방법에 대해 설명하고 있다. 간호사를 포함한 건강관리전문가는 지속적인 환자간호의 발전에 적극적으로 참여해야 한다.

학습성과

- 임상적 상황에 질 관리 원칙을 적용한다.
- 질 향상의 과정의 단계를 사용한다.
  - 고객의 요구를 확인한다.
  - 임상적 과정을 도표화한다.
  - 표준과 성과를 발전시킨다.
  - 결과를 평가한다.
- 지속적인 질 관리 문화를 창조하기 위해 지도자, 관리자 및 부하직원의 역할을 통합한다.
- 위험관리 방법을 기관의 질 관리 프로그램에 적용한다.

핵심용어

- 책임측정(accountability measure)
- 벤치마킹(benchmarking)
- 지속적 질 향상 (continuous quality improvement, CQI)
- 오류유형 및 영향분석(failure mode and effects analysis, FMEA)
- 근접오류(near miss)
- 네버이벤트(never event)
- 간호에 민감한 결과(nursing-sensitive outcome)
- 환자결과(patient-care outcome)
- 성과향상(performance improvement, PI)
- 질 보장(quality assurance, QA)
- 질 향상(quality improvement, QI)
- 질 관리(quality management, QM)
- 위험관리(risk management)
- 근본원인분석(root-cause analysis)
- 상황, 배경, 사정, 권고(situation, background, assessment, recommendation, SBAR)
- 적신호사건(sentinel event)
- 총체적 질 관리(total quality management, TQM)

도전

Kathleen M. Krawzak, RNC-NIC, BSN
Staff Nurse, Infant Special Care Unit, Evanston Hospital, North-Shore University HealthSystem, Evanston, Illinois

의학적 오류는 질적 간호와 보건의료전문가들이 위험관리에서 가장 많이 토론하는 일반적인 이슈 중 하나이다. 이것은 신규간호사와 관련이 깊다. 의학연구소에서는 의학적 오류에 대한 이슈는 보건의료 인식의 중심에 있으며, 랜드마크 보고서에서 의학적 오류의 문제는 인간에게 있다고 하였다. 보다 안전한 의료시스템을 구축하지만 문제는 이전에 병원에 이미 존재하는 것과 관련이 있다. 불행하게도 우리는 많은 과정을 만들지 않았다. 많은 정책과 절차들이 병원 내에서 다양한 의학적 오류를 감소시키기 위해 적용되고 있다. 예를 들면 투약에 대한 전자코드, 두 명의 간호사 간 교차 체크, 절차가 시작되기 전 타임-아웃제의 수행 등이다. 간호사의 배치 수요 증가는 각 병동에서 질적 간호를 촉진하고 오류를 예방하는 데 있어 중요하다. 우리에게 무엇인가 필요해졌다.

당신이 이 간호사라면 어떻게 하겠는가?

도입

보건의료기관과 보건의료전문가는 가장 질 높고, 안전하고, 효과적이며 비용효과적인 의료서비스를 제공하기 위해 노력한다. 질 관리이론과 질 향상 과정은 전체적인 보건의료 문화를 구체화하고, 환자케어에 있어 사정, 측정, 평가방법을 제시해야 한다. 질 관리조직의 목표는 오류 방지, 확인 및 교정을 위해 포괄적이고 체계적인 접근을 이루는 것이다. 관리자는 안전문제를 확인하고 위험을 감소시키기 위해 각 간호단위에 자원을 배분해야 한다. 관리자는 환자간호의 질을 높이기 위해 근무환경을 개선해주어야 한다. 질 관리와 위험관리는 최적의 의료결과를 위한 방법이며, 문제를 미연에 방지하고 위해사건(adverse events)을 감소시키는 것을 강조하고 있다. 환자안전을 보장하고 질 높은 보건의료기관을 만들기 위해 간호사는 기본적인 리더십 역할을 적용해야 한다.

보건의료에서의 질 관리

보건의료계에서는 환자간호의 결과를 향상시키는 것이 생존력이자 경쟁력으로 인식되고 있다. 그 성패는 질 관리 조직을 확산시키고, 질의 지속적인 발전을 중요시 여기는 데에 달려 있다. 또한 환자안전과 위험관리를 넓은 개념의 질 관리에 통합해야 한다. 간호사는 보건의료현장에서 의료의 질과 안전을 지속적으로 향상시켜야 한다. 또한 '간호사의 질 향상 및 안전교육(Quality and Safety Education for Nurses, QSEN)'에 나타나 있는 6가지 직무능력인 환자중심간호, 협력과 협동, 근거기반실무, 질 향상, 안전, 정보학에 초점을 맞추어야 한다. 환자안전은 병원 내 다학제적인 팀 모두가 임상적 우수성을 위해 노력할 때에 이루어질 수 있다. 환자안전은 질 관리와 의료관리에 있어 매우 중요한 부분이라고 할 수 있다. 특히 위해사건을 예방하는 것이 환자간호의 결과를 높일 수 있다.

질 관리 용어 중에서 질 관리(quality management, QM), 질 향상(quality improvement, QI), 업무개선(performance improvement, PI), 총체적 질 관리(total quality management, TQM), 지속적 질 향상(continuous quality improvement, CQI) 등은 혼용되는 경우가 많다. 이밖에도 질 관련 용어들이 새롭게 생성되고 있다.

이 장에서 '질 관리'는 보건의료계에서 강조하는 고객만족, 혁신, 직원참여와 관련된 개념이다. 이와 유사하게 질 향상은 혁신, 오류의 예방, 질 관리 교육에 의한 직원의 발전과 같은 지속적인 과정을 의미한다. 간호사는 대상자의 가장 가까이에서 가장 많은 접촉을 할 뿐만 아니라, 대상자에게 일어나는 일상적인 사건들을 가장 잘 이해하고 있는 사람이기 때문에 질 관리와 질 향상에 있어서 특정한 역할을 담당하고 있어야 한다. 그러므로 간호사가 '비번이 많은 상황에서의 안전한 간호', '욕창 예방'과 같은 의료서비스의 향상을 위한 노력을 하는 경우, 의료의 질과 안전이 보장될 뿐만 아니라 직업만족과 근무환경 개선에도 영향을 미치는 것으로 나타났다.

질 관리의 이점

포괄적인 질 관리(QM) 프로그램을 시행하는 보건의료기관은 다음과 같은 이점이 있다. 우선, 효율 강조와 철저한 계획을 통해 포괄수가제 상환금의 감소나 직원부족과 같은 자원부족 현상을 어느 정도 해결해 줄 수 있다. 두 번째로, 질 관리를 통해 의료과오소송이 감소할 수 있다. 이는 질 관리가 의료행위의 '첫 번째 시작부터 적절하게 적용하며, 또한 언제나 개선될 수 있다는 점'을 전제로 하기 때문이다. 마지막으로, 직무에 대한 만족감이 향상될 수 있다. 질 관리에서는 모든 직원을 질 향상 팀에 포함시키고 활동에 참여하도록 격려한다. 참여적인 방식의 관리는 개개인이 팀의 일원으로서 가치를 느끼고 변화를 주도하도록 하는 데 의의가 있다.

질 관리의 계획

다학제적인 계획은 질 추구에 대한 통합적인 접근이다. 체계적인 과정에 의해 다양한 관점의 사안이 검토되는데, 이러한 계획을 세우는 데는 많은 비용과 시간이 들지만 허술한 계획으로 초래되는 결과는 더욱 많은 비용을 발생시킬 수 있다. 허술한 계획에 대한 비용은 진료 시 발생한 오류를 바로잡고, 대상자의 입원기간을 연장시키는 것으로 나타난다. 또한, 수행한 의료행위에 대한 책임의 위험을 증가시킬 뿐만 아니라 대중에게 부정적인 이미지를 심어주고 직원들의 사기를 저하시켜 결과적으로는 이직률을 높이게 된다.

질 관리의 변화

질 관리는 비 보건의료계 산업에서의 주된 운영전략으로 공정개선에 초점을 맞춰 왔다. 수많은 운영관리 전략이 보건의료계에서 확장되고 변형되었다. 식스시그마, 오류를 없애기 위한 데이터 기반 접근, 과정과 결과 향상을 위한 직원 임파워먼트(empowerment) 등이 이에 해당된다. 간호사는 비용과 시간을 절감하고 간호의 질과 환자경험을 향상시키기 위해 노력해야 한다. 보건의료조직은 "기울이며 가라."라는 말처럼 간호사는 불필요한 단계를 제거하고 불필요한 과정을 감소(시간과 비용 절약)시켜 간호의 질과 환자경험을 향상시키기 위해서 도전한다(Keller & Pyzdk, 2010). 이러한 것들을 성취하기 위해 식스시그마는 DMAIC라는 5단계를 이용하는 것으로 알려져 있다. DMAIC란 기회를 확인하고(Define), 성과를 측정하고(Measure), 기회를 분석하고(Analyze), 업무를 개선하고(Improvement), 지속적인 향상을 위한 업무를 조정(Control)하는 것이다. 간호과정에서의 사정, 진단, 계획, 수행, 평가의 형태는 DMAIC를 포함한 다른 질 향상 과정에서도 찾아볼 수 있다.

의료에서 질 관리의 초점은 환자안전과 환자와 직원들의 만족에 있다. 총체적 질 관리(TQM)에서 관리자는 직원들이 TQM을 수행할 수 있도록 격려하고 장애가 되는 부분을 해결해주며 개개인에게 책임을 부여해야 한다. 구성원 간의 의사소통을 향상시키고 협력을 강화하는, 가장 널리 알려진 근거기반팀워크시스템은 미국 의료관리품질조사국(Agency for Healthcare Research and Quaility, AHRQ)의 TeamSTEPPS(Team Strategies and Tools to Enhance Performance and Patient

문헌 관점

출처: De Cordova, P.B., Phibbs, C.S., & Stone, P.W.(2013). Perceptions and observations of off-shift nursing. Journal of Nursing Management, 21, 283-292; Eschiti, V., & Hamilton, P.(2011). Off-peak nurse staffing: Critical care nurses speak. *Dimensions in Critical Care Nursing, 30*(1), 62-69.

위 두 논문에서는 비수시간(off-peak shift)일 때의 간호에 초점을 맞추고 있다.

간호사는 주중의 비수시간일 때(오후 7시~오전 7시까지)와 주말 및 휴일에 더 제한된 수의 보조인력, 관리자와 일을 하게 된다. 또한 비수시간에는 당직의와의 의사소통에도 어려움을 느끼게 된다. 이렇듯 상태가 좋지 않았던 환자의 사망률이 밤과 주말에 상승한다는 '비수시간 효과(off-peak effect)'에 대한 내용은 잘 정의되어 있지만, 그 원인과 해결책에 대해서는 부가적인 연구가 필요한 상태이다. 여러 연구에서 주말에 입원한 환자의 높은 사망률이 주말의 적은 직원 수, 진단검사의 어려움 및 주말에 병원 찾기를 꺼리는 환자들과 관련이 있다고 본다.

실무 의의

비수시간의 사망률을 감소시키기 위해 간호사는 질과 위험에 영향을 미치는 요소를 알고 이를 완화하기 위해 노력할 필요가 있다. 간호관리자들은 간호 보조인력을 충원하는 등 경험에 입각하여 인력을 배치해야 한다. 또한 교대하는 간호사들은 서로 대상자에 대한 의사소통을 충분히 해야 한다. 간호사를 포함한 질 향상 계획에 참여하는 사람들은 다학제 간 의사소통 및 협력해야 하고, 비수시간에 환자결과를 증진시키기 위한 대화를 나누어야 한다.

Safety)이다. 구성원에 대한 교육내용은 1차 의료기관과 너싱홈, 장기요양기관 등을 대상으로 변경된 후 시행되었다. 변경된 TeamSTEPPS는 직원들이 영어로 의사소통하는 데 어려움을 겪는 환자들을 대하는 방법에 대해 교육하는 것을 목표로 했다.

보건의료에서 질 향상은 구조, 과정, 결과의 분석과 관련되어 있다. 이 세 가지 요인은 질 향상을 위한 주된 과정에서 상호연관되고 포괄적으로 이해된다. 문헌 관점에는 비수시간의 사망률을 낮추기 위한 질 향상(QI) 계획에 관한 내용이 담겨 있다.

미국간호학술원(American Academy of Nursing, AAN)에서는 간호의 우수성과 환자 의료의 질 사이의 관계를 알아보기 위해 마그넷(Magnet TM)으로 알려진 인증체계에 대한 연구를 진행하였다. 미국간호사자격인증원(Amerian Nurses Credentialing Center, ANCC)은 마그넷 인증프로그램을 만들었다. 마그넷 인증 마크는 간호사의 부족에도 불구하고 간호사를 채용하고 유지하는 병원에게 주어지는 것이다. 마그넷 인증 병원 연구는 전문적인 간호행위와 환자간호의 질을 향상시키는 병원의 체계의 특성을 밝혀냈다. 마그넷 인증 병원들은 몇 가지 공통적인 구조요인과 과정요인을 가지고 있었다. 마그넷 병원을 포함한 미국과 유럽의 신뢰할 수 있는 인증기관의 인증을 받은 병원들은 직원들의 소진 정도가 낮았고, 직업만족도와 의료의 질, 고객만족도가 높았다(Aiken et al., 2012; Kelly, McHugh, & Aiken, 2012).

질 관리의 원칙

질 향상(QI)은 총체적 질 관리(TQM)나 질 관리(QM)와 가끔 혼용된다. 질 관리의 기본적인 원칙이 박스 18-1에 있다. 더 자세한 내용은 다음 부분에서 다룬다.

참여

지도자, 관리자, 직원 모두가 질 향상(QI)활동에 참여해야 한다. 질 관리의 궁극적인 책임은 최고관리자 및 관리자들에게 있지만 질 향상의 과정에는 전 직원이 연관되어 있다. 특히 전 직원의 참여

박스 18-1 질 관리와 질 향상의 원칙

1. 질 관리는 안정적이고, 민주적인 조직 구조에서 가장 잘 운영된다.
2. 관리자와 직원 모두 질 향상에 참여해야 한다.
3. 질 관리의 목표는 시스템과 과정을 향상시키기 위함이지 비난받을 대상을 찾기 위한 것이 아니다.
4. 고객이 질을 정의한다.
5. 질 향상은 결과에 초점을 맞춘다.
6. 의사결정은 데이터에 기반한 것이어야 한다.

표 18-1 역할과 QI 계획의 책임

최고관리자의 역할	간호관리자의 역할	간호사의 역할
• 조직문화 변경을 주도한다. • 일상업무, 직원관리, 환자치료 결과 등의 우선순위를 설정한다. • 하부조직을 만들고 자원을 제공하며 질 관리의 장애요소들을 제거한다. • 치료/간호와 관련한 오류 발생 시 즉각 대처할 수 있도록 절차를 마련한다. • 질 관리 과정에 대한 관리자와 직원들의 지식수준을 파악하고 교육시킨다. • 내 · 외부적으로 보고받기 위한 시스템을 실시하고 모니터한다. • 적신호 사건(sentinel event)에 연루된 직원에게 지지체계를 제공한다.	• 질과 안전에 관한 행동의 지표가 될 책임이 있다. • 행동의 우선순위와 질 관리 목표를 직원들에게 설명한다. • 진행상황을 파악하고 질 향상 활동을 돕기 위해 직원들을 정기적으로 만난다. • 질 향상의 효과를 파악하기 위해 데이터를 분석한다. • 목표를 달성하지 못한 부분을 개선시키기 위해 직원들과 함께 노력한다. • 직원들에게 질 향상 정도의 측정을 위한 시간을 준다. • 필요시 직원을 직접 지도 · 감독한다. • 질 관리 팀(예: 식스시그마)이나 위험관리팀에 적절히 도움을 요청한다. • 최고관리자에게 주기적인 질 향상 행동계획에 대해 보고한다. • 기관의 질 향상 활동을 증진시키기 위해 타 병동 및 부서와 정보를 공유한다.	• 질 보장과 안전한 환자케어를 위해 기관의 정책, 절차, 프로토콜을 따른다. • 간호의 질과 안전에 관한 문헌의 최신경향을 지향한다. • 근거기반실무표준을 향상시킨다. • 동료가 질과 안전에 관한 표준을 따르지 않는 것을 발견하면 즉시 의사소통하고 교육한다. • 질과 안전에 관한 문제발생 시 관리자에게 보고한다. • 스스로에게 끊임없이 질문한다. "이 지표가 왜 중요한가?", "지표를 향상시키기 위해 무엇이 선행되어야 하는가?", "지표를 향상시키기 위해 내가 할 수 있는 일은 무엇인가?" • 질 향상 활동에 적극적으로 참여한다.

는 조직문화를 변경하는 데 있어 필수적이다. 모든 구성원이 질 향상(QI)활동에 적극적으로 참여하기 위해서는 위협적이지 않은 환경에서 각자의 역할이 명확하게 제시되어야 한다(표 18-1).

보건의료진은 민주적이고 질 관리 중심적인 환경에서 효율적으로 일하기 위해 질 향상을 그들의 역할 중 일부로 받아들여야 한다. 간호사는 환자안전과 의료의 결과에 직접적인 영향을 준다. 따라서 간호에 민감한 결과지표를 향상시키기 위해 근거기반실무를 수행해야 하며, 업무개선과 수행평가의 필요성을 알고 역량을 강화해야 한다. 여러 부서의 질 관리 활동을 조정할 때에, 의료진과 직원들은 질 관리 전문가에게 책임을 양도하게 된다. 질을 중요하게 여기는 조직문화 아래의 직원들이 환자간호의 향상과 혁신을 자유롭게 제안할 수 있다. 연습 18-1에 간호사의 질 향상(QI) 제안에 대한 내용이 담겨 있다.

> **연습 18-1**
>
> 우선 개선의 여지가 있는 주변의 임상현장이나 간호수행환경에 대해 생각해본다. 문제를 명료화 하고 가능한 많은 특정 실례를 찾아본다. 이 문제를 해결할 수 있는 직원, 환자, 기관의 장점을 나열해본다. 실현가능한 해결책을 기술해본다. 제안서를 제출해본다.

목표

질 관리의 목표는 체계를 향상시키기 위함이지 책임을 떠넘기기 위한 것이 아니므로 관리자는 간호사들이 효율적으로 일할 수 있는 시스템을 만들기 위해 애쓴다. 간호사들의 질 향상(QI) 참여를 독려하기 위해 간호관리자는 기관의 미션과 목표를 명확하게 알려야 하며, 관리자를 포함한 모든 간호사들은 질 향상(QI) 전략에 대한 교육을 받아야 한다.

조직 내에서 의사소통이 자유롭게 이루어지는 것 또한 중요하다. 보건의료전문가들이 서로의 역할을 이해하고 효율적으로 의사소통할 때에 비로

소 환자는 안전하고 질 높은 의료를 제공받을 수 있게 되기 때문이다. 질 관리는 체계를 향상시키기 위한 것이기에 간호사의 실수를 발견하는 것에 초점이 맞춰져 있지 않다. 따라서 오류가 발견됐을 때 간호사를 벌주는 것이 아니라 간호사를 재교육하는 것을 더 중요하게 여긴다. 병원업무 분석을 위해 환자안전지표가 사용되면, 오류분석의 초점은 개개인의 의료제공자가 아닌 병원의 의료제공체계의 차원으로 맞춰진다. 사람의 오류(human error)는 체크리스트 사용, 주변의 방해 감소, 피로예방, 업무포화도 감소와 같은 체계의 변화를 통해 예방할 수 있다(Riley, Davis, Miller, & McCullough, 2010).

고객

고객이 품질을 정의한다. 성공적인 의료기관은 고객이 가장 중요하게 생각하는 부분을 찾고 그 부분에 자원을 투자한다. 환자의 수준이 점점 높아지고 있고, 스스로를 '고객'이라고 생각하기 때문에 치료적인 의사결정에 참여하기를 원하고 있으며, 치료에 대한 지식이 많은 환자가 아니라고 하더라도 보건의료진과의 접촉을 토대로 만족 또는 불만족을 표현하게 된다.

모든 보건의료기관에는 내부고객과 외부고객이 있다. 내부고객은 물품과 서비스를 받는 기관 내의 모든 사람과 부서를 말한다. 병원의 한 부서에 소속된 간호사는 환자, 다른 간호사, 타 부서 직원을 내부고객으로 표현할 수 있다. 외부고객이란 기관의 밖에서 물품과 서비스를 제공받는 사람이나 집단을 의미한다. 간호사에게 외부고객은 환자가족, 의사, 보험회사, 지역사회가 해당된다. 의

연습 18-2

한 주 동안 당신이 업무를 수행하면서 만나게 되는 사람의 목록을 만든다. 여기에서 내부고객은 기관 내에서 일을 하거나 의료를 제공받는 사람을 말한다. 외부고객은 기관의 밖에서 오는 사람을 말한다. 이들 고객에게 피드백을 받기 위한 가장 좋은 방법은 무엇인가?

박스 18-2 책무기준의 예

- 심장 발작 간호
- 심부전 간호
- 폐렴 간호
- 수술 간호
- 아동 천식 간호
- 정신과 입원환자 간호
- 정맥혈전증(venous thromboembolism, VTE) 간호
- 뇌졸중 간호
- 주산기 간호
- 면역

출처: The Joint Commission. Retrieved February 20, 2014, from http://www.jointcommission.org/assets/1/6/2013_Accountability_measures_for_2014_TP.pdf.

사나 환자가족의 경우 실제로 간호가 제공되는 환경에 따라 내부고객이 될 수도 있다. 연습 18-2는 관리자와 직접간호제공자가 내부고객과 외부고객을 구분하는 데 도움을 준다.

국가의 질과 안전에 대한 자료를 통해 환자들이 의료에 관한 의사결정을 하는 방향으로 바뀌고 있음을 알 수 있다. 또한 이런 데이터들은 정보접근을 용이하게 하여 의료의 질을 향상시키는 것을 목적으로 한다. 공인된 기관들은 '책무기준(accountability measures)'이라는 핵심 질 지표에 관한 데이터를 수집하고 보고받기를 원한다. 책무기준(박스 18-2)은 환자간호결과를 향상시키는 데 가장 큰 영향을 미치는 지표이며, 이 데이터는 의료평가기구(The Joint Commission, TJC)에 의해 공개되어 있다(TJC, 2013).

2011년, TJC에서 처음으로 주요 질 측정의 MVP를 뽑는 프로그램을 실시하였다. MVP는 책무기준을 가장 잘 달성한 것으로 인정된 병원에 해당된다. 메디케어와 메디케이드 서비스 센터(Centers for Medicare and Medicaid Service, CMS)에서 만든 '병원비교' 사이트는 고객에게 (1) 병원이 환자의 특정한 의학적 상태나 수술적 처치 과정에서 환자를 얼마나 잘 돌보는지에 관한 내용과 (2)

최근 입원기간 동안 환자에게 이루어진 의료에 대한 설문결과를 제공하고 있다. 따라서 고객은 4천 개가 넘는 의료보장제도(Medicare-certified)의 병원의 질을 비교해볼 수 있다. 병원 비교에 대한 환자 만족도 정보는 보건의료 제공자와 서비스에 대한 병원 소비자 평가(Hospital Consumer Assessment of Healthcare Providers and Systems, HCAHPS)로 알려진 병원 설문조사로, 보건의료 제공자와 시스템의 소비자 평가(Consumer Assessment of Healthcare Providers and Systems, CAHPS)의 한 부분이다. HCAHPS는 국제적이고 표준화된 조사로 환자가 입원하고 있는 동안 경험한 의료진과의 의사소통, 직원의 응대, 통증관리, 약에 대한 설명, 퇴원에 관한 정보, 병원환경의 청결함과 같은 내용이 포함된다. 병원뿐만 아니라 의사, 너싱홈, 가정간호 비교 사이트 또한 고객에게 신뢰를 주기 위해 운영되고 있다. 보건의료에 관한 고객의 만족도는 설문, 면담, 초점그룹토의, 관찰 등을 통해 알 수 있다. 또한 환자의 관점으로 보는 것이 질 향상 활동에서 가장 중요한 부분이라고 할 수 있다. 그러나 환자들이 언제나 완벽하게 의료의 적절성을 판단하리라고는 볼 수 없으므로 환자의 피드백이나 환자 만족도 조사의 데이터는 반드시 질 향상 활동을 위한 일부 자료로만 생각해야 한다.

초점

질 향상 활동은 결과에 초점을 맞춘다. 환자결과는 보건의료의 결과를 보여주는 일종의 보고서라고 할 수 있다. 이러한 환자결과는 환자의 간호요구나 간호행위의 윤리적 · 법적 표준, 기타 표준화된 절차에 근거해 도출될 수 있다. 간호에 민감한 행위를 알고 이를 분석하고자 하는 보건의료기관은 간호사를 중요하게 생각하며 질 관리에 대해 강한 목표의식을 가지고 있다. 미국 연방 메디케어와 메디케이드 서비스 센터에서는 병원 관련 상해로 인한 추가 치료비용에 관해 급여를 제공하지 않기 때문에, 이런 목표의식을 가지고 질 관리를 하는 것이 매우 중요하다고 할 수 있다(CMS, 2013a).

의사결정

의사결정은 반드시 데이터에 기초한 것이어야 한다. 통계를 사용함으로써 간호관리자는 질 향상 활동에서 객관적인 의사결정을 내릴 수 있다. 자료를 수집할 때에 어떤 추측도 미리 하지 않는 것이 중요하다. 다시 말해, 질에 관련된 정보는 편중되지 않고 수집 · 분석되어야 한다.

질 관리의 과정

질 향상은 고객만족을 도모하기 위한 제품이나 서비스에 대한 계속적인 분석과 평가를 포함하는 개념이다. 단어에서 알 수 있듯이 질 향상은 제품과 서비스가 발전하는 한 계속해서 반복되는 과정이다.

질 향상 과정은 계획, 수행, 평가로 구조화된 일련의 과정으로 임상현장에서 변형되어 사용될 수 있다. 질 향상 과정에 관한 다양한 모델들이 있지만 간호과정과 가장 유사한 모델을 박스 18-3에서 볼 수 있다. 이 6가지 단계가 임상에서 가장 쉽게 적용할 수 있는 단계이다. 다음 문단에는 병원의 과도한 대기시간에 대한 환자들의 불만을 감소시키기 위해 질 향상 과정을 사용한 사례가 나와 있다.

박스 18-3 질 향상 과정의 단계

1. 보건의료소비자에게 가장 중요한 요구를 확인한다.
2. 확인된 요구와 서비스를 검토하기 위해 다학제적인 팀을 만든다.
3. 서비스의 현재 상황을 확인하기 위해 자료를 수집한다.
4. 측정가능한 결과 및 질 지표를 개발한다.
5. 결과에 도달하기 위한 계획을 시행한다.
6. 결과지표에 도달한 정도를 확인하기 위해 자료를 수집한다.

연구 관점

출처: Choi, J., Flynn, L.,& Aiken, L.H.(2012). Nursing practice environments and registered nurses job satisfaction in nursing homes. *The Gerontologist, 52*, 484–492; Desai, R., Williams, C. E., Green, S. B., & Hansen, R. A.(2011). Medication errors during patient trasitions into nursing homes: Characteristrics and association with patient harm. *The American Journal of Geriatric Pharmacotherapy, 9*(6), 413–422.

위 두 논문은 투약에 관한 오류에 대해 이야기하고 있다.

투약오류의 위험은 타 병원으로 전원을 할 때 가장 높은데, 이는 이송 시에 두 기관 간의 협력이 부족하기 때문인 것으로 나타났다. 투약오류 위험은 너싱홈에서 너싱홈으로 옮길 때와 다른 기관으로 옮길 때가 전원하지 않을 때보다 더 높았다. 너싱홈의 거주자들은 대다수가 신체적 및 인지적인 문제로 인해 복합적인 약물을 투여받고 있고, 스스로 관리가 불가능한 사람들이다. 발생하는 오류는 대부분 기록오류, 의사소통의 문제, 원래 투여받던 약물이 기관에 없는 경우, 약품명 혼동, 약국의 조제과정의 오류 등이며 오류의 절반 이상이 약물의 문서화 과정에서 발생한다. 또한 너싱홈에서의 업무수행 환경은 간호사의 직무 만족도에 지대한 영향을 미치는 것으로 나타났다.

실무 의의

전문가 간의 효과적인 의사소통과 정확한 기록은 환자 이송과정에서 매우 중요하다. 위와 같은 상황에서 인수인계 시에 표준화된 의사소통과 약물 재조정이 필수적이다. 투약 오류를 줄이기 위해서 의사소통능력을 향상시키고 기술적인 부분을 발전(예: 전자의무기록을 사용하는 것)시키면 시간에 대한 압박, 업무 과부하 등을 감소시킬 수 있다. 또한 너싱홈의 간호관리자뿐만 아니라 각종 요양기관의 관리자들은 환자중심간호, 팀워크와 협력, 근거 중심 간호, 질 향상, 안전, 정보과학에 대한 QSEN 직무능력(QSEN Institute, 2013)을 함양해야 한다. 마지막으로, 직무환경을 향상시키는 것은 질과 위험관리 및 간호사의 직무만족에 모두 긍정적인 영향을 미칠 것이다.

한 병원에서 예약환자들의 대기시간이 2시간 이상 걸린다는 것에 대한 불만이 빗발치고 있었다. 결국 병원의 직원들이 병원장에게 QI위원회로 하여금 진료예약에 대해 살펴보도록 하자는 제안을 하게 되었다. 병원장은 직원들의 제안을 받아들였고, 문제에 대한 해결책을 찾도록 QI위원회에 요청했다. 다음 위원회 회의에서는 환자가 병원에 전화로 진료예약을 하는 순간부터 전문의에게 진료를 받기까지의 모든 과정을 업무흐름도로 정리하였다. 다음으로, 위원회 구성원들은 일련의 과정 중 가장 중요한 부분에 대한 의견을 모으고 분석하였다. 결과적으로, 많은 진료예약 스케줄에 진료를 받으러 오지 않는 환자들로 인해 너무 많은 진료예약을 사전에 잡게 되는 것이 문제라는 것을 발견했다. 이 과도한 진료예약이 예약시간에 맞추어 병원에 온 환자들의 대기시간을 지연시키는 원인이었던 것이다. QI위원회는 문헌고찰 및 환자들과의 면담을 통해 진료대기시간에 대한 정보를 수집했다. 그 후 측정가능한 결과목표로 "환자들의 진료대기시간이 30분을 넘지 않는다."를 도출해냈다. 또한 여러 차례의 토론 끝에 적절한 진료예약 간격을 제시하고 환자들에게 예약날짜를 문자와 전화로 공지해 주기 시작했으며 예약날짜를 지키는 것에 대한 중요성을 교육했다. 위원회에서는 이러한 적용결과를 직원들로부터 지속적으로 보고받았고 3개월 이내에 환자당 진료대기시간이 90분으로 감소되었고 진료예약 스케줄을 지키지 않는 환자들 또한 20%로 감소하였다. 그러나 아직 결과치가 목표치에 도달하지 않았기 때문에 QI위원회는 질 향상 과정을 지속할 것이다.

고객의 요구 확인

질 향상 과정은 재검토가 필요한 임상활동을 선정하는 것에서부터 시작된다. 이론적으로는, 모든 임상활동들이 질 향상 활동을 통해 발전되어야 하나, 환자간호에 가장 효과적일 것으로 보이는 활동에 질 향상을 위한 노력이 집중되어야 한다. 어떤 임상활동이 가장 중요한지를 결정하기 위해 간호관리자를 비롯한 간호사들은 환자들에게 내원 경험에 대한 정보를 얻거나 질 관리 표준에 도달하지 못한 점이 있는지를 확인해야 한다. 연구 관점에서는 너싱홈으로 환자 이송 때 발생하는 투약오류 감소를 위한 지침이 제시되어 있다.

팀 구성

질 향상이 필요한 활동이 선정되고 나면 다학제적인 팀이 구성되어 질 향상 활동을 수행하게 된다. QI 팀의 구성원은 각자 관련된 부서의 직원을 대표하는 사람들로 효과를 극대화하기 위해서 QI활동 전에 미리 구성원을 교육시키는 과정이 필요하다.

병동 기반 질 관리 위원회를 발전시키기 위해서는 팀워크를 중요시하는 조직문화가 형성되어야 한다. 의료기관의 일부 부서들은 이런 팀워크에 익숙해져 있기도 하다. 간호지도자들과 간호관리자들은 자신이 관리하는 부서가 부서기반 질 향상(QI)활동에 대한 준비가 되었는지를 확인하기 위해 연습 18-3의 내용을 숙지하고 있어야 한다.

연습 18-3

스스로에게 병동과 부서에 관련한 질문을 해본다.

1. 간호사와 다른 전문가들 사이의 의사소통이 향상되었는가? 만약 그렇다면, 어떻게 향상되었는가?
2. 다학제 간 의사소통 방법이 개발되었는가?
3. 병동의 시스템이 간호사를 팀으로 일할 수 있도록 하는 구조인가?
4. 팀의 활동에 다른 분야 혹은 부서가 관련되어 있는가?
5. 팀의 주안점이 어떤 식으로든 발전할 수 있는가?

자료수집

다학제적인 팀이 구성된 후, 현재 수행되고 있는 간호수행, 서비스, 절차 등의 상태를 재검토하기 위한 자료를 수집한다. 이 단계에서 업무흐름도(flow chart), 선 그래프, 히스토그램, 파레토 차트(Pareto chart), 인과(원인–결과)관계도(fish bone chart) 등 다양한 데이터 수집 도구들이 사용된다. 실증적인 도구를 사용하여 데이터를 정련화하는 것이 질 향상 과정에서 필수적이다. 하지만 신규간호사의 경우, 질 관리 도구를 사용하는 것이 서툴고 지식이 부족한 상태이다. 직접간호제공자의 질 향상 능력은 현재의 간호를 확인할 수 있는 지표가 되고 향상시킬 수 있는 원천이며, 질 향상 활동을 수행하고 평가하는 데 필수적이다(Cline, Rosenberg, Kovner, & Brewer, 2011).

업무흐름도는 복잡한 직무를 기술할 때 사용된다. 업무흐름도는 업무의 흐름이 박스와 화살표로 도식화되어 나타나 있는 것으로, 환자케어의 과정을 도식화하는 것만으로 업무 향상의 해결책을 찾는 경우가 있다. 그림 18–1의 업무흐름도는 신규환자의 가정간호 의뢰를 도식화한 것이다.

선 그래프는 변수들 간의 연관성을 보여준다. 일반적으로 종속변수가 그래프의 수직선상에 그려지고, 독립변수는 그래프의 수평선상에 그려진다. 그림 18–2의 선 그래프는 보통 질 향상 활동에서 시간의 흐름에 따른 각 활동의 추세를 표시하는 데 사용되고 그 결과물을 '추세형 차트(trend chart)'라고 부른다.

그림 18–3의 히스토그램은 막대형의 차트로, 각 활동의 빈도를 표시하는 데 사용된다.

막대형 차트 중에서 주요 원인이나 주요 구성요소 등을 확인하는 데 사용되는 차트를 파레토 차트라고 한다. 일반 막대그래프와 파레토 차트의 차이점은 파레토 차트의 경우, 변수 중 빈도가 높은 순으로 왼쪽부터 배열한다는 점이다. 따라서 그림 18–4의 파레토 차트는 질 향상 활동에서 가장 의미 있는 문제점을 찾아내고 우선순위를 선정하는 데 도움을 준다.

인과(원인–결과)관계도는 브레인스토밍의 결과를 요약하는 데 효과적이다. 그림 18–5에서 특정한 문제나 결과가 수평선의 끝에 적히고 가능한 문제의 원인이나 해결책이 물고기의 가시에 해당하는 부분에 적힌다.

질 향상 팀이 이와 같이 기본적인 통계학 도구들을 사용할 수 있다고 하더라도 그것을 분석하는 것은 훨씬 더 복잡한 일일 수 있다. 이런 경우, 통

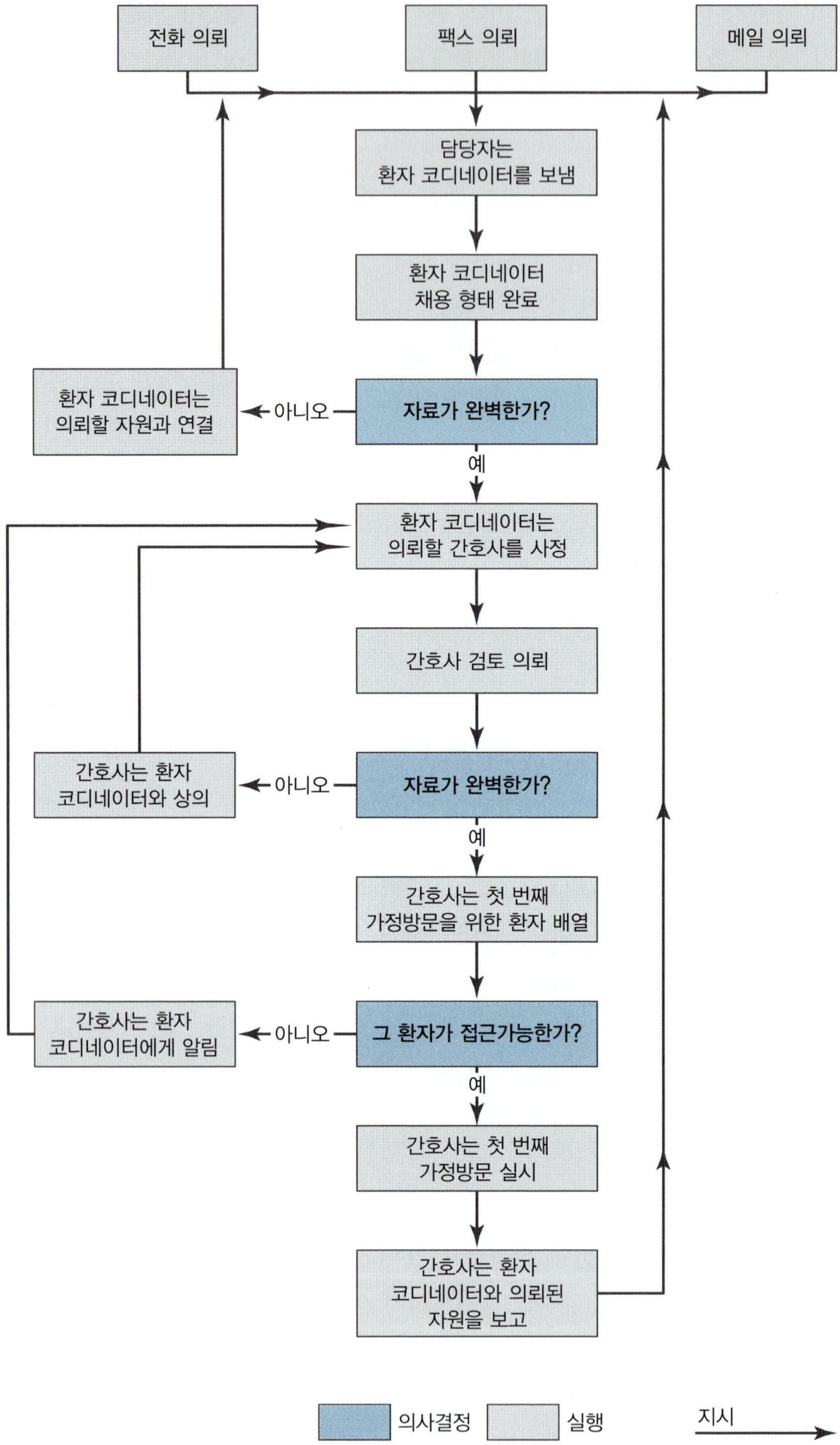

그림 18–1 가정간호 의뢰가 이루어진 시점에서 시작하여 첫 번째 방문이 끝나는 시점까지 신규환자의 의뢰과정 단계

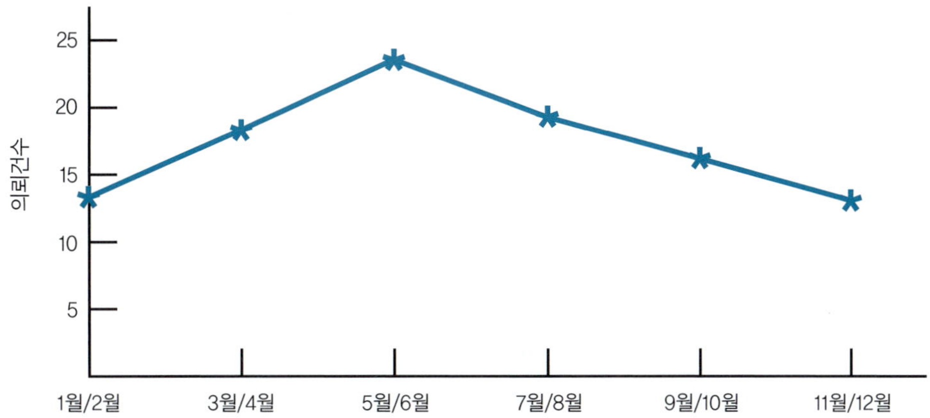

그림 18-2 1년간 가정간호 의뢰건수

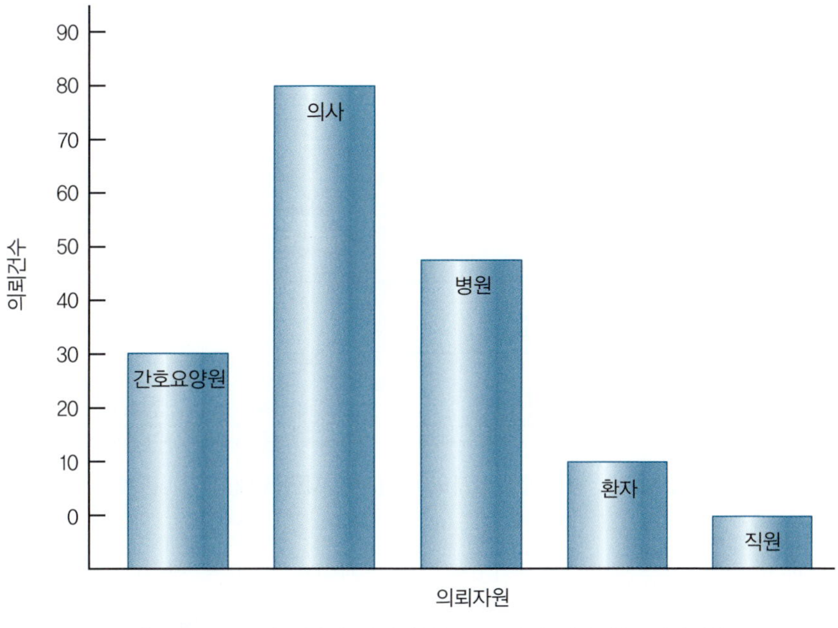

그림 18-3 1년간 5개의 의뢰자원으로부터의 가정간호 의뢰건수

계학 전문가를 QI팀에 포함시키거나 통계학자에게 분석을 의뢰할 수 있다.

목표수립

자료분석 후에 질 향상(QI) 팀은 업무수행에 관한 목표를 세운다. 이때 세우는 목표는 대부분 업무표준이나 측정 가능한 환자결과(patient-care outcome) 및 간호에 민감한 결과(nursingsensitive outcome)와 관련되어 있다. '간호에 민감한' 지표들은 환자간호의 구조, 과정, 결과를 반영한다. 간호의 구조는 간호인력의 충족 여부, 간호인력의 업무 수행수준, 간호인력의 교육 등을 의미한다. 과정지표는 환자사정, 중재와 같은 환자간호의 양상을 측정하는 지표이다. 간호의 결과지표는 욕창발생, 낙상, 정맥주사 침윤 등과 같이 간호에 민감한 결과들을 나타내는 것이다. 어떤 환자결과들은 간호보다는 기관의 제도적인 측면이나 의학적인 측면과 연관되어 있을 수 있다. 따라서

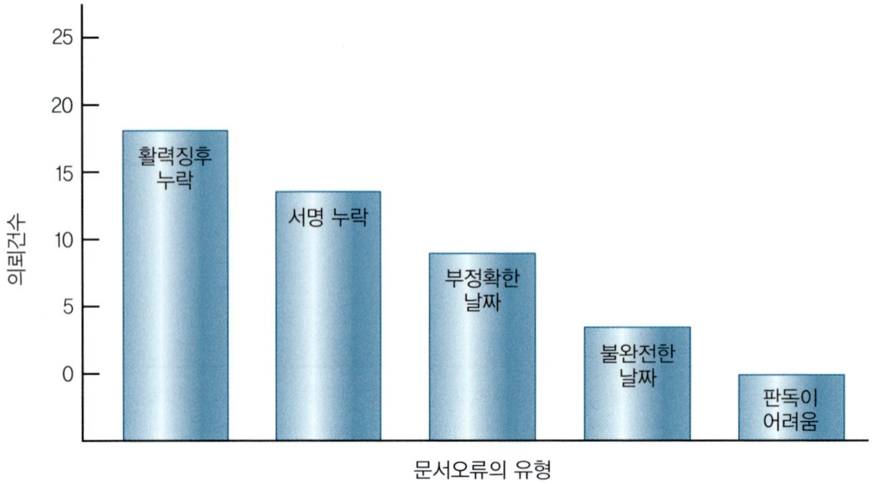

그림 18-4 1개월 동안 내과/외과에서 발생한 문서오류의 주된 유형

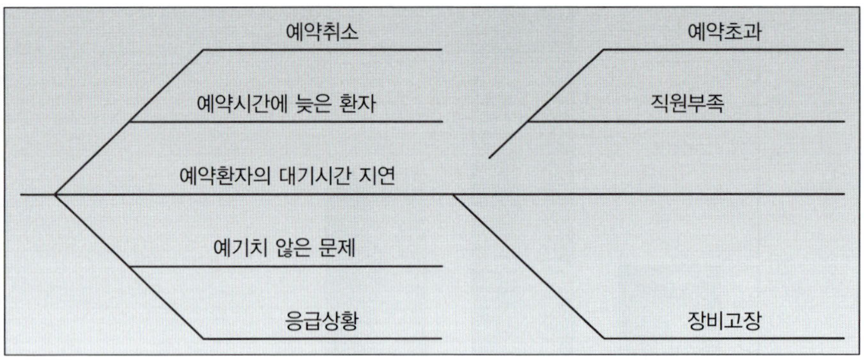

그림 18-5 외래에서 환자의 대기시간 지연에 대한 인과관계

다학제적인 질 관리 팀은 가능한 한 환자간호와 이 밖의 업무에 대한 표준을 받아들여야 한다. 임상업무의 가이드라인과 표준은 근거기반업무와 해당 분야에 대한 최신의 연구경향을 반영한다. 다음은 업무표준의 출처이다.

1. 미국간호협회(American Nurses Association, ANA)의 간호실무 표준
2. 각 주의 간호실무법
3. 의료평가기구(TJC) 또는 미국간호사자격증인증원(American Nurses Credentialing Center, ANCC)과 같은 공인 기관
4. 의료관리품질조사국(AHRQ), 메디케어와 메디케이드 서비스 센터(CMS), 질병관리예방센터(Centers for Disease Control and Prevention, CDC), 보건의료 질 증진 분과(Division of Healthcare Quality Promotion, DHOP), 미국국립직업안전위생연구소(National Institute for Occupational Safety and Health, NIOSH) 등의 정부기관
5. 의학연구소(Institute of Medicine, IOM), 국가질포럼(National Quality Forum, NQF), 간호사의 질 향상 및 안전교육(QSEN)과 같은 보건의료 자문 그룹
6. 그 외 국가의 전문 기관

7. 간호학 연구/근거기반, 업무 표준
8. 내부 규정 및 절차
9. 내 · 외부 업무수행 측정 자료(예: 환자 만족도 조사, 직원 설문조사, 환자안전 관련 조사 등)

주변의 환경과 인구특성에 따라 환자의 요구도가 달라질 수 있겠지만 대부분 의료기관의 목표는 비슷하다. 의료서비스 결과의 질을 평가하기 위해 비슷한 다른 기관의 행위와 비교해 볼 수 있는 벤치마킹(benchmarking)은 해당 분야에서 가장 우수한 업무수준을 가진 기관을 확인하고 현재 기관과 비교하는 것이다. 이러한 비교를 통해 나타난 행위와 과정의 차이를 질 향상 활동의 기준으로 설정하는 것이다. 이때 활용할 수 있는 자료는 타 기관에서의 병원감염률, 규모가 비슷한 성인 중환자실에서 수술 후 감염률 등이 있다.

최근에는 병원감염률과 같은 자료들이 국가에서 공식적으로 발표되고 있지만 병원감염에 대한 비율이 손위생을 권장하기에 충분한 자료가 될 수는 없으며, 또한 각 의료기관에서 나오는 자료들은 각각의 용어와 방법론의 차이로 인해 사용에 어려움이 있을 수 있다. 따라서 자료를 효과적으로 수집하고 분석하기 위한 정보학 기술이 질 향상 과정에서 중요한 역할을 한다. 위험성이 높은 절차나 오류가 발생하기 쉬운 행위의 경향을 보여주는 지속적인 정보시스템은 간호의 결과와 자원의 배분에 관한 유용한 정보원이 된다.

계획에 대한 논의

질 향상 목표달성을 위해 다양한 전략과 계획에 대해 논의하게 된다. 한 가지 계획이 채택되고 변화를 위한 과정이 시작된다. 질 관리의 목적 자체가 한 사람에게 책임을 부여하는 것이 아니라 모든 시스템을 향상시키는 데 있기 때문에 질 관리의 과정은 의사소통과 교육을 촉진하는 방향으로 흘러가야 하고, 질 향상은 직원에 대한 지속적인 교육이 이루어져야 한다.

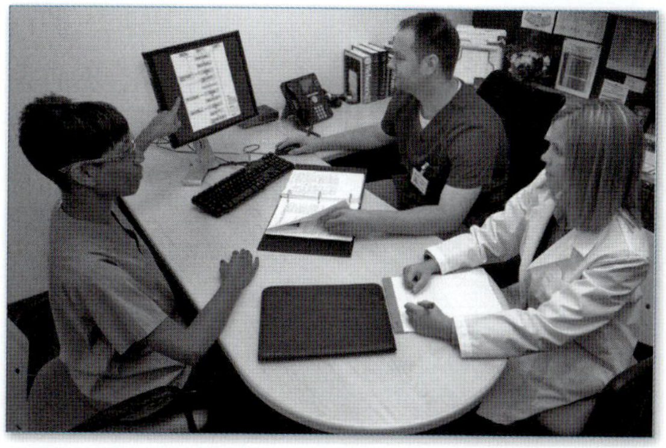

환자 진료과정을 구체화하여 도식화하는 것은 보이는 것과의 차이와 개선의 기회를 가져올 수 있다.

정책과 절차는 질 향상 과정 동안 새롭게 작성될 필요가 있는데, 정책은 가장 적절한 행위표준을 반영하고, 혁신의 장애물이 되지 않도록 자주 검토되고 개정되어야 한다. 또한 변화나 발전에 대한 의사소통이 필수적이다.

평가하기

계획이 실행되면, 목표달성을 확인하기 위한 자료를 지속적으로 모으고 평가한다. 목표가 달성되지 않았다면 수행계획이 수정되어야 한다. 가끔 한 부분에서의 성장이 다른 부분의 문제로 나타나기도 하는 데 관련된 예가 다음에 나타나 있다. 응급실에서 근무하는 간호사가 응급실에 내원한 청소년과 성인의 자살위험을 선별하였고, 그 결과 상담 의뢰건수가 폭발적으로 증가하였다. 따라서 다학제적인 팀은 이와 같은 불가피한 문제들을 해결하기 위해 주기적으로 계획을 검토해야 하며, 병원 외부에 있는 개인들(외부고객)을 질 향상 과정에 포함시켜야 한다. 다음에 제시된 예를 살펴본다.

약물이송에 기송관을 사용하고 있는 병원이 있다. 약물이송의 과정을 다양한 관점에서 검토하기 위한 다학제적인 팀이 구성되었다. 한 간호사가 몇몇 환자들의 아침약이 약장에 없다는 것을 알고 다른 환자의 약장에서 약을 꺼내어 준 뒤 약국에 그 약을 즉시 처방을

냈다. 다른 부서의 간호사들 역시 비슷한 문제를 경험했고 비슷한 행동을 취한다는 것을 알게 되었다. 이런 문제로 인해 몇몇 약물들이 환자에게 늦게 투약되고, 간호사들은 다른 환자의 약을 찾는 데 시간을 소요하고, 약국에서는 즉시 처방한 약을 조제해야 했다. 질 관리 위원회에서는 간호사들에게 간호관리자나 팀의 담당자에게 문제를 보고할 것을 공지하였다. 이후 기송관 팀은 약물이 없었던 횟수, 투약처방 시간 등에 관한 자료를 수집했다. 또한 효과적인 문제 해결을 위해 체계의 관점으로 문제를 분석했다.

어떤 기관에서는 성공적으로 질 향상 활동이 수행되면 질 향상 팀을 해산시킨다. 이때 간호관리자의 중요한 역할 중 하나가 질 향상 팀의 업적을 공표하고 적절한 보상을 해주고, 업무와 팀 구성원의 능력을 평가해야 한다.

한편, 어떤 보건의료기관에서는 지속적인 질 향상 팀이나 질 향상 위원회를 조직하기도 한다. 이런 상황에서 질 향상 팀은 환자간호의 특정한 부분들을 발전시키기 위해 질 향상 활동을 지속한다. 질 향상 팀이 있는 경우에는 질 관리 부분의 업무가 중복되는 것을 막을 수 있고 지속적인 질 관리가 가능하다는 장점이 있다.

질 관리를 수행하는 기관은 시스템의 수준을 높이고 결과평가를 촉진한다. 그러나 최근에 다시 과정/업무 개선의 필요성이 대두되면서 개개인의 업무평가가 의료기관에서 시행되고 있다. 업무사정을 위해 동료평가와 자가평가를 시행할 수 있다.

누구든지 6가지 질 향상 과정을 통해 업무수행 향상을 위한 자가평가를 할 수 있다. 예를 들어, 기록 능력을 향상시키고 싶은 간호사가 있다. 이 간호사는 과거 환자기록을 볼 것이고, 현재 기관의 정책 및 규정, 전문직 표준 등에 대해 검토할 것이다. 그 후 동료나 간호관리자와 함께 목표를 설정하고 목표달성을 위한 전략과 시간을 배분할 것이다. 최종적으로 전략을 수행한 후 기록 능력을 평가해보면 자가 업무향상에 대한 목표가 달성되었는지 알 수 있게 된다.

질 보장

질 향상이 문제발생을 막기 위한 과정이기는 하나 고지식한 방식으로 간주되고 있다. 이와 비교하여 간호가 표준에 부합하는지를 모니터링하기 위한 방법 중 하나가 질 보장(quality assurance, QA) 프로그램이다. 질 보장에서는 이미 발생한 문제에 대한 반응에 의해 진행되며 간호 제공자의 간호에 초점을 맞춘다. 대다수의 질 보장 활동이 행위표준에 근거를 두고 있다. 따라서 질 보장에서는 "환자가 수술 후 적절한 진통제를 투여받았는가?"라는 질문 대신, "간호사가 제 시간에 진통제에 대한 환자의 반응을 기록했는가?"라는 질문을 던진다.

표 18-2 전통적인 질 보장과 질 향상 과정의 비교

	질 보장(QA)	질 향상(QI)
목적	질 향상	질 향상
중점	오류의 발견 및 수정	오류의 예방
주요 업무	기록감사 간호업무의 조사	간호활동의 검토 혁신 직원의 발전
질 관리 팀	질 보장 직원들, 부서 직원들	다학제적 팀
목표치	질 보장 팀에 의해 설정되고, 직원들에게 적용됨	질 향상 팀에 의해 설정되고, 직원과 환자들에게 적용됨

반면, 질 향상에서는 구조, 과정, 결과 표준을 따른다. 질 보장과 질 향상의 공통점과 차이점이 표 18-2에 나타나 있다.

질 보장에서 가장 자주 쓰이는 방법은 차트검토 및 감사이다. 차트검토는 보통 입원이나 퇴원 환자의 기록을 대상으로 이루어진다. 차트는 무작위로 선정되고 전문가에 의해 검토된다. 내부감사에서는 자료의 검토에 병원 내부의 직원이 참여하고 외부감사에서는 외부의 전문가가 초빙되어 차트를 검토한다. 차트감사 시에는 간호의 표준에 준하는지를 지표로 삼아 검토가 진행된다. 감사원들은 "면허가 있는 독립 치료사가 환자입원 4시간 이내에 환자상태를 평가한다."라는 표준에 따라 작성된 기록들을 확인한다. 또한 표준에 따라 실제 그 행위가 이루어졌는지 기록하고 관리자와 위원회에게 결과를 보고한다.

차트감사의 목적이 오류를 찾고 오류에 대한 책임자를 밝혀내는 것이기 때문에 질 보장에 대한 시선은 부정적이었다. 간호단위 관리자는 질 보장의 목적이 처벌이 아니며, 환자간호의 질을 높일 기회라는 것을 알려주어야 한다. 예를 들어, 오류가 발견되었을 때, 기록의 중요성을 다시 각인시키고 기록에 대한 표준을 제공해주어야 하며, 간호사가 올바르게 기록한 것을 검토해볼 수 있도록 도와야 한다. 관리자는 매일의 질 보장 활동이 얼마나 중요한지와 부서단위의 질 관리가 병원 전체의 질 향상 프로그램에 어떤 영향을 미치는지에 대해 알려야 할 책임이 있다.

위험관리

질 관리와 위험관리(risk management)는 업무 표준을 달성하고 환자 간호문제를 예방한다는 점에서 서로 연관된 개념이다. 위험관리에서는 문제를 분석하고 위험사건 발생 후 손실을 최소화하기 위해 노력한다. 이러한 손실에는 환자 재원일수의 증가, 병원의 부정적인 이미지, 직원의 불만족 및 재정상의 손실 등이 있다. 또한 TJC의 가이드라인에 포함된 '안전표준'에서는 위험관리의 중요성에 대해 역설하고 있다. 박스 18-4에는 의료기관의 국제 환자안전 목표(2014)가 제시되어 있다(TJC, 2013).

이외에도 (1) 낙상의 위험을 감소시키고 (2) 장기 요양기관에서의 욕창 발생을 방지하는 것 등이 포함된다. 의료평가기구의 웹사이트에서는 가장 최신의 안전목표를 제시해주고 있다.

위험관리부서는 다음에 제시된 내용을 포함한 다양한 기능을 한다.

- 투약오류나 환자낙상과 같은 재정적인 위험을 가진 상황을 정의한다.
- 이러한 상황의 빈도를 측정한다.
- 확인된 사건을 조사한다.
- 잠재적인 위험과 발전의 기회를 확인한다.

개개인의 간호사는 병원의 위험관리자이다. 따라서 비일상적인 사건의 발생이나 잠재적인 위험을 확인하고 보고할 책임이 있다. 질 관리와 위험관리에서 간호제공자들의 적극적인 참여는 간호인력의 추가적인 확보가 필요하다는 문제와 맞닥뜨리게 된다. 간호인력의 증가는 더 나은 환자간호의 결과를 가져온다. 환자 대 간호사의 비율이 높아질수록 사망률 및 간호의 결과가 좋아진다는 연

박스 18-4 의료기관을 위한 국제 환자안전 목표

- 환자확인의 정확성을 높인다.
- 의료진 간 의사소통의 효율을 높인다.
- 약물사용의 안전성을 높인다.
- 임상적 알람 시스템과 관련된 위험을 낮춘다.
- 병원감염의 위험을 낮춘다.
- 환자 특성상 내재된 안전위험을 확인한다.
- 모든 침습적 및 외과적인 절차에서 잘못된 위치, 잘못된 과정을 막기 위한 국제적인 프로토콜을 따른다.

출처: Copyright © The Joint Commission, 2014. Reprinted with permission.

구결과가 이를 뒷받침해 주고 있다. 또 호의적인 환자간호 환경이 심각한 합병증이나 위험사건의 발생을 낮춰준다.

사람들이 오류에 대해 보고하고 논의하는 것을 꺼리게 만드는 가장 큰 장애요인은 처벌에 대한 두려움이다. 오류를 최소화하기 위해서는 환자안전을 위협하는 요인들을 지속적으로 모니터하고 조직적인 차원의 문제나 체계상의 오류를 보여주는 각각의 오류들을 찾아보아야 한다. 예를 들어, 2교대나 초과근무를 포함한 근무스케줄 및 환자-간호사의 비율을 모니터링의 대상으로 둔다면, 피로, 스트레스와 같은 잠재적인 요인들이 감소할 것이다. 근무교대를 하는 것은 간호사의 스트레스 지수에 부정적인 영향을 미칠 것이고 더 많은 시간 동안 일을 하는 것은 환자결과에 부정적인 영향을 미칠 것이다(Witkoski Stimpfel, Sloane, & Aiken, 2012).

위험관리와 질 관리는 모두 행위를 변경시키고 예방에 초점을 두며 고객중심적이고 결과에 집중한다는 공통점이 있다. 다음의 예에서는 질 관리와 위험관리가 서로를 어떻게 보완하는지에 대해 보여주고 있다. 첫째로, 병원의 '리프트 팀(lift team)'의 업무는 무거운 것이나 완전히 의존적인 환자를 드는 것과 관련되어 직원의 상해를 감소시켰고 동시에 이동과 연관된 환자의 위해사건을 감소시켰다. 이러한 팀의 성과는 질과 위험을 관리한 결과를 보여준 대표적인 사례이다. 두 번째, 환자안전에 관해 보편적으로 입증된 수술 전 '타임아웃제도'는 전 수술과정에서 환자안전을 보증하는 질 관리 방법이다. 세 번째 방법은 '되가르치기(teach back)'를 사용하는 것이다. 되가르치기는 질적인 환자교육을 위한 방법으로 교육 후에 환자가 알아야 하거나 또는 수행해야 하는 부분에 대해 그들이 이해한 내용을 말로 표현해보도록 하는 것이다. "당신이 집으로 돌아가서 어떻게 자기관리를 할 것인지에 대해 말씀해보세요."와 같은 질문은 환자가 교육을 얼마나 이해했는지와 환자에게 더 필요한 정보가 무엇인지를 알게 해준다. 간호관리자들은 모든 직원이 위험관리활동을 이해하고 궁극적으로 받아들이기를 원하지만 직원들에게는 환자안전이 업무평가의 한 측면으로 여겨지는 것이 현실이다. 위험관리에 대한 직원들의 적극적인 참여는 위해사건 예방의 핵심이다. 따라서 간호관리자는 안전에 대해 지속적으로 직원들을 지도, 감독하고 최고의 업무표준을 달성할 수 있도록 직원들을 격려해야 한다. 위험관리를 강조하는 기관의 철학은 환자안전뿐만 아니라 직원 개개인의 안전에도 긍정적인 영향을 미친다.

위해사건의 감소는 환자 사망률 및 이환율을 감소시키는 것이 핵심이다. 간호사는 임상현장에서 정확한 환자사정 및 환자확인, 위해사건 발생의 가능성이 있는 상황의 개선 등 부정적인 간호결과의 확률을 줄이는 중추적인 역할을 담당하고 있다. 또한 최선의 업무표준 및 질 표준을 지향하는 것이 위해사건을 예방할 수 있다. NQF와 CMS에서는 네버이벤트(never event)에 대한 정의를 내렸다. 네버이벤트란 명확하게 확인가능하고, 예방가능한 사건을 말한다. 이는 안전에 대한 실제적인 문제를 나타내는 동시에 보건의료기관의 신뢰도를 보여주는 지표가 된다. 네버이벤트의 예로는 잘못된 신체부위를 수술하는 경우, 수술 후 이물질이 환자의 몸안에 남아 있는 경우, 잘못된 혈액형을 수혈하는 경우, 주요 투약오류, 심한 욕창, 예방가능한 수술 후 사망사례 등이 있다.

포괄적인 질 및 위험프로그램은 오류유형 및 영향분석(failure mode and effects analysis, RMEA)을 통해 주도적으로 환자의 위험을 감지해내고 감소시킨다. 위해사건 발생 시 간호사는 근접오류(near misses)와 적신호사건(sentinel events)을 구분해야 하고 다학제적인 팀과 함께 근본원인 분석(root-cause analysis)에 참여해야 한다. 적신호사건이란, 심각하고 예상치 못한 사건으로 죽음이나 심각한 신체적 · 정신적인 손해를 입힌 사건을 말한다. 근접오류란 손해가 발생하지는 않았으나 문제가 발생할 뻔한 사건을 말한다. 근접오류는 반드시 수정되어야만 하는 문제를 내포한 개념으로 위험분석에서 유용하게 사용된다. 의료평가기구에서는 의료기관이 적신호사건에 대해 자발적으로 보고할 것을 주장한다. 박스 18-5에는 보고된 것 중 가장 일반적인 적신호사건들이 나열되어 있다.

적신호사건이 확인되면 근본원인 분석을 위해 사건에 직접적으로 관련된 사람들과 지도자들이 모인다. 근본원인 분석은 분석과정이 역행적이라는 점을 제외하고는 질 향상과 매우 유사하다. 근본원인 분석을 수행함으로써 특정 부분의 위험감소전략을 개발할 수 있게 되고 이 모든 과정은 의료평가기구에 보고해야 한다.

의료평가기구에 사건을 보고하는 방식이 외적인 방식인 데 반해 일반적으로 병원에서는 전산보고체계를 이용한 내부보고체계를 갖추고 있다. 사고보고서는 환자의 의료기록과는 별도로 작성 · 관리되며 환자, 보호자, 방문객, 직원들에게 해를 입혔거나 해를 입힐 수 있었던 사건에 대해 기록하는 것이다. 사고보고서를 수집하는 것은 질 향상과 차후에 발생 가능한 위험을 감소시키는 데 도움이 된다. 또한 이러한 데이터의 경향을 분석하면 수정이 필요한 부분을 명확히 볼 수 있게 된다. 사고보고서가 부서에서 발생하는 문제를 완전히 없애주지는 못하지만 질 향상을 위해서는 적절한 절차에 따른 의사소통이 필수적이다. 간호관리자는 위험에 대해 파악하고 조치할 것에 대한 책임이 있다. 높은 의료의 질과 환자안전을 위해서는 관리자로 하여금 개개인의 간호사를 넘어서 전체 간호환경을 볼 수 있는 시스템을 마련해주어야 한다(Riley et al., 2010).

박스 18-5 일반적인 적신호사건

- 수술 중 환자의 몸에 이물질이 들어간 경우
- 잘못된 환자, 잘못된 수술 부위, 잘못된 절차
- 치료의 지연
- 자살
- 수술 합병증
- 낙상
- 투약오류
- 범죄사건
- 주산기 사망, 상해

Copyright © The Joint Commission, 2014. Reprinted with permission.

위험검토

비일상적인 사건들에 대한 자료수집 과정에서 위험관리팀은 여러 가지 이론들을 근거로 하며, 정보를 수집하고 해석하는 데 다양한 출처와 정보수집 방법을 사용한다. 설문지나 투약기록과 같은 양적인 방법은 개방형 질문과 같은 질적인 자료수집 방법과 함께 사용될 수 있다. 위해사건의 예방에 대한 실행가능한 계획을 세우는 것은 질적인 자료와 양적인 자료를 사정하고 분석할 때에 가능하다. 질과 위험관리 전략은 높은 빈도와 높은 위험성을 가진 사건에 초점을 맞추고 있어야 한다. 또한 정부의 참여나 성과별 지급 프로그램과 같은 제3자의 관여가 간호사의 수행에 상당한 영향을 미치는 것을 고려해야 한다. 성과는 질 향상 팀의 참여, 자료수집, 질 향상 계획과의 연관성에 따라 달라진다.

그러나 모든 오류가 늘 보고되는 것은 아니다. 어디까지를 오류로 볼 것인지에 대한 합의는 구성원들의 오류보고와 그 후 예방대책에까지 영향을 미친다. 또 환자와 가족이 빈드시 의료사고에 관한 정보를 제공받아야 하는지에 관해서는 합의가 되지 않고 있다.

환자안전과 위험관리의 접근법에 있어서 의료종사자들은 오류를 불가피한 것으로 받아들여야 한다. 따라서 한정된 자원 속에서 의료진 간의 의사소통을 적절히 하여 발생할 수 있는 위험을 최소화하려는 노력을 해야 한다. 예를 들어, 간호사와 타 직종 직원 간의 의사소통 오류는 붐비는 병원복도나 바쁜 간호사실에서 발생할 수 있다. 이러한 의료진 간의 의사소통 오류는 환자의 심각한 상해나 사망을 초래하는 가장 흔한 원인이다(Tschannen, Keenan, Aebersold, Kocan, Lundy, & Averhart, 2011). 박스 18-4에 국제 환자안전 목표가 제시되어 있으며 이는 직·간접적으로 의사소통과 관련되어 있다. 대표적 예가 일반적으로 통용되는 표준용어를 사용하는 것이다. 표준화된 용어를 사용함으로써 잘못 이해하는 것을 예방하고 안전을 도모할 수 있다. 또한 의사소통의 방법으로 SBAR을 사용할 수 있는데, SBAR은 상황(situation), 배경(background), 사정(assessment), 권고(recommendation)를 의미한다(HI, 2011). 질 관리와 위험관리에서 최적의 결과를 얻기 위해 팀 접근은 필수적이다. 간호사는 질적인 간호를 제공할 책임이 있기 때문에 통합적인 질 관리를 위해 개개인이 리더십을 발휘해야 한다.

연습 18-4

당신이 근무하는 기관에서 발생했던 오류에 대한 설명은 환자에게 해를 주는 결과를 가져왔고, 하나는 그렇지 않았다. 당신은 재발을 방지하기 위해 어떠한 제안을 하겠는가? 당신은 환자와 가족에게 알려야 하는 상황에 대한 결정을 해야 하고, 정보를 알려주지 않아도 되는 상황인지에 대해 결정해야 한다.

임상 마이크로시스템

Dartmouth-Hitchcock 의료기관과 의료개선연구소(Institute for Healthcare Improvement, IHI)에 의해 개발된 '임상 마이크로시스템(clinical microsystems)'은 간호향상을 위한 기초가 된다. 임상 마이크로시스템은 일정하게 정해진 환자 영역의 간호를 제공하는 팀을 말한다. 또한 임상 마이크로시스템은 정보가 풍부한 환경과 구체적으로 정의된 행위목표가 포함된다. 다시 말해, 임상 마이크로시스템이란 간호의 비전, 질과 안전에 대한 집중, 환자 및 직원의 안전에 대한 관심 등을 포함한 포괄적 개념이다. 임상 마이크로시스템의 핵심은 환자이며 이들 환자의 간호를 향상시키기 위한 노력이다.

결론

질 관리는 환자안전에 있어 필수적이다. 이보다 중요한 것은 병원이 이미 가지고 있는 체계 내에서 오류를 찾아내고 이에 대해 이야기하는 것이다. 이렇듯 임상과 체계에 관한 문제를 다루는 것은 질 향상에 큰 도움이 된다.

해결방안

"간호의 이환율과 사망률(M & Ms)은 의학적 오류, 근접오류, 좋은 사례에 대해 안정적으로 토론하도록 격려하기 위해 구현된 것이다. 의학적 오류를 범한 간호사는 분기에 1회 회의를 하고 다음 단계를 도달하거나 그 병원에서 발생했던 오류를 예방하기 그들의 경험을 공유하도록 한다. 발생했던 상황, "좋은 사례 또는 근접 오류"는 연구실에서 간호사들에게 질문지를 통해 공유해야 하며, 잘못된 것을 찾아내거나 용량을 틀리게 보고한 또 다른 간호사와 투약 이중 체크를 해야 한다. 이러한 회의는 간호사가 자신의 동료들과 전략을 같이 공유할 수 있도록 하며, 기술의 질적 향상과 간호의 안전을 가져온다. 회의록을 기록하는 것은 참석하지 못한 다른 사람에게 제공할 수 있을 뿐 아니라 또 다른 경험들에 대한 학습을 할 수 있게 한다. 그러므로 이러한 회의는 우리 병동에서 좀 더 주의를 요하는 간호를 제공할 수 있는 새로운 정책들을 실행하게 해준다. 예를 들어, 영아에게 잘못 펌프된 모유를 수유하면 사건이 발생한다. 이러한 사건이 발생하기 때문에 우리는 이환율과 사망률(M & Ms)에 대해 토론하고, 우리는 약물의 성분표와 유사한 모유 성분표를 만든다. 이러한 방법은 우리가 침대 옆에서 영아에게 착용된 손목밴드를 스캔할 수 있게 한다. 우유를 주기 위해 우리는 우유의 바코드 스캔을 하고, "5R"이 정확한지 확인한다. 이러한 변화는 영아에 대한 실무를 좀 더 나아지게 하고 안전한 간호를 제공하게 한다. 이러한 이환율과 사망률(M & Ms)의 이용은 안전하게 의사소통하는 방법이며, 우리는 미래에 발생하는 의학적 오류를 예방하기 위한 팀으로 함께 근무할 수 있다.

– *Kathleen M. Krawzek*

이러한 해결방안이 당신에게 적절한 접근법인가? 그 이유는 무엇인가?

근거

간호실무 환경과 환자와 간호사의 성과(outcome) 사이에는 강한 상관관계가 있다. Aiken 등(2008)은 연구 프로그램을 진행하여 간호사들의 간호사 실무환경의 효과, 간호사 직업 만족도, 소진, 이직 경향, 그리고 환자 소생에 대한 사망률과 실패를 포함한 간호의 질적 보고를 분석하는 중요한 연구를 하였다. 이러한 대규모 융합연구는 미국 의료관리품질조사국(AHRQ)의 병원 간호직원과 환자의 성과의 관계에 대한 체계적 검토를 강화시켰다. AHRQ에 의해 보고된 동등한 초기 연구에서, Kane 등(2007)은 간호직원의 증가는 환자의 사망률을 감소시키는 것을 보여주었고, 소생의 실패를 감소시켰으며, 재원기간을 감소시켰다. 반면에 Ailen 등(2008)은 간호사들의 좀 더 긍정적인 직업 경험에 대한 보고를 추가하였고, 질적 간호에 대한 관심은 환자 사망에 대한 위험이 유의하게 감소하였다. 좀 더 나은 간호환경과 가장 좋은 간호직원의 수준 그리고 가장 높은 수준의 교육을 받은 간호사들이 병원 내에서 소생에 대한 실패에 대한 위험이 유의하게 감소하였다고 보고하였다.

이러한 두 개의 대규모 공식발표에 근거하여 질과 위험에 대한 공헌이 추가적인 요소로 확장되었다. Kendall-Gallagher 등(2011)은 간호사의 특별한 자격증은 환자들의 좀 더 나은 성과와 연관되어지며, 이것은 사망률과 일반적인 외과 환자의 소생 실패가 학사 이상의 교육을 받은 간호사가 파견되었을 때라고 하였다. Purdy, Laschinger, finegan, Kerr과 Olivera(2010)는 간호직원의 수준이 실패에 대한 간호-민감성 성과 지표를 포함한 간호-관련 위험을 예측하는 가장 큰 것이라는 것을 알게 되었다. 그들은 또한 간호사를 임파워먼트하고 환자간호를 증가할 수 있도록 실무환경을 적절하게 자원을 조달하는 것이 직무만족도를 증가시키고 간호사를 유지하는 것이라고 하였다. 비슷하게 Taeng, Hu와 Yin(2011)은 병원직원에 대한 관심을 포함한 실무환경에 대한 질에 대해 연구하였으며, 병원의 청결함과 조용함에 대한 조사에서 병원의 조용한 환경은 낙상으로 인한 상해를 감소시킨다는 결과를 알았다. 반면에 Aiken 등(2012)은 국제적 병원 실무환경에 대한 문헌고찰을 통해 간호의 안전과 질에 대한 내용을 추가적으로 지지하였다.

간호관리자와 지도자들은 간호사 유지의 향상과 환자의 성과, 면허간호사(RN)의 향상, 간호업무 현장이 좀 더 교육적으로 변화하고, 긍정적인 간호환경으로 촉진되는 것에 대한 관심을 가지고 있다. 직원의 발전, 관리의 질 그리고 좋은 간호사-의사와의 관계에 대한 조사를 포함한 실무환경을 갖춘 병원들은 좋은 간호사와 환자의 성과와도 관련된다. 간호관리자들은 근무 장소에서 임파워먼트를 증진하고, 높은 수준의 질적 간호를 지지하는 팀 간호를 촉진하고, 환자의 위험을 최소화하고, 만족한 간호사들이 좀 더 만족하도록 해야 한다. 근무 장소에서 학사수준의 교육에 대한 투자와, 특별한 자격증은 잠재적으로 질적인 향상을 도모하고 위험을 감소시킨다.

체크리스트

많은 보건의료조직은 자신들의 질 관리(QM) 체계를 변화하는 과정을 거치고 있다. 향상된 질의 가장 큰 효과는 목적에 접근하는 것이다. 효과적인 질 향상(QI)은 소비자들의 기대감, 계획, 개인 상호 간의 접근성 이용, 성과 평가, 그리고 직원들이 그들이 가장 최선을 다해 수행할 수 있는 환경을 제공하는 시스템으로 변화하는 것을 포함한다.

- 보건의료에서의 질 관리
- 질 관리의 이점
- 질 관리의 계획
- 질 관리의 변화
- 질 관리의 원칙
  - 참여
  - 목표
  - 고객
  - 초점
  - 의사결정
- 질 관리의 과정
  - 고객의 요구 확인
  - 팀 구성
  - 자료수집
  - 목표수립
  - 계획에 대한 논의
  - 평가하기
- 질 보장
- 위험관리
  - 위험검토
- 임상 마이크로시스템

질 관리를 위한 조언

- 질 관리(QM)는 자료에 기초한다. 어떠한 것이든 측정하고 기록되어야 향상될 수 있다.
- 질 향상(QI)의 집중 에너지는 환자의 질과 안전이 가장 중요한 요소이다.
- 문제를 예방하기 위해 함께 일하는 것은 고정된 문제를 보다 더 효과적으로 해결할 수 있다.

REFERENCES

Agency for Healthcare Research and Quality. (2013). *TeamSTEPPS*. Retrieved March 11, 2013, from, http://teamstepps.ahrq.gov.

Aiken, L., Clarke, S. P., Sloane, D. M., Lake, E. T., & Cheney, T. (2008). Effects of hospital care environment on patient mortality and nurse outcomes. *Journal of Nursing Administration, 38*(5), 223–229.

Aiken, L. H., Sermeus, W., Van den Heede, K., Sloane, D. M., Busse, R., McKee, M., et al. (2012). Patient safety, satisfaction, and quality of hospital care: Cross-sectional surveys of nurses and patients in 12 countries in Europe and the United States. *British Medical Journal, 344*, e1717.

American Nurses Association. (2013). *National database of nursing quality indicators*. Retrieved March 14, 2013, from, www.nursingquality.org.

Bulechek, G. M., Butcher, H. K., & Dochtermann, J. M. (2013). *Nursing interventions classification (NIC)* (6th ed.). St. Louis, MO: Elsevier.

Centers for Medicare & Medicaid Services. (2013a). *Hospital compare*. Retrieved March 12, 2013 from, http://medicare.gov/hospitalcompare/.

Centers for Medicare & Medicaid Services. (2013b). *Hospital consumer assessment of healthcare providers and systems survey*. Retrieved May 28, 2013, from, www.hcahpsonline.org/home.aspx.

Choi, J., Flynn, L., & Aiken, L. H. (2012). Nursing practice environments and registered nurses job satisfaction in nursing homes. *The Gerontologist, 52*, 484–492.

Cline, D. D., Rosenberg, M. C., Kovner, C. T., & Brewer, C. (2011). Early career RNs' perceptions of quality care in the hospital setting. Qualitative Health Research, 21, 673–682.

Desai, R., Williams, C. E., Green, S. B., Pierson, S., & Hansen, R. A.(2011). Medication errors during patient transitions into nursing homes: Characteristics and association with patient harm. *The American Journal of Geriatric Pharmacotherapy, 9*(6), 413–422.

De Cordova, P. B., Phibbs, C. S., & Stone, P. W. (2013). Perceptions and observations of off-shift nursing. *Journal of Nursing Management, 21*, 283–292.

Eschiti, V., & Hamilton, P. (2011). Off-peak nurse staffing: Critical care nurses speak. *Dimensions in Critical Care Nursing, 30*(1), 62–69.

Herdman, T. H. (2012). *NANDA international: Nursing diagnoses: Definitions and classification 2012–2014*. Oxford: Wiley-Blackwell.

Institute for Healthcare Improvement. (2011). *SBAR technique for communication: A situational briefing model*. Retrieved March 14, 2013, from, http://www.ihi.org/resources/Pages/Tools/SBARTechniqueforCommunication ASituationalBriefingModel.aspx.

Kane, R. L., Shamliyan, T., Mueller, C., Duval, S., & Wilt, T. (2007). *Nursing staffing and quality of patient care*. Evidence report/technology assessment No. 151. (Prepared by the Minnesota Evidence-based Practice Center under Contract No. 290-02-0009.) AHRQ Publication No. 07–E005, Rockville, MD: Agency for Healthcare Research and Quality.

Keller, P., & Pyzdek, T. (2010). *The Six Sigma handbook: A complete guide for green belts, black belts, and managers at all levels* (3rd ed.). Columbus, OH: McGraw–Hill.

Kelly, L. A., McHugh, M. D., & Aiken, L. H. (2012). Nurse outcomes in Magnet and non-Magnet hospitals. *Journal of Nursing Administration, 42*(10 Suppl), S44–9.

Kendall-Gallagher, D., Aiken, L. H., Sloane, D. M., & Cimiotti, J. P. (2011). Nurse specialty certification, inpatient mortality, and failure to rescue. *Journal of Nursing Scholarship, 3*(2), 188–194.

Minnesota Health Literacy Partnership. (2011). *Training health care providers to use the teach-back method*. Retrieved on March 17, 2013, from www.healthliteracymn.org.

Moorhead, S., Johnson, M., Maas, M., & Swanson, E. (2013). *Nursing outcomes classification (NOC)* (5th ed.). St. Louis, MO: Elsevier.

Purdy, N., Laschinger, H., Finegan, J., Kerr, M., & Olivera, F. (2010). Effects of work environments on nurse and patient outcomes. *Journal of Nursing Management, 18*(8), 901–913.

QSEN Institute. (2013). *Competencies*. Retrieved on May 27, 2013, from www.qsen.org.

Riley, W., Davis, S. E., Miller, K. K., & McCullough, M. (2010). A model for developing high-reliability teams. *Journal of Nursing Management, 18*, 556–563.

Sving, E., Gunningberg, L., Hogman, M., & Mamhidir, A. (2012). Registered nurses' attention to and perceptions of pressure ulcer prevention in hospital settings. *Journal of Clinical Nursing, 21*(9), 1293–1303.

The Joint Commission. (2013). *Accountability measures for 2014*. Retrieved February 20, 2014, from, http://www.jointcommission.org/assets/1/6/2013_Accountability_measures_for_2014_TP.pdf, The Joint Commission. (2013). 2014 National patient safety goals. Retrieved February 10, 2014, from http://www.jointcommission.org/assets/1/6/2014_HAP_NPSG_E.pdf.

Tschannen, D., Keenan, G., Aebersold, M., Kocan, M. J., Lundy, F., & Averhart, V. (2011). Implications of nurse-physician relations: Report of a successful intervention. Nursing Economics, 29(3), 127–135.

Tzeng, H., Hu, H., & Yin, C. (2011). The relationship of the hospital-acquired injurious fall rates with the quality profile of a hospital's care delivery and nursing staffing patterns. *Nursing Economic$, 29*(6), 299–316.

Witkoski Stimpfel, A., Sloane, D. M., & Aiken, L. H. (2012). The longer the shifts for hospital nurses, the higher the levels of burnout and patient dissatisfaction. *Health Affairs, 31*, 2501–2509.

SUGGESTED READINGS

Bisgaard, S. (2009). *Solutions to the healthcare quality crisis: Cases and examples of lean six sigma in healthcare*. Milwaukee, WI: American Society for Quality, Quality Press.

Cronenwett, L., Sherwood, G., Barnsteiner, J., Disch, J., Johnson, J., Mitchell, P., et al. (2007). Quality and safety education for nurses. *Nursing Outlook, 55*(3), 122–131.

Finkelman, A., & Kenner, C. (2007). *Teaching IOM: Implications of the Institute of Medicine reports for nursing education*. Silver Springs, MD: American Nurses Association.

Hughes, R. (2008). Tools and strategies for quality improvement and patient safety. In *Patient safety and quality: An evidence-based handbook for nurses*. Rockville, MD: Agency for Healthcare Research and Quality, AHRQ Publication No. 08–0043.

Institute of Medicine. (2000). *To err is human: Building a safer health system*. Washington, DC: National Academies Press.

Institute of Medicine. (2001). *Crossing the quality chasm: A new health system for the 21st century*. Washington, DC: National Academies Press.

Institute of Medicine. (2003). *Keeping patients safe: Transforming the work environment of nurses*. Washington, DC: National Academies Press.

Institute of Medicine. (2007). *Preventing medication errors*. Washington, DC: National Academies Press.

Sherwood, G. & Barnsteiner, J. (Eds.), (2012). *Quality and safety in nursing: A competency approach to improving outcomes*. Ames, IA: Wiley-Blackwell.

INTERNET RESOURCES

Agency for Healthcare Research and Quality. www.ahrq.gov/.

Agency for Healthcare Research and Quality. TeamSTEPPS. http://teamstepps.ahrq.gov/.

Centers for Disease Control and Prevention's Division of Healthcare Quality Promotion. http://www.cdc.gov/ncezid/dhqp/.

Centers for Medicare & Medicaid Services HCAHPS Survey. www.hcahpsonline.org/home.aspx.

Centers for Medicare & Medicaid Services Hospital Compare. http://medicare.gov/hospitalcompare/.

Centers for Medicare & Medicaid Services Physician Compare. www.medicare.gov/find-a-doctor/.

ECRI Institute. www.ecri.org/2013hazards.

Institute of Medicine. www.iom.edu/.

National Institute for Occupational Safety and Health. www.cdc.gov/NIOSH/.

National Quality Forum. www.qualityforum.org/.

The Joint Commission. www.jointcommission.org/.

The Joint Commission Accountability Measures. www.jointcommission.org/accountability_measures.aspx.

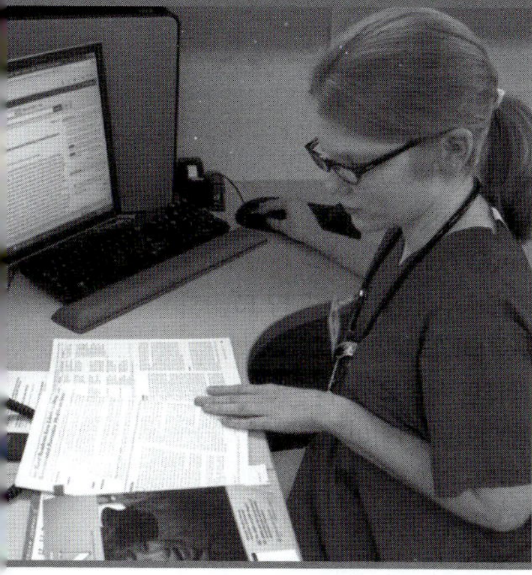

CHAPTER

19

연구의 실무적용

Translating Research into Practice

이 장에서는 근거기반간호실무와 간호연구 발전의 중요성에 대해 기술하고 있다. 보건의료기관의 직원이자 관리자, 리더로서 간호사의 역할은 21세기의 요구에 발맞추어 사용가능한 최신의 근거기반간호를 제공하는 것이라고 할 수 있다. 따라서 평가의 현실적인 측면과 연구에의 이용, 근거기반간호의 발전, 실무기반근거들이 이 장에 소개되어 있다. 또한 조직의 직원, 리더, 관리자로서의 간호사에 의해 간호실무에 사용될 수 있는 연구적용에 대한 전략이 서술되어 있다.

학습성과

- 실무에 연구를 적용할 간호사의 의무를 안다.
- 근거기반실무, 실무기반근거, 유효성 비교연구, 연구결과 사이의 차이를 분석한다.
- 문헌에서 찾을 수 있는 임상적 문제를 진술한다.
- 가장 접근가능한 근거를 제공할 자원을 평가한다.
- 근거를 비판적으로 평가할 수 있는 자원을 찾는다.
- 조직적 방해요인 혹은 연구결과의 이행에 대한 촉진제를 평가한다.
- 조직 내에서 실무에 연구를 적용시키는 것에 관한 전략을 찾아본다.

핵심용어

- 임상가이드라인(clinical guidelines)
- 유효성 비교연구 (comparative effectiveness research, CER)
- 혁신의 확산(diffusion of innovation)
- 근거기반실무(evidence-based practice, EBP)
- 메타분석(meta-analysis)
- 결과(outcomes)
- 참여행동연구 (participatory action research, PAR)
- 환자중심 결과연구 (patient-centered outcomes research)
- 실무기반근거(practice-based evidence, PBE)
- 실무기반연구 네트워크 (practice-based research network, PBRN)
- 무작위통제연구(randomized controlled trial, RCT)
- 연구의 실무적용 (translating research into practice, TRIP)
- 중개과학(translation science)

도전

Holly Olsen, BSN, RN, CCRN
Staff Nurse, LifeFlight®, Miami Children's Hospital, Miami, Florida

나는 내 고향인 마이애미에 돌아오기 전, 달라스에서 10년 동안 신생아 중환자실 간호사로 일했다. 항공이송팀원으로서 수많은 신생아와 소아를 이송하였다. 플로리다에 있는 지역병원뿐만 아니라 국내 여러 병원으로부터 아픈 신생아를 이송하고 내가 근무하는 병원으로 돌아오는 업무를 하였다.

이 일을 하면서 고위험 신생아에게 제공될 수 있는 간호에 대해 고민하게 되었다. 신생아 소생프로그램(Neonatal Resuscitation Program, NRP)에 따라 판단해볼 때, 전원된 병원의 기도유지에 대한 응급처치 시에 기도삽관의 크기와 기관의 위치가 항상 정확하지 않았다. 이송 중 자주 재삽관이 이루어지기도 하였으며, 소중한 시간이 허비되었다. 저체중 미숙아는 기도삽관의 사이즈가 정확하지 않을 경우 합병증이 유발될 수 있다. 우리는 신생아 심폐소생술에서 정확한 처치에 대해 모두가 익숙하지 않다는 것을 알게 되었다. 나는 우리의 수행능력을 향상시킬 수 있는 방안이 필요함을 강하게 느끼게 되었다.

당신이 이 간호사라면 어떻게 하겠는가?

도입

만약 당신 혹은 당신이 가장 사랑하는 사람에게 간호가 필요하다면, 당신은 그 간호사가 최신의 연구결과에 기반한 간호를 제공하는 사람이길 바랄 것이다. 예를 들어, 만약 당신 가족 중 한 명이 산소호흡기가 필요한 상황이라면, 담당간호사의 간호가 산소호흡기 사용과 관련된 폐렴을 예방하기 위한 것이기를 기대할 것이다. 또한 당신의 가족이 입원해 있을 때 간호사와 의료진 간의 의사소통이 잘 되고 있는지 알고 싶을 것이다. 팀워크와 협력이 사망률을 낮추고 의료사고를 막는다는 것을 이미 알고 있기 때문이다. 또 가족 중 중심정맥 카테터를 하고 있는 사람이 있다면, 그 카테터를 제거하는 간호사가 카테터 제거 시 발생할 수 있는 공기색전에 대한 지식이 있고, 이를 최소화하기 위한 간호를 제공하는 간호사인지 알고 싶을 것이다. 앞서 설명한 것과 같이 보건의료기관의 직원, 리더, 관리자로서 당신은 연구의 근거를 임상적 실무에서뿐만 아니라 간호체계를 관리하는 데 적용시키려는 노력을 해야 한다. 우리의 과제는 (1) 어떻게 최고의 연구 근거를 찾을지, (2) 어떤 의미 있는 방법으로 실무에 가장 적합한 근거를 적용시킬지, (3) 관련된 조직 구성원들의 리더십을 어떻게 동기부여할 것인지에 대한 것이다.

연구(research)란 전문직 실무에 있어서 필수적인 부분이다. 연구는 "체계적이고 입증적인 조사활동이며 기존 지식을 개선하는 것이자 새로운 지식을 생성해 내는 것이다."(Burns & Grove, 2013, p.1). 전문간호사는 권리를 위한 구조뿐만 아니라 의무를 위한 구조를 포함하고 있다. 이러한 의무들은 간호사회 정책 진술에 윤곽이 드러나 있다. 직업에 대한 본질은 미국간호협회(ANA, 2010)에 의해 발전되었으며, 다음의 내용을 포함한다. "간호 지식의 기초를 다지고 확장시키기 위해, 간호사들은 대상자의 건강 그리고 전문직 간호실무와 관련된 적합한 이론을 사용한다. 간호사들은 연구결과를 적용하고 그들의 실무에 최고의 근거를 적용시킨다." (p.13).

간호사를 위한 윤리강령(ANA, 2001, p.22)은 "간호사는 실무, 교육, 관리 그리고 지식 발전에 기여함을 통해 직업에 관한 발전에 참여한다."고 명시하고 있다. 게다가, 세계적인 간호연구의 중요성은, "국가적 간호협회는 간호연구를 향상시키고, 특히 간호사들이 연구를 수행하고, 비판적으로 연구결과를 평가하며 간호실무에 적합한 연구결과를 적용하는 것을 촉진해야 한다."라는 ICN의 진술에 의해 증명되고 있다(2007, p.3). 간호연구는 간호를 위한 과학적 기반을 개정하고 확장시키도록 설계되어 있다. 간호실무는 간호 과학과 물리적, 경제적, 생명 의학적, 행동적 그리고 사회과학에 의지한다(ANA 2010). 또한 간호사는 간호연구와 실무에 적합한 타 학문의 연구결과를 적용하여 지식을 확장시킬 필요가 있다.

근거기반실무(evidence-based practice, EBP)는 근거기반의학의 정의로부터 도출된 개념이다. 이는 임상적 전문지식과 개개인의 환자간호에 대한 의사결정에서 환자 고유의 가치와 환경을 포함한 연구 근거의 통합이라고 할 수 있다(Straus, Richardson, Glasziou, & Haynes, 2011). '실무'라는 단어는 간호사를 포함한 모든 보건의료실무자에 의한 근거의 사용을 의미한다. EBP에서 의료진은 가장 사용가능한 근거, 즉 바로 실무에 적용될 수 있는 근거에 기반한 임상문제의 해결책을 가져온다. 또한 EBP는 실무에서 연구를 사용하는 것에 대한 더 넓은 범위의 관점을 가진 것이다. 이것은 특정한 임상적 실무 문제를 다루기 위한 최고의 근거를 평가하고 통합하기 위한 연구에 초점을 맞춘다.

실무에의 근거적용은 모든 건강관리 학문을 포함한다. 미국 국립보건원(NIH, 2011)은 모든 사람의 건강향상을 위한 과학적 발견 간의 연결에 대한 지침을 제시하였다. 이는 다음의 세 가지 주제를 포함한다. (1) 발견을 위한 새로운 길 개척, (2) 미래 연구팀, (3) 임상연구 사업을 재설계하는 것이 그것이다. '발견을 위한 새로운 길 개척'은 병을 진단하고 다루고 예방하는 것에 관한 새로운 전략에 초점을 둔다. 이것은 생명 의학적 네트워크, 분자학, 구조적 생명의학, 바이오정보과학과 계산적이나 생물학, 나노의학을 포함한다. '미래 연구팀'은 위험성이 큰 연구, 다학제적 팀에 초점을 둔다. '임상연구사업 재설계'는 임상적 연구 네트워크, 정책 분석과 조화, 보고된 만성적 질병 결과, 그리고 적용될 수 있는 연구에 초점을 둔다. 그 목표는 변화시킬 수 있는 도구와 방법론들을 발전시키는 것, 지식의 공백을 채워 넣는 것, 환자간호를 향상시키기 위해 의료진 간의 협력을 증진하는 것이다.

17년에 걸쳐 임상실무에 연구 발견을 적용시키기 위해 통계학(Balas & Boren, 2000)은 보건의료전문가들이 실무와 함께 연구의 통합을 가속화할 필요가 있는 것을 보여준다. 한 번 연구가 발표될 경우, 의사들은 즉시 읽고, 간호사들과 정책 입안자들도 실무를 향상시키기 위해 사용할 수 있다. 하지만 그렇지 않을 경우도 있다. 예를 들어, Metheny는 비위관 삽입위치에 대한 연구를 수 년 동안 진행해 왔다. 그녀와 동료들은 위치 확인을 위해 튜브를 통한 공기주입과 상복부를 청진하는 것이 의미 없다고 주장하였다(Methney & Titler, 2001). 그 결과, 간호실무에서는 삽입길이를 통해 튜브 위치를 예상하고 공급을 시작할 것을 권장하였다. Metheny의 연구는 미국 중요간호 간호사협회(ACCN, 2010)와 경장영양 권장사항(Bankead et al., 2009)의 실무 주의사항에 포함되었다. EBP는 환자간호를 개선시킬 효과적인 전략의 사용을 촉진시키며, 환자에게 피해를 줄 수 있는 효과적이지 않은 전략의 사용을 막는다는 두 가지의 목표를 가진다.

연구는 간호실무 개선을 위한 기반을 제공한다. 수술 전 교육, 통증 관리, 아동 발달 사정, 낙상 방지, 욕창발생 위험 감지, 실금 관리, 가족 중심의 간호 등이 그 예가 될 수 있다. 또한 연구는 간호결과(outcomes)를 개선시키기 위해 체계적으로 평가되어야 한다. 한때 간호의 기준이라고 생각됐던 잘못된 수행들은 하루빨리 개선되어야 한다. 몇 가지 간호실무는 과학적 기반 없이 또는 증명된 적 없이 수년 간 수행되어 왔다. 간호사는 항상 최신의 연구결과를 알고 있어야 하고 과거의 수행을 갱신하기 위해 노력해야 한다.

연습 19-1

당신의 간호실무 중 한 부분에 대해 생각해본다. 그리고 그 특정한 중재 또는 간호활동과 관련된 연구를 조사해본다.

간호연구 설계는 몇 가지 방법으로 분류될 수 있는데, 근거와 응용, 질적 연구와 양적 연구, 단면적 연구와 종적 연구, 실험적인 것과 서술적인 것, 그리고 전향적 연구와 후향적 연구로 분류된다. 설계와 관계없이, 어떤 연구는 이미 간호수행에 적용된 것도 있고 그렇지 않은 연구도 있다.

간호의 질은 연구를 기반으로 한 체계적인 실무에 따라 극적으로 향상될 수 있다. 우리가 간호하는 대상자들은 가장 적합한 근거에 기반을 둔 간호를 제공받을 권리가 있다.

특정 실무를 위한 근거를 조사하는 것은 한 연구의 결과를 도출해내는 과정보다 힘든 것일 수 있다. 하나의 잘 설계된 연구의 결과가 드물게 간호실무의 변화를 이끌어 내는 경우도 있다. 그러나 근거기반간호를 발전시킨다는 것은 명백하게 드러난 임상적 문제와 문헌을 통한 철저한 조사, 기존 연구에 대한 재검토, 메타분석(meta-analyses), 메타가설, 비판적인 주제 평가, 체계적 재검토, 임상적 가이드라인(clinical guidlines)의 발전을 요구한다.

우리는 근거를 평가해야 하며 이 근거가 환자, 가족, 지역사회의 가치에 부합하는지를 알아보아야 한다. 간호관리자는 실제 연구를 진행하지는 않을지라도 이미 나온 연구결과의 적용을 담당하고 있는 사람들이다. 간호의 결과는 대중들에게 있어 점점 관심사로 떠오르고 있다.

환자결과 연구의 고전적 정의는 "환자의 경험, 선호도 및 가치를 고려한 의료서비스의 최종 결과"이다(Clancy & Eisenberg, 1998, p. 5).

연구는 '보건의료에 참여하는 모든 이에 의한 결정과 관련된 과학적 근거'를 포함한다(Clancy & Eisensberg, 1998, p.245). 간호의 결과개선은 근거기반실무, 유효성 비교연구, 참여행동연구, 실무기반연구, 질 개선에 대한 조사와 같은 접근들을 포함하며 어떻게 혁신이 실무에 영향을 미칠 수 있는지 이해하는 것과 실무에 연구를 적용하기 위한 적절한 전략을 알아내는 것, 수행 개선을 지지하는 것 등이 포함된다. 간호사와 관리자는 일상간호에 관한 연구에서부터 나온 근거를 효과적으로 이행하기 위해 수많은 의사결정을 내려야 할 것이다.

연구의 적용에서부터 근거기반실무까지

개개인의 간호사는 자신의 실무에 연구결과를 적용할 수 있다. 하지만 간호사로서의 사명은 모든 간호사가 실무에 연구결과 적용을 촉진하도록 변화시키는 것에 있다.

간호연구자는 연구 이용에 대한 의미 있는 기록을 가지고 있다. 1970년대 3개 주에서의 프로젝트가 연구이용을 가능하게 했다. 간호에서 연구에 대한 실행과 이용(CURN)(Horsley, Crane, Crabtree & Wood, 1983)과 아동간호평가교육(NCAST)(King, Barnard & Hoehn, 1981)(NCAST 프로그램, 2014)이 그것이다. 이러한 계획들이 연구의 적용을 촉진시키는 데 기여했다. Kathryn Barnard, 저소득층과 함께하는 간호사들에 의해 발전된 NCAST의 수유와 교육 척도는 경험이 없는 엄마들을 건강한 임신과 육아능력 증진으로 이끌었다. 이 프로그램은 가정보건기관과 나라 전체의 공공건강부서는 물론 국제적으로도 전파되었다(NCAST 프로그램, 2014).

Stetler의 모델(2001)은 일반간호사뿐만 아니라 근거기반실무를 지지하는 간호관리부서의 관리자들에게까지 방향을 제시한다. 이 모델은 준비, 검증, 비교 평가와 의사결정, 적용, 평가의 5단계로 구성되어 있다(그림 19-1). 준비를 위한 단계에는 조사, 분류, 근거의 출처를 선택하는 것, 연구결과의 적용에 영향을 주는 외부 요소들을 정의하는 것, 객관성을 감소시킬 내부 요소를 정의하는 것 등이다. 두 번째 단계인 검증은 연구결과의 평가에 초점을 둔다. 이 단계는 재평가표를 만드는 과

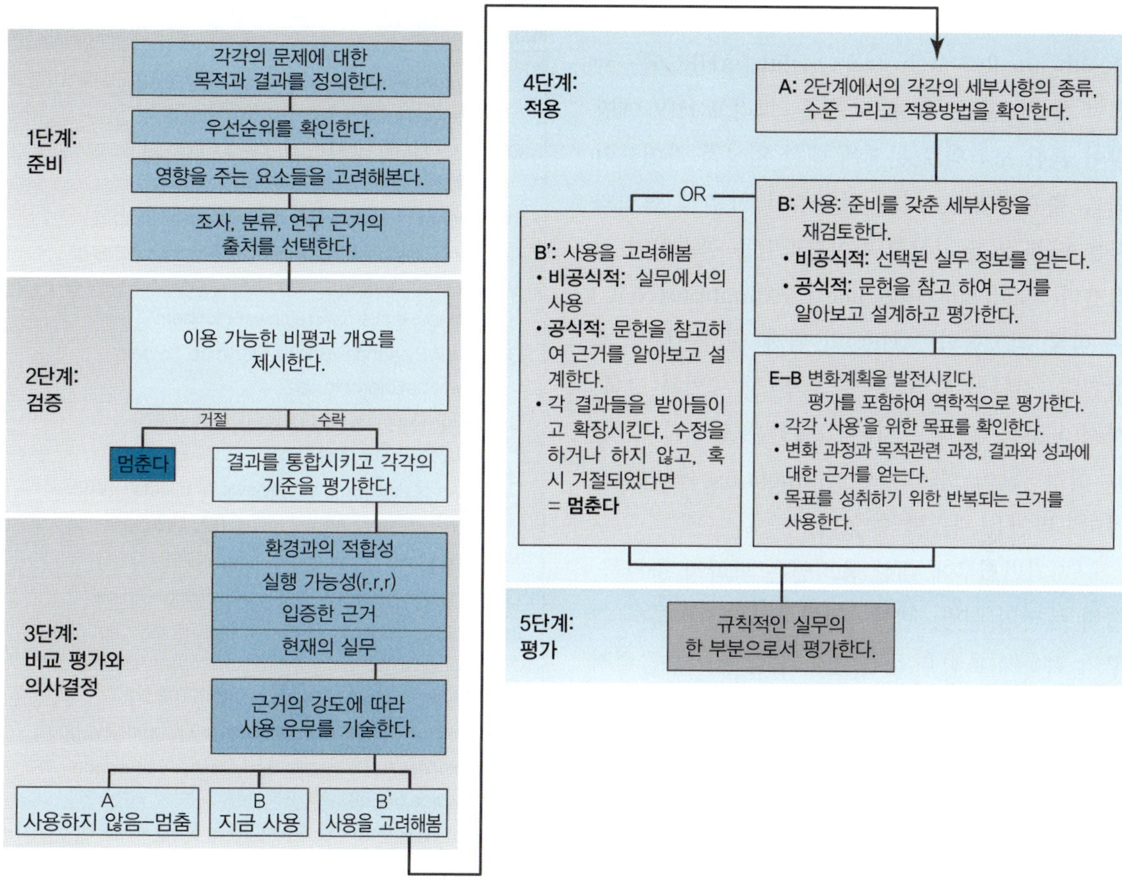

그림 19–1 Stetler의 모델. 실행 가능성(r, r, r), 위험 요소의 평가(r), 자원에 대한 요구(r), 그리고 다른 포함된 것의 준비(r). E–B, 근거기반

정을 포함하고 있다. 세 번째 단계인 비교 평가와 의사결정은 누적되는 결과에 따라 연구의 적용가능성을 판단하는 과정이다. 네 번째 단계인 적용은 개인, 단체, 부서 또는 조직적 수준에서의 실무에 연구를 적용하는 단계이다. 실무를 변화시키기 위한 많은 전략이 사용되는 단계이다.

실무에 적용하는 연구결과는 근거에 기반한 것의 범위를 넘어서는 안 된다. 마지막 단계인 평가는 형식적이지 않거나 형식적일 수 있고 비용–편익 분석을 포함할 수도 있다. 연구 혁신을 가져올 수 있는 평가단계는 목표의 성취단계로 알려져 있다. Stetler의 모델은 연구의 성공적인 실무적용을 할 수 있는 변화과정에 초점을 두고 있다.

근거기반실무의 발전

근거기반실무(EBP)는 보건의료 치료 효과와 증명된 치료를 지지하는 것에 대한 지식의 부족을 표현한 Archie Cochrane의 연구로부터 나왔다. 그 후인 1993년, Corchrane 협력이 Oxford 대학교에 세워졌다. 당시에는 Gordan Guyatt와 그의 McMaster 대학교에서의 동료는 미국 의학 협회의 학술지에 여러 편의 글을 썼다. 또한 1996년대의 초점은 임상적 문제에 대한 연구기반 해결책을 찾는 것에 맞추어져 있었다. 당시 간호학에서뿐만 아니라 의학과 다른 학문에서 보건의료 조직은 연구를 이용하는 것과 환자결과를 평가하는 것에 있어 더 체계적으로 바뀌기 시작하였다. 미 보건부 산하기관인 의료관리품질조사국(Agency for Healthcare Research and Quality, AHRQ)은 극심한 통증, 실금, 욕창, 우울증, 그리고 HIV 예방같이 흔한 보건의료 문제에 대한 임상적 가이드라인을 출간하였다. 이에 발맞추어 전문직 협회와 다른 단체 또한 임상적 가이드라인을 출간하기 시작했다. National Guideline Clearinghous(NGC)는 미국 의학협회, AHRQ와 함께 웹사이트를 개설했다. 전문직 협회, 근거-기반 실무 업무 그룹, 사적인 조직, 그리고 다른 그룹들은 연구할 수 있는 데이터베이스를 가진 clearinghouse에 임상적 가이드라인을 제출할 수 있다.

근거기반실무에 대한 움직임은 과학적 출판물, 협력 센터의 설립, 웹사이트에서의 자료, 특히 연구의 적용에 초점을 둔 승인들과 함께 기하급수적으로 성장해 왔다. 많은 근거기반 간호 센터들도 새롭게 설립되었다. 이러한 센터들은 비판적으로 근거를 평가한 후 실무의 근거적용을 위한 초안을 제공하는 연구팀을 가지고 있다(박스 19-1).

실무에 관한 근거기반의 표준과 임상적 가이드라인을 발전시킨 간호전문조직을 몇 가지 예로 들자면, 미국신경과학간호사협회, 여성건강협회, 조산과 신생아 간호사들(Association of Women's Health, Obstetric and Neonatal Nurses, AWHONN), 마취 간호사회, Infusion 간호사회 등이 있다. AWHONN은 여성과 아기의 건강을 위한 정보를 제공하기 위한 소비자용 홈페이지(www.health4women.org)를 운영하고 있다. 종양학간호사회와 Ontario의 등록간호사 협회는 EBP를 위한 도구 키트를 개발시켜 왔다. 미국 심혈관과 Stroke 간호에 관한 협의회는 가이드라인 개발을 위해 다학제적 팀 활동에 참여한다. 근거기반센터와 다른 전문직 그룹들에 의해 생산된 많은 가이드라인들은 조직 웹사이트 또는 National Guideline Clearinghouse에서 이용가능하다.

박스 19-1 근거기반 보건의료를 위한 자원

Agency for Healthcare Research and Quality(AHRQ) evidencebased practice: www.ahrq.gov/
Centre for Evidence-Based Medicine(CEBM): www.cebm.net
The Cochrane Collaboration: www.cochrane.org
Cochrane Database of Systematic Reviews(CDSR): www.cochrane.org/cochrane-reviews/cochrane-database-systematicreviews-numbers
Centre for Evidence-Based Medicine Toronto: www.cebm.utoronto.ca
Centre for Reviews and Dissemination(CRD): www.york.ac.uk/inst/crd
Database of Abstracts of Reviews of Effects(DARE)
Health Technology Assessment(HTA) Database
NHS Economic Evaluation Database(EED)
Guidelines International Network: www.g-i-n.net/
International Council of Nurses: Closing the gap: From evidence to action: www.icn.ch/images/stories/documents/publications/ind/indkit2012.pdf
National Guideline Clearinghouse: www.guideline.gov
National Institute for Health and Clinical Excellence: www.nice.org.uk
National Institute of Clinical Studies: www.nhmrc.gov.au/nics/
Primary Care Practice-Based Research Networks: pbrn.ahrq.gov
Scottish Intercollegiate Guidelines Network(SIGN): www.sign.ac.uk/

오늘날, 연구자와 의료진은 특정 실무 문제를 해결하고 보건의료를 진전시키기 위해 협력하고 있다. 보건의료기관은 정기 검사 시기에 따라 대상자들을 관리하는 보건의료인들을 감독하고 있다.

보건의료의 비용상승, 품질 개선 계획, 의료사고 피하기 위한 압박과 같은 사회적 요소들은 연구를 기반으로 하는 실무의 중요성을 더욱 부각시켰다. 보건의료인들은 기하급수적으로 증가하고 있는 과학적 지식 중 실무 근거를 사용할 것을 요구받았다. 미국 의학연구소(Greiner & Knebel, 2003)는 모든 보건의료인들이 EBP 안에서 교육받고, 다음의 사항을 따를 수 있도록 지시하고 있다.

- 근거에 대한 자료를 어디서 어떻게 찾는지를

문헌 관점

출처: Newhouse, R.P. & Spring, B. (2010). Interdisciplinary evidence-based practice: Moving from silos to synergy. *Nursing Outlook, 58*(6), 309-317.

의학기관과 같이 정책을 이끄는 조직에 의한 전문직 간의 교육에 관한 요청에도 불구하고, 의료직종은 학제 간의 근거기반실무로의 협력적인 접근에서 학생교육이 수용되지 않고 있다. 저자는 국가적 품질 조성 계획과 학제 간의 EBP를 조성하기 위한 영향력이 될 수 있는 보건의료 개정을 제시하고 있다. Cochrane Collaborative와 U.S. preventive Services Task Force(USPSTF), 이 두 지식 조합 그룹의 성과가 표현되어 있다. 근거기반실무에 관한 NIH와 행동적 건강중재로의 EBP접근을 조합할 사회과학연구 보호 아래에서 설계된 행동적 실무 모델은 모든 팀 구성원에 의한 연구 조합을 포함한다. 5단계 과정은 다음과 같다. (1) 요청한다, (2) 습득한다, (3) 평가한다, (4) 적용한다, (5) 분석하고 조정한다.

실무 의의

EBP팀의 많은 작업들은 실무 환경에 직접적인 영향을 미칠 것이다. 왜냐하면 그 곳에서 평가와 연구 근거의 적용이 일어나기 때문이다. 이러한 활동들은 보건의료종사자들이 서로 간의 표현을 이해하고 함께 노력할 것을 요구한다.

안다.

- 명백한 임상적 문제들을 진술한다.
- 특정 환자 또는 인구에 대한 유용성을 위한 근거를 평가하거나 살피는 것을 포함하면서, 가장 가능한 자료로부터의 그 질문과 연관된 답을 찾아본다.
- 언제 어떻게 이러한 실무결과를 통합시킬지를 결정한다.

IOM 보고는 건강관리 개정 법률을 포함한, 다른 많은 계획들과 마찬가지로 보건의료 전문직들이 한 팀으로 협력하고 일하기 위한 추진력을 제공한다. 이러한 협력적인 노력은 근거기반 수행을 실행하기 위해 확장될 필요가 있다. 근거기반실무에서 학제 간 접근의 중요성은 다음 문헌 관점 안의 Newhouse와 Spring(2010)에 의해 설명되고 있다.

간호연구는 연속성 안에서 존재한다. 또 모든 연구가 준비된 것은 아니다. 하지만, 간호의 품질과 간호 결과의 품질은 반드시 근거기반 간호수행의 이행과 함께 개선될 수 있다. 간호사들은 근거기반실무를 발전시키라는 요청에 주의를 기울이고 있다. 간호리더와 관리자들은 실무에 가장 적합한 근거 사용을 촉진시킬 막중한 책임이 있다(박스 19-2).

박스 19-2 근거기반간호를 위한 자원

American Nurses Association Research Toolkit: www.nursingworld.org/Research-Toolkit

Arizona State University College of Nursing Center for the Advancement of Evidence-Based Practice (CAEP): https://nursingandhealth.asu.edu/evidence-based-practice/

University of Iowa College of Nursing Evidence-Based Practice Guidelines: www.nursing.uiowa.edu/excellence/evidence-basedpractice-guidelines

The Joanna Briggs Institute: www.joannabriggs.edu.au

The Sarah Cole Hirsch Institute for Best Nursing Practices Based on Evidence: http://fpb.case.edu/Centers/Hirsh/

ONS PEP ® Putting Evidence into Practice. www.ons.org/Research/PEP

The Ohio State University Center for Transdisciplinary Evidencebased Practice(CTEP): http://nursing.osu.edu/sections/ctep/

The Registered Nurses Association of Ontario Nursing Best Practice Guidelines: www.rnao.org/bestpractices/

University of Texas Health Science Center at San Antonio's Academic Center for Evidence-Based Practice (ACE): www.acestar.uthscsa.edu/

연습 19-2

당신의 업무환경에서 실무에 필요한 적합한 임상지침서를 선택해본다[National Guideline Clearinghouse(www.guideline.gov)를 참고한다]. 임상현장에서 간호사를 위한 지침의 필요성을 알릴 가능한 많은 전략에 대해 적어본다. 당신의 동료와 당신이 적은 전략을 비교해본다.

유효성 비교연구

어떤 실무에서는 실무에 가장 적합한 근거를 찾음으로 발생하는 이익이 없을 수도 있다. 중재의 효과를 비교하는 것은 환자를 위한 의료진의 가장 적합한 실무를 찾는 데 도움을 줄 수 있다. 유효성 비교연구(comparative effectiveness research, CER)는 "임상환경을 예방하고, 진단하고, 다루고, 감독하기 위해 이익과 해로움을 비교하는 근거의 생성과 결합이다."(미국 의학연구소, 2009, p.29).

CER을 이해하기 위해서는 효능(efficacy)과 유효성(effectiveness) 사이의 차이점을 이해할 필요가 있다. 효능이란 민감하게 통제된 조건 안에서 임의로 추출된 대상에게 중재 또는 치료를 실험해 보는 것인 반면, 유효성이란 중재 또는 치료가 실제 실무환경에서 효과가 있는지를 실험해보는 것이다(Morton & Ellenburg, 2012). CER은 의료진의 일상업무 속에서 환자의 필요에 의한 추가적인 실무를 제공할지에 대한 결정을 다룬다(IOM, 2009, p.33). 간호에서 CER의 예로 퇴행성 치매를 가진 요양원 거주노인에 대한 두 가지 초기 연구가 있다(Kovach et al., 2012). 환자의 통증과 기타 요구를 다루는 데 사용되는 5단계 결정 지지 도구와 9단계 결정 도구가 비교되었다. 연구결과, 9단계 도구가 실무환경에서 간호사에게 더 유용했고 환자 결과향상에 기여하는 것으로 나타났다.

실무기반근거

그동안 데이터베이스의 발달과 전자의무기록, 정교화된 통계학적 기술, 실제 실험해보고 중재의 유효성을 비교해보는 기술들이 향상되었다. 실무기반근거(practice-based evidence, PBE)는 현실에서 결과를 직접 실험하면서 실무 결정에 도움을 주는 연구 방법론이다. 임상실무에서 환자들의 상황은 비슷하지 않을 수 있고 중재의 적용에 충분할 만큼 임상상황이 다양성을 지니지 않을 수도 있다. 이 방법론은 욕창 예방 프로그램의 요소들에 대한 요양원의 실무와 관련된 요인을 밝히는 데 사용되었다(Sharkey et al., 2013). 수준 높은 관리자, 간호사, 영양사들은 프로그램의 수준을 높이는 데 기여했다.

참여행동연구

Horn 등(2012)에 의한 연구는 참여적 행동 연구(participatory action research, PAR)의 한 예이다. 참여행동연구는 지역사회-기반 참여적 연구라고도 불린다. PAR에서는 연구에 참여하는 지역사회 구성원이 연구의 필수적인 구성원이며 문제를 알아내는 것과 연구 프로젝트의 실무에 연루된 안건을 다루는 일에 포함된다(Chevalier & Buckles, 2013). 공동체 속 이해 당사자들의 관심에 관한 연구에 대한 필요성은 2010년 부담적정보험법(Affordable Care Act, ACA)의 핵심 조항에 제시되어 있다. 메디케이드와 메디케어의 산하에 있는 환자중심 결과 연구기관(patient-centered outcomes research, PCORI)은 의료진들이 적합한 의사결정을 할 수 있도록 근거에 관한 정보를 제공하기 위해 설립되었다(PCORI,2012). PCORI는 CER, 건강관리체계를 개선하는 것, 의료진 간의 의사소통에 중점을 두고 있다. 이해당사자들의 연구 투입은 연구의 성공에 있어 매우 중요하다. PAR은 특히 공중보건에 대한 연구에 강하지만 타 건강관리 분야에서도 확장되어 사용된다. PAR의 한 예는 간호부서에서의 근거기반 종양학 간호실무를 위해 설계된 연구이다(Abad-Corpa et al., 2013). 연구자들과 의료진들은 7가지의 실무 변화와 11가지의 실무 전략에 모두 동의하였다.

질 향상

근거기반실무는 실무에 사용할 가장 적합한 과학적 근거의 설립에 초점을 두는 반면, 질 개선 활동은 간호의 과정과 결과를 개선하는 활동에 초점을 둔다(Shirey et al., 2011). 오랜 시간 동안 이

이론 박스

Rogers' 혁신의 확산

단계	핵심 개념	활동
지각	혁신과 혁신이 어떻게 기능하는지에 대한 노출하는 것	이 과정은 정보를 찾고 분석하는 것을 포함한다. 문헌 검토는 실무 문제를 다루는 것에 초점을 둔다. 정보는 기사, 회의, 교육 프로그램, 시청각 또는 전자미디어, 기사 클럽, 그리고 또는 다른 수단을 통해 확산될 수 있다.
설득	심리학적인 관련과 선택적 인식을 통한 혁신에 대한 태도가 발전하는 것	평상시의 의사소통 네트워크는 변화를 가능하게 하는 데에 사용된다. 긍정적 또는 부정적 태도는 발전할 수 있다. 사건과 활동은 호의적인 태도에서 행동 변화로 움직이는 것에 대한 관심에 불꽃을 일게 할 데에 사용되어질 수 있다.
결정	채택으로 약속하는 것	혁신은 채택되어 질 수 있고, 채택된 후엔 중단되고, 완전히 거부되고, 또는 심지어 이 단계에서 조직에 의해 고려되지 않을 수도 있다.
수행	수행으로 혁신을 넣는 것	변화된 기관은 수행과정을 위한 지지를 제공한다. 혁신으로써의 행동 변화가 채택된다. 혁신으로서의 핵심 특징은 유효성을 평가하는 것으로 확인되어졌다. 혁신을 이행하는 중의 문제는 다루어진다. 변화와 수정(재고안)은 특정한 수행 환경에서 혁신을 사용하기 위해 발생한다. 재고안은 혁신의 지속 가능성을 가능하게 해준다.
수용	혁신을 평가하는 것	한 결정은 혁신을 유지 또는 중단시키는 것에 대해 결정한다. 혁신이 만약 채택된다면, 조직의 수행 속으로 통합될 것이다.

출처: Rogers, E. (2003). *Diffusion of innovations* (5th ed., pp. 171–195). New York: Free Press.

러한 활동은 함께 이루어져 왔다. ANA에 의해 설립된 간호의 질 지표에 대한 국가적 데이터베이스(NDNQI)는 질의 포괄적 개요를 제공하는 간호 구조, 과정, 결과에 관한 자료를 수집한다. 또한 간호에 민감한 결과에 관한 자료를 포함한다. 낙상, 병원 감염, 욕창과 같은 결과는 여러 학문 분야 팀의 노력에 의존하는 결과이며, 간호의 질에 직접적인 영향을 미치는 결과들이다. 병원들은 주, 지역, 국가적인 자료와 비교된 기준을 받아들인다. 직원은 이러한 표준에 입각한 방법론을 기초로 하여 실무개선 계획을 설계할 수 있다. 예를 들어, 한 병원의 연구자는 팀 설계 중재의 유효성을 평가할 간호사 만족도와 관련된 NDNQI자료를 사용했다(Barrett, Piatek, Korber, & Padula, 2009).

이와 유사하게, 많은 의사전문기관은 구성원들에게 기준이 되는 자료를 제공하는 한편 관상동맥 우회술이나 관절 치환술과 같은 구체적인 절차에 대한 질 지표들을 수집한다. 미국의 Veterans Affairs 부서는 1998년에 실무를 개선시킬 연구 근거를 사용하기 위해 질 향상 연구 기관을 설립했다. 다른 종류의 연구에서 사용된 전략들은 환자간호의 질을 향상시키는 데에 참고가 되기도 한다.

혁신의 확산

혁신의 확산(diffusion of innovations)에 대한 이론은(Rogers, 2003) 혁신이 어떻게 단계적으로 발생하면서 사회로 퍼져나가는지 보여 준다. 혁신의 단계란 지각, 설득, 결정, 수행, 수용의 5가지 단계를 말한다. 이 이론은 이론 박스에 나타나 있는데, 이론 박스는 수행 동안의 근거 통합을 계획하는 것에 관한 모델을 제공해 준다.

혁신은 결과가 호의적이었을 때 발생한 긍정적

강화로 인해 지속될 수도 있다. 또한 혁신은 중단될 수도 있는데, 예를 들어, 더 나은 아이디어가 채택되었거나, 과정 또는 결과에 대한 불만족으로 인해 중단될 수도 있다.

중재의 특성은 채택에 영향을 끼칠 수 있다. 이러한 요소들에는 상대적 장점, 호환성, 복잡성, 시험가능성, 결과의 식별가능성 등이 포함된다(Rogers, 2003).

특정결과에 대한 매체의 관심이 수행변화에 영향을 미칠 수 있다. 예를 들어, 응급의료에 대한 메스컴의 관심은 응급절차와 소생 중 가족의 참여에 대한 연구의 촉진을 유발하기도 한다(Meyers et al., 2000). 이 연구의 발표는 대언론 공식 발표, TV 뉴스 등에도 소개될 수 있다.

이후로, 가족 참여에 관한 연구는 다른 환경으로 복제되고 확장되었다(Pankop, Chang, Thorlton, & Spitzer, 2013). 이상의 활동은 혁신을 위한 과학적 기반을 강화시키고, 소생하는 동안 가족이 함께 있는 것을 허락하도록 하였다. MCHugh와 Ma(2013)는 간호사를 위한 좋은 업무환경을 가진 병원이 좋지 않은 업무환경의 병원보다 65세 이상의 심부전, 심근경색, 그리고 폐렴까지 가진 환자의 재입원이 30일 더 적은 것으로 나타났다. 그 결과는 간호수행 환경을 개선하는 것과 간호의 업무량을 줄이는 것이 환자의 더 낮은 재입원이라는 결과를 낳는다는 것을 보여주고 있다. 이 연구는 「The Philadelphia Inquirer」와 「U.S News & World Report」에 간호사 직원채용의 중요성, 병원에서의 업무환경, 재입원으로 인한 노인의료비가 매년마다 150억 달러를 더 필요로 한다는 것을 소비자들에게 알려주었다. 이것은 특히 예방가능한 재입원이 증가한 병원에게 중요하다.

간호연구자들은 임상적 기사를 연구 기사에 덧붙여 작성한다. 이 분야에 지식이 많은 의료진의 가는 길을 알려주는 많은 기사들은 간호사에게 보통의 보건의료와 간호연구 문헌에서 연구에 대한 요약을 이해하기 쉽게 제공하고 있다. 간호교육기관은 연구자들이 연구를 발표할 때, 대언론 공식 발표를 할 수 있도록 돕고 있다. 이것은 결국 뉴스 기사로 쓰여지게 될 것이다. 예를 들어, Rachel Jones(Jones & Lacroix, 2012)는 젊은 현대 여성의 HIV 위험 감소에 대한 메시지를 전달할 영상을 사용하여 연구를 시행하였다. 다양한 매체에서의 홍보는 지역사회로 널리 퍼지게 되었고, 그녀는 「The New York Times」로부터 수상하는 영광을 누리게 되었다.

> **연습 19-3**
> 임상간호 학술지에 기재된 연구 논문을 찾아본다. 그 중 당신의 실무와 관련된 연구를 하나 알아본다. 환자 인구와 연구 설계, 결과에 대한 자세한 사항을 알기 위해 논문의 원문을 찾아서 읽어본다.

연구의 실무적용은 간호리더 및 관리자의 역할, 혁신과 변화에 대한 개인의 반응, 그들 조직문화를 이해할 것을 요구한다. Rogers(2003)는 혁신을 얼마나 빨리 받아들이는지에 따라 사람들을 분류하였다. 박스 19-3에 이 내용이 담겨 있다. 혁신을 받아들이는 사람들의 특성을 이해하는 것은 연구 근거에 기반을 둔 새로운 실무를 도입하고자 할 때 매우 중요하다.

전문직으로서 간호사는 연구결과에서의 발견을 임상 실무에 적용하는 데에 걸리는 17년이라는 시간을 줄일 의무를 가진다. 간호에서 EBP에 대한 움직임에 전념하는 이들은 혁신에 좀 더 신속하게 다가가려고 노력해 왔다. Rogers(2003)의 이론에서 혁신의 확산은 연구가 어떻게 더 큰 공동체로 퍼질 수 있는지에 대해 이해할 수 있도록 도와준다. 또한, 이 과정을 가속화시키기 위해 조직의 역동성을 어떻게 이용하는지에 대한 안내가 된다.

혁신의 확산을 위해 꼭 직선으로 갈 필요는 없다. 외부의 요소들도 가끔은 혁신의 채택에 기여한다. 이러한 것들은 널리 퍼진 수행, 비용-유효

박스 19-3 혁신 수용자의 특성

종류	특성
혁신자	새로운 정보와 조직의 비전을 쫓는 일에 적극적임
초기 수용자	혁신에 대해 배우고 그것을 실무에 적용할 조직 의견의 리더 혁신의 가치에 대해 의사소통할 때 효과적일 수 있음
초기 다수 수용자	혁신을 만들어 내지는 않지만 다른 사람들이 혁신을 만들었을 때 기꺼이 채택하는 집단
후기 다수 수용자	외부의 압력이 없는 이상 새로운 무언가를 구하려하지 않는 의심이 많은 집단
지각 수용자	기존의 것에 머물러 있을 때 안전하다고 느끼는 집단

출처: Rogers, E. (2003). *Diffusion of innovations* (5th ed.). New York: Free Press.

성 연구, 품질과 기술의 변화, 명확하고 새로운 근거의 발표, 직원 구성원의 변화, 기관내의 리더십 등에 관한 기준의 발전을 포함한다.

예를 들어, 2000년 주삿바늘 상해의 안전성과 예방에 관한 법률은 고용주들이 안전검사를 통해 확인된 의료장비를 받아들이고 지속적으로 평가하기를 요구한다. 1993~2006년까지의 주삿바늘 상해에 대한 자료는 법률 이후로 비외과적 환경에서의 부상 비율이 31.6% 떨어졌다는 것을 보여주지만, 그들은 3/4의 부상이 팀 멤버들 사이에서 기구들을 주고받을 때 발생한다는 사실을 밝혔고, 외과적 환경에서는 오히려 상해가 6.5% 증가했다는 것을 보여주었다(Jagger, Bergur, Phillips, Parker, & Gomaa, 2011). 4개 나라 간호사의 주삿바늘 상해 비교연구에서, 연구자들은 미국 내과-외과 부서에서 일하는 간호사의 부상은 줄었지만, 수술실 및 수술 전후 간호환경에서는 증가했다는 것을 알아냈다(Clarke, Schubert, & Korner, 2007). 하지만, 상해는 독일과 캐나다에 더 빈번하였는데, 이들은 안전한 의료장비의 사용률이 더 낮은 국가였다. 이러한 연구는 상해 비율을 줄이기 위해서 수행 환경을 바꿀 추가적인 노력이 필요하다는 것을 보여주었다.

혈관카테터의 생리식염수 및 저분자헤파린 관류와 관련된 메타분석은 혁신 확산에서 강력한 근거의 좋은 예가 된다(Goode et al., 1991). 메타분석에서는 집계된 결과들이 중요한지 아닌지를 결정짓기 위해 통계학을 이용했다. 아직도 몇몇 기관들이 헤파린 관류를 수행하고 있을지 모르지만 1990년대에 이르러서는 거의 찾아 볼 수 없게 되었다. 확실한 근거가 있더라도 혁신에서는 헤파린 관류 사용이 더 이상 적절하지 않다는 것에 대해 간호사를 포함한 의료진 및 기관의 관리자들과 논의해야 할 필요가 있었다. 빠르게 혁신을 받아들이지 않은 기관들은 비용이 계산되고 합병증에 대한 우려가 상승된 이후에야 생리식염수 관류로 수행을 변화시켰다. 이 연구는 성인과 아동, 신생아에서의 각각 다른 카테터에 대한 연구로 확장되었다. 신생아의 말초정맥 카테터에서의 헤파린 사용에 대한 체계적인 검토는 신생아의 다양한 임상 조건과 치료 때문에 헤파린 사용에 대한 권장을 따를 수 없었다는 것을 보여 준다(shah, Ng, & Sinha, 2005). 이 분야의 연구는 생리식염수로 관류된 카테터들이 헤파린 관류 카테터보다 눈에 띄게 오래 유지되었다는 입증을 계속해서 보여주었다(Cook, Bellini, & Cussion, 2011). 연구결과에 대한 신중한 분석, 중요한 결과에 대한 시기적절한 수행, 그리고 계속 진행 중인 연구는 환자의 안정성을 촉진시킬 간호사의 역할에 있어 매우 중요하다. 또한 가장 적합한 근거를 수행의 기반으로 삼아야 한다.

혁신의 확산에 대한 또 다른 예는 Malkin(2008)에 의한 근육주사 주입에 대한 근거의 검토이다. 극심한 통증 조절을 위한 근육주사는 정맥주사와 피하주사의 사용으로 인해 거의 사라졌다. 현재 근육주사는 지속성 항생제, 면역글로블린(immunoglobulin), 백신(vaccines), 변성독소와 같은 생물의약품(hormonal agent) 등을 주기 위해 사용되고 있다. 또한 근육주사 시 배둔근(dorsogluteal) 부위의 사용은 더 이상 권장되지 않는다.

Madsen 등(2005)은 복부수술 환자의 위장관 운동성을 평가하기 위해 장음을 듣는 수행에 의문을 가졌는데, 이것은 장음의 유무는 그 어떤 중재와 관련이 없다는 것으로 결론지어졌다. Massey(2012)는 환자가 위장계 수술로부터 회복 중에 있는 환자의 첫 가스의 시간과 첫 장음의 시간이 확연히 다르다는 것을 발견하였다. 위장계 운동성의 회복을 알려줄 장음 청진법은 다른 수행에 의해 대체될 수 있는 것이었다(Massey, 2012). 의사는 이러한 수행에 대한 권장사항을 찾아보아야 하며, 최신 교과서에서 복부수술 후 환자의 장음 청진이 여전히 권장되고 있는지 알아보아야 한다.

연구의 실무적용

연구가 어떻게 채택되는지의 과학은 중개과학(translation science)이라고 알려져 있는데, 이것은 연구의 실무적용(translating research into practice, TRIP)으로 불린다. 중개과학은 "개인 의사에 의한 근거기반 보건의료 실무의 채택과 보건의료시스템에 영향을 주는 방법에 대한 과학적 조사이다. 또한 이것은 근거기반실무를 증진시키고 유지할 전략의 효과를 시험해 보는 것을 포함한다."(Titler, 2004, p.38).

연구는 전형적인 예인 괴혈병에 의해 밝혀진 것으로써 연구가 실무로 옮겨지는 데 오랜 시간이 걸린다. Lancaster는 1601년에 선원들의 괴혈병이 레몬주스로 제거가 되었다는 것을 입증했고, Lind는 1747년에 그 결과를 재입증했다. 하지만 1795년에야 비로소 영국해군은 선원들의 식단에 감귤류 과일 보충을 추가했다(Brown, 2005). 실무로 연구를 확산시키기는 것을 가속화시키기 위해 의료관리품질조사국(AHRQ, 2012)은 넓고 다양한 환경 안에서 수행기반 실무의 연구를 지휘하는 보건의료체계 내의 혁신을 촉진시키기 위한 계획된 모델(ACTION II)을 만들어냈다. 이 과정에서 지식 적용까지의 세 가지 기간이 나누어졌다. (1) 지식에 대한 필요에서부터 새로운 지식의 발견까지, (2) 발견에서부터 지식의 임상적용까지, (3) 임상적용에서부터 일상적인 임상활동 또는 정책으로의 발전까지이다(Pearson, Jordan, & Munn, 2012).

연구결과를 실무에 적용하는 것을 계획할 때, 간호사들은 어떤 종류의 전략이 가장 성공적이었는지 알아야 할 필요가 있다. 또한 얼마나 많은 시간이 들었는지, 그 전략이 얼마나 자주 사용되었는지, 그리고 그 결과가 지속가능한지 아닌지를 아는 것은 유용할 것이다. 간호사들은 현재 조직적 맥락 안에서 구체적인 중재의 유효성을 실험해 보고 있으며 EBP로 연결될 수 있을지 평가하고 있다. 예를 들어, 인공호흡기 사용으로 인한 폐렴을 줄이기 위한 무작위통제연구에서 일정한 시행한 수행의 결과가 좋을지라도 그 결과가 다른 기관에서 수행될 때 똑같은 결과를 보이지 않을 수도 있다. 간호사들은 임상적 프로토콜 또는 근거기반 지침의 발전에 주의를 기울여야 할 필요가 있으며 또한 수행 절차를 다룰 필요가 있다. 그 예로, 통증 조절에 대한 EBP의 수행은 계속해서 어려움에 부딪치고 있다. 골반골절이 있는 성인을 위한 EBP 통증 관리의 수행은 통증 관리의 질을 향상시킬 뿐 아니라, 병원 비용도 줄여준다(Brooks, Titler, Ardery, & Herr, 2009; Titler et al., 2009). 이 EBP 프로토콜은 의사의 재검토와 EBP 지침의 재고안, 빠른 참조 지침, 그리고 임상적으로 상기시켜주는 것들을 포함하는 다면적인 전략을 사용하였다. 그 중재는 간호수행 면에서 효과가 컸지만, 의료진의 실무 면에서는 효과가 적었다(Titler et al., 2009).

Dobbins, Ciliska, Eastabrooks와 Hayward(2005)는 건강전문직들 사이에서 행동 변화를 가

져올 수 있는 다양한 전략을 위한 연구들을 분석했다. 또한 효과적인 전략은 끊임없는 학문적 세부사항의 교육 또는 교육적인 봉사활동 방문, 다면적인 중재, 상호적인 교육 회의와 워크숍을 포함한다. 여러 효과를 가진 전략은 회계감사와 피드백, 지역 여론 주도자 회의, 지역 의견 일치 절차, 환자-매개 중재 등을 포함하였다. 효과가 적거나 효과가 없었던 전략은 교육자료 배부와 교육프로그램 참여를 포함했다. 여기서 주의해야 할 점은 적극적인 참여가 더 큰 성공을 가져온다는 것이다. 여론 주도자와 여러 학문분야 위원회 형성에 의한 교육회의는 연구사용 증가에 효과적이었다. 이러한 한정된 근거들은 간호사의 연구사용이 늘어가는 상황에서 가장 적합한 수행을 시험해 보기 위한 추가적인 연구가 필요함을 분명히 보여주고 있다.

실무에 연구결과를 적용하는 것은 4단계로 이루어진다. 개인 건강관리 전문직, 건강관리 그룹 또는 팀, 조직, 그리고 더 큰 건강관리 체계 또는 환경이 각 단계에 해당한다(Ferlie & Shortell, 2001). 각각의 단계는 개인과 팀 수준에서의 프로토콜과 지침의 개발, 조직 수준에서의 지식관리, 그리고 체계 수준에서의 EBP의 설립과 같은 그 단계에 가장 적합한 전략을 가지고 있다. 이것은

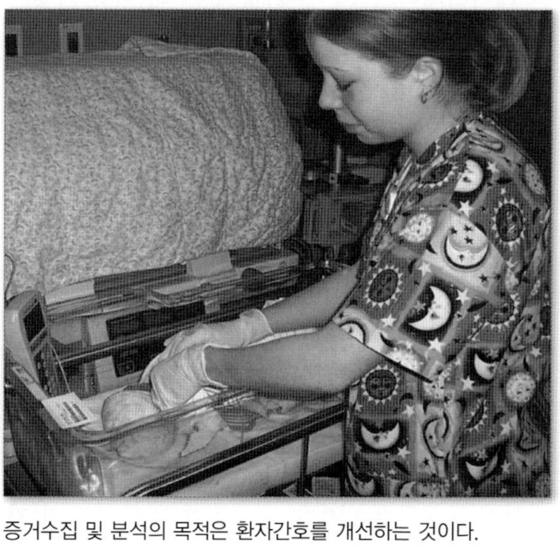

증거수집 및 분석의 목적은 환자간호를 개선하는 것이다.

EBP를 확산시킬 다면적인 접근과 EBP를 조성하는 더 큰 보건의료체계에 대한 책임감을 보여주고 있다. 과학적 결과의 시기적절한 수행에 대한 사회의 요구 때문에 다양한 자금 기관들이 연구결과를 수행하기 위한 전략들의 유효성을 평가하기 위해 설계된 TRIP 프로젝트를 지지한다. TRIP 과학은 혁신의 채택을 가속화시킬 잠재력과 그들의 사용을 유지할 잠재력을 가졌다.

EBP는 환자간호를 개선시키는 사전 예방적인 접근이다. 연구를 읽고 실무에 적용하기 위해 간호사나 의료진, 관리자 또는 그 누구에게 의지하기보다 그들은 스스로 현재의 수행 문제를 분석하고 간호 전달을 어떻게 해나가야 할지에 대한 답이 될 수 있는 연구를 알아보아야 한다.

실무에 연구가 적용되기 위해 간호사, 간호리더, 간호관리자, 그리고 기관에서의 관리부서는 정책 입안자 단계에 도달할 필요가 있다. 오늘날의 간호사는 근거기반실무를 실행할 준비가 되어있다(Melyn, Fineout-Overholt, Gallagher-Ford, & Kaplan, 2012; Pravikoff, Tanner, & Pierce, 2005). 하지만, Melnyk 등(2012)은 지난 20년간 확인된 조직적 방해요인이 오늘날에도 여전히 존재한다고 말했다. 간호사들의 준비만으로는 필요한 수행변화에 대한 이행과 유지에만 그칠지도 모른다. 그러나 공공기관과 정부기관의 추가적인 추진은 더 큰 단계로의 발전에 도움이 될 것이다.

근거 평가

근거는 체계적인 절차 안에서 가장 적합하게 평가된다. 근거기반실무(EBP)의 단계가 박스 19-4에 설명되어 있다. EBP수행의 가장 첫 번째 단계는 연구에 대한 정신을 기르는 것이며, 적절한 정보를 얻을 수 있도록 문제를 알아보는 것이다. 이때 임상적 문제를 PICOT 방식(P: 환자, I: 중재, C:

박스 19-4 근거기반실무의 단계

0. 연구의 정신을 기른다.
1. 문제에 대한 질문을 PICOT(환자, 중재, 비교, 결과, 기간) 형식 안에서 물어본다.
2. 가장 적합한 근거를 찾고 수집한다.
3. 비판적으로 근거를 평가해본다(예: 신속한 비판적 검토, 평가, 그리고 통합).
4. 임상 전문지식과 환자의 선호, 수행 결정 또는 변화를 만들어 내는 것에서의 가치관과 적합한 근거를 통합한다.
5. 변화에 대한 결과를 평가한다.
6. 근거기반실무(EBP) 결정 또는 변화에 대한 결과를 확산시킨다.

출처: Melnyk, B.M., Fineout-Overholt, E. (2011). Making the case for evidencebased practice and cultivating a spirit of inquiry. In Melnyk, B.M., & Fineout-Overholt, E. (Eds.), *Evidence-based practice in nursing and healthcare: A guide to best practice* (pp. 3-24). Philadelphia: Lippincott, Williams & Wilkins.

중재와 그룹의 비교, O: 결과, T: 기간)에 대입해 볼 필요가 있다(Melnyk, Fineout-Overholt, Stillwell, & Williamson, 2010; Thabene, Thomas, Ye, & Paul, 2009). 이 단계들은 박스 19-5에 설명되어 있다.

문제를 확인하는 것은 절차 중 가장 어려운 부분일 것이다. 여러 가지 전략들이 수행 문제를 확인하는 데 쓰일 수 있다. 예를 들어, 한 전략은 직원들에게 설문 조사를 실행하거나 초점그룹 방법론을 사용하는 것이다. 직원 설문조사를 시행하는 것은 우선 직원들이 연구와 EBP에 관한 지식이 있다는 전제하에 수행될 것이다. 설문조사 또는 초점그룹에서의 자료 또는 비공식적 직원과의 인터뷰까지도 적절한 수행 문제를 다루기 위해 함께 검토될 수 있다. 간호사와 협력하는 것, 예상했던 결과를 도출하기 위해 다른 학문과 협력하는 것은 근거기반 프로젝트를 성공으로 이끌 것이다. 결국에는 수행을 할 직원이 그 계획과 구상에 참여하게 되기 때문이다. 한 번 임상적 문제를 알아냈다면, 근거를 수집하는 다음 단계로 나아가는 것을 도와줄 것이다.

박스 19-5 올바른 질문을 물어보기: PICOT형식

P 인구학적 특성	인구학적 특성이 무엇인가? 특정한 건강 문제를 가진 어른, 어린이, 또는 신생아, 즉 환자를 말한다.
I 중재/관심 분야	중재가 무엇인가? 이것은 중재 또는 관심의 구체적인 분야가 될 수 있다(예: 수술 후 합병증, 수술 후 통증의 경험).
C 비교	비교 중재는 무엇인가? 이것은 중재와 대등하게 여겨지는 치료나 위험요소의 부재 같은 것들을 의미한다.
O 결과	결과는 무엇인가? 결과를 측정하는 데에는 많은 전략이 있을 수 있는데, 전략에는 합병증 비율, 만족도, 간호진단, 간호의 질 지표 같은 것이 있다.
T 기간	이 중재에 대한 기간이란 무엇인가? 중재의 결과를 보는 데 필요한 시간을 의미한다.

출처: Thabane, L., Thomas, T., Ye, C., & Paul, J. (2009). Posing the research question: Not so simple. *Canadian Journal of Anaesthesia, 56*(1), 71-79.

연습 19-4

PICOT형식[P: 환자, I: 중재(관심), C: 비교, O: 결과, T: 기간]을 사용하여 임상 문제를 정리해본다. PubMed를 참고하여 핵심 PICOT용어를 알아본다.

절차의 3단계는 근거를 찾아보는 것이다. 수많은 데이터베이스들은 근거를 찾는 데 이용 가능하다. 어떤 데이터베이스에서는 연구의 개요와 근거의 체계적인 검토와 같은 미리 조사된 근거를 제공하기도 한다. 데이터베이스를 사용할 때 사서의 도움을 구하는 것도 좋은 방법이다. 데이터베이스는 계속해서 새로운 주제로 개선되기 때문이다.

특정 수행 문제를 위한 근거는 하나의 연구, 통합적인 문헌의 검토, 메타분석, 메타통합, 임상적으로 평가된 주제, 임상적 지침 또는 체계적인 검토 등으로부터 나올 수 있다. 가끔 하나의 연구가 특정 문제에 적용하는 데 적합할 수도 있다. 다른 임상적 문제들은 다양한 연구들에 의해 충분한 근

박스 19-6 일반적인 간호를 위한 데이터베이스 검색

CANCERLIT www.cancer.gov/search/cancer_literature/	암과 관련한 백만 건 이상의 인용 및 초록이 포함된 데이터베이스, 회의진행, 정부보고서, 논문 포함
CINAHL Cumulative Index to Nursing and Allied Health Literature www.ebscohost.com/cinahl/	간호학술지, 간호사실천법, 연구도구, 정부간행물 및 1982년부터 현재까지의 환자 교육자료 등을 포함하는 포괄적 간호 데이터베이스
EMBASE www.embase.com	생물의학 및 약품 연구(기관구독용)
EBSCO www.ebscohost.com	CINAHL과 MEDLINE을 포함한 다양한 데이터베이스 검색서비스(기관구독용)
MEDLINE http://www.nlm.nih.gov/databases	PubMed 내의 가장 큰 구성요소로 의학 주제 제목인 MeSH에 따라 5,200개 이상의 저널 색인이 생성됨(무료 PubMed)
OVID www.ovid.com	CINAHL과 MEDLINE을 포함한 다양한 데이터베이스 검색서비스(기관구독 또는 개인 유료)
PsycINFO www.apa.org/pubs/databases/psychinfo	1800년대부터 현재까지의 행동과학 및 정신건강 문헌의 데이터베이스(기관구독 또는 개인 유료)
PubMed www.ncbi.nlm.nih.gov/entrez	1950년대부터 현재까지의 1천 5백만 건 이상의 문헌자료를 제공하는 National Library of Medicine의 데이터베이스. 많은 기사에 대한 웹 사이트 링크 수록(무료)

거를 도출해야 해결 가능할 것이다.

근거에서부터 EBP를 통합하고 정기적으로 개선시키는 체계를 연구하기 위한 하나의 연구조사 근거의 체계가 그림 19-2에 제시되어 있다. 연구자들은 근거를 평가하고 지침을 개발하는 데 점수화를 사용한다. 근거를 점수화하는 것은 연구 분야에서 많이 사용되고 있다. 어떤 근거에 점수를 매기는 방법이 모든 상황에 사용되지는 않는다. 이는 2개 또는 그 이상의 중재에 대한 질을 비교할 때 가장 유용할 것이다(Jackson, Fazal, & Giesbrecht, n.d.).

분석을 시행하는 누구든지 특정한 환자에 적용

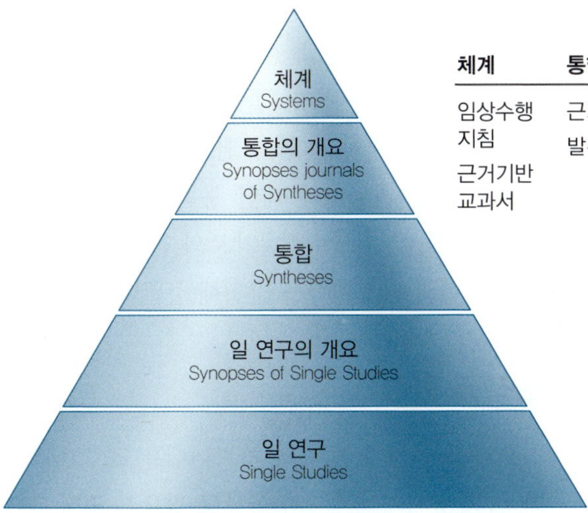

체계	통합의 개요	통합	하나의 연구의 개요	하나의 연구
임상수행 지침 근거기반 교과서	근거기반 발췌 학술지	Cochrane 도서관 Joanna Briggs 기관 Iowa 대학교	근거기반 발췌 학술지	Pub Med CINAHL 임상 문의

그림 19-2 유용한 근거를 찾기 위한 6S 접근

될 수 있는지 없는지에 대한 근거의 영향력에 관한 결정을 내려야 한다. 중요한 것은 한 번 근거가 위치했다면, 근거에 등급을 매기고 평가하기 위한 적절하고 체계적인 방법이 사용된다. 등급을 매기는 시스템은 그 근거가 특정한 임상상황에 적용될 수 있는지 없는지에 대한 분석을 포함해야 한다.

평가 도구는 하나의 질적 연구, 질적인 메타통합, 기술 연구, 임의 추출된 임상시도, 그리고 체계적 검토에 대한 임상 지침으로부터의 다양한 종류의 근거를 평가하기 위해 존재한다.

제안된 글은 이러한 도구의 예를 제공한다. 보통 이러한 평가 도구들은 연구 설계, 검토 또는 지침의 종류, 하나의 수행에 대한 적용 가능성을 결정하기 위한 전략에 대해 구체적인 연구의 질을 평가하기 위한 단계를 포함한다. 평가 도구는 근거의 정확성과 타당성에 대한 평가를 시행한다. 연구와 평가를 위한 지침의 평가(Appraisal of Guidelines for Research and Evaluation, AGREE)도구는 임상지침에서 벗어나는 사항을 측정하기 위해 개발되었다(AGREE Research Trust, 2010). AGREE II의 질과 관련된 지표는 임상가이드라인에 해당하는 지표들이다(Brouwers et al., 2010).

많은 EBP문헌들이 임의 추출되고 무작위통제연구(randomized controlled trials, RCT)를 평가하는 데 사용되었다. 이러한 것들은 치료의 효과에 대한 결론을 정확히 얻기 위해 동전 던지기나 다른 전략들을 이용해 연구 참여자들을 임의로 배치했다. 일반적으로, 연구에서는 이중-맹검법을 선호하는데, 이는 연구 참여자들과 결과를 평가하는 사람들 모두가 누가 이 치료를 받았는지를 모르게 하는 것을 의미한다. 설계가 하나의 연구 면에 있어서는 일반적인 것으로 여겨질지라도, 설계에만 집중하는 것보다는 연구의 전체적인 질을 고려해볼 필요가 있다. 간호에서는 RCT 연구의 수가 제한적이었고, 특정 임상 시도에서는 중재에 대한 실험군을 모르게 하는 것이 어려웠다. 한 가지 예로, 연구 참여자와 의료진 간의 상호작용이 있는 중재일 경우이다. RCT만이 항상 적절한 연구방법은 아니다. 이러한 이유 때문에 연구를 위한 기준에 부합되는 RCT 엄격한 기준이나 질을 시험하는 평가 도구를 사용하는 것이 중요하다.

일단 그 연구가 평가되고 나면, 변화를 이끌어 내는 데 있어서 임상 전문 지식과 환자, 그들 가족의 선호와 가치에 부합해야 할 필요가 있다. 예를 들어, 관련 연구에 기반하여 종양학 환자에게 골수 이식에 관한 교육을 할 경우, 환자에게 주어지는 정보의 양과 종류는 신중하게 고려될 필요가 있다. 이 경우에는 질적인 연구에 대한 고찰이 도움이 될 것이다. 특정 종류의 중재에서 환자 선호를 포함하는 것이 불필요할 수도 있다. 그 예로는 인공호흡기 사용으로 인한 폐렴의 감소를 위한 프로토콜을 이행할 때를 들 수 있다. 하지만, 간호사는 상세사항을 계획하는 데 참여해야 한다. 이렇듯 중재에 있어 환자의 선호를 결정하는 것은 중재 또는 제안된 변화의 특성에 의존한다.

이용가능한 정보의 양과 복잡성은 간호사가 연구자들과 협력할 필요가 있다는 것을 알려준다. 간호사는 그들의 임상 전문지식과 임상적으로 연관된 문제에 대한 평가, 환자에 대한 이해를 도울 수 있다. 연구자들은 임상 환경에서의 적용을 가능하게 할 근거평가에 대한 능력이 있다. 의료진 및 연구자들은 임상수행문제로의 근거기반 해결책의 발전에서 파트너십을 발휘해야 한다.

조직적 전략

간호사와 연구자 사이의 파트너십은 조직의 리더와 이해 당사자에게까지 확장될 필요가 있다. EBP를 수행하기 위해 조직은 절차를 따라야 한다. 직원과 관리자들은 적절한 근거를 알아내기 위해 연구자와 협력해야 한다. 또한 조직 안에서의 주요 의사결정에서는 사용 가능한 포맷의 근거를 받아들일 필요가 있다. 예를 들어, 환자가 병동에 도착하기 전에 간호사가 환자에게 진정제를 주는 것, 혹은 어린환자의 부모에게 진정제를 주라고 설명하는 것이 최선인지에 대한 결정에서 그 결정의 근거, 절차의 안정성 등을 고려해야 할 필요가 있다. 이러한 수행의 안정성에 대한 근거를 가지고 조직의 주요한 의사결정을 내리는 것은 의사결정 과정에서 매우 중요하다.

간호리더와 관리자는 연구 근거를 사용하기 위해 조직적 맥락과 의료진의 수행 환경에서의 복잡한 상호작용에 대해 이해할 필요가 있다. 보건의료서비스에서의 연구수행에 대한 활동 촉진(Promoting Action on Research Implementation in Health Services(PARIHS)은 이 복잡성을 명확히 설명해준다(Kitson et al., 2008). PARIHS체계에서 성공적인 수행은 수행 그 자체와 수행의 용이성에 대한 맥락에서 평가된다(그림 19-3). 다음의 내용은 이 체계의 주요한 특성들이다.

- 근거는 연구, 임상경험, 환자 선호도, 지역 정보를 포함하는 다양한 정보자료를 포함한다.
- 근거를 수행하는 것은 협상, 공유된 지식의 이해, 팀의 성과를 포함한다.
- 일부 맥락은 성공적인 수행에 도움이 된다(예: 변화하는 리더, 학습 조직, 감독, 피드백, 평가).
- 적절한 용이성은 성공의 가능성을 열어준다.

PARIHS체계는 영국의 19개 병원을 임의로 추출하며 통제된 수술 전 금식 지침의 수행을 평가하는 데 사용되었다. 그 중재는 금식 기간에는 영향을 받지 않았으나 개인의 행동, 태도, 감정적 반응, 의사소통, 전문직 간의 소통, 외과적 시스템, 그리고 절차들의 복잡한 상호작용에 의해 조정되었다(Rycroft-Malone et al., 2013). 그 연구의 저자는 잠재적으로 성공적인 전략이 기존의 구조와 제자리에 준비된 계획, 조직적 목표의 지지, 중심이 되는 리더와 함께 일하는 것, 의식 수준을 올리는 것 등에서 효과가 있다고 말한다.

수행에 대한 변화를 지속적으로 유지할 때 고려해야 할 점에는 (1) 변화 뒤에 있는 근거에 대한 영향력, (2) 변화를 일으키는 외부 및 내부의 요소들, (3) 수행 변화 결과에 대한 과거기록, 실천 관계, 그리고 서로 견줄만한 계획등과 같은 추가적인 맥락과 관련된 요소, (4) 변화의 이용가능성에 대한 방법(교육, 피드백)(Rutledge, 2011) 등이 있다. 포괄적인 도구는 근거기반실무수행에서 간호

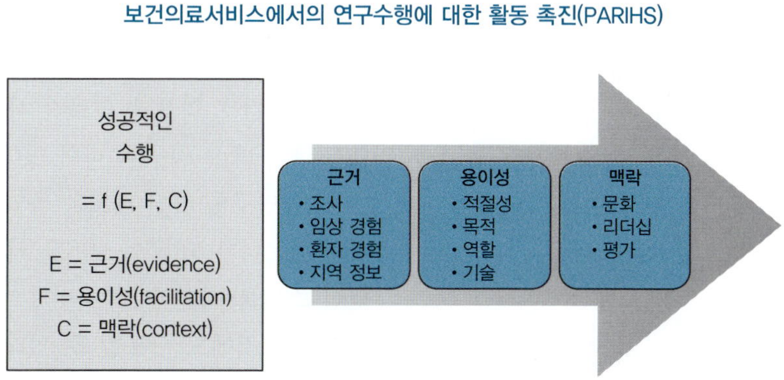

그림 19-3 Promoting Action on Research Implementation in Health Services(보건의료서비스에서의 연구수행에 대한 활동 촉진)

사를 도울 수 있다(Registered Nurses Association of Ontario, 2012). EBP를 위한 준비에 대한 환경적 평가가 박스 19-7에 나와 있다. EBP와 실행에 대한 확신을 평가하기 위한 도구 역시 이용 가능하다(Melnyk et al., 2008). 마이크로 시스템 평가는 가장 작은 기능적 부서 안에서 패턴 사이의 상호작용을 이해할 수 있게 해주는 데 사용될 수 있다(Nelson, Batalden, & Godfrey, 2011). 조직 안에서 EBP를 유지하기 위해서는 리더십을 통해 연구문화와 EBP에 참여하기 위한 조직의 수용력을 지지할 필요가 있으며, EBP를 이용가능하게 하기 위해 기본구조를 만들어야 할 필요가 있다(Stetler, 2003). 후자는 주요 문서로 연구를 통합시키는 것과 역할을 만들어내는 것, 그리고 인식과 기술적 지지를 제공하는 것을 포함한다.

연습 19-5

근거기반지침을 수행할 당신 기관의 수용력을 평가하기 위해 박스 19-7의 환경적 준비성 평가를 이용해본다. 또한 수행에 따르는 방해요인을 제거할 전략을 생각해본다.

마그넷 인증프로그램은 간호 서비스의 우수성을 인식하기 위해 미국간호사자격인증원(American Nurses Credentialing Center, ANCC)에 의해 개발되었다. 더 많은 병원들이 마그넷 인증을 바랄수록, 간호와 연구의 통합에 대해 강조 할 것이다. 마그넷 모델의 연구는 새로운 지식, 혁신, 연구결과에서 간호사들이 이끌어 얻은 근거있는 개선에 초점을 둔다. 이 모델은 또한 새로운 결과, 근거와 간호업무의 질 개선, 그리고 간호사들이 만들어왔던 차이점에 초점을 둔 실증적인 결과들에 대한 간호사의 윤리적이고 전문적인 기여를 반영한다(American Nurses Credentialing Center, n.d.).

EBP의 채택은 궁극적으로 개인과 조직적 요소의 복잡한 상호작용에 의존한다. 혁신의 채택과 관련된 요소에는 더 큰 조직의 크기, 좋은 연구자의 존재, 더 낮은 전통주의, 조직의 자원을 지지하는 구조 등을 포함한다. 간호사에 의한 연구 이용에 긍정적인 영향을 미치는 조직의 결정요인은 직원 개발, 간호사 간 협력의 기회, 직원채용과 직원 지지서비스 등을 포함한다. 이와 반대로 더 적은 연구 적용은 증가된 감정적 소진, 더 높은 간호 업무량, 더 높은 환자 대 간호사의 비율 등과 연관이 있었다(Estabrooks et al., 2008; Cummings, Estabrooks, Midodzi, Wallin, & Hayduk, 2007). 간호매니저와 관리자들은 점점 더 간호사 개개인을 지지하고, 근거의 개인사용을 향상시킬 전략을 수행하며 EBP를 촉진시킬 조직의 사회 기반 시설이 만들어지기를 요구받고 있다.

간호리더와 관리자의 문제

간호리더와 관리자가 직면하고 있는 몇 가지 문제들에는 자원의 부족, EBP에 관한 간호사의 제한된 전문지식, 간호연구에 대한 지식의 부족, 그리고 계획 세우기에 부족한 시간 등이 포함된다. 모든 조직들이 전일제 간호연구자를 고용할 수 있는 것은 아니다. 일부 조직들은 임상간호 전문가를 고용할지도 모른다. 이러한 자원 한정은 많은 조직이 직면한 현실이다. 그럼에도 불구하고, 가장 적합한 근거를 사용하는 것은 파트너십 모델에서 가장 성공적일 수 있다는 것을 기억하는 것은 중요하다. 그러므로 지역 단과대학이나 종합대학에서의 간호연구자와 같이 일하는 것은 가치 있는 일이다.

2학년 간호 학생과 의료진 사이의 파트너십에 대한 예가 박스 19-8에 나와 있다.

최근 연구를 마친 새로운 졸업생들은 경력간호사와 파트너가 되어 이 모델을 사용할 수 있고, 리더십 스킬을 시연해 보는 것과 멘토십 유대를 강화시키는 것에도 사용할 수 있다. 교수진은 특정한 환자간호 문제에 대한 협의를 위해 시설의 직원과 파트너가 되거나 기관과 파트너가 되어 특정

박스 19-7 임상실무 가이드라인(CPG): 환경적 준비 평가표

요소	질문	용이하게 하는 것	방해요인
구조	의사결정이 분산된 방법에서 어느 정도까지 일어나는가? 변화 절차를 지지할 직원이 충분히 있는가?		
업무현장 문화	실무환경에 대한 가치, 태도, 신뢰와 일치하는 CPG가 어느 정도까지인가? 문화의 변화에 대한 지지와 근거에 가치를 두는 것이 어느 정도인가?		
의사소통	CPG와 CPG 수행 절차와 관련된 정보 교환을 지지하는 충분한 의사소통(공식적 · 비공식적인) 시스템이 있는가?		
리더십	실무환경 안에서 리더가 어느 정도까지(눈에 띄거나, 뒤에서 조심스럽게 둘 다) CPG의 수행을 지지하는가?		
지식, 기술, 그리고 목표 그룹의 태도	직원이 필요한 지식과 기술을 가지고 있는가? 어떤 가능성 있는 그룹이 변화와 새로운 아이디어에 열려 있는가? 그들이 CPG 수행에 대해 어느 정도로 동기부여되어 있는가?		
질 관리에 대한 약속	질 개선 절차와 시스템이 수행 결과를 측정하기 위해 존재하는가?		
자원의 유효성	수행을 지지할 필요한 사람, 물리적 · 재정적인 자원이 이용 가능한가?		
학제 간의 관계	CPG에 의해 포함되거나 영향이 미칠 학문 간의 긍정적인 관계와 신뢰가 존재하는가?		

출처: Reprinted with permission from Registered Nurses Association of Ontario. (2002). *Toolkit: Implementation of clinical practice guidelines*. Toronto, Canada: Author.
Available online at www.rnao.org/bestpractices.

실무 문제를 함께 다룰 수도 있다.

협동은 근거기반실무가 간호에 포함될 때 중요하다. 조직 내에서의 협동은 다학제적인 보건의료팀을 포함해야 한다. 예를 들어, 흡인(suctioning)에 관한 지침을 채택할 때에는 간호사를 포함하여 흡인에 관여하는 의료진과 호흡기전문의, 입원 환자전문의, 그리고 호흡 요법사 등 모든 인원의 참여가 이루어져야 한다.

협동은 또한 실무기반연구 네트워크(practice-based research network, PBRN)를 통해서도 이루어질 수 있다. 본래 1차 의료기관에서의 연구 문제를 다루기 위해 형성된 PBRNs은 다양한 실무 현장을 가로질러 시스템을 통합할 수 있기 때문에 큰 보건의료조직에서도 사용되고 있다. 의료관리품질조사국(AHRQ, 2012b)은 136개의 1차진료 PBRNs를 등록하였다. 전문간호사, 학교간호사, 그리고 지역사회 간호센터에서도 PBRNs를 설립했다(Deshey–Longhi, Swartz, & Grey, 2008; Vessy et al., 2007; Anderko, Lundeen, & Bartz, 2006). 5대 보건의료체계인 Mayo Clinic, Geisinger, Kaiser Permanente, Intermountain Healthcare, 그리고 GroupHealth Cooperative가 간호 연결 협력단을 만들었다(Poorsina, 2012). 이 네트워크는 한 국가에서 다른 국가로 여행을 가는 환자의 이익을 위해 보건의료정보 교환뿐 아니라, 더 큰 자료를 필요로 하던 연구 문제에 대해 대답을 내리는 데 더 용이하게 사용되었고, 그룹의 실무와 연구 전문지식의 깊이에 의지할 수 있게 해주었다. PBRNs는 이상적으로 CER과 PBE를 발전시키기에 적합했고, 가정간호, 호스피스, 재활, 장기간 간호와 같은 다른 분야로도 확장시킬 가능성을 가진다.

협동 연구의 예에는 미국의 Department of Veterans Affairs(VA) Quality Enhancement Re-

박스 19-8 캥거루 케어를 위한 근거기반 프로토콜을 발전시키는 것에서의 협동

의료진 관점

흔한 실무는 아니지만 우리는 조산아들을 위한 캥거루 케어에 대한 관심이 있었다. 우리 병원에 있는 많은 간호사들이 풍족한 임상경험을 가지고 있었지만, 그들조차도 학교에서 근거기반실무에 대해 배울 기회가 없었다. 학생들은 우리의 의견을 듣기 위해 찾아왔다. 그들의 일을 끝냈을 때, 그들은 지역 출산전후센터에서의 간호리더십 수련회에서 캥거루 케어와 온도조절기에 관한 근거에 대한 그들의 결과를 발표하였다. 처음에는, 숙달된 간호사들 그룹 앞에서 발표하는 것이 어색했다. 하지만, 그들은 오히려 그들의 업무에서 더 자신감이 생겼고 보람을 느끼게 되었다.

학생의 발표 이후, 우리는 캥거루 케어를 제공하는 것에 대한 관심이 급증했다. 우리는 현재 캥거루 케어를 어떻게 하면 가장 효과적으로 수행할 수 있을지에 대해서 알기 위해 애쓰고 있다. 부모를 가르치고 준비시키는 데는 집중된 업무와 간호사가 필요하기 때문이다. 우리의 병원 중 일부는 교육 도구로 학생이 개발한 포스터를 사용하고 있다. 근거기반실무를 위해 조사하는 법을 배우는 것은 예비간호사로서 그들이 알아야 하는 기술과 차후에 그들이 더 숙달된 간호를 제공할 수 있는 기회가 되었다.

Sally Givin, MPH, BS, RN, NP
Coordinator, New York Presbyterian Regional Perinatal Centers, New York

학생 관점

이 프로젝트에 참여한 우리 중 8명은, 우리에게 이 프로젝트가 주어졌을 때 전공수업을 막 듣기 시작하던 때였다. 우리는 임상문제에 대해 의견을 제시해야 했지만, 부족한 임상 경험으로 인해 당시에는 제대로 된 질문조차 할 수 없었다. 우리는 Sally와 이야기한 후에 우리의 질문을 만들어 낼 수 있었다. 우리는 신생아 집중 간호 부서에서 시간을 보내야 했고, 업무량이 많은 간호사가 이 새로운 프로젝트를 맡는다는 것이 얼마나 어려운지를 깨달았다. 우리는 학생이였기 때문에 시간이 있었다.

우리의 프로젝트를 발표하기 위해 수련회에 갔을 때, 우리는 우리가 한 일에 대해 아무도 관심을 가지지 않을 줄 알았다. 즉, 우리가 조사한 프로젝트가 해당되지 않을 수도 있는 일이거나 우리가 조사한 것이 그들은 벌써 알고 있는 내용인 줄 알았지만, 반응은 놀라웠다. 우리의 발표가 열린 논쟁을 만들어냈다. 일부 병원은 캥거루 케어 정책을 가졌거나 어떤 병원은 가지지 않았고, 어떤 병원은 정책을 가졌지만 그 정책을 따르지 않았고, 일부 사람들은 캥거루 케어에 대한 확신이 없었다. 이 프로젝트는 정말로 그들의 수행을 되돌아보게 했다. Sally와 그녀의 동료와 일한 것은 굉장한 경험이었고, 우리가 해낸 것이 병원의 정책에 영향을 미쳤다는 것을 본 것 또한 엄청난 경험이었다.

Elizabeth k. kelly, BS, RN
Student at Columbia University School of Nursing, New York, when this project was developed

search Initiative(QUERI)부서, Guthrie/Geisinger 건강 시스템 파트너십, 그리고 setting Universal Cessation Counseling Education과 여성건강 협회의 Screeening standards(SUCEESS) 프로그램, Obstetrical와 Neonetal Nurses(AWHONN) 등이 있다. QUERI프로그램은 심부전, 당뇨병, HIV/간염, 심 질환, 정신 건강, 다발 외상 환자, stroke, 물질사용장애 등에 초점을 두고 있다(VA, n.d.). Pennsylvania와 New York(Ge-isinger/Guthrie/Susquehanna Health)의 3개의 건강시스템 사이의 파트너십은 Marcellus Shale gas drilling의 건강 효과를 조사하기 위해 설계된 건강 관찰 네트워크를 가지고 지역 공공 건강문제를 다룬다(Geisinger, 2014).

임산부의 금연을 위한 SUCCESS 프로그램은 임신 중 흡연과 관련된 출산 부작용을 감소시키기 위해 개발되었다(Albrecht, Kelly-Thomas, Osborne, & Ogbagaber, 2011). AWHONN은 연구팀을 만들고, 금연 교육이 저체중아 비율을 낮출 최선의 방법이라는 근거를 도출해냈다. 9개의 주와 캐나다의 두 곳에서 AWHONN가 교수자 교육은 금연에 대한 중재를 제공할 수 있는 범위를 넓혔다. 게다가, 거대한 공식적 · 비공식적 그룹은 전문화된 요구와 공통의 걱정을 다루기 위해 설립되었다(예: 마그넷 인증 병원의 연구자들, 그 외 전문 조직 안에서의 연구자들).

근거기반실무를 위한 간호사의 준비는 조직차원의 문제이다. 많은 간호사들이 간호연구를 해보지 않았거나 대학교육과정에서 통계학을 배우지 않았다. 어떤 간호사들은 수년 전에 연구를 수행했고 연구에 관한 지식을 그 이후로 사용하지 않았을 것이다. 간호사들이 연구과정을 거쳤다 하더라도 근거와 근거기반실무의 비판적 평가가 친숙하지 않을 수도 있다. 임상 부서의 간호사들은 연구를 읽는 것이나 특정 실무 문제에 위치하는 근거에 대한 상급 연구 전략을 사용하는 것에 친숙하지 않을 수 있다. 이것은 특히 학교를 졸업한지 오래된 간호사와 컴퓨터로 읽고 쓰는 기술을 개발시킬 기회가 없었던 간호사에게는 더욱 그렇다. 근거기반간호에 대한 정보는 최근에서야 간호연구 교과서에 포함되었다. 실무를 위한 근거를 평가할 능력을 개발시키는 첫 번째 단계는 매 달 있는 학술지 읽기를 시작함으로써 성취할 수 있다. 이것은 적절한 연구 논문을 읽는 것과 실무 상황에 어떻게 적용될지 생각하는 것을 포함한다. 수많은 전문간호연구 학술지가 있지만, 「Evidence-Based Nursing」과 「Worldviews on Evidence-Based Nursing」이 특히 근거기반간호실무에 기여했다. 「Implementation Science」는 일상 건강관리에 연구결과의 통합을 촉진시킬 전략 실험에 특별히 공헌해온 학술지이다. 학술지 읽기에 대한 논의는 임상실무 문제의 확인을 위한 발판으로 사용될 수 있다. 규모가 작은 병원들도 도서관이 있을 것이고 학술지를 찾는 데 도움을 줄 사서가 있을 것이다. 이들에게 도움을 구한다.

연구를 실무에 적용할 때, 수행의 결과를 평가해야할 필요가 있다. 프로토콜을 수행하기 전에 결과 자료들을 모으는 것은 추후 비교를 위한 기반을 다지는 일이다. 이것은 실험적 설계를 실행하는 것이 불가능할 때 특히 중요하다. 근거기반실무가 연구 프로젝트로 될 것인지 아닌지를 고려하는 것 또한 중요하다. 어떤 조건에서는 질 개선과 근거수행 활동이 연구로 분류된다. 반면에, 질 개선 활동과 근거기반실무의 채택은 연구 프로젝트를 위한 기준에 맞지 않을 수도 있고, 그 결과가 다른 환경에서는 일반화되지 않는 것일 수 있다(Newhouse, 2007). 그럼에도, 불구하고 연구로 간주될 수 있는 프로젝트에 참여할 준비를 하는 간호사들은 계획의 초기 단계에 조직의 기관 검토 위원회와 자료수집에 대해 상담할 필요가 있다. 이런 활동은 프로젝트가 시작되기 전 연구대상자 보호의 필요성을 확실히 알게 해준다.

간호사, 다른 보건의료전문가들, 일반 대중들은 간호연구 또는 근거기반간호에 친숙하지 않을 수도 있다. 그러므로 주요 간호연구결과를 알리는 것이 중요하다. 간호연구가 매체 또는 뉴스로 알려질 경우, 조직의 주요 의사결정자와 의사소통을 해야 할 필요가 있다. 이메일을 보내는 것, 글을 게시하는 것, 자료를 사람들에게 전달하는 것은 그들 자신을 위해 배우는 것에 도움을 준다. 전문직 협회에 참여하고 핵심 기관의 문제에 개입하는 것은 간호사에게 최근 뉴스, 연구, 그리고 기준으로의 접근을 제공해준다. 핵심 이해당사자들이 현대사회 문제를 이해할 기회를 가진다면, 연구가 실행될 훨씬 더 많은 기회가 주어질 것이다. 적은 양으로 연구를 실무에 옮기는 것과 관련된 개념을 소개할 필요가 있을 수도 있다. 예를 들어, 첫 번째 단계는 연구를 검토할 때, 기관의 지침과 절차에 맞게 연구를 진행하는 것이다. 그 후, 간호사와 핵심 이해당사자는 근거기반실무를 발전시키기 위한 활동에서의 어려움을 발견하고 해결해야 한다. 이때 다양한 전략들을 수행할 필요가 있다. 또한 다양한 전략을 통해 조직문화를 연구와 수행을 위한 문화로 바꿀 필요가 있다. 누군가가 EBP를 수행해야 한다면, 많은 고려사항들이 수행을 계획할 때 이루어져야 한다(15장 참조). 사전 계획에는 어떠한 방법을 통해 방해요인을 최소화하고 수행을 용이하게 할지에 대한 철저하고 솔직한 논의가 포함되어야 한다. 또한, 시간이 지나면서 수행의 채택을 유지하기 위한 전략이 고려되어야 한다. EBP의 수행이 매우 복잡한 절차라 하더라도, 과학에 기반한 근거의 사용은 간호사에게 환자간호 개선과 보건의료 결과에서의 간호의 가치를 입증할 기회를 만들어 줄 것이다.

결론

간호사는 그들의 환자에게 가능한 최상의 간호를 제공할 책임이 있다. 이것은 간호사가 연구를 실무에 적용해야 하는 이유이기도 하다. 그것을 이루기 위한 수많은 접근법이 있다. 문제는 환자가 신속한 연구의 적용을 통해 이익을 얻을 수 있도록 확실한 근거를 적용하는 것이다.

해결방안

나는 팔로우, 스태프 간호사, 간호연구자, 전문간호사로 구성된 팀과 일하기 시작했다. 우리는 문헌을 고찰하였고 초저체중아(extremely-low-birth-weight, ELBW) 신생아를 위한 기도삽관의 정확한 크기를 선택하기 위한 가이드라인이 명확하지 않음을 발견하였다. 우리는 이를 결정하기 위해 후향적으로 의무기록을 검토하기로 결정하고 기관삽관 튜브의 다양한 크기의 효과와 기관 내의 위치가 기도삽관의 케이스에서 산소포화도와 이산화탄소 수치에 대해 고찰하였다. 우리는 NRP 가이드라인을 사용하였다. 도전 없이는 연구를 진행할 수 없었다. 나는 자료수집을 위한 경우를 많이 경험하지 못했다. 어쨌든 우리는 이러한 연구를 수행하기 위해 이송 중 휴대용 컴퓨터를 가지고 다녔고 기존 환자를 통해 얻은 데이터를 사용하였다. 우리는 병원에서 간호사와 지역사회 파트너와 함께 결과를 공유하였다. 중요한 것은 우리는 신생아 인명소생술에 참여한 모든 이가 사용하는 방법에 대한 차트를 다룬 것이다. 나는 이러한 작업이 임상적으로 심각하고 약한 신생아가 지역병원으로부터 이송되면서 우리의 이송팀의 구성원에 의해 제공된 질적인 간호가 향상된 것이 가장 중요하다고 생각한다.

– Holly Olsen

이러한 해결방안이 당신에게 적절한 접근법인가?
그 이유는 무엇인가?

근거

Holtzclaw(2013)는 HIV감염자(PLWH)의 발열 및 발열 증상을 관리하기 위한 근거기반 접근법에 대해 설명하였다. 논문의 저자는 간호사이며, 발열과 떨림 조절에 관한 연구에서 초점을 두고 추가 출처에 대한 기사를 검색하는 것 외에도 여러 데이터베이스를 사용하여 문헌에 대한 포괄적인 검토를 했다. 기사 선정을 위한 검색전략과 의사결정을 명확하게 기술하였다. 발열의 성질, 특히 HIV 증상에 대한 사고는 생리학적인 열성 반응의 이점과 함께 기술하였다. 또한 해열제가 발열로 인한 불쾌감을 치료할 수 있다는 근거와 발열로 인한 열역학 유체손실 사정이 기술되었다. 이 논문은 임상적 고려사항으로 다음을 제시하였다. (1) 발열 발작단계, (2) 발열의 비생산적인 효과, (3) 오한과 오한을 줄이기 위한 말단 부분의 보온, (4) 감염성 미생물, (5) HIV감염 환자를 위한 특정 조치 등이다. Holtzclaw는 HIV 보균 및 간호학에서 열성 증상관리에 대한 최근의 근거가 부족하고 HIV 보균에서 열성 증상관리 임상실습을 할 필요가 있음을 지적하였다.

체크리스트

오늘날의 사회는 최상의 근거에 기반을 둔 보건의료를 요구하고 있다. 간호사는 과학적 근거를 기반으로 하는 간호중재를 이행할 사회적 책무를 가지고 있다. 과학적 결과와 연구결과의 발표는 간호실무의 발전이 요구되며 간호사는 이러한 연구결과가 간호실무에 적용되는 과학적 기반의 전략을 간호과정에 빠르게 제공해야 한다. 간호관리자는 근거기반 프로토콜의 적용을 위한 조직화된 맥락을 이해해야 한다. 간호전달체계의 근간으로서 근거사용을 격려하는 다양한 전략이 필요하다.

- 연구의 적용에서부터 근거기반실무까지
- 근거기반실무의 발전
- 유효성 비교연구
- 실무기반근거
- 참여행동연구
- 질 향상
- 혁신의 확산
- 연구의 실무적용
- 근거 평가
- 조직적 전략
- 간호리더와 관리자의 문제

근거기반간호기술을 개발하기 위한 조언

- 연구논문을 읽고 개인적 신념을 만든다.
- 근거중심 실무의 지침서를 완성한다.
- 임상문제와 관련 문제를 발전시키기 위해 임상경험을 사용한다.
- 연구자, 전문 간호실무, 간호지도자로부터 조언을 듣는다.
- 환자, 중재, 비교를 사용한다.
- 결과, 시간은 임상적 문제를 해결한 근거를 찾는 것을 돕는다는 것을 인지한다.
- 근거중심실무와 연구결과 평가를 공부하기 원하는 동료와 연구모임을 구성한다.

REFERENCES

Abad-Corpa, E., Delgado-Hito, P., Cabrero-Garc?a, J., Meseguer-Liza, C., Z-rate-Riscal, C. L., Carrillo-Alcaraz, A., et al. (2013). Implementing evidence in an oncohaematology nursing unit: A process of change using participatory action research. *International Journal of Evidence-Based Healthcare, 11*(1), 46–55.

Agency on Healthcare Research Quality. (2012a). *Accelerating change and transformation in organizations and networks II*. Retrieved February 7, 2014 from, www.ahrq.gov/research/findings/factsheets/translating/action2/index.html.

Agency on Healthcare Research Quality (AHRQ). (2012b). 2012 AHRQ-registered PBRNs and the annual "PBRN slides". *PBRNews*, 7, 8.

Albrecht, S. A., Kelly-Thomas, K., Osborne, J. W., & Ogbagaber, S. (2011). The SUCCESS program for smoking cessation for pregnant women. *Journal of Obstetrical Gynecological Neonatal Nursing, 40*(5), 520–531.

American Association of Critical-Care Nurses (AACN). (2010). *AACN clinical practice alert: Verification of feeding tube placement*. Aliso Viejo, CA: Author. Retrieved February 7, 2014 from, http://www.aacn.org/wd/practice/content/practicealerts.pcms?menu=practice.

American Nurses Association (ANA). (2001). *Code of ethics for nurses with interpretive statements*. Washington, DC: Author.

American Nurses Association (ANA). (2010). *Nursing's social policy statement: The essence of the profession*. Silver Spring, MD: Author.

American Nurses Association (ANA). (n.d.). *National Database of Nursing Quality Indicators*. Silver Spring, MD: Author.

American Nurses Credentialing Center. (n.d.). *Frequently asked questions about ANCC's Magnet Recognition Program®*. Retrieved March 15, 2013 from www.nursecredentialing.org.

Anderko, L., Lundeen, S., & Bartz, C. (2006). The Midwest Nursing Centers Consortium Research Network: translating research into practice. *Policy, Politics & Nursing Practice, 7*, 101–109.

Balas, E., & Boren, S. (2000). Managing clinical knowledge for health care improvement. In J. vanBemmel & A. McCray (Eds.), *Yearbook of medical informatics 2000: Patient-centered systems* (pp. 65-70). Stuttgart, Germany: Schattauer.

Bankhead, R., Boullata, J., Brantley, S., Corkins, M., Guenter, P., Krenitsky, J. & A.S.P.E.N. Board of Directors (2009). Enteral nutrition practice recommendations. *JPEN Journal of Parenteral and Enteral Nutrition, 33*(2), 122–167.

Barrett, A., Piatek, C., Korber, S., & Padula, C. (2009). Lessons learned from a lateral violence and team-building intervention. *Nursing Administration Quarterly, 33*(4), 342–351.

Brooks, J. M., Titler, M., Ardery, G., & Herr, K. (2009). Effect of evidence-based acute pain management practices on inpatient costs. *Health Services Research, 44*, 245–263.

Brouwers, M. C., Kho, M. E., Browman, G. P., Burgers, J. S., Cluzeau, F., Feder, G., et al. for the AGREE Next Steps Consortium (2010). Development of the AGREE II, part 1: Performance, usefulness and areas for improvement. *CMAJ, 182*(1), 1045–1052.

Brown, S. R. (2005). *Scurvy: How a surgeon, a mariner, and a gentlemen solved the greatest medical mystery of the age of sail*. New York: St. Martin's Press.

Burns, N., & Grove, S. K. (2013). *The practice of nursing research: Conduct, critique, and utilization* (7th ed.). St. Louis: Saunders.

Chevalier, J. M., & Buckles, D. J. (2013). *Participatory action research: Theory and methods for engaged inquiry*. London: Routledge.

Clancy, C., & Eisenberg, J. M. (1998). Outcomes research: Measuring the end results of health care. *Science, 282*(5387), 245-246.

Clarke, S. P., Schubert, M., & K?rner, T. (2007). Sharp-device injuries to hospital staff nurses in 4 countries. *Infection Control and Hospital Epidemiology, 28*(4), 473–478.

Cook, L., Bellini, S., & Cusson, R. M. (2011). Heparinized saline vs. normal saline for maintenance of intravenous access in neonates: An evidence-based practice change. *Advances in Neonatal Care, 11*(3), 208–215.

Cummings, G. G., Estabrooks, C. A., Midodzi, W. K., Wallin, L., & Hayduk, L. (2007). Influence of organizational characteristics and context on research utilization. *Nursing Research, 56*(Suppl. 4), S24–S39.

Deshefy-Longhi, T., Swartz, M. K., & Grey, M. (2008). Characterizing nurse practitioner practice by sampling patient encounters: An APRNet study. *Journal of the American Academy of Nurse Practitioners, 20*, 281–287.

DiCenso, A., Bayley, L., & Haynes, R. B. (2009). ACP Journal Club. Accessing pre-appraised evidence: fine-tuning the 5S model into a 6S model. [Editorial]. *Annals of Internal Medicine, 151*(6) JC3–2, JC3–3.

Dobbins, M., Ciliska, D., Estabrooks, C., & Hayward, S. (2005). Changing nursing practice in an organization. In A. DiCenso, G. Guyatt, & D. Ciliska (Eds.), *Evidence-based nursing: A guide to clinical practice* (pp. 172–200). St. Louis: Mosby.

Estabrooks, C. A., Scott, S., Squires, J. E., Stevens, B., O"Brien-Pallas, L., Watt-Watson, J., et al. (2008). Patterns of research utilization on patient care units. *Implementation Science, 3*, 31.

Ferlie, E. B., & Shortell, S. M. (2001). Improving the quality of health care in the United Kingdom and the United States: A framework for change. *Milbank Quarterly, 79*, 281–315.

Geisinger Health System. (2014). *Marcellus shale and health outcomes*. Retrieved May 4, 2014 from, http://www.geisinger.org/research/centers_departments/environmental/marcellus_shale.

Goode, C. J., Titler, M., Rakel, B., Ones, D. S., Kleiber, C., Small, S., et al. (1991). A meta-analysis of effects of heparin flush and saline flush: Quality and cost implications. *Nursing Research, 40*, 324–330.

Greiner, A. C., & Knebel, E. (Eds.), Board on Health Care Services, Committee on the Health Professions Summit, Institute of Medicine. (2003). *Health professions education: A bridge to quality*. Washington, DC: National Academies Press.

Holtzclaw, B. (2013). Managing fever and febrile symptoms in HIV: Evidence-based approaches. *Journal of the Association of Nurses in AIDS Care, 24*(1 Suppl.), S86–S102.

Horn, S. D., DeJong, G., & Deutscher, D. (2012). Practice-based evidence research in rehabilitation: An alternative to randomized controlled trials and traditional observational studies. *Archives of Physical Medicine and Rehabilitation, 93*(Suppl. 2), S127–S137.

Horsley, J. A., Crane, J., Crabtree, M. K., & Wood, D. J. (1983). *Using research to improve nursing practice: A guide*. San Francisco: Grune & Stratton.

Institute of Medicine. (2009). *Initial national priorities for comparative effectiveness research*. Washington, DC: The National Academies Press.

International Council of Nurses (ICN). (2007). *Nursing research (position statement)*. Retrieved March 1, 2013 from, www.icn.ch/images/stories/documents/publications/position_statements/B05_Nsg_Research.pdf.

Jackson, S. F., Fazal, N. & Giesbrecht, N. (n.d.). A hierarchy of evidence: Which intervention has the strongest evidence of effectiveness? *Public Health Agency of Canada*. Retrieved March 16, 2013 from http://66.240.150.14/intervention/evidence-eng.html.

Jagger, J., Berguer, R., Phillips, E. K., Parker, G., & Gomaa, A. E. (2011). Increase in sharps injuries in surgical settings versus nonsurgical settings after passing needlestick legislation. *AORN Journal, 93*(3), 322–330.

Jones, R., & Lacroix, L. J. (2012). Streaming weekly soap opera video episodes to smartphones in a randomized controlled trial to reduce HIV risk in young urban African American/black women. *AIDS Behavior, 16*(5), 1341–1358.

King, D., Barnard, K. E., & Hoehn, R. (1981). Disseminating the results of nursing research. *Nursing Outlook, 29*(3), 164–169.

Kitson, A., Rycroft-Malone, J., Harvey, G., McCormack, B., Seers, K., & Titchen, A. (2008). Evaluating successful implementation of evidence into practice using the PARiHS framework: Theoretical and conceptual challenges. *Implementation Science, 3*, 1.

Kovach, C. R., Simpson, M. R., Joosse, L., Logan, B. R., Noonan, P. E., Reynolds, S. A., et al. (2012). Comparison of the effectiveness of two protocols for treating nursing home residents with advanced dementia. *Research in Gerontological Nursing, 5*(4), 251–263.

Krueger, J. C. (1977). Utilizing clinical nursing research findings in practice: A structured approach. *Communicating Nursing Research, 9*, 381–394.

Madsen, D., Sebolt, T., Cullen, L., Folkedahl, B., Mueller, T., Richardson, C., et al. (2005). Listening to bowel sounds: An evidence-based practice project. *American Journal of Nursing, 105*(12), 40–49.

Malkin, B. (2008). Are techniques used for intramuscular injection based on research evidence? *Nursing Times, 104*(50/51), 48–51.

Massey, R. L. (2012). Bowel sounds indicating an end of postoperative ileus: Is it time to cease this long-standing practice. *Medsurg Nursing, 21*(3), 146–150.

McHugh, M. D., & Ma, C. (2013). Hospital nursing and 30-day readmissions among Medicare patients with heart failure, acute myocardial infarction, and pneumonia. *Medical Care, 51*(1), 52–59.

Melnyk, B. B., Fineout-Overholt, E., Gallagher-Ford, L., & Kaplan, L. (2012). The state of evidence-based practice in US nurses: Critical implications for nurse leaders and educators. *Journal of Nursing Administration, 42*(9), 410–417.

Melnyk, B. B., Fineout-Overholt, E., & Mays, M. Z. (2008). The evidence-based practice beliefs and implementation scales: Psychometric properties of two new instruments. *Worldview on Evidence-Based Nursing, 5*(4), 208–216.

Melnyk, B. B., Fineout-Overholt, E., Stillwell, S. B., & Williamson, K. M. (2010). Evidence-based practice: Step-by-step: The seven steps of evidence-based practice. *American Journal of Nursing, 110*(1), 51–53.

Metheny, N. A., & Titler, M. G. (2001). Assessing placement of feeding tubes. *American Journal of Nursing, 101*(5), 36–46.

Meyers, T. A., Eichhorn, D. J., Guzzetta, C. E., Clark, A. P., Klein, J., Taliaferro, E., et al. (2000). Family presence during invasive procedures and resuscitation: The experience of family members, nurses, and physicians. *American Journal of Nursing, 100*(2), 32–43.

Morton, S. C., & Ellenberg, J. H. (2012). Infusion of statistical science in comparative effectiveness research. *Clinical Trials, 9*, 6–12.

National Institute for Health Research. (n.d.). *CLAHRC for Greater Manchester in collaboration with NHS Manchester*. Retrieved from http://clahrc-gm.nihr.ac.uk/heartfailure/about/#Implementation%20and%20Research%20 Themes.

National Institutes of Health (NIH). (2011). *About the NIH roadmap*. Retrieved March 1, 2013 from, http://commonfund.nih.gov/aboutroadmap.aspx.

NCAST Programs. (2014). *History*. Seattle, WA: Author. Retrieved February 16, 2014 from, http://www.ncast.org/index.cfm? fuseaction=page.display&page_id=29.

Nelson, E., Batalden, P., & Godfrey, M. M. (2011). *Value by design: Developing clinical microsystems to achieve organizational excellence*. Hoboken, NJ: Jossey-Bass.

Newhouse, R. (2007). Diffusing confusion among evidence-based practice, quality improvement, and research. *Journal of Nursing Administration, 37*, 432-435.

Newhouse, R. P., & Spring, B. (2010). Interdisciplinary evidencebased practice: Moving from silos to synergy. *Nursing Outlook, 58*(6), 309-317.

Pankop, R., Chang, K., Thorlton, J., & Spitzer, T. (2013). Implemented family presence protocols: An integrative review. *Journal of Nursing Care Quality, 28*(3), 281-288.

Patient-Centered Outcomes Research Institute. (2012). National priorities for research and research agenda. Retrieved February 14, 2014 from, www.pcori.org/research-we-support/prioritiesagenda/.

Pearson, A., Jordan, Z., & Munn, Z. (2012). Translational science and evidence-based healthcare: A clarification and reconceptualization of how knowledge is generated and used in health care. *Nursing Research and Practice*, Retrieved February 14, 2014 from http://www.ncbi.nlm.nih.gov/pmc/articles/PMC3306933/.

Poorsina, R. (2012). *Care Connectivity Consortium takes care coordination to new levels for patients and providers*. Kaiser Permanente. [Press Release]. Retrieved February 14, 2014 from, http://xnet.kp.org/newscenter/pressreleases/nat/2012/091112_care_connectivity_consortium.html.

Pravikoff, D. S., Tanner, A. B., & Pierce, S. T. (2005). Readiness of U.S. nurses for evidence-based practice. *American Journal of Nursing, 105*(9), 40-51, quiz 52.

Registered Nurses' Association of Ontario. (2002). Toolkit: Implementation of clinical practice guidelines. Toronto, ON: Author.

Registered Nurses' Association of Ontario. (2012). *Toolkit: Implementation of clinical practice guidelines* (2nd ed.). Toronto, ON: Author.

Rogers, E. (2003). *Diffusion of innovations* (5th ed.). New York: Free Press.

Rutledge, D. (2011). From our readers……Sustaining evidence-based practice initiatives. *American Nurse Today*, 6(2), 2p.

Rycroft-Malone, J., Seers, K., Chandler, J., Hawkes, C. A., Crichton, N., Allen, C., et al. (2013). The role of evidence-context and facilitation in an implementation trial: Implications for the PARIHS framework. *Implementation Science, 8*, 28.

Shah, P. S., Ng, E., & Sinha, A. K. (2005). Heparin for prolonging peripheral intravenous catheter use in neonates. *Cochrane Database of Systematic Reviews*, CD002774.

Sharkey, S., Hudak, S., Horn, S. D., Barrett, R., Spector, W., & Limcangco, R. (2013). Exploratory study of nursing home factors associated with successful implementation of clinical decision support tools for pressure ulcer prevention. *Advances in Skin and Wound Care, 26*(2), 83-92, quiz pp. 93-94.

Shirey, M. R., Hauck, S. L., Embree, J. L., Kinner, T. J., Schaar, G. L., Phillips, L. A., et al. (2011). Showcasing differences between quality improvement, evidence-based practice, and research. *Journal of Continuing Education in Nursing, 42*(2), 57-68, quiz 69-70.

Stetler, C. B. (2001). Updating the Stetler model of research utilization to facilitate evidence-based practice. *Nursing Outlook, 49*(6), 272-279.

Stetler, C. B. (2003). Role of the organization in translating research into evidence-based practice. *Outcomes Management, 7*(3), 97-103.

Straus, S. E., Richardson, W. S., Glasziou, P., & Haynes, R. B. (2011). *Evidence-based medicine: How to practice and teach EBM* (4th ed.). Edinburgh: Churchill Livingstone.

Thabane, L., Thomas, T., Ye, C., & Paul, J. (2009). Posing the research question: Not so simple. *Canadian Journal of Anaesthesia, 56*(1), 71-79.

The AGREE Research Trust. (2010). *Introduction to AGREE II*. Retrieved February 7, 2014 from, http://www.agreetrust.org/about-the-agree-enterprise/introduction-to-agree-ii/.

Thompson, D. S., Estabrooks, C. A., Scott-Findlay, S., Moore, K., & Wallin, L. (2007). Interventions aimed at increasing research use in nursing: A systematic review. *Implementation Science, 2*, 15.

Titler, M. G. (2004). Methods in translation science. *Worldviews on Evidence-Based Nursing, 1*, 38-48.

Titler, M. G., Herr, K., Brooks, J. M., Xie, X. J., Ardery, G., Schilling, M. L., et al. (2009). Translating research into practice intervention improves management of acute pain in older hip fracture patients. *Health Services Research, 44*, 265-287.

U.S. Department of Veterans Affairs. (n.d.). *QUERI-Quality Enhancement Research Initiative*. Retrieved February 14, 2014 from www.queri.research.va.gov/.

Vessey, J. A. Founding Oversight Board Members of MAS-NRN (2007). Development of the Massachusetts School Nurse Research Network (MASNRN): A practice-based research network to improve the quality of school nursing practice. *Journal of School Nursing, 23*, 65-72.

SUGGESTED READINGS

Ackley, B. J., Ladwig, G. B., Swan, B. A., & Tucker, S. J. (2008). *Evidence-based nursing care guidelines: Medical-surgical interventions*. St. Louis: Mosby.

Brown, S. J. (2010). *Evidence-based nursing: The research practice connection* (2nd ed.). Boston: Jones & Bartlett.

Duncan, J., Montalvo, I., & Dunton, N. (2011). *NDNQI case studies in nursing quality improvement*. Silver Spring, MD: American Nurses Association.

Dunton, N. & Montalvo, I. (Eds.), (2009). *Sustaining improvement in nursing quality: Hospital performance on NDNQI indicators, 2007-2008*. Silver Spring, MD: American Nurses Association.

Fawcett, J., & Garrity, J. (2009). *Evaluating research for evidencebased nursing*. Philadelphia: F.A. Davis.

Houser, J., & Bokovy, J. (2006). *Clinical research in practice: A guide for the bedside scientist*. Boston: Jones & Bartlett.

International Council of Nurses. (2012). *Closing the gap: From evidence to action*. Geneva: Author. Retrieved February 14, 2014 from, http://nursingworld.org/MainMenuCategories/ThePracticeofProfessionalNursing/Improving-Your-Practice/Research-Toolkit/ICN-Evidence-Based-Practice-Resource/Closing-the-Gap-from-Evidence-to-Action.pdf.

Kleinpell, R. (2013). *Outcome assessment in advanced practice nursing* (3rd ed.). New York: Springer.

Melnyk, B. & Fineout-Overholt, E. (Eds.), (2010). *Evidence-based practice in nursing and healthcare*: A guide to best practice. Philadelphia: Lippincott, pp. 3–24.

Schmidt, N. A., & Brown, J. M. (2011). *Evidence-based practice for nurses*. Boston: Jones & Bartlett.

PART 4

대인관계 및 개인기술

Interpersonal and Personal Skills

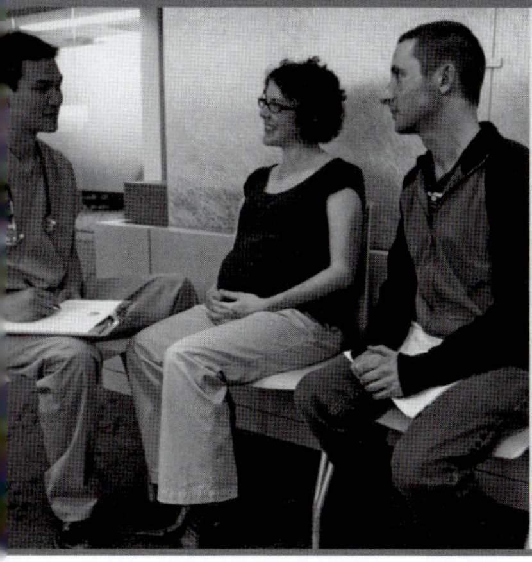

CHAPTER

20

고객 관계

Consumer Relationships

이 장에서는 의료제공자와 고객과의 변화하는 관계를 탐구하고, 고객에 대한 간호사의 책임에 대해 자세하게 알아보도록 한다. 간호사는 고객과 가장 많은 시간을 함께하는 의료제공자로서, 직원과 고객과의 효과적인 상호작용을 돕는다. 이 장에서는 간호사와 고객의 효율적인 관계의 발전에 도움이 되는 개념과 전략을 제공한다.

학습성과

- 의료 고객의 상호작용을 세 가지 구조로 분류한다.
- 의료환경에서 고객과의 관계에 영향을 미치는 변인을 이해한다.
- 간호사와 고객의 관계질을 위한 서비스 중심 철학에 미치는 영향을 평가한다.
- 간호사와 고객의 성공적인 관계 촉진을 위한 네 가지 주요 간호책임(서비스, 옹호, 교육, 리더십)을 평가한다.

핵심용어

- 옹호자(advocate)
- 의료 조정(care coordination)
- 고객 중심(consumer focus)
- 문화역량(cultural competence)
- 대면자(gatekeeper)
- 건강정보이해능력(health literacy)
- 보건의료고객(healthcare consumer)
- 보건의료제공자(healthcare provider)
- 고도의 기술(high tech)
- 하이터치(high touch)
- 메디컬 홈(medical home)
- 환자 만족도(patient satisfaction)
- 질 지표(quality indicator)
- 서비스회복(service recovery)

도전

Suzanne Freeman, RN, MBA
President of Carolinas Medical Center, Charlotte, North Carolina

고객 만족은 보건의료기관의 최고의 목표이다. 병원은 공식적으로 이 목표를 인식하고 고객의 만족도를 측정 및 모니터링하여 향상시킬 수 있는 시스템을 구축한다. 직원들은 그런 목표를 달성하기 위해 팀워크, 진실성, 돌봄, 헌신, 의사소통과 같은 원칙을 설정한다. 개인은 "가족"의 한 소중한 일원으로, 존엄하게 대우받아야 한다.

얼마 전 응급실에 내원한 환자의 남편은 아내의 방문 며칠 후에 간호관리자를 불렀다. 그의 부인이 응급실에 도착했을 때, 주호소는 2일 동안 간헐적인 흉통이었다. 간호관리자는 그녀가 응급실에 도착했을 때 통증이 없었으나 결론적으로 '흉통, 심근경색 의증' 진단으로 병원에 입원했다고 말했다.

남편은 간호사에게 즉각적으로 아내의 상태를 봐줄 것을 요청했음에도 불구하고 간호사가 아내에게 직접 서명하도록 요청한 것에 대해 불만을 드러냈다. 그는 간호사가 아내의 불평을 심각하게 받아들이지 않았고 처치가 지연되어 결과적으로 아내의 상태가 나빠졌다고 생각했다. 그는 아내가 다음날 관상동맥 우회로 수술을 해야 한다는 사실에 대해 문제를 제기하였다.

간호관리자는 즉시 트리아지 간호사를 만나서 이야기하고 의무기록을 조사했다. 트리아지 간호사는 그녀의 '응급 아님' 평가는 타당하다고 생각했다. 환자는 심질환력이 없이, 2일 동안 우측 흉통이 있었지만 스스로 진료 등록을 했고 도착 30분 이내에 담당자와 의사를 만났다고 했다. 트리아지 간호사의 사정결과는 '활력징후 안정'이었다. 통증의 단계는 지금 통증이 없음이었다. 간호관리자는 트리아지 간호사의 사정이 타당하다고 보았다. 간호관리자는 우선순위등급을 위한 트리아지 간호사의 환자사정은 정황상 믿을만한 것이라고 제시하였다. 트리아지 간호사는 부인을 즉각적으로 봤어야 한다는 남편의 요청을 기억하지 못했다.

간호관리자는 관상동맥 치료병동에 있는 환자와 배우자를 방문하며 우선순위등급 과정 동안에 그들의 기대에 미치지 못한 서비스를 제공한 것에 대해 사과하였다. 그녀는 그들의 관심사를 진심으로 납득하고 있으며 진정으로 사과한다고 그 부부에게 확실하게 말했다. 사과가 그 부부에게 잘 받아들여진 것 같았고 그들은 간호관리자의 관심과 방문에 감사했다.

그러나, 그 부부는 만족감을 느끼지 못해서인지 환자 서비스를 담당하는 부원장에게 면담을 요청했다. 간호관리자의 방문과 사건의 경위를 이야기했으며, 최근에 본 뉴스인 어떤 여성이 받은 부적절한 대우와 흉통의 오진에 대해서도 언급하였다. 부원장은 주의 깊게 경청하고 반응하였으며 신속하게 후속 조치를 할 것을 약속했다.

당신이 이 간호사라면 어떻게 하겠는가?

도입

건강관리 체계에서 고객 관계는 환자 또는 고객 및 보건의료시스템 대표와의 다양한 만남을 의미한다. 의료 고객은 누구이며, 그들은 제공자로부터 무엇을 기대하는가? 고객이 좋아하는 것과 싫어하는 것은 무엇이며, 그들은 자신이 제공받는 의료서비스를 어떻게 평가하는가?

오늘날, 병원 및 기타 보건의료기관은 고객의 권리 보호에 관심을 가지고 있으며, 품질을 향상시키고, 시장 점유율을 강화하며, 규제 또는 인증 요구사항을 충족하기 위한 전략으로 환자 및 고객의 만족도 평가에 적극적으로 참여하고 있다. 보건의료기관에서 간호사는 고객과의 관계 개선에 신뢰할 수 있는 전문가로서 그 역할의 중요성이 인정되고 있다. 2010년에 입법된 환자보호 및 부담적정보험법(Patient Protection and Affordable Care Act, PPACA)은 수많은 미국인에게 저렴한 비용으로 보험을 제공하는 동시에, 더 많은 미국인들이 건강관리를 받을 수 있는 기회를 제공해주었다.

고객은 간호사를 지식이 있고, 존중받을 가치가 있으며, 정직하고, 남을 돕고 배려하며, 친절하고 근면하며 신뢰할 수 있는 사람으로 높게 평가한다. 여론 조사에 따르면, 간호사는 정직과 윤리 기준에서 지속적으로 '높음' 또는 '매우 높음'으로 나타났다(Gallup® Politics, 2013). 1999년 연간 조사에서 간호사가 추가된 이후로, 2001년 소방관이 높게 평가된 해를 제외하면, 매년 최고로 뽑히고 있다. 간호사의 이러한 우호적인 지위 덕분에, 간호사는 대중으로부터 영향력 있는 위치를 차지하고, 보건의료환경에 따라 성공적인 고객 관계를 조성하고 촉진할 수 있다.

친구, 이웃, 가족, 우리와 같거나 매우 다른 사

람들 모두가 의료고객이다. 고객들은 문화적 · 민족적 · 사회적 · 물리적 · 정신적으로 다양하며, 건강관리에 있어서 과거에 비해 더 많은 의료지식을 가지고 있다. 고객들의 인터넷 의료정보 이용이 증가하면서, 인터넷을 통해 자신의 검진결과와 예약 스케줄을 확인하고, 보건의료제공자와 쉽게 의사소통할 수 있다. 그러나 이러한 서비스는 모든 고객들에 의해 이용되는 것은 아니며, 접근이 가능한 소수의 고객만이 이용하고 있다. 만성질환자는 자신의 건강을 관리하는 데 적극적인 역할을 하도록 요구받는다. 만성질환으로 인한 사망은 전체 사망률의 63%에 달하고, 세계 질병 부담의 1/3을 차지한다. 심혈관계 및 당뇨병으로 인한 사망자의 80%, 개발도상국 및 저소득층 만성폐쇄성폐질환 환자의 90%가 만성질환을 앓고 있다(WHO, 2011).

미국의 경우, 건강보험을 이용하는 사람들은 그들이 이용가능한 서비스에 대해 반드시 이익을 취하려고 하는 것은 아니다. 어린자녀가 있는 부모들은 자녀에게 필요한 건강관리와 예방접종은 받아도, 자신의 예방적 건강관리를 받는 것은 포기하기도 한다. 이는 건강관리에 있어서 불공평한 문제점으로 나타난다. 이러한 불공평함을 감소시킬 수 있는 중재에는 팀 케어, 환자 지도, 문화적 조절, 가족 및 지역사회 구성원들 간의 협동과 상호적인 기술기반 훈련 등이 있다. 이러한 중재는 건강관리체계의 특성을 증진시키고, 고객의 관계 개선에 중점을 둔다.

공평한 의료정보 접근과 의사소통의 개선은 Healthy People 2020의 주요 전략이다. Healthy people 2020은 국민 건강 결과 및 질적인 보건의료를 증진시키고, 공정한 보건의료를 수행하도록 하고 있다(U.S. Department of Healty & Human Services, 2010).

인터넷과 기술의 접근에 있어서 주로 연령, 가계 소득, 교육수준과 장애 여부에 따른 불공평함은 여전히 존재한다(Zickuhr & Smith, 2012). 그러나 모바일기술이 발전하면서 청년층, 저소득층, 대학 교육을 받지 않은 사람, 장애인들의 정보 격차가 줄어들고 있다(Zickuhr & Smith). 이러한 변화들은 고객과 간호사, 고객과 다른 보건의료제공자, 고객과 보건의료기관 간의 관계에 영향을 미치고 있다.

고객은 제한 없이 보건의료정보를 이용할 수 있지만, 민족성과 사회경제적 지위에 따라 이용 정도가 달라질 수도 있다. 인터넷과 다른 자료들을 통한 몇몇 정보들은 신뢰할 수 없는 경우도 있고, 보건의료고객들은 과거에 비해 더 많은 정보를 얻고자 하는 경향이 있다. 많은 정부기관들과 자선단체들은 고객에게 만성질환 관리와 건강에 대한 의사결정, 환자안전, 과실로 인한 피해를 방지할 수 있는 지침을 제공한다. 의료과실과 간호사를 포함한 의료전문가의 부족, 고객의 안전을 증진시키기 위한 정보 캠페인에 대한 언론의 관심은 개개인의 건강관리 중요성을 증가시킨다. 고객은 보건의료제공자에게 자신의 건강관리에 대해 질문하고, "왜 그렇게 치료를 해주었는가?", "어느 곳에서 최고의 치료를 받을 수 있는가?", "왜 간호사가 어제와는 다르게 치료를 해주었는가?" 그리고 "나에게 가장 최선의 결과는 무엇인지 내가 어떻게 알 수 있는가?"에 대해 질문한다.

관계

고객 관점

고객 관계는 지속적으로 변화하며, 보건의료제공자(공중보건서비스, 병원, 가정간호관리기관과 장기요양시설뿐만 아니라 간호사나 의사와 같은 개별적인 제공자)에게도 영향을 미친다. 입원 환자 서비스가 복잡해지고 외래 환자 서비스가 증대됨에 따라, 환자유치 경쟁이 치열해지고 있다. 이는 보건의료제공자 중심에서 고객 중심으로 변화된 결과이다. 이 장의 앞부분인 도전(The Challenge)에서 제시된 것처럼, 보건의료고객은 의료환경에서 어떤 일이 일어날지에 대해 영향을 미친다. 보건의료과정은 고객을 중심으로 재정의되고 있다. 고객이 자신의 관리에 대해 어떤 관점을 가지고 어떻게 평가하는지는 중요한 자료가 된다. 고객은 자신의 건강관리 요구를 충족하기 위해 보건의료기관, 보험회사 혹은 보험자, 간호사, 의사, 다른 보건의료제공자와의 명확한 관계를 정립하고자 한다. 접근방법의 변화, 보험의 범위, 간호사의 역할과 책임, 의사 서비스, 의사소통 기술, 성과별 지급 프로그램, 국제화 등은 이러한 관계에 영향을 미치는 요인이다.

건강정보이해능력

고객은 건강관리를 위한 다양한 정보를 요구한다. 간호사를 포함한 보건의료제공자와 고객 간의 관계 개선은 고객이 보건의료환경을 탐색하는 데 도움을 준다. 연방 정부는 건강정보이해능력(health literacy)을 '개인이 건강에 대한 올바른 결정을 위해 기본 건강정보와 서비스를 수용하고, 진행하며, 이해하는 능력의 정도'라고 정의한다(U.S. Department of Health & Human Services, 2010).

고객의 건강지식 요구를 파악하는 것은 독해능력을 평가하는 것보다 어려운 일이다. 수용 능력은 건강지식 정의의 첫 번째 요소이다. 고령화, 기후 변화, 전쟁, 테러리즘, 그리고 의료와 기술적인 진보에 의한 수명 연장은 수용 능력에 영향을 미친다(Perlow, 2010). 지난 10년간의 연구에서 건강지식이 낮은 사람은 건강정보를 잘 이해하지 못하고, 그들의 건강에 영향을 미치는 예방적 건강관리를 소홀히 하는 경향이 있다고 제시하였다(Nelson-Bohlman et al., 2004). 건강정보이해능력을 증진시키는 것은 교육, 상황에 대한 고려, 사회문화적인 요소를 포함한다. 건강정보이해능력 관리모델을 사용하는 것은 자신의 건강상태를 이해하지 못하는 환자들의 이해 정도를 사정함으로써 건강지식 전략을 제공하는 것을 포함한다(Koh, Brach, Harris, & Parchman, 2013). 예를 들어, 심각한 만성질환으로 진단된 경우, 특정 분야의 임상전문간호사는 보건의료 결정을 위한 적절한 정보를 가지고 있지 않을 수도 있다. 또한 건강정보이해능력을 증진시키는 것은 건강관리에 있어 중요한 요소이다. 제한된 지식을 가진 개인은 건강관리에 취약하기 때문이다. 그들은 보건의료시스템 내에 있을 때, 더욱 안전함을 느끼고 보건의료시스템을 좀 더 이용하고자 한다.

보건의료제공자-보건의료고객 관계

보건의료제공자와 보건의료고객과의 관계는 의사 개인의 일반적인 업무방식에서부터 임상간호사, 조산사, 마취전문간호사, 임상전문간호사, 간호조무사, 의료보조자, 그리고 다른 보건의료전문가를 포함한 집단진료 방식으로 변화하고 있다. 몇몇 집단 진료는 건강관리기관(health maintenance organization, HMOs), 사례관리 프로그램, 의사병원 조직, 책임관리기관, 고객 중심의 의료 주택을 포함한 종합서비스 모델로 통합되었다. 고객이 집단 진료를 받을 경우에는 특정한 보건의료제공자를 선택할 필요가 없다. 지역의 보건의료고객은 그 지역의 병원이 폐쇄되거나, 새로운 보건의료제공자와의 관계 개선 요구의 결과로 대형 병원에 통합되는 것을 보게될 것이다. 이로 인해 고객은 더 비판적이고 치료를 받아들이지 못할 수도 있다. 그들은 최고의 치료를 받고 있음에도 불구하고, 변화된 환경에 쉽게 적응하지 못한다. 상호존중과 신뢰 개발 기회의 감소로, 환자들은 예전처럼 보건의료제공자에 대해 잘 알지 못할 것이며, 보건의료제공자 또한 환자들을 덜 친숙하게 느낄 것이다. 현재 대부분의 병원은 새로운 방법으로 퇴원 환자의 추후관리를 위한 입원관리사제도를 이용하고 있다. 입원 환자의 절반 정도는 퇴원 후에 의료 과실을 경험하며, 이러한 과실은 의사소통의 실패와 추후관리 시스템의 부재로 이어질 수 있을 것이다(McLeod, 2013).

등록간호사에 포함되어 있는 면허간호사(registered nurse, RNs)와 전문간호사(Advanced Pracitice Registered Nurse, APRNs)는 의료조정(care coordination)을 통해 감시와 의사소통을 용이하게 할 수 있는 이상적인 위치에 있다. 국가질포럼(National Quality Forum, NQF)에 따르면, 의료조정은 적절한 시기에, 적절한 환자에게, 적절한 치료를 제공하기 위해 다양한 정보를 가지고 환자중심의 간호를 하기 위한 노력이다. 의료조정 모델은 환자와 의료제공자에 대한 지원을 제공하는 동시에 의료 서비스 전달체계 관리를 위한 사례관리, 이행관리, 질병관리, 건강정보기술 및 다른 전략을 포함한다(NQF, 2010). 간호사는 보건의료제공자의 팀 내에서 활동하고, 보상 품질, 안전, 효율적 시스템 내에서 의료조정을 제공할 것으로 기대된다(Buerhaus et al., 2012).

신뢰는 고객 관계의 중요한 구성 요소이다. 신뢰는 보건의료제공자의 능력과 대인관계기술에 의해 영향을 받는다. 서비스 품질에 대한 인식이 긍정적으로 신뢰에 영향을 미치고 신뢰에 대한 인식이 환자의 만족도에 긍정적인 영향을 미친다(Chang, Chen, & Lan, 2013). 환자는 자신의 관심받길 바라며, 존중받는 치료를 원하고 기대한다. 보건의료 실무자들은 신뢰 관계 구축을 위해 환자의 요구에 민감해야 한다.

기관-고객 관계

보건의료고객은 입원 환경에서 광범위한 응급치료를 받는 데 익숙해져 있을 것이다. 환자는 자신에게 속해 있거나 가정간호 기관들로부터 매우 제한된 서비스를 받게 된다는 생각에 화가 나고 두려워 할 수 있다. 보험회사는 적용되는 보험의 종류와 이용되는 특정 병원이나 보건의료기관을 규정할 수 있다. 관리 보건의료 선택사항은 고객이 특정하고 특별한 보건의료기관을 이용하거나 명세서의 전체 혹은 많은 부분에 대한 책임을 갖기를 바란다.

응급실에서 퇴원하는 환자들은 퇴원지시를 이해하지 못하기 때문에 자주 가정관리에 대해 준비가 되어있지 않다(Engel et al., 2012). 급성 치료 환경의 간호사는 복잡한 퇴원교육을 제공하는 데 시간적 제한을 받게 된다. 가정간호사는 만성질환자의 성공적인 관리를 위해 방문 수를 충분하게 확보하기가 어려울 수 있다.

한 가지 해결책은 보건의료비용을 줄이는 것을 목표로 하며, 선택, 위험, 혜택 및 비용에 대한 정보를 고객에게 제공함으로써 보건의료비용을 많이 공제받을 수 있는 고객 중심 의료를 계획하는 것이다. 그 목표는 사례관리, 질병관리, 환자교육에 더 중점을 둔다. 이 계획은 보고 카드, 위험 사정, 간호사-도움 전화 라인, 웹 사이트 및 기타 고객 교육 자료들을 사용한다. 환자보호 및 부담적정보험법(PPACA)이 실행되면서, 고객이 처방 의약품에 대해 비교 쇼핑하는 것과 같이, 건강보험 교류를 통해 보건의료서비스를 비교 쇼핑하게 될 것이다. 고객 인식의 성장에도 불구하고, 환자의 만족도와 보건의료비용에 대한 고객 중심 보건의료계획의 영향력은 알려져 있지 않다. 고객 중심 보건의료계획을 가진 사람의 20% 미만이 예방 서비스, 의료 테스트 및 검사가 세금이 공제된다는 것을 알고 있다(Reed, Graetz, Fung, Newhouse, & Hsu, 2012). 고객이 이러한 서비스 이용의 이점을 보장받기 위해서 더 많은 교육이 요구될 것이다.

경쟁적인 보건의료시장에서 전자건강기록에 대한 데이터 공유 및 접근은 개인의 데이터에 대한 고급 분석도구의 사용 및 의사결정 지원을 제공하는 결과가 된다. 새로운 서비스에는 가정에서의 자체 모니터링, 화상 회의, 문자 메시지, 보건의료제공자의 메시지와 간호실무자들로 구성된 식료품 및 약국 내 클리닉을 포함한다. 이러한 변화는 지식이 많고 까다로운 환자와의 관계 형성을 위해 보건의료조직의 지도자의 집중적인 노력을 요구할 것이다.

간호사-고객 관계

간호사는 많은 시간을 고객과 함께 보내며, 이러한 시간은 중요한 의미가 있다. 간호사는 고객과의 관계에 영향을 주며, 긍정적인 관계를 구축할 수 있는 역할을 한다. 간호관리자는 환자를 중심으로 직원과 환자 간의 효과적인 상호작용을 돕는다.

병원 또는 너싱홈의 외래 및 가정 간호의 변화는 간호사와 고객 관계를 특별하게 변화시켰다. 간호사는 특히 보상 및 보험 분야에서 일차 의료제공자(예: 간호실무자, 조산사), 교사, 교육자 및 가정간호 매니저 및 옹호자(advocates)로서의 리더 역할을 하고 있다. 간호사는 보건의료시스템의 첫 대면자(gatekeepers)로서, 고객과 복잡한 보건의료 시장 사이의 중재를 담당하고 있다.

국가의 우선순위 파트너십(National Priorities Partnership, NPP)은 모든 보건의료제공자, 환경 및 질적인 관리를 통합하는 수준으로 환자들이 잘 조율된 치료를 받을 수 있도록 하는 것이 필수적인 것으로 인식하고 있다. NPP는 더 나은 건강과 안전, 공평, 가치 중심의 보건의료시스템을 달성하기 위한 비젼을 공유하는 미국간호협회(American Nurses Association, ANA)를 포함한 52개의 주요 보건의료기관의 연합이다(NPP, 2011). 간호관리자는 사례관리자와 학제의 회원들과 협력하여 치료를 촉진하는 중요한 위치에 있다. 첫 대면자 또는 의료 코디네이터 역할을 하는 간호사는 복잡한 보건의료시스템에서 고객들이 보다 원하는 서비스를 받을 수 있도록 옹호자의 역할을 한다. 이 그룹은 일반적으로 집이 없고, 보험 혜택이 없거나 혜택을 적게 받는 사람들, 즉 약물이나 알코올 남용자, 빈곤 아동, 이주 노동자, 후천성 면역 결핍증(AIDS) 환자 등을 포함한다. 일부 기관 및 민간 기업은 복잡한 보건의료시스템이나 보건의료 결정을 통해 환자를 지원하도록 설계된 '간호사 네비게이터' 혹은 '환자 네비게이터'를 개발함으로써 간호사의 사례관리 기술을 활용한다.

정책 결정자는 시스템에서 통합적인 관리를 촉진하는 '메디컬 홈(medical homes)'의 역할을 조사하고 있다. 환자중심의 메디컬 홈(patient-centered medical home, PCMH)은 일차 의료환경에서 향상된 접근, 관리 조정, 질, 만족과 포괄적인 환자중심의 치료에 초점을 맞춘 전달모델이다(Schram, 2012). PCMH 시범 사업은 전국적으로 확산되었다. 비록 의사의 지시 관리에 초점을 맞추고 있지만, 간호실무자는 팀을 PCMH 모델로 전환하도록 하는 데 매우 적합하다. 그러나, 이 아이디어는 의사 주도 그룹의 저항을 받았다. 전문간호사는 보험 혜택이 없거나 적게 받는 또는 만성질환자에 대한 통합 안전망을 제공한다. 연구는 전문간호사에 의해 제공된 치료의 효과를 보여주었다(Newhouse et al., 2011). 전문간호사는 PCMHs 및 그 구현에 대한 정책 결정에 포함되어야 할 필요가 있다.

간호는 간호사와 환자 관계의 통합적 특성 가치와 그 관계의 요소로써 치료의 가치를 깊이 인식하고 있다. 간호사를 위한 윤리강령(Code of Ethics for Nurses)은 간호사의 우선적인 선언으로 "간호계획을 수립 시 환자를 참여시킨다."는 것으로 환자를 위한 내용을 포함한다(ANA, 2001, PP. 9~10). 환자중심의 치료는 취약성 완화, 생리적 및 대인 관계 모두를 포함한다. 또한, 치료적 합의와 특정 환경의 정보 보호 정책에 의해 강화된 방식으로 관계를 개선하는 것을 포함한다(Hobbs, 2009). 환자보호 및 부담적정보험법 산하의 보건의료 개혁은 환자가 치료에 참여하는 것이 초점이 된다.

자신의 치료에 환자를 포함하는 것은 보건의료 개혁의 시작이며 건강결과 개선, 비용 절감과 환자 경험 증진을 위해 중요하다(Hibbard & Greene, 2013). 환자 활성화는 환자의 의지와 자신의 건강을 관리하기 위한 활동을 독립적으로 수행할 수 있는 능력을 의미하며, 그 과정에서 자신의 역할을 이해하고 그것을 이행할 수 있는 자신감 여부를 포함한다. 반면에 환자 참여는 활성화, 활성화 증진을 위한 중재, 결과적 행동을 포함한다(Hibbard & Greene, 2013). 간호사는 고객과 생산적 관계를 구축하기 위한 시간을 가지기 때문에 환자 참여를 활성화(patient activation)하는 수행 전략을 위한 준비가 잘 되어 있다. 간호사는 성공적인 고객과의 관계를 촉진하기 위해 서비스, 홍보, 교육, 리더십 4가지의 주요 책임을 가지고 있다.

연습 20-1

간호사가 앞서 말한 4가지의 책임을 수행하는 데 있어서 당신이 생각할 수 있는 한 많은 임상상황을 나열해본다. 동료들과 당신의 목록을 비교해본다.

서비스

서비스 중심은 고객의 요구에 반응한다. 이 장의 시작 부분인 도전(The challenge)에서, 환자간호는 전인적이기 때문에, 활동은 간호와 다른 모든 서비스가 전달되는 방법을 포함하여 환자와 가족을 중심으로 하고 있다. NPP의 목표(2011)는 이전에 언급된 치료 조정 외에, 환자와 가족이 건강관리 및 치료에 관한 결정을 내리고, 국민의 건강 증진, 미국 보건의료시스템의 안전성 및 신뢰성 향상, 수명이 제한된 질병을 가진 환자를 위한 적절한 보장과 관리, 남용을 방지하는 것이다.

이러한 목표 달성을 위해 환자는 치료의 중심에 있어야 한다. 간호사를 포함한 보건의료전문가는 환자중심의 진료를 제공하기를 원한다. 비영리 조직인 피커 연구소는 환자의 관점에서 관리에 대한 광범위한 평가를 실시했다. 환자중심 관리 모델은 박스 20-1에 설명되어있다. 각 관점은 보건의료 시스템과 함께 고객 상호작용의 중요한 부분이며, 고객 관계 증진에 대한 지침을 제공한다.

박스 20-1 환자중심 간호의 8가지 주요 관점

- 환자의 가치, 우선권과 표현된 요구의 존중: 삶의 질, 의사결정에 참여, 환자의 존엄성 보전 및 환자의 요구와 자율성의 인식에 대한 주의를 포함
- 관리의 조정 및 통합: 임상 치료, 보조 및 지원 서비스, 접점의 환자 관리를 포함
- 정보, 통신 및 교육: 임상 상태, 진행 및 예후에 대한 정보를 포함, 관리의 프로세스에 대한 정보, 자율성과 자기관리 및 건강 증진을 촉진하기 위한 정보와 교육을 포함
- 신체적 안녕: 통증 관리, 일상생활 활동 도움과 병원 환경 고려
- 정서적 지원 및 두려움과 불안의 완화: 임상 상태, 치료 및 예후에 대한 불안, 자신과 가족의 질병의 결과에 대한 불안; 질병의 재정적 요인에 대한 불안 완화
- 가족과 친구의 참여: 의사결정 시 가족의 참여, 가족과 친구의 수용, 간호제공자로서 가족 지원 및 가족의 요구 인식
- 전환과 연속성: 투약, 치료법, 추후관리, 퇴원 후 위험 증상에 대한 환자의 불안 및 관심 관리, 회복, 건강 증진 및 재발 예방, 지속적인 관리와 치료를 위한 조정과 계획, 그리고 관리와 지원의 연속적 평가
- 치료에 대한 접근: 입원 시 병실 입실 시간 및 외래에서의 예약 대기 시간 적시성을 다룸

출처: Shaller, D. (2007, October). *Patient-centered care: What does it take?* New York: The Commonwealth Fund.

고객 서비스의 중요성이 증가됨에도 불구하고, 대부분의 보건의료기관이 '고객친화적(customer friendly)'인 것은 아니다. 즉, 그들은 고객 중심이 아닌 조직 중심으로 구축되었다. 각 부서는 구분된 영역 속에서 전문적인 기능을 갖는다. 환자는 서비스를 받을 수 있는 부서로 이송된다. 그들은 전송 및 대기시간 동안 사생활 침해, 과도한 노출의 위험이 있고, 불편함과 피로가 증가한다. 보편적으로, 중증 입원 환자는 관리와 치료를 받는 과정에서 50명 혹은 그 이상의 직원과 대면할 수 있다. 이 접근법은 서비스 중심이 아니다. 서비스 중

심은 방해를 최소화하여 서비스를 제공하는 것을 의미한다. 환자에게 서비스를 제공할 때는 가능한 쉽고 편안하며, 쾌적하고 효과적이어야 한다. 환자의 정서적 · 심리적 · 영적 요구를 충족하는 것은 중요하다. 고객은 서비스의 질적인 문제보다는 투약 지연과 같은 간호 서비스의 문제나 정보 부족과 같은 안전 문제를 확인할 수 있다(Rathert, Brandt, & Williams, 2012). 케어는 기술적으로 진보되어야 하고 환자에게 문제가 되는 것이 무엇인지 고심하고 연민할 필요가 있다.

연습 20-2

당신이 생각하는 것 중 5가지 예시는 고객친화적인 관행이나 간호현장의 상황은 아니다(예: 퇴원 처방전을 약국에 팩스로 보내는 것이 아니라, 환자가 여러 보건의료팀 구성원들에게 수차례 반복적으로 정보를 요청). 각각의 문제를 다루기 위해서 최소한 2가지 전략을 확인해본다.

고객에게 만족스럽고 의미 있는 서비스를 제공하는 것은 어려운 일이다. 고객마다 상황은 다르다. 일이 수행되고 필요가 충족되는 방법은 다양하다. 서비스는 일정한 규정이나 규칙이 존재하는 것이 아니다. 서비스는 다차원적 개념이며 치료의 설계, 개발 및 전달에 대한 사례를 제공하는 것을 의미한다. 예를 들어, 가정간호 환자가 항생제 정맥치료를 요구하는 경우, IV 카테터 삽입은 치료의 생산적인 부분으로 업무-중심이다. 서비스는 왼팔에 주삿바늘이 위치하도록 하여 환자가 오른팔로 계속 지팡이를 사용할 수 있도록 하거나, 주삿바늘 삽입 전에 불편을 감소시키기 위해 국소마취를 사용하는 것과 같이 환자의 특별한 요청을 고려하는 것을 포함한다.

질적인 간호는 임상적으로 정확해야 하고 고객에게 만족감을 주어야만 한다. 임상적 정확성은 생산적 측면이고, '고객만족'은 서비스 측면이다. 각 간호사는 임상적으로 정확하고 만족을 주는 능력을 가지고 질적인 환자간호를 제공할 책임이 있다. 간호관리자는 환자에게 전달되는 치료의 전반

문헌 관점

출처: Cosgrove, D. M., Fisher, M., Gabow, P., Gottlieb, G., Halvorson, G. C., James, B. C., Kaplan, G. S, Perlin, J. B., Petzel, R., Steele, G. D. & Toussaint, J. S. (2013). Ten strategies to lower costs, improve quality and engage patients: The view from leading health system CEOs. *Health Affairs, 32*(2), 321–327.

건강 시스템 체계에 종사하는 CEO들은 환자중심의 치료에 중점을 두고 결과를 개선하기 위한 10가지 전략을 제시하였다. 환자 참여는 많은 전략에 존재하는 주제이다. 체크리스트는 (1) 명백한 리더십, (2) 지속적인 개선과 학습 문화, (3) 치료의 중요성에 중점을 두는 정보 기술, (4) 근거기반 프로토콜의 사용, (5) 자원의 적절한 사용, (6) 정확한 제공자와 올바른 팀워크를 가진 좋은 환경에서 올바른 치료를 제공하는 통합적 관리, (7) 치료에 대한 환자의 임상적 협력, (8) 집중적인 자원을 필요로 하는 환자에 대한 맞춤 서비스, (9) 안전, (10) 실행, 결과, 비용에서 명백한 과정의 내적 투명성이다. 성공의 예는 매년 여성이 분만으로 750시간 정도를 소비하고, 부적절한 선택적 진통유도에 대한 인터마운틴 보건의료 결과의 진통과 분만에 대한 근거기반 접근방식이다. CEO들은 환자 참여와 지속적인 개선에 대한 상호관계에 대한 연구를 요구하고 있다.

실무 의의

간호관리자는 만족할만한 환자 참여를 중요시한다. 조직몰입의 팀 접근은 환자 만족도 증진과 의미있는 더 좋은 결과를 이끌 수 있다. 환자는 안전과 보안, 지원, 심리적 · 물리적으로 편안한 환경을 원한다. 환자 참여 증진을 위한 전략에 중점을 두는 것은 이러한 환자의 요구를 충족시킬 수 있다.

적인 질에 대한 책임이 있다.

보건의료기관은 질적인 치료를 위해 기관의 임상 치료 환경을 지지하고 개선하려는 노력을 해야 한다. 바쁘고, 예측할 수 없는, 비용-절감, 보건의료 환경에서의 도전은 고객의 기대를 접하거나 탁월하게 고객 중심(consumer focus)의 치료를 제공하는 것이다. 지도자로서 간호사는 환자가 경험하는 질 향상의 경제적 가치만큼이나 서비스의 경제적 가치를 인식할 필요가 있다. 환자중심주의는 '환자의 요구, 환경설정, 상황, 그리고 웰빙'에 중점을 둔 치료를 의미한다(Cosgrove et al., 2013). 긍정적인 환자 경험은 환자의 환경설정이 환자의 상황과 활동에 맞게 설정되었는지에 따라 달라진다. 직업이 있고 권한이 있는 환자는 보건의료시스템 개선에 필수적이다(Smith et al., 2012). 문

헌고찰은 환자 참여의 개념틀 내에서 성과를 개선하는 동시에 비용 절감을 위한 전략을 설명한다.

병원의 리더는 결과 개선과 환자 만족에 대한 마그넷 인식 프로그램의 역할을 평가한다. 마그넷은 변혁적 리더십, 구조화된 권한, 전형적인 전문간호, 새로운 지식, 혁신, 그리고 경험적 질적 결과로 이끄는 개선을 통해 간호의 우수성을 보여준다(Gokenbach & Drenkard, 2011). 마그넷의 지위를 확보하기 위해, 환자 및 간호사 만족도와 간호사의 감각적 임상적 결과 자료의 우수성을 입증할 필요가 있다. 이러한 속성은 우수한 고객 서비스 오리엔테이션 없이는 달성될 수 없다. 이 문화의 우수성은 최고 경영자(CEO)에서부터 최고 선임간호사로, 간호의 최일선에 있는 간호관리자에 이르기까지 고객 서비스의 우수성을 증진시키기 위한 권한을 느낄 수 있도록 조직의 모든 측면으로 확대되어야 한다.

서비스 오리엔테이션은 고객 주도적이고 고객 중심적이며, 질적인 간호사-환자 관계를 강조한다. 돌보는 것(caring)은 간호에서 중요한 것으로 기술되어 왔고, 간호사-환자 관계 형성에 매우 중요하다. 그러나 돌보는 것으로 충분하지 않으며, 간호사만의 고유한 권한도 아니다. 비판적 사고를 하고 적시에 적절한 행동을 하는 것은 치료 과정의 한 부분이다. 간호사는 정확한 일을 정확한 시간에 정확하게 해야 한다.

간호에서 돌봄은 명백한 'high tech-high touch'이다. 고도의 기술(high tech)은 기계론적인 관점을 의미하는 반면, 고도의 접촉(high touch)은 배려하는 인간적인 관점을 의미한다. 환자 돌봄은 오늘날 급변하는 의료환경에서 도전하는 것이다. 보건의료환경에 고도의 기술이 사용되면 될수록, 환자는 신뢰받고 존중받는 누군가에게 더 많은 고도의 접촉을 원하고 요구한다. 질적인 인간적 접근은 간호 및 의료기관에 대한 고객의 인식과 판단에 의해 측정된다. 고객은 중재에 대한 질을 평가할 수 없지만, 서비스를 제공하는 사람의 인간관계 질을 평가할 수 있다.

환자 만족도(patient satisfaction)는 질적인 치료를 제공하고 경쟁력을 유지하기 위해 보건의료기관에서 사용되는 중요한 데이터인 측정 가능한 보건의료 결과에 따라 평가된다. 간호사는 24시간 환자간호를 책임지기 때문에 높은 환자 만족도 평가는 필수적이다. 보건의료기관은 높은 평가를 원하고, 그 결과를 지역사회에 홍보한다. 의료평가기구(The Joint Commission, TJC), 국가질 포럼 및 마그넷 인증프로그램(Magnet Recognition Program)과 같은 표준 설정 기관은 질의 지표로 환자 만족도를 포함한다. 치료의 질에 대한 환자 만족과 인식은 간호사-환자 간 질적인 관계에 의해 영향을 받는다(The Quality Patient Experience, 2012).

수집된 자료의 환자 만족도 범위와 깊이를 고려하는 것 또한 필요하다. 일부 병원은 오직 정부나 규제력을 지닌 기관이 제공하는 정보만을 수집한다. 그 외 다른 기관은 호출 시 얼마나 신속하게 대처했는지, 간호의 특정 영역에 대한 환자 만족 여부 등을 포함하여 간호 만족도에 대한 특정 데이터를 수집한다. 통증 관리 및 퇴원 과정은 간호사가 환자의 만족도 개선을 위해 간호사가 할 수 있는 두 가지 특정 영역이다. 퇴원 후 환자는 환자 만족도를 개선하기 위해 제시된 퇴원 지침과 관심사를 확인하기 위해 다시 의료기관으로 전화한다(Cochran, Blair, Wissinger, & Nuss, 2012).

병원 치료의 질과 관련된 환자의 인식에 대한 표준화된 조사로 알려진 보건의료제공자 및 시스템의 병원고객 평가(Hospital Consumer Assessment of Healthcare Providers and Systems, HCAHPS)는 메디케어와 메디케이드 서비스 센터(Centers for Medicare & Medicaid Services, CMS)와 의료관리품질조사국(Agency for Healthcare Research and Quality, AHRQ)에 의해 개

발되었다(CMS, 2012). 병원은 CMS 결제를 위해 HCAHPS 결과를 수집하고 공개적으로 보고해야 한다. 고객으로 하여금 의미 있게 비교할 수 있고, 병원의 질 개선을 위한 인센티브를 주기 위하여 병원 비교 웹사이트에 HCAHPS 보고서를 제시하고 있다. 환자 만족도의 유효한 측정은 진보하는 과학이다. 간호사가 항상 정확하게 환자에게 어떤 요인이 가장 중요한지 측정하는 것은 아니다. 만족도 측정은 많은 점수들이 모여 긍정적인 방향으로 기울기도 한다. 이것은 결과의 해석과 개선을 어렵게 한다.

간호 질 지표의 국가 데이터베이스(National Database of Nursing Quality Indicators, NDNQI®)는 다른 기관들(ANA, n.d.)에 대한 치료 결과를 벤치마킹하도록 조직에서 사용될 수 있는 단위-기반 질 데이터에 대한 국가의 저장소이다. 간호 만족도를 포함한 단위-기반 질 지표는 NDNQI®의 핵심 기능이다. 자신의 데이터와 비교 데이터를 제공받는 병원뿐만 아니라, 연구자들은 간호의 질에 대해 중요한 질문에 대답하기 위해 식별된 데이터에 접근할 수 있다. 예를 들어, 병원의 마그넷 상태, 간호 단위 인력 및 환자 낙상과의 관계가 조사되었다. 낙상은 마그넷 인증 병원에서는 좀 더 낮게 나타났고, 1일 환자당 간호사(RN)의 간호 시간은 낙상률 3%의 감소와 관련이 있었다(Lake, Shang, Klaus, & Dunton, 2010).

간호사는 간호에 대한 환자 만족도에 대해 비판적 사고와 의사결정을 행사할 책임이 있다. 예를 들어, 수술 후 환자는 기침과 심호흡하기를 원하지 않지만, 그렇게 하지 않을 경우, 폐렴이 발생할 수 있다. 환자는 수술 후 심한 통증이 있을 수 있지만 만족도 수준은 보통으로 보고하고 있다(Tocher, Rodgers, Smith, Watt, & Dickson, 2012). 이런 모순은 (1) 환자 지지, (2) 통증 완화 보장, (3) 환자 오해의 정정, (4) 설정된 기준과 일치하는 통증 관리 전략 구현을 위한 간호사들의 책임을 제시한다. 환자 만족도 조사결과를 검토하고 분석하는 것은 중요한 도구가 된다. 관리자는 자신의 직원들과 설문조사 결과를 공유하기를 바라며, 그들이 하고 있는 일이 올바른 것인지를 조사하여 그 일을 계속 잘 할 수 있도록 하고 개선 방법을 결정한다.

환자 만족도를 결정하는 과정을 이해하는 것은 환자경험을 개선하려고 노력하는 지도자와 추종자의 능력을 향상시킬 수 있다. 네비게이팅 케어에 대한 이론은 간호사가 주도하는 만성질환 관리

이론 박스

치료 탐색

개념	핵심 요점	적용
치료 요구 결정	자가 모니터링 건강 전문가에 의한 모니터링	환자는 자신의 만성질환을 사정하고 건강에 대한 자신의 평가에 따라 치료의 필요성을 결정한다.
관계 형성	공동 작업 시 라포(rapport) 형성	환자 자문을 위한 충분한 시간과 개인 공간이 필요하다. 간호사는 환자 개인의 요구에 대한 의사소통 방식을 조정할 필요가 있다.
자신감 가짐	치료모델의 신뢰 간호사 역할 신뢰 의사 신뢰 실무 간호사 평가	치료모델의 파라미터(매개변수)를 이해하는 환자는 일차의료 제공자에게 추천되었을 때 보건의료팀 구성원 간의 협업을 이해한다.

출처: Mahomed, R., St. John, W., & Patterson, E. (2012). Understanding the process of patient satisfaction with nurse-led chronic disease management in general practice. *Journal of Advanced Nursing, 68*(11), 2538–2549.

와 환자 만족도의 과정을 설명하는 데 사용될 수 있다. 핵심 요소 및 그들의 적용은 아래의 이론 박스에 묘사되어 있다. 보건의료조직은 서비스 우수성의 지표로써뿐만 아니라, 자신의 수익에 미치는 영향과 같이 환자 만족도에 대해 점점 더 많은 관심을 가진다. 일부 조직에서는 환자 만족도 향상을 위해 특정상황에 표준화된 반응을 제공하는 스크립트를 사용한다. 간호의 가치와 일치하는 반응을 사용하는 유용 전략이 표 20-1에 기술되어 있다(Leebov, 2008).

조직은 환자의 만족도 해결뿐만 아니라 고객에 반응하는 서비스 복구(service recovery) 프로그램이 필요하다. 서비스 복구는 불평 확인 및 불만 고객을 유지 또는 '복구'하는 데 실패한 서비스를 개정하기 위한 전략이다. 서비스 복구를 위한 원칙은 박스 20-2에 설명되어 있다. 효과적인 서비스 복구는 보건의료관리자가 심각한 오류에 대해 즉시 환자와 이야기하는 것보다는 보건의료서비스 제공자를 격려하는 것이 필요하다. 과거에는 본인이 환자나 가족에게 오류를 말하게 될 때 보건의료기관이 잠재적인 책임을 가지고 관심을 가졌다. 그러나, 연구는 메시지의 내용이 오류에 대해 어떻게 느끼는지에 중요한 영향을 미치고 있음을 제시한다. 환자는 공정하고 존중받아야 하며, 미래에 그러한 오류가 어떻게 예방될 것인지에 대한 설명과 정보가 제공되어야 한다. 고려는 만족에 대한 계획뿐만 아니라 사과를 제공하기에 가장 적절한 개인에게 제공되어야 한다.

환자에게 해가 되지 않는 투약 오류를 범한 간호사는 공개사과를 하기에 가장 적합한 사람이다. 그러나 만일 진단검사를 위한 준비에서 빠트리거나 간호사의 실수 때문에 환자의 퇴원이 하루 지연된다면, 그때는 토론을 시작하기 위해 간호관리자 또는 간호행정자가 더 적합할 수 있다. 일부 조직은 관리가 계획대로 진행되지 않을 상황에 스크립트를 사용한다. 예를 들어, 응급실이 과도하게 지연될 때 이 상황에서 스크립트를 언제, 어떻게 사용하는지에 대한 직원 훈련이 환자나 가족이 스트

표 20-1 치료를 가시화하는 6가지 방법

의사소통기술	설명	예시
1. 적극적 청취	비판단적인 방법으로 사람의 감정을 인정하고 반영한다.	"나는 당신이 무서움을 느낀다는 것을 상상할 수 있습니다." "당신은 오늘 아침 화가 난 것 같습니다."
2. 비언어적 돌봄	얼굴 표정, 억양, 자세, 눈맞춤 그리고 환자의 감정을 반영하는 다른 신체 언어 사용한다.	환자가 화가 났을 때 관심을 표시하도록 비언어적 긴박감 보이기
3. 명백한 긍정적 의도 만들기	당신의 목적을 설명한다. 당신이 무엇을 어떻게 해야 환자에게 최선의 이익이 되는가?	"나는 당신이 편안하길 원합니다. 여기에 담요가 있어요.", "나는 당신의 고통을 줄일 수 있도록 돕고 싶어요."
4. "당신을 위한" 단어 사용	당신의 초점이 환자에게 있음을 분명히 한다.	"나는 당신을 위해 당신의 딸을 호출할 것입니다.", "당신의 테스트 결과를 확인합시다."
5. 비난없는 사과 사용	비난하지 않는 부정적인 경험이나 누군가를 비난하는 것에 대한 진술한 유감을 표현한다.	"당신에게 아침부터 실망감을 주어 너무 죄송합니다.", "지연에 대해 정말 죄송합니다."
6. 감사 표현	긍정적인 인사와 함께 선물을 준다.	"당신의 용기를 존경합니다.", "의견에 대해 정말 감사합니다."

출처: Leebow W (2008). Beyond customer service: the challenge to care givers.
 American Nurse Today, January 2008, www.americanursetoday.com.

박스 20-2 임상에 대한 서비스 복구와 관련된 원리의 적용

원리	임상적 적용
1. 모든 고객은 신뢰성, 보증, 유형물(예: 단위의 청결), 감정이입, 및 대응과 관련된 기본적인 기대를 가진다.	환자의 기대에 따라 환자에게 돌아온다. 말과 행동에 일관성을 보인다. 환자가 관심 가지고 있음을 이해한다. 무슨 일이 일어날지에 대한 정보를 환자에게 제공한다.
2. 성공적인 회복은 신체적뿐만 아니라 심리적인 것이다.	환자의 말을 경청한다. 실수 또는 악의적 행동이 자신에게 어떻게 영향을 미치는지 환자에게 표현하도록 한다.
3. 문제해결 시 협력의 정신으로, 건강관리 경험을 개선하려는 요구에 근거하여 고객과 함께 작업한다.	문제해결 시 환자를 포함한다. 일이 발생했을 때 그들이 요구하는 것이 무엇인지 환자에게 문의한다. 환자의 관심을 인정한다.
4. 고객은 정직한 실수보다 공정한 실수에 더 강하게 반응한다.	문제해결과 재발 방지를 위한 계획. 잘못된 것이 무엇인지 의사소통한다.
5. 효과적인 회복은 계획된 과정이다.	실행은 지연된 투약이나 검사 같은 일반적인 문제에 반응한다.

출처: Agency for Healthcare Research and Quality (AHRQ). (2012, June 27). *The CAHPS improvement guide: Practical strategies for improving the patient care experience.* Adapted from Zemke, R., & Bell, C. (2000). *Knock your socks off service recovery.* New York: American Management Association. Retrieved February 16, 2013, from www.cahps.ahrq.gov.

연습 20-3

보건의료고객을 위해 어떤 서비스를 강화할지 행동 목록을 들어본다(예: 모든 미혼 간호사가 근무시작 시에 각 환자에게 그날 환자의 가장 중요한 관심사에 대해 묻는 경우).

레스를 덜 느끼도록 하는 데 도움을 줄 수 있다.

옹호

간호사는 불안과 불안정이 지배적인 보건의료 환경에서 일하고 있다. 이러한 힘의 일부는 박스 20-3에 표시되어 있다. 그런 힘은 윤리적·도덕적 질문을 초래한다. 누가 치료를 받는가? 그들은 어디에서 치료를 받을 수 있는가? 얼마나 많은 치료인가? 누가 죽을 권리를 갖는가? 누가 삶의 권리가 있는가? 누가 의사결정을 하는가? 경제적 제약과 제한된 자원과 함께, 다른 가치와 신념은 의사결정에 영향을 미친다.

박스 20-3 보건의료환경에서 불안과 불안정의 힘

1. 비용 증가
2. 외래 환자 서비스의 변화
3. 복잡한 사회 문제(예: 에이즈, 폭력, 빈곤, 지구 기후 변화)
4. 보건의료에 대한 접근 감소
5. 노화 인구(수명 연장)
6. 기술 및 유전적 발전
7. 간호사 및 기타 보건의료 전문가의 부족
8. 문화적·인종적으로 다양한 업무/고객 그룹
9. 보건 관련 연구에서 대표성이 낮은 여성과 소수 민족
10. 경제 불안정성
11. 규제 및 보고 요구사항 증가
12. 보건의료개혁의 구현에 대한 불확실성과 분열

고객은 개별화된 관리에 대한 권리, 자신의 가치, 신념 및 문화에 대한 권리, 치료에 대한 정보를 받고 치료결정에 참여할 권리를 보호받을 기본적 권리가 있다. 보건의료시스템 내에서 해결되지 않은 것은 인종-문화적 차별을 초래하는 경향이 있지만 경제를 기반으로 하는 치료에 대한 두 가지 수준의 이슈이다.

두 기준에 기초한 관리뿐만 아니라 소수민족과 여성에 대한 건강 관련 연구에서도 매우 취약했다. 이러한 결과는 의사결정을 위해 사용할 수 있는 정보가 적기 때문에 추가적인 의료 불균형이 초래된다.

보건의료시스템에서 누가 고객의 권리를 보호할 수 있는 위치에 있는가? 간호사이다! 간호사는 환자의 성공적인 결과를 방해하는 상황에서 경고하

며, 환자를 대신하여 개입하는 우선적인 사람으로서 행동한다. 간호사는 문화, 민족, 인종적 민감성의 문제를 해결할 수 있는 위치에 있다. 간호사는 개별적인 요구와 환자의 요구 해결에 관심이 있다.

간호의 정의는 개인, 가족, 지역사회, 그리고 주민의 치료에 옹호를 포함한다(ANA, 2010b). 간호사를 위한 윤리강령에 따라, 간호사는 환자의 건강, 안전 및 권리를 보호하고 증진하기 위해 노력하며, 옹호할 책임이 있다(2001). 환자 옹호는 (1) 환자의 자율성 보호, (2) 환자를 대신한 행동, (3) 보건의료의 규정에서 사회적 정의를 옹호하는 것을 포함한다(Bu & Jezewski, 2007). 옹호는 다음의 사항을 수행하는 것이다.

- 다른 사람의 권리를 옹호 또는 촉진
- 다른 사람의 요구를 충족시키기 위해 시스템 변경
- 다른 사람의 자기 결정을 촉진하고 최대한 활용
- 다양한 문화 및 사회단체의 자율성 촉진
- 다른 사람에 대한 존중, 평등, 존엄성 보장
- 모든 인간에 대한 관심

간호실무는 경제적 · 문화적 · 사회적으로 다양한 고객과의 상호작용이 포함된다. 다양성은 국적 또는 인종 차이 이상의 것을 초래하며 환자의 보건의료서비스 제공자와 다른 다양한 방법들을 포함할 수 있다. 간호사는 보건의료시스템에 접근하고 참여하는 고객을 지원하기 위한 책임이 있다. 보건의료시스템에 들어오는 일부 환자는 외국에서 오는 이민자들이다. 가치, 신념, 행동 및 언어적 환경과 함께 이 시스템에 들어온 환자들은 그들 자신이 문화적 충격을 경험하는 것 같지는 않다. 영어를 조금하거나 거의 하지 못하는 환자와 건강관리능력이 낮은 사람은 건강 결과가 나쁠 위험성이 있다. 간호사는 자신의 업무환경의 문화를 인식하고 고객의 문화와 크게 다를 수 있음을 깨닫고, 문화적으로 유능한 관리를 제공하기 위해 자기민족 중심주의를 넘어서야 한다.

문화적 및 언어적 역량은 문화적 상황에서 사람들이 효과적으로 일할 수 있도록 하는 방식으로 조직 내에서 일관된 태도, 행동과 정책을 함께 제공한다(Office of Minority Health, 2005). 이러한 역량은 문화적 지식, 지역사회에 대한 적극적 학습, 문화적 민감성(가치 평가와 신념, 규범, 사람들에게 제공되는 관행 존중)과 지역사회 내의 협력을 포함한다(Flaskerud, 2007). 문화적 역량(cultural competence)은 의료 불균형의 잠재적인 영향을 감소시키고 고객 서비스를 제공하기 위해 매우 중요하다.

옹호자 역할은 간호사가 갈등을 인식하고 편안하게 하며, 중재, 협상, 명시, 설명과 개입이 요구된다. 간호사는 고객과 시스템 간의 연계에 의해서 옹호할 수 있다. 간호사의 역할은 고객에게 기관의 규칙과 관습을 이해시키는 것이다. 그 역할은 고객 및 기관의 가치와 신념이 다를 때 변경사항을 협상할 수도 있다.

간호사는 적절한 관리를 제공하기 위해 문화적으로 다양한 그룹의 다양성에 대한 지식을 가지고 있어야 한다. 문화적 감성과 인식을 개발하는 데는 시간이 걸린다. 다양성을 식별하고 평가하기 위한 지침은 다음과 같다.

- 고정관념을 피한다.
- 가정(assumptions)을 피한다.
- 소수 집단 구성원의 상호작용을 관찰하여 학습한다.
- 문화적으로 민감해지는 생각을 조정한다.
- 더 공평한 경쟁의 장을 만든다(다양성을 수용할 수 있도록 당신의 행동을 수정한다).

고객과 시스템 간의 무력함 또는 힘의 불균형은 치료를 받는 사람에게 강제적인 시스템 평가결과를 초래할 수 있다. 보험이 없거나 충분하지 않은 보험 혹은 기록화되지 않은 고객은 의료 전달 시스템에서 무력하게 될 수 있다.

그들은 보건의료시스템과 상호작용하는 고객으로, 그들의 능력이나 상태와 상관없이 서비스 및 관리에 대한 자신의 자격에 대해 알 권리가 있다. 간호사는 경제적 제약 조건이 고객을 방해하지 않도록 하고 그들의 요청이 받아들여지도록 자발적으로 해야 한다. 보건의료시스템에서 불평등한 수혜자를 위한 옹호는 환자가 자신의 집으로 이송되지 못하고 사회 기관에 의뢰하거나 수명 종료 결정에 대한 환자의 요청이 수용되지 않아 윤리위원회에 호소할 때 행해진다. 넓은 의미에서 옹호는 시스템 변화를 위한 전문적이고 정책적인 것을 포함하며, 보건의료 접근과 평등을 제공하는 정책들을 포함한다.

연습 20-4

지역사회에 잘 어울리지 못하는 이민자 그룹의 구성원으로, 언어에 취약한 한 환자가 있다. 이 환자가 양질의 진료를 받을 수 있도록, 문화 · 언어적 적절 서비스(CLAS)표준을 사용하여, 문화적으로 유능한 간호사가 사용할 수 있는 4가지 전략을 확인해본다.

건강과 건강관리의 요인으로 인종과 민족이 관심의 대상이 되고 있다. 그러나 사실 특별한 다양성이 있는 경우, 사람들은 자주 특정 그룹의 구성원이 건강에 대해 같은 신념, 태도 및 가치를 가지고 있다고 잘못 가정할 수 있다.

미국인구조사국은 2040년까지 미국인구의 절반 이상이 소수 민족이 될 것으로 예측하고 있다. 미국에서 5세 및 고령의 거주자 중 20%는 집에서 영어 이외의 언어를 사용한다(Shin & Kominski, 2010). 다양성은 인종 또는 민족뿐만 아니라 나이, 성별, 사회 경제적 상태, 종교, 성적 취향, 물리적 특성 및 장애를 말한다. 문화적 역량은 간호사-고객 관계에서 점차 중요한 역할을 할 것이다. 직원의 모든 기여를 인식하고 상호 존중의 문화를 만드는 조직은 보건의료에 문화적 역량을 제공하는 데 보다 효과적일 것이다.

연습 20-5

환자의 남편이 병실을 나와서 20년 근무경력을 가진 아프리카계 미국인 간호사에게 "내 부인을 치료하는 데 어떤 아프리카계 미국인도 원하지 않는다."고 말해, 화가 난 간호사가 당신에게 찾아온다면, 당신은 이 상황을 어떻게 처리할 것인가? 환자는 특정 직원에게 치료를 거부할 권리가 있는가? 이 문제를 해결하기 위해 어떤 자원을 이용할 수 있는가?

다음은 성공적인 간호 옹호자가 되기 위한 사항이다.

- 업무기관 내 네트워킹 시스템 개발
- 실무에 영향을 미치는 이슈와 고객의 인식 강화를 위해 전문가 협회에 소속
- 접근 시스템에 요구되는 지식의 습득
- 지역사회 자원 및 네트워크 지원에 대한 학습
- 환자 추천 및 참여 기술 개발

환자 옹호의 궁극적인 목표는 환자가 건강 증진을 위해 자신의 능력을 사용하도록 권한을 부여하는 것이다. 환자 임파워먼트는 보건의료의 중요한 구성 요소이며, 오류 감소를 위해 필수적인 것이다. 환자와 간호사가 통제와 책임을 분담하는 곳에서, 간호사가 신뢰 관계를 달성하는 가치 있는 파트너로서 환자를 치료할 때 환자 참여가 발생하며, 대신 환자가 무시되거나 간호사 행동이 도움이 안 된다고 느낄 때 환자 참여는 중단된다. 간호사는 연구 관점에 제시된 바와 같이 환자의 기호와 기대에 민감해야 한다.

연습 20-6

연구 관점에서 기술한 모델을 이용하여, 당신의 친구, 가족이나 동료에게 응급실 방문 시 가장 중요하게 기대하는 것에 대해 질문해본다.

간호관리자는 통제를 주장하는 사람을 돕는 임파워먼트의 가장 기본적인 요소를 명심해야 한다. 입원 환자가 역할과 책임에 큰 변화가 요구되는 질병을 앓고 있을 때 환자와 그 가족에 대한 지원은 매우 중요하다. 가족은 번성, 수용, 인내, 고민

연구 관점

출처: Meade, C.M., Kennedy, J., & Kaplan, J. (2010). The effects of emergency department staff rounding on patient safety and satisfaction. *Journal of Emergency Medicine, 38*(5), 666–674.

이 연구는 28개 병원 응급실에서 세 가지 다른 유형의 순회 방법에 대한 효과를 조사하였다. 세 가지 순회 방법은 (1) 매 30분마다 순회, (2) 1시간마다 순회, (3) 개별화된 치료에 초점을 맞춘 순회이다. 기초자료가 수집된 후, 응급실은 하나의 순회 기법을 적용하기 위해 무작위로 설정되었다. 결과는 (1) 보이지 않은 남은 환자들, (2) 의사의 충고에서 멀어진 환자들(against medical advice, AMA), (3) 전반적인 치료와 통증 관리에 대해 만족하는 환자들, (4) 불빛을 이용한 호출, (5) 낙상, (6) 간호사실에서의 마주침을 포함한다. 순회 프로토콜은 보여짐 없이 남은 환자들 23.4%, AMA를 떠난 환자들 22.6%, 낙상 58.8%, 빛을 사용한 호출 34.7%, 간호사실 접근은 39.5%였다. 전반적인 관리와 통증 관리 환자 만족도는 향상되었다. 세 가지 순회 프로토콜 중 환자의 가장 중요한 기대에 따라 개별화된 환자 치료 전술을 통합한 것이 가장 개선된 결과를 얻었다.

실무 의의

즉각적인 직원의 반응은 환자 순회로 성취될 수 있는 환자 만족도의 중요한 구성 요소이다. 이 연구는 환자의 특정 요구 및 기대를 결정하고 환자 치료 환경에서 일어나고 있는 것을 이해하는 가치를 제시하였다. 간호관리자는 고객 관계 개선을 위한 변화를 수행하는 직원을 적극적으로 안내하고 지원할 필요가 있다.

과 몸부림 같은 서로 다른 관리 스타일을 가진다(Knafl et al., 2011). 가족의 관리 스타일을 이해하는 것은 환자와 그 가족의 변화하는 요구에 따라 유용한 중재를 제공할 수 있다.

간호사는 질의 검토 과정에서 품질 표시 또는 진료지침과 비교하여 고객치료의 질을 평가할 수 있다. 예를 들어, 특정 기관지 상태의 환자가 2일에 흉부 방사선 검사와 5일에 다른 검사를 요구하는 표준을 제시한다면, 모든 환자는 같은 수준의 치료를 받아야 한다. 욕창과 병원 획득 폐렴과 같은 병원 내 감염은 간호 질의 지표가 된다. NDNQI® 데이터는 병원 각 임상부서에서 간호사 민감성 질을 추적하는 데 사용될 수 있다. 간호관리자는 간호수행 시 직원에게 보고되는 모순, 누락과 도전에 대한 환경을 설정함으로써 모든 환자들이 적절한 치료를 보장받도록 하기 위한 뚜렷한 위치에 있다.

간호관리자는 환자를 옹호하기 위한 직원의 법적·윤리적·도덕적 책임을 인정하고 존중해야 한다. 만일 환자가 퇴원 전에 잘못된 약물을 투여받았다면, 환자에게 통지되어야 하며, 이러한 정보는 환자의 기록에 포함되어야 한다. 환자가 부작용이 있고 응급실로 복귀할 필요가 있는 경우, 기록은 진단을 돕고 신속한 치료로 기관을 용이하게 한다. 일부 국가에서는 심각한 오류에 대한 고객의 통지를 서면으로 요구한다. 비록 오류 감소를 위해 기관이 용이하게 오류 보고를 할 수 있도록 하는 시스템 변경의 노력에도 불구하고 조직의 리더에게 공개된 투약 오류로 직원이 방해를 받는다는 비난이 있다(Wagner, Harkness, Hébert, & Gallagher, 2013). 오류를 줄이고 환자의 안전을 증진하기 위해 문제 사례를 확인하는 것은 큰 도전이다. 리더십 위치에 있는 간호사는 받아들일 수 없는 또는 의심스러운 임상 및 조직의 사례를 보고 할 법적·윤리적 의무가 있다.

능숙한 관리자는 고객이 질을 정의하는 방법이 '전문가'가 정의하는 방법과 항상 일치하지 않을 수 있음을 안다. 질적인 보건의료와 질적 간호는 지불 능력 또는 사회적 수용에 의존하지 않는다. 좋은 치료는 고객의 경제적 상황과 관계없이 발생한다. 간호사는 고객들을 위한 권리의 보호자이다. 간호사는 역사적으로 가난하고 소외된 자들의 챔피언이었다. 이는 오늘도 다르지 않다.

교육

보건의료고객은 자신의 건강 요구를 위한 관리 방

법을 알 권리와 필요성이 있다. 간호사는 고객을 가르칠 의무가 있다. 환자 교육은 간호 실습 표준에 포함되어 있으며(ANA, 2010a), 국가 간호실무법의 전문 간호 정의에도 종종 포함되어 있다. 이미 명시한 바와 같이, 마그넷 인식프로그램 모델(Magnet Recognition Program® model)은 전문적 실무의 예시를 포함하며 교육자로서의 간호사 역할을 포함한다. 고객들은 자신의 건강상태와 치료계획에 대한 정보를 요구한다. 그들은 자신의 건강문제에 대한 정보를 받고, 자신의 건강 요구를 돌보는 데 참여하며, 자신의 건강문제에 대한 해결책을 찾는 데 기여할 권리가 있다. 교육은 환자들에게 발생하는 일의 조절과 자기결정권을 행사하고 정확한 결정을 내리고 현명한 선택을 하도록 권한을 부여한다. 지식은 힘이다. 지식을 공유하는 것은 결국 힘을 공유하는 것을 말한다. 환자에게 치료를 제공하는 간호사는 정보와 의사결정을 위한 환자의 선호도 뿐만 아니라 조직에서 제공하는 지역사회의 고유한 요구사항 또한 고려해야 한다. 예를 들어, 심근경색 후 환자와 파트너에 대한 연구에서 여성이나 젊은 환자와 파트너, 그리고 교육수준이 높은 환자와 파트너일 경우, 더 적극적인 의사결정이 이루어졌다(Nilsson, Ivarsson, Alm-Roijer, Svedberg, & the SAMMI-study group, 2013).

보건의료전달체계에서는 간호사가 고객을 가르치는 방법에 의해 고객은 영향을 받는다. 재원 기간 단축과 외래 환자의 간호제공 및 변화하는 환경은 시간과 자원의 효과적인 사용을 요구한다. 환자는 초기에 좀 더 독립적으로 자신의 건강을 관리할 수 있어야 한다. 기술 교육인 체험은 많은 경우에 요구된다. 퇴원 후 치료 계획에 대한 환자 이해에 대한 간호사의 인식은 환자 스스로가 인식하는 것과는 차이가 있다. 간호사들은 환자 자신이 보고한 것보다 훨씬 더 많이 환자들이 알고 있다고 인식할 수도 있다. 박스 20-4에서는 성공적인 환자 교육을 위한 3P를 보여준다.

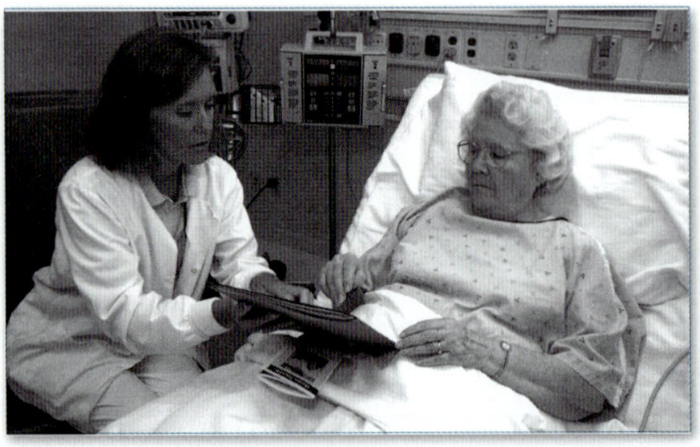

교육은 자기결정권을 행사하는 고객을 최대한 활용하도록 한다.

간호사들은 의료혜택에 취약한 사람(다른 인종이나 민족 집단, 여성, 아동, 노인, 농촌 거주자, 건강보험이 제한되거나 없는 사람, 낮은 건강지식 및 낮은 경제적 지위의 사람)을 가르치는 것에 민감해야 한다. 소외계층, 지식수준이 낮거나 영어를 잘 못하는 사람들은 의료혜택에 대한 기대가 낮으며, 그들에게 충분한 의료가 전달되지 않을 수 있다는 점을 고려해야 한다.

환자들은 언어 능력 때문에 도움 요청을 주저하기도 한다. 일부 보건의료기관은 환자의 학습 능력에 대해 평가하지만, 평가기준이 부족하여 적절한 교육을 도입하려는 간호사의 역할을 방해할 수 있다. 미국 인구조사국의 언어검사 질문이 사용될 수 있다. 영어 이외에 다른 언어를 집에서 사용하

박스 20-4 성공적인 환자 교육을 위한 3P

- **Philosophy(철학):** 환자 교육은 매우 긍정적인 결과를 가져올 수 있는 투자이다. 교육에 투자된 비용은 잘 사용된 것이다. 교육에 투자된 시간과 에너지 또한 유용하게 사용된 시간과 에너지이다.
- **Priority(우선권):** 교육은 중요하다. 질적인 간호는 항상 교육적인 요소를 가지고 있다. 정보를 가진 고객은 간호사를 통해 배움을 얻기를 원한다.
- **Performance(수행):** 임상 교육의 우수성은 간호사의 역량에 필수적이다. 간호사는 다양한 고객의 요구를 충족하기 위해 제공 기법 및 방법의 다양한 사용에 숙련되어야 한다.

는지에 대한 질문에 "예."라고 대답한다면, 영어를 얼마만큼 잘 말할 수 있는지에 대해서 아주 잘함, 잘함, 잘하지 못함, 전혀 못함으로 질문한다(Shin & Kominski, 2010). 문화 · 언어적 적절 서비스(Culturally and Linguistically Appropriate Services, CLAS)에 대한 국가 표준은 문화적 역량, 언어 서비스, 조직적 지원을 포함한다(Office of Minority Health, 2001). 영어를 잘 못하는 환자가 입원이나 퇴원할 때 전문 통역사를 이용할 수 없으면 재원기간이 현저하게 길어진다(Lindholm, Hargraves, Ferguson, & Reed, 2012). 간호관리자는 영어를 잘 못하는 환자를 위한 언어서비스 및 환자의 요구를 충족하기 위해 지속적인 직원 교육을 지원함으로써 문화적 · 언어적으로 적절한 치료를 위해 노력해야 한다.

교육은 단순하거나 복잡할 수 있다. 기본적이고, 업무 지향적인 행동을 가르치는 데 있어서, 간호사는 기초 자료, 단순 관계, 안내, 절차, 그리고 인과 관계를 사용한다. 만성질환 자가관리 교육 프로그램은 환자와 보건의료제공자 간의 협력을 통한 보건의료에 중요한 영향을 미칠 수 있다. 간호사들은 인터넷 지원, 건강 지도, 환자 안내, 원격서비스를 포함한 혁신 프로그램 모델에 관련되어 있다. 만성질환자와 가족은 질환 관리에 대한 폭넓은 교육을 필요로 할 것이다. 배움을 방해할 수 있는 요인을 고려해야 한다. 간호관리자는 직원이 환자 교육을 위한 자원을 가지고 효과적으로 교육하며 적절하게 기록하고, 환자의 치료 계획과 일치하는지를 확인해야 한다.

교육 자료는 읽기 쉬울 뿐만 아니라, 관련성 및 정확성이 있어야 하고, 정기적으로 업데이트되어야 한다. 또한 환자의 지식수준에 적합해야 한다. 노인 인구는 다른 연령대에 비해 낮은 건강정보이해능력을 가진 비율이 높은 편이다(Cutilli & Schaefer, 2011). 교육은 환자가 이해할 수 있는 수준으로 제공되어야 하며 목표에 대해 상호 동의가 있어야 한다. 'Teach-backs'는 환자에게 직접적으로 치료 관리 지침에 대한 주요 사항을 확인하는 것을 말하며, 이것은 이해도를 평가하고, 잘못된 정보를 수정하며, 교육을 강화하기 위해 사용될 수 있다. 콘텐츠 지식을 가지고, 고객의 선호도를 이해하며, 고객의 학습 능력을 충족하기 위해 정보를 개별화할 수 있다는 것은 질 높은 교육에서 매우 중요하다. 정보 제공 시 가족이 적절하게 포함되어야 한다. 교육은 간호사의 가장 긍정적인 경험 중 하나이며, 힘들지만 재미를 느낄 수 있고 보람있는 일이다.

간호과정은 단계적으로 교육에 적용될 수 있다(그림 20-1).

리더십

간호사는 21세기의 변화를 이끌어 가는데 의료에서 리더십을 제공하기에 적절한 사람이다. 의료에서 패러다임의 변화와 이에 대한 요구를 이해하는 것은 미래의 보건의료기관 조성에 참여할 간호관리자를 준비시킬 것이다. 간호관리자는 병동의 비전 및 사명에 따라 직원에 의해 제공되는 진료의 질에 영향을 준다. 그들은 고객 기반의 서비스 철학을 가지고 행동해야 한다. 모든 고객은 서로 다르다. 한 사람을 만족시킨다고 다른 사람을 모두 만족시키는 것은 아니다. 환자가 자신의 불만족스러운 치료에 대해 언급할 때 간호관리자는 문제해결뿐만 아니라 환자가 경험한 문제의 유형을 이해하고, 이를 해결하기 위한 전략을 제시할 수 있다. 지도자로서 성공은 개방성과 유연성을 요구한다. 지도자는 일을 잘할 뿐만 아니라, 옳은 일을 하며, 후배들에게 효과적인 역할 모델이 되어야 한다. 또한, 리더십은 통제 능력과 변화에 대한 인내를 가져야 한다. 변화는 어떠한 보건의료환경에서든지 존재하는 과정이다. 급변하는 환경, 비용조절에 대한 압박, 기술, 과학, 정보의 발전이 있

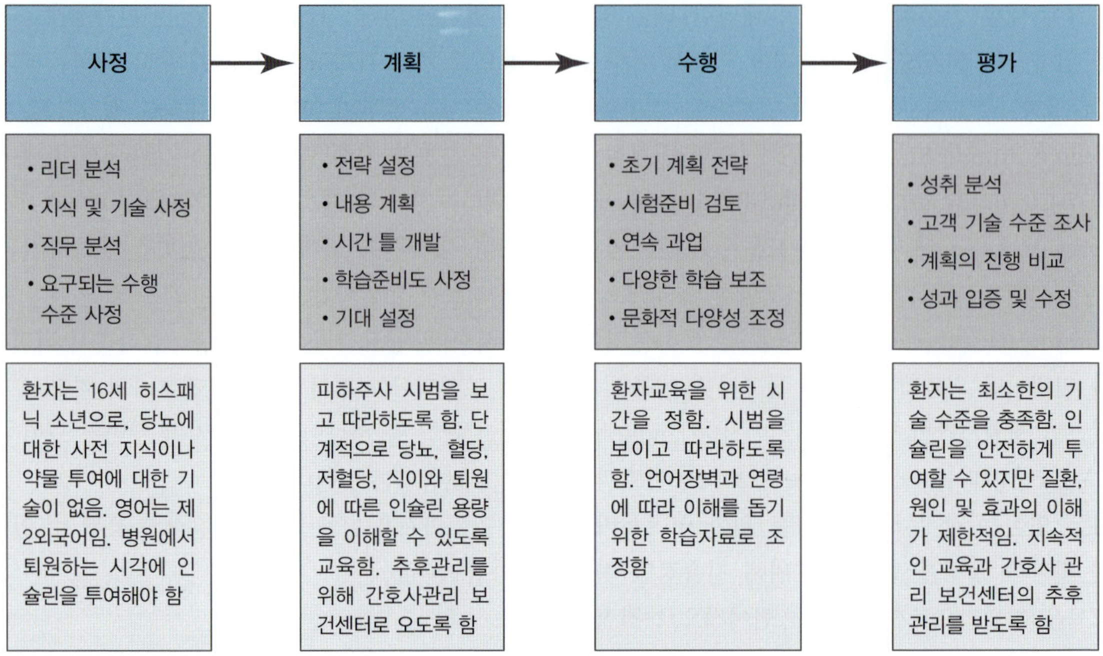

그림 20-1 교육에 간호과정 적용

을 때, 간호관리자는 새로운 형태의 신념, 행동 및 기술이 요구된다.

환자결과와 치료의 표준, 근거기반실무는 큰 주목을 받고 훨씬 더 대중의 감시를 받고 있다. 의료 개혁은 비용 조절과 질 관리 규정에 초점을 맞추고 있다. 전문직으로서의 간호는 간호사에 의해 제공되는 서비스의 가치를 나타낼 수 있는 사례를 만들 필요가 있다.

관리자는 모든 과정의 직접적인 통제를 포기할 수 있어야 한다. 직원은 고객과 직원 간의 상호작용에서 통제 상황이나 의사결정을 내려야 하는 경우에 사용할 수 있는 권한이 지원되어야 한다. 통제를 포기하는 것은 위험을 기꺼이 감수하고 다른 사람의 수행능력에 대한 믿음을 갖는 것을 포함한다.

개인의 우수성과 관련된 리더십 행동은 다음과 같다.

- 전문가에게 업무 이상의 더 많은 영향력 허용
- 직원에게 새롭고 다양한 기술을 배울 수 있는 기회 제공
- 성공에 대한 인식과 보상 및 성공의 부재에 대한 위로 제공
- 각 개인의 중요성과 자신의 기여 가치에 동기를 부여하고 믿음 부여

리더의 역할은 근로자가 일에 대한 열정을 가지도록 하고 성공적으로 업무에 기여할 수 있도록 만드는 것이다. 이것은 Aiken, Clarke와 Sloane (2002)의 세미나에 의해 지지를 얻었다. 이들은 간호사 인력과 간호에 대한 경영 및 조직의 지원이 환자 치료에 대한 질 향상의 핵심이라는 것을 지적했다.

고객 중심

우리는 능숙한 일과 열정을 느끼는 일에 최선을 다한다. 올바른 일에 올바른 사람이 배치되는 것은 중요하다. 오늘날 보건의료기관이 각 직원에게 요구하는 것은 최대한의 기여이다. 리더는 직원의 기여에 대한 승패의 표준을 설정하는 사람이기 때

직원	기술 수준	헌신 정도	제안된 활동
(1) A 간호사	• 높은 기술 능력 • 다른 사람들을 가르칠 능력 • 빠른 학습력 • 대인관계기술 요구	• 지루해함 • 할당된 것만 수행함 • 열정 없음 • 무슨 변화이든 비평함	• 전문적 강점을 사용하여 도전 위탁 • 다른 사람을 가르칠 계획이 발생하는 상황을 제공 • 계획: B 간호사와 팀 배정
(2) B 간호사	• 6개월의 기초 후 과정 이수 • 빠른 학습력 • 전문적 기술이 느림 • 기술에 대한 감독 필요 • 대인관계 기술 우수	• 업무에 흥미 가짐 • 새로운 경험 요구함 • 새로운 아이디어 수락함 • 다른 사람을 도우려는 자원 봉사자	• 전문적 기술 향상 • 안전하고 성공적인 학습 경험 계획 제공 • 계획: A 간호사와 팀 배정
(3) C 간호사	• 보통의 전문적 역량 • 최고의 업무 능력 • 동료 교육에 관심 없음 • 대인관계 기술 좋음	• 불안, 산만함 • 변화를 기대함 • 새로운 아이디어 수락함 • 그룹 외 활동에 자기 헌신함	• 독자적인 프로젝트 설정 (예: 단위 연구 아이디어) • 기술 향상을 위한 몇 가지 특별한 전문적 훈련 제공
(4) D 간호사	• 높은 수준의 전문적 기술 • 남을 돕는 일을 즐김 • 우수한 대인관계 기술 • 도전을 기대함	• 팀 플레이어 • 그룹의 복지에 관심 • 부족한 실무자 비난 • 변화를 위한 치어 리더 역할	• 단위 활동을 계획 및 수행에 대한 의지와 그룹 기술을 이용함(예: 서비스 교육 출시, 개방병동 등)

그림 20-2 직원 사정도구의 예

문에, 각 직원이 자신의 기술 수준과 기여 수준이 어떤지, 최대 기여에 도움을 주기 위해 무엇을 할 수 있는지를 신중하게 사정하는 것이 중요하다. 그림 20-2는 완성된 직원 사정도구의 예이다. 간호관리자는 직원에 대한 유사한 정보를 수집할 수 있다. 이후에 정보는 직원 개발 계획을 수립하는 데 사용될 수 있다. 직원은 리더가 자신의 복지에 진심으로 관심을 가지고 있음을 알게 될 때, 고객의 요구에 부응하기 위해 그들의 시간, 에너지, 재능을 사용할 수 있다. 잘 관리되고 보살핌을 받은 직원은 고객을 더 잘 관리하고 보살핌을 줄 것이다.

> **연습 20-7**
> 소그룹을 만든 후 직원 사정도구를 이용하여 각 그룹의 구성원을 사정해본다(그림 20-2).

결론

고객은 우리 케어의 중심에 있으며, 전문직에 필요한 요건은 고객이 있어서 갖추게 된다. 견고한 관계를 맺기 위한 우리의 능력이야말로 사람들이 필요로 하는 치료와 가치를 강화시키도록 한다. 고객은 간호지도자와 관리자가 직면한 서비스 요구를 질적인 관점에서 어떻게 도움을 주는지에 민감한 관심을 가진다.

해결방안

부원장은 즉시 트리아지 간호사(triage nurse)와 간호관리자를 만났다. 간호관리자는 당황했는데 그녀의 방문결과가 불만을 해소하지 못했다는 것을 알았기 때문이다. 부원장은 트리아지 간호사에게 동일한 프로필을 가진 사람을 다르게 접근했는지를 물었다. 그녀의 즉각적인 대답은 "아니오."였다.

그녀는 흉통을 사정하기 위한 프로토콜은 성별 편견이 없이 잘 설계되고 매우 객관적이지만, 성별 편견과 관련된 연구 근거를 인식하는 직원이 있다고 진술했다. 부원장은 간호관리자와 트리아지 간호사의 승인 하에 환자의 남편을 회의에 참석시켰다. 남편과 간호사는 환자 분류(triage) 중 발생한 사건의 시나리오와 대화 특히, 트리아지 간호사가 즉각적인 주의에 대한 그의 요청을 묵살했다는 남편의 인식에 대해 이야기했다. 그들은 남편이 "그녀는 정말 스스로 알아챘어야 하나요?"라고 말할 수도 있다는 것에 동의했다. 트리아지 간호사는 그의 진술을 즉각적인 조치에 대한 요청으로 해석하지 않았다. 각자는 오해가 발생했던 것을 깨달았다. 또한, 간호사는 성적 편견에 대한 남편의 관심에 반응했다. 그녀는 순환기 전문가, 윤리학자 및 기타 보건의료 전문가들이 검토되었을 뿐 아니라 의학 문헌에 성별의 편견 없음을 보장하는, 흉통사정 프로토콜을 승인한 정보가 있었다고 설명하였다.

이 상황은 개방된 의사소통에 의해 해결되었다. 그 결과는 '서비스 회복'을 이끌 수도 있다. 이 사건에서 배울 수 있는 몇 가지 중요한 점이 있다.

- 효과적인 의사소통은 성공을 위해 중요하다. 명확한 설명은 항상 극심한 정서 상황에서 적합하다. 적극적인 경청은 효과적인 의사소통의 필수적인 구성요소이다.
- 환자의 상황과 환경에서 상상해본다.
- 잘못된 의사소통과 관련된 평가 및 해결에 관계된 사람을 참여시킨다.
- 보건의료 관행, 정책 및 절차는 새로운 지식을 반영하도록 업데이트되어야 한다.
- 고객들은 점점 건강관리에 대한 지식이 증가한다. 따라서 기대 수준은 높아지고 대중의 신뢰를 유지하는 것은 큰 관심사가 되고 있다.
- 리더십은 고객 만족의 관점에서 행동에 대한 기대를 위해 직원교육에 열정을 가져야 한다.

– *Suzanne Freeman*

이러한 해결방안이 당신에게 적절한 접근법인가? 그 이유는 무엇인가?

근거

간호사들은 기관의 '얼굴'이며, 큰 명성을 가진 것으로 인식되기도 한다. 그들은 가장 신뢰받는 전문가로 보이고 있다. 또한, 보건의료 서비스 제공자에 대한 신뢰는 대인관계기술과도 관련이 있다. 이 중요한 기술은 환자의 참여를 통해 치료의 결과를 개선하는 것에 기여하고 있다.

환자들은 존중과 배려로 공정하게 치료받기를 원한다. 치료에 대한 그들의 인식은 개인적 요구와 선호에 초점을 맞춘 관리에 의해 영향을 받는다. 또한, 환자는 높지 않은 품질의 치료에도 만족을 느낄 수 있다. 환자 만족도는 치료 품질의 핵심 지표이다. 더 아픈 환자일수록 진료의 질에 만족감을 덜 느낀다.

미국 성인의 절반 이상은 건강정보를 사용하고 이해하는 데 어려움이 있다. 또한, 응급실이나 병원에서 퇴원한 많은 환자들은 집에서 자신을 관리할 준비가 되어 있지 않다. 의도적인 퇴원 계획임에도 불구하고 이러한 일이 발생한다.

체크리스트

시간이 변함에 따라 간호관리자의 역할도 변화한다. 지역사회, 가정, 병원, 외래환자 환경에서 보건의료의 동향은 질적이고 비용 효과적인 간호 관리를 제공하는 방법에 대한 새로운 시각을 가지도록 한다. 환자들은 자신의 치료에 참여해야 하며, 서비스 중심의 간호사가 그들을 지지하는 교사, 지지자, 지도자가 되기를 요구한다. 이러한 다양한 환경에서 제공되는 치료의 관리는 유연하고 창조적인 기술의 사용을 요구한다. 건강관리 개혁의 수행은 간호사가 중요한 기여를 할 수 있는 영역, 환자중심의 치료 및 관리 조정을 강조하는 현상이 증가할 것이다. 핵심은 환자를 중심으로 문화적으로 능숙한 간호를 제공해야 한다는 것이다.

- 관계
    - 고객 관점
        - 건강정보이해능력
    - 보건의료제공자–보건의료고객 관계
    - 기관–고객 관계
    - 간호사–고객 관계
- 서비스
- 옹호
- 교육
- 리더십
    - 고객 중심

고객의 관심을 촉진하기 위한 조언

- 환자에게 당신을 소개할 때 이름과 직급을 말한다.
- 환자의 가장 중요한 관심사에 대해 질문한다.
- 당신의 관리 목적을 설명한다.
- 다음에 일어날 일에 대해 설명한다.
- 당신이 돌아올 것으로 예상되는 때를 환자에게 말한다.
- 환자에게 추가 질문이 있는지 질문한다.
- 정중한 태도로 환자의 우려 사항이나 부정적인 경험을 인정한다.
- 스스로에게 질문해본다. 당신의 결정이 당신 자신을 위한 것인가? 아니면 가족을 위한 것인가?

REFERENCES

Agency for Healthcare Research and Quality (AHRQ). (2012, June 27). The CAHPS *improvement guide: Practical strategies for improving the patient care experience*. Retrieved February 16, 2014, from, www.cahps.ahrq.gov.

Aiken, L. H., Clarke, S. P., & Sloane, D. M. (2002). Hospital staffing, organization, and quality of care: Cross-national findings. *Nursing Outlook, 50*, 187-194.

American Nurses Association (ANA). (2001). *Code of ethics for nurses with interpretive statements*. Washington, DC: Author.

American Nurses Association (ANA). 2010a. *Nursing: Scope and standards of practice* (2nd ed.). Silver Spring, MD: Nursesbooks.

American Nurses Association (ANA). 2010b. *Nursing's social policy statement: The essence of the profession* (3rd ed.). Silver Spring, MD: Nursesbooks.

American Nurses Association (ANA). (n.d.). NDNQI: *Transforming data into quality care*. Silver Spring, MD: Author. Retrieved February 17, 2014 from http://www.nursingworld.org/ndnqi2.

Bu, X., & Jezewski, M. A. (2007). Developing a mid-range theory of patient advocacy through concept analysis. *Journal of Advanced Nursing*, 57, 101–110.

Buerhaus, P. I., DesRoches, C., Applebaum, S., Hess, R., Norman, L. D., & Donelan, K. (2012). Are nurses ready for healthcare reform? A decade of survey research. *Nursing Economic$, 30*(6), 318–329.

Centers for Medicare and Medicaid Services. (2012). *HCAPHS: Fact sheet*. Retrieved February 16, 2014 from, www.hcahpsonline.org/Facts.aspx.

Chang, C. S., Chen, S. Y., & Lan, Y. T. (2013). Service quality, trust and patient satisfaction in interpersonal-based medical service encounters. *BMC Health Services Research, 13*, 22. http://dx.doi.org/10.1186/1472–6963–13–22.

Cochran, V. Y., Blair, B., Wissinger, L., & Nuss, T. D. (2012). Lessons learned from implementation of postdischarge telephone calls at Baylor Health Care System. *Journal of Nursing Administration, 42*(1), 40–46.

Cosgrove, D. M., Fisher, M., Gabow, P., Gottlieb, G., Halvorson, G. C., et al. (2013). Ten strategies to lower costs, improve quality and engage patients: The view from leading health system CEOs. *Health Affairs, 32*(2), 321–327.

Cutilli, C. C., & Schaefer, C. T. (2011). Case studies in geriatric health literacy. *Orthopedic Nursing, 30*(4), 281–285.

Engel, K. G., Buckley, B. A., Forth, V. E., McCarthy, D. M., Ellison, E. P., Schmidt, M. J., et al. (2012). Understanding emergency department discharge instructions: Where are knowledge deficits greatest? *Academic Emergency Medicine, 19*(9), E1035–E1044.

Flaskerud, J. (2007). Cultural competence: What is it? *Issues in Mental Health Nursing, 28*, 121–123.

Fox, S., & Duggan, M. (2013, January 28). *Tracking for health*. Washington, DC: Pew Research Center"s Internet & American Life Project. Retrieved February 17, 2014 from, http://pewinternet.org/Reports/2013/Tracking-for-Health.aspx.

Gallup® Politics. (2013, December 16). *Honesty and ethics rating of clergy slides to new low: Nurses again top list; lobbyists are worst*. Retrieved February 18, 2014 from, www.gallup.com/poll/166298/honesty-ethics-rating-clergy-slides-new-low.aspx.

Gokenbach, V., & Drenkard, K. (2011). The outcomes of Magnet environments and nursing staff engagement: A case study. *Nursing Clinics of North America, 46*(1), 89–105.

Hendren, R. L. (2011, September 6, 2011). *10 ways to help nurse improve patient satisfaction*. HealthLeaders Media. Retrieved February 19, 2014 from, www.healthleadersmedia.com/page-3/NRS-270551/10-Ways-to-Help-Nurses-Improve-Patient-Satisfaction##.

Hibbard, J. H., & Greene, J. (2013). What the evidence shows about patient activation: Better health outcomes and care experiences; fewer data on costs. *Health Affairs, 32*(2), 207-214.

Hobbs, J. L. (2009). A dimensional analysis of patient-centered care. *Nursing Research, 58*, 52–62.

Knafl, K., Deatrick, J. A., Gallo, A., Dixon, J., Grey, M., Knafl, G., et al. (2011). Assessment of the psychometric properties of the family management measure. *Journal of Pediatric Psychology, 36*, 494–505.

Koh, H. K., Brach, C., Harris, L. M., & Parchman, M. L. (2013). A proposed 'Health Literate Care Model' would constitute a systems approach to improving patients' engagement in care. *Health Affairs, 32*(2), 357–367.

Lake, E. T., Shang, J., Klaus, S., & Dunton, N. E. (2010). Patient falls: Association with hospital Magnet status and nursing unit staffing. *Research in Nursing and Health, 33*(5), 413–425.

Larsson, I. E., Shalsten, M. J. M., Segesten, K., & Plos, K. A. E. (2011). Patients" perceptions of nurses' behavior that influence patient participation in nursing care: A critical incident study. *Nursing Research and Practice*, Article ID 534060.

Leebov, W. (2008). Beyond customer service: Use these 5 message points to adapt principles of customer service to patient care. *The American Nurse Today, 3*(1), 21–23.

Lindholm, M., Hargraves, J. L., Ferguson, W. J., & Reed, G. (2012). Professional language interpretation and inpatient length of stay and readmission rates. *Journal of General Internal Medicine, 27*(10), 1294–1299.

McLeod, L. A. (2013). Patient transitions to outpatient: Where are the risks? Can we address them? Journal of Healthcare Risk Management, 32(3), 13–19.

National Priorities Partnership. (2011). *Input to the Secretary of Health and Human Services on priorities for the national quality strategy*. National Priorities Partnership. Retrieved February 12, 2013 from, www.qualityforum.org/Setting_Priorities/NPP/Input_into_the_National_Quality_Strategy.aspx.

National Quality Forum. (2010, October). *Care coordination. Quality connections*. Retrieved February 11, 2013 from, www.qualityforum.org/Publications/2010/10/Quality_Connections__Care_Coordination.aspx.

Newhouse, R. P., Stanik-Hutt, J., White, K. M., Johantgen, M., Bass, E. B., Zangaro, G., et al. (2011). Advanced practice nurse outcomes 1990-2008: A systematic review. *Nursing Economic$, 29*(5), 230–250 quiz 251. Review.

Nielson-Bohlman, L., Panzer, A. M., & Kindig, D. A. (Eds.). Committee on Health Literacy, Board on Neuroscience and Behavioral Health, Institute of Medicine. (2004). *Health literacy: A prescription to end confusion*. Washington, DC: National Academies Press.

Nilsson, U. G., Ivarsson, B., Alm-Roijer, C., Svedberg, P., & the SAMMI-study group (2013). The desire for involvement in healthcare, anxiety and coping in patients and their partners after a myocardial infarction. *European Journal of Cardiovascular Nursing, 12*(5), 461–467.

Office of Minority Health. (2001). *National standards for culturally and linguistically appropriate services in health care (CLAS)*. Washington, DC: U.S. Department of Health and Human Services. Retrieved February 18, 2014 from, www.thinkculturalhealth.hhs.gov.

Office of Minority Health. (2005). *What is cultural competency?* Retrieved February 19, 2013 from, http://minorityhealth.hhs.gov/templates/browse.aspx?lvl=2&lvlID=11.

Perlow, E. (2010). Accessibility: Global gateway to health literacy. *Health Promotion Practice, 11*, 123–131.

Rathert, C., Brandt, J., & Williams, E. S. (2012). Putting the 'patient' in patient safety: A qualitative study of consumer experiences. *Health Expectations, 15*(3), 327–336.

Reed, M. E., Graetz, I., Fung, V., Newhouse, J. P., & Hsu, J. (2012). In consumer-directed health plans, a majority of patients were unaware of free or low-cost preventive care. *Health Affairs, 31*(12), 2641–2648.

Schram, A. P. (2012). The patient-centered medical home: Transforming primary care. *Nurse Practitioner, 37*(4), 33–39.

Shaller, D. (2007, October). *Patient-centered care: What does it take?* New York: The Commonwealth Fund.

Shin, H. B., & Kominski, R. A. (2010). *Language use in the United States; 2007, American Community Survey reports, ACS-12*. Washington, DC: U.S. Census Bureau.

Smith, M., Saunders, R., Stuckhardt, L, McGinnis, J. M. (Eds.), Committee on the Learning Health Care System in America. (2012). *Best care at lower cost: The path to continuously learning health care in American*. Washington, DC: National Academies Press.

The Leapfrog Group. (n.d.). *The Leapfrog Group: Fact sheet*. Retrieved February 17, 2014 from http://www.leapfroggroup.org/about_leapfrog/leapfrog-factsheet

The Quality Patient Experience. (2012). *Nurse patient relationship is central to patient satisfaction*. Retrieved February 15, 2013 from, www.quality-patient-experience.com.

Tocher, J., Rodgers, S., Smith, M. A., Watt, D., & Dickson, L. (2012). Pain management and satisfaction in postsurgical patients. *Journal of Clinical Nursing, 21*(23–24), 3361–3371.

U.S. Department of Health & Human Services. (2010). *Healthy People 2020: Health communication and health information technology*. Retrieved February 11, 2013 from, www.healthypeople.gov/2020/topicsobjectives2020/overview.aspx?topicid=18.

U.S. Department of Health & Human Services, Office of Disease Prevention and Health Promotion. (2010). *National action plan to improve health literacy*. Washington, DC: Author.

Wagner, L. M., Harkness, K., Hébert, P. C., & Gallagher, T. H. (2013). Nurses' disclosure of error scenarios in nursing homes. *Nursing Outlook, 61*(1), 43–50.

World Health Organization. (2011). *Global status report on noncommunicable disease 2010*. Geneva: WHO Press.

Yoder-Wise, P. S. (2010). More serendipity: The Winkler County trial. *The Journal of Continuing Education in Nursing, 41*, 147.

Zickuhr, K., & Smith, A. (2012, April 13). *Digital differences*. Washington, DC: Pew Research Center's Internet & American Life Project. Retrieved February 11, 2013 from, http://pewinternet.org/Reports/2012/Digital-differences.aspx.

SUGGESTED READINGS

Clark, P. A. (2006). *Patient satisfaction and the discharge process: Evidence-based best practices.* Marblehead, MA: Opus Communications.

Curley, M. A. (2007). *Synergy: The unique relationship between nurses and patients*. Indianapolis: Sigma Theta Tau International, Center for Nursing Press.

Duncan, J., Montalvo, I., & Dunton, N. (2011). *NDNQI case studies in nursing quality improvement*. Silver Spring: Nursesbooks.org.

Hark, L., & DeLisser, H. (2009). *Achieving cultural competency: A casebased approach to training health professionals*. New York: Wiley.

Laviest, T. (2005). *Minority populations and health: An introduction to health disparities in the United States*. Hoboken, NJ: Jossey-Bass.

Leebov, W. (2008). *Wendy Leebov's essentials for great patient experiences: No-nonsense solutions with gratifying results*. Chicago: American Hospital Association.

Mackoff, B. L. (2010). *Nurse manager engagement: Strategies for excellence and commitment*. Boston: Jones & Bartlett.

Press, I. (2005). *Patient satisfaction: Understanding and managing the experience of care* (2nd ed.). Baltimore, MD: Health Administration Press.

Studer, Q., Robinson, B. C., & Cook, K. (2010). *The HCAHPS handbook: Hardwire your hospital for pay-for performance success*. Gulf Breeze, FL: Fire Starter Publishing.

INTERNET RESOURCES

Agency on Healthcare Research and Quality Information for Consumers and Patients. www.ahrq.gov/consumer/.

Cultural Diversity in Health Care. www.ggalanti.org.

Cultural Diversity in Nursing. www.culturediversity.org/.

Department of Health and Human Services. www.healthfinder.gov.

Health Canada. www.hc-sc.gc.ca/index_e.html.

Health on the Net Foundation. www.hon.ch.

Hospital Compare. www.medicare.gov/hospitalcompare.

Institute of Medicine. www.iom.edu.

Medline Plus: Trusted health information for you. www.nlm.nih.gov/medlineplus/.

National Database of Nursing Quality Indicators. www.nursingquality.org/.

National Health Information Center, U.S. Department of Health and Human Services. http://healthfinder.gov/.

National Institutes of Health, Health Information. http://health.nih.gov/.

Office of Minority Health. www.omhrc.gov.

The Quality Patient Experience. www.quality-patient-experienc

Think Cultural Health. www.thinkculturalhealth.hhs.gov/.

World Health Organization. www.who.int.

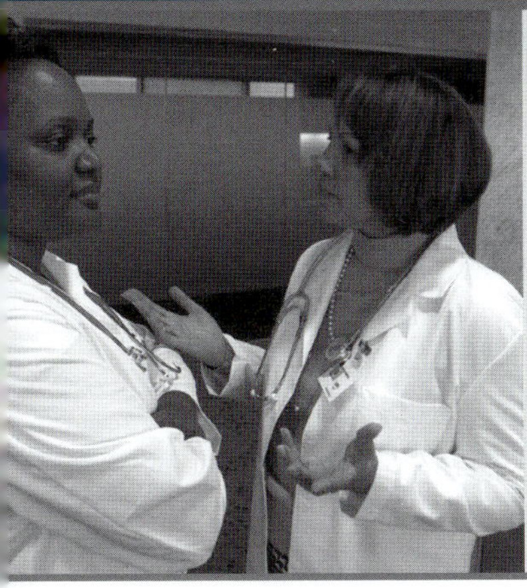

CHAPTER

21

갈등: 최첨단 변화

Conflict: The Cutting Edge of Change

적절한 갈등관리 전략은 전문적인 간호실무에 필수적이다. 직장에서 일어나는 갈등은 해소되기 어렵기 때문이다. 갈등을 해결하려면, 간호관리자는 특정 문제의 본질을 결정할 수 있어야 한다. 각 상황에 대한 적절한 접근 방식을 선택하고 행동의 과정을 구현해야만 한다. 이 장은 갈등 해결을 위한 효과적인 전략을 제공함으로써 갈등을 다루는 간호관리자의 능력을 극대화하는 데 초점을 맞추고 있다.

학습성과

- 인지된 실제적인 갈등의 특성과 근원을 결정하기 위해 갈등과정모델을 사용한다.
- 갈등 접근 방식을 사정하고 미래의 갈등해결을 더 효과적으로 처리한다.
- 잠재적이고 실제적인 상황에 가장 적합한 5가지 갈등 접근법을 결정한다.
- 발생할 수 있는 측면 폭력과 따돌림을 예방할 수 있는 갈등관리기술을 확립한다.

핵심용어

- 수용(accommodating)
- 회피(avoiding)
- 따돌림(bullying)
- 협력(collaborating)
- 경쟁(competing)
- 타협(compromising)
- 갈등(conflict)
- 수평적 폭력(horizontal violence)
- 개인 간 갈등(interpersonal conflict)
- 개인적 갈등(intrapersonal conflict)
- 측면 폭력(lateral violence)
- 중재(mediation)
- 협상(negotiating)
- 조직 갈등(organizational conflict)

도전

Miranda J. Kennedy, BSN, RN, CCRN
Staff Nurse, Medical Surgical Intensive Care Unit, Presence Saint Joseph"s Medical Center, Joliet, Illinois

내가 복도를 걷고 있을 때 내 환자의 아내가 소리치는 것을 들었다. "Miranda, 빨리 여기로! 재발이야!" 나는 발한과 저혈압이 있는 환자를 보기 위해 병실로 뛰어갔지만 그는 계속 고통스러워하고 있었다. 즉시 다른 주임간호사를 호출했는데 병동 내에 다른 바쁜 일이 있다고 응답했다. 병동이 바쁜 날이었다. 나는 다른 2명의 환자에게 투약을 하고 베이비시터가 필요한 환자를 관찰해야 했다. 주임간호사는 바빴다. 지원부서 간호사가 도움이 필요한 병실로 왔다. 우연히 근처에 있던 의사가 2명의 임상간호사와 함께 신속히 대응했다. 우리가 무슨 일이 발생했는지 검토하고 있는 동안, 의사는 환자에게 아침에 제공된 약물과 오전 8시 당시의 의식과 증상들을 물었다. 내가 환자의식을 관찰하고 있을 때 지원부서 간호사가 나에게 "환자에게 모든 약을 주기 전에 혈압을 측정했나요?"라고 물었다.

당신이 이 간호사라면 어떻게 하겠는가?

도입

갈등(conflict)은 잠재적인 해를 주거나 해의 원인이 되는 개인이나 집단 안에서의 가치나 신념의 불일치이다. Folger, Poole과 Stutman(2012)은 갈등은 호환성과 간섭의 가능성을 인식하는 상호의존적인 사람들 간 상호작용의 결과라고 하였다. 갈등은 변화를 위한 촉매이고 해롭거나 유익한 효과를 자극할 수 있는 가능성이 있다. 갈등이 제대로 이해되고 관리된다면, 긍정적인 결과와 주변 실무환경에 도움을 줄 수 있다. 하지만 갈등을 방치하는 경우, 개인과 조직 모두에 부정적인 영향을 미칠 수 있다(Scott & Gerardi, 2011a, 2011b; Wright, 2011). 전문적인 실무환경에서 간호사 간의 해결되지 않은 갈등은 직무 불만족, 결근, 이직의 결과를 낳는다. 간호사가 간호 질 개선을 위해 노력하는 병원은 환자의 불만이 낮다(McHugh, Kutney-Lee, Cimiotti, Sloane, & Aiken, 2011; Wright, 2011). 성공적인 조직은 갈등해결을 위해 사전에 필요성을 예측하고 전 직원에게 적용할 통합된 갈등해결 전략을 개발하는 데 혁신적이다(Brinkert, 2010).

갈등은 때때로 긍정적인 역할을 할 수도 있고 적절하게 해결될 때 전략적 도구가 될 수 있다. 조직 갈등을 집필한 초기 저자들(예: Blake & Mouton, 1964; Deutsch, 1973)은 갈등은 조직을 성장시키고, 독창성과 변화를 자극하기 때문에 갈등의 완전한 해결을 원하지 않을 수도 있음을 주장했다. 조직의 갈등관리 개념에 대한 독창적 작업은 갈등이 조직의 목표 달성, 직원의 응집력, 조직의 변화 촉진을 위해 필요하고, 창의적인 문제해결 및 상호 이해에 기여함을 시사했다. 보통 수준의 갈등은 질적인 아이디어 생성과 팀 구성원들 간의 응집력 촉진을 통하여 조직의 성공에 기여한다(Almost, 2006). 갈등 없는 조직은 변화가 없는 특징을 가지며 대조적으로, 갈등의 최적 수준은 창의력, 문제해결의 분위기, 강한 팀 정신, 그리고 근로자의 동기 부여를 생성하게 된다. 협업치료 결정에 근거한 주의 깊은 조사와 전문 지식을 결합하게 될 때, 협업팀의 갈등은 더 나은 환자치료의 결과가 될 수 있다(Tschannen, Keenan, Aebersold, Kocan, Lundy, & Averhart, 2011).

보건의료환경이 복잡해짐에 따라 환자의 안전에 영향을 미치는 간호제공자의 스트레스와 해결되지 않은 갈등이 유발된다. 간호사의 책임은 다양한 전문적 역할을 필요로 하는 임상현장과 복잡하고 수시로 변화하는 환자의 요구에 의해 부여되며, 갈등은 이러한 환경 내에 존재한다(Brinkert, 2010). 보건의료제공자는 제한되고 고령화된 인력에 대한 요구의 증가, 가용 자원의 감소, 질병의 중증도 증가, 일부 보험 환자의 증가 그리고 임상환경의 시대적인 변화 등으로 인해 높은 수준의 스트레스에 노출되어 있다. 다양한 직원, 간호사 대 환자 수의 증가, 시기적절한 의사결정에 대한 압박감과 신분 차이 등으로 인해 보건의료제공자 간의 갈등은 불가피하고 혼재되어 있다(Wright, 2011). 좋은 간호 환경에서 간호사가 일하는 경우보다 긍정적인 업무경험과 질적 간호에 대한 문제의 발생이 낮다고 보고된다. 전문가 간의 협력은 효과적인 의사소통이 장점이며, 착오를 줄이고 환자 진료를 향상시키는 주요 요인이다(Tschannen et al., 2011). 또한, 간호사-의사 관계가 좋은 병원은 치료 결과의 질 향상에 결정적인 보다 나은 간호사와 환자성과, 간호사와 의사 간의 협력 및 갈등해결 등과 관련이 있다(Aiken et al., 2012).

스트레스와 갈등의 성공적인 관리에 중요한 요소는 실무환경 내에서의 상황을 좀 더 이해하는 것이다. 보건의료에 포함된 다양한 사람들은 갈등을 자극할 수 있지만, 아직 환자 치료의 필요를 충족하기 위한 공동 목표는 갈등해결을 위한 견고한 기반을 제공한다. 간호는 주로 여성 직업으로 간주되기 때문에, 초기 갈등해결 전략으로 회피, 수용을 사용하여 기여할 수 있다. 그러나 한 연구에서는 의사와 간호사는 모두 갈등을 처리하기 위한 주요 전략으로 회피를 사용하는 것 같다고 밝혔다(Kaitelidou et al., 2012). 회피와 수용에서 보여지는 진부한 자기 희생적인 행동은 간호의 이타적인 특성에 의해 강력한 지지를 받는다. 회피는 스트레스가 높은 시기에 적합할 수 있지만, 남용하면 간호사의 복지 및 간호업무의 중요성을 알리는 데 위협이 될 수 있다.

갈등의 유형

갈등은 일상생활의 일부임을 인식하고 갈등관리 전략을 터득하고 전반적인 복지, 개인 및 전문가로 성장함에 있어 필수적이다. 갈등을 더 정확하게 분석할수록 더 많은 것이 해결되기 때문에, 특정 상황에 있는 갈등의 유형을 결정하기 위한 요구가 있다. 갈등은 개인적 갈등, 개인 간 갈등, 조직 간 갈등의 세 가지의 광범위한 범주에서 발생하게 된다.

개인적 갈등(intrapersonal conflict)은 자기 자신의 감각과 가능성이 보이는 방식으로 생각하고 행동할 필요가 있을 때 개인 내에서 발생한다. 윤리적 기준과 가치를 통해 생기는 갈등에 대한 질문을 자주 접하게 된다. 간호사가 미래에 무엇을 할 것인지 결정할 때(예: "나는 높은 학위를 추구하기를 원하는가, 아니면 지금 가족을 꾸릴 것인가?"), 즉, 개인과 전문성의 우선순위 사이에서 갈등이 발생한다. 몇 가지 이슈에는 현 상태를 안정적으로 유지하는 것에 대한 갈등이 존재한다(예: "나는 담당 신규간호사가 스스로 야간 근무를 좋아한다는 것을 알고 있다. 내가 정말로 그에게 프리셉터가 되기 위해서 주간 근무로 변경을 요청한다면 그가 좋다고 할까?"). 필요할 때 사람들이 직면하는 위험 감수(예: "나는 최근 집담회에서 배웠던 것을 실무에 적용함으로써 발생하는 변화가 병동관리를 위태롭게 하지는 않을까?")는 개인적 갈등을 유발하고, 다른 사람에게 영향을 미치기 때문에 개인 간 갈등으로 이어질 수 있다.

개인 간 갈등(interpersonal conflict)은 가장 흔한 형태의 갈등이다. 환자, 가족, 간호사, 의사, 그리고 다른 부서의 구성원 간에도 발생한다. 갈등은 의견의 차이, 업무순서 또는 다른 사람과의 해결 방식의 차이에 초점을 두고 발생한다. 관리자는 간호사 간의 근무계획 갈등이나 담당해야 할 환자의 수를 둘러싼 문제를 해결해야 하는 경우가 있다. 보건의료팀의 구성원은 특이한 질병을 치료하는 경우, 가장 좋은 치료법에 대해 논쟁하기도 하거나, 환자와 가족에게 질병에 대한 정보를 어디까지 알려주어야 하는지에 대한 다른 의견을 가지기도 한다.

조직 갈등(organizational conflict)은 정책, 절차, 직원 행동 강령 또는 행동의 허용 기준과 의사소통 패턴에 불일치가 존재할 때 발생한다. 일부 조직갈등은 직원의 계층구조, 역할분담과 관련이 있다. 직원뿐만 아니라 간호관리자들은 다양한 기관에서 인력 산정과 질적 간호 방법과 관련하여 자주 갈등을 겪게 된다. 수익성 있는 서비스는 증가하고 수익성 없는 것은 축소되거나 심지어 없어질 때 복잡한 윤리적 · 도덕적 딜레마가 발생하기도 한다. 조직 갈등의 주요 원인은 직접적인 치료 간호사의 참여 확대와 자율성 확보에서 비롯된다. 간호사는 환자에게 양질의 간호를 하기 위해 조직활동에 적극적으로 참여함으로써 표준화되고 균일한 환자간호를 직접 담당하게 된다. 의료평가기구(The Joint Commision, TJC)에 의해 설정된 표준의 증가는 의사소통과 갈등관리를 개선하는 것을 목표로 두고 있다(Scott & Gerardi, 2011a, 2011b). 특히, TJC는 보건의료조직이 수용 가능한 부적절한 행동을 정의하고, 행동 수칙을 통해 지도자를 배출하고, 안전한 문화를 훼손하고 위협적이고 파괴적인 행위를 관리하기 위한 매뉴얼을 구축할 것을 요구한다. 또한 의료진과 관련된 표준은 대인관계의 능숙함과 전문성을 포함한다(TJC, 2012). 미국간호사자격인증원(American Nurses Credentialing Center, ANCC)의 마그넷 인증프로그램(Magnet Recognition Program)은 마그넷 인증(2012)에 필요한 힘의 하나로서 학제 간 관계를 식별한다. 특히, 학문 내부와 학문 간의 공동 협력 관계는 가치, 상호 존중을 통해 입증되고, 임상적 결과의 달성에 의미 있는 기여를 초래한다. 마그넷 인증 병원*은 갈등관리 전략을 가지고 효과적으로 사용해야 한다(2012). 다음은 실무환경에서 특히 갈등과 밀접한 관계가 있는 다른 '효력(forces)'이다.

- 조직 구조(간호사의 의사결정 참여)
- 관리 스타일(참여를 지원하는 환경을 조성, 격려하고 피드백을 평가하고, 직원과 효과적인 의사소통을 하는 간호관리자)
- 인사 정책 및 홍보 프로그램(간호업무 향상을 위한 노력 및 생활의 균형)
- 간호의 이미지(시스템 전체 과정에 효과적으로 영향을 미치는 간호사)
- 자율성(직무 만족, 개인적 성취, 그리고 조직의 성공으로 이어지는 간호정책)

연습 21-1

둘 또는 그 이상의 사람들 간의 갈등상황을 떠올려본다. 언어적 · 비언어적 의사소통 사이에 각 사람들이 어떻게 반응하는지를 기술해본다. 결과는 어떨까? 갈등이 해결되었는가? 해결되지 않고 남아 있는 것이 있는가?

갈등의 단계

갈등은 좌절, 개념화, 행동조치, 결과의 4단계로 진행된다(Thomas, 1992). 갈등을 해결하는 능력은 그림 21-1의 과정을 생산적으로 이해하는 것에 달려있고, 해결의 장애가 되는 생각, 감정, 행동을 성공적으로 처리한다.

갈등의 단계에서 보는 바와 같이 다음 단계로 이동할 수도 있고 이전 단계로 돌아가거나 변경할 수 있다. 설명하자면, 심장질환 관리 병동의 오후 근무자는 이미 부적절한 직원 수 때문에 심한 정신적 고통으로 인해 6주간 새로운 핸드 오프 프로토콜(근무환경 변화)을 관리자에게 요구해 왔다(좌절). 병동의 두 명의 간호사와 간호 교육자는 이런 갈등을 전쟁상황으로 해석하고, 세 번째 간호사는 그 모든 것이 직업의 기준(개념화)이라고 생각한다. 간호리더 및 관리자는 세 명의 간호사와 토론을 용이하게 한다(행동). 간호리더 및 관리

* 마그넷 인증 병원: 다른 질병의 환자를 유치하기 위해 일부 전문과목에 대해 특수병동을 운영하는 병원

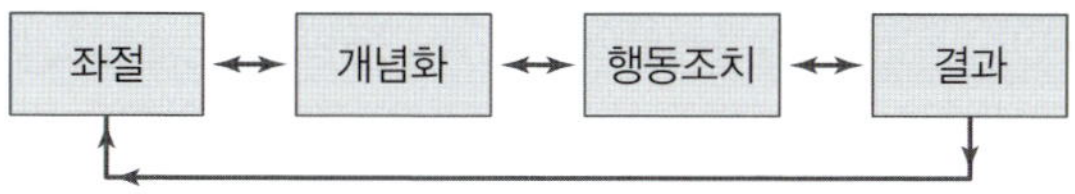

그림 21-1 갈등의 단계

자는 관심사를 청취하고 새로운 핸드 오프 프로토콜(근무환경 변화)의 잠재적인 효과에 대한 증거를 제시한다. 모두는 실제 갈등이 목표나 우선순위의 차이에서 온다는 것에 동의한다(새 개념화). 이는 덜 부정적인 정서로 이끌고 모든 사안들(좌절 감소)에 대해 좀 더 명확하게 이해하고 마칠 수 있도록 한다. 간호사들은 자신들의 의견이 계획에 반영된 후 핸드 오프 프로토콜(근무환경변화)을 조정하는 것에 동의한다(결과).

좌절

개인이나 그룹은 그들의 목표가 단절될 수 있다고 인식할 때 좌절한다. 이 좌절은 분노와 사표의 충동과 같은 강한 감정으로 발전할 수 있다. 예를 들어, 간호사는 수술 후 환자가 실제로 두려워하거나 간호사가 인식한 것과는 다른 우선순위를 가지고 있을 때, 순응하지 않고 혹은 비협조적인 것으로 인식할 수 있다. 동시에, 환자는 간호사가 자신의 자극성 폐활량계를 지시에 따라 사용하는 것을 반복적으로 요구하는 경우에 환자는 간호사를 통제하는 사람, 무관심한 사람으로 볼 수 있다. 이러한 좌절이 발생하면 그것을 중단하게 하고 차이점의 특성과 원인을 규명하게 하는 단서가 된다.

개념화

무엇이 중요하고 아닌지, 다음에 무엇이 발생할 것인지, 어떤 상황에 대한 다른 견해가 있을 때, 개념화 갈등이 발생한다. 관련된 모든 사람은 갈등이 무엇인지 사안을 찾아야 한다. 이러한 견해는 정확할 수도 아닐 수도 있다. 이것은 즉각적으로 해결될 수도 있고, 시간에 걸쳐 개발될 수 있다. 관련된 모든 사람은 갈등이 무엇이고 왜 일어나는지에 대해 개인적으로 해석한다. 대부분의 경우, 해석이 서로 다르고 개인의 가치관, 신념, 문화를 기반으로 자신의 관점을 포함하게 된다.

정확성과 관계없이 개념화는 좌절에 대한 모든 사람의 반응에 기초하여 형성된다. 개인이 갈등을 인식하고 정의하는 방법은 해결 접근법이나 이후의 결과에 큰 영향력을 가진다. 예를 들어, 같은 갈등상황 내에서 어떤 사람들은 간호관리자와 직접 간호하는 일선 간호사 사이에서 불복종과 리더의 역할에 대한 위협으로 화를 내는 것 같은 충돌을 볼 수 있다. 다른 사람은 그것을 사소한 불평, 비판의 목소리(예: "우리가 이미 새로운 프로토콜을 사용해 왔는데, 왜 쉽게 변화를 따를 수 없을까?")와 그 상황으로부터 철회하는 것을 볼 수 있다. 문제를 개념화하는 데 있어서 그러한 차이는 문제해결을 어렵게 한다. 관련된 모든 사람들이 갈등을 정의하고, 개념화를 공유하도록 개발하고, 그들의 차이를 해결하기 전에 각 사람이 '그것을 어떻게 바라보고', '어떻게 반응하게 만드는지'와 같이 갈등을 명확하게 하는 것이 중요하다.

다음은 갈등을 명확히 하는 데 고려해야 할 질문이다.

- 차이의 본질은 무엇인가?
- 그 차이에 대한 이유는 무엇인가?
- 팀장은 갈등을 보태거나 감소시키려는 생각이나 행동을 기록하는가?
- 개인이 성공적으로 갈등을 해결하기 위해 자신의 부서 또는 업무영역 이외에서 누군가의 멘토가 될 필요가 있는가?

행동조치

갈등에 대한 행동 반응은 개념화 다음에 나타난다. 이것은 다른 사람이 갈등을 어떻게 보는지, 문제에 대한 수집된 추가 정보, 문제에 대한 대화를 이끌어내는 것이 포함될 수 있다. 행동조치가 갈등을 해결한 것처럼 갈등을 개념화한 일부 또는 모든 방법이 변화할 수 있다. 성공적인 해결은 흔히 통합된 공동 목표의 규명에서 시작된다(예: 질적 환자간호, 좋은 업무 관계 등). 갈등관리를 회피하고 행동을 신중하게 지연하거나 아무것도 하지 않음을 선택할지라도, 사람들이 항상 갈등에 대한 어떤 행동을 취하고 있다는 것을 이해하는 것은 중요하다. 더 이상 비효과적인 조치가 지속될수록 사람들은 더 많이 좌절, 저항, 또는 적대감을 경험하게 될 것이다. 많은 조치가 갈등의 특성과 적절하게 조화될수록 갈등은 바람직한 결과로 해결될 것이다.

결과

유·무형의 결과는 취해진 행동의 결과이며, 작업 설정에 중요한 의미를 가진다. 결과는 (1)새로운 접근방식으로 갈등해결, (2)현재 어떤 이동도 없는 정체, (3)미래에 변화가 없는 것을 포함한다.

건설적인 갈등은 성공적인 갈등해결의 결과로 이어진다.

- 성장 발생
- 문제해결
- 그룹 통합
- 생산성 증가
- 헌신 증가

불만족스러운 갈등해결은 일반적으로 다음의 결과로 나타난다.

- 부정적, 저항감, 좌절의 증가로 활동 제약
- 해결의 감소 또는 부재
- 그룹 분할과 관계 약화
- 생산성 감소
- 만족도 감소

갈등해결의 정도를 평가하는 것은 개인 및 그룹 능력을 향상하는 데 유용하다. 갈등이 해결된 정도를 평가할 때 다음의 일반적인 결과가 고려된다.

박스 21-1 갈등해결의 정도 사정

I. 의사결정의 질
  A. 창의성이 어떤 좋은 결과를 가져오는가?
  B. 그들이 어떻게 실용적이고 현실적인가?
  C. 의도된 목표가 어떻게 잘 성취되었는가?
  D. 성취된 놀라운 결과는 무엇인가?

II. 관계의 질
  A. 어느 정도의 이해가 창출되었는가?
  B. 사람들이 함께 일하고 싶은 의지가 어느 정도인가?
  C. 상호 존중, 공감, 관심과 협력이 얼마나 생성되었는가?

출처: Hurst, J., & Kinney, M. (1989). *Empowering self and others*. Toledo, OH: University of Toledo.

(1)중요한 목표가 성취된 정도, (2)관련된 사람들 간의 후속 관계의 성격(박스 21-1).

갈등의 범주

갈등을 범주화하는 것은 해결을 위한 적절한 조치 과정을 통해 좀 더 명확하게 정의할 수 있다. 갈등은 사실, 목표, 접근방법, 평가의 네 영역의 차이에서 발생한다. 사실에 기초한 갈등의 근원은 외적인 요인들이다. 직무기술의 포함, 병원 정책, 간호 실습의 표준 및 의료평가기구의 의무를 포함한다. 객관적 데이터는 정보 차이에 의해 발생되는 불일치를 해결하기 위해 제공될 수 있다. 갈등 목표는 종종 우선순위(예: 직원들에게 권한 부여 희망 대 미시적 관리를 통한 통제) 경쟁에서 발생하며 빈번하게 공통의 목표(예: 양질의 환자 관리)가 확인될 수 있고 갈등해결 구도로도 사용될 수 있다. 모두가 공통의 목표에 동의하더라도 목표 달성을 위한 최선의 방법에 대한 다른 아이디어가 갈등을 생성할 수 있다. 예를 들어, 단위 목표가 10%의 비용 절감이라면, 한 지도자는 초과근무시간을 검토할 것이며, 다른 지도자는 주기적인 교육 예산을 줄일 수도 있다. 가치, 의견과 신념은 훨씬 더 개인적이어서 위협과 적대적일 수 있는 불일치를 생성한다. 가치는 주관적이기 때문에, 가치 기반의 갈등은 해결되지 않은 상태로 남아 있기도 한다. 따라서 갈등관리를 위해 공존을 위한 경쟁 가치를 확인하는 것이 필요하다.

갈등해결의 형태

간호사는 실무환경에서 갈등을 처리할 수 있도록 효과적인 전략을 세워야 한다. 이것이 보건의료제공자가 갈등에 반응하는 방식을 이해하는 필수적인 첫 번째 단계이다. 갈등해결에는 회피, 수용, 경쟁, 타협, 협력의 5가지로 구별되는 접근방법이 사용될 수 있다(Thomas & Kilmann, 1974, 2002). 이러한 접근 방식은 주장(자신의 관심사에 만족)과 협력성(다른 사람의 관심사에 만족)의 두 가지 차원에서 볼 수 있다. 대부분의 사람들은 갈등 상황의 특성에 따라 적절하게 독단적이고 협동적인 행동조치의 조합된 세트를 채택하는 경향이 있다(Thomas, 1992).

박스 21-2는 갈등의 자가 사정표이다. 이 표에 나타난 특징은 점수의 패턴을 사용하고 각 방법의 적절한 사용을 검토하여 반영하고 더 광범위하게 각 방법의 사용을 사정하고, 개인 미래의 효율성을 높이기 위한 새로운 행동들을 적어두고 있다.

> **연습 21-2**
> 바람직한 갈등관리 방법에 대한 자가 평가는 중요하다. 박스 21-2에서 갈등 조사 30개 항목을 읽고 답변할 때, 당신은 전문적인 상황에서 갈등에 어떻게 대응할지 생각해본다. 5가지 접근 방법에 대한 설문을 완성한 후에 반영된 당신의 점수를 집계하여 총점을 구해본다. 다음 질문을 고려해본다.
> - 당신이 선호하는 방법은 어떤 방법인가? 가장 적게 사용하는 것은 어떤 것인가?
> - 만일 당신이 특정 방식으로 반응한다면 어떤 결정을 할 것인가?
> - 당신의 갈등 재발 유형을 고려할 때, 당신이 선호하는 갈등관리 스타일의 강점과 약점은 무엇인가?
> - 당신의 갈등 접근 방식에 대해 다른 사람들이 피드백을 제공했는가?

회피

사람들이 즉각적으로 자신의 욕구, 목표, 또는 관심사를 추구하는 것도 아니고 그들을 추구하는 사람들을 지원하는 것도 아니기 때문에, 회피(avoiding)나 철수는 매우 불확실하고 비협조적인 것이다. 갈등관리 스타일의 회피는 갈등을 지연시키며, 갈등을 무시하면 강도가 확대되는 경향이 있다. 즉, 모든 갈등이 즉시 해결되어야 한다는 말은 아니다. 몇 가지 문제는 상당한 숙고를 필요로 하고, 처치가 지연되어야 할 수도 있다. 회피의 긍정적인 면은 상황이 좀 더 나아질 때까지 혹은 문제상황으로부터 단순하게 벗어날 때까지 문제를 연기시킬 수도 있다(박스 21-3). 박스 21-4의 자가 사정은 자신의 회피 행동을 인식하고 보다 효율적으로 사용하는 데 도움을 준다.

수용

수용(accommodating)할 때는 개인이 다른 사람의 욕구, 목표, 관심사를 만족시키려고 노력(협력)하는 반면에 자신의 것들은 무시한다(비독단적). 이 방법은 자기희생의 삶, 단순히 명령에 복종하거나 다른 사람에게 봉사하는 하나의 요소를 가진다. 예를 들어, 동료가 자녀의 공휴일 쉬는 기간 동안 주말을 포함하여 대신 근무해 줄 것을 요청한다. 당신은 대학친구들을 만나기 원했지만, 그녀가 가족과 더 많은 시간을 가지게 하는 것이 얼마나 중요한지 알고 있기에 동료의 요청을 들어준다. 박스 21-5는 수용의 적절한 사용을 보여준 목록이다.

흔히 수용의 방법을 사용하는 개인은 '대가로 아무것도 얻을 수 없음' 때문에 실망과 분노를 느낄 수 있다. 이것은 접근법의 과용이 내장된 부산물이다. 박스 21-6의 자체 평가는 당신이 현재 수용의 사용을 검토하도록 요청하고, 좀 더 효과적으로 사용하기 위한 새로운 방법을 생각하게 한다.

박스 21-2 갈등 자가 사정표

제시: 다음 각 문장을 읽어본다. 당신이 직장에서 갈등하는 동안 유사하게 행동하는 경향이 얼마나 자주 나타나는지 자신을 평가해본다. 각 문장의 앞에 빈칸에 가장 적절한 수를 적어본다. 당신이 갈등하는 동안 행동방법이 전혀 전형적이지 않다면 1, 드물게 전형적이라면 2, 경우에 따라 전형적이라면 3, 자주 전형적이라면 4, 매우 전형적이라면 5를 써본다.

_______ 1. 모든 중요한 문제를 해결하기 위해 새로운 가능성을 만든다.
_______ 2. 다른 사람이 내 방식을 알고 행동하도록 설득한다.
_______ 3. 몇 가지의 주고받는 계약을 한다.
_______ 4. 다른 사람들이 그들의 방식을 가지는 것을 수용한다.
_______ 5. 갈등이 스스로 해결되도록 기다린다.
_______ 6. 모두가 이길 수 있는 방법을 찾는다.
_______ 7. 원하는 것을 얻기 위해 내가 가진 모든 권력을 이용한다.
_______ 8. 관련된 사람들이 동의할 만한 타협점을 찾는다.
_______ 9. 다른 이들이 중요하다고 생각하는 것을 얻을 수 있도록 한다.
_______ 10. 상황으로부터 철수한다.
_______ 11. 모든 사람의 요구사항이 충족될 때까지 확실하게 협력한다.
_______ 12. 내가 이기거나 질 때까지 경쟁한다.
_______ 13. '조금 주고 조금 얻는' 흥정에 관여한다.
_______ 14. 내 자신의 필요보다 다른 사람의 요구를 더 충족한다.
_______ 15. 내가 할 수 있는 어떤 조치를 취하기를 회피한다.
_______ 16. 가장 포괄적인 해결책을 찾기 위해 다른 사람들과 파트너가 된다.
_______ 17. 신속한 문제해결을 위해 단호하게 맞선다.
_______ 18. 모든 면에서 가치 있는 것과 없어도 살 수 있는 것을 위해 협상한다.
_______ 19. 화합하기 위해서 다른 사람들이 원하는 것에 동의한다.
_______ 20. 관련된 사람들로부터 가능한 거리를 유지한다.
_______ 21. 모든 사람이 가장 우선시 하는 것을 얻도록 고집한다.
_______ 22. 최선의 방법을 주장하고 토론한다.
_______ 23. 모든 사람들이 동의하는 몇몇의 중간적인 것을 만든다.
_______ 24. 나의 우선순위를 다른 사람들의 순위 아래에 둔다.
_______ 25. 그 문제가 발생되지 않기를 바란다.
_______ 26. 우리의 목표를 함께 달성하기 위해 다른 사람과 협력한다.
_______ 27. 희소한 자원을 위해 다른 이들과 경쟁한다.
_______ 28. 타협과 절충을 강조한다.
_______ 29. 다른 사람들이 그들의 방식대로 하도록 쿨하게 내버려 둔다.
_______ 30. 싸움을 피하기 위해 주제를 변경한다.

갈등 자가 사정 점수

갈등사정의 공백에 쓰여진 번호를 본다. 공백에 있는 번호를 아래의 해당 칸에 기록한다. 각 항목별로 열의 끝에 총점을 입력한다. 각각의 접근 방식에 대한 총점이 크면 클수록, 직장에서 갈등이 발생할 경우 그 접근법을 더 자주 사용하는 경향이 있다. 점수가 낮을수록, 직장에서 갈등이 발생할 경우 그 접근법을 덜 사용하는 경향이 있다.

협력	경쟁	타협	수용	회피
1. _______	2. _______	3. _______	4. _______	5. _______
6. _______	7. _______	8. _______	9. _______	10. _______
11. _______	12. _______	13. _______	14. _______	15. _______
16. _______	17. _______	18. _______	19. _______	20. _______
21. _______	22. _______	23. _______	24. _______	25. _______
26. _______	27. _______	28. _______	29. _______	30. _______
총점 _______	총점 _______	총점 _______	총점 _______	총점 _______

이 섹션의 나머지 부분에, 각 접근 방식 및 관련된 자가 사정 및 조치 활동에 대한 설명이 있다. 당신이 직장에서 어떻게 갈등을 처리하고 있고 처리하는지에 대해 당신의 생각을 자각할 수 있도록 이 합계를 사용해본다. 당신이 직면한 갈등의 유형에서 패턴이 자주 일치되거나 혹은 일관되지 않는 경향이 있다면, 가장 중요한 것은 심사숙고하는 것이다. 즉, 당신의 방법이 갈등을 다루는 유용한 상황에 맞는 경향이 있다는 것이다.

출처: Hurst, J.B. (1993). *Conflict self-assessment*. Toledo, OH: Human Resource Development Center, University of Toledo.

박스 21-3 회피접근법의 적절한 사용

1. 사소하거나 일시적인 문제에 직면할 때 또는 좀 더 중요한 문제들이 압박해올 때
2. 어떤 사람이 원하는 것이나 필요한 것을 얻을 기회가 없을 때 혹은 다른 사람이 갈등을 좀 더 효율적이고 효과적으로 해결할 수 있을 때
3. 갈등의 시작과 연출의 잠재적 부정적 결과가 갈등해결의 이익보다 클 때
4. 사람들이 그들 간의 거리를 두고 진정할 필요가 있거나 더 많은 정보를 얻게 될 때

박스 21-4 회피: 자가 사정 및 행동을 위한 노력

당신이 회피를 사용하는 경향이라면, 스스로에게 다음과 같은 질문을 해본다.

1. 사람들이 나의 견해를 받아들이고 이해하는 것을 점점 어려워하는가?
2. 나는 문제를 해결하기 위해 협력적인 노력을 차단하는가?
3. 나는 의미 있는 다른 사람들로부터 나 자신과 거리를 두는가?
4. 중요한 문제는 미확인 및 해결되지 않은 상태로 남겨두는가?

만일 당신이 좀처럼 회피를 사용하지 않는다면, 자신에게 다음의 질문을 한다.

1. 갈등의 큰 숫자에 의해 나 자신이 압도됨을 발견하고 "아니오."라고 말할 것을 요청하는가?
2. 중요하지 않은 일이 많을 때 나는 내 주장을 하는가? 다른 사람들이 나를 공격자로 보는가?
3. 나의 우선순위가 무엇인지에 대한 명확한 견해가 부족한가?
4. 나는 갈등을 선동하고 싸우는가?

행동에 대한 노력

당신이 효과적으로 회피의 사용을 높이기 위한 두 가지 새로운 행동은 무엇인가?

1.
2.

박스 21-5 조정의 적절한 사용

1. 다른 사람의 아이디어와 해결책이 더 나은 것으로 나타날 때 또는 당신이 실수를 한 경우
2. 문제가 당신에게보다 다른 사람에게 훨씬 더 중요할 때
3. 당신이 차후의 문제를 위해 지금 수용하는 것이 신용을 쌓는데 중요한 것임을 알 때
4. 당신이 조화롭지 못하거나 어쨌든 잃는 경우, 계속되는 경쟁이 그룹의 관계와 생산성을 해치고 주요 목표달성을 위태롭게 할 때
5. 조화로운 관계를 유지하고 방어와 적대감을 회피하는 것이 매우 중요하다는 것을 알 때
6. 다른 사람들이 자신의 실수로부터 배움을 얻거나 증가된 책임감이 심각한 손해 없이 가능할 때

박스 21-6 수용: 자가 사정 및 행동조치를 위한 노력

자주 수용을 사용하는 경우, 스스로에게 다음과 같이 질문한다.

1. 내 욕구, 목표, 관심, 아이디어가 다른 사람에게 주목받지 못하고 있다고 느끼는가?
2. 나는 영향력, 인식, 존중에 대해 나 자신을 박탈하는가?
3. 내가 책임자일 때, '훈련'이 느슨한가?
4. 사람들이 나를 이용하고 있다고 생각하는가?

당신이 좀처럼 수용을 사용하지 않는다면, 스스로에게 다음과 같이 질문한다.

1. 나는 갈등하는 동안 다른 사람들과 친선관계를 맺는가?
2. 내가 실수를 한 것을 인정하는가?
3. 언제 포기할 것인지 알고 있는가 또는 어떤 희생을 치르더라도 나 자신을 주장하는가?
4. 나는 불합리하거나 무감각한 것처럼 보이는가?

행동에 대한 노력

당신이 효과적으로 수용의 사용을 증가시키기 위한 두 가지 새로운 행동은 무엇인가?

1.
2.

경쟁

경쟁(competing)할 때, 사람들은 다른 사람의 비용으로 자신의 욕구와 목표를 추구한다. 때때로 사람들은 '승리'를 가능하게 하는 모든 종류의 권력, 창의성, 또는 전략을 사용한다. 경쟁은 또한 필수 초과근무에 대한 반대의 목소리가 있을 때 당신의 권리를 위해 중요한 원칙을 방어하는 형태를 취할 수 있다(박스 21-7).

갈등 응대의 기본 경향은 경쟁관계에 있는 사람들의 위협감, 방어적이거나 공격적인 행동, 혹은 신랄한 비판, 의도적 가십 또는 상처 풍자의 형태로 반응한다. 작업 그룹 내의 경쟁은 악의를 일으

박스 21-7 경쟁의 적절한 사용

1. 신속하고 단호한 조치가 필요할 때
2. 중요하고, 인기 없는 행동이 취해질 필요가 있거나 갈등이 계속되는 장기간 거래의 결과가 될 때
3. 개인이나 그룹이 그룹 복지를 위한 중요한 문제에 대한 정당성이 있을 때
4. 다른 사람들이 개인 또는 그룹의 비경쟁적 행동의 장점을 수용하고 바로 중요한 주제에 대한 경쟁이 동원되어야 할 때

박스 21-8 경쟁: 자가 사정과 행동에 대한 노력

당신이 경쟁을 사용하기도 한다면 스스로에게 다음과 같이 질문한다.

1. 나는 항상 나와 의견이 맞고 나와 직면을 피하는 사람들에 둘러싸여 있는가?
2. 다른 사람이 그들 자신과 나의 성장요구를 공유하는 것을 두려워하는가?
3. 어떤 비용을 들이더라도 끝까지 승리할 것인가? 그렇다면, 경쟁의 비용과 이익은 무엇인가?
4. 내가 주위에 없을 때 사람들은 나에 대해 무슨 말을 하는가?

당신이 좀처럼 경쟁하지 않는 경우 자신에게 다음의 질문을 한다.

1. 나는 얼마나 자주 강한 입장을 회피하고 무력감을 느끼는가?
2. 위험을 피할 수 있도록 나는 그 위치에 있는 것을 회피하는가?
3. 중요한 결정이 지연되고 사람들이 고통스러워하는 점이 두렵고 독단적이지 않는가?

행동에 대한 노력

당신이 효과적으로 경쟁의 사용을 증가시키기 위한 두 가지 새로운 행동은 무엇인가?

1.
2.

키고, 승리-패배 입장을 선호하며 교착 상태가 된 사람들을 위태롭게 할 수 있다. 이러한 행동은 사람들을 퇴보가 쉽지 않는 곳에서 강제로 구석으로 몰고 간다. 보다 효과적인 경쟁적인 방법을 배울 수 있도록 박스 21-8을 사용한다.

타협

타협(compromising)은 사람들 대부분의 주장과 협력을 모두 받아들이면서 성숙함과 자신감이 요구된다. 협상은 오랜 시간 개발되고 습득된 기술이다. 상호보완의 관계는 갈등해결의 결과이다. 갈등해결의 결과 각 개인은 가능한 많은 시간을 가지고 우선적으로 중요한 일을 처리하다. 타협은 중간 지점까지 양보하며 교환이 일어나기도 한다. 이것은 노조 협상 중에 양측이 어느 정도 동의를 하면서 갈등해결을 위해 선호되는 방법이다. 이런 방법은 중요한 관계와 단체를 구축하는 데 필수적인 에너지 감각이 존재하지만 아무도 그들이 원하는 모든 것을 얻을 수 없다.

협상과 타협은 가치 있는 접근 방식으로 덜 조정되거나 회피가 적합한 경우에 선택된다(박스 21-9). 비록 타협은 협력하는 것보다 각 행동을 위한 연마된 기술을 덜 요구하지만, 독단적이고 협력적인 두 행동의 혼합물이다. 협상(negotiating)은 거래와 좀 더 유사하다(예: "내가 그것을 할 수 있다면 당신도 이 작업을 할 수 있습니다. 만일 당신이 다음 주 병원의 리더십 교육 과정에 나를 보내서 내게 효과적으로 요구되는 기술을 가질 수 있게 된다면, 나는 사기 향상을 위한 태스크포스팀의 팀장이 될 것입니다."). 타협은 작업 환경에서 자신과 다른 사람들 간의 권력의 균형을 지지하기 때문에 간호지도자가 사용하는 가장 효과적인 행위 중 하나이다. 박스 21-10의 자체 평가는 협상과 타협의 사용을 스스로 더 잘 인식하고 개선하게 되어 당신에게 도움이 될 것이다.

박스 21-9 타협의 적절한 활용

1. 상호 배타적인 목표에 전념하게 하는 두 가지 강한 측면이 있을 때
2. 복잡한 문제에 대한 일시적인 해결책이 수행될 필요가 있을 때
3. 갈등 목표가 '보통 중요'이고 주요 대립 가치가 없을 때
4. 성취될 수 있는 문제를 신속하게 하는 데 시간적 제약이 있을 때
5. 협력과 경쟁으로 실패할 때

박스 21-10 타협: 자가 사정과 행동에 대한 노력

당신이 타협을 사용하는 경향이 있다면 스스로에게 다음과 같이 질문한다.

1. 창의적 · 실용적 타협을 시도하는 동안 나는 크고 중요한 문제를 무시하는가?
2. 내 협상에 "방안"이 있는가?
3. 나는 진심으로 타협하거나 협상으로 해결하기 위해 최선을 다하고 있는가?

당신이 좀처럼 타협을 사용하지 않는다면 스스로에게 다음과 같이 질문한다.

1. 내가 양보하기 어려워한다는 것을 발견하는가?
2. 나는 심한 논쟁에 부딪히기도 하는가? 또는 해결의 기미가 보이질 않을 때는 철수하는가?
3. 나는 부끄러움, 민감함, 자의식 또는 협상, 타협과 교섭에 대한 압박을 느끼는가?

행동에 대한 노력

당신이 타협의 효율성을 증가시키기 위한 두 가지 새로운 행동은 무엇인가?

1.

2.

협력

가장 많은 시간이 소요되는 방식일지라도, 협력(collaborating)은 가장 창조적인 것이다. 사람들은 모든 중요한 관심사의 문제해결을 창의적이고 개방적으로 하기 때문에 목표달성을 위한 가장 완벽하고 만족스러운 방법은 적극성과 협력이다. 협력은 상황을 분석하고 고차원의 갈등을 해결하여 공동의 목표가 달성되고 함께 작업을 수행하는 것이다(박스 21-11). 간호사가 상호 협력에 의한 갈등관리 접근 방법을 사용하는 경우, 의사결정은 수행 계획을 서로 이해하고 실행하는 총체적인 과정이다. 간호사와 의사 간의 상호 협력적인 조직문화는 환자의 질병을 개선할 수 있어 두 전문 집단 간 고유한 장점을 병합하도록 요구한다(Nair, Fitzpatrick, McNulty, Click, & Glembocki, 2012). 예를 들면, 간호사와 의사가 함께 일할 때 그들은 서로를 필요로 하면서 협력할 수 있다. "지금 우리가 환자와 가족을 위해 할 수 있는 가장 좋은 것은 무엇인가?"와 "우리 각자가 그들의 요구를 충족하기 위해 어떻게 치료 계획을 맞추어야 하는가?" 계획, 실행 방법, 실행 결과에 대해 누가 어떤 역할을 할 것인지에 대한 토론이 필요하다. 서로가 어떠한 협력을 할 것인가를 결정하기 위해서는 박스 21-12의 자체 평가표를 참조한다.

갈등의 초기에는 협력하는 사람들은 주의 깊게 갈등의 본질과 원인을 파악하고 적절한 접근방법을 선택하여 상황을 분석할 수 있다. 예를 들어,

박스 21-11 협력의 올바른 사용

1. 양쪽의 목표와 요구가 창조적이며 일치된 해결방안을 찾는 것이 중요하고, 집단의 약속과 합의된 결정을 개발할 때
2. 더 큰 이해와 공감의 결과로, 학습 및 협력 문제해결을 통해 성장하게 될 때
3. 식별, 공유, 병합에 대한 매우 다른 관점이 있을 때
4. 정직함이 있고, 의욕, 생산성, 성장의 방해가 되는 어려운 정서적 문제를 해결하고자 할 때

박스 21-12 협력: 자가 사정과 행동에 대한 노력

당신이 협력하는 경향이 있다면 스스로에게 다음과 같이 질문한다.

1. 내가 보증하거나 받을 자격이 없어 이슈에 가치 있는 그룹에 시간과 에너지를 소비하는가?
2. 나는 합의를 얻기 위해 필요한 조치를 연기하고 중요한 결정을 내리기를 회피하는가?
3. 내가 우선 협력하면, 다른 사람은 성실하게 반응하는가 혹은 숨겨진 의도가 있는가, 무언의 적대감이 있거나 조직의 숨겨진 의도가 있는가?

당신이 좀처럼 협력을 사용하지 않는다면 스스로에게 다음과 같이 질문한다.

1. 나는 위험을 감수하고 협력할 수 있는 기회를 무시하고, 창조적으로 갈등에 직면하는가?
2. 나는 비관, 불신, 철회 또는 경쟁적인 경향이 있는가?
3. 나는 중요한 결정을 내리고 약속을 도출할 때 다른 사람을 포함시키고 그들에게 힘을 실어주는가?

행동에 대한 노력

당신이 협력의 효율성을 증가시키기 위한 두 가지 새로운 행동은 무엇인가?

1.

2.

정신과 병동에서 환자의 요청에 대한 직접간호 간호사의 지연된 대응에 대한 환자의 불만을 처리하는 방법에서 직접간호 간호사와 주임간호사 간에 동의하지 않을 때 갈등이 발생한다. 그들이 합의에 도달하는 시점에서 직접간호 간호사의 책임과 의사결정, 협력적인 요소가 발생한다. 나는 주임간호사가 환자에게 미리 계획된 간격 혹은 30분 간격으로 환자의 반응을 확인한다는 것을 이야기 했는지는 모른다. 내가 당신의 접근방식을 알고 있고 동의하고 있음을 환자에게 지금 알려 줄 수 있다."고 말할 수도 있다. 혹은 "직접간호 간호사와 주임간호사는 이후에 이야기를 해서 동의할 수도 있다. 직접간호 간호사가 환자의 문제에 너무 감정적으로 관여하여 그녀도 일시적으로 치료 제공을 철회하고 다른 간호사의 지원을 제공받게 될 수 있다. 토론을 통해 직접간호 간호사가 적절하게 철회할 수 있도록 협력이 발생할 수 있다. 또 다른 바람직하지 못한 선택은 서로가 경쟁하고 방해할 수도 있다(예: "나는 주임이다. 내가 돌보는 환자의 만족도를 높이기 위해 또 다른 환자는 다른 간호사를 할당하려고 한다." 또는 "내가 돌보는 환자에 대한 최선의 간호가 무엇인지 알고 있다. 과거 두 명이 입원했을 때 나는 그녀를 간호한 적이 있다.").

간호사 간 갈등관리 유형의 차이

갈등관리 스타일이 보건의료에 사용되는 방법은 지난 20년 동안 거의 변화가 없었다. 이전의 연구는 직접간호 간호사를 위해 회피 및 수용을, 간호관리자를 위한 일반적인 스타일은 갈등관리를 위한 효과적인 전략으로 협력을 강조하고 있음에도 불구하고 타협을 제안하였다(Mahon & Nicotera, 2011). 간호학생 및 신규간호사는 임상환경에서 갈등관리를 위한 준비가 미흡할 수 있다. Hasson, McKenna와 Keeney(2013)는 갈등의 원인이 되는 두려움으로 인해 업무를 위임할 때 직면하는 신규간호사의 여러 방해물에 대해 보고하였다. 중요한 것은 진화하는 전문적 역할에 적응하는 갈등관리 기술을 포함한 대표적 전략을 개발할 필요가 있다는 것이다. 간호학생을 위한 일반적인 갈등관리 스타일은 회피 및 수용이다(Pines et al., 2011). 갈등으로 분열된 업무환경을 성공적으로 관리한 간호사들은 대립상황 회피, 침착하게 동료에게 접근, 동료의 의견을 존중하는 것을 포함한 신중한 접근 방식을 보고하였다(Lux, Hutcheson, & Peden, 2012). 전문 분야에서 근무하는 간호사는 다양한 환자 집단과 독특한 분야의 전문가들을 대

연구 관점

출처: Aslakson, R.A., Wyskiel, R., Thornton, I., Copley, C., Shaffer, D., Zyra, M., Nelson, J., & Pronovost, P.J. (2012). Nurseperceived barriers to effective communication regarding prognosis and optimal end-of-life care for surgical ICU patients: A qualitative exploration. *Journal of Palliative Medicine, 15*(8), 910–915.

위기의 치료 환경에서 발생하는 갈등의 두 원인은 전문직 간 갈등과 팀 구성원과 환자 가족 간의 긴장에서 빈번하게 발생하는 생의 마지막 결정과 의사소통의 문제이다. 집중 치료 간호사는 예후 논의에 대한 불편감, 불충분한 기술과 교육, 갈등의 두려움을 포함한 완화의료에 대한 최적의 의사소통을 위한 장벽을 확인하였다. 중환자실은 스트레스가 많은 업무환경, 전문 직종 간 관계의 복잡한 네트워크, 상당한 시간 압박 등의 환경에 놓여 있으며, 삶과 죽음의 의사결정의 필요성에 대한 가족 간의 부담감 등이 매우 취약하다. 또한, 중요 관리 자원(예: 침상 부족, 비용 및 체류 기간), 가치(예: 치료 목표를 통한 윤리적 분쟁) 및 업무 갈등(예: 인공호흡기 제거, 통증 관리의 타이밍)은 갈등을 확대시킬 수 있다.

실무 의의

중환자실 내 갈등은 환자중심의 치료에서 간호사의 질 향상 및 안전교육(QSEN), 팀워크와 협력, 안전(QSEN, 2013)에 가장 부정적인 영향을 미친다. 중환자실 내 갈등은 전문적 병동과 규칙적인 팀 미팅을 통해 감소될 수 있고 삶의 마지막 결정은 의사, 간호사, 가족과 필요시 보건의료 윤리학자가 협력적으로 수행할 수 있다. 리더와 관리자는 실무환경에 유리하게 영향을 미치기 위해 간호사 옆에서 효과적인 갈등관리 전략으로 모델링하고 코치해야 한다.

응하기 위한 원활한 의사소통 및 갈등관리 전략을 적용하게 된다. 예를 들어, 일차 진료 환경에서 실제 진료 범위와 관련된 갈등, 역할 혼돈과 치료에 대한 책임감의 불일치는 증폭된다(Brown, Lewis, Ellis, Stewart, Freeman, & Kasperski, 2011). 중환자실과 완화 의료환경에서의 갈등과 의사소통 격차를 잘 설명하고 있는 연구 관점을 참조한다.

간호사와 의사는 협력으로 도움이 될 갈등상황에서 일반적으로 서로 협력하지 않는다. 간호사와 의사 사이에서의 갈등은 자신의 영역의 특성과 역할 사이의 설명 부족 때문에 심화될 수 있다. 또한 의사와의 관계를 질문받을 때 간호사들은 지배적이며 권력자적인 태도를 보이기도 하였다. 타협은 간호사와 의사 간의 상호작용에 사용되는 일반적인 갈등관리 모드이다. 타협은 직장에서 권력의 균형을 유지한다. 환자의 양호한 결과를 보장하기 위해 건강전문단체와의 협력이 강화될 필요가 있다. 건강관리 팀 구성원들과의 효과적인 의사소통은 구성원의 만족도, 환자 관리와 안전의 질 개선에 긍정적인 영향을 미친다(IHI, 2011; TJC, 2012). 타협은 직장에서 자신과 다른 사람 간의 힘의 균형을 지지한다.

관리자의 역할

보건의료제공자 간의 긍정적인 업무 관계를 유지하는 것은 건강한 업무환경의 일부로서 효과적인 갈등관리가 이루어진다. 간호사 리더의 역할은 열린 소통과 갈등관리에 대한 건설적인 접근 방식으로 상호 목표를 달성하고, 협력적인 자세로 일할 수 있도록 업무환경을 만드는 것이다. 특히, 리더는 조직의 전반적인 미션을 가지고 갈등관리를 전략적이고 적극적인 접근 방식을 채택해야 한다(Scott & Gerardi, 2011a, 2011b). 의료평가기구는 안전 문화 향상을 위한 리더십 그룹 간의 갈등을 병원이 관리하도록 요구하는 새로운 인증 기준을 채택했다(TJC, 2012). 갈등 코치와 같은 간호관리자 훈련이 다른 갈등 중재 과정과 융합될 때 긍정적인 실무환경을 만든다는 것을 보여준다(Brinkert, 2011). 이 혁신적인 모델은 다양한 문제(예: 스케줄링, 고착된 정책과 절차, 부서 간 및 전문적 행위 간의 어려움 등)에 관한 갈등에 효과적으로 영향을 미치는 환경에서 환자와 가족을 포함한 이해 관계자, 직접간호 간호사, 다른 부서, 의사, 그리고 보험회사와 함께 간호관리자의 갈등 역량과 기술을 향상시킬 수 있다(Brinkert, 2011). 개방적 의사소통 및 각 팀 구성원의 견해를 인정하는 환경을 제공함으로써, 간호관리자는 미래의 갈등을 독립적이고 효과적으로 해결하기 위한 모델이 되고 직원을 감독할 수 있다(Johansen, 2012).

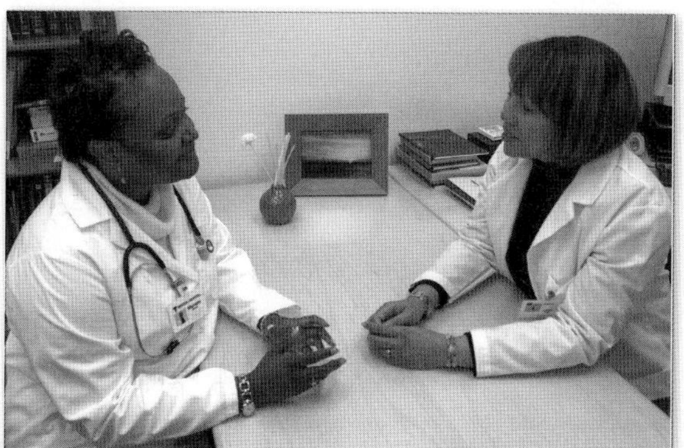

타협은 직장에서 자신과 타인 사이에서의 힘의 균형을 돕는다.

인력의 고령화와 간호인력의 부족을 해결하기 위해 간호사를 확보하고 훈련 시 조기 이탈을 방지하기 위한 실무환경을 만드는 것은 필수적이다. 또한, 관리자는 전형적인 성 행동 기대와 여성 중심의 직업, 효과적인 관리모델과 리더십 스타일과 관련된 자존심 문제에 도전하도록 도울 필요가 있다. 긍정적인 업무환경을 촉진하는 방법 중 하나는 갈등을 예방하고 갈등해결을 보장하는 것이다(Almost, 2006). 갈등에 대한 연구 관점은 가장 최근의 포괄적인 개념 분석을 강조한다. 간호지도자는 신규간호사가 갈등상황에서 적절하게 대처하는 방법에 대해 전략적으로 생각하도록 함으로써 직원을 옹호하고 임파워먼트의 가장 좋은 예를 제공해야 한다. 부적절한 리더십이 가장 적신호사건(sentinel events)에 기여하는 요인이 되는 반면, 의사소통의 부재는 환자의 안전을 위태롭게 하는 갈등이 발생하기도 한다(Scott & Gerardi, 2011a, 2011b).

간호관리자는 직원의 의사결정을 포함한 개방되고 정직한 의사소통을 모델링하고 질적 간호 제공에서 직원의 요구에 직면하게 되는 자원을 확보함으로써 직원들의 효과적인 갈등관리 전략을 사용하도록 지지한다. 갈등관리에 대한 교육을 제공하는 것은 협상과 창의적 문제해결 기법에서 새롭게 터득한 기술을 간호사와 의사가 사용하도록 권한을 부여할 수 있다(Kaitelidou et al., 2012). 연구는 보건의료제공자가 환자에 대해 항상 우려하고 임상 환경에서 갈등을 적극적으로 회피하는 것은 아니라는 것을 입증한다(Lyndon, Zlatnik, & Wachter, 2011). 효과적인 갈등해결 능력을 촉진하고 하나의 전략으로 회피의 사용을 억제하는 보건의료지도자와 관리자는 직원의 스트레스와 소진을 감소시킬 뿐만 아니라 더 높은 직무 만족도 향상을 위한 가능성을 가지고 있다(Wright, 2011).

예를 들어, 관리자는 팀이 스스로 방향을 결정하도록 하기보다는 자발적으로 명확한 장소를 제시할 필요가 있다. 관리자는 팀의 성공을 위해 중재해야 할 필요성이 있지만 결국 그 관리자는 자신의 업무를 하는 팀을 위한 요구를 인식해야 한다. 간호관리자는 구성원들이 항상 해야 할 일을 듣고 있는 어린아이처럼 다루어지고 있다고 느낀 화가 난 팀과 직면해 있다고 상상해보면 된다. 그들은 함께 일하면서 더 많은 아이디어, 주인의식 그리고 팀과 개인들로부터 이목을 끌만한 팀 회의를 하고 자기 스케줄 관리와 같은 참여적 관리를 강조하는 의사결정 절차를 시작했다. 그러나 지속적으로 참여를 강조한지 몇 개월 후, 그 팀은 초점과 응집력을 잃기 시작하여 보다 나은 방향을 위해 다시 그 관리자에게 돌아왔다. 관리자가 경청하고 설명을 제공하여 팀은 초점과 효율성을 회복하게 되었다.

차이의 본질, 숨겨진 이유, 문제의 중요성, 감정의 강도 및 공동 목표에 대한 몰입 등은 갈등해결 방법을 선택할 때 고려되어야 한다. 이전의 선호하는 효과적인 방법이 고려될 수 있지만 상황을 일치시켜야 할 필요가 있다. 때로는 제3의 부분이 갈등이 되어 중재(mediation)가 필요할 수 있다. 중재는 진전된 훈련 또는 유용한 자격을 위한 학습된 기술이다. 원칙적인 협상은 갈등의 모든 유형에서 상호 수용가능한 합의를 이루어 낼 수 있다. 그 방법은 문제로부터 사람을 분리하고 지위가 아닌 이익에 초점을 맞추고 상호 이득을 위한 옵션을 개발하며 객관적 기준 사용을 주장하는 것을 포함한다. 중재자는 일반적으로 잘 듣고 다른 사람을 이해하며, 갈등하는 각 당사자를 지원하는 공정한 사람이다. 사회는 누가 사람들을 통제할 수 있는지, 누가 승리자인지에 관심을 가진다. 성공적인 개인은 갈등을 해결하는 것을 포함하며 협상은 회피, 조정, 그리고 타협 이상으로 작용하기도 한다. 간호실무 영역에서 어느 한 부서가 불평등 또는 균일하지 않은 활동 영역에 있을 때 갈등을 협상하는 데 어려움이 발생한다. 이러한 단점은 상대방이 갈등과 관련된 불균형을 인정하지 않는 경우에 더 악화된다.

측면 폭력과 따돌림

직장에서의 대인 관계 갈등의 중요한 소스는 공격적이고 파괴적인 행동인 측면 폭력(lateral violence)이나 서로에 대한 간호사의 정신적 괴롭힘에서 유래한다. 시스템 내에서 개인이 권력이 없는 쪽이 아닌 동등한 권력을 가진 동료들을 고려

연구 관점

출처: Almost, J. (2006). Conflict within nursing environments: Concept analysis. *Journal of Advanced Nursing, 53*(4), 444–453.

간호업무환경에서 전례와 갈등 결과 개념도(그림 21-2)의 개발을 포함한 개념 분석이 1980~2004년까지 발표된 문헌의 철저한 검토를 통해 수행되었다. 갈등의 원인은 개인적 특성, 개인간 요인과 조직의 역학으로부터 유래되었다. 일반적으로 의견과 가치가 다르게 생성된 개인의 차이는 잠재적인 갈등을 유발한다. 인구통계학적 유사성(예: 성별, 교육수준, 연령, 인종, 민족 등)도 마찬가지로 갈등을 자극할 수 있다. 불신, 부정이나 무례함의 인식, 부적절하거나 부족한 의사소통 스타일과 같은 대인관계 요인은 갈등으로 이어질 수 있다. 팀 구성원 간의 상호 의존성과 구조 조정의 결과로 나타나는 변화를 포함하는 조직적 요인은 실무환경 내에서 갈등의 단계를 설정할 수 있다. 이와 유사하게, 해결되지 않은 갈등의 효과는 개인의 특성, 대인관계 요인, 조직 역학에서 볼 수 있다. 대인관계 요인은 적대감 및 회피 등이 지배적인데 반해 개인적인 효과는 직무스트레스와 불만, 결근 및 이직 의도를 포함한다. 부정적인 갈등관리의 조직에 미치는 영향은 생산성을 감소시키고 비효과적인 팀워크를 포함한다.

실무 의의

실무환경 내에서 갈등의 근원은 예상되어야 하고 조직의 효율성을 향상시키기 위해 해결되어야 한다. 보건의료지도자는 질과 안전을 확보하는 간호환경 내에서 갈등을 예방하거나 해결하기 위한 갈등관리 전략에 참여해야 한다. 관리직 위치에 있는 간호사는 갈등해결에 보내는 시간은 충분하지 않다. 갈등을 관리하기 위한 교육적 준비가 많이 부족하거나 효과적으로 갈등을 처리할 수 있는 자격 또는 경험이 충분하다고 느끼지 않는다.

또한, 일부 직원은 어려울 수 있으므로 관리자는 구성원의 개성이 아닌 문제에 초점을 맞추어야 한다. 간호사 관리자는 효과적인 갈등해결의 또 다른 함정을 인식해야 한다. 예를 들어, 직장에서의 갈등방지를 위한 일반적인 방법은 관리자가 직원 회의에서 표명된 동료의 관심사에 응답을 지연시키고 음성 메일 또는 전자 메일 메시지에 회신하지 않거나 중요한 회의를 취소하거나 연기하는 것이다. 만일 이러한 행동을 알고 지속한다면, 회피 동작은 건강에 해로운 업무환경으로 유도하게 된다. 협력을 육성하는 것은 많은 간호지도자들이 보고한 효과적인 시간과 노력을 요구한다.

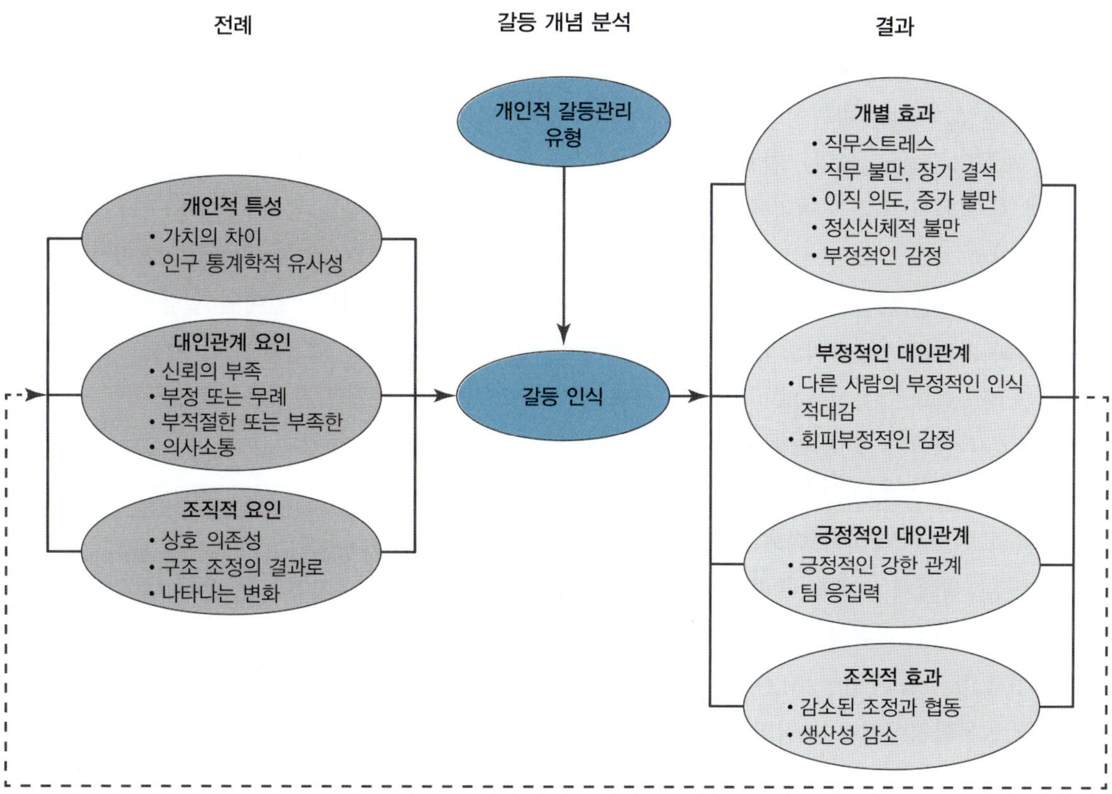

그림 21-2 갈등의 전례와 결과 도표

한 측면 또는 수평적 폭력(horizontal violence)이 갈등적 행동에 포함되기 때문에 간호사는 특히 취약하다. 따돌림(bullying)은 측면 또는 수평 폭력과 밀접하게 관련이 있지만, 따돌림에 존재하는 선동자와 피해자 사이에 실제적이거나 인지된 권력이다. 따돌림은 정신적, 육체적 스트레스, 저조한 성과, 직업적 이탈, 증가된 이직 및 질 관리 저하의 가능성과 관련이 있다(Dzurec & Bromley, 2012).

실무환경에서 직장 내 갈등의 원인을 이해하는 것이 필수적이다(23장 참조). 간호사들은 수평적 폭력이나 집단 괴롭힘을 보거나 경험할 때 동료의 일부를 확인하고 개입하는 위치에 있다. 간호사들은 더 잘 인식하고 느끼게 되면서 부정적인 행동에 참여하는 경우 동료를 도울 뿐 아니라 그들 스스로를 더 잘 관찰할 수 있다. 간호사들이 가장 취약하고 부정적인 행동(예: 많은 업무량, 작은 인력)에 부딪히게 될 때 발생 빈도를 확인하고 이해하며, 수행 목표를 설정하는 것은 직장에서 측면 폭력을 줄일 수 있는 가능성이 있다(Walrafen, Brewer, & Mulvenon, 2012). 간호 오리엔테이션 프로그램 및 직업적 행동 모델링에서 통합된 직장 예절은 건강한 직장 문화 조성의 기반이 된다. 간호학생 및 졸업생은 대인관계 갈등을 예방하기 위한 자신감과 기술이 부족하기도 하므로 수평 폭력이나 집단 따돌림의 가능성을 줄이기 위해 경험이 풍부한 간호사 관리자 및 지도자에 의존해야 한다(Weaver, 2013). 간호사 교육자는 수평적 폭력에 대한 교육과 인식을 높이기 위해 대화를 통해 격려하고 간호학생에게 수평적 폭력에 대응하는 기술을 제공하는 간호 교육과정을 개발해야 하는 책임이 있다(Walraven et al., 2012).

적대적 업무환경에서는 양질의 환자간호를 제공하는 능력이 손상될 수 있다. 의료평가기구(TJC, 2012)는 안전과 질적 간호에 악영향을 미치는 해결되지 않은 갈등과 혼란을 일으키는 행동이 있음을 인정하고 있다. 간호인력 내에서 사회화되고 대인관계 갈등에 대처해야 하는 신규간호사의 취약점은 중요한 문제이다. Longo와 Smith(2011)는 간호학생이 차례로 직접간호 간호사에 의해 바보 취급당하고, 직장에서는 수평적 폭력을 경험하는 직접간호 간호사가 흔하다고 했다. 측면 폭력은 자신의 현재 지위와 전문직에 남아있을지 여부를 인식할 뿐만 아니라 신규간호사의 직무 만족과 스트레스에 영향을 미치게 된다. 간호학생은 간호사가 되는 전환점에서 측면 폭력과 따돌림에 특히 취약하다. 또한 간호와 지지적인 전문인이라는 간호사에 대한 오래된 믿음에 의문을 가지게 된다. 이 장과 관련하여 뒷부분의 신규간호사의 경험을 제시한 내용을 참조한다.

비효과적 리더십으로 문제를 악화시킬 수 있는 실무환경에서 측면 폭력이 나타날 수 있다. 의료평가기구(TJC, 2012)는 다른 사람을 협박하고 환자 간호에 영향을 줄 수 있는 사기 혹은 직원 이직과 같은 무례하고 파괴적인 행동을 인정한다. 조직이 수용 가능한 파괴적이고 부적절한 행동을 정의하는 행동 강령을 만들고, 지도자가 이러한 갈등상황을 관리하기 위한 프로세스를 만들고 구현하는 것이 필요하다. 일대일 갈등해결은 권장되어야 하지만 기밀 보고를 위한 메커니즘 역시 필수적이다. 갈등관리 훈련은 측면 폭력에 대항하여

연습 21-3

임상환경에 갈등이 '진행'된다는 것을 고려해본다. 이 문제에 대한 역사적 견해를 얻기 위해 잠시 동안 주변에 있는 사람들과 이야기해본다. 그런 다음 질문을 고려해본다.

- 그들의 지위와 다년간의 경험은 무엇인가?
- 문제를 잘못 관리하여 낭비된 자원, 시간, 인력은 어떻게 할 것인가?
- 무엇이 이 문제의 효과적인 관리를 차단하는가?
- 현재 어떤 일이 문제의 관리에 도움이 되는가?
- 미래에 어떤 새로운 일들과 행동을 경영에 추가할 것인가?

어떻게 인식하고 방어하는지를 포함하며 긍정적인 실무환경을 보장하는 데 필수적이다. 상급 지도자와 간호관리자는 측면 폭력과 괴롭힘을 포함하여 부정적인 직장 행동을 직면하는 장소에서의 적절한 정책을 보장할 책임이 있다.

결론

갈등은 여러 분야에서 발생한다. 간호 갈등의 주요 문제는 환자가 고통을 받는다는 것이다. 갈등 상황을 적절히 대응하는 방법을 아는 것은 지도자와 관리자를 돕고, 논쟁과 혼란보다는 질과 안전에 초점을 맞출 수 있게 한다.

해결방안

아침에 그의 혈압이 130대여서 나는 내가 제공한 모든 약이 적절했다는 것을 의미한다고 응답했다. 아마도 의사는 나보다 그녀에게 더 나은 응답을 했다고 생각한다. 그가 말하기를, "나는 어떤 누구에게 비난을 하려하는 것은 아니다. 단지 여기에서 함께 일하는 모습을 얻으려고 시도했을 뿐이다."라고 말했다. 나는 그녀의 의견에 깊은 인상을 받고 가슴이 뜨끔했다. 나는 간호와 보건의료가 하나의 팀이 되어야 한다고 생각했다. 스트레스를 받으면서 만약 우리가 서로를 팀원으로 인식하기보다 책임을 전가하려 하며 시간을 보낸다면, 우리는 환자에게 해가 되는 방식으로 다른 사람을 방해할 수 있다. 그날 나는 신규간호사로서 성장할 토대가 되지 못할 것이라는 이유로 이직하려 한다는 것을 개인적으로 재확인하였다. 전반적으로, 그 경험은 간호사로서 나의 태도에 실질적으로 영향을 미쳤고 직장에서 원하는 지도자, 동료의 유형이 무엇인지 나에게 생각하도록 했다. 전문가로서의 능력에 대한 나의 수준에 대해 의사가 느끼는 긍정적인 태도는 나의 보조 매니저보다 더 많은 힘을 실어준다. 말과 태도는 우리 주위에 있는 사람들에게 많은 영향력을 미치고, 권한을 부여하며 전체 환자에게 제공되는 의료에 영향을 미친다.

– *Miranda J. Kennedy*

이러한 해결방안이 당신에게 적절한 접근법인가? 그 이유는 무엇인가?

근거

전문적인 실무환경에서의 갈등은 간호사, 기타 보건의료전문가, 조직 및 환자에 대한 부정적인 결과가 발생한다. 측면 폭력은 직원 유치 및 환자에 대한 해로운 결과로 부정적인 영향을 통해 직업에 해가 된다. 간호사가 작업장으로부터 측면 폭력과 집단 따돌림을 제거하고 보유 증진을 위한 보건의료팀과 효과적이고 협력하는 태도로 업무를 하는 것은 필수적이다(Wright, 2011). 집단 따돌림, 측면 폭력과 모든 형태의 파괴적인 행동은 간호 직원의 유치 및 환자 치료의 질과 안전에 부정적인 영향을 미친다. 간호사는 갈등관리에 대한 지식과 기술을 향상시키고 집단 따돌림 및 측면 폭력을 제거하기 위해 직장 정책을 추진해야 한다. 간호지도자는 적대적인 작업 환경, 직장 협박, 새로운 졸업생의 현실 충격, 그리고 부적절한 전문적인 상호작용의 수용을 제거해야 한다.

체크리스트

전문적 실무환경 내에서 갈등에 대해 잘 이해하는 것은 간호사가 비생산적인 갈등을 예방하거나 성공적으로 관리하도록 한다. 업무 환경에서의 적절한 갈등 탐색은 개인적, 직업적 그리고 조직의 성장의 결과로 변화를 촉진한다.

- 갈등의 유형
- 갈등의 단계
  - 좌절
  - 개념화
  - 행동조치
  - 결과
- 갈등의 범주
- 갈등해결의 형태
  - 회피
  - 수용
  - 경쟁
  - 타협
  - 협력
- 간호사 간의 갈등관리 유형의 차이
- 관리자의 역할
- 측면 폭력과 따돌림

갈등해결을 위한 조언

- 갈등을 인식하는 것은 전형적으로 좌절, 다른 개념화, 갈등해결의 다양한 접근, 지속적인 결과로 표시되는 필수적이고 유익한 과정이다.
- 지도자에 의해 승인되고 육성된 행동이 무엇인지 알기 위해 업무환경을 평가한다. 이러한 행동들이 모방의 가치가 있다면 결정한다.
- 갈등상황에 대한 다른 개념화 정렬에서 사실, 목표, 방법 및 가치의 유사점과 차이점을 확인한다.
- 의사결정의 질(예: 창의성, 실용성, 목표 달성, 획기적인 결과)과 리더십의 질(예: 이해, 함께 일하려는 의지, 상호 존중, 협력)에 대한 질문으로 갈등해결의 정도를 사정한다.
- 갈등해결을 위한 우선적인 방법을 자각하고(예: 당신이 자주 사용하지 않는 5가지 방법 중 어느 것이 충분하며 남용되고 있는 것은 어느 것인지?), 갈등의 유형에 대한 최선의 방법에 맞게 각각의 상황을 사정한다.
- 갈등상황을 사정하고 그들이 가장 잘 접근할 수 있는 방법을 결정하여 당신 주위에 다른 사람을 지원한다.

REFERENCES

Aiken, L. H., Sermeus, W., Van den Heede, K., Sloane, D. M., Busse, R., McKee, M., et al. (2012). Patient safety, satisfaction, and quality of hospital care: Cross-sectional surveys of nurses and patients in 12 countries in Europe and the United States. *British Medical Journal, 344*, e1717.

Almost, J. (2006). Conflict within nursing environments: Concept analysis. *Journal of Advanced Nursing, 53*(4), 444–453.

American Nurses Credentialing Center (ANCC). (2012). *Forces of magnetism*. Retrieved October 17, 2013, from, www.nursecredentialing.org/Magnet/ForcesofMagnetism.

Aslakson, R. A., Wyskiel, R., Thornton, I., Copley, C., Shaffer, D., Zyra, M., et al. (2012). Nurse-perceived barriers to effective communication regarding prognosis and optimal end-of-life care for surgical ICU patients: A qualitative exploration. *Journal of Palliative Medicine, 15*(8), 910–915.

Blake, R. R., & Mouton, J. S. (1964). *Solving costly organization conflict*. San Francisco: Jossey–Bass.

Brinkert, R. (2010). A literature review of conflict communication causes, costs, benefits and interventions in nursing. *Journal of Nursing Management, 18*, 145–156.

Brinkert, R. (2011). Conflict coaching training for nurse managers: A case study of a two-hospital health system. *Journal of Nursing Management, 19*, 80–91.

Brown, J., Lewis, L., Ellis, K., Stewart, M., Freeman, T. R., & Kasperski, M. J. (2011). Conflict on interprofessional primary health care teams-Can it be resolved? *Journal of Interprofessional Care, 25*, 4–10.

Deutsch, M. (1973). *The resolution of conflict: Constructive and destructive processes*. New Haven, CT: Yale University Press.

Dzurec, L. C., & Bromley, G. E. (2012). Speaking of workplace bullying. *Journal of Professional Nursing, 28*(4), 247–254.

Folger, J. P., Poole, M. S., & Stutman, R. K. (2012). *Working through conflict: Strategies for relationships, groups, and organizations* (7th ed.). Boston, MA: Allyn and Bacon.

Hasson, F., McKenna, H. P., & Keeney, S. (2013). Delegating and supervising unregistered professionals: The nursing student experience. *Nurse Education Today, 33*(3), 229–235.

Institute of Healthcare Improvement. (2011). *SBAR technique for communication: A situational briefing model*. Retrieved on June 8, 2013, at, www.ihi.org/knowledge/Pages/Tools/SBARTechniqueforCommunicationASituationalBriefingModel.aspx.

Johansen, M. L. (2012). Keeping the peace: Conflict management strategies for nurse managers. *Nursing Management, 43*(2), 50–54.

Kaiser Permanente & The Coalition of Kaiser Permanente Unions. (2012). *Labor management partnership bargaining 2012*. Retrieved June 8, 2013, from, http://bargaining2012.org/.

Kaitelidou, D., Kontogianni, A., Galanis, P., Siskou, O., Mallidou, A., Pavlakis, A., et al. (2012). Conflict management and job satisfaction in paediatric hospitals in Greece. *Journal of*

Nursing Management, 20, 571-576.

Longo, J., & Smith, M. C. (2011). A prescription for disruptions in care: Community building among nurses to address horizontal violence. *Advances in Nursing Science, 34*(4), 345–356.

Lux, K. M., Hutcheson, J. B., & Peden, A. R. (2012). Successful management of disruptive behavior: A descriptive study. *Issues in Mental Health Nursing, 33*(4), 236–243.

Lyndon, A., Zlatnik, M. G., & Wachter, R. M. (2011). Effective physician-nurse communication: A patient safety essential for labor and delivery. *American Journal of Obstetrics and Gynecology, 205*(2), 91–96.

Mahon, M. M., & Nicotera, A. M. (2011). Nursing and conflict communication: Avoidance as preferred strategy. *Nursing Administration Quarterly, 35*(2), 152–163.

McHugh, M. D., Kutney-Lee, A., Cimiotti, J. P., Sloane, D. M., & Aiken, L. H. (2011). Nurses' widespread job dissatisfaction, burnout, and frustration with health benefits signal problems for patient care. *Health Affairs, 30*(2), 202–210.

Nair, D. M., Fitzpatrick, J. J., McNulty, R., Click, E. R., & Glembocki, M. M. (2012). Frequency of nurse-physician collaborative behaviors in an acute care hospital. *Journal of Interprofessional Care, 26*(2), 115–120.

Pines, E. U., Rauschhuber, M. L., Norgan, G. H., Cook, J. D., Canchola, L., Richardson, C., et al. (2011). Stress resiliency, psychological empowerment and conflict management styles among baccalaureate nursing students. *Journal of Advanced Nursing, 68*(7), 1482–1493.

QSEN Institute. (2013). *Competencies*. Retrieved on May 27, 2013, from, www.qsen.org.

Scott, C., & Gerardi, D. 2011a. A strategic approach for managing conflict in hospitals: Responding to joint commission leadership standard, part 1. *The Joint Commission Journal on Quality and Patient Safety, 37*(2), 59–69.

Scott, C., & Gerardi, D. 2011b. A strategic approach for managing conflict in hospitals: Responding to joint commission leadership standard, part 2. *The Joint Commission Journal on Quality and Patient Safety, 37*(2), 70–80.

The Joint Commission. (2012). *Comprehensive accreditation manual for hospitals (CAMH)*. Retrieved June 8, 2013, from, www.jcrinc.com/Joint-Commission-Requirements/Hospitals/.

Thomas, K. W. (1992). Conflict and conflict management: Reflections and update. *Journal of Organizational Behavior, 13*(3), 265–274.

Thomas, K. W., & Kilmann, R. H. (1974). *Thomas-Kilmann conflict mode instrument*. Tuxedo, NY: Xicom.

Thomas, K. W., & Kilmann, R. H. (2002). *Thomas-Kilmann conflict mode instrument*. (revised edition). Mountain View, CA: CPP, Inc.

Tschannen, D., Keenan, G., Aebersold, M., Kocan, M. J., Lundy, F., & Averhart, V. (2011). Implications of nurse-physician relations: Report of a successful intervention. *Nursing Economics, 29*(3), 127–135.

Walrafen, N., Brewer, M. K., & Mulvenon, C. (2012). Sadly caught up in the moment: An exploration of horizontal violence. *Nursing Economic$, 30*(1), 6–12.

Weaver, K. B. (2013). The effects of horizontal violence and bullying on new nurse retention. *Journal of Nurses Professional Development, 29*(3), 138–142.

Wright, K. B. (2011). A communication competence approach to healthcare worker conflict, job stress, job burnout, and job satisfaction. *Journal for Healthcare Quality, 33*(2), 7–14.

SUGGESTED READINGS

Apker, J., Propp, K. M., & Ford, W. S. (2009). Investigating the effect of nurse-team communication on nurse turnover: Relationships among communication processes, identification, and intent to leave. *Health Communications, 24*(2), 106–114.

Arnold, E. C., & Boggs, K. U. (2011). *Interpersonal relationships: Professional communication skills for nurses* (6th ed.). St. Louis: Elsevier.

Beckett, C. D., & Kipnis, G. (2009). Collaborative communication: Integrating SBAR to improve quality/patient safety outcomes. *Journal for Healthcare Quality, 31*(5), 19–28.

Center for American Nurses. (2008). *Lateral violence and bullying in the workplace*. Silver Spring, MD: Author.

Cronenwett, L., Sherwood, G., Barnsteiner, J., Disch, J., Johnson, J., Mitchell, P., et al. (2007). Quality and safety education for nurses. *Nursing Outlook, 55*(3), 122–131.

Fassier, T., & Azoulay, E. (2010). Conflicts and communication gaps in the intensive care unit. *Current Opinion in Critical Care, 16*, 654–665.

Laschinger, H., Finegan, J., & Wilk, P. (2009). New graduate burnout: The impact of professional practice environment, workplace, and empowerment. *Nursing Economic$, 27*(6), 377–383.

Leever, A. M., Hulst, M. V. D., Berendsen, A. J., Boendemaker, P. M., Roodenburg, J. L. N., & Pols, J. (2010). Conflicts and conflict management in the collaboration between nurses and physicians: A qualitative study. *Journal of Interprofessional Care, 24*(6), 612–624.

Lindy, C., & Schaefer, F. (2010). Negative workplace behaviours: An ethical dilemma for nurse managers. *Journal of Nursing Management, 18*, 285–292.

Runde, C. E., & Flanagan, T. A. (2008). *Building conflict competent teams*. San Francisco, CA: Jossey-Bass.

The Joint Commission. (2008). *Behaviors that undermine a culture of safety*. Retrieved March 17, 2013, from, www.jointcommission.org/assets/1/18/SEA_40.PDF.

The Joint Commission. (2009). *Leadership committed to safety*. Retrieved March 17, 2013, from,·www.jointcommission.org/sentinel_event_alert_issue_43_leadership_committed_to_safety/.

Thomas, S., & Burk, R. (2009). Junior nursing students' experiences of vertical violence during clinical rotations. *Nursing Outlook, 57*(4), 226–231.

Vessey, J. A., DeMarco, R. F., Gaffney, D. A., & Budin, W. C. (2009). Bullying of staff registered nurses in the workplace: A preliminary study for developing strategies for the transformation of hostile to healthy workplace environments. *Journal of Professional Nursing, 25*(5), 299–306.

INTERNET RESOURCES

American Nurses Association. www.nursingworld.org/Mobile/Nursing-Factsheets/lateral-violence-and-bullying-in-nursing.html.

Association for Conflict Resolution. http://acrnet.org.

Center for Conflict Resolution. www.conflict-resolution.org/.

Healthcare Conflict Management. *Solutions to help you manage conflict to protect the quality and safety of care*. www.healthcareconflict-management.com/.

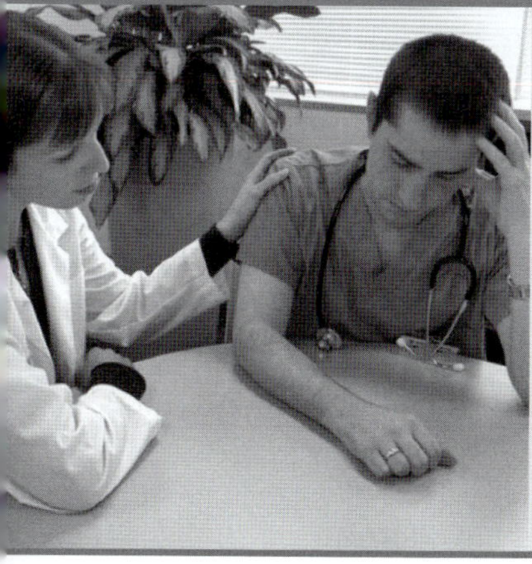

CHAPTER

22

문제직원관리

Managing Personal/Personnel Problems

이 장에서는 관리자가 모든 간호현장에서 직면해야 하는 직원의 다양한 문제를 논의하고자 한다. 문제 행동을 중재 및 지도하며 교정하고, 문서로 증명하는 방법에 대한 특정한 비법과 도구를 제시한다. 또한 서면과 구두, 두 가지를 모두 포함하는 효과적인 의사소통기술에 대해 다루고 있다.

학습성과

- 일반적인 직원의 문제를 구별한다.
- 직원 문제를 설명함에 있어 역할 개념을 연관한다.
- 특정 직원 문제에 접근하기 위한 유용한 전략을 검토한다.
- 성과 문제를 문서화하는 것에 대한 구체적인 가이드라인을 준비한다.
- 신규간호사의 역할 중 리더십 측면을 평가한다.

핵심용어

- 장기 결근(absenteeism)
- 비처벌적 훈육(nonpunitive discipline)
- 역할 긴장(role strain)
- 약물 의존성(chemically dependent)
- 점진적인 훈육(progressive discipline)
- 역할 스트레스(role stress)

도전

Kathleen Bradley, RN, MSN, NE-BC
(콜로라도 덴버에 있는 Porter Adventist 병원의 전문 인력관리자)

나는 다양한 영역에서 자신의 케어실력을 발휘할 수 있는 직원들이 고용되어 있는 병원에서 근무한다. 그러나 새로운 병원에서 일할 때, 간호사가 모든 병동의 상황에 언제나 익숙한 것은 아니다. 플로트 근무인력으로 고용되어 있던 간호사가 어느 날 수술실에서 근무하게 되었다. 그 간호사가 한 환자를 간호하는 동안 잠시 주의를 갖지 않았을 때 환자가 침대에서 떨어져 낙상을 당했다. 이때 간호관리자는 무슨 일이 일어났는지 판단을 해야 한다.

당신이 이 간호사라면 어떻게 하겠는가?

도입

"나는 신규간호사로서 나 자신을 지도자라고 생각하지 않는다. 그렇다면 이런 정보를 어떻게 적용할 수 있는가?"라는 질문은 주로 신규간호사가 할 수 있는 질문이다. 실제로 제한된 경험을 가진 간호사라도 보조인력 및 지원 인력을 지도하고 책임을 진다. 간호사들은 환자간호에 책임을 지는 실무간호사(licensed practical nurses, LPNs/licensed vocational nurses, LVNs)와 간호보조인력으로 구성된 팀을 이끈다. 그들은 병원의 관리 직원과 관련 있는 건강전문가(예: 호흡치료사, 약사, 영양사, 물리치료사 등)와 같은 팀원을 구성하여 환자를 위한 최고의 질 높은 케어를 제공할 책임이 있다. 신규간호사는 간호단위에서의 리더십 관련 결정을 포함하여 어려운 상황을 다루는 방법에 대해 알아야 한다. 사람들과 함께 효과적으로 일하는 것은 매우 만족스러운 일이 될 수 있다. 반면, 사람들과 함께 일하는 것은 직장에서 상당한 도전을 제공하기도 한다. 장기결근(absenteeism)과 같은 문제, 비협조적이거나 비생산적인 직원, 임상적으로 무능력한 직원, 정서적 문제를 가진 직원, 약물 의존적인(chemically dependent) 직원들의 문제는 극히 적게 일어난다. 그러나 간호사나 신임관리자가 성공하기 원한다면, 환자케어와 직원 사기에 미치는 영향을 최소화하는 방식으로 이 문제를 다루어야만 한다. 환자케어를 기록으로 남기는 것이 중요한 것처럼 수행 문제를 기록하는 것 역시 중요하다. 환자케어 제공 시 가장 높은 수준의 업무표준을 유지하기 위해, 전 직원이 최선의 케어를 제공하고 근무 만족을 얻기 위한 지지적인 환경을 제공하기 위해 수행력이 향상되도록 직원을 돕는 것이 전반적인 목표가 된다. 우리는 이 장에서 이러한 관점을 토대로 몇 가지 특정 직원의 문제를 검토하고 신규간호사의 책임뿐만 아니라 지도자로서의 역할과 선택적 대안을 언급할 것이다.

직원의 문제

장기 결근

인력 문제 중 가장 까다로운 것은 장기 결근이다(Black, 2012; Dellve, Hadzibajramovic, & Ahlborg, 2011; Gorman, Yu, & Alamgir, 2010). 부적절한 인력배치는 환자케어에 직 · 간접적으로 부정적인 영향을 미친다. 결근한 돌봄제공자를 대신하여 일상적인 업무에 익숙하지 않은 다른 직원으로 대체될 때, 직원의 사기는 저하되고 케어는 설정된 업무표준을 충족시키지 못할 것이다. 부적절한 인력배치 속에서 일하거나 결근한 직원의 공백을 대신하기 위해 초과근무하는 것은 육체적 · 정신적 스트레스를 야기한다. 보통 대체된 직원에 대한 지도 · 감독이 더욱 필요하고, 이는 비용을 증가시킬 뿐만 아니라 환자케어의 생산성과 질을 감소시킬 수 있다. 간접적으로 동료들은 업무

강도가 가중되는 것에 대해 분개할 것이며, 초과 근무하는 것에 대해 스트레스를 받을 수 있다. 만성적인 장기 결근은 직원 갈등을 저하시키고 사기를 감소시키며 결국, 전체 직원들에게 장기 결근이 전파될 수 있다. 간호사는 갈등과 부정적인 행동을 피하고, 이러한 상황을 수용하거나 변명을 해야 함을 고려해볼 때(Sportsman, 2005), 지속적인 장기 결근에 대응하는 한 가지 방법은 직원들과 직접적으로 이 상황을 다음과 같이 말로 표현하며 논의하는 것이다(16장 참조).

- "나는 당신이 이번달에 3일 결근한 것이 걱정이 됩니다."
- "당신은 과도한 결근이 병동의 원활한 기능, 다른 구성원들의 업무강도, 환자의 안전에 어떤 영향을 미치는지 아십니까?"
- "이러한 결근은 계속될 수 없습니다. 이 상황을 해결하기 위한 당신의 계획은 무엇입니까?"

또한 장기 결근은 간호단위의 재정 관리에 해로운 영향을 미친다. 임시 직원이 결근한 직원을 대체하거나 다른 직원에게 지급되는 초과수당은 매우 비용이 많이 들고, 결근한 근로자가 사용하는 복리후생 비용도 매우 높다. 직원의 비용이 과도하게 될 때, 직원 교육 및 새로운 장비와 같은 병동의 다른 창조적인 활동을 지원하지 못하고 직원 대비 환자의 비율에 영향을 미칠 수 있다. 또한, 간호전달체계가 더욱 복잡하고, 기술적인 측면만을 고려하게 되므로, 성공적인 간호관리자는 기술이 인간 돌봄제공자를 대체할 수 없다는 것을 인식하게 된다. 돌봄제공자의 결근은 기계가 대신할 수 없다.

장기 결근은 완전히 사라질 수는 없다. 예기치 않은 질병, 사고, 악천후, 가족 구성원의 병환, 가족의 죽음 그리고 배심원 임무수행과 같은 합법적 이유가 있다 하더라도 관리의 통제를 벗어난 결근은 언제나 발생한다. 그러나 장기 결근의 일정 부분은 자발적이며 예방이 가능하므로 이러한 결근을 해결하기 위해 그 원인이 확인되어야 한다. 부양가족의 질병, 직무스트레스와 같은 개인적 상황과 관련된 장기 결근 문제, 장시간의 과도한 업무강도와 같은 높은 업무 요구도, 과도한 업무에 대한 통제 부족, 관리자로부터의 빈약한 지원과 관련된 장기 결근 문제 등이 확인되어야 한다(Hilton, Scuffham, Vecchio, & Whiteford, 2010; Wallace, 2009). 이러한 스트레스 요인은 좋지 않은 근무환경을 야기하고, 간호사들이 충분히 자신의 직무에 몰입하지 못하도록 사기를 저하시킨다.

장기 결근은 또한 근무 만족도를 저하시킬 수 있다. 불만족한 직원은 실제로 완전히 의무를 수행하지 않게 되고, 이것이 장기 결근으로 이어진다. 관리자는 이 문제가 근무 불만족에 기인하는 것이라고 믿는다면, 병동 단위에 기초한 논의가 이 문제의 근원에 대한 통찰력을 줄 수 있다. 이러한 논의는 신규간호사가 문제를 파악하고 배우게 하며 말할 수 있게 하는 아주 좋은 기회를 제공한다. 내재된 원인이 확인되면 불만족한 직원이 이직하는 것을 방지할 수 있을 것이다. 자신의 직무에 한 번도 행복감을 느끼지 못했다고 하는 직원은 계속해서 장기 결근함으로써 자신의 병동 전체를 방해할 수 있다. 이러한 근거로 고려해야 할 몇 가지 요소가 다음에 설명되어 있다.

역할이론을 하나의 근거 틀로 볼 때, 장기 결근은 역할 스트레스(role stress) 및 역할 긴장(role strain)과 연관이 있다. 근무지에 나타나지 않는 것은 실제 떠나기 전에 불만족한 상황으로부터 회피하는 하나의 방법이며, 사표 제출 전에 장기 결근이 증가한다. 보건의료분야의 종사자가 어떤 형태의 역할 스트레스를 경험하면, 장기 결근으로 나타난다. 역할 긴장은 (1) 상호작용의 회피, (2) 동료와 조직과의 연계 감소, (3) 미션과 팀 헌신도 감소, (4) 직무 불만족 등으로 나타날 수 있다. 이러한 모든 것은 장기 결근을 통해 나타날 수 있다. 이러한 근거 틀을 가지고, 유능한 역할 수행은 대인관계 능력을 필요로 한다는 믿음 하에 장기 결근 관리가 이루어져야 한다. 역할 수행 능력은 업무와 대인관계 모두 존중하는 방식으로 행동하는 인간의 능력을 통해 증명된다. 역할 행동은 고립보다는 오히려 사회적 맥락 속에서 발생한다. 따라서 간호관리자는 그 상황이 현재 상태에서 변화하거나 더 많은 변화가 일어나야 할 필요가 있고 그러한 변화에 도달하는 방법이 무엇인지 알아야 할 때 존재하는 상황을 이해할 필요가 있다.

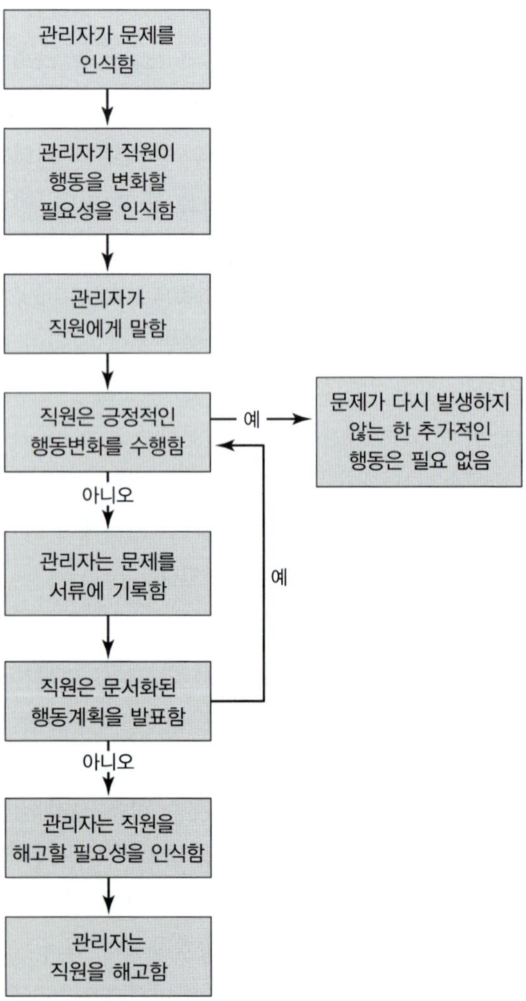

그림 22-1 행동적 변화모델

비처벌적인 훈육(nonpunitive discipline)의 한 가지 모델이 그림 22-1에 나타나 있다. 이 모델은 장기 결근과 같은 바람직하지 않은 행동이 어떻게 성공적으로 변화되었는지를 보여준다. 박스 22-1의 내용을 통해 비처벌적 훈련과 연관된 특정 단계를 확인할 수 있다.

비처벌적인 훈련의 이 모델은 직원들이 역할 기대와 가정에 대한 명확한 설명에 의해 역할 스트레스로부터 자신을 자유롭게 하도록 한다(SESCO Management Consultants, 2013). 직원은 개인적인 잘못에 의해 야기된 부적절한 수행이 아니라 오히려 조직 내에서 역할 기대의 명확성 부족으로 인해 문제가 되었다는 인식으로부터 만족감을 느낄 수 있다. 신규간호사는 박스 22-1에 기술된 과

박스 22-1 역할 기대를 명확하게 하기 위한 단계

1단계: 기관의 고용 정책과 절차에 대해 직원에게 알려준다. 때때로 직원은 기존의 규정을 알지 못하거나 잊어버리기도 한다. 그러므로 위협이나 훈육가 없는 알림이 필요하다. 직원은 궁극적으로 그 조직의 정책과 절차를 따를 책임이 있다.

2단계: 구두 알림으로 행동의 변화가 일어나지 않으면 그 직원에게 서면 알림을 보낸다. 이러한 구두 및 서면 알림은 문제를 명확하게 진술하고 관리자와 직원 모두 동의한 목표를 담고 있어야 한다. 직원은 문제 행동은 허용되지 않으며, 반드시 개선해야 한다는 것을 자발적으로 관리자와 동의해야 한다.

3단계: 만약 서면 알림이 실패할 경우, 그때는 그 직원에게 결정을 내릴 수 있는 기한을 주어야 한다, 하루의 유급 휴가를 주어 향후의 행동에 대한 결정을 내릴 수 있도록 한다. 유급 휴가를 주는 것은 훈육로 해석하지 않기 위해서이다. 직원은 반드시 출근에 대한 기관의 규정을 수용할 것인지 또는 하지 않을 것인지에 대한 서면화된 결정문을 다음날 제출해야 한다. 이것은 직원 측의 자발적인 결정이라는 것을 기억하고, 직원에게 규정을 준수하는 결정이어야 함을 강조한다.

4단계: 직원이 규정을 준수하지 않기로 결정한다면 해고가 이루어진다. 그러나 직원이 규정을 준수하기로 동의하고도 향후에 이것을 수행하지 않는다면, 실질적으로 그 직원은 고용계약이 종결될 것이다. 서면화된 동의서의 사본을 만들어 1부는 직원이 가지고 있을 수 있도록 한다. 관리자는 명확하게 그 조직의 해고 정책을 알고 있어야 하며 필요시에는 인사부서에 도움을 요청한다.

정을 수행할 필요가 있다. 예를 들어, 신규간호사는 간호관리자나 지원 부서 직원과 관계를 맺을 수 있고 참작할 만한 상황에서 직접적으로 그 과정에 관여할 수 있다. 그 상황의 명확한 이해, 개인의 성장, 팀의 원활하고 효과적인 기능에 초점을 맞춰야 한다는 것을 기억해야 한다.

> **연습 22-1**
> 지역 건강관리 조직의 규정집을 검토해본다. 과도한 장기 결근을 구성하는 것이 무엇인지 확인해본다. 확인된 결과는 무엇인가?

비협조적 또는 비생산적인 직원

비협조적 또는 비생산적인 직원의 문제는 간호지도자를 당황스럽게 하는 또 다른 영역이다. Hersey, Blanchard와 Johnson(2008)은 이 문제와 관련된 직무 성과(job performance)의 두 가지 주요 차원(동기부여와 능력)을 확인하였다. 동기부여의 유형과 강도는 표현되는 요구와 목표가 다르기 때문에 직원마다 다양하다. 지도자는 동기부여 문제의 원인이 무엇인지 결정하기 위한 시도를 통해, 직원을 위한 동기부여를 증가시키는 데 도움이 되는 환경을 제공하기 위한 영향을 행사함으로써 동기부여 문제를 가진 직원을 제대로 다룰 수 있다. 만약 직원의 능력이 부족하여 비협조적이거나 또는 비생산적인 경우에는 교육과 훈련이 적절한 중재이다.

관리자는 다양한 방법으로 직원의 역량부족을 결정할 수 있다. 판단이나 테크닉에서의 잦은 실수는 지식, 기술 또는 비판적 사고의 부족을 나타내는 것이다. 이것은 간호지도자가 모든 격차나 부적절한 사건에 대해 직원과 함께 논의한 후 주의 깊게 문서화할 필요성이 있음을 보여준다. 간호관리자가 철저하고 자세하게 기록된 문서를 가지게 되면 추세를 발견하게 되고, 그 다음으로 특정 직원이 문제가 있음을 근거있게 제시하게 된다. 간호관리자는 문제 행동과 심지어 직원의 추세를 언급할 수 있다. 교정 행동이 더 쉬워지고 해결책은 이 전략과 함께 더욱 효과적이다. 더 많은 교육이나 훈련의 필요성이 결정되면, 관리자는 교육부서나 그 부서와 연관된 임상전문가에게 직원의 기술을 개선하기 위한 도움을 얻기 위해 함께 노력할 수 있다. 대부분의 직원은 이 경우에 극히 협조적이다. 자신이 좋은 성과를 내길 원하지만 때때로 그 방법을 알지 못하기 때문이다. 또한 직원은 도움이 필요한 것을 부정하거나 도움을 요청하는 것을 당황해한다. 관리자가 직원이 가진 문제영역의 구체적인 증거를 보여줄 수 있다면 협력은 강화된다.

미성숙한 직원

비생산적인 직원은 단순히 성숙이 부족한 것일 수도 있다. 성숙의 부족은 감성 지능의 불충분한 발달로 기술되기도 하는데, 이것은 사회적으로 서투르거나 자신의 충동을 조절하지 못하게 되어 문제가 야기된다(Goleman, 2011). 이러한 직원들은 방어적이며 감정적이거나 눈물을 자주 보인다. 또한 자신들의 행동에 대한 자기통찰력이 부족하다. 때때로 지도자는 직원의 미성숙함을 즉시 명백하게 인지하는 것이 아니라 반항, 직장의 지침을 시험하기, 수동성, 적대감, 어떠한 관리적 결정에 대한 감사 부족 등의 행동 중 하나로 인식할 수 있다. 간호지도자에게 있어 도전은 같은 방식으로 반응하는 것이 아니라 오히려 긍정적이고 성숙한 방식으로 직원을 대하는 것이다. 유머감각과 이 직원을 더 수용적 분위기로 편안하게 만드는 능력이 때때로 도움이 된다. 그러나 지도자는 바람직하지 않은 행동이 불편하거나 무능한 상태를 반영하는 것은 아닌지 확인할 필요가 있다. 예를 들어, 그 직원이 "관리는 항상 우리 업무를 더 어렵게 결정하게 한다."고 언급하면, 그에 대한 답변으로 적대적이거나 방어적인 코멘트를 하는 것보다 오히려 관리자는 그 직원을 불러내어 다음과 같이 말할 수 있다. "나는 당신이 새로운 규정에 대해 화가 난 것처럼 보입니다. 좀 더 그것에 대해 이야기해 봅시다." 미성숙한 직원은 항상 미성숙하게 행동하는 것이 아니라 스트레스를 받을 때 미성숙한 수준으로 퇴행한다. 간호지도자는 직원의 미성숙함을 인식해야 하고 침착하게 반응해야 한다. 지도자는 이런 직원이 해결되지 않는 개인적 영역에 근거를 둔 역동성을 드러낼 뿐 지도자를 개인적으로 공격하는 행동이 아님을 명심해야 한다. 이러한 행동에 대처하는 가장 좋은 방법은 그 직원의 특정 문제에 대하여 직원과 수용가능한 행동의 현실적 제한을 정의하는 것이다. 일반적으로 직원은 특정한 제한 사항을 준수하지만 다른 한편으로는 관리자를 시험할 것이다. 이러한 시험이 발생할 때, 지도자는 동일한 제한 설정 기법을 계속해야 한다. 미성숙한 직원은 보통 자기 가치, 권력 그리고 자기 통제의 부족 때문에 문제가 발생하는 것임을 기억해야 한다. 칭찬과 긍정은 지도자가 이러한 직원이 자신에 대해 긍정적으로 느낄 수 있도록 돕기 위해 사용할 수 있는 가치 있는 도구이다.

> **연습 22-2**
>
> 간호지도자인 간호사 한 명이 당신에게 와서 다음과 같이 말한다. "다른 간호사 중 한 명이 비위관의 공기 배출구를 매듭으로 묶었어요." 이 간호사는 이 문제에 대해 논의하기 위해 그 직원을 대하는 방법에 대해 알지 못한다. 당신이라면 어떻게 할 것인가?

임상 역량 부족

임상 역량 부족은 완전히 교정이 가능할지라도 아마도 간호지도자가 직면하는 가장 당황스러운 문제 중 하나가 될 수 있다. 특히 신규 직원에게는 즉시 발생할 수 있는 문제일 수도 있다. 효과적인 면접 과정에도 불구하고, 신규간호사의 강점 및 기술과 그 간호단위에서의 요구가 불일치하여 이러한 문제가 발생될 수 있다. 이러한 간호사는 자신의 강점과 기술을 완전히 사용할 수 있는 다른 직무를 찾기 위해 지도받거나 지원받을 수 있다. 반면, 임상 역량 부족은 동료가 또 다른 직원을 위해 '커버'한다면 놀라움으로 다가올 수 있다. 일부 간호사는 임상 역량 부족의 예를 보고하지 않으려고 한다. 그들 동료 중 하나가 어려움에 빠지는 것에 대한 책임감을 느끼고 싶지 않기 때문이다. 다른 직원이 자신의 동료 중 하나가 범한 실수를 대신 커버함으로써 합법화하는 행동에 관여할 때, 간호지도자는 그 직원이 자신에게 기대되는 것이 무엇인지 알지 못하거나 수행할 수 없다는 것을 발견하고 당황할 수 있다. 안타깝게도, 문제를 가진 직원은 다른 직원의 성과 뒤에 숨어 자신의 무능력을 덮을 수 있다. 간호지도자는 직원들에게 전문직 책임 중 하나가 질 높은 간호를 유지하는 것임을 상기시키고 그렇기 때문에 동료를 고발하는 것이라고 생각할 수 있는 임상 역량 부족의 사례를 보고해야 할 의무가 있음을 주지시켜야 한다. 안전 규칙 위반 또는 낮은 수준의 수행을 무시하는 것은 비전문적이고 용납될 수 없다.

대부분의 의료기관은 직원들이 자신이 하도록 기대된 직무에 필수적 기술을 익히고 잘 유지하고 있는지 확인하기 위해 기술 체크리스트나 역량 평가 프로그램을 사용한다. 기술 체크리스트는 기본 임상 역량을 결정하는 하나의 방법이다(표 22-1). 이 체크리스트는 전형적으로 고용의 특정 영역에서 안전 기능을 위한 필수적인 것들을 포함한 수많은 기본적 기술을 담고 있다(Hamstrom, Kankkunen, Suominen & Ritta, 2012). 기술 검토의 모든 유형은 직접적으로 질 개선 지표와 연결되어 있어야 한다. 직원은 나열된 기술이나 역량에 대해 자가 평가를 요청받을 수 있고, 그 다음에 동료에 의해 검증된 기술의 수행이 이루어져야 한다. 이것은 지도자가 직원의 기술 수준을 사정하고 어떠한 부가적인 교육과 훈련이 필요한지 결정하는

표 22-1 기술 체크리스트(기술 목록)의 예

목적

1. 임상적 기술 목록은 새롭게 고용된 간호사와 간호관리자에게 개인적인 학습의 필요성을 결정하고, 역량을 평가하고, 성취 목표를 계획할 수 있게 해주는 3단계의 도구이다.
2. 간호사는 고용된 첫 주 동안 임상적 기술의 자가 평가를 완료한다. 간호사는 임상적 기술의 현재 지식을 기록하기 위한 적절한 척도를 사용할 것이다.
3. 간호관리자는 오리엔테이션 참가자의 역량을 관찰하여 기록하거나 동료에게 이러한 기록을 위임할 것이다. 모든 빈칸은 빠짐없이 채워져야 한다.
4. 오리엔테이션의 마지막 단계에 새롭게 고용된 간호사와 관리자는 계획표상에 있는 성취 목표를 확인하기 위해 그 목록표를 사용할 것이다. 그 목록표는 간호단위에 따라 특정하게 작성될 것이며 이것은 간호관리자와 다른 간호사에게도 적용이 가능하다. 관리자에 의해 특별히 정해진 적절한 주기에 따라 이 목록은 업데이트되어야 한다.

자가 평가 척도

1 = 익숙하지 않거나 전혀 수행하지 못함
2 = 도움을 받아 수행할 수 있음
3 = 최소한의 감독 하에서 수행할 수 있음
4 = 독립적으로(숙련되게) 수행할 수 있음

역량 평가 점수

1 = 현재 수행할 수 없음
2 = 도움을 받아 수행할 수 있음
3 = 점진적인/반복적인 수행이 필요함
4 = 독립적으로 수행할 수 있음

임상적 기술(예)	자가 평가		의견	평가			의견
	척도	날짜		점수	날짜	평가자 서명	
경막외 카테터 치료							
비위관/도브호프 (NG/Dobbhoff)							
삽입							
조치							
수술 전 간호/교육							
수술 후 간호/교육							

기술 목록을 위한 계획표

이름 ____________________

날짜 ____________________

목표 완료일

____

____

____

____

____

____

____

오리엔테이션 참가자 서명: ____________________

관리자 서명: ____________________

날짜: ____________________

매우 효과적인 방법이다. 또한, 지도자가 직원이 적절하게 기술을 수행할 수 없다는 것을 알게 되면, 나열된 기술의 목록은 쉽게 부족한 부분을 확인할 수 있게 하며, 직원이 기능하는 수준을 결정하기 위해 직접적으로 행위를 관찰함으로써 사정할 수 있다. 평가가 완성되면, 개선을 위해 특별한 계획이 고안될 수 있다. 때때로, 직원은 기술 목록에 있는 모든 업무를 수행할 수 있지만 여전히 전체적으로 환자간호를 효과적으로 관리할 수 없을지도 모른다. 직원의 문제나 직원의 성과에 대한 평가에서, 관리자 또는 지도자가 지식의 부족이나 시간 관리에 문제점이 있음을 규정하면, 정규 교육이 적절한 방안이 될 수 있다. 어떤 경우에도 지도자는 제한된 시간 내 확실한 기대가 달성될 수 있도록 설정된 행동 계획을 포함하는 서면 계약을 수립해야 한다. 이것은 직원의 측면에서 이행을 보증해야 한다. 역량을 평가하기 위한 보다 포괄적인 프로그램에는 기술 목록뿐만 아니라 간호단위의 특별한 목표, 전반적인 평가 틀, 실재적인 것과 상호작용하는 비판적 사고 훈련 등이 포함된다(Johnson, Opfer, VanCura, & Williams, 2000). 특별히 보조 인력과 함께 일하는 신규간호지도자의 역할은 개선하기 위해 노력하고 있는 팀원을 지원하고 돕는 것뿐 아니라 간호관리자를 지원하는 것이다.

감정적 문제

간호 직원 간의 감정적 문제는 관여된 개인뿐 아니라 동료들과 궁극적으로 환자간호 전달에도 영향을 미칠 수 있다. 간호지도자는 판단력 부족, 실수 증가, 장기 결근 증가, 생산성 감소, 부정적 태도와 같은 행동들이 직원 간에 감정적 문제가 있음을 명확하게 나타내는 것임을 인식하고 있어야 한다.

간호관리자는 Nancy라는 이름을 가진 간호사에 대해서 환자들은 불평하는 소리를 듣기 시작했다. 환자들는 Nancy가 무뚝뚝하고 자신들을 돌보지 않는다고 말했다. 간호관리자는 이전에는 Nancy에 대해서 불평하는 소리를 듣지 못했다. 그래서 간호관리자는 왜 이런 일이 발생했는지 Nancy에게 질문했다. Nancy는 자신의 어머니가 매우 아프기 때문에 많이 걱정하고 있으며, 자신이 잠을 자지 못하고 항상 피곤해 있는 것에 화가 나 있는 상태라는 것을 간호관리자에게 보고했다. Nancy는 자신의 어머니만큼 아파 보이지 않는 환자들이 불평하는 것을 공감하기 어렵다고 말했다.

직원의 행동이 심각하게 변하는 것은 그 직원이 적절히 대처할 수 없는 개인적 문제를 가지게 됨으로써 야기된다. 간호관리자는 치료자도 아니고 치료자가 되어서도 안 되지만, 문제를 가진 개인을 도울 뿐만 아니라 그 병동의 적절한 기능이 유지되도록 중재해야 한다. 감정적 문제를 나타내는 행동을 보이는 직원을 다룰 때, 간호관리자는 그 문제에 대처할 수 있도록 전문가의 도움을 얻을 수 있도록 직원을 지원한다. 그 개인의 근무환경과 스케줄이 조정될 필요가 있을 수 있다. 이것은 다른 직원들로부터 지지가 필요하고 그래서 부정적 환자간호 결과가 발생하지 않아야 한다. 관리자는 그 직원이 감정적 어려움을 경험하고 있고, 아직 환자간호 표준이 손상되지 않았음을 인정해야 한다. 직원은 심각한 어려움을 겪고 있는 동료직원을 걱정하고, 그가 제공한 간호에 증인이 되어서 안심을 주어야 한다. 그들이 어려운 상황에 처해진다면 유사한 지지가 주어질 것이라고 해석할 수 있다.

관리자가 감정적으로 문제가 있는 직원에게 취할 수 있는 가장 중요한 접근은 지지와 격려를 제공하는 것이고, 그 개인이 적절한 도움을 얻도록 돕는 것이다(Hilton ea al., 2010). 대부분의 기

문헌 관점

출처: Luquette, J.S. (2005). The role of on-site counseling in nurse retention. *Oncology Nursing Forum, 32*, 234–236.

이 문헌은 현장 상담 서비스의 다양한 측면과 어떻게 간호사에게 그 가치를 명시하는지에 대해 기술하고 있다. 이 서비스의 중요한 초석이 되는 신념은 비밀성, 최소한의 재정적 비용, 전문성, 편리한 약속시간과 사무실 위치 등이다. 서비스는 그룹과 개인 모두에 기반을 두어 진행될 수 있다. 효과적이기 위해 서비스는 간호사가 근무할 때 이용가능해야 하며, 전화 상담도 가능해야 한다. 사무실은 비밀성을 유지하기 위해 덜 혼잡한 곳에 위치할 필요가 있으며, 수많은 전문적이고 개인적인 문제가 언급될 수 있다. 또한 이 서비스는 위기 중재를 포함해야 하며, 팀워크를 증진시키는 데 기여하여야 한다.

실무 의의

어떤 근무 스케줄 동안에도 현장 상담이 가능하도록 하는 경우, 책임간호사나 간호관리자는 도움이 필요한 간호사를 위탁할 수 있게 하고, 간호사 개인이 어려움에 직면한 시기에 필요로 하는 지원을 찾을 수 있도록 한다.

관은 근로자지원프로그램(employee assistance program, EAP)을 가지고 있으며 관리자는 이러한 프로그램에 문제가 있는 직원을 위탁할 필요가 있다(문헌 관점에 상담 서비스에 대해 기술되어 있으며 이것이 어떻게 간호사가 직장에 남아있게 하는데 도움이 되는지 제시되어 있음). 이 과정 동안 관리자는 미국장애인법(Americans with Disabilities Act, ADA) 때문에 발생할 수 있는 영향에 대해 인사부서와 확인해야 함을 기억해야 한다. 직원이 문서화된 정신질환을 가지고 있으면 그 고용 기관은 장애인법에 서술된 특정 법적 제약 하에 놓일 수 있다. 간호관리자는 많은 자원이 직원 문제에 도움이 될 수 있다는 사실을 항상 기억해야 한다. 간호관리자는 고용정책에 법적 영향을 미치는 모든 것을 알아야 한다는 느낌을 가지지 않아도 된다. 오히려 관리자는 도움을 얻을 수 있고 그것을 어떻게 접근하는지를 알아야 한다.

연습 22-3

지역의 건강관리기관에 근무하는 간호관리자로서, 당신은 직접간호를 제공하는 간호사 몇 명에 의해 소집된 회의에 참석했다. 이들은 지난주에 근무 중 몇 번 울음을 터뜨린 다른 동료 간호사에 대해 걱정했다. 이들은 그녀가 출근 후 휴게실에 들어가 울고 나오는 모습을 본 적이 있다고 말했다. 그녀는 동료들과 자신의 스트레스에 대해 관해 토론하기를 거부했다. 이 간호사들은 걱정을 표현했고, 당신이 그녀를 도와주길 원하고 있다. 당신의 반응은? 당신은 어떻게 할 것인가?

약물 의존성

약물 의존적인 직원은 환자와 조직을 위험에 빠뜨린다. 또한 약물 의존적인 직원은 정상적인 능력을 발휘하지 못하거나 자주 결근하기 때문에 다른 직원들이 이 직원의 업무를 대신 커버해야 한다. 따라서 심한 업무강도가 예상되고 다른 직원에게 스트레스를 증가시킴으로써 직원의 사기에 악영향을 미친다. 그 결과, 직원이 환자의 문제보다 동료의 문제에 더 초점을 맞추기 때문에 환자간호는 위태로워진다. 동료에게 약물 의존성의 징후가 존재하면 이러한 사건을 보고하는 신규간호사로서의 전문적 책임을 인식하는 것이 중요하다.

관리자는 약물 의존성을 조기에 인식할 책임이 있고 적절한 때에 치료에 참여하도록 해야 한다(National Council of State Boards of Nursing, 2011). 주 법(State laws)은 약물 의존성의 책임에 대해 다양하게 규정한다. 모든 간호사가 사실로 받아들이는 바와 같이, 간호관리자는 간호법을 수호할 책임이 있고 자신이 고용된 주의 약물 의존성에 관한 법적 측면에 대해 익숙해야 한다. 감정적 문제를 가진 직원에 대해서와 마찬가지로 간호관리자는 장애 문제를 인식해야 하고 약물적으로 의존적인 직원의 고용을 다루는 방법에 대해 도움을 얻기 위해 인사부서와 함께 확인해야 한다. 대부분의 주와 기관은 약물 남용에 관해 보고하도록 요구하고 있다. 그 주의 간호협회는 보고에 대한 특정한 세부사항을 결정하는 중요한 기관이다. 모든 간호관리자는 자신들이 고용된 주의 간호법에 통달해야 하고, 자신의 고용기관의 약물 남용에 관련된 직원 규정에 익숙해야 한다. 더 나아가서 간호관리자는 직원이 법적 요구사항에 익숙한지를 확인해야 한다.

현대 사회는 처벌보다는 약물 의존적인 개인을 돕는 데 더 많은 관심이 있다. 공감과 이해를 보이는 것이 이들이 일을 수월하게 하도록 하는 것이다. 약물 의존성을 가진 직원을 확인하는 것은 특별히 주요 증상 중 하나가 거부되기 때문에 쉽지 않다. 약물 의존성이 의심되었을 때 간호관리자가 주의해야 할 주요 단서는 직원의 행동적 변화이다. 이러한 변화는 그 직원이 정상적일 때 나타나는 행동에서 얼마나 일탈되었는지로 나타날 수 있다. 주의 깊게 관찰된 몇 가지 특정 행동은 기분 변화, 깔끔한 외모로부터 어수선한 외모로의 변화, 환자의 통증 조절에 대한 특별한 관심, 직장이나 근무시간의 잦은 변경, 장기 결근, 지각의 증가 등일 수 있다.

만약 간호관리자가 직원이 약물에 의존적이라고 의심을 하게 되면, 환자간호가 위태롭게 될 수 있기 때문에 개입해야 한다. 문제가 있는 간호사와 함께 문제에 직면한 간호관리자는 치료적이기보다 동정적이어야 한다. 간호관리자는 부인하는 행동이 약물 남용의 초기 증상 중 하나라는 것을 인식하면서 그 간호사가 나타내는 성과 문제에 초점을 맞춰야 하고, 그 간호사는 상담이나 치료에 자발적으로 임하도록 강하게 설득해야 한다. 직원을 돕는 프로그램(EAP)은 언제나 직원의 사생활을 보호하고 대게 직원에게 무료 또는 최소 비용으로 이용이 가능하다. 간호관리자는 문제가 있는 직원이 EAP의 도움을 받도록 노력해야 한다. 이것은 관리자를 상담 역할에서 배제하여 직원이 자신이 필요한 전문적 도움을 비밀성이 훼손당할 것이라는 두려움 없이 받도록 하게 한다. 만약 간호사가 자발적으로 약물 남용 문제에 대한 도움 찾기를 거부한다면, 간호관리자는 그 직원을 위해 수립된 규정을 따를 책임이 있다. 간호관리자가 약물 남용 직원을 주 간호협회에 보고하지 않고 해고하게 되면, 법을 지키지 않은 것뿐 아니라, 이 직원이 다른 기관에 고용될 경우 잠재적으로 환자와 동료에게 해를 끼치게 될 위치에 있을 수 있게 만드는 것이다.

많은 주에서 약물에 의존적인 간호사를 위한 재활 프로그램을 가지고 있어 재활을 받게 되면, 이들은 다시 간호현장으로 돌아갈 수 있게 된다. 간호관리자는 약물에 의존적인 간호사 상태에 대한 모니터링 등의 도움을 요청할 수 있다. 또한 직원, 기관, 관리자 간의 협력과 재활 프로그램을 통해 특별한 지침이 수립될 수 있는 데 관리자는 전형적으로 직원의 상태에 대해 직원, 주정부, 관여한 재활 프로그램에 피드백을 제공하도록 요구를 받는다. 이러한 프로그램은 매우 다양하지만 예를 들면, 메페리딘(meperidine)에 의존적인 간호사는 이 약물이 전혀 사용되지 않는 임상현장에서 일하는 것은 허용되지만, 환자에게 어떤 통제 약물을 투여하는 것은 허용되지 않을 수 있다. 물론, 이것은 다른 직원에게는 부가적인 부담이 되지만 간호사들이 환자간호를 수호하고 다른 간호사를 도움으로써 자신들의 전문가적 책임에 직면하도록 하기 때문에 모두에게 긍정적인 경험이 될 수 있다. 치료의 한 부분으로서, 이들 간호사는 자신의 문제가 무엇이고 자신들이 이것을 조절하기 위해 무엇을 하는지 다른 직원들과 개방적으로 소통하기를 요구받기도 한다. 긍정적이며 전문적인 방법으로 다루어질 때, 간호관리자는 잠재적으로 파괴적인 상황을 긍정적이고 건설적인 상황으로 바꿀 수 있다.

직원 문제 유형과 관계없이 간호관리자는 문제를 모니터링하고 추적하기 위한 계획을 가질 필요가 있다.

연습 22-4

당신 주의 간호법과 규정을 검토해본다. 간호사가 약물 의존성 문제를 가지고 있다고 확신한다면, 당신은 무엇을 하도록 요구할 것인가?

무례함

근무현장에서 무례함이나 동료 간 폭력은 부정적 근무환경을 만드는 파괴적 행동이나 의사소통을 말한다. 이것은 질 높은 환자간호와 안전을 방해한다(Chipps & McRury, 2012). 이러한 행동은 간호사 대 간호사, 공급자 대 공급자에게 발생하기도 한다. 이러한 행동에는 눈동자 굴리기, 눈썹 올리기와 같은 비언어적 암시와 언어적 모욕, 남몰래 해치는 행동, 정보를 제때 제공해주지 않기, 방해 공작, 내분, 희생양, 중상모략, 사생활 존중하지 않기, 신뢰 훼손 등이 있다(Hickson, 2013; Lewis & Malecha, 2011)(문헌 관점). 무례한 행동은 해결되어야 한다. 이러한 원하지 않는 행동이 관찰되었을 때, 간호관리자가 해야 할 첫 번째 단계는 간호사와 상담하는 것이다. 다음 단계는 그 행동이 감소되지 않으면 직원 명부에 서면화된 기록을 남기는 것이다. 인사부서와 함께 점진적인 훈련 활동이 다음 단계에 이어진다(Clark, Farnsworth, & Springer, 2008). 신규간호사가 이러한 내용을 인식하고 무례함의 행동이 무엇인지 알며 기관 내에서 그러한 행동과 관계있는 지침 및 규정을 이해하는 것이 중요하다. 또한, 긍정적이고 낙천적인 태도로 행동함으로써 팀워크가 증진될 수 있도록 신규간호사를 지원하고 병동에서 부정적인 행동을 하지 않도록 지원하는 것이 중요하다.

문헌 관점

출처: Hickson, J. (2013). New nurses' perceptions of hostility and job satisfaction. *The Journal of Nursing Administration, 43*(5), 293–301.

이 문헌은 마그넷 인증 병원과 마그넷 인증을 받지 않은 병원에서 간호사 간 적대감과 직무 만족에 관해 신규간호사의 인식을 조사한 것이다. 신규간호사는 온라인 조사에 참여했으며, 마그넷 인증 병원과 마그넷 인증을 받지 않은 병원에 있는 간호사는 모두 적대감을 경험했고 비슷한 직무 만족 결과가 나타났다. 간호사의 적대감은 자율성과 관련됨으로써 직무 만족, 대인관계 의사소통과 협력, 상태 및 인식, 전문직 수행을 포함한 직무 요구도, 발전을 위한 기회, 임금과 공정성과 같은 근로환경에 영향을 미쳤다.

실무 의의

이 같은 결과에 근거하여, 간호관리자는 간호실무로 전환하기 위해 오리엔테이션과 수련 프로그램, 적절하게 준비된 프리셉터, 간호문화 안에서 무례한 행동에 대한 불관용 원칙 등에 초점을 맞출 필요가 있다.

문서기록화

직원 문제를 문서로 기록하는 것은 간호관리자의 업무 중 가장 부담되지만 가장 중요한 업무 중 하나이다. 일부 간호관리자들의 바람에도 불구하고, 직원 문제는 사라지지 않을 것이다. 그러므로 궁극적으로 해결되어야만 한다. 조심스럽고 지속적인 문제의 기록화 작업을 통해 관리자는 문제를 확인하고 개선하는 업무를 훨씬 덜 부담스럽게 만들어야 한다.

문서로 기록하는 것은 기억에만 의존할 수 없다. 직원이 문제 상황에 관여되었을 때, 칭찬을 받았을 때 또는 어떤 일이 잘 진행되었을 때, 그 효과에 대한 짧은 기록을 직원의 인사 파일에 남겨야 한다. 이러한 기록사항에는 날짜, 시간, 사건의 간략한 기술이 포함된다. 짧은 기록에는 그 문제가 발생했을 때 그 문제를 위해 수행한 것 중 어떤 것이 도움이 되었는지도 추가적으로 기록할 수

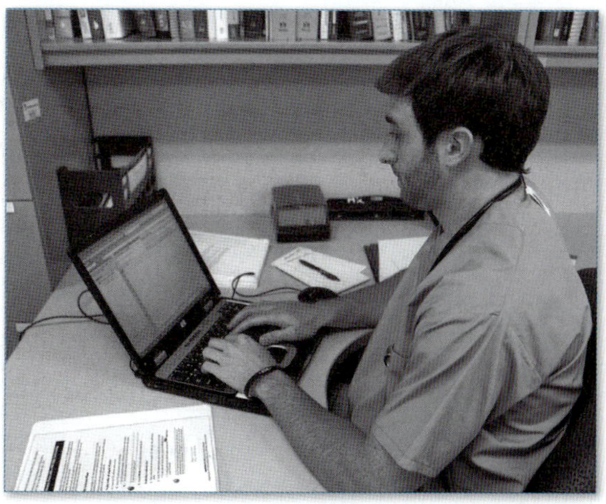

직원의 문제를 문서로 기록하는 작업은 간호관리자의 업무에서 중요하다.

박스 22-2 문제의 기록화

- 사건의 기술-사건과 관련하여 사실에 입각한 객관적인 진술
- 활동-향후 문제를 개선하거나 예방하기 위해 수립된 계획을 기술하는 진술
- 후속 조치-문제 직원과 함께한 면담을 포함하여 계획이 달성된 날짜와 시간

실제 사례

몇 명의 환자가 다음과 같이 보고했다. 밤번 근무 간호사 중 한 명인 Becky는 '퉁명스럽고' 자신들을 잘 돌보지 않는 것처럼 느껴지게 '거칠게' 행동한다. 나는 Becky를 내 사무실로 불렀고 내가 받은 불만에 대해 특정 시간과 사건 내용을 포함해 다시 반복하여 언급했다. 나는 Becky에게 환자간호와 관련된 내 기대가 무엇인지 주지시켰고, 모든 환자에게 취해지는 돌봄 태도의 중요성을 강조하였다. 우리는 수면부족이나 가정 내 문제 등과 같은 Becky의 행동 원인이 될 만한 것이 무엇인지 서로 논의했다. Becky는 퉁명스럽고 거친 행동에 대해서는 부정했지만 자신의 버릇이 오해를 불러일으킨 것에 대해서는 인정하였다. 나는 Becky에게 다음과 같이 제안하였다. 아마 그녀는 특별히 자신의 신체적 동작을 인식하고 목소리 톤을 부드럽게 할 필요가 있다고 조언했다. 이 사건에 대해 논의하고 간호에서 돌봄의 중요성에 대해 Becky에게 주지시킨 후 나는 행동과 관련된 규정을 언급하였다. 이러한 행동은 용납될 수 없다고 Becky에게 말했다. Becky의 근무가 끝나는 매주 금요일 아침에 어떻게 한 주가 지나갔으며, 그녀의 담당한 환자와 어떤 상호작용을 했는지 알아보기 위해 면담이 필요하다고 Becky에게 말했다. 또한 그녀에 대해 어떻게 생각하고 있는지 알아보기 위해 환자에게 확인할 것이라고 Becky에게 말했다. 이러한 일은 일상적으로 시행될 것이라고 강조했다.

주간 미팅은 6주 동안 시행되고 3개월 동안 매월간 미팅을 진행하며, 문제가 다시 발생하지 않으면 이후에는 미팅은 종료될 것이다.

Joseph P. Riley, RN, MSN
Hanson Way Hospital의 간호관리자

있다. 이와 함께, 간호관리자는 모든 보고된 실수, 일반적이지 않은 사건과 사고에 대해 업무일지나 사건 경위서(사건 요약지)를 보관해야 한다. 이 같은 중요한 자료에는 날짜, 시간, 관련된 직원의 이름이 포함되어야 하고, 관리자가 분석할 수 있도록 매월 집계되어야 한다. 매일 관리자가 이러한 데이터를 추적하기 위해 사용하는 짧은 시간은 조직과 개인의 기능에 대해 중요한 정보를 제공하는 것이다. 이러한 추적은 이후에 개인 문제 부분과 개인의 탁월한 부분, 전반적인 조직 문제 부분에서 정확하게 어떤 위치를 나타내는지 알게 해준다. 조직 기능에 대해 조심스럽게 기록하는 관리자는 개인과 직원문제를 관리하는데 매우 강력한 통제력을 갖는다. 박스 22-2는 문서 기록할 내용과 양식에 대해 기술하고 있으며 명백한 실례를 제공해준다.

점진적인 훈육

직원의 업무 성과가 교정할 수 있는 방법을 제공했음에도 불구하고, 용인될 수 있는 표준 이하로 떨어질 때, 일정 형식의 훈육이 제정되어야만 한다. 대부분의 기관은 이러한 문제 행동을 교정하기 위해 점진적인 훈육(progressive discipline)의 형식을 사용한다. 간호관리자가 특정 행동이 점진적 훈육이 필요하다고 의심하면, 모든 상호작용은 문서로 기록되어야 하고 규정에 적절히 맞게 진행되고 있는지 확인하기 위해 인사부서가 관여하는 것이 매우 중요하다. 점진적인 훈육은 간호사의 수행을 평가하고 증가하는 제재의 특정한 구조 안에서 피드백을 제공하는 것으로 구성된다. 이러한 제재는 가장 심하지 않은 단계부터 가장 심한 단계까지 점진적으로 강화되며, 박스 22-3에 기술되어 있다. 대개 점진적인 훈육과 관련 있는 근무지에서의 다양한 행동의 구체적 사례와 즉각적인 해고를 야기하는 사례의 원인은 약물 중독과 괴롭힘이다.

계약종료(해고)

간호관리자가 문제직원의 협력을 얻기 위해 모든 가능한 일들을 한다고 하더라도 문제가 지속될 수 있다. 그러한 경우에는 계약종료(해고)가 유일한 선택사항이 된다. 계약종료는 관리자가 행하는 가장 어려운 일이기 때문에 다음의 지침을 따

박스 22-3 점진적인 훈육의 단계

1. 문제에 관해 직원과 상담한다.
2. 직원을 징계한다. 일반적으로 구두 징계가 서면 징계보다 선행한다. 그러나 어떤 조직은 구두 징계와 서면 징계를 동시에 주기도 한다. 문서로 작성될 때, 직원은 그 문제가 논의되었다는 것을 증명하기 위해 반드시 서명해야 한다. 이것은 직원이 징계에 동의한다는 의미는 아니다. 이것은 직원이 자신의 인사파일에 서면 징계가 기록되어 있다는 것을 인식함을 의미할 뿐이다. 항상 직원은 서면 징계의 사본을 1부 가지게 된다.
3. 그 문제가 지속되면 그 직원을 정직한다. 직원은 특정 기간 동안(일반적으로 기관의 규정에 따라 며칠부터 좀 더 오랜 기간 동안) 임금을 지급받지 못하고 정직될 것이다. 이 기간 동안, 그 직원은 훈육가 발생하게된 것에 기초하여 문제의 심각성을 인식할 것이다.
4. 직원이 문제 행동에 관한 서면화된 계약을 가지고 직장에 복귀하도록 한다.
5. 문제가 재발하면 그 직원과 계약을 종료한다(해고한다).

라야 한다.

1. 간호관리자는 문제직원의 문제 행동을 교정하도록 돕기 위해 할 수 있는 모든 일들이 행해졌음을 확신해야 한다.
2. 간호관리자는 고용이 유지된다면 이 직원은 전반적인 조직의 기능과 더욱 중요한 환자간호에 악영향을 미칠 것이라는 인식이 있어야 한다.
3. 그 직원은 자신의 문제에 대한 결과와 문제를 개선하기 위한 훈육의 모든 단계를 따랐다는 사실을 완전히 인식하고 있어야 한다.
4. 간호관리자는 계약종료가 법적으로 정당하고 적절한 단계를 따랐다는 것을 보장하기 위해 일을 진행하기 전에 인사부서 및 법률 담당부서와 함께 확인해야 한다.

간호관리자는 해당 문제직원과 실제적인 계약종료 면담을 갖기 전에 계약종료와 관련된 모든 규정을 따랐음에 확신을 가질 필요가 있다. 직원의 계약종료를 진행할 때는 조심스럽게 접근하다가 실수를 범하는 것이 오히려 바람직하다. 계약종료는 지속적인 문제행동의 결과로 야기되거나 그 조직에서 절대 용납될 수 없는 어떤 행동 때문에 발생하는 것이라는 것을 기억한다. 계약종료는 관리의 일시적 변화로 인해 행해져서는 안 된다. 이것은 문제 행동을 변화시키기 위한 직원 측의 실패에 기인한 것이다.

즉각적인 해고에 해당되는 상황은 도난, 직장 내 폭력, 고의적으로 환자를 중독에 빠뜨리는 것 등이다. 기술관리자는 그 기관의 모든 규정이 올바르게 수호되었다는 것을 보장하기 위해서 인사부서의 조력을 받아야만 한다. 다음의 사례는 간호관리자가 계약종료를 착수하기에 앞서 표준을 준수하였다는 보장을 할 필요가 있음을 보여준다.

Linda는 자신의 동료에 대한 학대 행동의 결과로서 점진적인 훈육의 모든 과정을 경험했다. 그녀는 다시 직장으로 복귀했고 약 6주 동안은 잘 지냈으나 그 이후 인수인계시간에 자신의 클립보드를 내동댕이치고 항상 자신에게 어려운 환자를 지정해주는 책임간호사를 비난했다. 간호관리자가 Linda를 자신의 사무실로 불러서 그날의 환자 지정에 대해 설명했고, 집으로 돌려보내면서 흥분을 가라앉히도록 요청하였다. 간호관리자는 Linda에게 다음날 어떻게 할 것인지 전화로 알려달라고 요청했다. Linda는 집으로 돌아갔고 관리자는 상사와 함께 이 사건에 대해 검토했다. 이 둘은 Linda의 행동이 참을성이 없을 뿐 아니라 그녀의 근신기간 동안 지켜야 할 규정을 위반한 것이라는 것에 동의했고 Linda는 해고되어야 했다. 간호관리자는 다음날 Linda에게 전화했고 자신을 만나러 오도록 요청하였다. 간호관리자와 간호부서장은 Linda를 만나 사건과 이 사건에 뒤따르는 훈육조치를 검토했다. 간호관리자는 계약종료와 같은 대립적인 상황에서는 증인이 필요하다는 좋은 선례가 되므로 계획된 미팅

에 간호부서장이 참여하도록 요청했다. 간호관리자는 Linda에게 이러한 일이 발생한 것이 유감스럽지만 그녀의 행동은 이미 합의된 계약을 위반한 것이라고 지적했고, 즉시 해고되어야 함을 언급했다. Linda는 울면서 용서를 구했지만 간호관리자는 단호하고 단순하게 Linda에게 계약을 충족하지 못했기 때문에 고용계약을 종료하는 선택을 할 수밖에 없다고 반복해서 말했다.

연습 22-5

계약종료에 관련된 의료기관의 규정을 검토해본다. 도난이나 폭력과 같이 즉각적인 해고의 원인으로 기술된 조건은 무엇인가? 직장 내에서 약물 중독은 이러한 조건 중 하나인가?

결론

모든 직원은 직장 내에서 직원의 문제를 예방하고 조절하기 위해 관리자와 역할을 분담한다. 대부분의 사람들은 동료가 비윤리적 행동을 하도록 허용하기를 거부할 것이며, 문제가 발생했을 때 이에 대해 언급하고 적절하게 행동할 것이다.

해결방안

병동에 파견되는 간호사 인력지원을 담당하고 있는 간호관리자는 이들의 비판적 사고능력을 사정하길 원했고 주간 순회시간을 통해 그 역량을 평가했다. 또한 각 병동의 책임간호사는 그 병동에 파견 오는 간호사가 있을 때마다 동료간호사 사정양식을 작성했고, 그 결과를 파견간호사에게도 알려주었다. 이 방법에서 순회 시 사정이나 동료 평가로부터 어떤 유형이 드러나게 되면 즉시 그 파견간호사는 지도를 받을 수 있었다. 마침내 그 간호관리자는 파견간호사가 일했던 다양한 병동에서 수행된 매시간 순회와 환자 낙상 지침에 대한 출판된 정보를 직원이 검토하도록 해야겠다고 결심했다.

– Kathleen Bradley

이러한 해결방안이 당신에게 적절한 접근법인가? 그 이유는 무엇인가?

근거

Davey, Cummings, Newburn-Cook과 Lo(2009)는 직접간호를 제공하는 간호사들에게서 짧은 기간 동안 결근하는 것을 통해 어떤 예상을 할 수 있는지 규명하고자 했다. 이러한 결근은 환자간호의 지속성을 결여시키고 직원의 사기를 저하시키는데, 이것은 그 기관에 비용 증가를 야기하게 하는 것이다. 1986~2006년까지 수행된 연구를 대상으로 체계적 문헌고찰을 한 결과 16편 관련 논문이 검토되었는데, 그 결과는 다음과 같다. 간호사 개인의 이전 결근이력, 근무 태도(예: 직무 만족, 조직에의 헌신도, 직업에 대한 열정), 공유된 권력(통치권의 공유, 권한 위임)과 같은 다른 이직방지 요인들이 결근을 감소시키는 반면, 리더십 부족, 소진, 직무스트레스는 결근을 증가시킨다. 결근에 내재된 이유는 여전히 충분하게 이해되지 못하며 간호사 결근에 대한 확고한 이론이 부족하다는 것이 명백해졌다. 더 나은 이론의 개발과 연구가 필요하다.

Major, Abderrahman과 Sweeney(2013)는 갈등 상황에서 대화의 어려움을 겪는 신규간호사를 돕기 위해 지침을 만들었다. 이들 신규간호사는 "가슴으로 시작하도록" 격려되는데, 이 말은 대화에서 자유로운 소통을 격려하는 것으로 해석될 수 있으며 "보는 것을 배우다"라는 것은 대화가 시작될 필요가 있을 때 신중해지라는 의미이다. 반면, "안전하게 만들다"라는 것은 다른 사람의 관점에서 존경하고 가치를 부여하라는 의미이며 "너의 이야기에 숙달되어야 한다."는 말은 너의 감정에 대해 명확하게 인식하고 그 감정이 왜 일어났는지 확실하게 아는 것이라는 의미이다. "너의 길을 정확히 말하라."는 것은 너의 관점을 공유하는 동안 다른 간호사에게 어떻게 그들의 관점에 도달할 수 있는지 물어보라는 의미이며, "다른 길을 탐색해야 한다."는 말은 다른 간호사를 더 잘 이해하기 위해 질문을 하라는 말이며 "행동으로 옮겨본다."는 의미는 간호사들이 함께 그 문제를 어떻게 해결할 것인지 결정하는 것을 의미한다.

상황이 공격적이고 바람직하지 않은 행동으로 확대될 수 있는 문제에 직면하게 되기 전에 신규간호사가 이러한 문제들을 이야기할 수 있다면 가장 도움이 될 것이다.

체크리스트

사람들과 함께 근무하면서 만족하기 위해 간호관리자는 근무환경에서 발생할 수 있는 개인적이고 직원관리에 대한 문제를 알아야만 한다. 간호관리자는 그 간호조직에서 환자간호와 직원의 사기에 영향을 미치는 문제를 발견하고 예방하고 개선해야 한다. 모든 직원 문제를 성공적으로 관리하기 위한 핵심 원칙은 적절한 문서기록과 추가적인 조치 및 관리이다.

- 직원의 문제
  - 장기 결근
  - 비협조적 또는 비생산적인 직원
  - 미성숙한 직원
  - 임상 역량 부족
  - 감정적 문제
  - 약물 의존성
  - 무례함
- 문서기록화
- 점진적인 훈육
- 계약종료(해고)

문제를 문서화하기 위한 조언

- 사건과 관련 사실을 확인한다.
- 그 문제가 확인되었을 때 관리자에 의해 취해진 행동을 기술한다.
- 관여된 모든 사람을 위해 활동 계획을 개발한다.
- 활동 계획의 진행 정도를 평가하기 위한 추후 미팅을 계획한다.
- 객관적이고 완전하게 모든 내용을 문서로 기록하는 것을 잊지 않는다.

REFERENCES

Black, C. (October 2012). Why healthcare organisations must look after their staff. *Nursing Management, 19*(6), 27–30.

Chipps, E. M., & McRury, M. (2012). The development of an educational intervention to address workplace bullying. *Journal for Nurses in Staff Development, 28*(3), 94–98.

Clark, C. M., Farnsworth, F., & Springer, P. J. (2008). Policy development for disruptive student behaviors. *Nurse Educator, 33*(6), 259–262.

Davey, M. M., Cummings, G., Newburn-Cook, C. V., & Lo, E. A. (2009). Predictors of nurse absenteeism in hospitals: A systematic review. *Journal of Nursing Management, 17*(3), 312–330.

Dellve, L., Hadzibajramovic, E., Ahlborg, G., Jr. (2011). Work attendance among healthcare workers: Prevalence, incentives, and long-term consequences for health and performance. *Journal of Advanced Nursing, 67*(9), 1918–1929.

Goleman, D. (2011). *The brain and emotional intelligence: New insights*. Northampton, MA: More than Sound, LLC.

Gorman, E., Yu, S., & Alamgir, H. (2010). When healthcare workers get sick: Exploring sickness absenteeism in British Columbia, Canada. Occupational Health and Safety Agency for Healthcare (OHSAH). Work, 35, 117–123, 2010.

Hamstrom, N., Kankkunen, P., Suominen, T., & Ritta, M. (2012). Short hospital stays and new demands for nurse competencies. *International Journal of Nursing Practice, 18*(5), 501–508.

Hersey, P., Blanchard, K., & Johnson, D. E. (2008). *Management of organizational behavior: Utilizing human resources* (9th ed.). Englewood Cliffs, NJ: Prentice Hall.

Hickson, J. (2013). New nurses' perceptions of hostility and job satisfaction. *The Journal of Nursing Administration, 43*(5), 293–301.

Hilton, M., Scuffham, P., Vecchio, N., & Whiteford, H. (2010). Using the interaction of mental health symptoms and treatment status to estimate lost employee productivity. *Australian and New Zealand Journal of Psychiatry, 44*, 151–161.

Johnson, T., Opfer, K., VanCura, B., & Williams, L. (2000). A comprehensive interactive competency program. Part I: Development and framework. *Medsurg Nursing, 9*(5), 265–268.

Lewis, P., & Malecha, A. (2011). The impact of workplace incivility on the work environment, manager skill and productivity. *The Journal of Nursing Administration, 41*(1), 41–47.

Major, K., Abderrahman, E. A., & Sweeney, J. I. (2013). Greening the 'Proclamation for Change': Healing Through Sustainable Health Care Environments–*The American Journal of Nursing, 113*(4), 66–70.

National Council of State Boards of Nursing. (2011). Clues to chemical dependency. *ASBN Update, 15*(1), 9–11.

SESCO Management Consultants. (2013). *A positive approach to employee discipline*. (retrieved on July 19, 2013) https://sescomgt.com/printarticle.php?id=98&action=print.

Sportsman, S. (2005). Build a framework for conflict assessment. *Nursing Management, 36*(4), 32–40.

Wallace, M. (2009). Occupational health nurses: The solution to absence management. *AAOHN Journal, 57*(3), 122–127.

SUGGESTED READINGS

DeCampti, P., Kirby, K. K., & Baldwin, C. (2010). Beyond the classroom to coaching: Preparing new nurse managers. *Critical Care Nursing Quarterly, 33*(2), 132–137.

Hojat, M. (2009). Ten approaches for enhancing empathy in health and human services cultures. *Journal of Health and Human Services Administration, 31*(4), 412–450.

Huseman, R. C. (2009). The importance of positive culture in hospitals. *Journal of Nursing Administration, 39*(2), 60–63.

Lewis, R., Yarker, J., Donaldson-Feilder, E., Flaxman, P., & Munic, F. (2010). Using a competency-based approach to identify the management behaviours required to manage workplace stress in nursing: An incident study. *International Journal of Nursing Studies, 47*(3), 307–313.

Simpson, K. R. (2008). Horizontal hostility. MCN. *The American Journal of Maternal Child Nursing, 33*(5), 328.

Wildman, S., & Hewison, A. (2009). Rediscovering a history of nursing management: From nightingale to the modern matron. *International Journal of Nursing Studies, 46*(12), 1650–1661.

Wilson, S. (2009). Developing interpersonal skills. *Nursing New Zealand, 15*(11), 3–4.

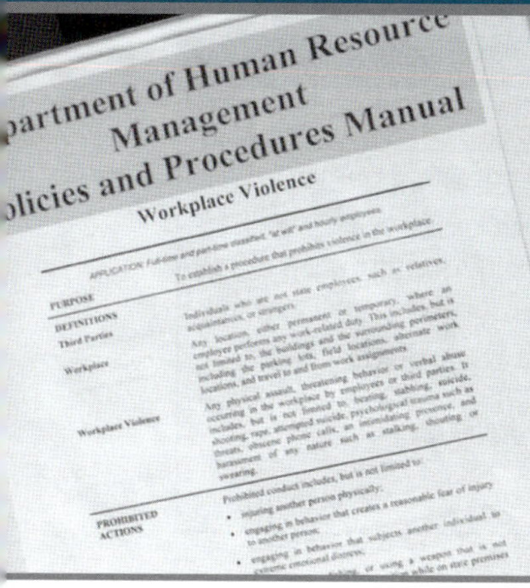

CHAPTER

23

직장 내 폭력과 무례함

Workplace Violence and Incivility

병원 및 기타 의료기관에 근무하는 간호사는 자신들의 직업적 본질과 특성으로 인해 신체적 폭력을 경험할 위험에 처하게 된다. 개인적 안전과 잠재적인 신체적 폭력이 없는 환경을 유지하기 위해 간호사는 문제의 징후에 민감해야 한다. 모든 의료기관의 직장 내 폭력은 환자나 그들의 가족에 의해 시작되는 신체적 특성에만 국한되지 않는다. 다른 분야와 마찬가지로 보건의료분야 직장에서는 수평적 폭력이나 다학제 간(전문 분야 간) 무례함이 나타나기 쉽다. 보건의료분야에서 모든 유형의 폭력은 최적의 직업적 성취를 방해하고 질 높은 환자간호를 전달하는 데 부정적인 영향을 미친다. 어떤 조직도 완벽하게 직장 내 폭력을 제거하거나 예방할 수 없지만, 적절한 계획과 효과적인 프로그램을 통해 이러한 폭력이 발생할 기회를 크게 감소시킬 수 있다.

학습성과

- 직장 내에서 발생할 수 있는 폭력, 무례함의 유형과 이것이 생산성과 직원의 사기에 미치는 영향을 기술한다.
- 잠재적인 폭력이나 분열의 위험 요소를 분석한다.
- 직장 내 폭력과 무례함을 예방하기 위한 기관의 계획을 사정한다.
- 수평적 폭력 및 무례함을 예방하기 위한 중재방안을 요약한다.

핵심용어

- 대인갈등(interpersonal conflict)
- 무례함(incivility)
- 독성적 직장(toxic workplace)
- 수평적 폭력(horizontal violence)
- 따돌림(bullying)
- 측면 공격(lateral aggression)

도전

*The Emergency Department Staff and Safety Manager**
University Medical Center at Brackenridge, Austin, Texas

새튼 건강관리 그룹의 일원으로서 브렉켄리지 대학 의료센터(Univer Medical Center Brackenridge, UMCB)는 큰 도시 지역에 위치한 레벨 1 외상센터이다. 이 기관은 시내 중심부에 가까이 있으며 다양한 연령대 및 문화적 배경이 다른 인구들에 의료서비스를 제공한다. 우리 응급센터는 항상 바쁘고 출입문을 통해 어떤 일이 들이닥칠지 전혀 예상하지 못한다. 어느 날, 한 간호사가 정신 병력이 있는 환자에게 공격을 당했다. 공격적인 행동이 나타난 후, 그 환자는 경찰에 체포되었으며 경찰이 우리 응급실로 그 환자를 데리고 왔다. 입원 후 6시간 동안 환자는 침착했으며, 그 이후로 불평하기 시작했다. 그 환자는 점차 공격적이 되었고 간호사에게 심각한 손상을 입혔다. 우리는 안전에 관한 지침(규정)을 개발하고 발전시킬 필요가 있었다.

당신이 이 간호사라면 어떻게 하겠는가?

*텍사스 오스틴 브렉켄리지의 대학의료센터의 응급의학과 소속 직원이며 안전관리자

도입

보건의료분야에서 직장 내 폭력과 무례함은 지난 십여 년 동안 중요한 안전 문제로 대두되고 있다. 이것들은 위협으로부터 이어져온 연속 형태이거나 가장 극단적인 형태인 살인에 이르게 하는 협박의 형태로 나타날 수 있다. 외부적이든 내부적이든 사람들로부터 조직에 이르기까지, 폭력은 직무스트레스를 증가시키고 생산적인 근무시간을 감소시키며 사기를 저하시키고 직원들의 이직을 증가시킨다. 또한 조직과 조직을 관리함에 있어 신뢰를 잃어버리게 함으로써 부정적인 영향을 미치는 것으로 나타났다. 직장 내 폭력과 무례함에 대한 개인의 인식을 증가시키고 폭력과 무례함을 감소시키거나 예방하기 위한 전술을 습득함으로써 간호사는 더 안전한 보건의료조직을 구축하는 데 기여할 수 있다.

직장 내 폭력과 무례함에 대해 정의하기

직업안전 및 건강관리협회(Occupational Safety & Health Administration, OSHA)는 안전 표준을 시행하고 교육을 제공하며, 고용주가 안전하고 건강한 근무상황을 보장하기 위해 노력하도록 한다. OSHA(2013)는 직장 내 폭력을 육체적 폭력의 위협이나 관련된 행동, 괴롭힘, 협박 또는 사업장에서 발생하는 기타 위협적인 파괴적 행동으로 정의한다. 이 정의는 공격적이거나 위협적인 언어로부터 살인에 이르기까지 명백하고 변환된 행동의 범위를 포함한다. 최근 몇 년 동안, 직장 내 폭력의 다른 형태의 추가적인 정의가 더해졌다. 수평적 폭력(horizontal violence) 또는 측면 공격(lateral aggression)이란 용어가 동료 간의 공격적이고 파괴적인 행동을 정의하기 위해 사용되고 있다. 이러한 폭력의 유형과 관련이 있는 다른 용어는 따돌림(bullying)과 대인갈등(interpersonal conflict)이 있다. 이러한 행동은 아주 나쁜 직장이라고 불리는 곳에 존재한다. 무례함(incivility)은 다른 사람을 무시하는 것에서부터 눈을 크게 뜨고 눈동자를 희번덕거리기, 고함치기, 신체적이며 정신적인 개인 공격에 이르기까지의 넓은 범위를 포함한다. 직장 내 폭력은 어떠한 유형이라도 받아들여질 수 없다.

문제의 범위

보건의료분야에서 직장 내 폭력의 진정한 범위를 결정하는 것은 어렵다. 직장 내 폭력과 부상에 대한 주요 데이터는 노동통계청(Bureau of Labor Statistics, BLS)에서 나온 것이다. BLS(2012)는 보건의료분야 근로자, 특히 간호사가 다른 산업

분야에 근무하는 근로자와 비교해볼 때 높은 폭력 경험율을 보인다고 보고했다. 2011년에 203건의 직장 내 살인이 보건의료 및 사회적 지원분야의 근로자에게서 발생했다. 이 숫자도 우려스럽지만 치명적 부상이 생긴 사고는 다른 산업분야에서 발생한 사고나 관련된 사망자의 수와 비교해볼 때 낮다. 과소 보고하기, 데이터 수집 방법의 변경, 근거 데이터들로 인해 보건의료분야의 근로자들 가운데 폭력 발생률을 추정하기에는 부정확하다(Gacki-Smith, Juarez, & Boyett, 2009; Gates, Gillespie, & Succop, 2011; Hartley & Ridenour, 2011; Stokowski, 2010). 보건의료분야에서 폭력에 대한 과소보고는 부상이 있든지 없든지 간에 폭행을 직업의 일부라고 생각하는 간호분야 내의 인식과 관련이 있는 것으로 사료된다. 어떤 간호사는 자신들이 폭력을 예방할 수 있었다고 생각하거나 관리자들로부터 받을 비관적 반응으로 인해 폭력을 보고하는 것을 두렵게 여길 수도 있다. 측면 폭력이나 무례함과 관련해서도 비슷한 인식이 존재한다. 간호사는 이러한 적의가 함께 일하는 사람들에게서 나타날 수 있으며, 만약 간호사들이 자신의 직업을 유지하길 원한다면 익숙해져야 하는 것으로 생각하는 경향이 있다(Dellasega, 2011). 직장 내 따돌림은 간호사들이 전문직을 떠나게 하는 원인이 되는 정신적 스트레스를 야기하는 것으로 보고되기도 한다(Dellasega, 2009). 왕따는 팀워크와 의사소통을 방해하고 환자안전에 영향을 미칠 수 있다. 이러한 우려는 환자와 간호사 그리고 간호사 간의 폭력 예방이 시급히 필요함을 강조한다.

직장 내 폭력의 비용

직장 내 폭력의 규모에 대한 지식은 일관된 데이터 수집 체계가 존재하지 않기 때문에 불완전하다. 덜 심각한 직장 내 폭력 형태에 대한 데이터는 더욱 부족하다. 심지어 직장 내 폭력이 비즈니스에 미치는 재정적 피해는 분명하지도 않다. Lewis와 Malecha(2011)는 직장 내 폭력으로 인해 상실된 생산성을 연간 간호사 1명당 11,581달러로 계산했다. Rosenstein(2010)에 의해 실시된 조사에 따르면, 응답자의 80%는 파괴적인 행동을 목격했고, 이 때문에 직장을 떠난 간호사를 알고 있다고 응답한 사람은 전체 조사 참여자의 1/3이 넘었다. 신규간호사 모집과 채용에 드는 직접비용이 6~10만 달러로 추정된다. Pearson과 Porath(2009)는 직장 내 폭력에 대한 비용 추정을 위해 얼마나 많이 사람들이 실제로 나쁜 행동을 피하려고 아프다고 보고하는지를 고려해야 한다고 제안했다. 이러한 결근과 직장 내 환경의 불편함으로 인한 직원의 생산성 감소는 정량화하기 어렵지만 고려되어야 한다. 이러한 것을 고려하여 더하면 비용은 빠르게 증가한다.

무례함과 이와 관련된 파괴적 행동 또한 양질의 환자간호를 제공하는 데 부정적 효과를 주는 것으로 나타났다. 환자간호의 질에 영향을 미친 사건의 약 70%는 의사소통 문제로 인한 것이었음이 발견되었다(TJC, 2008). 의료진 간의 소통부재로 인한 비용은 연간 12억 달러로 추정된다(Agarwal, Sands, & Diaz-Schneider, 2008). 무례함과 관련된 의사소통 문제뿐 아니라 많은 간호사들은 무례한 의사소통을 문제로 보고하였다. 연구는 많은 형태의 직장 내 폭력의 전체 비용은 아직 구하지 못했으며, 좀 더 많은 데이터가 보건의료분야에서 폭력의 경제적 영향과 중재 전략의 효과성을 사정하기 위해 필요하다고 언급하고 있다(연구 관점).

안전한 직장을 확보하기

비록 국가적 법률이나 연방 규정이 특별히 직장 내 폭력을 강조하지 않더라도, OSHA는 자발적으로 보건의료분야의 근로자와 몇몇 다른 고위험 전

연구 관점

출처: Purpora, C. & Blegen, M.A. (2012). Horizontal violence and the quality and safety of patient care: A conceptual model. *Nursing Research and Practice*, 2012: 306948.

수년 동안 간호사들은 수평적 폭력이 임상현장과 간호에 미치는 영향에 대한 우려를 표명해왔으나 연구자들은 직장 내 폭력과 질적 성과 간의 연관성에 대한 근거 틀을 가지고 있지 않다. 게다가 수평적 폭력, 파괴적 행동, 역기능적 의사소통, 환자간호 간의 직접적인 실증적 연관성이 확인되지 않았다. 연구자들은 4개 이론에 근거한 수평적 폭력과 환자간호의 질과 안전에 대한 개념 모델을 제안하였다.

1. Freire의 억압 모델(Freire, 2003)
2. Maslow의 인간 욕구계층 이론(Maslow, 1943)
3. DeVito의 근본적 인간 의사소통 이론(DeVito, 2008)
4. Reason의 시스템 사고의 스위스 치즈 모델(Reason, 2000)

이 개념 모델에 처음 연관된 4개의 이론은 수평적 폭력이 보건의료현장에서 어떻게 질과 안전에 영향을 미치는지를 보여준다.

실무 의의

이 근거 틀은 직장 내 폭력, 환자안전, 질에 대한 연구를 인도하기 위한 토대를 제공한다. 모델의 명제는 직장 내 폭력의 결과에 대한 우리 이해의 간극을 연결하는 새로운 연구를 자극하기 위해 실증적 관련성에 기초한 다른 질문을 발생시킨다.

문직 종사자들을 위해 가이드라인을 발표했다. 비록 고용주들이 이 가이드라인을 따르도록 법적으로 강제하지 않았지만 직업안전과 보건법(OSH Act, 1970)은 위험 특별 표준을 따르는 것에 더해, 모든 고용주들은 자신들의 피고용인이 죽음이나 심각한 신체적 위험을 야기할 것 같은 위험을 인식하지 않도록 직장 내 환경을 제공할 일반적인 의무를 가진다고 명시했다. 지도자들이 그러한 위험을 강조하는 데 실패한다면, 조직은 법률적으로 소환될 수 있다. 보건의료근로자는 증가된 위험에 놓여 있기 때문에 OSHA(2004)는 폭력 예방 계획을 개발하도록 보건의료조직을 돕기 위해 보건의료와 사회 서비스 분야의 근로자를 위한 직장 내 폭력 예방 가이드라인을 개발하였다. 일부 주에서는 보건의료분야의 직장안전과 보안을 강조하는 법, 표준 또는 권고를 개발하거나 제정하고 있다. 이러한 법의 많은 부분이 미국간호협회와 다른 전문직 보건의료조직으로부터 지원을 받아 주(state)별 간호사 조직의 강력한 지지를 받고 있다. 일부 주에서는 자격이나 면허가 부여된 보건의료 전문 종사자에게 죄를 범한 것에 대해 형사 처벌을 강화하는 법을 통과시켰다(ANA, 2012)(그림 23-1). 많은 다른 주들은 보건의료조직이 직장 내 폭력을 예방하는 계획을 수립하도록 요구하는 입법 활동을 진행하고 있다. 2010년에, 보건의료현장에서 폭력을 예방하는 이슈를 확인하는 것은 지도자에게는 우선순위가 되어야 한다고 의료평가기구(The Joint Commission, TJC)가 법 조항을 발의했다. 규정과 절차 부분에서의 문제점들, 환경에 대한 부적절한 사정, 교육과 훈련의 부족 등이 폭력과 관련된 주요 문제에 영향을 미치는 것으로, 이 법조항은 특별히 덧붙였다. 의료평가기구의 간호 환경 표준지침에는 보건의료기관이 자신의 기관을 이용하는 환자, 방문객, 직원의 안전을 위해 제공하는 활동을 기술하도록 하는 계획을 요구한다.

차이점 만들기

직장 내 폭력의 심각하고 복잡한 문제를 해결하기 위해 지도자, 관리자 또는 수행자인 간호사는 무엇을 해야 할까? '차이점 만들기'란 안전과 정중함의 조직 문화를 장려하고, 어떤 환경에서도 폭력의 희생양이 되는 것을 예방하기 위한 개인적 전략과 안전 전략을 개발하고 이행하는 것이 중요하다는 것을 포함하고 있다.

예방 전략

오래된 속담으로 '예방은 치료약보다 낫다'는 말이 있는데, 이는 직장 내 폭력을 다룰 때 특별히 관계가 있는 말이다. 폭력 행동 하나를 예방하는 것이 돈과 시간을 절약하고 이러한 사건으로 인해 발생 가능한 부정적인 심리적 영향을 감소시킨다. 근무

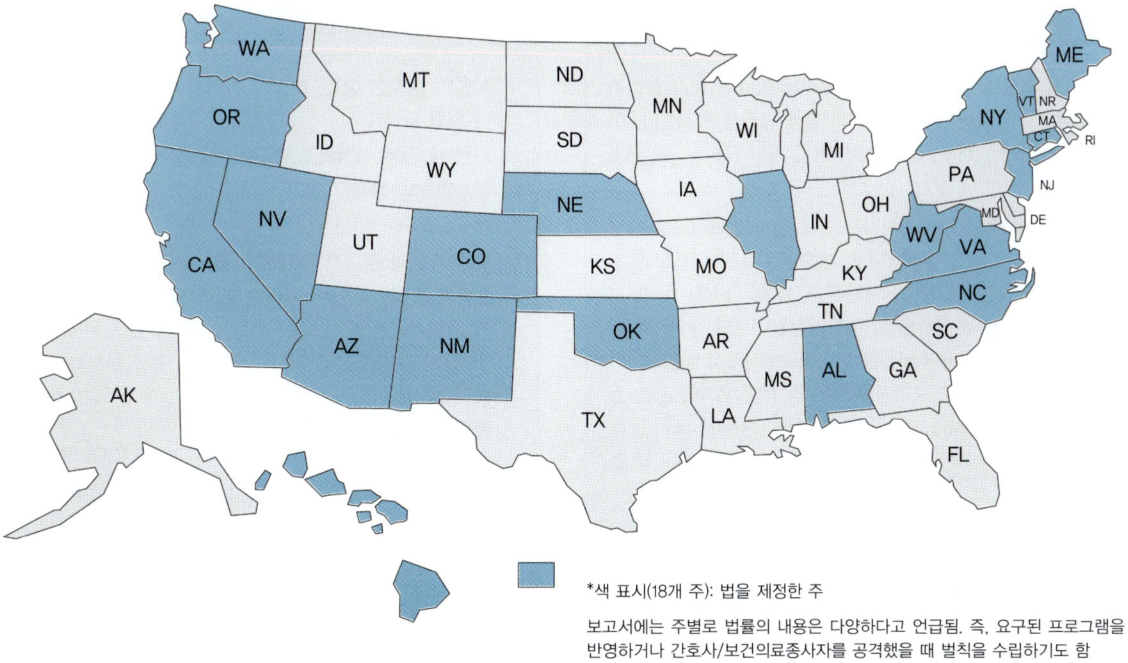

그림 23-1 미국간호협회의 전 미주 지역(직장 내 폭력)을 위한 입법 의제

시간과 임금의 손실, 생산성 감소, 의료비용, 근로자에 대한 보상비용, 법률과 안전에 대한 비용 등을 추정하는 것은 어렵지만 예방비용과 비교해 보았을 때 높은 비용이 들 것이다. 직장 내 폭력에 대한 다른 미래 발생비용에는 증가된 직원 이직률이 포함된다. 훈련된 양질의 직원과 경험 많은 직원의 이탈로 인해 조직적 자산이 상실되는 것은 운영비용을 상승시킬 수 있으며 간호의 질을 감소시킬 수 있다. 폭력을 예방하는 사전 대책을 강구함으로써 조직 또한 희생되는 것을 예방할 수 있다. 폭력의 문제를 강조하기 위해 직면할 수 있는 폭력의 유형과 잠재적으로 폭력 상황의 전조가 되는 신호에 대한 폭넓은 이해가 필요하다. 요컨대 폭력 예방은 꼭 해야만 하는 옳은 일이다.

폭력의 유형

1990년 이후, 아이오와 대학의 상해예방연구센터(University of Iowa Injury Prevention Research Center, IPRC)는 질병관리본부의 한 부서인 전국 상해예방통제부에서 지원하는 최우수 11개 센터 중 하나이다. 직장 내 폭력은 이 센터의 주요 연구 분야 중 하나이다(IPRC, 2001). 이 대학은 상해를 예방하고 조절하기 위해 예방 전략과 훈련 프로그램을 개발할 목적으로 고위험군에 대한 역학 데이터를 모으고 사용한다. 이들의 연구에서, 직장 내 폭력을 4가지 유형으로 분류하였다(박스 23-1). 분류는 직장 내 폭력을 예방하기 위한 전략 개발에 매우 도움이 될 수 있다. 폭력의 각 유형에 따라 예방과 사실의 명확한 인지(어떤 직장은 폭력의 특정 유형이 더 높은 위험을 가질 수 있기 때문에)를 위해 다른 접근법을 요구하기 때문이다. 폭력의 유형을 이해하는 것은 지도자가 어떤 유형의 범죄가 발생할 것인지에 기초한 위험 사정을 보다 주목해서 수행하도록 해준다.

위험 사정

보건의료분야에서 일하는 누구라도 폭력의 희생양

박스 23-1 직장 내 폭력의 유형

범죄적 의도(유형 1): 가해자는 그 사업이나 직원과 합법적인 관계가 없으며 대부분 폭력과 함께 범죄를 저지른다. 이러한 범죄에는 강도, 절도, 불법 침입 등이 포함될 수 있다. 대부분의 직장 내 살인사건(85%)은 이 범주에 속한다.

고객/대상자(유형 2): 가해자는 그 사업과 합법적으로 관련이 있으며 그 사업의 서비스를 제공받는 동안 난폭하게 된다. 이 유형에는 고객, 대상자, 환자, 학생, 입소자 등 그 사업의 서비스를 제공하는 그룹의 사람들이 포함된다. 고객/대상자 사건의 상당한 비율은 보건의료분야에서 발생한다고 보인다. 요양원, 정신보건기관 같은 임상현장의 희생자는 돌봄제공자이기도 하다. 경찰, 교도소 직원, 승무원, 교사 등이 이러한 종류의 직장 내 폭력에 노출될 수 있는 근로자의 또 다른 예이다.

근로자 대 근로자(유형 3): 가해자는 직장 내 다른 피고용자 또는 과거 피고용자를 위협하거나 공격하는 피고용자 또는 과거 피고용자이다. 모든 직장 내 살인사건의 약 7%가 이 유형에서 발생한다.

개인적 관계(유형 4): 가해자는 대부분 그 사업과 관련이 없지만 의도된 희생자는 개인적 관계를 가진다. 이 분류에는 근무하는 동안 공격이나 위협당하는 가정폭력의 희생자를 포함한다.

출처: Iowa Injury Prevention Research Center. (February 2001). Workplace violence: A report to the nation. University of Iowa-Iowa City. Retrieved February 15, 2013, from *www.public-health.uiowa.edu/iprc/resources/workplace-violence-report.pdf.*

박스 23-2 보건의료기관의 폭력에 대한 위험요인

- 직원이 부족한 상황, 특별히 면회시간이나 식사시간 동안 일할 때
- 기관 내 일부 지역으로 환자 이송
- 환자간호의 장시간 대기
- 과도하게 복잡하고 불편한 대기 지역
- 다른 직원과 떨어져 혼자 일하거나 고립됨
- 도움을 얻을 수 없는 지역에서 환자와 함께 혼자 일하거나 의사소통 장치 또는 경보장치와 같은 도움을 얻을 수 있는 설비가 갖추어지지 않은 곳에서 환자와 함께 혼자 일함
- 불편하고 불안한 환경 디자인
- 부적절한 보안장치
- 잠재적인 폭력 상황에 대처하는 방법에 대한 직원 훈련 부재
- 잠재적으로 폭력을 행사하는 사람과 함께 있을 때 위기를 예방하거나 관리하는 규정 부재
- 환자나 면회객들의 움직임을 제한하지 않음
- 복도, 방, 주차장 등의 장소의 흐릿한 불빛
- 환자, 가족, 친구 간의 소형 권총이나 다른 무기의 보급
- 강도, 약물 또는 알코올 중독자, 외상 환자, 광분한 가족의 출현이 증가할 때
- 범죄, 폭력적인 사람, 급성적으로 정신적인 문제가 있는 사람을 병원 등에 감금하려고 할 때
- 만성적으로 정신적인 문제가 있는 환자가 적절한 추후관리 없이 노출되었을 때
- 보건의료기관 내 돈이나 약물에 접근이 가능할 때

출처: Occupational Safety & Health Administration (OSHA). (2004). Guidelines for preventing workplace violence for health care and social service workers. Retrieved February 15, 2013, from *www.osha.gov/Publications/osha3148.pdf.*

이 될 수 있는 위험에 노출되어 있지만 환자와 직접적으로 접촉하는 사람들이 가장 고위험에 처해 있다. BLS(2012)는 병원에 근무하는 보건의료종사자, 특별히 응급실에 근무하는 사람들이 고위험군이라고 보고하였다. 또한 폭력은 정신과 병동과 노인 병동에서 자주 발생한다. 다른 현장과 달리, 병원의 폭력은 환자나 가족의 감정을 당황하게 하거나 분노하게 하므로 차이가 있다. 폭력은 질병에 동반된 통제력 상실, 스트레스, 상처받기 취약한 감정과 대부분 관련이 있다. 보건의료기관에서 발생하는 폭력의 위험을 증가시킬 수 있는 많은 요소들이 확인되고 있다. OSHA의 가이드라인에서 확인된 폭력에 대한 위험요인은 박스 23-2에 열거하였다(2004). 폭력에 대한 다른 위험 요인에 보건의료기관의 위치, 규모, 제공되는 간호의 유형 등이 포함된다. 도심 지역에 위치하고 있는 기관 특히, 정신 질병이나 폭력 행동 이력이 있는 사람, 약물이나 알코올 중독자들이 입소하는 기관은 폭력 발생의 위험이 증가될 수 있다. 폭력 사고 보고서를 검토해보면 폭력은 식사시간, 면회시간, 환자 이동과 같은 활동과 환자와의 상호작용이 활발하게 일어나는 시간에 발생하기도 한다. 폭행은 서비스가 거부되었을 때 발생하거나 환자가 비자발적으로 입원했을 때, 보건의료종사자가 식사나 음료 등을 제한하거나 담배나 술을 제한하고자 할

때 발생할 수 있다.

간호과정과 유사하게, 직장 내 폭력을 예방하는 것은 체계적인 사정으로부터 시작된다. 위험을 사정하고 직장 내 폭력을 예방하기 위한 계획을 수립하는 것은 투입과 다양한 직원으로부터 전문적 기술을 요구한다. 직장 내 폭력을 예방하기 위해 다학제적 접근법에 기초하여 위험을 사정하는 것이 가장 효과적인 방법이다. 경영자, 직원, 보안팀, 기관의 기술부서, 인사부서, 법률 담당 부서, 위험 관리팀에서 선발된 대표들이 모인 팀이 모든 측면의 위험을 조사하고 발표한다. 근무지 사정은 단계적으로, 상식적인 시각을 가지고 현존하는 문제와 잠재적 위험에 대해 시설과 주변환경을 살펴본다. OSHA의 가이드라인(2004)은 이 과정을 도와주기 위해 미국간호협회에서 개발한 양식과 체크리스트를 가지고 충분히 심도 있게 사정하도록 해준다. 이것은 이러한 유형의 사정에 익숙하지 않은 관리자와 지도자에게 유용할 것이다(박스 23-3). ECRI이라는 단체는 연방정부에 의해 지정된 환자안전조직이며(www.ecri.org), 보건의료 분야의 안전보장을 위한 국제조직(IAHSS, www.iahss.org)은 보건의료조직이 잠재적인 폭력을 감소시키기 위해 안전관리 계획을 수립하는 데 많은 자원과 방법을 제공해주고 있다.

위협이나 위험의 가능성이 있을 때, 조직 내 사람들은 반드시 신중하게 검토하여야 한다. 현재 근로자가 직장 내에서 위험에 놓여 있는지를 결정하는 것이 가장 중요한 요소이나, 이것은 간과되기 쉽다. 개인적이고 정신적인 요소에 더해, 직장 내 폭력이나 공격과 관련이 있는 직원의 행동을 관찰할 수도 있다(Paludi, Nydegger, & Paludi, 2006). 가장 명백한 사실은 폭행과 약물 중독의 과거 이력이다. 약물 검사, 배경 확인, 신원 보증인을 통해 잠재적으로 문제 발생 소지가 있을 수 있는 직원을 색출해 내는 것은 이러한 위험을 줄이는 데 도움이 된다.

박스 23-3 직장 내 폭력 프로그램 체크리스트

OSHA와 ANA(미국간호협회)는 지도자와 관리자가 기관의 직장 내 폭력에 대한 사정을 수행할 수 있도록 도와주는 포괄적인 체크리스트 서류를 제공한다. 이 체크리스트는 세밀한 사정과 모니터링 프로그램을 수립하기 위해 자세한 단계별 지시사항을 제공해준다. 완전한 양식을 보기 위해서는 웹사이트 www.osha.gov를 방문하면 된다.

체크리스트 1: 경영위원회와 피고용자가 참여하는 조직적 사정 질문하기

체크리스트 2: 직장 내 폭력 기록을 분석하기

체크리스트 3: 폭력에 대한 환경적 위험 요소를 확인하기

체크리스트 4: 폭력이 발생한 분야에서 일상의 업무수행에 미치는 영향을 사정하기

체크리스트 5: 사건 발생 후 반응 확인하기

체크리스트 6: 피고용인과 관리자 훈련 사정하기

체크리스트 7: 기록 보관 및 평가하기

출처: American Nurses Association: Promoting Safe Work Environments for Nurses, 2002. From Occupational Safety and Health Administration (OSHA). (2004). Guidelines for preventing workplace violence for health care and social service workers (OSHA Publication No. 3148-01R). Washington, DC: U.S. Department of Labor (www.osha.gov).

해고 권리

조직의 상황이나 결과는 잠재적인 폭력이 발생하는 것을 증폭시킬 수 있다. 여기에는 지연된 높은 수준의 스트레스, 아주 나쁜 직장 환경이라고 알려진 상황을 야기하는 요소들이 포함될 것이다. 빠른 변화, 해고, 스케줄의 변화, 업무강도, 임금 동결 등은 이러한 효과를 야기할 수 있다. 이러한 종류의 스트레스를 대단히 심각하게 야기하는 잠재적인 고용상황은 해고과정이다. 대부분의 기관은 고용을 종결하는 과정을 다루는 특별한 프로토콜이 있다. 해고는 잠재적인 폭력을 증가시킬 수 있는 강력한 감정을 야기하기 때문이다. 관리자는 이러한 기관에서 직원의 계약을 종결시킬 책임을 지고 있을 수 있다. 인사부서에서 이러한 과정을 담당하기도 한다. 간호부서와 인사부서는 긴밀하게 협력하도록 요구된다. 비록 기관의 규정이

자세하게 그 과정에 대해 적시하고 있지만 목표는 항상 가능한 전문적인 방법으로 그 과정을 진행하는 것이다. 이러한 잠재적 문제 상황을 준비하는 방법에 대한 비결이 박스 23-4에 제시되어 있다.

안타깝게도, 현재의 피고용인이 폭력적인 사람이 될지 아닐지를 구별하는 분석표나 명백한 테스트는 존재하지 않는다. 고용주와 피고용인은 문제

박스 23-4 해고 권리

해고는 어떤 잠재적인 문제에 대한 깊은 고려와 함께 계획되어야 한다. 단계들은 고용 해지과정 동안 잠재적 폭력을 피하기 위해 취해져야 한다. 가장 중요한 단계는 피고용인의 존엄성을 보호하고 창피주는 것을 피하는 것이다. 해고의 이유는 명확해야 하고 논쟁거리를 제공하지 않아야 한다. 시기, 회의실 사용, 누가 참석할 것인지와 같은 모든 세밀한 활동이 조정되어야 한다. 회의실은 프라이버시가 제공되어야 하고 무기와 같은 것이 사용되지 않도록 주의해야 한다. 해고되는 사람은 출입문을 통과할 수 있도록 해야 한다. 해고 통지와 어떤 서류와 함께 제공되는 퇴직금은 소유할 수 있게 한다. 해고자의 책상이나 사물함은 깨끗이 치우도록 한다. 그 사람이 다시 직장으로 복귀하는 것은 가능하지 않음을 명시하여야 한다. 이것이 당황스럽거나 잠재적인 상황에서 모든 사람들을 보호할 수 있다. 그 사람이 어떻게 적절한 타협에 반응하도록 할 것인지 결정하는 것이 중요하다. 필요성이 인지된다면 보안담당자나 비번의 경찰관을 대기시킬 수 있다.

출처: Winfeld, L. (2001). *Training tough topics*. New York: American Management Association.

연습 23-1

직장 내 폭력 위험에 대해 임상현장을 사정해본다. 당신이 읽은 것에 기초하여 확인할 수 있는가? 어떤 보안방안이 현재 그 직장에 있는가? 그것들 중 개선될 수 있겠는가? 당신은 지리적으로 다른 곳에서 얼마나 안전에 차이가 있는지 느꼈는가?

일단 위험 사정이 완료되었으면 다음 단계는 그 데이터를 분석하고 당면한 문제의 우선순위를 설정하는 것이다. 몇 가지 기본적인 질문을 하면서 우선순위를 수립할 수 있다. 위험은 무엇인가? 누가 위험하고 어떻게 위험한가? 위험의 수준은 어떤가? 위험을 감소하거나 제거하기 위해 무슨 방안이 취해져야 하는가? 우리는 지금 또는 나중에 변화를 수행해야 하는가? 일단 우선순위가 설정되면 예방 프로그램을 고안하거나 수행하는 것이 시작될 수 있다(안전 계획 개발하기 부분 참조).

행동에 기민하게 반응하고 가능한 폭력에 주목해야 한다. 왜냐하면 어떤 하나의 행동이 잠재적인 폭력의 심각성을 제시하지 못하기 때문에 행동은 총체적으로 보아야 한다. 문제 상황, 폭력의 위험성을 증가시키는 환경이란 총체적인 직장환경이나 피고용자나 특별한 사건이 모두 관여될 수 있다.

수평적 폭력: 내부로부터의 위협

2008년에 의료평가기구(TJC)는 파괴적 행동을 다루기 위한 자신들의 리더십 표준에 대한 요구를 강화했다. 파괴적 행동과 협박하는 것이 낮은 환자 만족과 예방가능한 부정적 결과를 야기한다는 결과를 제시한 연구를 인용하면서, 그 표준은 이러한 행동들을 관리하기 위한 과정과 활동에 대한 법률의 필요성을 요구했다. 수평적 혹은 측면 폭력은 동료 간에 언어적 폭력으로부터 신체적 공격까지 다양한 행동을 표현하는 용어이다. 비록 이 용어가 일반적으로 사용되었지만 같은 권한 수준 간에 저질러지는 폭력이기 때문에 제한적일 수 있다. 다른 권한 수준 간에 발생하는 폭력은 관계적 공격(relational aggression, Dellasega, 2009, Dellasega, 2011)이라는 용어가 더 정확하다. 이러한 폭력에는 따돌림, 협박 등이 포함된다. 수평적 폭력 또는 따돌림은 문헌에 일반적으로 등장하는 용어이기 때문에 여기에서 사용하기로 한다. 수평적 폭력과 그 효과는 20년 이상 동안 간호학 연구문헌(Woelfle & McCaffrey, 2007)에 보고되고 있다. 수평적 폭력에 관한 5개의 연구 논문을 검토한 후, 연구자들은 수평적 폭력이 간호학과 학생뿐 아니라 신규간호사와 경력간호사도 경험하고 있음을 발견했다. 많은 연구가 동료 간의 경쟁으로 인해 간호사 서로 간의 지지가 부족한 것을 발견하였음을 보고하고 있다. 연구에서는 갓 졸업한 신규간호사는 높은 결근율과 취업 첫해에 간호직을 떠나려는 생각을 하게 만드는 수평적 폭력을

경험한다고 보고하고 있다. 연구자들은 다음과 같은 질문을 하였다. "간호사는 어떻게 환자를 친절하게 대할 수 있으며, 간호사 간에 나쁘게 대하면서 어떻게 환자로부터 존경을 받을 수 있을까요?" 간호사 부족에 대한 현상이 어렴풋이 나타나고 있는 상황에서 계속되는 이 같은 연구결과는 우려를 야기한다.

간호 분야에서 수평적 폭력이 널리 퍼지고 있는지에 대한 이유를 설명하는 많은 이론이 있다. 간호의 전통적인 위계 구조이론에서부터 전문직으로서의 간호의 압박감에 대한 이론, 여권 신장 운동에 관한 이론에 이르기까지 다양한 이론이 존재한다(Roberts, Demarco & Griffin, 2009, Farrell, 2001). 그러나 직장 내 공격은 다른 전문직에서도 일반적인 것이며 개인, 사회, 조직적 특성에 복합적인 결과를 가장 잘 보여주는 것이다(Papa & Venella, 2013). 이것이 왜 발생했는지 그 이유와 관계없이, 근무 중에 간호사 간의 손상된 개인적 관계는 실수, 사고, 나쁜 직무 성과를 야기할 수 있다는 우려가 있을 수 있으며 중요한 역할수행에 마찰이 발생할 수 있다(Johnson, 2009; Lewis & Malecha, 2011; Porto & Lauve, 2006; Purpora & Blegen, 2012; Roberts, Demarco, & Griffin, 2009; Shields & Wilkins, 2009; TJC, 2008). 보건의료 전문직 종사자나 간호사 간에 측면 공격과 따돌림을 하는 전문적 실무환경은 없다. 이러한 파괴적 행동은 간호전문직에 독이 되며 질 높은 직원을 보유하는 데 부정적 영향을 미치게 된다. 수평적 폭력과 따돌리는 것은 전문직 관계에서 받아들여서도 안 되고 간호 분야에서 정상적인 사회화와 관련된 것으로 고려해서는 안 된다. 모든 보건의료기관은 파괴적 행동에 대해 언급하는 간호사를 돕기 위해 전문직 행동 강령과 교육적이고 행동적 중재를 포함하여 파괴적 행동과 관련되어 절대로 관용하지 않는 규정을 시행해야 한다(Papa & Venella, 2013). 많은 다른 주와 국가적 간호 조직 또한 환자와 간호사 모두에 영향을 미치는 파괴적 행동에 대한 해로운 효과와 관련한 성명서를 발표하였으며 그 문제에 대한 해결책을 요구했다. 의료평가기구(TJC, 2008)는 보건의료기관에서 중독과 폭력의 징후를 확인할 수 있도록 파괴적 행동의 표준을 개정하였다. Holloway와

문헌 관점

출처: Holloway, L.E. & Kusy, M.E. (2010). Disruptive and toxic behaviors in healthcare: Zero tolerance, the bottom line, and what to do about it. *Medical Practice Management, 25*(6), 335–340.

이 문헌은 39%의 보건의료기관을 대표하는 400명 이상의 보건의료지도자를 대상으로 설문조사한 결과를 제공해주고 있다. 이 조사 참여자의 94%가 직장에서 무례함이나 독성적 행동의 다양한 유형을 다룬 경험이 있다고 응답했다. '아주 나쁜' 직장 환경과 파괴적 행동은 환자안전과 질 높은 간호에 영향을 미친다고 지적한 문헌을 언급하면서, 연구자들은 복잡한 보건의료환경에 맞춰진 체계적 접근방법을 제공하고 있다. 독성적 조직 변화 시스템(Toxic Organization Change System, TOCS)은 기관, 팀, 개인차원에서의 무례함을 언급한다. 예방을 위해서 또는 교정을 위해서 사용할 수 있는 특별한 전략을 기술하고 있다. 기관 차원의 주요 전략은 전문직관, 공손함, 존경에 대한 가치를 수립하는 것이다. 기관의 각 그룹들에게 이러한 가치를 정의하도록 하는 것은 기관의 이해 관계자와 함께 하는 중요한 활동이다. 일단 가치가 수립되면, 성과 평가과정에 함께 참여한다. 관리자들은 이러한 행동들과 가치를 평가하고 강화하는 법을 훈련받는다. 팀 차원의 전략은 독성적 문화를 지속하게 하는 개인이나 과정을 확인하고 이러한 환경에서 긍정적인 기준과 팀을 기능적으로 재건하도록 하는 것이다. 여기에는 360° 팀 사정법 사용과 의사소통을 개선하고 독성적 행동을 말하도록 촉진하는 것이 포함된다. 개인차원의 전략은 관리자들이 정기적인 피드백 제공, 자신의 직원의 전문적 성장과 발전 목표를 수립하고 이를 수행해내도록 하는 것을 포함한다. 여기에는 독성적 행동을 없애기 위한 기관의 결단과 독성적 문화를 야기한 직원을 해고하고자 하는 의지까지 포함된다.

실무 의의

독성적 문화를 언급하는 것은 갈등관리, 리더십, 의사소통, 팀 빌딩에서 훈련을 요구한다. 무례함의 문화로부터 서로 존경하는 문화로 조직을 변화시키는 것은 보건의료의 개혁요구, 예산상의 제약, 좀 더 나은 결과를 요구하는 요즘과 같은 시대에 쉽지 않은 일이지만, 보건의료기관은 자신들의 최저 수준을 만족시키고 간호사들이 가치 있고 존경받으며 안전하다고 느끼도록 해야만 한다.

Kusy(2010)는 무례함의 문화를 바꾸기 위해 '아주 나쁜' 행동에 집중하기 위한 실제적인 기관의 전략을 제공해주고 있다(문헌 관점 참고). 문제를 교정하기 위해, 간호 분야 내에서의 변화를 요구하는 전문가 그룹과 경영층에 문제해결을 요청하는 평가 그룹들과 함께, 우리는 변화를 이행하기 위한 방법을 검토해야만 한다.

수평적 폭력에 대한 인식 증가

간호 분야에서 수평적 폭력의 원인은 만연되고 오래 계속되고 있다. 폭력 발생을 줄이기 위한 결정적인 활동이 아직까지 발견되지 않고 있다. 한 가지 확실한 것은 직장 내에서 따돌림, 협박, 괴롭힘에 대한 경향을 인식하는 것이 이것을 예방하는 필요조건이다. 이 문제에 대한 진정한 깊이는 결정하기 어렵다. 일반적으로 수평적 폭력은 심각하게 그 원인이 과소 보고되고 있고, 기관의 지도자는 이것의 존재를 인식하지 못하기도 한다. 직원 만족, 따돌림에 대한 우려, 다른 형태의 폭력에 대한 정확한 그림을 얻기 위해 익명의 설문조사가 수행되어야 한다. 조사하는 직원은 문제를 확인할 수 있으며 적절한 중재를 개발하기 위한 기초를 제공받을 수 있다. 기관은 폭력이나 협박이 이직의 이유인지 확인하기 위해서, 직원이 보복을 두려워한다면 모든 정보는 비밀유지가 된다는 보장을 면담 종료 시 언급해야만 한다. 문제가 관리자에 의한 따돌림이나 협박이라면 이것은 중요한 단계이다. Johnson(2009)은 응답자의 50%가 관리자에 의해 괴롭힘을 당했다고 응답했음을 발견했다. 관리가 문제의 일부분일 때, 희생자는 폭력의 부정적 주기를 끝내기 위한 적절한 지원을 얻기 힘들다는 느낌을 가진다고 연구자는 제시하였다. 이것은 기관 내 독성적 환경의 존재를 영속하게 만들 수 있다.

간호지도자는 개방적 의사소통과 협력을 북돋우는 환경을 촉진하고 자신들의 행동을 표현하게 하고 평가함으로써 직장 내 따돌림을 표현하는 단계를 수립할 수 있다. 개인적 통찰력을 가지고, 관리자들은 자기 조직의 간호사들이 자신들의 행동을 평가하도록 할 수 있으며 따돌리는 것은 받아들여지지 않는 직장 환경을 함께 만들어 가도록 할 수 있다. 개방적 환경은 해결책을 발견할 수 있도록 대화와 브레인스토밍을 북돋울 수 있다. 지원의 부족은 많은 따돌림 희생자를 그 조직으로부터 떠나도록 만들고 비슷한 상황에 있는 다른 사람들에게 이직하도록 조언하게 만든다(Johnson, 2009). 직장 내 폭력을 보고하도록 지원받은 피고용자는 자신들이 이직 이외의 다른 선택을 가지고 있다고 느낄 수 있다. 가장 나쁜 결과는 따돌림을 종결시키기 위해 공식적이고 비공식적인 조직의 채널을 사용하는 것은 감정적 소모가 심하고 시간이 많이 소요되며 쓸데없는 것이라고 간호사가 느끼는 것이다.

조직 문화와 근로 조건이 따돌림과 수평적 폭력에 영향을 미칠 수 있다. 높은 스트레스 수준, 부적절한 인력배치, 조직의 변화와 비현실적인 기대수준은 독성적 환경을 야기하고 직원 간에 무례함을 증가시킨다. 수평적 폭력을 용인하지 않는 문화는 이러한 폭력 발생을 예방하는 효과적인 리더십 전략이다. 수평적 폭력을 용인하는 조직을 위해 의사소통, 협력, 권한부여를 증진시키고자 하는 목표와 새롭게 공유된 가치를 개발하는 것은 긍정적인 단계이다(Longo, 2007). 지도자는 모든 직원들이 서로 존중하며 갈등은 건강하고 개방적 태도로 처리될 수 있는 무례하지 않는 직장환경을 수립할 필요가 있다(Holloway & Kusy, 2010). 의료평가기구(TJC, 2010)는 조직 내 파괴적 행동을 처리하기 위한 프로그램 개발을 위한 청사진으로 사용할 수 있는 11가지 활동을 제안하였다(박스 23-5). 관리자가 승인하지 않는다면 폭력 예방 프로그램은 잘 작동할 수 없다.

모든 방식으로 폭력을 보고하도록 독려하는 것

박스 23-5 의료평가기구가 제시한 활동

1. 모든 팀원(의사직이나 비의사직 모두를 포함)에게 기관의 행동 지침에 의한 전문직 행동이라고 정의된 적절한 행동을 교육한다.
2. 모든 팀원이 바람직한 행동에 대한 모델을 가지도록 한다. 벌칙뿐만 아니라 강화방법을 통한 긍정적인 방법으로 연차나 임상적 훈련기간에 관계없이 모든 직원들이 행동 지침을 일관적이고 공평하게 시행하도록 한다.
3. 아래의 내용이 다루어지도록 기관의 적절한 규정, 절차/과정을 개발하고 수행한다.
   - 협박이나 파괴적인 행동에 대한 용인을 인정하지 않기
   - 협박이나 파괴적인 행동에 대한 의료 직원 규정하기
   - 협박, 파괴적인 행동, 다른 비전문직 행동에 대한 보고나 조사에 협조하는 사람들을 보호하고 협박이나 보복의 두려움을 감소시키기
   - 협박하거나 파괴적인 행동과 관련되어 있거나 증인인 환자와 가족들에 대한 반응 확인하기
   - 훈육 활동(예: 정직, 해고, 임상적 특권의 상실, 전문직 면허 발급주체에 보고하기 등)을 시작하는 방법과 시기 확인하기
4. 의료 및 간호 직원, 경영층, 다른 직원을 대표하는 다학제적 팀을 구성하여 그 팀으로부터 현실적인 제안을 요청하고 통합하여 협박과 파괴적인 행동을 다루는 조직의 절차를 개발한다.
5. 비전문적 행동과 갈등 해결과 관련된 피드백을 제공하는 기술을 포함하여 관계 개선과 협조적인 근무환경을 위한 모든 지도자와 관리자 대상 훈련과 코칭 프로그램을 제공한다.
6. 비전문적 행동과 환자에게 해를 야기할 위험과 관련된 사례와 심각성에 대한 직원의 인식도를 사정하기 위한 체계를 개발하고 이행한다.
7. 비전문적 행동을 발견하기 위해 보고/감시 체계(가능한 익명으로)를 개발하고 이행한다.
8. 문제를 직접적으로 다룰 비공식적인 티타임을 시작하고, 지속적인 문제 발생이 확인되면 점진적인 징계와 구체적인 활동 계획 쪽으로 전환하여 비대립적인 중재전략을 가진 감시를 지원한다.
9. 신체적 또는 정신적 질병에 영향을 받았거나, 행동을 야기한 개인을 지원하는 적절한 자원을 가지고 모든 직원의 안녕과 건강이라는 조직적 책무의 맥락 하에 모든 중재를 수행한다.
10. 진행 중인 갈등을 다루고 갈등을 극복하며 협력과 의사소통 개선이 이루어지는 주도적인 방식으로 다양한 형태의 포럼을 통해 다학제적 대화가 이루어지도록 장려한다.
11. 협박과 파괴적인 행동을 다루기 위해 시도한 모든 내용을 문서로 기록한다.

출처: The Joint Commission (2008). Behaviors that undermine a culture of safety. Sentinel Event Alert, 40. Retrieved May 15, 2013, from *www.jointcommission.org/assets/1/18/SEA_40.PDF.*

박스 23-6 간호사 간 따돌림에서 나타나는 교묘한 행동의 일반적 사례

- 간호사에게 '침묵으로' 대하기
- 루머를 퍼뜨리기
- 일반적으로 간호사의 기술이나 역량에 관해 창피를 주거나 무시하기
- 당신이 그 사람을 좋아하지 않기 때문에 간호사를 지지하지 않기(돕지 않기)
- 직장 내외의 사교모임에서 간호사를 제외하기
- 나쁜 이미지를 주기 위해 상황을 무시하고 한 간호사에 대한 공유된 정보를 반복하기
- 당신에게 개인적으로만 알고 있도록 요청한 비밀을 공유하기
- 다른 간호사의 외모, 행실, 다른 특징 등을 웃음거리로 만들기
- 다른 간호사와 정보를 공유하는 것을 거절하거나 그 간호사가 실패하도록 만들기
- 다른 간호사를 당신을 위해 어떤 일을 하도록 협박하거나 교묘하게 속이기
- 다른 사람에게 비호감의 의견을 전달하기 위해 신체 언어(눈동자 굴리기, 고개 젖히기 등) 사용하기
- 비호감적인 어떤 것을 말하고 조소하기
- 이름 부르기
- 다른 간호사가 기술이나 지식이 부족한 것에 대해 괴롭히기
- 오명을 덧씌우거나 다른 사람이 그 간호사를 반대하도록 만들기

출처: Dellasega, C. (2009). Bullying among nurses. *American Journal of Nursing, 109*(1), 52–58.

은 문제의 근원을 이해하고 문제를 완전히 제거하기 위한 계획을 수행하는 데 아주 중요하다. 직원을 지원하는 데 있어 조직 관리자의 신뢰를 보여주는 활동에는 보고에 대한 어떤 보복도 가하지 않는다는 규정이 포함된다. 보고는 보다 쉽고 편견 없는 조사가 수행될 것이라는 확신을 주는 것이 아주 중요하다. 사건의 심각성에 비례하여 확인된 문제에 대해 적절한 훈육을 보장하는 것이 근로자의 신뢰를 얻을 수 있는 첫 걸음이다. 사람이 조직의 가장 큰 자산이고, 현명한 관리는 간호직원의 만족과 안전, 문화를 다루는 데 시간과 노력을 투자한다. 마지막으로 직장 내 따돌림을 다루기 위한 목표에 따라 중재를 수행하는 조직은 그 중재가 성공적이었는지를 결정하기 위해 데이터를 수집할 필요가 있다.

간호사는 폭력이 용인되지 않는 문화를 실제적으로 발전시키도록 스스로 노력해야 한다. 여기에는 개인행동에 대한 비판적인 자기 평가, 측면 공격을 유발하는 교묘한 유형에 대한 상황과 패턴의 발견이 포함된다. 수평적 폭력의 유형에 대한 인식과 이해는 간호사들이 그러한 행동에 참여하지 않도록 도울 수 있다. 이것이 독성적 환경을 근절하는 강력한 도구이다. 폭력적 행동으로 쉽사리 인식되지 않고 오히려 정신적이거나 감정적 해악으로 인식되는 수평적 폭력의 많은 교묘한 행동은 박스 23-6에 열거되어 있다. 이러한 행동의 인식과 제거를 위한 노력은 상호 간 존경에 기초한 보다 건강한 근무환경을 만들 수 있다. 『간호사가 간호사를 상처줄 때: 따돌림의 주기를 인식하고 극복하기』라는 책에서, Dellasega(2011)는 간호분야의 관계 공격의 본질을 연구하고 따돌림을 다루는 실제적인 전략을 제공한다. 미국간호협회(ANA, 2010)는 따돌림 행동의 사례들을 제공하고 간호사들이 이러한 따돌림을 확인하고 다루는 데 도움이 되는 가능한 반응을 제공하기 위해 따돌림과 측면 폭력에 대한 포켓 카드와 같은 자료를 제공한다.

연습 23-2

직장에서의 당신의 행동에 대해 생각해본다. 앞서 언급된대로 측면 공격이나 수평적 폭력인 방식으로 행동한 적이 있는가? 당신은 그런 행동으로부터 자신을 어떻게 지킬 수 있는가? 당신은 동료가 측면 공격적 행동을 행하는 것을 직면할 수 있다고 생각하는가? 당신은 어떻게 말할 것인가?

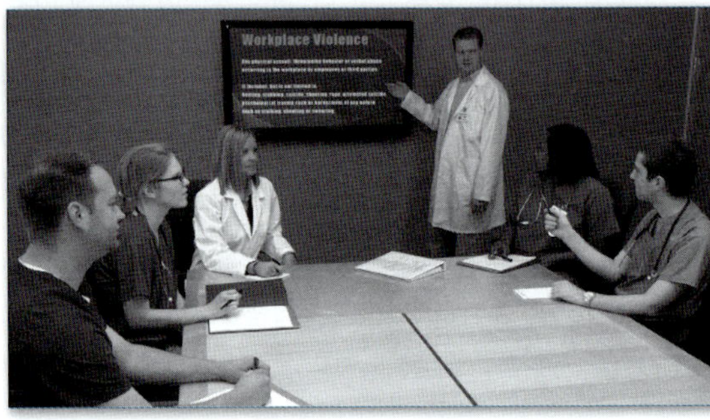

폭력 예방 교육에 참여하는 것은 직원들이 따돌림과 협박을 야기하는 상황을 다루는 데 대비할 수 있도록 한다.

교육

직장 내 폭력에 관한 교육은 모든 직원에게 제공되어야 하지만 제일 먼저 관리자에게 제공되어야 하는데, 이들의 지지가 있어야 프로그램이 성공하기 때문이다(Papa & Venella, 2013). 따돌림이 계속되는 조직 분위기를 변화하기 위한 방법과 관련하여, 간호지도자에게 목표된 중재는 개별 간호사를 위한 교육보다 좀 더 선택적이어야 함이 입증되었다(Johnson, 2009). 교육은 폭력의 잠재성을 확인하고, 폭력 상황을 관리하며 행동적이며 감소하는 기법을 실행하는 데 초점이 맞춰져야만 한다. 어떤 상황에서는 억제대를 적용하거나 해체기법을 훈련하는 데 더 초점이 맞춰지는 것이 적절할 수도 있다. 훈련의 이러한 유형은 간호학교에서 일상 업무를 실현하기 위한 인력으로 준비되어지기 위해 시작해야 한다. 훈련은 연간 계획되거나 계속 진행될 수 있고, 조사, 보고, 데이터 분석을 통해 확인된 주제를 다루기 위해 필요하다.

폭력 예방 교육에 참여하는 것은 직원이 따돌림이나 협박을 야기하는 상황을 다루도록 준비시킬 수 있다(Hartley, Ridenour, Craine, & Costa, 2012). Griffin(2004)은 자신의 연구에서 측면 폭력에 대한 중재로서 인지 예행연습이라고 불리는 인지 행동 기법을 사용했다. 인지 예행연습은 잘 듣고 그 다음에 직원이 교육받은대로 반응하는 과정에 시간이 소요되므로 머리에 제공된 정보를 잘 담을 수 있도록 하는 것이다. 이들이 반응하는 방식에서의 변화는 부정적 인식을 변화시켜주며, 간호사가 측면 공격하는 것을 직면하게 한다. 이것은 좀 더 나은 의사소통의 문을 열게 하고, 잠재적으로 폭력적인 상황에 보다 잘 대처하도록 돕는다는 것을 보여주고 있다(Dellasega, 2011).

안전 계획 수립

효과적으로 안전하고 폭력을 예방하는 프로그램이나 계획을 위해 하나의 전략이 모든 경우에 적합한 경우는 없다. 효과적인 계획은 수많은 특징을 공유하고 있지만 하나의 좋은 계획은 욕구, 자원, 특별한 고용주 및 인력 상황에 맞게 고안되어야 한다. 좋은 예방 프로그램을 개발하기 위한 활동은 경영적 측면, 환경적 측면, 대인관계적 측면의 세 가지 측면에서 살펴보아야 한다.

경영적 측면

효과적인 직장 내 폭력 예방전략을 개발하기 위해, 최고관리자로부터의 지원은 반드시 있어야 한다. 조직의 최고관리자가 예방 프로그램에 온전히 관심을 가지지 않는다면, 이것은 효과적으로 수행되지 못할 것이다. 조직의 책임 일부분은 직무 안전과 보안을 위해 문서화된 프로그램을 제공하는 것이다. 이러한 프로그램을 개발하고 유지하기 위해서는 시간과 자원이 요구된다. 다학제 안전 위원회, 주기적인 직장환경 및 상황 분석, 예방 활동, 안전과 건강 훈련, 문서화하기, 전체적인 프로그램의 평가를 위한 자원의 재배치가 필요하다. 프로그램은 조직의 책무를 안전한 근무 환경과 직원의 참여라고 부각시켜야 한다. 이 프로그램은 사전에 대책을 마련하는 것이지 사후적인 것이 아니어야 하고, 직장 내 폭력을 예방하기 위한 목표와 목적이 명확해야 한다. 직원, 근무 환경, 사업적 상황, 사회 모두가 변화하고 진화한다. 성공적인 예방 프로그램은 이것과 함께 변화하고 진화해야 한다. 규정과 지침은 고정된 것이 아니라 현재의 변화하는 환경에 맞는지 결정하기 위해 주기적으로 평가되어야 한다. 경영자는 안전 계획에 대해 효과적으로 의사소통하며 안전이 최고로 중요한 것임을 직원이 믿도록 만들기 위해 끊임없이 규정을 강화해야 한다.

문서화된 직장 내 폭력 규정은 받아들여질 수 있는 직장 내 행동에 대한 표준을 수립하고 모든 직원들이 이행하도록 해야 한다. 안전한 직장, 직원이 직장에서 적절하게 행동할 의무, 괴롭힘, 위협, 폭력적 행동에 대한 직원의 어떤 불만에도 반응하여 적절한 활동을 취할 고용주의 의무에 대한 조직의 책임을 지침은 단호하게 표현해야 한다. 지침은 문서화되어 모든 직원에게 배부되어야 한다. 용납되지 않는 행동을 정의할 때, 지침은 신체적 폭력뿐 아니라 위협, 따돌림, 괴롭힘, 무기 소지도 규정을 반하는 것이며 금지되어야 하는 것임을 명확히 해야 한다.

안전 계획은 직장환경, 관계, 관리스타일 등 직장문화를 고려해야 한다. 직장에서 행동 지침은 고용주의 표준과 기대를 명확하게 표시하기 위해 문서화되어야 한다. 다음과 같이, 독성적 근무 환경을 조장하는 조직 문화와 관련된 요소들에 주의를 기울여야 한다.

- 따돌림 또는 협박을 용인하기
- 직원 간의 신뢰 부족
- 직원과 관리자 간의 신뢰 부족
- 높은 수준의 스트레스, 분노, 좌절

조직은 폭력으로 이끌게 되는 잠재적인 좌절을

감소시키기 위해 문제의 근본 원인을 적극적으로 다루어야 한다. 심각한 문제가 확인되면 어떤 종류의 폭력적 행동이든 징계가 적절하고 일관성 있으며 합리적이고 공평하게 이행되어야 한다. 변덕스럽거나 임의적인 징계, 편애, 근로자의 존엄과 권리를 존중하지 않는 것은 고용주의 폭력 예방 노력을 훼손할 수 있다. 불공평하거나 비합리적인 고용주의 활동을 인식한 근로자는 향후에 문제를 보고하지 않을 것이다. 보고가 이루어지지 않으면 많은 부정적 영향을 미치는 바람직하지 못한 상황이 계속될 것이다. 불평이 발생하거나 사고가 일어나면, 사건 대응팀은 사실에 대한 철저한 조사를 수행해야 하고 그 결과에 기초하여 적절한 징계 조치를 결정해야 한다. 보건의료기관에 입원한 환자나 방문객과 함께, 용인되는 행동에 대한 기대와 폭력행동에 대한 결과에 관한 명확한 의사소통이 이루어져야 한다. 안전 계획에 대한 강력한 경영층의 약속은 위협과 폭력이 없는 직장을 위한 고용주의 의무를 재차 주장하도록 한다.

환경적 측면

안전을 해치는 것을 제거하기 위한 기술적 통제와 다른 환경적 적응은 매우 효과적일 수 있다. 무슨 중재가 필요한지 결정하는 것은 조직을 영리하게 작동하도록 한다. 적용된 대책은 잠재적인 위험을 감소시킬 수 있다. 사용될 대책을 선택하는 것은 안전 위험 분석을 통해 확인된 위험에 기초한다. 더 밝은 불빛을 제공하거나 환자 치료 영역에 출입을 제한하는 것과 같은 환경적 중재는 매우 낮은 비용으로 안전에 중대한 영향을 미칠 수 있다. 안전 위험 사정에 의해 확인될 수 있는 중재의 유형은 박스 23-7에 열거되어 있다.

행정적이며 직장의 실무를 통제하는 것은 직원들이 자신들의 직업을 어떻게 수행하는지에 대한 효과성을 결정하기 위해 평가될 수 있으며, 절차에 있어 어떠한 변화가 잠재적 폭력 사건을 감소시키는 데 도움이 될 수 있는지에 대한 효과성을 결정하기 위해 평가될 수 있다. 대기 시간을 감소시키거나 고객 서비스를 개선하는 것과 같은 절차상의 변화는 폭력의 분출로 이끄는 좌절감을 감소시키는 데 도움이 될 수 있다. 공격적인 행동을 다루는 것에 대한 직원의 훈련과 폭력 사건에 어떻게 반응해야 하는지에 대한 직원 훈련은 다음 부분에서 논의하고자 한다.

대인관계적 측면

직장 내에서 잠재적 폭력과 갈등을 예상하고 인식하고 반응하는 것에 대한 직원 훈련의 효과성에 관해 수행된 연구가 거의 없다. 갈등의 경고 사인에 간호관리자가 주목하도록 돕는 것과 문제가 발생할 조짐에 반응하는 법을 알도록 돕는 것은 유익할 것이다(Johansen, 2012). 직장 내 폭력 예방에 대한 훈련은 피고용자 그룹의 차이와 이들의 근무환경의 특수한 문제에 따라 매우 다양할 것이다. 훈련은 신규직원과 현재 근무하는 직원, 감독자, 관리자에게 제공되어야 한다. 모든 훈련은 정규적으로 수행되어야 하고 다음에 제시된 다양한 주제를 다루어야 한다.

- 보고의 필수조건을 포함한 직장 내 폭력 예방 규정
- 위협과 폭력을 야기할 수 있는 위험 요소
- 문제 행동에 대한 경고 사인의 조기 인식
- 적절하게 공격적인 행동이나 휘발성 상황을 예방하거나 완화시키는 방법
- 인종적이고 민족적 문제와 차이에 대한 민감성을 개발하기 위해 문화적 다양성에 관한 정보
- 경보 시스템과 의사소통 절차에 반응하고 협조할 수 있는 능력을 포함하여 폭력 상황에 대한 표준적 반응 활동 계획
- 유지관리 스케줄과 사용 절차를 포함하여 경보 시스템과 같은 안전장치의 위치와 사용
- 두 사람씩 팀을 구성해 상대방의 안전을 책임

박스 23-7 환경적 안전관리

- 안전을 위협하는 것들을 감소시키거나 제거하기 위해 기관이나 직장의 물리적 변화나 새로운 구조물을 건설하는 것과 관련된 계획을 사정한다.
- 위험이 예상되거나 명백하게 나타날만한 곳에 경보 시스템, 다른 안전장치, 비상수단, 손에 쥘 수 있는 경보기나 소음발생기, 핸드폰, 개인 채널 라디오 등을 설치하고 주기적으로 유지관리하며 경보가 유발되었을 때 신뢰할만한 반응 시스템을 준비한다.
- 보안 전문가의 조언에 따라 총, 칼, 다른 무기를 발견하도록 금속 감지기를 제공한다. 적절한 곳에 설치하거나 휴대하도록 한다.
- 24시간 고위험 지역을 촬영하여 녹화하기 위해 폐쇄적 순회 비디오 장비를 사용한다. 이러한 상황에서는 공공의 안전이 개인의 사생활보다 더 중요하다.
- 보안 경보 호출 프로토콜과 대응팀을 만든다.
- 복도의 교차지역 또는 보이지 않는 지역에 곡면 거울을 설치한다.
- 간호사 스테이션을 둘러싸고 깊은 서비스 카운터를 설치하거나 총알에 저항력이 있거나 분쇄되지 않는 유리를 접수대, 입원 구역, 환자 처치실에 설치한다.
- 응급 상황 동안 사용할 수 있는 '안전한 방'을 직원에게 제공한다.
- 난동을 피우는 환자를 위해 쇠창살이 없는 높은 천장의 격리실을 설치하고 범죄를 저지른 환자를 격리할 수 있는 방을 설치한다.
- 최소한의 스트레스를 위해 디자인된 편안한 환자 대기실을 제공한다.
- 두 사람이 있을 수 있는 상담실이나 환자 치료실을 보장한다.
- 출입을 제한하기 위해 직원 상담실이나 치료실 문에 잠금장치를 설치한다.
- 직원이 갇히지 않도록 가구를 배열한다.
- 인터뷰실이나 위기 치료 공간에는 최소한의 가구를 사용하고 경량의 날카로운 모서리가 없는 가구여야 하며 가능하면 바닥에 잘 고정되어 있도록 한다. 무기로 사용될 수 있는 그림, 화병, 기타 아이템의 수를 제한한다.
- 환자와 방문객으로부터 분리된 직원을 위한 안전하고 잠금 장치가 있는 화장실을 제공한다.
- 지역의 화재 지침에 따라, 출입을 제한하기 위해 사용하지 않는 모든 문은 잠가둔다.
- 시설의 내외부에 밝고 효과적인 전등을 설치한다.
- 수명이 다한 전등이나 고장 난 창과 잠금장치를 교체한다.
- 필요하다면 자동차는 잘 유지 관리한다.
- 자동차는 항상 잠가둔다.
- 금지된 구역이나 직원이 출입할 수 있는 문의 암호를 잘 통제하고 관리한다.
- 환자와 가족에게 좌절감과 당혹감을 주는 활동이나 대기 시간을 줄이기 위해 절차를 개선한다.

출처: American Nurses Association: Promoting Safe Work Environments for Nurses, 2002. From Occupational Safety and Health Administration (OSHA).(2004). *Guidelines for preventing workplace violence for health care and social service workers* (OSHA Publication No. 3148-01R). Washington, DC: U.S. Department of Labor (www.osha.gov).

지는 방식을 포함해 자신과 동료를 보호하는 방법

- 보고와 기록을 보관하는 규정과 절차
- 폭력적 사고나 부상 발생 후 의학적 치료, 상담, 근로자의 보상, 법률적 도움을 얻기 위한 규정과 절차

비폭력적 대응과 갈등해결에 대한 근로자의 훈련은 폭발 직전의 상황이 신체적 폭력을 증가시킬 위험요인을 감소시키도록 한다. 특별한 업무나 직장과 관련 있는 위험에 대처하는 훈련과 이와 관련된 예방전략이 아주 중요하다. 훈련은 단일의 예방전략이 아니라 직장 내 폭력을 감소시키기 위한 포괄적인 접근법 중의 한 구성요소여야 한다. 폭력 예방 규정에 잘 순응하고 경계감을 증가시키기 위해 훈련에서 직장 내 폭력의 위험성에 대한 지식과 인식을 증가시키고 행정적 통제를 지지하고, 적절한 보호 장비의 사용과 유지를 강조해야 한다.

비록 잘 계획하였다고 하더라도 아무도 그 계획을 기억하거나 수행하지 않는다면 응급상황에서 준비한 것이 효과적으로 발휘되지 않을 것이다. 훈련에 대한 연습은 규칙적으로 실시되어야

한다. 훈련에는 실제 사건이 발생했을 때 의사결정을 하게 될 관리자와 최고 경영층을 포함시켜야 한다. 약점이 드러날 때마다 이를 개선하기 위해 빠른 대응과 함께 주의 깊은 평가가 시행되어야 한다.

연습 23-3

조직의 직장 안전 계획을 확인해본다. 폭력적 행동을 절대 용인하지 않는다는 언급이 있는가? 폭력적 행동을 보고하는 방법에 대한 설명이 포함되어 있는가? 최근에 이것은 업데이트 되었는가? 당신이 읽은 것에 기초하여 이 계획이 포괄적이라고 생각하는가?

폭력의 잠재성 이해하기

비록 폭력 사건이 겉보기에는 경고 없이 발생할 수 있다고 하더라도, 일부 이론에서는 우리가 폭력의 잠재적 발생을 사정하고 예상할 수 있도록 해준다. 비지니아 법과 대학의 심리학자인 John Monahan(1981)의 연구에서 시간이 경과할수록 폭력이 증가할 수 있는 상황과 기초적인 정신과 행동 주기를 기술했다. 주기는 4개 부분으로 나뉜다.

- 한 개인은 스트레스 사건을 우연히 만난다.
- 그 개인은 그 사건에 대해 개성에 기초하여 미리 처리된 생각의 특정한 유형을 가지고 반응한다.
- 그 생각은 감정적 반응을 이끈다.
- 이러한 반응은 차례로 그 상황에 대응했던 행동을 결정한다.

극심한 스트레스는 폭력이 그 상황을 대처하거나 스트레스를 완화할 유일한 실행 가능한 방법이라는 믿음을 이끌 수 있다. 관련된 개인의 반응은 그 상황을 감소시키거나 증폭시킬 수 있으며 궁극적인 결과에 영향을 미친다. 이러한 기초적인 유형을 인지하는 것이 폭력 상황에 대한 잠재성을 관리하는 데 도움이 될 수 있다. 스트레스에 대한 개인의 인식을 이해하는 것이 악순환을 줄이는 것이다. 당신에게는 별거 아닌 문제가 다른 사람에게는 자신의 주관적인 경험에 의존하여 커다란 사건이 될 수 있다. 일상적인 것으로부터 작은 변화를 일으키는 것이나 겉보기에는 작은 성가심을 야기하는 것이 스트레스를 촉발시키는 것으로 작용할 수 있다. 자신이 그 스트레스에 성공적으로 반응할 수 있는 자원을 가지고 있는지 확신이 없을 때 스트레스 사건이 과장될 수 있다. 그러면 사람이 스트레스 원인에 어떻게 반응하는지, 그 사람은 그 상황을 어떻게 보는지, 무엇이 일어날 것이라고 기대하는지를 평가하는 것이 중요하게 된다.

공격하는 것에 심사숙고하는 개인의 의사소통을 개선하고 좌절감을 감소시켜준다면 달라질 수 있다. 이때, 가해자는 심한 질책을 통해 내적 장벽을 극복하려고 노력할 것이다. 이러한 내적 분투의 이점을 취하고 그 사람이 당황하지 않고 후퇴하는 방법을 취하도록 하는 것이 그 상황을 완화시킬 수 있다. 또한 교육과 연습을 통해 좋은 의사소통 기술을 습득할 수 있다. 또 다른 전략은 신체적 공격을 유발할 수 있는 환경을 허용하지 않는 것이다. 많은 사례에서 공격은 다른 직원의 면전이나 공공장소, 감시 카메라가 존재하는 곳에서는 일어나지 않는다. 공격이 시작되었으며 목표는 해로움을 최소화하고 그 상황을 통제하거나 벗어나는 것이다.

신체적 공격은 폭력의 잠재성에서 지적했던 몇 가지 징표가 나타난 후 발생한다. 폭력적 행동에 대한 사례 연구에는 나중에 폭력 행동을 행한 사람의 면전에서 위협, 협박, 안전하지 않은 느낌을 보이는 정보들이 가득했다. 『두려움의 선물: 폭력으로부터 우리를 보호하는 생존 신호』라는 책에서 DeBecker(2000)는 두려움이란 우리가 잠재적으로 위협적인 상황에 대해 경각심을 갖도록 하는 내부적 경고 시스템이라고 강력히 주장하였다. 폭력적 공격을 한 감독자와 함께 한 인터뷰에서, 이들은 자주 그 상황에 대한 나쁜 감정을 가졌다고 언급했고, 어떤 것이 옳지 않았다는 것을 알게 되었다고 언급하였다. DeBecker는 다음과 같이 가정했다. '직감'이란 뇌의 이성적 부분이 따라잡을 기회를 가지기 전에 잠재의식 중에 있는 뇌가 각성해서 행동의 패턴이나 복잡한 신호망을 빠르게 인식한 과정의 결과이다. 이러한 자각의 사용법을 배우는 것은 많은 자기 방어와 직장 내 폭력 훈련에 기초하여 형성되어진다. 다양한 사람을 다루는 일상의 경험뿐 아니라 교묘한 단서에 대한 훈련은 위험을 인식하고 상황을 읽은 능숙함을 더할 수 있다. 이러한 두려움에 대한 반응이 유용하다는 것을 입증하는 것은 두려움이 가해자에게 공격을 실행하는 데 필요한 격렬함을 북돋울 수 있다고 합리화하는 순간의 상황에서 도움이 될 수 있다. 이러한 비결은 당신의 직관에 대해 귀 기울일 수 있게 해줄 뿐만 아니라 폭력을 예언하는 행동을 예상하거나 도망칠 기회를 제공해준다. 많은 명백한 신호는 폭력을 예언할 수 있다. 신체 언어는 이러한 신호 중 가장 중요하다. 이것은 일반적으로 확인하기 쉽고 너무 가까이 서있거나, 위협적인 태도, 긴장한 자세, 엉큼한 시선, 빠르거나 반복적인 행동 등이 그 예에 속한다. 당신의 신체 언어를 자각하는 것은 상황을 단계적으로 확대시키지 못하도록 하는 중요한 요소가 될 수 있다. 우리는 일반적으로 다른 사람의 신체 언어를 인식하지만 우리 자신의 신체 언어를 인식하지 못할 수 있다.

폭력에 선행하는 행동과 정신 병력과 약물이나 알코올 중독과 같은 개인 병력에 대한 다른 단서들을 사정하는 것은 폭력적 행동을 예상하는 데 도움이 될 수 있다. Luck, Jackson과 Usher(2007)는 잠재적인 폭력을 명시하는 관찰가능한 행동을 확인하는 데 도움이 되는 시스템을 고안하였다. 응급실 직원을 대상으로 한 이들의 연구를 통해, 폭력적 행동의 전조가 되는 5가지 특유한 요소를 발견하였다. 이들은 폭력 행동을 사정하기 위한 단서의 윤곽을 제공하기 위해 쉽게 기억하도록 STAMP라는 약어를 사용한다(박스 23-8).

박스 23-8 STAMP 사정 구성요소 및 사정 신호

사정 구성요소	사정 신호
빤히 응시하기	그 사람이 간호실무에 종사하는 동안 간호사를 계속해서 노려봄
목소리의 톤과 성량	날카롭거나 신랄한 말대꾸 야유 품위를 손상시키는 억양 성량의 증가
불안	붉어진 얼굴 빛 과호흡 빠른 말투 동공 확장 통증의 신체적 표시: 찡그린 표정, 몸부림, 신체를 꼭 쥐는 행동 혼동과 지남력 상실 응급실 절차에 대한 이해 부족 표현
중얼거림	작은 목소리로 말하기 들릴 만큼 크게 직원이나 기관에 대해 비난하기 동일하거나 비슷한 질문이나 요구를 반복하기 분명하지 않은 발음이나 지리멸렬한 말
걸음걸이 (걷는 속도)	대기실이나 침대 사이 공간과 같은 한정된 지역 주위를 걷기 간호사들이 있는 영역을 앞뒤로 걷기 침대 주위에서 팔을 심하게 휘두르기 건강관리를 저항하기

출처: Luck, L., Jackson, D., & Usher, K. (2007). STAMP: Components of observable behavior that indicate potential for patient violence in emergency departments. *Journal of Advanced Nursing, 59*(1), 11–19, Blackwell Publishing Ltd.

폭력적인 행동에 앞서 위협적인 행동이 나타나기도 한다. 위협은 명백하게 나타나거나 감춰질 수 있으며, 말로 표현하거나 표현되지 않을 수 있으며 특별하거나 막연할 수 있다. 문제 행동을 나타내는 환자와 가까운 사람이거나 가족에 의한 즉각적인 표시나 언급일 수 있다. 위협이나 위협적 행동을 발견하고 이러한 행동을 평가하며 위협적 행동을 다루는 방법을 탐색하는 것은 폭력을 예방하는 중요한 열쇠이다. 모든 직원들은 위협적 행동을 발견하는 방법과 그러한 행동을 보고하는 방법에 관해 교육받아야 한다. 어떤 사람이 위협을 일으키거나 위협을 만드는지 결정하기 위해 모든 위협은 평가되어야 한다. 대부분의 사례에서 위협은 폭력적 행동을 야기하지 않지만 반응하는 것을 요구한다. 위협 사정의 목표는 그것의 심각성을 결정하고 적절한 중재를 계획하는 것이다.

개인적 안전 훈련

사람들은 자신이 현실을 직시하고 안전 계획을 개발할 때 생명을 위협하는 상황에서 더 잘 살아남을 수 있다. 이것은 준비성과 논리적으로 생각하는 것이 요구된다. 특별한 상황에서 행동 수칙을 자주 훈련받고 연습하는 것은 두려움이 엄습했을 때 두뇌를 명석하게 한다. 누구에게 전화 걸어야 할지 아는 것, 어떤 길이 도망가기 쉬운지 파악하고 있는 것, 폭력적 상황을 완화시키는 방법은 폭력적 사건이 발생했을 때 이용하기 쉬운 기술을 제공한다.

직장 내 폭력을 예방하기 위한 대부분의 훈련은 모든 사람이 중요하게 알아야 할 기본적인 자기 방어 기술에 기초한다. 이 유형의 훈련은 잠재적인 위험 상황을 피하기 위한 상식과 자각을 사용하는 것으로 구성되어 있다. 핵심 내용은 다음과 같다. (1) 주변을 계속 인식하기, (2) 잠재적 문제에 대해 생각하고 대응하는 방법을 생각하고 앞서서 계획하기. 응급상황에서 코드 이름을 기억하거나 도움을 요청하는 방법을 아는 것은 이에 대한 준비의 일부분이다. 잠재적인 안전 문제에 대한 직장 내 사정과 특별한 지역에 갇혔을 때 도망치는 방법이 핵심이다. 정신적으로 다른 각본을 운용하는 것이 좀 더 빠르고 안전한 대응을 하도록 도울 것이다. 긴장한 상황에 반응하는 법을 사정하는 것은 유용하며 상황을 확대시킬 개인적 행동에 통찰력을 제공할 수 있다. 프로젝트를 신뢰하는 법을 배우는 것과 도움을 위해 고함치는 것을 두려워하지 않는 것은 모든 사람들이 사용할 수 있는 간단한 자기 방어 기술이다.

다른 갈등관리기술은 공격적인 사람을 완화시키도록 하는 것을 포함한다. 이러한 기술은 기본적인 치료적 의사소통 이론에 근거한다. 목표는 사람들이 폭력이 야기될 수 있는 감정의 고조를 경험할 때 상황을 관리하는 것이다. 완화시키는 것은 스트레스 하에 있는 개인이 통제력을 다시 찾으며 폭력을 피할 수 있는 지점까지 긴장 수준을 감소시키는 것을 의미한다. 상황을 완화하는 것은 비논리성에 직면하여 논리적인 상태를 유지할 수 있는 것이다. 가망성 있는 희생자가 통제력을 잃는다고 느낀다면, 이것은 그 사람의 불안과 통제력 상실을 증가시킬 것이다. 당신이 당신 자신의 스트레스를 어떻게 처리할지 이해하는 것은 다른 사람에게 효과적으로 스트레스를 완화시킬 수 있는 당신의 능력에 영향을 미칠 수 있다. 치료적 의사소통기술을 실무에 적용함으로써 그 행동을 더욱 쉽게 사정하는 것이 가능하고 위기 시 당신은 자신의 기술을 사용할 수 있다. 기억해야 할 가장 중요한 것은 사례로 나타난 것이 아니더라도 담담하게 보고 행동해야 한다. 어떤 사람을 조용하게 머물도록 도울 때 당신이 따뜻하게 접근가능하다면 보다 쉬울 수도 있다. 당신이 완화시킨 사람은 알아차릴 것이며, 그가 너무 비논리적이어서 당신의 말을 들을 수 없더라도 당신의 행동으로부터 신호를 받을 것이다.

사람들은 화났을 때, 흥분하고 권위에 도전하거나 상황에 맞지 않는 질문을 하는 것이 일반적이다. 다른 하나는 지시를 따르지 않고 거부하거나 주저하는 것이다. 어떤 사람은 일시적으로 자신의 통제를 상실하면서 평소에 사용하지 않는 단어를 사용할 수 있다. 기분이 동요된 사람은 심지어 위협하거나 협박하게 될지도 모른다. 이러한 동요된 기분은 빠르게 생명을 위협하는 것으로 변하기 때문에 재빨리 그 상황을 통제할 수 있도록 하는 것이 중요하다. 그 상황이 흥분될 때 당신은 전문 직업 정신을 유지해야만 한다. 당신이 방어적이거나 비이성적이게 되면 그 상황은 더 나빠진다. 당신이 혼자가 아니라면 전문직 종사자의 태도로 반응하는 것이 좀 더 쉬울 수 있다. 두 사람씩 짝을 맺어 서로 안전을 책임져 주는 '버디시스템(buddy system)'을 이용하는 것이 더 쉽게 당신의 전문 직업 정신을 유지하고 부상의 가능성을 줄일 수 있다. 추가적으로 사람들이 공격적 상황에 들어오게 될 때는 경계해야 한다. 침입자는 사람들이 집단으로 움직인다고 느낄 때 더 흥분하게 될 수 있다. 다른 한편, 증인은 침입자가 자신의 행동을 재고하도록 하거나 자기 통제감을 되찾도록 할 수 있다. 통제감을 상실한 사람들을 돕는 한 가지 방법은 이들과 함께 공감하거나 함께 검증하는 것이다. 우리가 다른 사람들과 공감할 때, 우리는 그들의 욕구와 감정을 깊이 생각할 것이다. 공감을 표현하는 것이 다른 사람을 이해한다는 느낌을 줄 것이다. 들은 내용보다 오히려 당신이 듣고 있다는 느낌을 반복하는 것이 좋은 전략이 될 때도 있다. 이것은 화자의 우려와 두려움을 강조할 수 있고 그 사람이 무엇이 일어났는지 정신적으로 처리하기 시작하는데 도움이 될 것이다. 이러한 확증 작업은 상황을 완화시키는 데 강력하게 작용할 것이다. 차분한 목소리와 이완된 자세를 유지하는 것은 흥분한 사람이 당신의 메시지의 내용을 듣도록 할 것이다. 우리가 통제와 반응을 보이고 있다는 것을 명백히 하는 다른 방법은 우리의 말과 행동이 조화를 이룬다는 확신을 주는 것이다. 이것은 우리의 말과 행동이 동일하게 일관성이 있고 명백한 메시지를 형성한다는 것을 의미한다. 예를 들어, 그 사람이 당신에게 말할 때 고개를 끄덕이거나 주의를 집중하는 것은 당신이 잘 듣고 있다는 메시지를 보내는 것이다. 당신의 말과 일치되지 않게 행동하거나 부조화를 이루게 되면, 신뢰할 수 없거나 확실하지 않는 것으로 해석될 수 있다. 예를 들어, 시계를 보면서, "나는 당신을 돕고 싶습니다."라고 말하는 것은 돕고자 하는 사람에게 혼란스러운 메시지를 전달할 수 있다는 것이다.

신체 언어는 상황을 완화시키기 위해 사용될 수 있다. 대부분의 의사소통은 비언어적이며 신체 언어를 포함한다. 스트레스받는 사람의 신체 언어를 인지하는 것은 유용하다. 예를 들면, 어떤 사람을 화가 났을 때, 개인적인 공간에서 시간을 보내는 것이 증가하는 경향이 있다. 당신이 다른 사람의 개인적 공간을 침입하지 않는 가장 좋은 방법은 얼굴을 마주보고 있는 것이 아니라 그 사람의 개인적 공간 바깥으로 그 사람을 향해 약간 비껴서있는 것이다(미국 문화에서는 90cm 정도 떨어져서 서 있음). 어깨는 대화하고 있는 사람에게서 약 90°로 위치해야 한다. 팔은 이완되어 있으며 두 다리는 약간 벌려서 서 있다. 신체 언어가 공격적이면 그 상황은 흥분을 상승시킨다. 또한 출구에 대한 당신의 관련성을 인식해야 한다. 흥분된 사람은 자신이 폐쇄된 지역으로부터 도망친다고 느낄 때 더 공격적이 된다. 당신은 상대방이 공격할 마음이 있다고 생각된다면 출구 쪽을 막도록 하지 않을 것이다. 성별과 문화는 상황에 영향을 미칠 수 있다. 당신이 눈 맞춤과 접촉, 머리의 움직임을 어떻게 하는지 등과 같은 것이 상황에 영향을 미칠 수 있다. 잠재적으로 폭력적인 사람의 신체 언어를 사정하는 것은 중요하다. 신체 언어 사정을 통해 다음에 이들이 어떻게 행동할지와 언제 이들이 폭력적으로 변할지에 대한 단서를 발견할 수 있기 때문이다. 주먹을 치거나 꽉 쥐는 것, 손가락으로 가리키기 등은 그 사람을 신체적으로 때리는 것으로 암시될 수 있다. 이러한 경고 사인이 나타나면, 그 사람을 자유롭게 해주고 도움을 요청해야 할 때이다. 위험을 당하고 있다면 이러한 기술 중 어떤 것은 밖으로 나가는 데 필요한 시간을 벌게 해줄 수 있다. 핵심은 징후를 인식하고 상황을 완화시키는 행동을 취하는 것이다.

> **연습 23-4**
> 조직 내 폭력에 대해 고용주로부터 훈련을 받아본 적이 있는가? 당신의 관리자에게 훈련에 대해 질문하는 것을 편안하게 느끼는가? 당신은 어떤 유형의 훈련을 원하는가?

폭력 사건 이후

폭력은 예방을 위한 최선의 노력에도 불구하고 일어날 수 있다. 모든 폭력 범죄와 마찬가지로, 직장 내 폭력은 특별한 희생자에게 발생하는 것 이상으로 파문을 일으킨다. 모든 직원이 직장에 근무하면서 느껴야 하는 안전감과 신뢰에 손상을 입힌다. 폭력이 발생했을 때, 지도자는 정직한 의사소통과 지지를 촉진시키는 환경을 제공함으로써 그 결과를 잘 다루도록 준비해야 한다. 폭력을 처리하는 데 의사소통의 부족은 높은 이직률, 근무시간 손실, 손상된 근로자의 사기, 생산성 감소와 같은 형태로 나타나는 경제적 손실을 야기한다. 게다가, 조직은 주와 연방정부 조직으로부터 가해지는 가능한 법적 조치에 직면한다. 즉, 근로자의 보상금의 증가, 의료 치료비 발생, 법률 소송비용 등이 추가로 발생할 수 있다. 폭력 행동으로 직장에서 손상을 입은 근로자는 필요한 보건의료치료를 받기 위해서는 문서로 기재된 양식을 통해 조력(지원)을 받아야 한다. 정신적이고 다른 지지적인 치료가 제공되어야 하고 희생자는 스스로 이러한 서비스를 적절히 이용해야 한다.

폭력적 사건이 발생하면, 그 기관은 즉시 폭력의 재발생을 예방하기 위한 활동을 취하기 시작해야 한다. 폭력 사건이 발생한 이후, 새로운 응급 절차가 수행되어질 필요가 있는지와 현재의 규정과 절차가 직원을 보호하기 위해 변경되어야 할 필요가 있는지를 결정하기 위해 조사가 항상 진행되어야 한다. 폭력 사건과 연관이 있는 직원 누구라도 지지되어야 하고 상담을 제공해야 한다. 그 문제가 경고 징후를 과소 보고한 것과 연관이 있는지 결정하기 위해 주의 깊게 다루어져야 한다. 영향을 받은 지역의 직원들을 조사에 참여시켜야 하고 안전과 관련된 이슈는 진지하게 다루어져야 한다는 것을 직원들이 알도록 가능한 많은 정보가 제공되어야 한다. 추가적인 훈련이 제공되어야만 한다. 현재의 훈련은 현재 상황을 잘 다루고 있는지 명확하게 하기 위해 평가되어야 한다. 중재가 문제 발생 지역에 제공되었는지 확인하기 위해 안전 문제 전문가로부터 조언을 구해야 한다. 이러한 활동은 그 기관이 직장 내 폭력사건을 다루는 새로운 전략을 일정 수준에 올라오도록 도와줄 것이다.

마지막으로, 안전에 관한 중재의 성공 여부를 정규적으로 평가해야 한다. 과소 보고로 인해 상황을 확인하지 못한 문제가 존재하는지 여부를 결정하기 위해 사건보고 시스템을 검토하는 것이 평가 프로그램에 포함되어야 한다. 직장 내 폭력의 빈도와 강도에 관한 데이터, 변화가 필요한지 결정하기 위해 결과와 함께 이후의 제공된 중재가 검토되어야 한다. 안전을 위한 중재를 수행하기 전후, 직원 대상 조사가 사정되어야 한다. 직원들에게 조사할 내용은 중재가 중대한 변화를 만들었다고 믿는지 여부이다.

직원들은 안전한 직장 환경을 기대할 권리가 있지만, 이들은 또한 안전에 관한 규정에 대한 지식을 얻기 위해 적극적으로 예방활동에 참여하고 훈련에 참여하며 잠재적 문제를 보고하도록 기대되어진다. 문제에 대해 의사소통하고 주목하는 것을 통해 기관은 근로자 간에 그리고 근로자와 관리자 간에 서로 신뢰하고 존경하는 문화를 촉진할

> **연습 23-5**
> 도심에 위치한 병원의 행정 직원이 과거에 자신의 병원 직원이 공격당한 몇 가지 사건이 발생한 적이 있어, 현재의 안전계획이 적절하지 않다며 당신에게 조언을 구하였다. 당신은 이 기관을 어떻게 사정하겠는가? 당신은 무엇을 발견하겠는가? 당신은 사정을 위해 무슨 도구를 사용하겠는가?

수 있다. 이것이 수평적 폭력이 만연할 수 있는 독성적 직장 환경의 가능성을 감소시키도록 돕는다.

결론

직장 내 폭력은 모두에게 영향을 미친다. 폭력은 희생자뿐만 아니라 희생자의 동료, 가족, 고용주, 그리고 환자에게까지 부담을 준다. 매년 직장 내 폭력으로 수백 건의 사망과 2백만 건 이상의 부상이 전국적으로 발생하고 있다. 또한, 폭력은 생산성을 낮추고, 간호의 질을 감소시키며 과실을 야기해 수십억 달러의 비용 낭비를 초래한다. 보건의료분야에서 발생하는 직장 내 폭력에 대한 우리의 이해는 여전히 초기 수준이다. 연구가 다양한 분야, 특히 데이터 수집과 수평적 폭력의 중재부분에서 많이 수행되어야 한다. 누가 가장 큰 영향을 받는지, 어떤 현장에서 어떠한 예방법이 효과적인지에 대한 기본적 지식 없이는, 우리는 이 문제를 다루는 데 단지 제한적인 성공만 예상할 수 있을 것이다. 수많은 핵심 이슈들이 미래에 연구를 통해 확인되어야 하므로 가장 먼저 취해져야 할 단계는 연구를 진행하는 것이다. 모든 간호사와 보건의료분야의 지도자는 공공보건 문제에 심각한 재정적 부담 등을 야기하는 것을 감소시키기 위해 직장 내 폭력의 영향과 범위에 대해 보다 폭넓은 이해가 필요하다.

해결방안

안전관리 책임자, 임상관리자, 응급실 책임자, 시설을 안전하게 관리하고 위험을 관리하는 책임자, 많은 다른 관련자들이 하나의 팀을 형성한다. 우리는 그 사건을 분석하고 포괄적인 안전 사정을 시행했다. 하나의 주된 발견은 사고가 발생한 충돌 지역 뒤쪽이 아닌 치료지역 앞쪽에 직원 패닉 버튼이 있었다는 것이다. 패닉 버튼의 위치가 침상 머리 근처에 있었지만 이것은 환자가 닿을 수 있는 곳으로부터 떨어져 있어야 한다는 것을 우리는 발견했다. 우리는 안전을 강화하기 위해 응급실의 물리적 배치를 많이 변경했으나 이것은 단지 해결책의 일부분이라는 것을 알았다.

다음으로 우리는 잠재적으로 폭력적이 될 수 있는 환자를 확인하는 방법을 고안했다. 우리의 고도의 주목 프로그램은 환자의 수준이 차이가 있으며 이러한 차이에 따라 잠재적 위험 행동을 할 가능성 정도를 암시해준다. 수준 4는 어떤 문제도 없는 환자이며, 수준 3은 마약성 약물을 찾는 행동, 잠재적으로 폭력적 행동을 증가시킬 수 있는 다른 의료적 상황이나 과거의 중독적 행동을 의심하게 하는 환자를 나타낸다. 수준 2는 입원기간 동안 자살을 시도한 환자를 의미하며 수준 1은 무기를 가지고 위협하거나 신체적 공격을 감행한 이력과 같이 살인 행동을 보인 환자를 의미한다. 의료기록에 이러한 수준을 기재하고 환자의 팔찌와 모든 환자 차트에 라벨을 붙인다. 응급실 직원은 이러한 고도의 주목 프로그램에 익숙하지만 급성기 간호 현장에서는 이러한 사례가 없었다는 것을 발견했다.

고도의 주목 프로그램이 그 기관 전체에 적용되도록 하기 위해, 우리는 잠재적인 안전 위협을 확인하기 위한 질문뿐 아니라 고도의 주목 프로그램을 포함한 알고리즘을 개발하였다. 문제가 확인되면 적절한 중재를 위해 프로토콜이 시작된다. 하나의 중재는 안전 위험 직원을 알려주기 위해, 그리고 반드시 둘씩 들어가도록 하는 표시인 방문 앞에 놓여 있는 회색 깃발이다. 직원은 회색 깃발의 의미를 안다. 방문객 등에 이 회색 깃발이 있는 환자는 방해하지 말아야 한다는 것을 알게 한다. 방해하지 않고 두 명씩 직원이 들어가도록 하는 중재를 통해 잠재적 폭력 사건은 감소한다. 응급실의 연한 녹청색으로 칠해진 잠재적 폭력 가능성이 있는 환자 병실 침상 판에도 회색 깃발 표시가 있다. 이러한 표시가 보안 직원이 그 지역을 더욱 자주 방문하도록 하는 징표가 된다. 이러한 표시는 응급실에 있는 모든 사람이 보안 위험이 있음을 인식하게 만든다. 이러한 표시는 위험이 있는 환자가 병원의 다른 곳으로 전동하게 되더라도 모든 직원에게 폭력 위험성을 알게 해 주는 의사소통 방법으로 사용된다.

우리는 또 포스터 캠페인을 통해 폭력을 절대 용인하지 않는다는 메시지를 전달하기 시작했다. 동시에 응급서비스를 제공하는 근로자를 부상당하게 만드는 사람은 경범죄자에서 중범죄자로 변경해 벌금을 증가시키는 법안이 텍사스 입법부에 제안되었다. 이 법안은 우리가 직원을 부상당하게 하는 것을 용납하지 않는다는 메시지를 강화시켰으며 국회 회기 마지막에 통과되었다.

마지막으로, 우리는 환자에게 폭력을 당한 희생자를 도울 수 있는 지원책을 찾아보았다. 공격이나 부상을 당해 어떤 정신적인 문제를 가진 이들을 돕기 위해 정신과 서비스를 제공한다.

이러한 절차가 완성되는 데 2년이 걸렸다. 우리는 안전을 개선하고 폭력 사건을 예방하기 위한 다른 방법을 발견하기 위해 계속 노력 중이다.

– *The ED Staff and Safety Manager*

이러한 해결방안이 당신에게 적절한 접근법인가?
그 이유는 무엇인가?

근거

직장 내 폭력은 보건의료분야에서 중대한 문제로 인식되고 있다. 위협은 그 기관 내 · 외부로부터 온다. 간호 문헌을 검토하면 직장 내 폭력과 무례함은 간호사가 직장을 떠나도록 하며, 어떤 경우에는 아예 간호직을 떠나도록 만들기 때문에 심각한 문제라고 보고하고 있다. 간호인력 부족에 대한 계속되는 우려와 함께, 안전과 간호의 질에 어떤 형태로든 영향을 미치는 폭력에 대한 인식도 증가시키며, 간호지도자는 안전하고 예의 바른 직장을 만들기 위해 효과적인 중재 프로그램을 수행할 필요가 있다. 직접 간호를 제공하는 따돌림과 측면 공격을 확인하고 예방하기 위한 방법을 인식하고, 무례함의 문화를 제거하도록 노력해야 한다. 조치를 취하지 않는 경우에는 환자간호 비용이 더 증가할 것이고 환자를 더 위험하게 하며, 잠재적으로 간호인력이 감소하는 데 영향을 미칠 것이다.

체크리스트

이 장은 두 종류의 직장 내 폭력에 대해 초점을 맞추고 있다. 신체적 공격과 따돌림이다. 간호 연구는 어떤 형태의 폭력도 자신의 직업에 대한 간호사의 열정을 훼손하고 만족스러운 인력을 양성하고자하는 노력을 쇠퇴시킨다고 지적한다. 이것은 간호의 질과 환자안전에도 영향을 미친다. 간호인력 부족과 천정부지로 치솟는 보건의료비용에 직면한 때에, 폭력을 예방하거나 제거하는 것은 아주 중요하다. 모든 간호사 · 지도자, 관리자, 일반 직원 모두를 포함한 모든 형태의 잠재적인 폭력을 인지하고 전문직으로서의 우리들을 약화시키는 수평적 폭력에 참여하지 않도록 노력해야 한다. 폭력을 예방하기 위한 핵심은 잠재적 폭력을 이해하고 다음과 같은 잠재적 측면을 최소화하기 위한 중재를 수행하는 것이다.

- 직장 내 폭력과 무례함을 정의하기
- 문제의 범위
- 직장 내 폭력의 비용
- 안전한 직장을 확보하기
- 차이점 만들기
- 예방 전략
    - 폭력의 유형
    - 위험 사정
    - 해고 권리
- 수평적 폭력: 내부로부터의 위협
    - 수평적 폭력에 대한 인식 증가
    - 교육
    - 안전 계획 수립
    - 경영적 측면
    - 환경적 측면
    - 대인관계적 측면
    - 폭력의 잠재성 이해하기
    - 개인적 안전 훈련
    - 폭력 사건 이후

직장 내 폭력을 예방하기 위한 조언

- 직장과 다른 곳에서 당신의 안전을 위해 당신에게 도움이 될 만한 기술을 배울 수 있는 자기 방어에 관련된 교육을 수강한다.
- 직장 내 폭력에 대한 훈련을 받도록 한다. 훈련이 제공되지 않는다면 고용주에게 이러한 훈련을 제공해주도록 요청한다.
- 수평적 폭력을 지속하는 어떤 행위에 참여하지 않겠다고 개인적으로 서약한다.
- STAMP 사정과 같은 예방 전략을 연습한다.
- OSHA에서 제공하는 체크리스트를 사용해 직장의 안전 위험 요소를 분석한다.

REFERENCES

Agarwal, R., Sands, D. Z., & Diaz-Schneider, J. (2008). *Quantifying the economic impact of communication inefficiencies in US Hospitals*. Winter College Park, MD: University of Maryland Center for Health Information and Decision Systems, CHIDS Research Briefing, 3(18).

American Nurses Association. (2002). *Promoting safe work environments for nurses*. From Occupational Safety and Health Administration (OSHA). (2004). Guidelines for preventing workplace violence for health care and social service workers (OSHA Publication No. 3148-01R) Washington, DC: U.S. Department of Labor. www.osha.gov.

American Nurses Association. (2010). *Hostility, abuse and bullying in the workplace. 2010 House of delegates resolution. Bullying and lateral violence examples of bullying behavior pocket card*. Retrieved February 15, 2013, from http://nursingworld.org/MainMenuCategories/CertificationandAccreditation/Continuing-Professional-Development/NavigateNursing/AboutNN/Tip-Card-Bullying-and-Lateral-Violence-ANA.pdf.

American Nurses Association. (2012). *Nationwide state legislative Agenda: Workplace violence map*. Retrieved February 15, 2013 from, http://nursingworld.org/MainMenuCategories/Policy-Advocacy/State/Legislative-Agenda-Reports/State-WorkplaceViolence.

Bureau of Labor Statistics, U.S. Department of Labor. (2012a).

Census of fatal occupational injuries. USDL 12-1888. Retrieved May 15, 2013, from www.bls.gov/iif/oshcfoi1.htm.

Bureau of Labor Statistics, U.S. Department of Labor. (2012b). *Nonfatal occupational injuries and illnesses requiring days away from work*, 2011. USDL 12-2204. Retrieved May 15, 2013, from www.bls.gov/news.release/pdf/osh2.pdf.

DeBecker, G. (2000). *The gift of fear: Survival signals that protect us from violence*. New York: Little, Brown and Co.

Dellasega, C. (2009). Bullying among nurses. *American Journal of Nursing, 109*(1), 52–58.

Dellasega, C. (2011). *When nurses hurt nurses: Recognizing and overcoming the cycle of bullying*. Indiana: Sigma Theta Tau International.

DeVito, J. A. (2008). *Essentials of human communication* (6th ed.). Boston, MA: Pearson, Allyn and Bacon.

Farrell, G. (2001). From tall poppies to squashed weeds: Why don't nurses pull together more? *Journal of Advanced Nursing, 35*(1), 26–33.

Freire, P. (2003). *Pedaogogy of the oppressed* (30th ed.). New York, NY: International Publishing Group.

Gacki-Smith, J., Juarez, A. M., & Boyett, L. (2009). Violence against nurses working in U.S. emergency departments. *The Journal of Nursing Administration, 39*(7/8), 340–349.

Gates, D. M., Gillespie, G. L., & Succop, P. (2011). Violence against nurses and its impact on stress and productivity. *Nursing Economics, 29*(2), 59–67.

Gallant-Roman, M. (2008). Strategies and tools to reduce workplace violence. *American Association of Occupational Health Nurses, 56*(11), 449–454.

Griffin, M. (2004). Teaching cognitive rehearsal as a shield for lateral violence: An intervention for newly licensed nurses. *Journal of Continuing Education in Nursing, 35*(6), 257–263.

Hartley, D., & Ridenour, M. (2011, September 13). *Workplace violence in the healthcare setting*. Medscape. Retrieved February 15, 2013 from www.medscape.com/viewarticle/749441_print.

Hartley, D., Ridenour, M., Craine, J., & Costa, B. (2012). Workplace violence prevention for healthcare workers: An online course. *Rehabilitation Nursing, 37*(4), 202–206.

Holloway, L. E., & Kusy, M. E. (2010, May/June). Disruptive and toxic behaviors in healthcare: Zero tolerance, the bottom line, and what to do about it. *Medical Practice Management, 25*(6), 335–340.

Hutchinson, M., Vickers, M., Jackson, D., & Wilkes, L. (2006). Workplace bullying in nursing: Towards a more critical organizational perspective. *Nursing Inquiry, 15*, 118–126.

Iowa Injury Prevention Research Center (IIPRC). (February 2001). *Workplace violence: A report to the nation*. University of Iowa-Iowa City. Retrieved May 15, 2013, from www.public-health. uiowa.edu/iprc/resources/workplace-violence-report.pdf.

Johansen, M.L. (2012). Keeping the peace: Conflict management strategies for nurse managers. *Nursing Management, 43*(2), 50–54.

Johnson, S. (2009). Workplace bullying: Concerns for nurse leaders. *Journal of Nursing Administration, 39*(2), 84–90.

Lewis, P. S., & Malecha, A. (2011). The impact of workplace incivility on the work environment, manager skill and productivity. *The Journal of Nursing Administration, 41*(1), 41–47.

Longo, J. (2007). Leveling horizontal violence. *Nursing Management, 38*(3), 34–37, 50–51.

Luck, L., Jackson, D., & Usher, K. (March 2007). STAMP: Components of observable behavior that indicate potential for patient violence in emergency departments. *Journal of Advanced Nursing, 59*(1), 11–19.

Maslow, A. H. (1943). A theory of human motivation. *Psychological Review, 50*(4), 370–396.

Monahan, J. (1981). *Predicting violent behavior: An assessment of clinical techniques*. Beverly Hills, CA: Sage.

Occupational Safety and Health Administration (OSHA). (2004). *Guidelines for preventing workplace violence for health care and social service workers*. (OSHA Publication No. 3148-01R) Washington, DC: U.S. Department of Labor.

Occupational Safety & Health Act (OSH Act). (1970). *Public Law 91-596, 84 STAT. 1590, Section 5. 91st Congress, S.2193*, December 29, 1970. as amended through January 1, 2004 .

Occupational Safety and Health Administration (OSHA). (2013). *Workplace violence*. Retrieved from www.osha.gov/SLTC/workplaceviolence/.

Paludi, M., Nydegger, R., & Paludi, C. (2006). *Understanding workplace violence: A guide for managers and employees*. Westport, Connecticut: Praeger.

Papa, A., & Venella, J. (2013). Workplace violence in healthcare: Strategies for advocacy. *The Online Journal of Issues in Nursing, 18*(1), 1–10.

Pearson, C., & Porath, C. (2009). *The cost of bad behavior: How incivility is damaging your business and what to do about it*. London: Portfolio.

Porto, G., & Lauve, R. (2006, July/August). *Disruptive clinical behavior: A persistent threat to patient safety*. Patient Safety and Quality Healthcare. Retrieved February 15, 2013, from www.psqh.com/julaug06/disruptive.html.

Purpora, C., & Blegen, M. A. (2012). Horizontal violence and the quality and safety of patient care: A conceptual model. *Nursing Research and Practice*, 2012:306948.

Reason, J. (2000). Human error: Models and management. *British Medical Journal, 320*(7237), 768–770.

Roberts, S. J., Demarco, R., & Griffin, M. (2009). The effect of oppressed group behaviors on the culture of the nursing workplace: A review of the evidence and interventions for change. *Journal of Nursing Management, 17*, 288–293.

Rosenstein, A. H. (2010). Measuring and managing the economic impact of disruptive behaviors in the hospital. *Journal of Healthcare Risk Management, 30*(2), 20–26.

Shields, M., & Wilkins, K. (2009). Factors related to on-the-job abuse of nurses by patients. *Health Report, 20*(7), 7–19.

Stokowski, L. A. (2010, August 23). *Violence: Not in my job description*. Medscape. Retrieved February 15, 2013, from www.medscape.com/viewarticle/727144/print.

The Joint Commission (TJC). (2008). Behaviors that undermine a culture of safety. *Sentinel Event Alert*, (40). Retrieved May 15, 2013, from www.jointcommission.org/assets/1/18/SEA_40.PDF.

The Joint Commission (TJC). (2010). Preventing violence in the health care setting. *Sentinel Event Alert*, (45). Retrieved May 15, 2013, from www.jointcommission.org/assets/1/18/sea_45.pdf.

Winfeld, L. (2001). *Training tough topics*. New York: American Management Association.

Woelfle, C., & McCaffrey, R. (2007). Nurse on nurse. *Nursing Forum, 42*(3), 123–131.

SUGGESTED READINGS

Colling, R. L., & York, T. W. (2010). *Hospital and healthcare security* (5th ed). Burlington, Massachusetts: Elsevier.

Dellasega, C. (2011). *When nurses hurt nurses: Recognizing and overcoming the cycle of bullying*. Indianapolis: Sigma Theta Tau Internationa.

Holloway, E. L., & Kusy, M. E. (2009). *Toxic workplace! Managing toxic personalities and their systems of power*. San Francisco: Jossey-Bass.

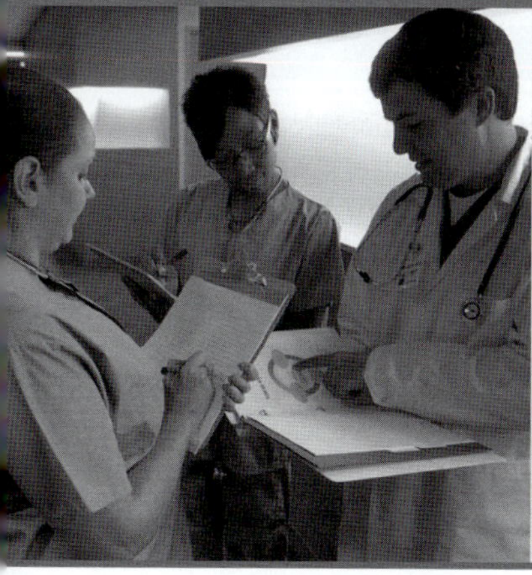

CHAPTER

24

위임: 전문적 간호수행기술

Delegation: An Art of Professional Nursing Practice

위임은 다면적 의사결정과정으로, 위임에 대한 기술을 이해하고 비판적 판단기술을 발전시키며, 간호실무에 적용해 본 후 획득될 수 있는 학습된 리더십 행동 중의 하나이다. 위임을 하는 전반적인 목적은 간호 목표를 성취하고 환자간호의 결과를 개선하는 것이다. 간호사는 동료의 업무에 대한 책임을 가지므로 위임의 기술을 확실하게 배워야 한다. 이 장은 위임을 여러 가지 측면에서 논의하고, 효과적인 위임결정 수행에 대해 기술하며, 전문 간호실무 분야에서 위임의 법적인 매개변수를 확인하고자 한다. 또한 의료기관 내에서 공식적 지위와 관계없이 간호사를 위임자로서의 역할에 중점을 두고자 한다.

학습성과

- 위임을 정의한다.
- 위임의 5가지 원칙을 이해한다.
- 위임의 다양한 구성요소를 설명한다.
- 보건의료전달에 있어서 간호보조인력의 역할을 이해한다.
- 위임과정에서 업무와 배정된 과제를 구별한다.
- 업무와 관계성이 어떻게 위임과정에 영향을 미치는지를 평가한다.
- 전문간호사가 양질의 보건의료전달에 있어서의 역할을 조사한다.
- 간호사를 위한 복잡한 위임결정에 대해 논의한다.
- 위임 시 간호사의 법적 권한을 이해한다.

핵심용어

- 책무(accountability)
- 적극적 위임(active delegation)
- 권위(authority)
- 위임받은 자(delegatee)
- 위임(delegation)
- 위임자(delegator)
- 개별적 책임(individual accountability)
- 실무간호사(licensed practical nurse, LPN) licensed vocational nurse, LVN)
- 조직 책임(organizational accountability)
- 환자케어협회(patient care associate, PCA)
- 수동적 위임(passive delegation)
- 책임(responsibility)
- 감독(supervision)
- 간호보조인력(unlicensed nursing personnel, UNP/unlicensed assistive personnel, UAP)

도전

Kathryn King=Dyker, RN, MSN, CSN
Former-Emergency Trauma Nurse, Hackensack University Medical Center, Hackensack, New Jersey

모든 응급외상치료센터는 동일하게 설계되어 있지 않지만 외상센터는 응급 환자의 요구에 따라 1~5단계로 분류되어 있다. 구급대원들은 앰뷸런스로 환자를 응급외상센터로 수송하며, 간혹 친구나 가족이 환자를 수송하기도 한다.

병원 응급외상센터는 의사, 간호사, 방사선과 기사, 호흡치료사, 응급 기사, 환자 후송 보조원, 접수 직원, 비서 등의 직원으로 구성되어 있다. 환자가 병원 응급외상센터에 도착하는 즉시 간호사는 환자의 질환과 상해의 심각성에 따라 환자를 분류한다. 환자의 상태를 평가하고 응급간호를 제공하는 것은 도전적인 일이다. 필요하면 환자를 안정시키고 가장 적절한 시설로 이송해야 한다.

최근에 응급외상 부서가 확대되면서 15명 이상의 환자를 수용해야 한다. 병원 행정부서에서는 환자간호를 지원하기 위해 소규모의 응급센터에서 일하던 간호보조인력을 추가적으로 고용하여 응급실 기사로 근무하게 하였다. 앞으로 응급기사 훈련 과정은 두 달 동안 열리지 않기 때문에 훈련을 받을 때까지 새로 고용된 간호보조인력이 응급실 기사로 일하게 된다.

응급외상 부서는 지방 화학단지에서 폭발이 일어났다는 연락을 받았다. 응급처치 후송팀이 상해를 입은 많은 환자들과 함께 도착할 것이다.

당신이 이 간호사라면 어떻게 하겠는가?

도입

위임은 전문적 간호의 방법이자 기술이며, 복잡한 의사결정 전략으로 의료기관에 종사하는 직원들의 업무 관련 성과를 높인다. 적절한 업무분담을 배우는 것은 직원들이 안전하고 효과적인 환자간호에 대한 자신감을 갖게 한다. 반대로, 업무의 부적절한 위임은 직원들이 같은 환자를 간호하는 것에 대한 우려 또는 불안을 갖게 한다. 그러므로 효과적인 위임은 양질의 환자결과로 이어지지만, 비효과적으로 사용된 위임은 환자간호전달에 부정적인 영향을 미칠 수 있다. 위임기술과 전략은 간호사가 실무 경험이 많을수록 발전하기도 하며, 초보자로 시작하여 진전된 초보자, 적임자, 숙련가, 전문가가 되는 전이과정을 겪으면서 발전한다(Benner & Benner, 1984). 위임은 간호사가 실무에서 환자케어의 안전과 질을 개선하는 데 가장 효과적인 전문적 관리전략이다.

역사적 관점

간호사는 1970년대 초반까지 위임이라는 개념을 어느 정도 알고 있었다. 그 당시 대부분의 환자케어는 급성치료병원에서 이루어졌으며, 이 병원의 구성원은 주로 병원 기반의 간호프로그램을 졸업한 면허간호사(registered nurses, RN), 실무간호사(licensed practical nurse, LPNs/licensed vocational nurses, LVNs), 간호보조인력[(nurses' aides, unlicensed assistive personnel, UAP/unlicensed nursing personnel, UNP 또는 patient care associate, PCA)으로 구성되어 있다. 간호보조인력은 환자결과에 책임이 있는 간호사의 감독하에 환자에게 직접간호를 제공한다.

역사적으로 '팀간호'와 '간호인력비율'과 같은 개념은 부서에 고용되는 간호사의 수가 제한되어 있어, 실무간호사와 간호보조인력을 간호단위인력의 한 부분으로 기능하도록 하였다. 간호보조인력은 환자에게 신체적 안위와 기본 처치와 같은 직접적 환자케어를 제공한다. 보건의료가 발전하면서 환자간호와 치료는 점점 복잡해졌다.

보건의료전달체계가 점점 복잡해지면서 간호사의 업무 요구 및 기대치는 점점 더 높아져, 환자케어를 위한 간호사 대 간호보조인력 비율을 더 높게 제공해야 할 필요성이 증가하였다. 1970년대와 1980년대의 간호사들은 무엇을 어떻게, 언제 위임해야 하는가에 대한 실속 있는 지식과 임상경험이 상대적으로 제한된 상태로 간호사가 되었다.

1990년도 중반에 일차간호모델(전문간호 개념)로부터 다양한 수준의 간호모델(간호사가 실무간호사와 간호보조인력과 혼합된 모델)에 이르는 급격한 변화가 일어났다. 보건의료에 대한 예산이 제한되고 복잡해지면서 안전하고 효과적인 간호제공을 위해 간호사가 위임기술을 효과적으로 사용할 방법을 배워야 할 필요성이 제기되었다. 또한 보건의료가 지역사회 기반 케어를 강조하면서 점점 더 위임과 인력관리가 요구되었다. 오늘날 위임의 포괄적인 지식기반과 간호실무에 진단의 합리적 근거와 의사결정기술은 숙련된 간호를 제공하는 데 필요하다.

21세기 초반에 미국간호협회(American Nurse Assaciation, ANA)와 미국간호사면허국협회(National Council of State Boards of Nursing, NCSBN)는 위임결정의 질에 대해 심각하게 고려하기 시작하였다. 미국간호사면허국협의회는 "주에서 간호사 면허는 다양한 환경에 있는 간호보조인력을 규제해야 한다."고 기술하였다(NCSBN, 2005, p.160). 미국 내 많은 주에서 간호보조인력의 자격을 인정하고 조율하는 접근은 현 간호계의 요구를 더 이상 충족시키지 못한다. 더욱이 미국간호사면허국협의회는 간호보조인력의 기초교육에 간호사로부터 위임받은 방법을 교육해야 한다고 덧붙였다. 미국간호협회(ANA, 2005)는 간호사를 위한 위임 원칙의 기틀을 마련하였다. 미국간호협회와 미국간호사면허국협의회(2006)는 간호사의 위임결정을 위한 일반적 가이드라인에 대한 공동성명을 발표하였다. 공동성명문은 위임권한이 각 주의 간호실무 법령에 있으며, 환자에게 간호를 제공하는 간호보조인력의 가치를 검토하고, 위임결정의 중요성이 대중의 안전과 복지에 있음을 강조한다. 공동성명문에서는 환자의 상태, 수행할 업무의 복잡성, 결과의 예측가능성 등이 위임의 결정에 근거가 되는 요인이라고 제시하고 있다. 그러나 간호사는 환자간호 사정과 계획, 평가와 판단은 위임될 수 없다는 것을 이해해야 한다(NCSBN, 2005, p.1). 위임에 대한 원칙(ANA, 2012)은 복잡한 간호업무와 관련하여 간호사들이 알아야 할 것과 해야 할 것에 대한 개요를 제시한다.

과거에는 위임의 원칙과 효과적 위임전략과 관련한 간호 지식 내용이 간호학에서 중요하게 다루어지지 않았다. 특히 지역사회건강과 관련해서는 더욱 그러했다. 간호지도자는 신규간호사가 위임결정을 수행하기에는 준비되지 않았다는 것을 인식하였다. 변화하는 보건의료전달체계로 인해 간호대학 교수들은 반드시 간호학생들이 위임에 대한 역량을 키울 수 있도록 가르쳐야 하고 학생들의 멘토가 되어야 한다. 위임결정에 대한 역량은 다양한 수업 전략인 교훈적 내용, 사례 연구, 모의 경험, 온라인 강의, 임상간호 실습 등을 통해 발전될 수 있다. 간호학생들이 위임에 능숙해지려면 "교육과 실무현장에서의 경험을 적극적으로 병행해야 한다."(Powell, 2011, p. 10). 간호실무 경험은 이론을 실무에 적용하도록 돕고 임상적 판단의 발달, 위임결정에 따르는 법적 책임을 이해할 수 있는 능력을 길러준다. 간호경력의 초기단계에서는 양질의 위임 임상실습과 멘토와의 관계가 전문적인 자신감을 높여 준다. 이러한 경험은 성공적인 위임을 제공하고, 환자간호를 이끄는 중개자로서의 능력을 향상시킨다(Weydt, 2010). 위임 지식은 지속적인 간호교육 프로그램을 통해 강화되어야 한다(Kaernested & Bragadóttir, 2012). 이러한 교육적 기회는 '간호사의 변화하는 역할에 적용할 수 있는 위임과 감독 전략'을 발전시키는 데 더욱 필수적이다(Saccomano & Pinto-Zipp, 2011, p. 532).

위임은 연령, 성별, 인종과 같은 요소들에 의해 훨씬 더 복잡해질 수 있다. 예를 들어, 연령이 낮은 세대는 연령이 높은 세대보다 세상에 대해 다른 관점을 가지며, 훨씬 더 개방적이고 변화에 대한 유연함을 보인다. 성별은 위임기술 학습에 중요한 역할을 할 수 있다. 여성 운동과 페미니즘은 여성 간호사들에게 '자기주도적이고 자율성을 갖도록'하는 데 도움을 주었다(Harmer, 2010, p. 297). 또한 인종은 위임의 과정에 있어서 중요한 역할을 하는데 그 이유는 다양한 문화를 가진 사람들이 정보를 다르게 받아들이고 업무를 수행할 직원에게 지시하는 능력이 다르기 때문이다.

특히 간호보조인력 증원의 필요성은 간호사의 부족과도 직접적인 관련이 있다. 오늘날 간호사의 50%가 퇴직연령에 가깝고, 65세에 다다르는 개인의 보건의료요구의 증가, 예방적 보건의료의 강화, 의료기술의 발전 등의 의료환경이 변화하고 있으며, 수많은 사람에게 보건의료의 기회를 제공하는 최근의 의료 개혁은 또 다시 간호사인력과 다른 건강전문직 인력 부족을 야기한다(ANA, 2013). 간호사의 인력 공급과 관련한 잠정적인 문제와 의료비용의 효율성으로 인하여 간호사의 역할은 환자에게 간호제공을 위한 요구에 충족하도록 변화해야 한다. 간호인력부족은 "세계의 모든 나라에 영향을 미치는 국제적인 문제이다."(Littlejohn, Campbell, Collins-Mcneil, & Khayile, 2012). 2020년까지 미국은 백만 명의 간호사가 부족할 것이고, 2010~2020년 사이에 간호사 고용은 다른 직종의 평균보다 높은 26% 상승할 것으로 예상된다(U.S. Bureau of Labor Statistics, 2012). 간호사의 위임, 배분, 감독 그리고 궁극적으로는 안전하고 경쟁력 있는 효과적인 환자간호를 제공함에 있어 책임질 수 있는 능력은 21세기 간호사에게 매우 중요한 자질이다. 건강관리의 새로운 발전에 적응하는 간호사의 능력이야말로 전문직으로 생존하게 하며 성공적으로 성장하게 될 것이다.

정의

위임은 다면적 의사결정과정이며, 다양하게 정의할 수 있다. 그러나 모든 정의는 일관된 구성요소를 가진다. 효과적인 위임의 원칙은 각 주의 간호실무법령에 상응하며 책임감과 권한, 책임감이라는 주요 개념의 이해를 통하여 도출되었다(Weydt, 2010). 위임은 "한 개인이 결과에 대한 책무를 유지하면서 타인에게 업무수행의 책임을 전달하는 것"이라고 정의된다(NCSBN, 2005, p. 1). 미국간호협회와 미국간호사면허국협의회는 위임에 대한 정의에서 "위임은 간호사가 타인에게 간호업무와 활동을 수행하도록 지시하는 과정이다"(ANA & NCSBN, 2006, p. 1)라고 제시하였다. 위임은 항상 적어도 두 명의 개인(위임자와 위임을 받는 자)을 포함하고 이 두 사람은 목표를 달성하기 위해 개방적 의사소통을 하면서 관계를 맺는다. 위임자(delegaters)와 위임을 받는 자(delegatees)라는 용어는 위임의 과정에서 두 가지의 핵심 역할을 한다. 위임자는 환자간호와 관련한 업무의 일부분을 다른 개인에게 할당하는 간호사이다. 위임을 받는 자는 보조자나 기술자, 환자케어 간호보조인력으로 구성된다. 간호사는 면허를 갖지 않는 모든 보조 인력들을 감독하지 않지만(예: 물리치료사) 환자케어와 관련하여 상호작용해야 한다. 일부 주는 보건의료시설의 형태에 따라 다른 위임기준을 가지고 있다. 예를 들면, 장기요양시설은 한 명의 간호사가 환자케어를 감독하면서 실무간호사가 한 병동을 책임진다. 간호사들은 그 주의 규정된 가이드라인에 있는 개별적 직무기술과 기능과 관련한 위임기준을 이해해야 한다.

책임(responsibility)은 신뢰감, 의존감, 업무수행의 의무감을 나타낸다. 이것은 '배정을 받고 수용되는 두 가지의 과정'이다(Weydt, 2010, p. 3). 권한(authority)은 특별한 역할 내에서 업무를 수행하는 능력이다. 각 개인은 질적인 측면에서 최선을 다해 업무를 수행해야 하는 의무가 있으며, 위임자에게 기대되는 결과를 성취하는 데 방해되는 어떤 제한점에 대해 정보를 제공해야 하는 책임이 있다. 반대로 책무(accountability)는 그 행동이 적절하였는지를 결정하고 무엇이 발생하였는지에 대한 상세한 설명을 제공한다(ANA, 2012; Weydt, 2010). 위임자는 어떤 업무가 반드시 마무리되어야 하는지에 대해 위임을 받는 자와 함께 논의하고 그 업무의 책임과 권한을 위임받은 자에게 전가한다. 비록 위임받은 자가 환자간호에 관련된 업무를 수행할지라도 간호사는 환자를 유기하거나 간호책무를 간과해서는 안 된다. 간호사는 그 상황에서 취해진 행동이 적절했는지 여부와 무엇이 왜 발생했는지를 결정하기 위해 간호과정을 이용하여 비판적 분석을 하는 것이 중요하다.

대조적으로, 전문간호사 면허와 관련한 법적 권한에는 주어진 상황에서 선택된 간호활동을 자격이 있는 개인에게 전가하는 능력이다(Anthony & Vidal, 2010). 간호사가 위임을 받는 자에게 업무를 완수하도록 책임과 권한을 줄 때, 간호사는 그 업무가 올바른 사람에 의해 완수되는지, 그 사람이 적절하게 감독을 받는지를 확인해야 하는 책무를 갖는다. 감독(supervision)은 '위임된 간호업무의 지도와 안내의 제공'이라고 정의된다(ANA & NCSBN, 2006, p. 1). 위임자와 위임을 받은 자는 위임된 업무에 대한 착오가 생기지 않도록 반드시 개방적 의사소통을 해야 한다. 중요한 위임기술의 적용은 효과적인 간호관리와 양질의 환자케어 결과에 필요하다.

그림 24-1은 위임된 업무가 어떻게 위임받은 자에게 책임감, 권한과 함께 전가되는지를 기술한다. 그러나 간호사의 책무는 여전히 남아 있다. 안전하고 성공적인 환자케어 결과를 산출하기 위해 의사소통은 반드시 적절한 시기에 명료하고 간결해야 하며, 신뢰감이 있어야 한다. 예를 들어, 2011년에 미국에 큰 피해를 준 허리케인 'Irene'과 2012년에 미국 북서지역에 피해를 준 허리케인 'Sandy'는 이와 같은 자연재해 발생 시 보건의료제공과 관련한 중요한 교훈을 남겼다. 의료인력 간 그리고 주와 국가기구 간에 의사소통이 언제, 어떻게 안전하고 효과적으로 대피시켜야 하는지 결정하는 데 있어 중요한 요인이라는 것을 알게 되었다(U.S. Bureau of Labor Statistics, 2012).

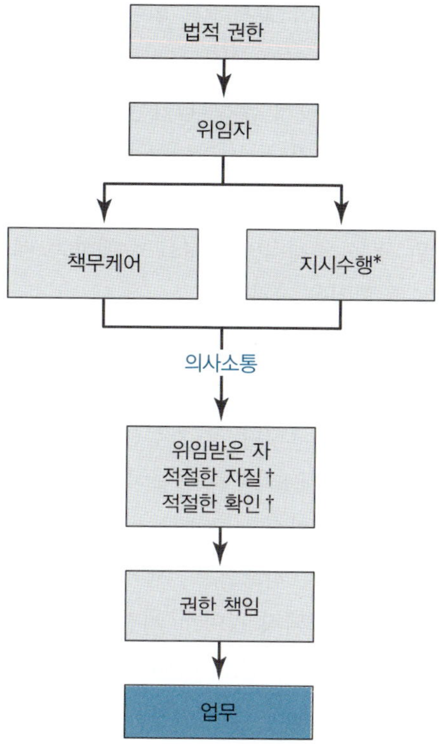

* Standing과 Anthonym Hertz(2001)에 의해 분석된 공통적인 두 가지 실패

† Fagin (2001)의 두 가지 주요 제안

그림 24-1 위임 틀: 케어 결과를 얻기 위한 위임

위임

미국간호협회와 미국간호사면허국협의회(2006)의 공동성명문은 위임의 과정을 제시하고, 간호사는 올바른 상황에서 올바른 감독과 평가 하에 올바른 업무를 올바른 사람에게 올바른 지시와 의사소통과 함께 위임하는 것을 배워야 한다고 하였다. 표 24-1은 위임의 5가지 원칙과 위임하기 전에 확인해야 하는 구체적인 질문으로 위임이 적절했는지에 대해 "yes" 응답에 대해 설명한다.

위임은 업무를 완수하기 위한 적절한 권한을 가진 사람들과 활동을 공유함으로써 케어결과를 획득하는 것이다. 이 과정에서 위임된 업무의 수용은 능동적(의사소통은 수용을 의미한다)이든 수동적(저항이 발생하지 않는다)이든 반드시 일어난다. 위임은 오로지 두 사람이 상호적 업무상황에 있을 때 일어나며 그 중 한 명은 총 책임을 갖고 다른 한 명은 구체적인 업무를 수행하는 데 필요한 부분적 책임을 가진다.

간호보조인력에게 하는 위임은 어려울 수 있다. 오늘날 간호보조인력은 형식적인 교육과정을 통해 교육을 받는다. 그러나 그 과정은 일주일에서 몇 주 정도로 기간에 따른 차이가 여전히 있다. 간호보조인력의 직무기술은 구체적인 지위에 해당하는 권한을 나타낸다. 간호보조인력의 교육적 준비와 직무기술은 일관되지 않아서 여전히 고려할 점으로 남아 있다. 미국 간호사면허국협의회(2005)는 간호보조인력의 교육과정에 일관성이 없음을 우려하며, 이러한 교육과정은 더 큰 공공 책임을 가져야 한다고 제안한다. 위임의 중요한 요소는 권한이고 위임된 업무는 반드시 주 연방 간호실무령과 같은 법을 따르고, 교육적 준비와 개인의 자격증에 상응해야 한다.

부적절한 이행은 위임의 또 다른 관심사이다. 부적절한 이행의 한 예는 위임자가 위임을 받는 자에게 명확하고 상세하게 지시하지 않는 것이다. 위임을 받은 자의 적절하지 않은 이행의 예로는 결과 보고의 불이행이 있다. 위임하는 간호사가 위임받은 자의 자격과 업무 경험에 대한 사전 지식을 갖는 것은 안전하고 성공적인 위임결정에 매우 중요하다.

표 24-1 위임의 5가지 원칙

위임 원칙	원칙 질문(다음 질문에 답해본다.)	YES 응답
업무	• 업무는 기관의 정책과 규정에 근거하여 위임하기에 적절한가? • 업무는 위임하기에 법적으로 적절한가?	올바른 업무
환경	• 위임과정이 상황에 적절한가? • 업무를 완수하는 데 좋은 환경인가? • 장비기기와 자원은 업무를 완수하는 데 이용가능한가? • 인력 비율은 높은 수준의 위임 전략을 요구하는가? • 위임받은 자는 주어진 업무를 완수하는 데 적절한 감독을 받는가?	올바른 환경
사람	• 위임받은 자는 의지가 있고 업무수행이 가능한 직원인가? • 위임받은 자는 주어진 업무를 안전하게 수행하기 위한 지식과 경험을 가지고 있는가? • 위임받은 자는 환자의 중증도와 관련한 업무를 안전하고 효과적으로 완수할 전문성을 가지고 있는가?	올바른 사람
지시/의사소통	• 위임자와 위임받은 자는 업무와 관련한 공통의 언어를 이해하는가(시간 틀, 환자 요구, 위급함의 단어가 위임자와 위임받은 자에게 같은 의미로 해석되는가?)? • 위임자는 그 업무에 대한 명료하고 간결한 지시사항을 제공하는가? • 위임받은 자는 작업과 관련된 임무, 지시사항, 제한점, 기대되는 결과를 이해하는가? • 위임자와 위임받은 자는 질문과 피드백에 목적을 둔 개방적 의사소통을 어떻게 유지하는지 아는가? • 위임받은 자는 어떻게 무엇을 언제 위임자에게 보고해야 하는지 이해하는가?	올바른 지시/의사소통
감독	• 위임받은 자는 업무와 관련한 피드백 제공이 명확한가? 언제가 적절한가? • 위임자는 환자를 적절하게 모니터하고 평가할 수 있는가?	올바른 감독

출처: American Nurses Assoication and National Council of State Boards of Nursing. (2006) Joint Statement on delegation. http://www.ncsbn.org/.Jointstatemtn.pdf and American Nurses Association. (2012). *ANA's principles for delegation by registered nurses to unlicensed assistive personnel*. Silver Spring, Maryland. © 2013M. Murphy-Ruocco.

최상의 결과 달성

최상의 결과 달성은 모든 보건의료의 추진력에 달려 있다. 모든 환자케어는 예상한 결과의 달성과 케어가 전문가 개인 또는 집단에 의해 직접 제공되는지 혹은 전문가와 보조자 간에 공유되는지를 기반으로 한다. 이때 간호사의 의사소통 유형은 위임받은 자가 주어진 업무를 어떻게 처리하는가에 영향을 주고 '팀워크 관계'에도 영향을 준다(Weydt, 2010, p. 3).

Anthony와 Vidal(2010)은 정확한 의사소통의 효과를 위임 개선과 환자안전을 증진하는 하나의 접근방식으로 본다. 그들은 "위임이라는 관계적 맥락에서 정보의 질, 정확한 의사소통, 상호 간의 신뢰… 위임의 효과를 높인다."(p. 1). '올바른 의사소통과 지시'는 위임의 5가지 원칙과 관련된 주춧돌이며 질과 안전한 결과를 만드는 데 매우 중요하다(Anthony and vidal, 2010, p. 3). 의사소통은 반드시 시기적절해야 하고, 의미가 있어야 하며, 이해되어야 하고 효과적이어야 한다. 간호사는 양질의 정보를 올바른 맥락에서 시기적절하게 제공하고 위임받은 자의 문화적 역량을 고려하여 환자케어의 안전과 질을 높인다.

Anthony와 Vidal(2010)은 위임 과정을 방해하는 의사소통의 특징에 대해서도 기술한다. 예를 들어, '정보 붕괴(information decay)'는 환자의 건강 상태가 급격히 변하고 구체적인 정보가 가치를 잃거나 환자 상태와 관련이 없을 때 발생한다. 환자의 체온, 혈압, 맥박수, 호흡 수, 통증 등 활력징후 중의 하나 혹은 그 이상의 급격한 변화를 그 예로 들 수 있다. 보고된 정보가 붕괴되었거나 불완전할 때, 이는 환자 치료에 악영향을 줄 수 있는 임상판단을 초래한다. 의사소통의 다른 특성은 정보의 질과 의미, 명확성을 측정하는 '정보 특징(information salience)'이다. 다양한 문화와 교육, 경험적 배경은 정보의 의미를 변형한다. 따라서 위임할 때는 위임자와 위임받은 자 간에 정보의 특징이 명확하게 이해되어야 한다(Anthony & Vidal, 2010).

간호사와 간호보조인력을 포함한 모든 직원 간의 건강한 업무관계는 '팀원 간의 시너지 효과를 내서 직원들이 좀 더 효과적으로 일할 수 있도록' 돕는다(Weydt, 2010, p. 3). 다른 사람을 이해하고 신뢰관계를 발전시키는 것은 성공적인 위임의 중요한 요소이다. 신뢰는 '타인의 능력에 대한 지식과 그들의 능력에 대한 확신'(Weydt, 2010, p. 5)을 통해 발전하게 된다. 위임에 대한 자신감은 둘 혹은 그 이상의 사람들 간에 상당한 신뢰를 필요로 하며, 효과적인 팀을 형성한다. 효과적인 팀은 합의가 이루어진 기간에 업무 성과를 확인하기 위해 특정 시간에 만나는 것을 동의한다. 특정 시간은 제한되어 있지 않지만, 휴식 전후나 식사 전후 또는 간호보조인력이 질문이나 관련문제가 있을 때 가능하다. 간호보조인력과 같이 일할 때 "위임가능성은 일반적으로 간병인과 짝지어져 있거나 파트너식으로 되어 있을 때 확실히 높아진다"(Weydt, 2010, p. 6). 위임경험이 제한되어 있는 간호사나 임상경험이 제한된 간호보조인력은 소중한 자원을 잘못 이용할 수 있고, 환자케어 결과를 악화시킬 수 있다. 타인을 신뢰하지 않고 적절하게 위임을 하지 못하는 간호사는 스스로 업무를 직접 수행하기 때문에 효율적인 보건의료를 위협하고 간호보조인력의 경력기회를 제한한다. 끊임없이 변화하는 보건의료환경에서 성공적인 위임자가 되는 방법을 알고 그 가치를 인정하면 최고의 결과를 얻을 수 있다.

개별적 · 조직적 책무

개별적 책무(individual accountability)는 위임의 한 요소이다. 이 용어는 개인의 행동과 결과를 설명하는 능력을 의미한다. 『간호사 윤리강령 개정 4판』(ANA, 2011)은 책무와 책임, 특히 준거 위임

(reference delegation)에 대한 기대치를 밝힌다. 또한 간호사는 법적으로 간호에 대한 책무를 가진다. 예를 들어, 환자케어의 일부분이 다른 사람에게 위임되더라도 간호사는 위임결정과 위임된 업무 결과를 포함한 간호수행에 책임과 책무를 가진다.

조직의 책무(organizational accountability)는 위임의 다른 요소이다. 미국간호협회와 미국간호사면허국협의회는 의사결정의 원동력이 환자(공공)의 안전이라는 의견에 동의하였다. 적절한 의사결정을 내리는 것은 간호사와 간호보조인력 간의 적절한 비율에 달려 있고, 조직이 얼마나 적절한 자원을 제공하느냐에 달려 있다. 긴 평가과정을 통하여 마그넷 인증을 획득한 성공적인 조직은 주로 지지적인 업무환경이며, 팀은 구성원들에게 효과적인 역할을 하도록 돕는다. 최고간호관리자는 위임 관련 역량에 필요한 조건을 평가, 관찰, 입증, 의사소통하는 체계를 설립할 의무가 있다(NCSBN, 2005).

간호보조인력과 활동 공유하기

위임과정 동안, 위임자는 간호보조인력에게 업무를 할당하고 그 업무를 수행할 수 있는 책임을 부여한다. 간호사는 업무를 위임할 때, 질적인 환자 결과를 보장하는 일련의 기능을 공유한다. 본질적으로, 업무의 공유가 전체적인 환자케어에 대한 간호사의 책임을 부인하는 것은 아니다. 위임의 개념은 환자케어 자체가 위임되는 것이 아님을 강조하며, 오직 작업·기능·활동의 단위만 위임된다. 따라서 최종 책임은 위임자에게 있다. 간호사는 간호보조인력에게 자신의 역할 범위 내에서 특정 업무나 활동을 수행하도록 요청하거나 전날 수행했던 동일한 업무를 하도록 한다. 위임을 효과적으로 적용하기 위해 간호사가 활동을 공유하는 것은 환자케어에 도움이 되며 필수적인 것이다. 그러나 아마도 간호의 전문적인 측면은 절대로 위임되지 않으며, 단지 일상생활활동이나 개인위생 같은 기본 기술만 위임될 것이다. 또한 일부 모니터링과 기술은 위임될 수 있다. 일부 조직에서는 2단계 또는 3단계로 이루어진 간호보조인력 지정시스템을 갖는데, 여기에서는 높은 단계일수록 많은 기술을 수행할 수 있는 능력을 의미한다. 보건의료의 발전이 지속되면서 더 많은 간호업무와 활동에는 양질의 환자케어를 전달하는 간호사를 보조하도록 위임이 이루어져야 한다.

통솔 범위

팀의 리더인 간호사는 팀 업무를 하는 구성원들에 대한 책임을 가진다. 여기에서 구성원은 공식적인 준비나 법적 인식이 없는 사람이나 종속적인 관계에 있는 사람(간호사나 의사의 지시 하에서 일하는 간호보조인력) 혹은 위임자에게 응답할 수 있도록 지정된 사람(다른 간호사 또는 간호관리자와 같은 지정된 위임자에게 보고하는 보건의료제공자)을 말한다.

통솔 범위는 개인이 궁극적으로 책임을 질 수 있는 사람의 숫자로, 최고의 환자케어를 위해 다른 사람과 상호작용하면서 터득해야 하는 중요한 개념이다. 예를 들어, 어떤 간호사가 10명씩 케어하는 5명의 직원에 대한 책임이 있다면, 이 간호사는 5명의 직원과 50명의 환자에 대한 책임을 가진다. 이는 너무 압도적일 수 있다. 그러나 환자가 안정적인 상태에 있고 다소 예측 가능한 경우라면 관리할 수 있을 것이다. 간호인력이 일반 간호에 잘 준비되어 있는 제공자이고, 케어 환경이 지정된 영역으로 제한되어 있다면 환자케어 책임에 대한 부담은 덜어질 수 있다. 그러나 이러한 요소들이 일관적이지 않다면 관리해야 하는 직원의 숫자가 부담이 될 것이다. 환자케어 업무부담의 적절성과 각각의 실무상황에서 안전하고 효과적으로 관리될 수 있는지 결정하기 위해 이러한 요소의 평가가 필요하다.

적절한 권한

적절한 권한은 특정 기능을 수행할 수 있으며 다양한 자원에서 나온다. 간호사는 보건의료제공자와 같은 특정 기능을 수행할 수 있는 적절한 권한을 갖는다. 이 권한은 주 간호실무법령과 제도적 정책에서 파생된다. 예를 들어, 간호보조인력의 업무는 기관의 정책뿐만 아니라 주에서 명칭 부여 혹은 실무 법령에 따라 정의된다. 간호보조인력은 특정 업무를 담당하기 위해 준비되어 있어야 하며 이들의 교육과정은 상당히 다르다. 간호보조인력의 교육방침은 기관의 정책과 결부되어 그들의 역할을 규명하고 있다. 직무기술서는 각 역할에서의 권한 수준보다 더 구체적인 정보를 제공해야 한다. 이러한 요소에는 명칭 또는 실무령, 직무기술서, 정책 등 특정 위치에 있는 사람들이 안전하게 수행할 수 있도록 기대치를 담고 있다.

모든 조직에는 특정 직위에 있는 사람들이 각각의 업무를 수행할 수 있도록 직무기술서가 있다. 직무기술서에는 정상적으로 수행되는 역할이 포함되거나 면허소지자(예: 의사, 간호사, 약사)의 주요 수행 부분이 포함되며, 개별적인 기능은 수동적인 위임(passive delegation)을 통해 수행된다. 간호사는 능동적 위임(active delegation)을 통해 상황을 살피고 환자케어에 적절한 것이 무엇인지 결정하며, 간호보조인력에게 특정 업무의 수행을 지시하고, 개별적인 책임을 갖는다. 조직 내 규정이나 프로토콜에서 간호사를 대신하여 어떤 사람이 그 업무를 수행할 수 있다고 명시되어 있어도 위임받은 사람은 그 업무를 수행할 역량이 반드시 있어야 한다. 위임자는 환자간호 요구에 대한 평가뿐만 아니라 위임받은 자의 수행에 대해 초기 및 지속적 평가를 수행해야 한다. 또한, 전문간호 행위를 관리하는 주 법령(State Laws)에서는 어떤 사람이 특정 업무를 맡았을 때 간호사가 반드시 위임해야 하는 일에 대해 정의한다.

위임을 위한 기본 틀

Hersey(2006)의 상황적 리더십 모델은 본래 위임과정을 위해 구조화되지는 않았지만 위임결정을 위한 확고한 기반을 제공한다. "상황적 리더의 핵심 역량은 유연하고 성과를 위한 파트너가 되도록 다른 사람의 성과와 능력, 의지를 진단할 수 있는 능력이다."(Lynch et al., 2011, p. 3). 다음과 같은 요소들인 인성 평가, 업무의 유형과 성취해야 할 목표, 구체적인 환경 조건과 관련한 개별적인 준비 수준 등이 리더의 효과에 영향을 미친다. Hersey의 모델(그림 24-2)은 팔로워의 준비성을 결정하는 데 필요한 두 가지 요소로 능력과 의지를 기술한다. 이러한 요소들이 서로 어떻게 상호작용하는지 고려해야 할 필요가 있다. 능

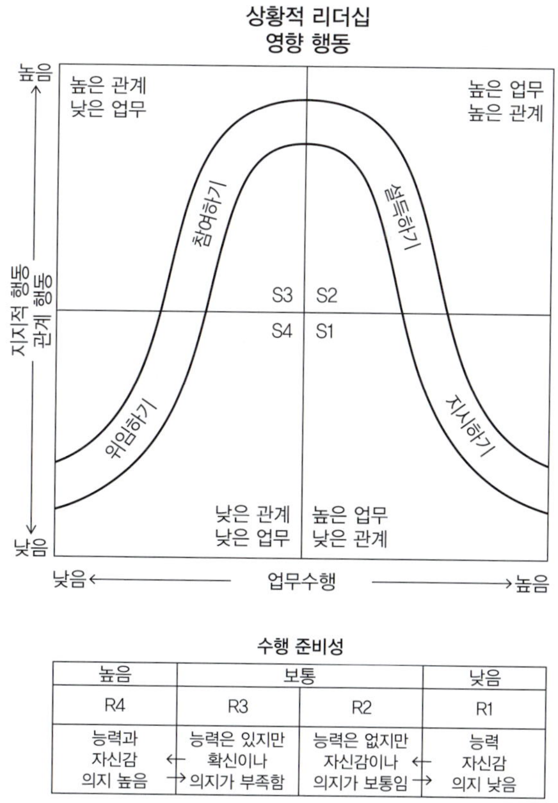

그림 24-2 상황적 리더십모델

출처: 2006 Reprinted with permission of the Center for Leadership Studies. Escondido, CA 92025 www.situational.com All Rights Reserved.

력은 특정 상황(업무 준비)에서 지식과 기술과도 관련이 있다. 개인의 능력은 한 순간에 변하지 않는다(Hersey, Blanchard, & Johnson, 2013). 의지는 그 특정 상황(정신적 준비)에 대한 개인의 태도 확신 및 헌신과 관련이 있다. 그러나 의지는 한순간에 다른 것으로 변할 수 있다(Hersey, Blanchard, & Johnson, 2013). 위임을 받은 자가 업무수행을 꺼려한다면, 위임자는 위임받은 자의 지식이 결여되었는지, 업무수행을 방해하는 정신적 결여가 있는지 혹은 위임받은 자가 지루한지, 초조한지, 화가 났는지 아니면 그저 기대에 부응하고 싶지 않은 것인지 반드시 그 상황을 평가해야 한다. 따라서 만약 위임받은 자가 특정 상황에서 업무를 수행할 의지가 없거나 능력이 없을 때는 위임자가 반드시 적극적으로 그 상황에 개입해야 한다. 이론적으로 어떤 특정 상황에서 위임받은 자의 능력이나 의지가 클수록 위임자는 상호작용하며 위임 전략을 사용하는 경향이 있다. 이 모델은 또한 주어진 상황에서 효과적인 리더, 업무 행동(지도의 정도), 관계 행동(지지의 정도)과의 관계에 필요한 리더십의 스타일에 대해 기술한다. 팔로워의 수행준비에 대한 도표(그림 24-2)에서 상황적 리더십모델의 종 모양 곡선에 수직선을 그리면 주어진 상황에서의 가장 효과적인 리더십 전략을 알 수 있다.

그림 24-2의 S1을 보면, 위임받은 자가 업무를 수행하기에는 제한적인 지식과 능력을 가졌을 때, 위임자는 더 많은 지도를 제공해야 한다. 그러나 관계가 제한적이라면(둘 혹은 개인이 함께 일하려 하지 않을 때), 위임자는 간단하게 그 개인에게 해야 할 일과 수행방법에 대해 '지시하기(telling)'를 한다. Hersey의 모델(2006)은 '지시하기' 같은 특징을 가지고 인도하거나 지시하는 것으로 기술한다. S2에서, 만약 새로운 업무가 포함된 상황이거나 관계가 지속적(주로 함께 지속적으로 일할 두 사람)이라면, 위임자는 해야 할 일과 방법을 설명해야 한다. Hersey의 모델(2006)에서는 리더의 역할을 '판매하기(selling)' 같은 특성을 가지고 설명하거나 설득하는 것으로 기술한다. 논리적으로 주어진 상황에서 나타나는 결과가 추진력이 있다면 위임자는 확고한 관계에 더 많은 시간과 노력을 기울인다. S3에서 위임받은 자가 능력과 의지는 있지만 위임자와 위임받은 자 간의 관계가 비교적 처음이라 어색하고 잘 모른다면, 그들은 업무수행에 대한 상호 기대치와 조건을 수립할 필요가 있다. Hersey의 모델(2006)은 리더의 역할을 '참여하기(participating)' 같은 특성을 가지고 격려하거나 문제해결하는 것으로 기술한다. 끝으로 마지막 상황에서, 만약 위임받은 자가 능력과 의지, 업무를 완수할 전문적 숙련도를 갖추었고, 관계가 이미 성립이 되었다면, Hersey의 모델(2006)에서는 리더의 역할을 '위임하기' 같은 특성을 가지고 관찰하거나 모니터하는 것으로 기술한다.

상황적 리더십 스타일은 실제 업무와 관련된 상황에서 관찰될 수 있다. 예를 들면, 새로운 팀이 신뢰관계를 구축하기 위해 함께 노력할 때, 위임자는 반드시 위임받은 자의 능력과 의지를 평가해야 한다. 만약 능력과 의지가 낮다면, 위임자는 지시하기 혹은 설득하기의 리더십 스타일을 사용해야 한다. 만약 누군가가 항상 반나절만 일을 하는 경우와 같이 관계의 특성에 제한이 있다면, 그때의 리더십 스타일은 지시하기이다. 왜냐하면 지시하기는 적절한 지도를 제공하지만 상호작용을 통해 사용하는 시간을 제한하기 때문이다. 게다가, 만약 관계가 발전하고 지속되는 경우, 위임자는 위임받은 자의 상황과 관련한 동기를 이해할 필요가 있고 그때 필요한 리더십 스타일은 많은 시간이 걸리지만 지지적인 관계로 이끄는 설득하기이다. 새로운 관계나 발전하는 관계의 경우, 더 많은 지지가 필요하고 위임자와 위임받은 자는 참여적인 태도로 상호작용을 해야 한다. 위임받은 자가 수준 높은 능력과 의지를 가지고 있고 예상업무에 익숙할 경우에는 약간의 지도만이 요구된다. 이론상, 위임받은 자의 능력과 의지가 클수록 위임자는 그 위임받은 자와 구체적인 상황에서 상호작용하면서 위임전략을 이행할 수 있다. 즉, 설정된 업무관계에서는 지도(업무 역할)와 지지(관계 역할)의 정도가 비교적 낮을 때 효과적이다. 그러나 위임은 구체적인 상황에 대한 맥락과 필요에 근거한 역할의 범위로 보여질 수 있다. 효과적인 성과를 달성하기 위해 위임받은 자와 상호작용하는 방법을 아는 것은 위임자에게 가장 중요한 도전 과제 중 하나이다. 이론 박스에서는 Hersey의 모델이 간호에 어떻게 적용되는지를 제시한다. 목표를 달성하기 위해 위임받은 자와 의사소통을 구성하는 방법에 대해 표 24-2는 위임받은 자의 상황, 위임자에게 미치는 관련성, 원래의 용어, 실무사례를 보여준다.

연습 24-1

담당간호사 세 명을 면접보면서 다음과 같은 질문을 해본다.

1. 위임 전에 어떤 요인을 평가할 필요가 있습니까?
2. 위임자는 위임받은 자와 상호작용하기 위해 어떤 전략을 사용해야 합니까?

그림 24-3은 위임에 대해 고려해야 할 다양한 사항을 통합한다. 각각의 간호사는 지정된 근무시간 동안 간호보조인력을 이용할 수 있다. 간호사와 간호보조인력 간에 신뢰와 할당된 책임이 반드시 있어야 하고, 그 모델의 중심에 있는 환자에게 초점을 맞춘다. 간호사는 환자에 대해 의무감을 가지고, 환자의 요구를 충족하기 위해 업무를 위임하기 전에 각 간호보조인력의 능력과 권한, 경험 및 의지를 고려한다. 의사결정과정은 조직 환경과 정책의 관점에서, 법규 및 표준과 관련하여 일어난다.

연습 24-2

특정 간호부서에서 일하는 세 명의 간호보조인력을 선택하여 간호사 위임자들과 상호작용하면서 그들이 기대하는 것이 무엇인지 질문해본다. 당신이 확인한 정보를 이용하여 특정 업무와 관련하여 위임자가 위임받은 자와 어떤 종류의 관계를 갖는지 알아보기 위해 표 24-1, 그림 24-2와 그림 24-3에 있는 모델을 고려해본다.

배정 대 위임

배정(assignment)은 두 가지 의미를 가진다. 첫 번째 의미는 모든 개인이 지정된 기간에 달성할 책임이 있는 일을 의미한다. 배정은 환자케어의 기대와 부서 관련 업무로 이루어지고, 이는 학습활동, 조절활동, 부서관리 활동 등을 포함하나 제한되는 것은 아니다. 두 번째 의미는 간호사 간에 책임과 책무의 전가이다. 간호사가 환자를 배정할 수 있는 반면, 간호보조인력은 업무를 위임 받는다. 위임은 "판단에 근거하기보다는 업무에 기반을 둔다."(Weydt, 2010, p. 4). 따라서 한 간호사가 다른 간호사에게 환자를 배정할 때, 책임과 책

이론 박스

상황적 리더십모델

이론	주요 견해	실무 적용
Hersey의 모델은 리더/관리자는 특정상황에서 다르게 행동할 필요가 있다고 주장한다.	간호사는 위임하기 전에 반드시 개인의 지식과 업무 관련 작업을 분석해야 한다. 간호사는 이러한 분석을 기반으로 결정을 내린다.	위임하기 전에, 간호사는 반드시 그 개인이 업무 관련 작업을 성공적으로 완수하도록 필요한 지지의 유형을 이해해야 한다. 각 직원은 다른 업무에 따른 다양한 수준의 지지가 필요할 것이다.

표 24-2 위임받은 자와의 의사소통

위임받은 자의 상황조건	위임자에게 미치는 관련성	용어	실무사례
업무를 수행하는 데 필요한 지식과 능력이 제한되어 있다.	많은 지도가 필요하다.	지시하다(Tell) (만약 지속적인 관계가 아니라면)	"15분마다 환자 혈압을 측정하는 것은 중요합니다."
지속적인 관계를 가지고 있지만 새로운 업무가 위임된다.	설명이 필요하다.	설득하다(Sell)	"이 업무는 당신이 완수해야 하는데요, 무엇이 필요한지 제가 보여 줄게요."
의지와 능력을 가지고 있지만 새로운 관계를 갖는다.	두 사람 모두는 업무수행 시 상호 기대와 조건을 세우는 것이 필요하다.	참여하다(Participate)	"당신이 이 절차를 어떻게 수행할 것인지 말해주세요. 그러면 어떤 상황에서 우리가 서로 의사소통해야 할 필요가 있는지 그리고 그 빈도에 대한 기대수준을 당신과 공유할게요."
관계와 전문적 숙련도를 가진다.	약간의 지도가 필요하다.	위임하다(Delegate)	"나는 당신이 무엇을 하는지와 언제 보고하는지를 알고 있어요. 어떤 문제가 생겼을 때 내가 당신을 언제든지 도울 수 있다는 것만 기억하세요. 팀의 일원이 되어 주셔서 감사합니다."

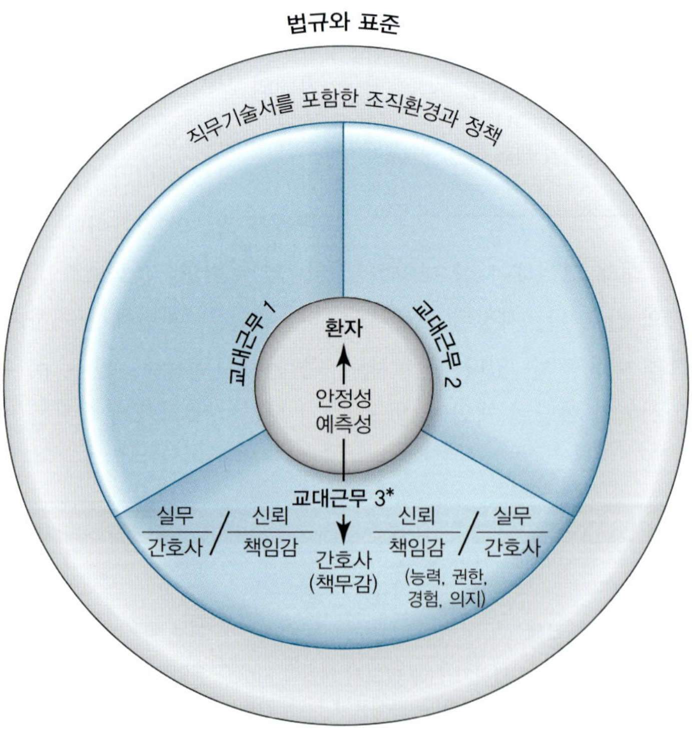

x = 특수 분야 간호사와 일하는 실무간호사와 간호보조인력의 수
* 다른 교대근무의 반복

그림 24-3 위임 틀

표 24-3 배정과 위임의 차이

개념	책임	책무
배정(간호사)	있다	있다
위임(간호보조인력)	있다	없다

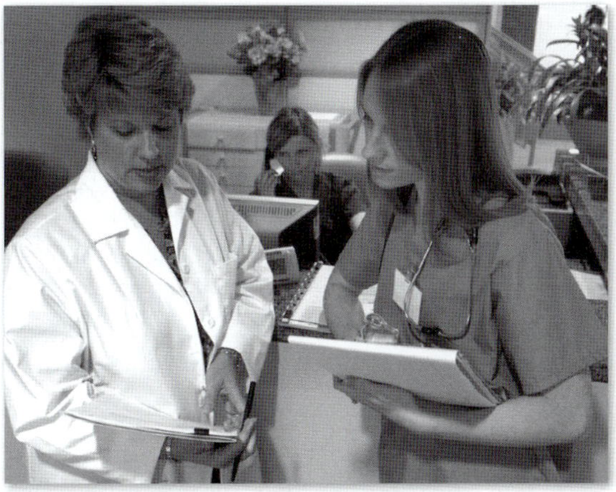

간호관리자는 환자와 구성원이 참여하는 위임을 할 때 복잡한 결정에 직면한다.

무는 전가된다. 한 간호사가 간호보조인력에게 케어를 위임할 때, 책임은 전가되지만 환자케어에 대한 책무는 전가되는 것이 아니며, 간호사에게 있다. 따라서 "책임은 업무의 수행 내에 있는 반면 책무는 위임하는 결정 내에 있다."(Anthony & vidal, 2010, p.3).

표 24-3은 배정과 위임의 차이를 서술한다.

위임의 중요성

위임은 리더십의 중요한 기술로 시간과 비용 효과적인 환자케어를 하기 위해 반드시 학습과 수행이 이루어져야 한다. 간호전문직에 대한 흔한 오해 중의 하나는 간호가 일련의 정신적 업무라는 것이다. 따라서 전문간호사는 업무를 수행하는 것은 오직 환자케어의 한 구성요소에 불과하다는 일관된 메시지를 전달해야 한다. 비록 정신적 업무수행이 환자케어를 제공하는 데 중요하지만, 두 번째 구성요소는 비판적 분석이며, 간호활동을 위한 결정요소가 명확한 간호사에 의해 수행된다. 간호사는 비판적인 분석을 수행하기 위해 위임을 위한 가이드로 간호과정을 이용한다. 간호사는 상황을 평가하여 위임하기에 법적으로 합당한 것이 무엇인지 결정하고, 중재를 계획하고, 위임받은 자가 그 업무를 안전하게 수행할 능력이 있는지 여부를 결정하고, 위임받은 자의 관찰을 포함한 계획을 실행에 옮기며(직접적 혹은 일반적인 감독에 의해), 위임과정이 안전하고 효과적으로 마무리했는지를 평가한다(Neumann, 2010). 간호사는 면허를 가진 전문인으로 효과적인 간호를 계획할 수 있다면 비판적 사고와 진단적 추론, 많은 자원으로부터 정보를 합성할 수 있는 능력을 갖는다. 간호사의 역할은 안전하고 효과적인 환자케어를 제공하는 것이며, 환자케어가 개인 간호사에 의해 수행되는지 혹은 위임과정을 통해 팀의 다른 구성원에 의해 수행되는지 여부가 중요하다. 위임은 직접적인 환자케어와 전문적 실무 혜택을 갖는다. 위임의 혜택은 더 많은 직원들에게 일상생활활동을 하도록 도와주며, 팀원들이 시간을 절약할 수 있도록 한다. 그러나 위임하려는 결정이 시간을 절약하는 것에 기반을 두어서는 안 된다.

연습 24-3

간호관리자와 담당간호사, 간호보조인력을 대상으로 위임의 장단점에 대한 관점을 질문해본다. 그들의 관점과 역할의 유사점과 차이점을 비교하고 대조해본다.

위임은 지리적 영역이 큰 경우, 다른 자원이 제한되어 있거나 취약한 인구가 케어를 받을 때 더욱 힘들어진다. 문헌 관점에서는 학교환경의 위임에 대해 제시한다.

위임을 하기 위한 법적 권한

지역 간호사를 위한 실무법령의 대부분은 위임의

문헌 관점

출처: Resha, C. (May 31, 2010). Delegation in the school setting: Is it a safe practice? OJIN: The Online Journal of Issues in Nursing, Vol. 15, No. 2, Manuscript 5.

일부 학교환경에서 보건교사의 정원이 제한되고, 보건교사의 책임감은 증가하였지만, 아동과 청소년에 대한 보건의료 복잡성이 증가하고 자원의 제한 때문에 위임의 필요성이 높아졌다. 보건교사와 학생의 적절한 비율은 간호사 1명 대비 학생 750명이다. 그러나 실제로 많은 보건교사들은 한 개 이상의 학교를 담당하고, 담당 학생의 수도 매우 많아 양질의 보건의료를 제공하는 데 생산적이지 않다. 간호보조인력은 자신의 역할에 대한 합법적인 한도를 알고 있을 때 보건교사에게 중요한 자원이 될 수 있다. 보건교사는 반드시 간호보조인력을 알맞게 훈련하고 안전하게 감독하는 효과적인 위임기술을 발전시켜야 한다.

보건교사가 위임 시 어려운 점은 학교 내 비간호직원이 합법적인 규제 방법을 알지 못할 때이다. 비간호직원은 학교환경에서 수행하는 보건의료절차에 대한 의료지시의 필요성을 이해하지 못한다. 일부 행정가들은 간호를 양질의 간호로 이끄는 간호판단을 할 때 도와주는 '과정'이라기보다 '업무'로 본다. 간호업무를 비간호직원에게 위임하는 학교관리자나 담당자들은 그들 자신과 보건교사 및 학교 구역을 위한 합법적인 상황을 만들어야 한다.

실무 의의

보건교사는 간호보조인력을 감독하고, 안전한 학교 건강 실천을 유지하기 위해 효과적인 위임기술을 발전시키기 위한 책임을 갖는다. 보건교사는 학교 직원(예: 관리자, 교장, 교사, 정신학자, 사회복지사, 기타 다른 직원 등)을 대상으로 간호 제공의 합법적인 책임에 대해 교육한다. 그러므로 간호사만 간호를 위임한다. 위임과 관련한 정책과 절차 개발과 학교직원과의 개방적 의사소통 라인은 간호의 부적절한 위임을 예방하고 직원, 보건교사 및 관리자를 불필요한 법적 책임으로부터 보호한다.

개념을 소개하며, 언제 어떤 업무가 위임될 수 있는지를 통제하는 몇 가지 규칙과 규정을 포함한다. 지역의회는 대중을 보호하는 것에 중점을 두며, 전문적 간호 교육 준비와 실습을 규제한다. 위임은 또한 합법적으로 복잡한 과정이다. 첫째, 위임자는 신중한 행동에 대해 개인적인 책임이 있다. 만약에 위임업무가 허용 기준 내에서 수행되지 않을 때는 간호 과오가 생길 수 있다. 허용 기준 내에서 위임 및 감독을 하지 않았을 때는 기관에 대한 기업 책임을 지시할 수 있다. 간호가 간호사가 아닌 다른 직원에 의해 제공될 때마다 그 직원이 아무리 다양하게 케어를 제공한다하여도 그 케어에 대한 책임은 위임자에게 있다. 전문적 법적 책임의 관점에서 보면 면허는 특권과 기대를 전달한다는 개념과 일치한다.

간호 및 위임에 대한 구체적인 지식은 적절한 간호판단을 내리기 위해 필요하다. 간호사는 합법적으로 책임을 가지고 자신의 행동과 위임받은 자들에 대한 법적 책임을 가진다. 간호사의 역할이 시간이 지남에 따라 발전하기 때문에 간호사의 책임의 범위에 대한 정확한 최신 지식을 유지하는 것은 중요하다.

연습 24-4

당신이 사는 지역의 간호실무법령, 규칙, 규정을 검토해본다. 주변의 동료가 위임에 대하여 밝히고 있는 것이 무엇인지 토론해본다. 결론을 도출하여 요약해본다.

위임받을 사람을 선택하기

간호보조인력을 선택하는 것은 그들의 업무가 환자케어 결과에 영향을 미치기 때문에 매우 중요하다. 많은 환경에서, 간호사가 위임할 권한이 있음에도 불구하고 함께 일할 간호보조인력을 선택할 수 없을지도 모른다. 그러나 다른 상황에서도 간호사는 간호보조인력을 선택할 수 있는 능력을 가진다. 예를 들면, 오랫동안 개인병원에서 의사의 감독 하에 일해 왔고 간호사의 지시 감독 하에 일하는 것에 익숙하지 않은 실무간호사(LPN/LVN)는 간호사에 의한 감독을 우려할 수 있다. 기관에서 그 사람의 새로운 역할과 기능에 대해 대화를 시도하는 것은 의사소통의 라인을 열어 감독이 필요한 이유를 설명하며, 감독받는 것에 대한 어떤 부정적인 감정을 줄이거나 제거할 수 있다. 따라서 간호사가 효과적으로 평가하고 의사소통하는 능력은 중요하다.

의사소통의 라인은 상대방의 문화적 관점을 존중하고 인정함으로써 개선된다. 예를 들어, 호스피스 케어의 목표와 같은 조직의 철학에 동의하지 않는 간호보조인력은 환자에게 부정적인 영향을 미칠 수 있다. 더욱이, 위임자와 같은 유사한 힘을 가진 간호보조인력은 위임자처럼 업무를 수행하기를 원할 것이고, 이는 환자케어를 전달하는 데 어려움을 야기한다. 그러나 경력이 있는 간호보조인력은 변화하는 상황을 잘 수용하는 경향이 있다. 그러므로 간호사와 다양한 장점을 가진 보조인력을 선택하는 것은 공동 작업을 향상시킨다. 팀의 강점을 구축하고 힘든 점을 최소화하는 것은 효과적인 전략이다. 현실적으로, 위임받은 자를 신중하게 선택하고 힘의 균형을 조절하는 것은 거의 불가능할 수도 있다. 그러나 환자케어의 요구가 해결되었는지 확인하고 환자케어의 모든 측면을 고려하는 것은 더욱 중요하다.

위임받은 사람을 감독하기

간호사는 항상 환자케어의 사정, 진단, 계획, 간호판단, 평가에 책임이 있기 때문에 간호보조인력은 그들이 반드시 완료해야 하는 수행 요소가 무엇인지, 자료분석처럼 어떤 요소들이 간호사에 의해 완수되어야 하는지 이해해야 한다. 환자케어의 요소가 다른 사람에게 위탁될 때 그 효과를 확인하는 것이 중요하다. 간호사는 환자케어의 초기 사정과 지속적인 평가에 책임이 있다.

위임자는 자신이 수행해야 하는 직접적인 환자간호의 양이 줄게 되면, 자동적으로 감독 업무가 증가한다. 명확한 지시사항을 제공하고, 업무에 대한 질적인 피드백을 받고 질문하며, 체크사항에 대한 일정을 합의하는 것은 실행계획을 잘 구성하기 위해 중요하다. 평가계획은 위임받은 자의 경

문헌 관점

간호위임과 소비자 지향 환자케어

출처: Reinhard, S. (2011). A case for nurse delegation explores a new frontier in consumer-direct patient care, *Journal of American Society of Aging, Winter 2010–2011*, 75–81.

이 논문은 노인과 장애를 가진 젊은 사람들을 소개하고 간호보조인력에게 건강유지 업무를 위임함으로써 집에서 장기 건강 상태가 필요한 사람을 돕는 것이 가치 있는 일임을 제시하고 있다. 뉴저지 파일럿 프로젝트는 로버트 우드 존슨 재단(Robert Wood Johnson Foundation)과 계획과 평가를 위한 차관보실에서 지원하는 프로젝트이며, 뉴저지의 발달장애 인적서비스 부처에 의해 개발되었다. 또한 지역 건강정책을 위한 Rutgers 센터는 간호사와 소비자 옹호단체 간의 협력이 소비자선택과 케어의 질을 어떻게 개선할 수 있는지를 조사하였다. 지역사회에 거주하는 개인의 건강 요구사항이 복잡할 수 있기 때문에 일부 주에서는 간호보조인력에게 건강 유지 관리 업무를 위임하기 위한 안전한 위임을 지원하는 것에 대해 논의하고 있다. 레인하드(Reinhard)는 이러한 환경에서 이러한 유형의 위임이 허용된다는 폭 넓은 규제지침이 있어도 위임에 대한 장벽은 남아 있다고 주장한다.

실무 의의

간호사 부족이 예측되고, 가정에서 만성적인 건강요구가 높은 소비자들의 증가와 함께 간호사는 반드시 위임에 관한 자신의 규범과 태도를 검토하며, 간호보조인력에 의해 제공되는 건강유지 업무에 불필요한 장벽을 제거하고, 효과적으로 위임하는 방법에 대해 교육해야 한다. 간호보조인력에게 위임을 받는 방법과 위임된 업무를 실행하는 방법을 훈련시키는 것은 긍정적인 환자결과에 매우 중요하다. 소비자, 간호사 및 간호보조인력은 폭넓은 규제 틀 내에서 노인과 장애를 가진 사람들의 삶의 질을 향상시키기 위해 반드시 협동적으로 일해야 한다.

험과 지식, 위임자가 책임을 지는 위임받은 자와 환자의 수, 부서의 지리적 설계, 환자의 안정성, 자원의 유용성 등과 같은 요인에 의해 영향을 받는다. 근무하는 동안 위임받은 자와 환자가 어떻게 하고 있는지 평가하는 것 또한 업무수행과 환자결과에 중요하다. 문헌 관점에서는 홈케어와 관련한 위임상황을 제시한다.

위임결정하기

그림 24-4는 환자의 건강요구와 간호보조인력의 기술을 평가하는 것으로 시작하면서 위임과정을

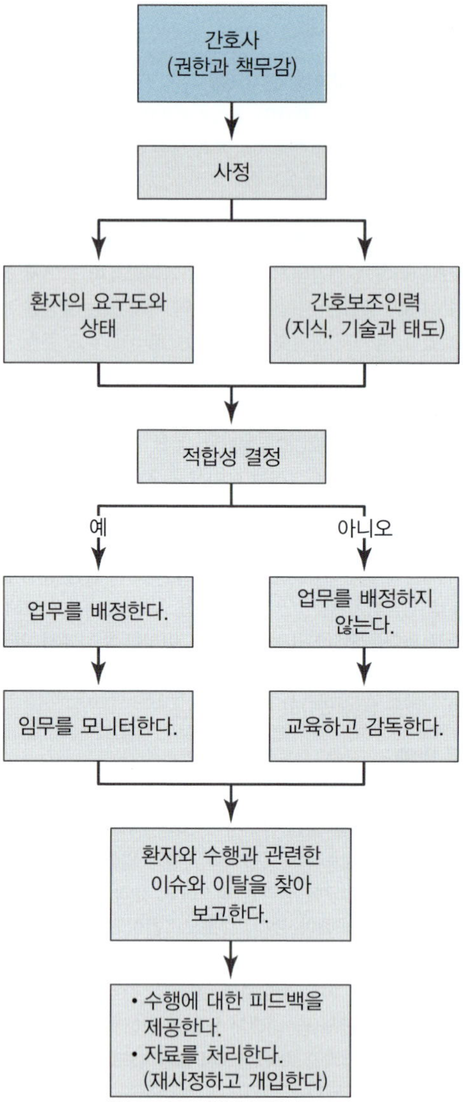

그림 24-4 위임과정

설명한다. 특히 안전과 비판적 사고, 안정성, 시간과 같은 핵심요소들은 간호보조인력의 업무수행능력을 평가하는 동안 반드시 고려되어야 한다. 안전은 기본적인 생리적인 욕구로 어떠한 이유로든 환자가 불안전한 상황에서는 안전과 관련한 위임이 이루어져서는 안 된다. 이러한 규칙에 대한 예외상황은 환자의 행동을 감시할 때이며, 예를 들어, 환자가 자살 위험이 있을 때이다. 비판적 사고와 간호사의 의사결정과정의 통합성과 복합성은 환자간호 결정에 필수적이다. 예컨대, 손 씻기와 같은 단순 교육은 간호보조인력에 의해 수행될 수 있다. 그러나 당뇨환자에 필요한 복합(다면적) 교육은 위임될 수 없다. 안정성과 환자의 체력 혹은 안정성의 수준 또한 환자케어를 결정하는 데 주요한 요인이다. 환자의 안정성이 클수록 간호보조인력은 환자케어를 더 안전하게 제공할 수 있다. 환자와의 상호작용 시간, 강도 및 시간상 길이 등은 환자케어를 계획할 때 고려해야 하는 중요한 요인이다. 예를 들어, 응급실은 일반적으로 환자가 안정적이지 않기 때문에 간호보조인력을 비교적 적게 채용하지만 환자가 안정적인 장기요양시설은 많은 인원의 간호보조인력을 채용한다. 이러한 시설에서 "위임은 전문적 표준간호가 침상까지 제공되는 것을 보장하기 위한… 일차적인 체계이다." (Corazzini et al., 2010, p. 1).

환자케어를 도와주는 간호보조인력의 업무가 적절하다고 생각하는 간호사는 반드시 간호보조인력의 능력을 먼저 평가해야 한다. 위임받은 자가 적절한 업무와 수행능력을 갖추었을 때 업무는 위임될 수 있다. 위임받은 자가 제한된 업무수행 능력을 갖추었을 때도 업무는 위임될 수 있다. 그러나 위임자는 반드시 양질의 환자케어를 확신하기 위해 매우 밀접하게 교육, 관찰 및 평가를 한다. 이러한 경우, 간호보조인력은 업무(그들의 책임)를 수행할 것이고 간호사는 케어와 결과(의무책임)를 주시할 것이다. 간호사는 의사소통의 개방적 라인을 유지하며 정보를 찾아야 하고, 간호보조인력은 어떻게, 언제, 무엇을 보고해야 하는지를 알아야 한다. 이 양 방향의 의사소통과 추적은 필요시 환자케어가 적절하게 변경될 수 있도록 한다. 때때로 새로운 기술이나 새로운 관계가 구축되었을 때 간호사는 간호보조인력이 환자케어를 제공하는 동안 피드백을 주어야 한다. 특히 간호사는 활동의 마무리 부분에서 수행에 대한 피드백을 제공해야 한다. 더욱이 간호보조인력은 간호사의 지지와 직접적인 피드백을 받으며, 그들이 전문적 성장과 환자케어의 결과를 개선하고 발전시키는 데 주시된다는 것을 이해할 필요가 있다.

다른 사람에게 위임하지 못하는 것 또한 고려할 문제이다. 일부 간호사는 위임이 시간 낭비 혹은 더 많은 에너지를 필요로 한다고 생각한다. 또 다른 간호사들은 자신들이 더 잘 할 수 있다고 생각하거나 자신이 전인 간호를 제공하는 것에 인정받고 싶어 한다. 그러나 위임할 때, 환자케어에 대한 기여가 극대화된다.

> **연습 24-5**
> 임상에서 위임결정을 수반한 세 명의 환자기록을 선택해본다. 작성된 기록을 바탕으로 안전과 비판적 사고, 안정성 및 시간에 대해 평가해본다.
>
> 그림 24-3을 사용하여 당신은 미래의 위임받은 자와 환자 간호 목표를 달성하기 위해 어떻게 일할 것인지에 대해 규명해보고, 당신의 위임결정에 대한 근거를 제시해본다.

요소 통합하기

안전, 비판적 사고, 안정성 및 시간의 4가지 요소를 의사결정에 적용하는 것은 통합적인 과정을 형성하며, 효과적인 위임결정을 돕는다. 그러나 다양한 환자케어 상황에서 4가지 요소 중 어떤 하나는 다른 요소들보다 중요한 역할을 할 수도 있다. 예를 들면, 어떤 상황에서 비판적 사고기술이 가장 중요한 반면, 다른 요소들은 위임결정에서 비교적 덜 중요할 수도 있다. 그러므로 '누구에게 무엇을 언제 위임할 것인가?'에 대한 결정을 내리는 것은 복잡한 과정이다.

업무수행에서의 상세한 피드백이 오가는 업무 환경을 만드는 것은 개인의 미래지향적인 행동을 다듬기 위한 최고의 전략이다. "당신은 그 일을 안전하고 전문적으로 수행했습니다."라는 말은 "잘 했어요."라는 말보다 더 효과적이다. 첫 번째 내용은 개인이 무엇을 잘 했는지 분명하게 밝히는 반면, 두 번째 내용은 그 행동에 대해 애매하고 구체적이지 않다. 이처럼 또 중요한 것은 그 업무를 수행하는 개인에 대한 피드백이다. 피드백을 이끌어내기 위해서 "그 업무(일)가 끝났어요?", "그 환자에게 무슨 변화가 관찰되었나요?", "그 환자는 어떻게 반응했나요?"와 같은 일련의 질문들이 간호사에 의해 제시되어야 한다. 개방형 질문은 간호사가 환자치료의 일부를 위임한 간호보조인력으로부터 환자와 관련한 정보를 얻을 수 있도록 돕는다. 경험이 많은 간호사는 환자케어 상호작용에 있어서 간호보조인력의 인식에 대해 언어적 · 비언어적 단서를 식별하고, 그 정보들이 지속적으로 신뢰 관계를 구축하도록 한다.

위임자는 가능한 한 위임받은 자에게 업무와 관련한 수행에 대해 구조적인 피드백을 제공하는 것이 바람직하다. 그러나 기대에 못 미친 개인의 업무수행에 대해 흡족함을 전달하는 것은 간호사의 신뢰성을 저하시킨다. "당신, 오늘 왜 이래요?"와 같은 언어적 공격은 효과적인 변화를 야기하지 않으며, 잠재적으로 장기적인 협력 관계를 방해한다. 최고의 전략은 "그 일을 수행하기 위해 더 효과적인 방법을 보여줄게요."와 같은 개방적이며, 솔직하고, 구조적인 피드백을 주는 것이다. 변화의 구체적인 전략과 함께 업무수행에 대한 정직한 피드백은 위임받은 자에게 질적인 개선책을 제공한다. 표 24-1은 위임결정을 내리기 위한 적절한 질문을 제시한다.

위임과 관련한 다른 관심사는 일부 개인이 자신의 현재 직위를 유지할 능력이 없다는 것이다. 이러한 문제를 다루기 위한 한 가지 전략은 일시적으로 기대치를 낮추고 추가적인 지지를 제공하는 것이다. 이 전략은 개인의 강점을 살리고, 약점을 최소화하며, 자신감을 갖게 한다. 그러나 이러한 전략이 팀원들에게 미치는 영향을 조사하는 것은 필수적이다. 이러한 결정에 대해 다음과 같은 많은 질문이 고려될 필요가 있다. 왜 어느 직원은 기준을 따르고, 다른 직원은 아닌가? 한 개인이 완수할 수 없는 일에 대해 누가 책임을 지는가? 업무

수행 기대치를 만족하지 않는 직원에게 보상하는 것은 공평한가? 업무수행기준을 대신하는 잠재적 책임은 무엇인가? 위임결정은 복잡한 과정이기 때문에 간호사는 안전하고 효과적으로 수행할 수 없는 일을 개인에게 할당하고 개입하지 않으면 법적 책임에 대한 위험이 높다는 것을 반드시 이해해야 한다. "그 일을 맡을 사람이 그 일을 수행할 능력이 있다고 확신하지 않는다면 어느 누구도 그 일을 위임해서는 안 된다."(Kline, 2013, p .19). 부족한 의사결정의 법적 영향 외에도 윤리적인 고려사항은 간호사의 결정에 영향을 미친다.

위임과정과 관련한 도전

복잡한 의사결정과정인 위임은 간호사가 효과적인 위임전략을 사용하였을 때 성공 가능하다. 특정기술과 위임자의 능력을 이해하는 것은 위임과정의 중요한 요소이다. 예를 들면, 특정업무에 적합한 특정한 기술을 가진 위임받을 자를 선택하는 것은 유능한 개인을 선택하는 것보다 훨씬 더 생산적인 전략이다. 큰 조직에 소속되어 있는 간호사들은 직원이 적은 시설에서보다 위임받을 자를 선택할 기회가 더 많다. 시골에 위치한 조직에서는 직원들이 오래 근무하기 때문에 위임받을 자에 대한 선택이 대체로 예측된다. 따라서 위임자는 위임받을 자들의 능력과 기술을 잘 알기 때문에 위임과정이 쉬울 수 있다.

간호사가 경력이나 특정한 업무현장에서 제한적인 실무경험을 가지고 있으면 특히 복잡한 상황에서는 간호사의 위임결정을 내릴 수 있는 능력이 어려울 수 있다. 그러한 상황에서, 하나의 팀으로 환자케어 전달을 위해 위임받은 자와 함께 일함으로써 의지와 능력을 평가할 수 있다. 위임받은 자에게 비하하거나 모욕적인 코멘트를 하지 않으며, 개방적 의사소통 라인을 유지하는 것은 협력적이고 생산적인 작업환경을 만든다. 구조적인 피드백을 제공하는 것은 위임받은 자가 좀 더 수용적이고 피드백을 이해하도록 돕는다. 그러나 위임의 궁극적인 목표는 환자케어의 결과를 극대화하는 것이다. 위임의 또 다른 문제는 간호사가 위임받은 자에게 명확한 지시를 제공하지 않아서 위임받은 자들이 자신의 결정에 따라 일을 수행할 때 발생한다. 당신이 언제 어떻게 그 일을 완수하기를 바라는지 위임받은 자들을 이해시키는 것은 중요하다. 때때로, 위임자가 개입할 때, 위임받은 자는 자신감을 잃거나 좌절할 수도 있고 효과적인 위임의 장점이 상실될 수도 있다. 그러나 위임자 및 위임받은 자 간의 신뢰를 구축하기 위해 의사소통을 개선하고 안정적이고 윤리적 문제를 고려하는 것은 중요하다.

위임이 이루어지는 동안 위임받은 자는 위임과정에서 두 가지의 중요한 요소가 발생하는지 확인해야 한다. 먼저 위임받은 자는 반드시 무엇이 기대되는지 이해할 수 있고 회상할 수 있어야 하며, 그 일을 완수하는 데 가능한 적절한 자원들이 사용가능한지 확인해야 한다. 작업을 완료하기 위한 마감일은 위임받은 자가 완전 감시당한다는 느낌을 받지 않으면서 올바른 목표를 향해 나아가야 한다. 작업성과에 대한 명확한 기대는 위임자의 지속적인 평가를 위한 구조를 제공한다. 병원 외부 환경에서(예: 장기요양보호시설, 병원, 보건간호사 사무실) 가장 큰 과제 중의 하나는 감독에 관한 것이다. 이러한 상황에서, 위임받은 자가 무엇을 기대하는지를 명확히 하는 것은 특히 중요하다. 박스 24-1은 업무의 위임에 사용되는 의사소통 템플릿을 제공한다. 특정한 위임상황에 대한

연습 24-6

위임결정과 관련한 사례연구를 시도해본다. 환자케어에 대한 특정한 책임감을 어떻게 전가하는지 교우들과 연습해보기 위해 박스 24-1에 제시된 위임 의사소통 템플릿을 사용해본다.

박스 24-1 위임 의사소통 템플릿

- 위임되는 것이 무엇이고 기대되는 결과는 무엇인지 정확하게 진술한다.
- 기대되는 것을 수행하기 위해 권한을 전달한다.
- 우선순위를 확인한다.
- 수행될 감시활동을 인정한다.
- 수행의 제한점을 명시한다.
- 정확한 시간을 포함하여 마감일을 명시한다.
- 업무보고시간과 기대되는 자료를 명시한다.
- 즉각적인 조치가 취해졌는지를 포함한 예외사항을 명시한다.
- 개별적인 상담가를 포함한 적절한 자원을 확인한다.
- 위임될 수 없는 것을 강조한다.
- 위임받은 자에게 각각의 예를 제공할 것을 요구한다.

위임자와 위임받은 자 간에 명확한 이해가 있을 때, 긍정적인 결과를 생산할 기회가 높다.

다른 예로, 위임과 관련한 문제가 생길 때이다. 간호사는 그 상황을 관찰하지만 그 상황에 대한 특정 권한은 없다. 만약 안전문제가 없고, 중재해야 할 응급상황이고, 잠재적인 환자에 대한 부정적 결과가 있다면, 간호사는 '질문하기,' '지원하기', '행동하기'의 세 가지 위임결정 전략을 사용하여 다른 간호사를 도와줄 수 있다. 첫 번째 전략인 질문하기는 환자케어에 관한 문제나 이슈와 관련된 질문부터 시작한다. 질문을 하는 것은 위임자와 위임받은 자 간의 의사소통의 라인을 열어주는 기회를 제공한다. 또한 위임자가 상황을 다르게 검토할 수 있도록 하고 간호사에게 재평가할 수 있게 한다. 두 번째 전략인 지원하기는 바람직한 환자치료 결과의 달성을 촉진하기 위한 제안을 포함한다. 세 번째 전략인 행동하기는 환자치료를 개선하기 위해 특정 작업이나 행동을 보여줌으로써 발생한다. 박스 24-2에 그러한 방법이 기술되어 있다.

연습 24-7

실무경험과 관련하여 간호관리자나 주임간호사에 의해 내려진 위임결정을 검토해본다. 간호사 실무법령과 전문적 기준을 검토한 후에 다음 질문에 대한 합리적인 근거기반에 준하여 답변해본다.

1. 간호관리자나 담당간호사는 무엇이 위임되었는지 명확하게 하였습니까?
2. 위임결정은 논리적이었습니까? 왜 그렇다고 생각합니까? 아니면 그렇지 않은 이유는 무엇입니까?
3. 법적 · 윤리적 척도를 가지고 위임결정이 내려졌습니까?

박스 24-2 중요한 의사결정

1. 도전[첫 번째 이름과 수식어구를 사용한다(예: "Susan, 이 방법은 멸균 절차가 아니지 않나요?")].
2. 당신이 가지고 있는 멸균키트에서 장갑을 사용할 수 있다.
3. 내가 보낸 혈액검사 결과가 나왔는지 사무원에게 확인해 주겠어요? 이 절차는 내가 처리할게요.

담당간호사

담당간호사(charge nurse)는 자주 위임자로 부각되는데 이는 실무환경에서 자신의 지식과 숙련도를 보여주기 때문이다. 일반 간호사가 위임을 하지 않을 때(주로 간호보조인력의 인원 수가 제한될 때), 담당간호사는 항상 위임한다. 따라서 담당간호사는 일반적으로 비판적 사고, 임상적 훈련, 조직, 리더십, 의사소통 및 시간관리 등 섬세한 수준의 역량기술을 터득해야 한다.

결론

위임은 다면적 의사결정과정으로 간호목표를 달성하고 환자치료의 결과를 개선하는 데 필요하다. 간호전달방법과 상관없이 간호사는 반드시 위임기술을 숙달해야 하고, 비판적인 판단기술을 발전시키며, 간호실무에서의 위임결정을 안전한 양질의 보건의료를 제공하는 데 적용해야 한다.

해결방안

Level 1의 응급외상부서에서 환자 중증도는 심각하고 변화하기도 한다. 응급구조대원들이 화학공장에서 발생한 사고로 상해를 입은 많은 환자들을 데리고 응급실에 도착했다. 외상센터를 관리하는 전문간호사는 환자에게 배정된 간호사들의 자격, 경험 및 능력을 반드시 알아야 한다. 또한 업무를 위임하는 응급기사들의 자격, 경험 및 능력을 확인해야 할 필요가 있다. 그 센터에서 1년 이상 근무한 응급기사들은 간호사에 의해 업무를 위임받을 수 있다. 그러나 신규 채용된 응급기사들의 자격이나 경험은 알려지지 않았다. 그들은 또 다른 2개월 동안 응급기사 교육 프로그램을 시작하지 않았기 때문에 경력 기사와 신규채용 기사가 환자케어에 책임이 있는 간호사와 함께 일한다. 각 기사들은 간호사에 의해 직접적으로 감독과 관찰 및 평가를 받는다. 각 직원들은 위임될 수 있는 업무와 위임될 수 없는 업무를 이해할 필요가 있다.

– Kathryn King–Dyker

이러한 해결방안이 당신에게 적절한 접근법인가? 그 이유는 무엇인가?

근거

효과적인 위임기술은 21세기 전문간호사로서 일하는 데 필요한 기본 역량이다. 효과적으로 위임하는 간호사의 능력에 많은 요인들이 관련된다. 이러한 요인에는 간호사의 교육적 준비, 인구통계학적 영역, 주 실무 법령, 리더십 스타일, 고용, 실무 경험 및 개별적 자신감을 포함하지만 이에 한정되지는 않는다. 간호사들이 간호사/간호보조인력 관리모델을 이용하는 업무환경에 종사하면, 그들은 위임기술을 효과적으로 이용하는 실무 경험을 갖는다. 오늘날, 이러한 형태의 케어모델이 고품질 비용효과적인 의료서비스를 제공하는 간호사를 지원한다.

실무 의의

간호연구는 근거기반실무를 지지하는 하나의 도구이며, 환자케어 전달을 관리하는 데 이용되고 있다. 학교에서 제공되는 간호 인턴십은 간호보조인력의 위임과 감독을 해본 경험을 제공하여 안전하고 효과적으로 위임할 수 있는 방법을 배울 수 있도록 도우며 개인의 임상 경험과 자신감을 증진한다. 간호관리자는 빠르게 변화하는 의료환경에 적응하면서, 간호사들이 효과적으로 위임하고 다른 사람을 감독하도록 허용하면서 그들의 리더십기술을 증진하는 실무경험과 전문교육을 지속하도록 지원해야 한다.

체크리스트

의사결정과정인 위임은 적절한 간호판단과 최상의 환자결과를 달성하기 위해 배워야 할 필요가 있다. 간호사의 중요한 역할 중 하나는 제공자의 영역에 걸쳐 관리를 조정하는 것과 간호의 질을 향상함으로써 팀의 응집력을 유지하는 것이다. 이 장에서 중요한 개념은 다음과 같다.

- 역사적 관점
- 정의
  - 위임
  - 최상의 결과 달성
  - 개별적 · 조직적 책무
  - 간호보조인력과 활동 공유하기
  - 통솔 범위
  - 적절한 권한
- 위임을 위한 기본 틀
- 배정 대 위임
- 위임의 중요성
- 위임을 하기 위한 법적 권한
- 위임받을 사람을 선택하기
- 위임받은 사람을 감독하기
- 위임결정하기
  - 요소 통합하기
- 위임과정과 관련한 도전
- 담당간호사

위임을 하기 위한 조언

- 위임결정을 내리기 위해 조직적 구조와 정책 및 기관의 문화를 이해한다.
- 업무를 위임하기 전에 개인의 직무기술서를 포괄적으로 이해한다.
- 업무를 위임하기 전에 개인의 지식, 기술 및 태도를 평가한다.
- 업무를 적절하게 위임하는 방법을 결정하기 위해 간호실무 법령과 임상실무기준을 사용한다.
- 성공적인 위임기술을 발전시키기 위해 의사소통 전략을 이용한다.
- 효과적으로 위임될 수 있는 일과 관련된 업무유형을 결정하기 위해 의사결정 틀이나 모델을 적용한다.
- 위임한 업무와 관련된 개인의 업무 관련 성과에 근거하여 의사결정 전략을 이행한다.
- 다른 사람에게 업무 위임에 대한 효과를 정기적으로 평가한다.

REFERENCES

American Nurses Association. (2012). *ANA's principles for delegation by registered nurses to unlicensed assistive personnel.* Retrieved from, www.nursesbooks.org/Homepage/Hot-offthe-Press/eBook-Principles-Delegation.aspx.

American Nurses Association. (2013). Nursing shortage. *In Nursing World.* Retrieved from http://www.nursingworld.org/MainMenuCategories/ThePracticeofProfessionalNursing/workforce/IOM-Future-of-Nursing-Report-1.

American Nurses Association (ANA). (2005). *Principles for delegation.* Silver Spring, MD: Author.

American Nurses Association (ANA). (2011). *Code of ethics for nurses with interpretive statements.* Washington, DC: Author.

American Nurses Association and National Council of State Boards of Nursing. (2006). *Joint Statement on delegation.* https://www.ncsbn.org/.Jointstatement.pdf.

Anthony, M. K., & Vidal, K. (2010). Mindful communication: A new approach to improving delegation and increasing patient safety. *The Online Journal of Issues in Nursing, 15*(2), 2.

Benner, P., & Benner, R. (1984). *From novice to expert: Excellence and power in clinical nursing practice.* Menlo Park, CA: Addison-Wesley.

Corazzini, K. N., Anderson, R. A., Rapp, C., Mueller, C., McConnell, E. S., & Lekan, D. (2010). Delegation in long-term care: Scope of practice or job description? *Online Journal of Issues in Nursing, 15*(2), 4.

Harmer, V. (2010). Are nurses blurring their identity by extending or delegating roles? *British Journal of Nursing, 19*(5), 295-299.

Hersey, P. (2006). *Situational leadership® model.* Escondido, CA: The Center for Leadership Studies, Inc. http://www.situational.com.

Hersey, P., Blanchard, K. H., & Johnson, D. E. (2013). *Management of organizational behavior: leading human resources* (10th ed.). Upper Saddle River, NJ: Pearson.

Kaernested, B., & BragadÓttir, H. (2012). Delegation of registered nurses revisited: Attitudes towards delegation and preparedness to delegate effectively. *Nordic Journal of Nursing Research & Clinical Studies/Vård I Norden, 32*(1), 10–15.

Kline, R. 2013a. Safe to delegate. *Nursing Standard, 27*(26), 19.

Littlejohn, L., Campbell, J., Collins-McNeil, J., & Khayile, T. (2012). Nursing shortage: A comparative analysis. *International Journal of Nursing, 1*(1), 22–27.

Lynch, B. M., McCormack, B., & McCance, T. (2011). Development of a model of situational leadership in residential care for older people. *Journal of Nursing Management, 19*(8), 1058–1069.

National Council of State Boards of Nursing. (2005). *Working with others: A position paper.* https://www.ncsbn.org//Working with Others.pdf.

Neumann, T. A. (2010). Delegation: Better safe than sorry. *AAOHN Journal, 58*(10), 321–322.

Powell, R. M. (2011). Improving students' delegations skills. *Nurse Educator, 36*(1), 9–10.

Reinhard, S. C. (2011). A case for nurse delegation explores a new frontier in consumer-directed patient care. Generations, 34(4), 75–81.

Resha, C. (2010). Delegation in the school setting: Is it safe practice? *Online Journal of Issues in Nursing, 15*(2), 5.

Saccomano, S. J., & Pinto-Zipp, G. (2011). Registered nurse leadership style and confidence in delegation. Journal of Nursing Management, 19(4), 522–533.

U.S. Bureau of Labor Statistics. (2012, November). *Hurricane Sandy: A pre-storm look at affected areas.* Retrieved from www.bls.gov/spotlight/2012/sandy/.

Weydt, A. (2010). Developing delegation skills. *The Online Journal of Issues in Nursing, 15*(2), 1.

SUGGESTED READINGS

Athlin, E., Hov, R., Petzäll, K., & Hedelin, B. (2013). Being a nurse leader in bedside nursing in hospital and community care contexts in Norway and Sweden. *Journal of Nursing Education and Practice, 4*(3).

Bain, H., & Baguley, F. (2012). The management of caseloads in district nursing services. *Primary Health Care, 22*(4), 31–38.

Barra, M. (2011). Nurse delegation of medication pass in assisted living facilities: Not all medication assistant technicians are equal. *Journal of Nursing Law, 14*(1), 3–10.

Brunero, S., & Stein-Parbury, J. (2008). The effectiveness of clinical supervision in nursing: An evidenced based literature review. *Australian Journal of Advanced Nursing, 25*(3), 86–94.

Buchan, J., & Aiken, L. (2008). Solving nursing shortages: A common priority. *Journal of Clinical Nursing, 17*, 3262–3268.

Chabot, G., Gagnon, M., & Godin, G. (2012). Redefining the school nurse role: An organizational perspective. *Journal of Health Organization and Management, 26*(4), 444–466.

Clark, R., & Allison-Jones, L. (2011). Investing in human capital: An academic-service partnership to address the nursing shortage. *Nursing Education Perspectives, 32*(1), 18–21.

Cohen, S. (2014). Braving the new manager world. *Nursing Management (Springhouse), 45*(1), 8–9.

Dayer-Berenson, L. (2014). Cultural *Competencies for Nurses, Impact on Health and Illness* (2nd ed). Sudbury, Massachusetts: Jones & Bartlett Learning.

Gillen, P., & Graffin, S. (2010). Nursing delegation in the United Kingdom. *The Online Journal of Issues in Nursing, 15*(2), 6.

Hand, T. (2012). The developing role of the HCA in general practice. Practice Nurse, 42(19), 14–17.

Harrington, C., & Estes, C. (2013). *Health policy, crisis and reform in the U.S. health care delivery system* (6th ed.). Burlington, Massachusetts: Jones & Bartlett Learning.

Haugen, N., Galura, S., & Ulrich, S. P. (2011). *Ulrich & Canale's nursing care planning guides: Prioritization, delegation, and critical thinking*. Maryland Heights, MO: Saunders/Elsevier.

Hasson, F., Mckenna, H. P., & Keeney, S. (2013). Delegating and supervising unregistered professionals: The student nurse experience. *Nurse Education Today, 33*(3), 229–235.

Hopkins, U., Itty, A. S., Nazario, H., Pinon, M., Slyer, J., & Singleton, J. (2012). The effectiveness of delegation interventions by the registered nurse to the unlicensed assistive personnel and their impact quality of care, patient satisfaction, and RN staff satisfaction: A systematic review. *JBI Library of Systematic Reviews, 10*(15), 894–934.

Institute of Medicine. (2011). *The future of nursing: Leading change, advancing health*. Washington, D.C.: National Academies Press.

Jennifer, M. (2010). When does delegating make you a supervisor? *The Online Journal of Issues in Nursing, 15*(2), 3.

Jennifer, M. (2010). When does delegating make you a supervisor? *The Online Journal of Issues in Nursing, 15*(2), 3.

Josephsen, J. (2013). Teaching nursing delegation: An on-line case study. *Teaching and Learning in Nursing, 8*(3), 83–87.

Kendall-Raynor, P. (2012). New delegation standards could strengthen nurses' accountability. *Nursing Standard, 26*(5), 5.

Kline, R. 2013b. Safe to delegate? *Nursing Standard, 27*(26), 19.

Lightfoot, R. J. (2011). Nurse delegation in LTC and assisted living. *Long-Term Living: For the Continuing Care Professional, 60*(11), 42–44.

Masters, K. (2014). *Role development in professional nursing practice* (3rd ed.). Burlington, Massachusetts: Jones & Bartlett Learning.

Matthews, J. (2010). When does delegating make you a supervisor? *The Online Journal of Issues in Nursing, 15*(2), 3.

McCarty, M. N. (2012). The lawful scope of practice of medical assistants-2012 update. *AMT Events, 29*(2), 110-119.

Motacki, K., & Burke, K. (2011). *Nursing delegation and management of patient care*. St. Louis, MO: Mosby/Elsevier.

Mueller, C., & Vogelsmeier, A. (2013). Effective delegation: Understanding responsibility, authority, and accountability. *Journal of Nursing Regulation, 4*(3), 20–27.

Persily, C. A. (2013). *Team leadership and partnering in nursing and health care*. New York: Springer Publishing Company.

Plawecki, L. H., & Amrhein, D. W. (2012). Legal issues. A question of delegation: Unlicensed assistive personnel and the professional nurse. *Journal of Gerontological Nursing, 36*(8), 18–21.

Randolph, P. K., Hinton, J. E., Hagler, D., Mays, M. Z., Kastenbaum, B., Brooks, R., et al. (2012). Measuring competence: Collaboration for safety. *Journal of Continuing Education in Nursing, 43*(12), 541–547.

Randolph, P. K., & Scott-Cawiezell, J. (2010). Developing a statewide medication technician pilot program in nursing homes. *Journal of Gerontological Nursing, 36*(9), 36–44.

Schluter, J., Seaton, P., & Chaboyer, W. (2011). Understanding nursing scope of practice: A qualitative study. *International Journal of Nursing Studies, 48*(10), 1211–1222.

Selekman, J. (2013). *School nursing: A comprehensive text*. Philadelphia: F.A. Davis.

Shannon, R. A., & Kubelka, S. (2013). Reducing the risks of Delegation: Use of Procedure Skills Checklists for Unlicensed Assistive Personnel in Schools, Part 1. *NASN School Nurse, 28*(4), 178–181.

Siegel, E. O., & Young, H. M. (2010). Communication between nurses and unlicensed assistive personnel in nursing homes: Explicit expectations. *Journal of Gerontological Nursing, 36*(12), 32–37.

Spriggle, M. (2009). Developing a policy for delegation of nursing care in the school setting. *The Journal of School Nursing, 25*(2), 98–107.

U.S. Bureau of Labor Statistics. (2009, November). *Health care*. Retrieved from. www.bls.gov/spotlight/2009/health_care/.

United Nations. (2011). *The Millennium Development Goals Report 2011*. New York: United Nations.

White, M. J., Gutierrez, A., Davis, K., Olson, R., & McLaughlin, C. (2011). Delegation knowledge and practice among rehabilitation nurses. *Rehabilitation Nursing, 36*(1), 16–24.

Whiting, M., & O'Loughlin, J. (2012). Training high: A clinical skills initiative for families and staff. *Nursing Children and Young People, 24*(7), 30–33.

CHAPTER

25

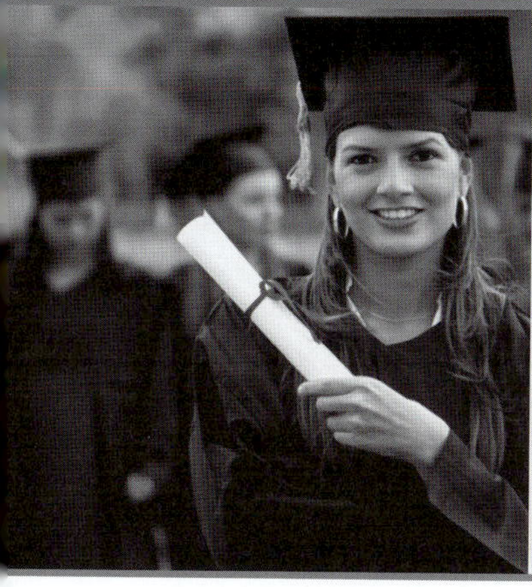

역할 전이

Role Transition

이 장에서는 임상적 업무의 직위로부터 책임이 증가하는 감독의 직위로의 이동과정인 역할 전이에 대한 정보를 제공한다. 관리 역할에 대한 기본적인 개요는 다른 사람들에 의해 행해진 관리 업무의 복잡성을 설명하고, 역할 전이를 이해하기 위한 기반을 제공한다. 연습 부분에서는 자신의 기대, 자원 및 관리 가능성을 인지할 기회를 제공한다.

학습성과

- 책임, 기회, 의사소통 라인, 기대 및 지지(ROLES)의 개요를 요약함으로써 전체적인 관리자의 역할범위를 작성한다.
- 직접간호를 제공하는 간호사와 간호관리자로서의 역할 전이의 특수한 사례를 분석한다.
- 삶의 경험을 이용하여 역할 전이의 단계를 기술한다.
- 기대하지 않은 역할 전이에 대한 반응을 개발한다.
- 성공적인 역할 전이를 촉진시키기 위한 전략을 비교한다.

핵심용어

- 멘토(mentor)
- 역할 개발(role development)
- 역할 불일치(role discrepancy)
- 역할 기대(role expectations)
- 역할 내면화(role internalization)
- 역할 협상(role negotiation)
- 역할 긴장(role strain)
- 역할 스트레스(role stress)
- 역할 전이(role transition)

도전

Melissa J. Bertelson, RN, BSN
Nurse Manager, Mayo Clinic Health System-Albert Lea and Austin, Albert Lea, Minnesota

정규직 간호사가 감독자에서 간호관리자 직위로 전이되는 것은 내가 기대했던 것보다 훨씬 더 복잡한 변화였다! 나는 그들의 새로운 관리자가 되기 위해 동료로부터 감독자 그룹 내로 전환해야 했다. 나는 갑자기 2명의 병원관리자들에 의해 감독자 그룹 내에서의 모든 이슈들과 관심사들에 대해 알게 되었다. 그러나 나에게 있어 어려운 것은 소수 그룹의 감독자들과 일대일로 열리는 일주일에 두 차례 있는 모임에 참석하는 것이었다. 이 모임들은 계속적인 수행 중에 일어난 어떤 즉각적인 관심사나 불평들을 언급하기 위해서 개최되었다. 전이가 있고 난 후에 이러한 모임에 참석하는 것이 때로는 편하지 않았다. 나는 또한 그들에게 고용인의 관심사들을 가져오고, 예산 · 감사 · 장비를 조정하는 두 부문의 책임자로 있었다. 그리고 간호관리자에게 의존하기보다는 오히려 나에게 가져온 이슈들을 이해해야 했다. 이렇게 나는 지금에서야 간호관리자가 되었다!

당신이 이 간호사라면 어떻게 하겠는가?

도입

역할 전이(role transition)는 개인의 전문적인 정체성의 전환을 포함한다. 대학졸업자는 학생 역할에서 신규간호사 역할로 변화한다. 학생에 대한 기대는 학부과정과 임상적 목표에 명백하게 명시되어 있다. 그러나 고용인으로서 신규간호사에 대한 기대는 분명하지 않을 수 있다. 신규간호사는 몇 가지 전문적인 역할 전이에 대해 처음으로 직면하게 되는데, 이러한 전이는 경력의 증가 및 개발과 함께 지속될 것이다.

간호관리자가 된 직접간호 간호사를 생각해보자. 직접간호 간호사는 환자간호와 관련된 업무를 수행하게 된다. 한 명의 추종자로써 직접간호 간호사는 수행될 업무에 대한 책임과 의무를 갖고 있다. 간호관리자가 된 직접간호 간호사는 다양한 업무들을 조정하고 다른 사람들을 통해 업무가 수행되도록 하는 등 다방면에 걸친 지식인으로서의 새로운 역할로 전이되어야 한다.

급성간호 현장으로부터 가정보건시설로 이동하는 직접간호 간호사 역시 역할 전이를 경험해야 한다. 복합적인 환자의 요구를 헤아려 보는 대신에 가정보건간호사는 한 번에 한 환자에게 집중할 수 있다. 그러나 방문 중에 합의된 의견이 필요할 경우에는 의뢰할 동료가 없다. 실무간호사 역할과 다른 전문간호사 역할로 전환하는 정규직 간호사는 동일한 유형의 역할 전이를 경험한다.

조직은 직원의 역할 전이가 발생하는 동안 지원하는 중요한 역할을 한다. 역할 변화는 고통스러울 수도 있고 혹은 흥분될 수도 있으며, 업무 문화와 제공된 지지에 크게 의존하게 된다. Chari(2008)는 "현대의 조직은 복잡해서 혼란스럽고 아주 빠른 속도로 업무가 이루어지기 때문에 전이는 중요한 순간이자 지극히 도전의 기회이다."라고 하였다(p.111).

이러한 전이과정에서 무엇을 기대할 것인지를 아는 것은 새로운 역할로의 수용과 전이의 스트레스를 줄일 수 있고, 질적인 결과를 야기할 수 있다. 리더, 관리자 및 추종자의 역할에 대한 개관을 한 다음에 이번 장에서는 전이가 수월하게 이루어질 수 있도록 하는 전략들을 강조하면서 역할 전이의 과정을 기술하고자 한다.

역할의 유형

관리 직위 또는 공식적인 대표자 직위를 수용하는 것은 복잡한 과정을 수반하는 세 가지 역할을 수용하는 것을 말한다. 리더, 관리자 및 추종자의 역할은 빠르게 변화하는 환경에서 독특한 개인과 함께 업무를 수반하기 때문에 복잡하다. 상호작용하는 사람들의 사례들과 각 역할에서 수반되는 과정들은 표 25-1에 나타나 있다. 간호에서 이러한 각각의 역할들은 환자 및 대상자와 연관이 있다.

직접간호 간호사로부터 간호관리자 또는 리더로의 역할 전이는 하루아침에 갑자기 일어날 수도 있다. 그 간호사는 임상적인 환자간호 업무로부터 고용인들 그룹을 지휘하기 위해 이동하게 된다.

리더십

추종자의 역할은 타인의 권한에 대한 존중과 조직의 성과에 기여하기 위한 시스템 내에서의 업무를 포함한다. 추종자로서의 관리자들은 조직도에 드러난 그들의 책임을 인지한다. 한 팀 내에서 관리자는 다른 사람들에 의해 부여된 리더십을 인지하고 그룹에 의해 이루어진 의사결정을 지지한다. Weinstock(2011)은 "모든 새로운 역할은 업무과제, 지휘계층, 생산성 요구 및 자신과의 관계를 포함하는 모든 관계의 이동에 있어서 변화를 가져오게 된다."고 언급한다(p. 211).

보건의료환경을 발전시킴에 있어서 직접환자 간호를 제공하는 간호리더는 리더, 관리자, 및 추종자로서 기능해야만 한다. 또한 간호리더는 리더로서 각 환자의 독특성을 인지하고 임상적 경과에 대한 피드백을 제공해야 한다. 그리고 관리자로서 임상적 목표를 달성하기 위해 환자를 자원과 연계시킨다. 의학적 정보는 환자가 치료와 자기관리에 대한 현명한 결정을 하도록 사용할 수 있는 체제로 전환된다. 간호리더는 보다 큰 시스템 안에서 의뢰를 통해 간호의 연속성을 촉진시킨다. 또한 간호리더는 추종자로서 할당된 업무를 완수하기 위해 팀과 감독자로서의 책임이 있다. 추종자로서 간호리더는 조직의 정책과 절차 및 전문직 표준 안에서 실무를 수행한다.

어떤 새로운 역할에 대한 리더, 관리자 및 추종자의 측면을 배우는 것은 대응하기 힘든 일일 수 있다. 역할 전이의 복잡성에 대한 또 다른 접근은 약어 ROLES이며, 각 문자는 모든 역할에 흔히 있는 요소를 상징한다.

표 25-1 리더, 관리자 및 추종자의 역할: 상호작용하는 사람과 각 역할에서 수반되는 과정

역할	상호작용하는 사람	역할에서 수반되는 과정
리더	이끌려지는 사람 동료	경청하기 격려하기 동기부여하기 조직하기 문제해결하기 (상위 수준) 성장하기 지지하기
관리자	감독을 받는 사람 행정가 감독자 통제기관	조직하기 예산 세우기 고용하기 평가하기 보고하기 전파하기 경청하기 문제해결하기 (병동 수준)
추종자	감독자 동료	따르기 시행하기 기여하기 과제를 완수하기 자각시키기 경청하기 문제해결하기 (환자와 팀 수준)

ROLES: ROLES를 이해하기 위한 ABCs

약어는 우리가 정보를 유지하고 조직하도록 돕는다. ROLES는 역할 전이에 유용한 약어이다(박스 25-1).

R: 책임(Responsibilities)을 상징한다. 새로운 직위에 대한 직무기술서에서 언급된 특수한 임무가 무엇인가? 어떤 업무들이 완수되어야 하는가? 어떤 결정이 이 직위에서 내려져야 하는가? 예컨

박스 25-1 ROLES 약어

R: 책임(Responsibilities)
O: 기회(Opportunities)
L: 의사소통 라인(Lines of communication)
E: 기대(Expectations)
S: 지지(Support)

대 간호관리자를 위한 업무는 24시간 동안의 책임을 포함하게 될 수 있다. 반면에 전문간호사(nurse practioner)를 위한 직무기술서는 일차간호환경에서 직접간호를 포함할 수 있다. 모든 직위는 그 직위에 있는 사람이 책임져야 할 특수한 과업을 갖게 된다.

O: 직위의 미개발된 측면인 기회(Opportunities)를 상징한다. 고용 면접과정에서 간호행정자는 이전의 관리자가 직접간호제공 간호사들이 계속 교육에 참여하도록 격려하지 않았음을 말하게 될 수 있다. 혹은 병동을 순회하는 동안, 관리자는 병실의 편의시설이 부족함을 알게 된다. 어쩌면 병동에 적합한 환자간호를 전달할 새로운 방법이 있을 것이다. 이러한 가능성은 조직단위와 병동의 목표에 영향을 미칠 관리자의 필요를 의미한다.

L: 모든 리더십 역할의 중심에 있는 의사소통 라인(Lines of communication)을 나타낸다. 어떠한 역할이든지 간에 한 개인은 감독자들과 동료들을 포함한 개인들과의 복합적인 관계가 존재한다. 역할들은 이 그룹의 관리자와 구성원들 간에 구조화된 상호작용의 패턴을 포함하고 있다. 간호관리자는 메시지를 받고 보낸다. 능숙한 청취자가 되는 것은 메시지를 능숙하게 보내는 것보다 중요할 수 있다. 메시지의 내용과 의도를 효과적으로 의사소통하기 위해 기술이 요구되는데, 오직 실무를 통해서만 그 기술을 발전시킬 수 있다. 16장에서 서술된 효과적인 의사소통의 기법들이 팀을 구축함에 있어서 새로운 관리자에게 매우 중요한 것으로 다루어지고 있다.

E: 기대(Expectations)를 상징한다. 기대는 당신의 목표에 따라 다르다. 동료들은 새로운 마취 전문간호사가 매 주말마다 당직근무를 해줄 것으로 기대할 수 있다. 직접간호 간호사는 그들의 관리자들에 대해 특수한 기대들을 갖게 되며, 특히 관리자가 촉진자이면서 리더가 되어주기를 희망한다. 간호사 경영간부 혹은 행정가는 관리자들이 그들의 근무시간을 어떻게 보낼 것인지와 그들이 업무를 위해 얼마나 많은 시간을 보낼 것인지에 대한 기대를 갖게 될 것이다. 간호행정가의 기대는 관리자의 책임과 임무에 대한 그들의 관점에서부터 발전한다.

분명하고 암시된 사람들의 기대를 사전에 발견하는 것은 역할 모호성을 줄임으로써 더욱 매끄러운 역할 전이를 촉진시킬 수 있게 된다(Hardy, 1978). 역할이론에 대한 Hardy의 연구에서 역할 모호성(역할 스트레스의 한 유형)과 역할 긴장 간의 관계를 논의한 바 있다.

역할이론의 주요 개념들은 이론 박스에 소개되어 있다.

관리자로서 실무와 관련된 개인의 기대는 고려해야 할 또 다른 요소이다. 당신은 이 직위에서 한 명의 관리자나 구성원의 역할에 대한 이미지를 갖고 있다. 새로운 관리자로서 역할 전이의 과정은 기대를 확인하고, 유사점과 차이점을 인지하며, 리더, 관리자 및 추종자의 역할을 발전시킨다.

S: 수행에 대한 기대에 밀접하게 묶여진 지지(Support)를 상징한다. 모든 역할들은 어느 정도는 다른 사람들이 제공하는 지지와 서비스에 의해 형성된다. 급성기 간호를 제공하는 간호사는 또 다른 선택안이 필요할 때 손쉽게 도움을 청할 동료들이 있다. 동료 간호사가 가정방문 중 의심스러운 소견에 직면하게 될 때 상실감을 느끼게 될 수 있다. 또한, 돌봄시설에서 병동의 예산을 개발해야 하는 간호관리자는 시설의 지출경비에 대한

상세한 분석과 같은 서비스를 제공하는 회계부서가 없을 수도 있다. 새로운 직위가 고려될 때, 관리자가 지식이나 기술이 부족할 수 있는 영역에서 지지가 이용가능한지의 여부를 평가하는 것은 중요하다. 역할에서의 변화를 시행할 때 조직은 역할 전이를 촉진시키기 위한 지지 서비스를 개발할 필요가 있다.

역할 전이과정

새로운 역할에 대한 전이 과정은 박스 25-2와 표 25-2에 제시되어 있다. 통상적인 사회적 관점에서 전이에 대해 생각하는 것은 누군가에게는 도움이 될 수 있다.

역할 전이를 촉진시키기 위한 전략

관리자가 되는 것 또는 새로운 역할을 상정하는 것은 정체성에 있어서 엄청난 변화를 요구한다. 이러한 변화는 관리자가 되는 사람이 이전의 역할을 배우지 않고 관리 역할을 배우게 됨에 따라 스트레스를 일으킨다. 긴장을 완화시키고 역할 전이의 과정을 촉진시키는 데 몇 가지 전략이 도움이 될 수 있다(박스 25-3).

내부적 자원

역할 전이를 촉진시키기 위한 주된 전략은 개인의 가치와 신념들을 인지하고, 사용하며, 강화하는 것이다. 행동은 가치와 신념들에 따라 좌우된다. 새로운 리더는 자신의 가치관과 신념들을 망각하지 않는 것이 중요하다. 관리자의 역할은 모두를 위한 것이 아니다. 사람은 개인적 목표와 전문적 성취가 관리를 통해 최대로 달성될 수 있는지를 고려해야 한다. 역할 전이과정 동안에 관리에 대한 한 사람의 헌신은 인내해야 할 욕구를 갖게 될 수 있다.

전이 과정에서 한 개인이 자신의 개인적 가치관을 이해한다면, 이는 사람이 상황과 관계에 대해 반응하는 데 도움이 될 것이다. 사람의 가치관은 관리역할에 대한 적응의 질이나 기민성에 의존하지 않는다. 신념이나 자아 확인에 대한 단기적 진술을 써보고 이러한 정보를 전송하는 연습

이론 박스

Hardy의 역할이론

이론/후원자	핵심 내용	실무 적용
Hardy(1978)는 보건의료전문직에 대해 역할이론을 적용하는 것을 인정한다. 역할은 기대되는 직위와 관련된 실제적 행동들이다. 역할 기대는 역할을 수행하고 있는 사람이 갖거나 입증하게 될 것이라고 다른 사람들이 기대하는 태도와 행동이다. 역할 스트레스는 역할 요구를 충족시키는 위한 과정에서 충돌하고, 짜증나게 하고, 어렵고, 혹은 불가능한 사회적 상황이다. 역할 긴장은 역할 스트레스의 결과로써 경험되는 주관적인 느낌이나 불편감이다.	역할 스트레스는 역할 긴장에 대한 전조상태이다. 역할 스트레스는 낮은 생산성, 수행력과 관련 있다. 역할 스트레스와 역할 긴장은 사람을 역할로부터 심리적으로 위축되게 할 수 있다. 분명하고 현실적인 역할 기대는 새로운 간호관리자에 대한 역할 스트레스를 감소시킬 수 있다.	분명하고 현실적인 역할 기대는 생산성을 증가시킬 수 있다.

출처: Hardy, M.E. (1978). Role stress and role strain. In M.E. Hardy & M.E. Conway (Eds.), Role theory: Perspectives for health professionals. New York: Appleton-Century-Crofts.

박스 25-2 역할 전이과정

역할을 학습하는 동안 오래된 역할을 잊어버리는 것은 정체성 적응을 필요로 한다. 연관된 사람들은 과정 내에서 자신들에게 권한을 주어야 한다. 이러한 방식으로 역할 전이는 관계를 발전시키는 데에 비유될 수 있다. 다른 사람과의 친밀한 관계를 발전시키는 과정은 역할 전이를 위한 익숙한 틀을 제공한다. 관계는 전형적으로 약속단계, 헌신, 우호적인 기간, 환멸, 해결 및 성숙의 단계를 거쳐서 이동한다.

역할 미리보기

약속단계 중에 흥미가 있는 사람들은 구조화된 시간을 함께 보낸다. 양쪽은 그들의 최상의 특징을 내놓고 관계를 발전시키는 데 많은 에너지를 쏟는다. 비록 양쪽이 그들의 최상의 특질을 내놓고 있다 할지라도 양쪽은 또한 다른 파벌이 그들의 기대를 충족시킬 수 없다는 단서에 주의를 기울이고 있다. 예를 들면, 다른 사람이 관계로 이끌게 될 재정적 자원 및 정서적 자원들을 고려하게 될 것이다. 다른 사람이 성장하면서 정서적인 분위기를 느끼게 될 수 있게 개인은 각자의 가족과 시간을 보내게 될 것이다.

관리 직위에 대해 인터뷰하는 것은 약속을 하는 것과 유사하다. 인터뷰는 병동 순회, 사람들 방문, 및 좋은 인상을 주려는 노력을 포함한다. 또한 잠재적인 고용주는 호의적인 인상을 심어주기 위해 시도한다. 인터뷰를 받는 사람은 조직의 성장을 지지하듯이 자신의 성장을 지지하게 될 조직인지의 여부를 알기를 원한다. 관리자의 역할에 대한 질문이 던져진다. 잠재적인 관리자는 묘사된 역할이 관리에 대한 개인의 기대에 부합하는지 여부를 정신적으로 평가한다. 이러한 양쪽의 사례들은 "역할 미리보기" 단계를 상징한다.

역할 수용

약속단계를 통해 두 사람은 그들이 관계를 이행하고 그들의 남은 삶을 함께 보내기를 원하는지를 결정할 수 있다. 때로는 그 사람들 중의 한쪽 또는 양쪽이 관계를 장기적으로 수립하기를 원하지 않는다고 결정한다. 유사한 방식으로 인터뷰과정에 대한 역할 미리보기를 따르는 양쪽은 고용인과 고용주와 같은 관계를 수립하는 데 동의할 수 있다. 아니면 파벌의 한쪽이나 양쪽이 관계를 수립하지 않겠다고 결정할 수 있다. 만남약속 중에 다른 유사한 관계를 떠나고 새로운 관계를 수립하기 위한 공적인 결정은 공식적인 헌신을 상징한다. 역할 전이과정에서 고용계약에 대한 공식적인 헌신은 관리 역할의 수용, 즉 "역할 수용"을 시사한다.

역할 탐색

새로운 관계에서 약속단계와 헌신의 시기는 보통 우호적인 기간으로 이어진다. 우호적인 기간은 흥분, 행복 및 확신에 차서 같은 뜻을 갖게 된다. 새로운 업무 역할 안에서 사람들은 또한 우호적인 기간 단계를 경험한다. 새로운 졸업생은 교육 프로그램이 성공적으로 완수되었고 급여를 받을 수 있다는 점에서 위로를 받게 된다. 새로운 관리자가 고용될 경우 고용주는 탐색이 끝났다고 흥분하게 된다. 특히 만일 직원들이 고용을 결정하는 문제에 있어 공이 있다면 직원은 리더를 갖게 되는 것에 대해 행복해한다. 새로운 관리자는 행복해 하고, 흥분되며, 그 중에서도 관리 직위에 수반되는 새로운 역할을 탐색하는 데 있어서 자신감이 있다.

역할 불일치

점진적 과정에 의해 혹은 전환점으로써 제공되는 특수한 사건의 결과로써 우호적인 기간은 결국 끝나고 관계에 대한 환멸이 일어난다. 예를 들면, 한 사람이 파트너와 상의하지 않고 비싼 물건을 장만할 수 있다. 고통스러운 침묵의 시간이 흐르고 논쟁이 이어진다. 유사하게 새로운 고용 직위에서의 우호적인 기간은 환멸의 단계로 이어질 수 있다.

역할 기대와 역할 수행 간의 격차인 역할 불일치는 불편감과 불만을 야기한다. 관계의 해소 혹은 기대와 수행의 변화에 의해 역할 불일치는 해결될 수 있다. 관계의 중요성, 수행과 기대 간의 지각 차이, 역할 불일치는 개인의 가치관에 비추어 틀림없이 고려된다. 관계의 진가가 인정되고 차이가 교정가능하다고 보여질 때 관계에서의 결정이 이뤄진다. 이러한 결정은 역할을 발전시키기 위해 관리자를 필요로 한다.

역할 개발

역할 기대나 역할 수행 양자에서의 변화 혹은 양쪽의 변화를 선택하는 것은 역할 개발의 과정이다. 친밀한 관계에서 개방적인 의사소통이 기대를 명확하게 할 수 있다. 협상은 합리적인 기대를 가져올 수 있다. 어떤 행동은 역할 수행을 향상시키기 위해 변화될 수 있다. 예를 들면, 관계 속에서 어떤 사람은 약속에 늦을 가능성에 대해 알리기 위해 상대방의 집으로 전화를 한다.

새로운 관리 직위에서 역할 불일치를 줄이기 위해 동일한 개방적 의사소통과 협상이 일어나야 한다. 기대는 양쪽에 의해 분명하게 되고 규정될 필요가 있다. 새로운 관리자들은 그들과 그 상황에 가장 적절한 것을 결정하기 위해 관리 스타일과 기법을 평가한다. 개인의 관리 스타일은 그들 자신의 독특한 방식으로 관리 역할을 발전시키는 것으로 진화한다. 만일 역할 불일치가 감소되고 역할이 양쪽에 만족스럽게 발전될 수 있다면, 새로운 관리자는 직위에 따른 역할을 개발하는 데 집중하고 역할 내면화의 단계로 진행될 수 있어야 한다.

역할 내면화

역할 내면화는 그들이 성숙해가면서 관계 속에서 일어난다. 관계 속에 있는 사람들은 그들의 역할을 더 이상 의식적으로 고려하지 않는다. 그들은 관계를 유지하고 보살피는 행위를 학습해왔다. 행위들은 두 번째 본질(특징)이 된다. 관계를 수립하고 발전시키는 데 소비된 에너지는 상호 간의 목표를 달성하는 방향으로 전용될 수 있다. 같은 방식으로 몇 년 동안 관리 직위에 있어온 관리자들은 그들의 역할을 내면화해왔다. 관계 속에 있는 사람들은 일반적으로 자신의 역할을 의식적으로 고려하지

박스 25-2 역할 전이과정(계속)

않는다. 역할 수행이 역할 기대에 부합하는지 여부를 고려하는 대신에 그들이 상호 간의 목표 달성에 집중할 때 관리자는 그들이 역할 내면화 단계에 이르렀음을 알게 된다. 그들의 역할을 내면화한 관리자는 그들의 독특한 개인적인 관리 스타일을 발전시켜 왔다. 표 25-2는 친밀한 관계를 발전시키는 단계와 간호관리자로의 역할 전이 단계를 비교 요약하고 있다.

기대하지 못한 역할 전이

모든 관계가 성공적인 것은 아니다. 어떤 관계는 논쟁, 이혼 혹은 사망으로 끝이 난다. 어떤 관계가 기대에 못미치게 끝날 때 사람은 슬픔의 과정을 거친다. 유사한 방식으로 어떤 사람이 해고되고, 직위가 없어지거나 직무기술서가 극적으로 변화될 때, 역할 전이로 착수될 수 있기 전에 그 사람은 슬퍼할 수 있다. 보건의료는 격동의 상태이다. 힘의 통합, 획득 및 힘의 축소는 아주 흔한 일이다. 성공적으로 되기 위해서 직장 구조조정은 사망이나 이혼을 통해 관계를 상실한 사람이 가지는 동일한 민감성을 가지고 착수되어야 한다. 역할 전이는 심지어 역으로 시간을 필요로 한다.

역할에서 변화에 대한 초기 반응은 충격과 불신이 될 수 있다. 그 사람은 무감각을 느끼고 기능하지 못할 수 있다. 무감각이 사라짐에 따라 그 사람은 화를 낼 수 있다. 분노 자극은 변화에 대한 저항을 갖게 하고 역할 변화를 주도한 사람들을 향해 집중될 수 있다. 분노는 우울을 이끄는 등 내부적으로 향해질 수 있다. 그 사람이 상실을 인정하고 상실에 대해 이야기할 수 없다면 슬픔의 기간은 연장되거나 정서적 앙금이 생길 수 있고 다음 역할로 옮겨질 수 있다. 슬픔은 결국 수용으로 해결할 수 있다. 경험으로부터 얻은 교훈은 확인되고 내면화된다. 새로운 역할이 추구되고 '약속'이 다시 시작된다.

사망이나 이혼의 경우에서 관계가 끝나게 될 때, 공식적으로 연루된 사람들 간의 재정적 및 사회적 의무를 끝내기 위해 법적 서류가 준비된다. 구조조정이나 매수의 결과로써 야기된 직위의 상실은 유사한 과정을 수반해야 한다. 고용주는 간호사에게 재정적인 보상과 재취업 서비스를 포함하는 고용단절을 제의할 수 있다. 고용주가 만일 서면화된 동의서를 건네지 않는다면, 간호사는 합리적인 보상과 지원에 대해 공식적으로 요청하고 협상해야 한다. 혼전 동의에 사인하는 것과 유사하게 간호사는 해고될 때 고용주와의 계약에 사인하게 될 수 있다. 동의의 기간에는 고용주가 남은 계약기간 동안 급여와 수당을 지불하도록 요청할 수 있다.

출처: Jennifer Jackson Gray & Jennifer Jackson Gray.

표 25-2 간호관리자로서 역할 전이를 경험하고 친밀한 관계를 발전시키는 단계의 비교

친밀한 관계를 발전시키는 단계	간호관리자로서의 역할 전이 단계	단계의 특성
약속	역할 미리보기	호의적인 인상을 주기 위한 가장 좋은 특성 제시. 한 사람의 기대를 충족시킬 수 있는 가능성을 결정하기 위해 양자가 서로 서로 평가
관계에 대한 헌신	역할 수용	계약을 개시하기 위해 상호 간의 결정에 대한 공적인 발표문
우호적인 기간	역할 탐색	흥분, 신뢰 및 상호 간의 감사에 대한 경험
환멸	역할 불일치	역할 기대와 역할 수행 간의 차이점 인식, 계약을 지속할 것인지 여부에 대한 재고려
해결	역할 개발	역할 기대에 대한 협상, 기대에 접근하고 자신의 독특한 스타일을 발견하기 위한 역할 수행에의 적응
관계의 성숙	역할 내면화	자신의 신념과 개인의 스타일을 갖고 역할 동일성의 수행, 상호 간의 목표 달성

은 시각적으로 떠오르게 하는 것으로써 도움이 될 수 있다.

보건의료에서 환경을 변화시키는 것은 유연성에 대한 요구를 증가시킨다. 효과적인 리더는 새로운 기술을 학습하고 숙달할 수 있어야 하며, 직원을 위해 정보를 해석하고, 상황에 따라 행동을 조정할 수 있어야 한다. 또한 자신에게 너무나 많은 것을 기대하지 않는 것이 새로운 리더에게 중

박스 25-3 역할 전이를 촉진시키기 위한 전략

- 내부적 자원들을 강화한다.
- 조직의 자원들, 문화 및 집단의 역동을 평가한다.
- 역할을 협상한다.
- 멘토와 함께 성장한다.
- 관리 지식과 기술을 개발한다.

요하다. 이러한 전이는 시간을 필요로 한다는 사실을 이해하는 것이 유연성을 갖는 데 도움이 될 것이다. Weinstock(2011)은 새로운 리더는 자신의 역할, 시스템 및 경계를 이해하기 위해 1년이 소요되기도 한다고 주장하였다.

조직적 사정

새로운 관리자는 새로운 나라로 이주한 이주민과 매우 흡사하다. 이주민은 새로운 환경에 순응하기 위해 이용할 수 있는 자원에 어떻게 접근할 것인지를 학습한다. 새로운 나라의 문화적 관행들은 낯설거나 특이하게 보일 수 있다. 그러한 차이는 자신의 문화로 통합시키기 위한 측면에 관해 분석될 수 있고 의사결정이 될 수 있다. 또한 더욱 미묘한 차이점이 의사소통 패턴이나 집단 역동에서 확인될 수 있다. 사회적 상호작용의 뉘앙스를 이해하는 것은 새로운 환경에 익숙해지는 데 가장 어려운 측면이기도 하다. 자신을 이해하고, 새로운 환경을 평가하며, 그룹 내에서 어떻게 의사소통할 것인지를 학습하는 이주민들을 위해 전이는 더욱 매끄럽게 이루어진다.

새로운 관리자는 또한 조직에서 어떻게 자원에 접근할 것인가를 학습해야 한다. 외국 문화로써 조직에 접근하는 새로운 관리자는 조직 내에서의 의식 절차, 수용된 관행 및 의사소통의 패턴들을 예민하게 관찰할 수 있다. 계속해서 진행되는 평가는 관리자의 역할로의 빠른 전이를 촉진시킨다. 새로운 나라에서의 어려움을 한탄하느라 에너지를 소비하는 이주민은 처음에 자신을 이끌었던 장점들을 즐기지 못할 수 있다. 같은 방식으로 조직의 단점에 집중하는 관리자는 효과적인 리더가 되는데 중요한 단계인 새로운 역할을 내면화하기 위한 에너지가 부족할 수 있다.

역할 협상

상충되는 역할 기대 과정에서 도움이 되는 전략은 역할 협상(role negotiation)이다. ROLES 평가(연습 25-1)는 중요한 갈등의 영역을 확인하게 될 수 있다. 기대를 작성해보는 것은 갈등의 문제를 해결하는 데 있어서 첫 번째 단계이다. 그 기대가 현실적인지 여부를 결정하기 위해 목록화된 기대를 검토하는 것은 중요하다. 다른 사람들에 의한 강한 비현실적인 기대는 세심한 재교육을 필요로 할 수 있으며, 이로써 그들의 기대는 더욱 현실적이 될 수 있다.

서로 다른 역할 기대의 우선순위는 명령의 라인에서 다른 사람과의 역할 협상을 요구할 수 있다. 어떤 기대로써의 투입에 대한 요구는 가장 높은 우선순위이다. 개인적 기대와 가족의 기대를 설명하고 그러한 기대의 우선순위를 분명하게 진술하도록 한다. 과정은 역할과 관련된 기대에 대해 동의하기 전에 여러 번 반복될 수 있고, 각 기대의 우선순위가 발견된다. 비현실적인 기대를 성취가능하도록 재작성하는 것은 세 가지 흔한 역할 스트레스 원천인 애매성, 과부하, 갈등을 줄일 수 있다. 구성원 각자의 역할은 최종 결과에 기여한다. 모든 구성원은 그들의 역할을 이해해야 하며, 그렇지 않으면 그 팀은 실패하게 될 수 있다.

멘토

멘토링의 과정은 새로운 개념이 아니다. 이러한 개념은 Hommer의 『오디세이(Odyssey)』 이래로 존재해 왔다. 오디세우스는 트로이 전쟁에 참가하기 위해 이타카를 떠난다. 떠나기 전에 그는 그의 아들을 멘토에게 맡긴다. 멘토는 그의 삶과 직

연습 25-1

ROLES 평가

당신이 고려하게 될 관리 직위에 대해 다음 질문에 답해본다.

책임

1. 직위기술에 어떤 책임이 있는가?
2. 당신이 어떤 결정에 대해 책임지고 있는가?
3. 당신이 면접(이는 역할극일 수도 있음) 과정에서 학습한 관리 직위에 관한 정보를 고려해본다. 또한 당신이 관찰한 관리자들의 책임에 대해 고려해본다. 당신의 목록에 추가할 다른 책임이 있는가?

기회

4. 당신은 이전 관리자와는 무엇이 다르겠는가?
5. 당신이 관리하게 될 사람들이나, 간호 단위에서 당신의 강점이나 전문지식의 이점은 어떠한가?
6. 작은 것을 꾼다. 병동에 환자였던 사람이 다른 잠재적인 환자에게 받은 간호에 대해 묘사한다면, 당신은 환자에게 우선 무엇을 말하기를 원하는가?

의사소통 라인

7. 종이의 분리된 조각 중앙에 당신 자신을 그려본다. 이제 당신 주변에 사람들을 채우고 당신이 의사소통하게 될 사람을 채워본다. 당신으로부터 각 사람 또는 집단으로 선을 그려본다. 선 위에 의사소통의 형태를 규명해본다. 예를 들어, 당신이 간호 임원과 매주 보고서를 통해 의사소통한다면 선 위에 "서면 보고"라고 써본다.

기대

8. 이는 평가하기 가장 어려운 부분이 될 수 있다. 짧은 문장이나 구절로 각 개인이나 그룹의 기대를 목록화한 것은 당신의 관리 직위에 관하여 당신이 갖게 될 수 있다.

자기	가족
관리직	즉각적인 감독자
당신이 관리하게 될 사람들	

지지

9. 당신의 직무를 수행하기 위해 필요하게 될 정보를 조직에서 누가 제공할 수 있는가?
10. 당신이 지원을 위해 접근할 수 있는 서비스를 어떤 부서가 제공하는가?

다음 단계

지금 그 목록들을 비교해본다.

한 사람 혹은 한 그룹 이상에 의해 이루어진 기대들 옆에 별표를 해본다. 예를 들면, 당신은 간호 행정간부와 함께 공유된 기대를 갖고 병동의 예산을 효율적으로 다루기를 원한다.

갈등을 야기할 수 있는 항목들에 원을 그려본다.

이 장에서 이러한 갈등을 해결하기 위한 방법에 관한 역할 전이를 향상시키기 위한 전략들을 언급해본다.

3개월 이내에 검토하기 위해 이러한 질문들에 대한 당신의 응답을 남겨둬본다. ROLES에 대한 당신 자신의 지각이 시간이 흐르면서 어떻게 변화될 수 있는가에 대해 당신은 놀라워할 수 있다.

무를 위해 그를 발전시키고 준비시키는 것이었다. Race와 Skees(2010)는 "멘토가 다른 사람들의 학습을 돕는 직업을 갖고 있다. 멘토-멘티, 즉 제자 관계의 목표는 멘티의 경력 개발을 촉진시키는 것이다."라고 언급하였다(p. 164).

문헌 관점에서는 전문적 경력 내내 멘토의 요구에 대한 통찰력을 제공한다.

멘토는 직접간호 간호사와 관리자를 위해 경력 기능과 심리사회적 기능 양자를 제공해주는 막대한 안내와 지지 자원이 될 수 있다. 멘토가 '멘티'의 경력을 발전시키기 위해 충분한 전문적 경험과 조직적 권한을 갖고 있기 때문에 경력 기능이 가능하다. 박스 25-4에는 멘토링의 장점이 제시되어 있다.

후원(sponsorship)은 추가적인 책임을 위해 멘티를 자원하거나 지명하는 것을 의미한다. 멘토는 개인적 성취를 위한 기회를 만들고 격려를 제공함으로써 후원자가 될 수 있다. 멘토는 멘티가 특별한 과제를 위해 중요한 간호위원회나 자원자로 지명되도록 제안할 수 있다. 후원은 능숙함의 명성을 구축하기 위해 멘티를 위한 노출이나 기회를 이끈다. 노출과 함께 멘토는 부정적인 피드백을 흡수하고, 논란이 많은 의사결정에 대한 책임을 공유하며, 문서화되지 않은 규칙을 가르침으로써 보호를 제공한다. 이들 문서화되지 않은 규칙은 문서화된 규칙보다 업무의 성공에 있어서 더욱 중요할 수 있다.

코칭은 피드백을 받아들이도록 멘티와의 빈번한 접촉과 기꺼이 하는 마음이 요구된다. 멘티에게 주어지는 임무에 도전하는 일은 지식과 기술의

문헌 관점

출처: Race, T.K., & Skees, J. (2010). Changing tides: Improving outcomes through 멘토hip on all levels of nursing. *Critical Care Nurse Quarterly, 33*(2), 165–174.

이 논문은 간호학과 학생으로부터 신규졸업생, 노련한 간호사, 간호학 교수에 이르기까지, 모든 수준의 간호 경력에서 멘토링의 필요성에 집중하고 있다. 학문적 간호 프로그램에서 중환자 간호 실무로부터 학부 교수에 이르는 전이에서 일어난 저자들의 생생한 경험들이 멘토링을 필요로 하는 기초로써 제공된다.

간호는 신규간호사들의 비우호적인 역사를 갖는다. 간호사를 위한 공식적인 멘토링 프로그램의 중요성은 새로운 졸업 간호사들을 모집하고 유지하기 위해 중요하다. 간호리더는 멘토링 문화의 향상을 위해 중심적 역할을 수행한다. 간호리더는 눈에 보여져야 하고, 지각되어야 하며, 직원의 성취를 인정하고, 중요하게 여기며 인지해야 한다.

성공적인 역할 전이를 위한 저자들의 전략에는 동료 멘토링 모델, 공식적 또는 비공식적 멘토링 프로그램, 학습 요구 사정, 주의 깊은 멘토링, 및 새로운 역할로 전이하는 간호사를 위한 보상기전 등이 포함된다.

실무 의의

공식적 혹은 비공식적 멘토링은 새로운 역할로의 전이과정에 있는 간호사들에게 있어서 중요한 성공 요인이다. 간호리더는 멘토링 환경을 받아들여야 하고, 개방적이며 새로운 간호직원에게 반응적이어야 한다. 간 직원의 만족이 환자의 만족을 증진시킨다는 점은 분명한 보건의료환경에서 중요한 핵심이다.

박스 25-4 멘토링의 장점

멘토	멘티
역할모델	경력의 목표를 개발한다.
양육하는 사람	장점과 약점을 인지한다.
돌봄제공자	멘토와의 일대일 관계
더욱 큰 네트워크를 개발한다.	

출처: Funderburk, A. (2008). Mentoring: The retention factor in the acute care setting. *Journal for Nurses in Staff Development, 24*(3), E1–E5.

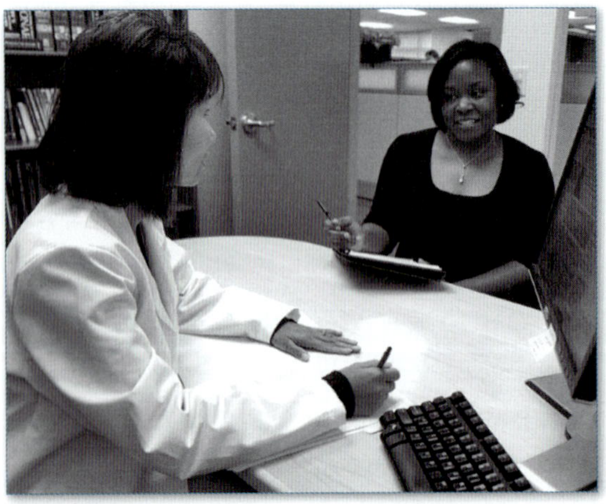

간호관리자는 환자와 직원에게로의 위임과 관련한 복잡한 결정에 직면하게 된다.

한계를 증가시킬 것이다. 예산출력상의 숫자들이 총 지출을 달성하는데 도움이 되는 것처럼, 멘토는 멘티가 과제를 완수하는 데 필요한 기술적 · 관리적 기술을 학습하도록 돕는다.

멘토와 멘티 간의 대인관계는 상호 간의 긍정적인 존경심을 포함한다. 멘티는 멘토의 근무 업적을 존경하기 때문에 멘티는 멘토의 사례와 동일시한다. 이러한 역할 모델은 의식적이고도 무의식적인 것이다. 인성과 자존심을 갖춘 멘티는 멘토의 행동을 평가하고 모방할 만한 가치 있는 행동을 선택한다.

멘토의 또 다른 심리사회적 기능으로써 상담은 멘티가 개인적인 관심사를 탐색하도록 허용한다. 기밀성은 개인의 정보를 공유하기 위한 선결조건이다. 멘토의 의견이 존중받기 때문에 멘토는 멘티에게 안내를 제공할 수 있다. 최고의 멘토는 멘티가 조언을 무시할 수 있다는 것을 인지하고 있음에도 불구하고 안내를 제공할 수 있다.

멘토가 되는 것은 학습과정이다. 멘토에 대한 존경과 성과에 대한 멘토의 헌신을 인지하는 것은 멘토-멘티 관계에서 신뢰의 환경을 제공할 수 있다. 관계에 대해 긍정적인 기대를 하는 사람들은 새로운 관계를 발전시키기 위해 솔선수범한다. 멘토의 기능이 더 많이 증가함에 따라 멘토와 멘티 간의 결속력은 더욱 증가한다.

멘토와 멘티 간의 관계는 개인의 특성과 경력의 각 단계에 따라 다양하다. 경력의 초기 단계에서 간호관리자는 능숙함에 관심을 두며 멘토는 소중한 코칭을 제공할 수 있다. 간호관리자가 발전함에 따라 멘토에 의한 후원은 관리자의 승진을 준비시킬 수 있다. 업무 경력이 많은 멘토는 새로운 관리자와 지식의 공유 및 최근에 은퇴한 동료의 조언으로부터 충족을 느낄 수 있다.

관리 교육

경영성과는 특수한 지식 결핍에 의해 방해받을 수 있다. 예를 들면, 관리자는 감독의 법적 측면에 대한 사업 기술이나 지식이 부족할 수 있다. Cathcart, Greenspan과 Quin(2010)은 "간호관리자가 병동 수준에서 질, 안전성, 혁신, 효율성 및 재정적인 성과를 유지하기 위해 현재 막대한 책임을 가지고 있다."는 것을 공유한다(p. 441). 게다가 저자들은 "간호관리자는 실무 발전을 지속하기 위해 상급 간호리더십의 지속적인 지지와 발전을 필요로 한다." 라고 언급한다(p. 447).

지속적이고 전문적인 발전은 모든 수준의 리더십에서 요구된다. 연구 관점은 주임 간호사를 위한 교육의 중요성을 강조한다.

경험과 교육은 추가적인 자격 증명을 위한 견고한 기초를 제공한다. 대학입학자격시험 준비와 24개월 동안의 경험이 있는 간호사 경영간부 수준에서 행정적인 직위를 가진 간호사는 증명된 간호사 경영간부가 되기 위한 시험에 응시할 수 있다. 석사학위와 경영간부 수준의 경험이 있는 간호 행정가들은 증명된 상급 간호 경영간부가 되기 위한 시험을 볼 수 있다. 미국간호사자격인증원(American Nurses Credentialing Center, ANCC)의 웹사이트는 자격증명 시험에 대한 보다 상세한 정보를 갖고 있다(www.nursecredentialing.org). 또한 인증자격증명은 간호사 경영간부와 증명된 간호관리자리더–간호실무행정에서의 인증(Certification in Executive Nursing Practice, CENP)과 증명된 간호관리자 리더(Certified Nurse Manager Leader, CNLM)를 위해 미국간호전문직협회(AONE, 2013)에 의해 독점적으로 개발되었다(www.aone.org/certification).

연구 관점

출처: Patrician, P.A., Oliver, D.O., Miltner, R.S., Dawson, M., & Ladner, K.A. (2012). Nurturing charge nurses for future leadership roles. *Journal of Nursing Administration, 42*(10), 461–466.

주임간호사는 바쁜 입원 또는 외래 간호현장을 지휘하는 데 있어서 중요하다. 또한 간호관리자 부재 시 혹은 간호관리자와 함께 병동을 운영한다. 이밖에도 주임간호사는 직원을 위한 인적 자원으로 활동하며 매일 병동의 흐름을 원활하게 유지한다. 이러한 역할은 일을 통해 학습되기도 하며, 많은 조직들이 특별한 교육적 커리큘럼을 제공하고 있지 않다.

질적 · 서술적 연구에서는 그 역할을 위해 준비되어야 하는 전문적 · 교육적 개발요구가 무엇인지 결정하기 위해 주임간호사에 대한 포커스그룹을 이용하였다. 규명된 주임간호사의 도전적인 일에는 4가지 주제들, 즉 직원의 성과관리, 역할을 명확히하기, 복잡한 시스템에 직면한 무력감, 리더십의 지지 결여로 범주화되었다.

간호리더를 위한 권고사항에 직원의 성과관리 및 개발, 의사소통 기술을 발전시키기 등의 역할에 대한 공식적인 교육과 오리엔테이션을 포함하였다. 부가적인 교육은 병동재정과 환자 관계에 초점을 두어야 한다. 주임간호사들이 그들의 업무가 성공적이거나 방해가 된다고 느낀 주축이 되는 것은 리더십 지지라고 밝혀졌다.

실무 의의

주임간호사는 그들의 역할에서 성공적이기 위해 공식적 준비와 멘토링을 가질 필요가 있다. 주임 간호사의 역할은 종종 배제되어 왔으나 그 중요성이 증가될 필요가 있다. 이러한 역할에 대해 초점을 두어야 다른 간호리더십 역할에 대한 효과적인 연속계획 모델을 구축할 수 있다.

역할 전이로부터 역할 대성공에 이르기까지

친숙한 관계를 발전시키는 것은 어려운 과정이 될 수 있으나 대부분의 사람들은 여전히 관계를 중히 여긴다. 또한 관리 역할 속으로 전이와 변화를 꾀하는 것은 노력할 만한 가치가 있다. 통합성과 헌신의 생활을 이끄는 간호관리자들을 사례로 설정한다. 직접간호 간호사에게도 최선을 이끌어냄으로써 환자간호의 질 향상에 영향을 미치게 된다.

결론

직접간호 간호사 직위로부터 주임간호사나 간호관리자로의 전이는 새로운 도전이 되고 있다. 다소 부담되더라도 이러한 전이가 이루어지는 간호사는 행동에 대한 역할이론에 대해 심사숙고한다. 오늘날 간호사가 공식적인 리더십 역할을 수행하기 위해 더욱 잘 준비된다고 할지라도 그들의 역할들은 더욱 도전적일 수 있다. 주임간호사와 관리자는 새로운 역할로의 전이가 일어남에 따라 새로운 직원을 멘토링하고 코칭하는 일에 대한 책임이 있다. 따라서 이러한 전이 활동들은 가능한 한 최선의 결과를 이루어내기 위해 시간과 노력이 요구된다.

해결방안

감독자 그룹의 구성원으로부터 감독자 그룹의 관리자로의 전이는 균형적인 행동이 되어 왔다. 나는 역할 전이에 대해 자세히 알게 되었고, 모든 관리자 그룹과의 의사소통에서 이를 매우 유념하게 되었다. 나는 발생된 각각의 수행 상황을 검토하고 모든 관점으로부터 통찰력을 모으는 데 시간을 소비하였다. 나는 깊은 존경심을 갖고 간호관리자를 언급하였고, 적극적으로 그들을 경청하였음을 확실히 하였다. 종합적으로 간호관리자와 나와의 관계는 긍정적이었으나, 여전히 변화가 필요한 몇 명의 동료들이 있다.

또한 나는 주된 전략으로써 나의 자원들을 학습하는 데에 집중하였다. 우리의 메디컬센터가 유사한 규모의 메디컬센터와 통합되었기 때문에 적합한 자원들이 누구이고 어디에 있는지를 학습하는 것은 내가 생각했던 것보다 더욱 어려웠다. 전자 기술과 종이 기술을 포함하는 프로젝트 관리 도구를 통해, 나는 나의 직위상의 요구를 충족시키기 위해 나의 업무 스타일에 적응하려고 노력해왔다. 나의 생각과 스케줄을 조직하는 것은 내가 매일 해야 할 필요가 있는 모든 것을 완수하기 위해서 매우 중요한 일이 되었다.

– *Melissa J. Bertelson*

이러한 해결방안이 당신에게 적절한 접근법인가? 그 이유는 무엇인가?

근거

간호사 경력 내내 개인적으로나 전문적으로 역할 전이는 일어난다. 성공적인 역할 전이는 시간이 걸리고 프리셉터, 멘토, 관리자, 및 동료의 지지를 필요로 한다. 개인의 경력에서 조기에 성립시키기 위한 중심적 관계는 한 개인의 전문적 간호 경력이 개발됨에 따른 멘토의 관계이다. 멘토와 멘티 간의 관계는 양쪽 개인들에게 있어서 긍정적이다. 리더십 코칭은 추종자와 리더로써 자신을 개발하기 위한 중요한 요소이다. 간호사 수련 프로그램은 새로운 졸업생들에게 역할 전이를 보조하기 위한 방법을 제공하며, 리더십 개발 프로그램은 지지적인 환경과 함께 새로운 리더들을 보조한다.

체크리스트

역할 전이는 간호관리자에게 있어 두 가지 드문 자원인 시간과 에너지를 필요로 하는 과정이다. 기대하는 바가 무엇이고 그 과정을 촉진하는 방법을 아는 것은 간호관리자가 새로운 역할들을 협상함에 있어서 역할 전이를 앞당기고 에너지 소비를 최소화할 수 있다.

- 역할의 유형
- 리더십
- ROLES: ROLES을 이해하기 위한 ABCs
- 역할 전이과정
- 역할 전이를 촉진시키기 위한 전략
  - 내부적 자원
  - 조직적 사정
  - 역할 협상
  - 멘토
  - 관리 교육
- 역할 전이로부터 역할 대성공에 이르기까지

역할 전이를 위한 조언

- 역할 전이는 정상적인 과정이다. 역할 변화를 예상하고 대비한다.
- 역할에 대한 책임, 기회, 의사소통 라인, 기대 및 지지를 확인한다.
- 자신의 가치관과 생활 책무와 일치하는 역할을 협상하기 위해 자신의 내부적인 자원들을 사용한다.

REFERENCES

American Nurses Credentialing Center (ANCC). (2013). *Certification eligibility criteria*. Retrieved June 7, 2013, from www.nursecredentialing.org/NurseExecutive.

American Organization of Nurse Executives (AONE). (2013). *AONE credentialing center*. Retrieved June 7, 2013, from www.aone.org.

Cathcart, E. B., Greenspan, M., & Quin, M. (2010). Journal of *Nursing Management, 18*, 440-447.

Chari, S. (2008). Handling career role transitions with confidence. *The International Journal of Clinical Leadership, 16*, 109–114.

Hardy, M. E. (1978). Role stress and role strain. In M. E. Hardy & M. E. Conway (Eds.), *Role theory: Perspectives for health professionals*. New York: Appleton-Century-Crofts.

Patrician, P. A., Oliver, D. O., Miltner, R. S., Dawson, M., & Ladner, K. A. (2012). Nurturing charge nurses for future leadership roles. *Journal of Nursing Administration, 42*(10), 461–466.

Race, T. K., & Skees, J. (2010). Changing tides: Improving outcomes through mentoship on all levels of nursing. *Critical Care Nurse Quarterly, 33*(2), 165–174.

Weinstock, B. (2011). The hidden challenges in role transitions and how leadership coaching can help new leaders find solid ground. *Holistic Nursing Practice, 25*(4), 211–214.

SUGGESTED READINGS

Batson, V., & Yoder, L. H. (2012). Managerial coaching: A concept analysis. *Journal of Advanced Nursing, 68*(7), 1658–1669.

Kuthy, J. E., Ostmann, J. O., Gonzales, R., & Biddle, D. A. (2013). Predicting successful nursing performance. *Nursing Management, 44*(1), 42–52.

CHAPTER

26

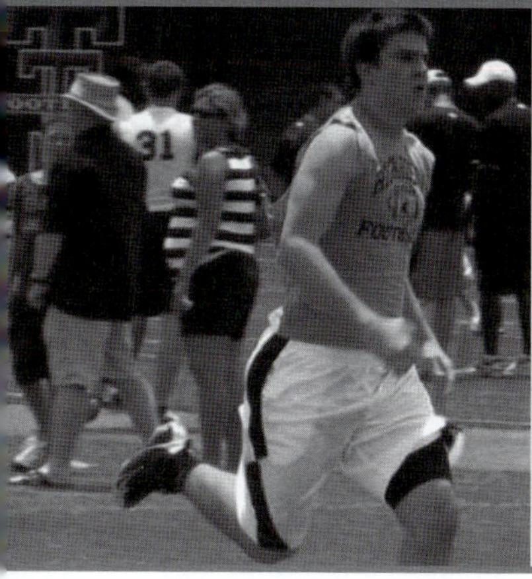

스트레스와 시간관리

Stress and Time Management

이 장에서는 전문간호사로서 조직문화, 사회적 맥락, 직업적 기대를 복제(복사)하기보다는 오히려 보완하는 자기표현과 행위를 발전시킨다는 의미의 자기관리 개념에 대해 알아보고자 한다. 이는 여러분의 일상, 더 높은 수준의 고용 및 일상의 재개에 따른 즐거움에 대한 효과적인 조직이라는 긍정적인 결과를 포함하고 있다. 자기관리의 세 가지 구성요소, 즉 시간관리, 모임관리, 전반적인 스트레스관리를 탐색하고자 한다. 또한 스트레스를 관리하고 시간을 조직하는 방법을 소개하고자 한다. 개인적 · 전문적 상황에 이용될 수 있도록 스트레스관리와 일상의 시간관리를 위한 실행연습과 제안을 소개하여 개인적 · 전문적 성장을 이루고자 한다.

학습성과

- 자기관리를 정의한다.
- 개인적 · 전문적 스트레스 요인을 알아본다.
- 스트레스를 감소시키기 위해 선택된 전략들을 분석한다.
- 팀 구성원들이 스트레스를 관리하도록 돕는 관리자의 역할을 평가한다.
- 효과적인 시간관리 시의 장애물을 평가한다.
- 선택된 시간관리 전략들의 강점과 약점을 비판한다.
- 보다 효과적으로 시간을 관리하기 위한 선택된 전략들을 평가한다.

핵심용어

- 의제(agenda)
- 소진(burnout)
- 대처(coping)
- 위임(delegation)
- 근로자지원프로그램(employee assistance program, EAP)
- 피로(fatigue)
- 일반적응증후군(general adaptation syndrome, GAS)
- 정보 과다(information overload)
- 과로(overwork)
- 완벽주의(perfectionism)
- 미루는 버릇(procrastination)
- 역할 스트레스(role stress)
- 자기관리(self-management)
- 자기성찰(self-reflection)
- 시간관리(time management)

도전

Mariebelle del Mundo, RN-BC
Nurse Manager Jersey Shore University Medical Center

나는 23년 이상 아주 오랜기간 동안 간호관리자로 근무했었는데, 우리 팀에 대한 나의 헌신이 우리 병동을 성공적으로 이끌었다는 점이 자랑스럽다. 우리는 진정으로 한 가족이었고, 함께 바비큐 파티를 하였으며, 생일, 졸업, 다른 중요한 일들을 서로 축하해주었다. 나는 그들을 지지해주었고, 그들은 내 아버지의 오랜 투병 생활과 아버지를 여읜 나를 위로해주었다. 우리 병동은 부인과적인 문제로 수술한 환자들을 주로 돌보는 병동이었으며, 직원 만족도뿐만 아니라 환자 만족도가 항상 높았다. 나의 점수는 항상 병원에서 가장 최고였다! 그러나 유감스럽게도 외래환자에게 더 많은 수술 스케줄이 잡히면서 병동 통계조사가 하락하였다. 마침내 부원장/선임간호사(VP/CNO)가 나에게 우리 병동이 문을 닫게 될 것이라고 말해주었다. 나는 우리 팀의 모든 구성원처럼 비탄에 빠졌으며, 우리는 정말로 비통한 상태였고, 절대 다시 "가족"으로써 함께 할 수 없었다.

당신이 이 간호사라면 어떻게 하겠는가?

도입

주어진 상황에서 최선을 다하고자 하지만 상황이 잘 해결되지 않는 경우에 어떻게 하겠는가? 어떤 변화가 필요하겠는가? 어디서부터 시작하겠는가? 감성지능, 비판적 리더십 능력은 4가지 기술을 포함한다. 개인적인 능력은 자기인식과 자기관리 기술을 포함한다(TalentSmart®, 2011). 사회적인 능력은 사회적 인식과 관계 관리의 기술을 포함한다. 좋은점은 감성지능은 학습될 수 있다는 사실이다. 감성지능은 향상된 자기수행능력, 고용인 수행능력, 조직의 수행능력과 연관된다(TalentSmart®, 2011; Ingram & Cangemi, 2012). 감성지능이 발달한 리더는 조직 내에서 리더 자신과 다른 사람들을 분발시키고 변화시키기 위한 리더십 기회를 창출한다(Ingram & Cangemi, 2012). 간호지도자로서 목표는 이전의 개인적·전문적 목표뿐만 아니라 새로운 것의 균형을 유지하기 위한 학습과 이러한 목표에 도달하기 위해 자신의 시간과 활동을 재조정하는 성장과 자기지식을 포함할 것이다. 문헌에 따르면 간호지도자는 다양한 방식으로 일상의 스트레스와 위기에 대처할 것을 제안하고 있다(Hirokawa, Taniguchi, Tsuchiya, & Kawakami, 2012). 간호사와 리더의 스트레스 강인성은 직원 모집과 유지(Bailey, 2009)뿐만 아니라 안전하며 높은 질의 환자간호에 필수적으로 여겨졌다(Halm et al., 2005). 과거에는 경험이 풍부한 간호사들이 자신이 받아들이기 어려운 직장의 비판적인 측면에 대해 드러내놓고 도전하지 않으며 조용하게 처리한다는 뜻으로 "힘들어도 나는 할 수 있다."라고 표현하는 것을 자랑스럽게 여겼었다. 또한 실무현장의 어려운 조건을 받아들이기 꺼려하거나 견딜 수 없어서 간호직을 떠난 사람들을 '나약한', '나쁜 간호사' 또는 그저 조직에 '잘 맞지 않는 사람'으로 치부하였다. 역사적으로 간호직에서의 스트레스에 대한 연구는 적극적인 문제해결 대신에 작업환경, 복잡한 역할요구, 반복되는 인력부족에 대한 개인의 수용성에 초점을 두었다(Shirey, 2006). 그러나 Lambert와 Lambert(1987)에 의한 중대한 연구에서 기술된 바와 같이 진정한 강인성은 쉽게 변화될 수 없는 것을 보다 잘 다루기 위한 도구로써 지배력, 헌신(전념), 도전을 포함한다. 사실상 리더십 개발을 위한 투자는 보건의료 리더에게 사회적 지지망을 연계하고 강화시키며, 에너지 소진의 유해 효과를 완화시키기 위한 기회를 제공하는 것이라고 알려져 있다(Lee et al., 2010). Zangaro와 Soeken(2007)에 따르면 혁신적이고 획기적으로 사고하는 리더는 스트레스 강인성을 기르는 것이 간호관리자에게 전반적인 작업 조건을 실제로 향상시키는 리더십 스타일과 회복력을 갖게 할 것이라고 제안하였다. 다행히 스트레스관리는 교육이 가능하고, 개인적 강인성은 획득될 수 있으나, 조직적인 수준에서의 모든 중재는 돌봄제공자의 에너지 소진과 스트레스를 감소시키기 위해 가치가 검증되어져야 한다(Judkins, Reid, & Furlow, 2006; Epp, 2012).

스트레스 강인성을 개발하기 위해 우리는 적극적으로 스트레스관리, 적응적 대처, 건강한 의사소통 및 문제해결 기술을 향상시켜야 한다. 이 장에서 소개된 스트레스관리, 시간관리 및 모임관리의 세 가지 주요 전략은 한정된 자원으로 더 많은 것을 하기 위한 중요한 방법이다. 시간과 스트레스는 닭이 먼저냐 달걀이 먼저냐의 문제이다. 시간이 부족하면 스트레스가 생기고, 스트레스는 효율성을 떨어뜨리고, 또 일할 수 있는 시간을 감소시킨다. 핵심은 '책임'질 수 있는 우리의 능력, 개인적 · 전문적으로 시간과 스트레스 모두를 관리하기 위한 노력이다. 시간의 흐름에 따라 숙련된 자기관리의 결과는 강인성과 가치 있는 목표를 달성하기 위한 향상된 능력이다.

스트레스 이해하기

간호사는 스트레스가 환자에게 미치는 영향과 그 결과를 어떻게 관리하도록 교육할 것인지에 대해 학습해왔다. 그러나 간호관리자 중 1/3 정도만이 상충되는 요구와 우선순위를 다루기 위한 준비, 즉 복합적인 스트레스원을 동시에 능숙하게 관리할 수 있는 공식적 리더십 또는 경영 훈련을 받고 있다(Bailey, 2009). 간호사는 자신의 전문적 · 개인적 삶에서의 특수한 스트레스원을 인식할 필요가 있다. Holmes-Rahe Stress Scale을 사용하게 되면 여자친구 부모님과의 만남 또는 어려운 시험을 치루는 것과 같은 어려운 상황이나, 예상할 수 있는 어려운 상황과 부정적인 감정, 불쾌한 신체 증상 등에 대해 이를 모든 사람이 스트레스로 느낀다는 사실을 지지하게 된다. 스트레스는 우리가 삶에서 바라는 바와 실제적인 현실 간의 불편한 격차라고 정의된다. 간호사는 스트레스의 영향에 대해 면역성이 없다. 실제로 오늘날의 간호직은 매우 스트레스가 많은 직업이고, 일부 소수의 간호사는 갈수록 더욱더 위독한 환자를 돌보고 있다(Chen, Davis, Davis, Pan, & Daraiseh, 2010). 스트레스가 무엇인지 그 역동을 학습하고 스트레스를 관리할 수 있는 전략을 학습하는 것은 모든 개인의 개인적 · 전문적인 성숙을 위해 필요하다. 간호사는 스트레스가 심한 분야와 상황에서 근무하기 때문에 스트레스관리기술을 지속적으로 향상시키는 일은 매우 중요하다.

정의

일부 학자들은 스트레스를 중립적으로 평가하고 스트레스의 긍정적인 속성이나 인식을 *eustress*라고 하며, 스트레스의 부정적 속성이나 인식을 *distress*라고 하나, 이 장에서는 스트레스와 디스트레스를 교대로 사용하고 있다. 스트레스는 어떠한 사건 또는 자극에 대한 결과 또는 반응이며, 본질적으로 나쁜 것이 아니다. 그 사건을 긍정적으로 볼 것인지 아니면 위협적으로 볼 것인지 여부는 각 개인의 해석에 달려 있다. 더욱이 스트레스 관리는 반드시 스트레스 감소나 제거를 의미하는 것은 아니다. Kobasa, Maddi와 Kahn(1982)은 성공적인 스트레스관리를 감정과 행동의 억제, 인내 및 스트레스 사건에 대한 도전의식으로 특징지었다. 스트레스관리는 간호관리자의 역량이며(Jennings, Scalzi, & Rodgers, 2007), 리더들의 리더십 스타일 속에서 스트레스를 완화시키기 위한 방법을 어떻게 포함할 것인가는 고용인의 스트레스와 관련이 있다(Lopez, Green, Carmody-Bubb, & Kodatt, 2011). 스트레스관리는 직장에서 낮은 결근율, 품질 향상 및 생산성 향상과 연관되므로 중요한 시사점을 갖고 있다(Judkins, Reid, & Furlow, 2006).

직무스트레스의 원천

직무스트레스는 직무상의 필요가 근로자의 능력, 자원 또는 요구와 부합하지 않을 때 발생하는 신체적·정서적 반응으로 정의될 수 있다. 직무 관련 스트레스는 부실한 신체적·정서적 건강과 부상(상해)을 야기할 수 있다. 우리에게 새로운 기술을 학습하고, 직무를 익히고, 새로운 상황을 관리하도록 동기를 부여하는 직무 관련 도전(eustress)은 피로(fatigue)로부터 소진, 부적응감, 패배감, 완전한 에너지 소진에 이를 정도의 증상을 초래할 수 있는 디스트레스(distress)와는 다르다. 만일 직무 관련 면담을 하게 된다면 확실한 스트레스(eustress)로부터 이익을 얻게 될 것이다. 결단력을 부여하고, 우리가 신속하고 명백하게 생각하도록 하며, 면담과정을 유익하게 할 사고방식을 표현하도록 돕는 것이 스트레스이다. 그러나 면담 도중 자동차 고장이나 버스나 열차의 결행으로 인해 약속시간에 틀림없이 늦게 될 것임을 인식하게 될 때 스트레스가 발생한다. 스트레스와 생리적 변화의 관계를 더 많이 학습하게 될수록 스트레스원을 알아내기가 더욱 용이해질 것이다. 직무 관련 스트레스원을 살펴볼 때 스트레스원은 외부적 원천(작업 환경)과 내부적 원천(근로자 특성)으로 나누어질 수 있다.

외부적 원천

간호는 매우 스트레스가 많은 직업이다(Dickerson, 2013). 계속 증가하는 업무량, 교대 근무, 환자들의 높은 예민성, 부적절한 직원채용, 윤리적 갈등, 급성기 질환과 사망 환자관리, 역할 애매성, 다중적이고 복잡하며 지속적으로 증가하는 책무성, 계속되는 다중과업, 직무 관련성 및 직무에 대한 불안감 등의 직무 관련 스트레스원은 완전한 에너지 소진을 초래할 수 있는 스트레스 증가와 관련되어 왔다(Rudan, 2002; Krichbaum et al., 2007). 간호사는 점점 더 많은 시간을 일을 하면서 보내며, 간호관리자는 주당 7일, 하루 24시간 책임을 갖고 휴대폰이나 전자기기와 연계되어 12~14시간을 보고한다. 간호리더, 관리자와 책임간호사는 면허가 없는 직접간호인력을 감독하곤 한다. 면허가 없는 직접간호인력은 복잡한 의사결정이 필요하며 윤리적 갈등을 겪고 신체적인 소모가 많은 직무를 수행하고 있다.

변화

변화로부터 기인하는 디스트레스는 다양한 형태로 경험되며 두 가지 유형으로 나타나고 있다. 간호사는 상충되는 기대 때문에 곤란함을 겪는다. 그들은 근거기반 임상간호를 제공하면서, 환자와 가족의 정서적 요구를 충족시키며, 동료를 배려하고 친절하게 대해야 한다. 또한 궁극적으로 조직은 간호사가 업무 병동에 대한 많은 지식을 가지고, 전반적인 효율성과 비용효과성에 어떻게 기여할 것인지에 대한 재정에도 관심을 가지며, 환자 만족도 점수도 높이기를 요구한다. 일선의 직접간호 간호사, 관리자 및 주요 보직 간호사와 같은 사람은 쉽게 간호와 임상적·경영상의 기대와의 균형을 맞출 수 없기 때문에 역할 과부하, 좌절, distress를 경험하는 것이 지극히 정상적인 일이다.

사회적

대인관계는 스트레스원을 완충시키거나 그것이 아니면 그 자체가 스트레스원이 될 수 있다. 업무환경 밖에 있는 가정은 스트레스가 있는 간호사를 위한 안식처로 묘사될 수 있다. 그러나 가정에서의 스트레스원도 심한 경우에는 직무수행과 직원들 간의 관계를 손상시키거나 직장을 압도하고 유해한 작업환경을 초래할 수 있는 폭력적인 패턴을 포함하기도 한다. 부모 모두 일반적으로 낮근무를 하는 가정의 아동들과 비교할 때 가정에서 한 부모가 낮시간 이외의 시간에 일을 할 경우, 생애 첫

2년 동안 유아기 아동에게 중요한 행동문제가 일어날 수 있다(Rosenbaum & Morett, 2009). 따라서 업무의 압박감과 가정에서의 압박감의 순환고리가 때로는 노부모, 질환을 앓고 있는 배우자 또는 자녀를 보살펴야 하는 젊은 간호사에게 특히 힘들다고 볼 수 있다. 학위를 취득하기 위해 대학에 가고, 국가면허 또는 업무 현장의 모든 흔한 요구사항을 준비해야 할 경우 이러한 상황은 더욱 가중될 수 있다.

간호직 근로자의 공급과 수요의 사이클뿐만 아니라 보건의료전달체계의 변화는 다양한 방식으로 전문직 간호에 영향을 미쳐 왔다. 일부 작업 현장은 X세대와 Y세대 혹은 베이비부머 세대로 일컬어지는 더 많은 수의 고령의 간호사들이 많은 불균형적인 비율을 보일 수가 있다. 한 세대 근로자들의 가치가 다른 사람들의 가치와 충돌하는 경우, 관리자가 각 세대의 긍정적인 행동을 최대화하는 방법을 알아채지 못하게 될 때에는 갈등이 일어난다(Thomas, 2010).

인력부족이 문제가 되는 지역에서는 입원환경이 전문적 돌봄제공자들의 최소한의 안전 수준이 될 수 있다. 경제와 미국 병원에 대한 감소된 메디케어 지불금의 형태, 연방 재정 상환의 변화 때문에 병동 예산에 대한 엄격한 고수가 현실 환자 수를 고려하지 않는 채용 패턴을 초래할 수 있다. 그 결과, 해고나 매수가 발생할 수 있고, 몇 년 동안 수립된 관계를 유지하는 데 대한 투쟁이 일어날 수 있다. 또한 일부 병원시설은 임시 간호인력으로 파견간호사를 보충한다. 간호사가 환자간호가 익숙하지 않은 병동에 배치될 경우, 그들은 친숙하지 않은 직원과 근무하게 되기도 한다. 그때 그들은 고립감을 느끼거나 병동의 역기능적 정치력에 어쩔 수 없이 연루될 수 있다는 것을 알 수 있다. 유동적이란 것은 간호사가 돌봄요구가 친숙하지 않을 수 있는 환자들과 근무해야 함을 의미하며, 이로써 환자안전문제와 관련된 더 많은 스트레스를 초래할 수 있다.

관리상의 직위 또한 스트레스원이 될 수 있다. 의사소통이 위에서 아래로 이루어질 수 있고 그러다보니 간호사가 자신에게 직접적으로 영향을 미치게 될 의사결정에 참여할 기회가 거의 없게 되는 것이다. 공유된 의사결정에 대해 실행가능한 경영시스템이 없는 병동이나 병원에서 간호사는 최일선의 직접간호를 수행하는 간호사의 근무환경을 향상시키기 위한 기회가 없으므로 좌절감과 무력감으로 인해 디스트레스를 경험할 수 있다.

더욱이 보건의료팀 구성원들의 분열행동 그 자체가 직무스트레스가 되기도 한다(23장 참조). 건강한 직장은 그러한 행동이 없겠지만, 보건의료현장에서 분열행동이 많이 발생하고 있다. 이는 간호사에게 스트레스가 될 뿐만 아니라 환자안전을 지키려는 노력에 지장을 줄 수 있다(연구 관점).

직위

대부분의 학생들은 간호학교에 입학하자마자 만성 질병이나 중대한 질병이 있는 환자, 재난을 경험하고 있는 가족을 돌보는 것이 스트레스라고 생각한다. 그러나 현재 많은 보건의료기관의 환경은 전보다 더욱 복잡하고 간호실무에 내재하는 스트레스뿐만 아니라 과로(overwork)로 특징지어지기도 한다. 어떤 현장에서는 직접간호 간호사가 지정된 할당기간 이상 머물고, 거의 혹은 전혀 고지되지 않은 상태에서 의무적으로 초과근무하게 될 것을 강요받는다. 스트레스와 위기의 특성으로 말미암아 일부 환자와 가족은 자신의 위협적인 행동과 언행으로 혹은 신체적으로 자신의 돌봄제공자를 공격하는 등의 행동으로 확대될 수 있다. 일부 주에서는 유권자들로부터의 압력과 입법부의 노력으로 보건의료인력을 폭력으로부터 보호하기 위한 법령을 제정하였다. 많은 보건의료기관은 팀구성원들에게 폭력을 행사하는 사람에 대한 제로 관용 정책을 전달하기 위하여 지방의 정책 관련 부서와의 관계를 수립하였다(www.nursingworld.org/WorkplaceViolence.aspx 참조). 제로 관용 직장은 직원에 대한 폭력 행위가 허용되지 않으며, 대부분의 경우에 법의 전 범위로 기소되어질 것이다.

간호사에 대한 또다른 흔한 스트레스원은 직장에서의 기술 부족에 있다. 간호사는 학습할 때 스트레스에 직면하게 되기도 하며, 결국에는 충분한 관련성이 결여될 수 있는 복잡한 시스템을 만나게 되어 환자기록에 필요한 여러 개의 스크린을 켰다 껐다 해야 하는 등의 이유로 좌절할 수도 있다. 보건의료 소프트웨어가 잘 설계되지 않으면 의무 분야에서 논리적인 답이나 옳은 답이 컴퓨터에 없을 경우가 있다. 간호사는 여러 차례 이러한 부담감을 경험하게 된다(http://ncbi.nlm.nih.gov/pubmed/10730596 및 http://ncbi.nlm.nih.gov/pmc/articles/PMC61466 참조). 또는 같은 시설 내에서도 어떤 영역에서는 여전히 종이로 된 서류를 사용할 수도 있다. 간호사는 기술적으로 진보된 직장에서 근무하는 그들의 내부적·외부적인 동료와 안전하게 의사소통함으로써 격차를 조화시킬 필요가 있다.

역할 스트레스(role stress)는 간호사에게 있어서 추가적인 스트레스원이다. 역할 스트레스는 지각된 역할 기대와 역할 성취 간의 불일치로 간주되며(Chang & Hancock, 2003), 신규간호사의 역할 스트레스는 역할 애매성, 역할 과부하와 관계가 있다.

역할 스트레스는 새로운 상황과 절차, 결부된 임상경험과 조직적 기술이 부족한 신규 졸업생들에게 특히 중요한 문제이며, 이로써 스트레스에 압도되는 느낌이 증가할 수 있다. 학교에서 학습한 것과 실제 실무와의 갈등은 상황을 복잡하게 하고 스트레스를 가중시키게 될 것이다. 이러한 개념은 Marlene Kramer(1974)의 독창적인 연구에서 '현실 충격'이라는 용어가 생기기도 하였으며, 간호에서 매우 흔한 일이 되었다. 불행하게도 실무로의 전이는 교수와 현장 지도자들이 아직 다음 세대 간호사에게 미치는 불운한 영향을 완전히 근절하지 못하고 있기 때문에 오늘날까지 유지되고 있다.

연구 관점

출처: Johnson, S. & King, D. (2012). Nurses' perceptions of nurse-physician relationship: Medical-surgical vs. intensive care. *MEDSURG Nursing, 21*(6), 343-347.

이 연구는 간호사들과 의사들 간의 긍정적인 관계는 특히 예방가능한 '무사고' 영역과 환자안전에서 환자중심 성과를 촉진시킨다는 전제에 기초하였다. 내·외과 간호사는 중환자실 간호사에 비해 학제 간의 회진에 덜 참여하였다. 중환자실 간호사는 동료 의사들이 자신을 하녀처럼 취급하였다고 더 많이 보고하였다. 연구자들의 결론은 간호실무 내에서 전문분야를 막론하고 모든 면허간호사들은 의사 관계와 관련된 이슈에 대한 면역성이 없다는 점, 모든 간호리더들은 면허간호사와 의사 간의 건강하지 못한 관계의 영향에 대한 인식을 새롭게 하기 위해 고안된 활동을 촉진시키고, 모든 수준에서 파괴적인 행동들을 보고해야 하는 점이었다.

실무 의의

작업 환경에서의 파괴적인 행동들은 틀림없이 보고되어야 한다. 분열은 환자간호에 부정적인 영향을 미치기 때문에 조직의 지지는 제로 관용 환경을 위해 존재해야 한다. 파괴적인 행동들을 보고하기 위한 기전은 경영간부, 행정가 및 전문직 리더들에 의해 틀림없이 지지되어야 한다.

성 역할

미국에서 일하고 있는 면허간호사 310만 명 중 대략 9.4% 정도가 남성이며(Health Resource and Services Administration, 2013), 대부분의 간호사는 여성이고 근무를 마치고 가정으로 돌아가면 가정을 관리하고 어린 아이들과 노부모를 돌보는 등의 전통적인 책임을 맡고 있다. 스트레스가 많이 쌓인 간호사의 근무에 더해져서 추가되는 책임은 디스트레스의 정도에 기여하기도 한다. 남자 간호사는 이러한 동일한 문제를 경험할 수 있다. Y세대(1980년대에 출생한)가 직장에 진입한 덕분에 일과 삶의 균형의 중요성이 점차 강조되고 있다. 아직 미국 직장에서의 개선으로 전환되지는 못하였다. 경제여건 때문에 배우자나 파트너는 실직상태이거나 실업상태일 수 있고, 부족하거나 존재하지 않는 건강상의 이익으로 급격한 노동시간 단축을 경험할 수도 있다. 자녀들이나 손자녀들은 가정에서 보살피기 위해 돌려보내질 수 있다. 그러므로 많은 간호사들은 이미 무리한 가정 예산에 더하여 부가적인 수입을 얻을 수 있도록 또 다른 초과근무를 요구하는 전일제 업무나 시간제 업무의 부담을 갖게 된다. 재정적인 보안의 결여는 국가적인 경제 불황과 지방경제에 대한 지역적인 위협과 같은 심각한 경제적 어려움의 시기에 있음을 의미한다. 재정적인 불안정은 실제로 직업 기회를 축소시킬 수 있다. 예컨대, 일부 간호사는 새로운 직위에서 성공적이지 않고 불확실한 경제상황에서 해고당하게 되어 의료혜택을 잃게 될 것이라는 걱정 때문에 더 나은 직위를 찾지 못할 수 있다.

Evans와 Steptoe(2002)는 영국에서 남성 위주의 직업과 여성 위주의 직업 중 심리적 안녕과 질병 관련 직장결근에 대한 직무스트레스와 성 역할 성향과의 연관성을 조사하였다. 그들은 남성들과 여성들이 성 소수자가 존재하는 성 우세적인 직업에 속해 있다고 결론내렸다. 그 남성들과 여성들은 더 많은 직무 관련 문제를 지각하고 있으며, 성별 특이적 효과를 보였다. 따라서 동성애자, 트랜스젠더인 남성들, 직장에서의 스트레스나 편견을 경험할 수 있는 소수 인종과 소수 민족 집단 구성원에게는 특별한 고려가 있어야 한다.

내부적 원천

개인적 스트레스 '원인'은 특정한 개인에게 영향을 미치는 사건이나 상황이다. 개인적인 원인은 사랑하는 사람의 죽음, 교통사고, 실직 또는 결혼이나 이혼과 같은 구체적인 사건이 될 수도 있다. 이러한 사건들은 소음이 심한 환경에서의 근무, 직무에 대한 불만족 또는 험난하고 오래걸리는 출퇴근 시간과 같은 일상생활에서의 개인적인 스트레스원이 되고 있다. 부정적인 자기 대화, 비관적인 생각, 자기 비판 및 상황에 대한 확대해석은 지속적인 스트레스원이 될 수 있다. 이러한 스트레스에 대한 내부적인 원천은 주로 비현실적인 자기신념(비현실적 기대, 자기 중심적으로 받아들이기, 전부 아니면 제로라는 사고, 과장하기 또는 융통성 없는 사고), 완벽주의 또는 A형 성격으로부터 기인한다.

스트레스를 다루는 개인의 능력은 심리적 강인성에 의해 조절될 수 있다. Lambert, Lambert와 Yamase(2003)에 의하면 심리적 강인성은 헌신, 조절력 및 도전으로 구성되어 있다. 이 세 가지 요건은 (1) 상황에 대한 지각에 도전함으로써 스트레스의 영향을 줄이고, (2) 인지적 평가와 대처를 조절함으로써 상황에 대한 부정적인 영향을 감소시킨다. 12년간의 종단연구를 수행한 Maddi(2002)는 스트레스가 심한 작업환경에서 성공하는 사람들은 공통적으로 심리적인 강인성을 보였음을 발견하였다. 헌신적 태도는 개인이 변화를 긍정적으로 받아들이도록 하여 고립을 줄인다. 조절적 태도는 무력감과 소극적인 것으로 빠지기보다는 오히려 결과에 영향을 미치고자 노력하게 된다. 도전적 태도는 스트레스 사건들이 새로운 학습의 기회라고 여기게 된다.

카페인 섭취, 운동 부족, 지방이 많은 식단, 부적절한 수면시간과 여가시간 및 흡연과 같은 부실하고 건강하지 않은 생활방식은 한 개인의 스트레스의 양에 직접적인 영향을 미치고 악순환을 초래하게 된다. 2012년 건강한 간호사 회의에 참석한 간호사들이 조사에 참여하였다. 오직 30명만이 건강 체중에 속하였으며(비만하지 않고 일주일에 4~5회씩 운동하기), 78%가 하루에 한 잔 이하의 단 음료를 마셨고, 40%만이 하루에 4군 이상의 과일과 채소를 섭취하였다(Georgia Nursing

2012~2013). 건강한 개인의 선택과 행동뿐만 아니라 건강하고 안전한 작업환경을 촉구하는 최근의 ANA 캠페인인 '건강한 간호사'는 다른 사람들에게 안전하게 간호를 제공하고 더욱 오랫동안 더욱 만족스럽게 살기 위해 전반적으로 건강을 증진시킬 필요가 있음을 강조하고 있다(www.nursingworld.org/MainMenuCategories/WorkplaceSafety/Healthy-Nurse 참조).

스트레스의 역동

스트레스는 자신이나 다른 사람들, 변화의 속도와 규모, 인간 행동, 개인적인 성격 특성, 직위 그 자체의 특성, 혹은 조직 문화로부터 유래하는 비현실적이거나 상반되는 기대로부터 기인할 수 있다. 다른 스트레스원들은 어떤 환경, 상황 및 개인이나 집단에는 특별할 수 있다. 처음에는 스트레스가 증가하면 초기에는 수행력이 증가한다. 그러나 스트레스가 지속적으로 증가하거나 강렬하게 유지된다면 수행력은 감소한다. 스트레스의 본질과 반응을 해독하기 위한 Hans Selye의 연구(Selye, 1956)는 매우 영향력이 있었다. 그의 고전적 이론에서 Selye(1991)는 스트레스 개념을 기술하였고, 일반적응증후군(general adaptation syndrome, GAS)을 밝혔으며, 예측할 수 있는 반응 유형을 설명하였다(이론 박스, 그림 26-1).

뇌와 면역계 및 건강 간의 관계(정신신경면역학)에 대한 보다 최근의 연구들은 Selye(1956)의 일반적응증후군을 반박하는 일반화된 이론을 제시하고 있다. Selye가 모든 사람들은 어떤 스트레스에 대해 유사한 형태의 호르몬반응과 면역반응이 일어난다고 할지라도 Kemeny(2003)는 두 가지 스트레스 반응, 즉 (1)고전적 GAS와 (2)에너지를 보존하기 위해 뒤로 물러나는 철회반응이 있음을 제안해왔다. Kemeny는 사람들이 상황에 대한 독립적인 평가에 따라 같은 심리적 사건에 대해 다른 방식으로 반응한다고 가정하였다(DeAngelis,

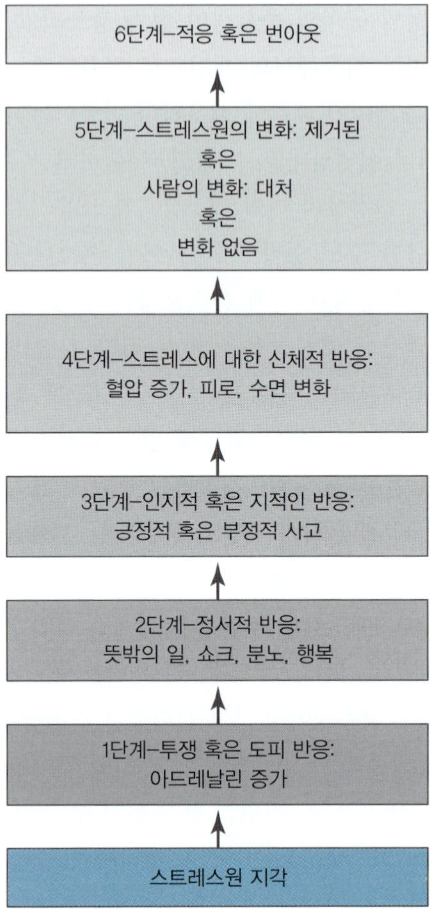

그림 26-1 스트레스 단계

2002). 주로 남성을 이용한 스트레스 연구를 비판하며, Taylor 등(2000)은 남성들의 '투쟁과 도피' 모델과는 반대로 '돌보고 친구가 되어주기'라는 여성 스트레스 반응모델을 제안하였다. 즉, '돌보고 친구가 되어주기' 반응은 에스트로젠과 옥시토신 매개의 스트레스 반응이며, 아이돌봄 스트레스에 처해 있는 사람들과 친하게 지냄으로써 생존기회를 높인다.

대부분의 간호사는 스트레스와 그 증상의 기원을 쉽게 알아볼 수 있다. 예컨대, 보건의료기관에서 간호사가 자신이 수행할 수 있는 역량을 초과한다고 생각되는 과도한 업무를 다른 간호사에게 요구하게 될 수 있다. 과로를 통해서나 아니면 더 많은 직원이 함께 일을 돕거나 혹은 다른 방식

이론 박스

자기관리에 적용 가능한 이론

주요 기여자	주요 개념	실무에 대한 적용
Maslow의 욕구 계층: Maslow(1943)는 모든 인간의 5가지 욕구수준을 규명하였다.	최근의 연구에서 5단계가 항상 혹은 순번으로 존재하는 것이 아님을 보여주고 있다 할지라도, 충족되지 않은 요구들이 대부분의 고용인을 동기부여시킨다는 사실은 타당하다.	간호사 임금은 주거지와 음식을 제공하기에 충분해야 한다. 간호사 수행력을 보상하고 인지하는 직업의 안전성과 사회적 환경은 중요하다.
일반적응증후군: Selye(1956)는 이 이론의 발전을 믿었다.	'스트레스 반응'은 투쟁 혹은 도피의 패턴을 따르는 심리적 변화와 생리적 변화에 의해 동반된 스트레스원에 대한 부신피질의 반응이다. 일반적응증후군은 경고, 저항 및 적응이나 소진을 포함한다.	변화, 통제의 결핍 및 지나친 업무량은 간호사들 사이에서 심리적 · 생리적 디스트레스를 불러일으키는 흔한 스트레스원이다.
복합적인 적응 체계: Plsek과 Greenhalgh(2001)	상호의존적인 사람들과 활동들 사이의 예측할 수 없는 상호작용에 대한 이러한 이론은 수행력을 향상시키기 위해 혁신과 빠른 정보공유의 중요성을 강조한다.	자가관리된 그룹과 팀 내에서 간호사의 업무관련 약속은 조직이 빠른-순환-계획-수행-연구-행동 증진 방법을 이용한 통제된 "실험"을 통해 그들의 환경을 만들도록 허용한다.
Pareto 법칙: Hafner(2001)	'Pareto 법칙'은 "필수적인 소수, 중요하지 않은 다수"에 대한 보편적인 관찰을 언급하고 있다. Pareto(1848~1923)는 이태리에서 개인 수입의 분포를 연구하였고, 부의 80%가 인구의 20%에 의해 조절됨을 관찰하였다. 이러한 불균형의 개념은 종종 많은 영역에서 통용되고 있다. 20%와 80%라는 정확한 값이 중요하지 않다고 할지라도 상당한 불균형의 관찰을 기억하는 것이 중요하다.	80대 20 규칙은 오늘날 많은 보건의료 부문에 적용될 수 있다. 예를 들면, 보건의료비용의 80%는 인구의 20%로부터 나오며, 개인적인 문제의 80%는 직원의 20%로부터 나온다. 용납할 수 없는 질이나 수행력의 원인의 20%를 제거함으로써 80%의 향상이 기대될 수 있다. 간호사는 또한 환자간호 시간의 80%가 자신이 담당한 환자 중 20% 환자에게 소비될 것이라고 기대할 수 있다.

으로 상황을 인지하도록 해서도 문제를 해결할 수 없을 때 위협 또는 우울을 느낄 수 있다. 또한 간호사는 두통, 피로, 집중력 불능 또는 다른 신체적 증상을 경험할 수 있다. 스트레스가 지속된다면 그러한 증상은 증가될 수 있고 투약오류나 근골격계 손상 혹은 주삿바늘에 찔리는 것과 같은 부정적인 결과가 있을 수 있다. 간호사는 완전히 무관심해지는 방식으로 혹은 그들의 직위를 물러나는 방식으로 대처할 수 있다. 이것은 소진(burnout)의 징후이다. 표 26-1은 개인에게 나타나는 과도한 스트레스의 신체적 · 정신적 · 영적 · 정서적 징후이다.

2004년에 Segerstrom과 Miller는 스트레스와 인간의 면역체계와의 관계에 대한 메타분석 연구를 발표하였다. 그들은 급성 스트레스원은 감염이나 상해에 대비할 수 있도록 면역체계를 '활성화시킴'을 알아냈다. 어려운 시험과 같은 단기 스트레스원은 체액성 면역을 유지하는 반면에, 세포성 면역을 억제하는 경향이 있었다. 노인이나 이미 질병에 이환된 사람의 면역체계는 스트레스 관련 면역체계의 변화가 더욱 잘 발생하는 경향을 보였다.

스트레스 관련 신체적 질환에는 내장 비만, 제2형 당뇨병, 심맥관계질환(고혈압, 심근경색, 뇌졸중), 근골격계 질환, 심리적 장애(불안, 우울), 직장에서의 재해, 신경근육질환(다발성 경화증), 자

표 26-1 개인에게서 나타나는 과도한 스트레스 징후

신체적	정신적	영적 · 정서적
질병에 대한 신체적 징후: • 독감, 감기, 사고의 증가 • 수면습관의 변화 • 피로 **스트레스관리 능력 저하에 대한 만성적 징후:** • 두통 • 고혈압 • 요통 • 위장관 문제 **불건강한 대처 행위:** • 약물과 알코올 사용 증가 • 체중 증가 • 흡연 • 울음, 고함지르기, 남탓하기	• 매일 일하러 나가기가 두려움 • 모든 경우에서 모든 규칙을 적용하려는 엄격한 사고, 어떤 변화를 용인하지 못함 • 수행되어질 업무에 대한 건망증과 불안, 더욱 빈번한 실수와 사고 • 탈진된 상태로 귀가하게 되므로 즐거운 활동에 참여하지 못함 • 의무와 역할에 대한 혼란 • 일반적인 불안 • 집중력 감소 • 우울 • 불안, 흥분, 초조	• 피로감, 업무수행에 실패함 • 환자, 동료 및 관리자를 향한 분노와 억울함, 전반적으로 짜증스러운 태도 • 다른 사람들에 대한 긍정적인 느낌의 결여 • 환자들에 대한 냉소주의, 환자의 문제를 두고 환자를 비난하기 • 과도한 걱정, 불안정, 자존감 저하 • 가족과 친구와의 갈등 증가

살, 암, 궤양, 천식 및 류마티스 관절염이 포함된다. 스트레스는 생명을 위협하는 교감신경의 자극을 유발할 수도 있다.

스트레스의 관리

개인은 안녕감이나 직장생활의 균형을 유지하거나 성취하기 위해 스트레스를 다루는 수단인 대처전략을 끌어냄으로써 스트레스에 반응한다. 과도한 음주나 처방약물 또는 물질 남용과 같은 방법에 의존하기 때문에 어떤 전략들은 효과가 없을 수 있다. 운동, 명상 또는 전문적 상담과 같은 다른 방법은 더 큰 안녕감과 효과성을 회복하는 데 상당히 효과적일 수 있다. 효과적인 전략의 사례를 여기에서 논의해보고자 한다.

스트레스 예방

스트레스를 다루는 효과적인 방법은 그 원천을 결정하고 관리하는 것이다. 간호직원이 관료적 규칙을 숙고하느라 압도되고, 취약한 인간의 요구에 자원이 제한될 만큼 환경은 매우 빨리 변화될 수 있기 때문에 환자간호 시 스트레스의 근원을 발견하는 것은 어려운 일일 수 있다. 복잡성 압축(complexity compression)은 변화가 거대한 강도로 일어나는 상황에 주어진 명칭이다(Krichbaum et al., 2007). 디스트레스 상황일 때, 간호사는 한 걸음 물러나서 큰 그림을 볼 필요가 있을 수 있다. 일상의 스트레스원을 규명함에 따라, 간호사는 스트레스관리를 위한 행동 계획을 발전시킬 수 있다. 이러한 계획은 스트레스원의 제거, 스트레스원의 변경 혹은 재구성 기법을 사용함으로써 스트레스원에 대한 지각을 변화시킬 수 있다(예: 실수를 새로운 학습의 기회로 여기기).

매일의 수많은 간호활동은 직무스트레스를 불러일으킬 수 있다. 급성기 간호의 본질과 다른 사람들에 대한 중대한 손상의 잠재성을 고려한다. 직원인력의 부족은 장비를 움직이거나 끌어오는 동안 거의 도움 없이 일하고, 더 많은 환자들을 보살피게 되는 상황을 초래한다. 간호사는 교대근무나 불규칙한 업무스케줄로 인하여 혹은 다른 가족 구성원을 보살피거나 추가로 일을 하거나 학교에 다니기에는 이미 지쳐있을 수 있기 때문에 적절한 휴식을 갖지 못할 수 있다. 간호사는 환자 들어올리기, 끌기 및 체위변경하기 등에 의한 근골격계 스트레스 같은 중대한 직업적 위협의 대상이다. 간호사는 잠재적인 전염성 질환을 가진 환자 혹은 구두로나 신체적으로 모욕적이거나 공격적일 수 있는 환자에게도 신체적 간호를 제공한다. 간호사는 만성질환이나 급성질환과 관련된 급성 통증과 슬픔으로 고통받는 환자와 그 가족과 매우 밀접하게 관계 맺는다. 물론 근무 중 스트레스원은 환자들이 감사를 표하거나 건강한 아이의 출생을 보는 즐거움 혹은 적절한 진통제나 불편한 사지의 자세 바꿈과 같은 간호중재로 환자가 편안함을 느낄 경우에는 누그러지기도 한다. 그러나 간호실무의 본질은 각자 스트레스의 징후를 알고 직장생활 균형에 대한 자기인식을 발전시킬 수 있도록 해야 할 것이다. 스트레스를 감소시키는 데 도움이 되는 건강한 생활습관을 수립하는 것은 중요하다. 적절한 수면, 균형 잡힌 식이, 규칙적인 운동 및 친구와의 상호작용은 과도한 스트레스를 완충시키는 데 도움이 되는 습관이다.

Stöppler(2005)에 따르면 상위 5개의 스트레스 관리 실패는 빈약한 일정표 작성습관, 어수선함, 완벽주의, 자기 치료 및 다른 사람들의 기대를 좇는 것이라고 하였다. 이는 스트레스 경험 중에서 많은 부분이 될 수 있다. 연습 26-1을 완성하면서 자신의 스트레스 경험을 분석해본다.

연습 26-1

자신이 경험한 스트레스가 무엇인지 그리고 자신이 그것을 일반적으로 어떻게 관리하는지를 확인해본다. 일주일 동안 매일 일정이 끝난 시간에 다음의 보고를 작성해본다. 보고를 검토하고 어떤 상황(예: 사람들, 기술, 가치관 충돌)이 가장 흔한지를 언급해본다. 또한 자신이 가장 흔히 스트레스에 신체적 · 정신적 및 정서적 · 영적으로 어떻게 반응하는지를 확인한다. 일주일 동안 이러한 일지를 기록하는 것은 스트레스에 어떻게 반응하는지와 그러한 자신의 반응에 대해 어떻게 학습하는지를 결정하는 데 도움이 된다. 날짜를 기입하고 상황과 자신의 반응을 기술해본다. 스트레스가 좋은 스트레스(eustress)이었는지 아니면 나쁜 스트레스(distress)이었는지를 질문한다. 그런 다음에 신뢰할 수 있는 동료와 함께 유사한 상황을 다루는 데 사용되어질 수 있는 보다 긍정적인 전략들이 무엇인지에 대해 검토해본다.

일자____________________

상황____________________

자신의 반응________________

좋은 또는 나쁜 스트레스______________

행동(자신의 반응을 자신이 어떻게 다루는지)

____

평가____________________

자신의 스트레스원에 대해 훑어본다. 정기적으로 부딪치는 것이 있는가? 만일 그렇다면 그 문제를 정복하기 위한 계획을 세워본다. 자신은 역할극 혹은 특수한 기술을 향상시키기 위해 지속적인 교육이 필요할 수 있다. 자신은 한 개의 과제를 보다 작은 조각으로 단순하게 분리하거나 방해물을 제거할 필요가 있을 수 있다.

증상관리

막대한 책임과 업무환경에서의 통제력 부족, 예측할 수 없고 통제할 수 없는 변화는 간호사와 보건의료전문가에게 스트레스를 유발한다. 그 결과, 간호사는 불안, 우울, 혹은 분노와 같은 정서적 증상, 피로, 두통과 불면증 같은 신체적 변화, 집중력과 기억력 감소와 같은 정신적 변화, 흡연, 음주, 울음과 욕설과 같은 행동적 변화들이 증가할 수 있다. 중요한 인자는 스트레스원이기보다는 오히려 개인이 스트레스원을 어떻게 자각하는가와 스트레스원에 대한 호르몬반응을 조정하려면 어떤 대처기전이 유용할 수 있는가이다.

다양한 스트레스 완충 행위는 스트레스의 해로운 영향을 감소시키는 데 이용될 수 있다. 스트레스가 호르몬과 면역계에 미치는 변화는 개인의 행동적 대처반응에 의해 조절될 수 있다. 이러한 대처(coping) 반응은 춤 추기, 악기 연주하기, 친구 또는 가족과의 여가활동, 자신을 위한 시간 보내기, 카페인 섭취를 줄이거나 중단하기, 긍정적인 사회적 지지, 강한 신념체계, 유머감각, 현실적인 기대 갖기, 사건의 재구성, 규칙적인 유산소운동, 명상 및 이완반응 사용하기와 같은 특별한 취미를 개발하는 데에 시간을 보내는 것을 포함한다.

모든 사람은 자신의 업무와 여가시간의 균형이 필요하다. 여가시간과 스트레스는 역으로 비례한다. 업무를 위한 활동시간이 깨어 있는 시간의 60% 이상이거나 자기를 위한 활동시간이 깨어 있는 시간의 10% 미만인 경우라면 스트레스 수준은 증가할 것이다. 스트레스를 줄이기 위해서는 근무시간을 줄이거나 여가활동 시간을 늘리는 등의 변화가 있어야 한다. 카페인은 강한 흥분제이며 그 자체가 스트레스원이다. 카페인을 서서히 끊게 되면 수면의 질이 더욱 향상되고 에너지가 더욱 증가될 것이다. 긍정적인 사회적 지지는 입증, 격려 혹은 조언을 제공할 수 있다. 다른 사람과 상황에 대해 상의하면서 스트레스가 감소될 수 있다. 막대한 양의 스트레스는 두 가지 방식으로 스트레스를 유발하는 우리의 신념체계로부터 나온다. 첫 번째, 휴식이나 즐거움 이전에 업무를 우선하는 것과 같은 행동이 있고, 두 번째, 다른 문화권 환자와의 관계와 같이 다른 사람의 신념과 충돌하는 신념이 있을 수 있다. 신념을 표현하고 공통점을 발견하는 것은 분노와 스트레스를 줄이는 데 도움이 될 것이다. 유머는 중요한 스트레스 감소인자이며, 웃음은 커다란 긴장 완화인자이다. 다른 활동들은 유도심상, 일기 쓰기 또는 멘토나 동료에게 보고하기 형태의 자기성찰(self-reflection)을 포함할 수 있다.

스트레스의 흔한 원천은 비현실적 기대이다. 현실적인 기대는 삶을 더욱 예측가능하고 감당할 수 있게 할 수 있다. 재구성하기(reframing)는 어떤 상황을 더욱 긍정적으로 느끼거나 다른 관점을 취하기 위해 자신이 상황을 바라보는 방식을 변화시키는 것이다. 하나의 상황은 복합적인 방식으로 보여질 수 있으며, 그러므로 긍정적인 관점을 갖게 되면 스트레스를 덜 느낀다. 규칙적인 유산소 운동은 스트레스 반응으로 발생된 과도한 에너지를 덜어내는 합리적인 방법이다.

이완반응을 초래하기 위한 명상이 유익할 수 있다. 하루에 20분간 이완기법을 실행함에 따른 장점에는 안녕감, 긴장이 인체를 어떻게 느끼게 하는지를 배우는 능력 및 긴장은 조절될 수 있다는 느낌을 포함한다. 고혈압과 같은 일부 스트레스 관련 질환의 경우에는 생리적인 이완 과정을 모니터하는 데 바이오피드백이 이용될 수 있다. 연습 26-2에 체계적인 이완기법을 요약해두었다.

가족과 친구를 보살피는 것뿐만 아니라 긍정적인 업무관계 형태의 사회적 지지는 스트레스가 가득찬 업무환경의 부정적인 영향을 완충하는 중요한 방식이 될 수 있다. 교우관계가 동료들과 형성될 수 있다고 해도 업무량과 직원의 교대근무는 동료들과의 친밀한 관계를 수립하고 유지하기 어렵게 만들기도 한다. 일을 하는 많은 사람들에게 있어서 관리자, 동료와 보내는 시간은 그들의 삶에서 공동체의식의 강한 원천 중의 하나를 나타낸다. Sherman(2013)은 리더에게 동지애 의식을 강화시키기 위해 팀 구축 활동에 투자하도록 조언하고 있다. 갤럽 기관은 양질의 직장에 대한 관리자들의 관계형성을 더욱 잘 이해하기 위해 8만 명 이상의 관리자들에 대한 조사에서 "나는 절친한 친구가 직장에 있다."와 같은 두 가지 연구질문을 만들었다. 스스로가 자신을 도와줄 동료들과 강한 우정을 형성해왔다고 믿는 직원들은 직원유지, 고

연습 26-2

이러한 연습은 근무하는 도중이나 밤에 혹은 자신이 긴장이나 불안을 느끼는 어느 시간에도 유용할 수 있다. Mayo Clinic Website(www.mayoclinic.com/health/meditation/HQ01070)에서 정보와 전략을 검토해본다. 짧은 단계 목록을 작성해보고 자신의 스마트폰, 휴대정보단말기(PDA), 혹은 노트패드에 그것을 기록해본다.

- 스마트폰이나 이동식 전자기기로 손쉽게 이용가능한 명상 DVDs나 음원 녹음자료들을 이용한다. 이들 앱은 직장 출퇴근 길 차 안에서와 같이 반복해서 보고 들을 수 있도록 다운로드할 수 있다.
- 이동가능한 전자기기를 작동하는 방법을 배우고 구입해본다. 그리고 집에서 일하는 중이나 이웃과 산책할 때 또는 차 안에서도 녹음자료를 들어본다.

객 지표, 생산성 및 수익성과 상관관계가 있었고 어려움을 잘 이겨낸다(http://businessjournal.gallup.com/content/511/item-10-bestfriend-work.aspx 참조).

친숙하지 않은 지역에서 생활하는 처음 직무를 받은 젊은 간호사 혹은 다른 병원에서 장기근속한 후 고용주를 바꾼 간호사는 모두 정서적 지지와 소속감을 제공할 직장의 일원이 되기를 원한다. 간호사는 자주 자신의 전문직 단체나 전공 단체에서 적극적인 회원으로서의 이점을 간과한다. 활동적인 회원이 될 기회는 간호사가 따뜻하고 편안한 환경에서 새로운 리더십기술을 발견하고 개선하는 데 도움이 된다. 경험 많은 간호학계 지도자들에 의해 진행 중인 현명하고 성실한 조언은 모든 수준의 간호사의 전망을 밝게 한다. 그러한 노력은 간호사가 자신의 능력을 초과하는 직장의 요구에 대처하도록 도와줄 수 있다. 긍정적인 대처전략은 간호사로 하여금 철회, 간호의 표준 낮추기, 알코올이나 처방받은 또는 불법 약물 남용하기 및 간호직을 완전히 떠나기와 같은 부정적인 대처전략들을 줄일 수 있게 한다.

스트레스는 모든 직위와 관련이 있다. 직접간호 간호사들은 악화되는 환자상태 또는 자체적인 수행능력의 부족으로부터 스트레스를 경험하게 될 수 있다. 간호관리자는 행정적인 대표자와 간호사 간의 역할 갈등을 경험하게 될 수 있다. 리더는 서비스를 줄이거나 서비스를 계획하기 위해 더욱 압박을 받을 수 있다. 한 집단이 경험하는 디스트레스는 다른 집단에도 영향을 미칠 수 있다. 오히려 성장하기 위해서는 그것을 억제하기보다는 스트레스에 대한 개인의 반응을 어떻게 관리할 것인가와 스트레스가 다른 사람들에게 미치는 영향을 어떻게 관리할 것인가가 중요하다(연구 관점).

소진

자신의 노력을 통해서는 스트레스를 성공적으로 관리할 수 없는 사람은 도움이 필요할 수 있다. 중압감을 느끼는 스트레스와 관련된 행동의 사례들은 표 26-1에 소개되어 있다. 앞서 설명한 대처 전략들은 일시적인 경감을 제공하거나 아예 그 조차도 전무할 경우도 있다. 디스트레스의 정도에 따라 중압감을 느끼거나 무력감을 느낄 수 있으며 정신 혹은 신체적 질환의 위험에 처할 수 있다. 이러한 정서 상태를 흔히 소진(burnout)이라고 부른다.

소진은 계속되는 정서적 및 신체적 탈진의 영향과 끝없는 과다한 업무로 야기되는 흥미의 저하를 기술하기 위한 심리학 용어이다(Maslach & Leiter, 1997). 스트레스원의 원천은 환경 내에서, 개인 내에서 또는 개인과 환경 간의 상호작용 속에서 존재할 수 있다. 마감기일 맞추기와 같은 다른 스트레스원들은 보다 개인적인 데 비해 고용중단, 가족의 사망, 관계의 붕괴와 같은 일부 스트

연구 관점

출처: Kath, L.M., Stichler, J.F., Enrhart, M.G., & Schultze, T.A. (2012). Predictors and outcomes of nurse leader job stress experienced by AWHONN members. *Journal of Obstetrical, Gynecological and Neonatal Nurses, 42*(1), 12-25.

이 연구의 목적은 간호리더가 경험하는 전형적인 생활 스트레스원(직장, 가정 및 개인적 요인) 간의 관계를 측정하고 자율성, 리더십 스타일 및 스트레스 간의 관계를 조사하는 것이었다. 역할 과부하, 조직에 의해 강요되는 제약, 역할 애매성은 스트레스의 가장 중요한 영역을 나타낸다. 이러한 요인은 환자결과, 개인의 건강 및 직업 만족에 영향을 미쳤으며, 또한 직장을 그만두려는 의사를 증가시켰다. 이 연구로부터의 권고는 리더의 개인적 자율성을 높이고, 스트레스 감소와 스트레스관리를 위한 기회를 만들기 위해 설계된 활동을 지지하였다.

실무 의의

지리적 · 주기적인 간호 공급 과다와 부족이 주어진 간호사의 직무 만족과 고용인 유지는 안전한, 효과적인, 환자중심의, 시기적절한, 효율적이며 공평한 간호를 위한 현재의 보건의료산업 수요에 있어서 매우 중요하다. 모든 환경에 있는 간호사와 간호관리자는 자원의 제약에 직면해 있다. 스트레스, 협력, 및 자율성에 대한 간호사의 지각을 확인하고 입증하는 것은 직원, 이직률 및 실적에 대한 정확한 평가와 효과적인 관리를 촉진한다.

레스원은 보편적으로 보일 수 있다. 예를 들어, 다른 사람들은 좌절을 느끼고 디스트레스를 경험하는 데 비해, 어떤 간호사들은 목표와 시간표대로 잘 수행해낸다. 때로는 개인 주변의 다른 사람들이 지배적인 성격 유형을 가질 때와 상호보완적이지 않은 특성을 가질 때 스트레스를 경험한다. 소진은 스트레스원의 횟수와 유형이 축적되지 않는 것과 같이 객관적인 현상이 아니다. 스트레스원이 어떻게 지각되는지와 디스트레스의 수준을 결정함에 있어서 결정적인 변수에 대한 적응이 개인의 능력으로 어떻게 중재되는지가 더욱 중요하다.

그들의 자원이 고갈된 것과 같은 에너지 고갈을 느끼는 간호사들은 안녕감이 위험한 상태에 놓여 있다. 자기 분석을 통해 대부분 소진의 특성을 발견하게 된다. 첫째 신체적·정신적 및 정서적 탈진의 느낌이 인지될 수 있다. 역사적으로 Greenglass, Burke와 Fiksenbaum(2001)은 정서적 탈진이 업무과다와 직접적으로 관련이 있음을 발견하였다. 예를 들어, 최근 졸업생들은 개인에 대한 총체적이고 상세한 간호를 선호하여, 2명 이상의 환자를 동시에 돌볼 수 있는 경험이 부족할 수 있다. 그들은 6~8명의 급성 질환자 집단을 보살필 책임에 직면하게 될 때 직장의 현실과 정서적 탈진에 적응하기 어려울 수 있다. 정서적 탈진은 결국 냉소주의와 신체화 수준에 직접적인 영향을 미치게 된다. 소진의 두 번째 특성은 직무 자체와 보통 업무에 대한 부정적인 태도를 발전시키는 것으로, 업무로부터 자신을 거리두기하는 상태인 객관화(depersonalization)이다(Greenglass et al., 2001). 객관화는 주로 자기가 자기인체의 외부에 있는 느낌, 자신이 기계나 로봇인 듯한 느낌, 자신이 꿈을 꾸고 있거나 자신이 자동화된 조종사가 된 듯한 비현실적인 느낌으로 묘사된다. 일반적으로 비현실성의 주관적인 증상들은 간호사를 불안하게 한다. 다른 사람들은 이를 냉담하다고 간주할 수도 있다. 지극히 짧은 시간 안에 너무나 많은 것을 하도록 압박받는 간호사들은 정서적인 탈진을 다루는 수단으로써 환자로부터 자신을 거리두기 할 수 있다. 또한 간호사의 성격 특성은 개인적인 삶을 포기하는 돌봄 차원에 지나치게 크게 기댈 수 있다.

전문적 성취감과 능숙함의 감소는 소진의 세 번째 특성이다. 낮은 전문적 효능감은 높은 수준의 냉소주의의 기능이라고 알려져 왔다(Greenglass et al., 2001). 효능감(efficacy)은 목표 중심 활동을 조직하고 실행하기 위한 자신의 능력에 대한 신념이다. 간호사는 자신이 성공할 수 있을 것이라고 믿는다면, 더욱 많이 업무를 맡는 경향이 있다. 낮은 효능감은 간호사가 자신이 실제로 하는 것보다 더 어려울 것이라고 믿도록 유도한다. 이는 패배감, 지각된 무력감 및 결국에는 위기를 가져올 수 있다. Bolton, Harvey, Grawitch와 Barber(2012)는 소진에 대한 반응으로 역효과를 야기하는 작업 행동을 연구하였고, 조직에 전적으로 반대하게 되는 것은 능동적(선임에게 피해를 주거나 의도적으로 손씻기를 회피하기) 또는 수동적(병동을 떠나 휴식시간을 오랫동안 즐기거나, 바쁜 주말에 전화로 병결을 알리기) 역효과를 낳는 작업 행동에 대한 간접적인 예측인자이었음을 발견하였다. 이런 점에서 한 사람의 대처기술은 더 이상 효과적이지 않게 된다. 강제로 고용인 지원 프로그램(EAP) 상담으로 즉각 보내기와 요양을 위한 휴가가 권고될 수 있다. 또한 공식적이든 비공식적이든지 간에 최선을 다하는 동료와의 대화는 간호사가 곤란을 겪는 때를 확인하는 데 도움이 될 수 있다. 그러나 스트레스가 위기상태를 악화시키기 전에 간호사가 직접 도움을 청하는 것은 보조 간호관리자, 간호관리자 혹은 간호감독자의 임무이다.

스트레스의 해소

조기에 스트레스를 해소하는 것은 다양한 기술을 통해 성취될 수 있다. 간호사는 다른 사람을 돌보는 일과 자신을 돌보는 일이 균형을 이루어야 한다. 표 26-2는 신체적 · 정신적 · 정서적 · 영적 관리 전략들이 요약되어 있다.

수용할 수 없을 정도로 혹은 심지어 위험한 수준으로 스트레스가 발생할 경우 동료들의 지지가 도움이 될 수 있으며, 동료는 스트레스 수준을 짚어주거나 적절한 조언을 해줄 수 있다.

사회적 지지

동료들과 지지자들은 문제해결에 도움을 주거나 다른 관점을 제공함으로써 지지하고 스트레스를 줄여줄 수 있다. 가족과 친구들은 긍정적이고 애정어린 관점과 생일, 졸업, 계절별 휴일에 스트레스로부터의 휴식을 제공할 수 있다. 사회적인 고립은 스트레스를 증가시킨다. 간호사는 자신이 업무, 수면, 학업 및 가정에서 확대되는 압력에 대한 갈등의 끝없는 사이클에 놓여 있음을 발견하게 될 때 적극적으로 스트레스 해소를 추구해야 한다. 진정한 사회적 지지는 우리들을 이완시키고, 장난끼 있고, 즐거움과 웃음을 주고, 감정을 표현하게 하며 삶을 즐길 수 있도록 돕는다.

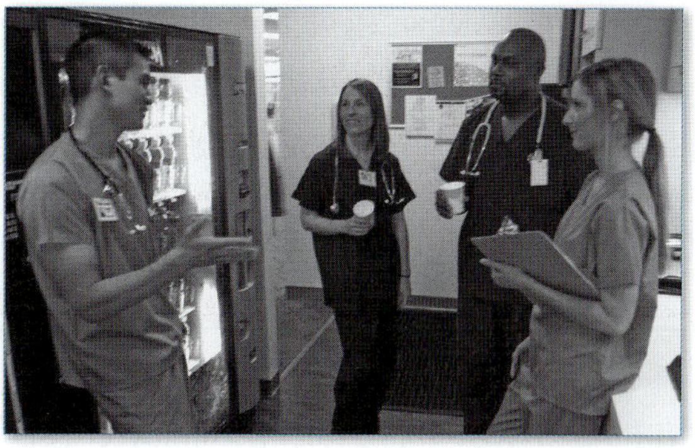

동료들과 지지자들은 지지가 되고 스트레스를 줄이는 데 도움이 될 수 있다.

상담

집요하고 불쾌한 느낌, 문제 행동, 무력감 및 장기적인 스트레스 도중의 철회는 정신건강전문직으로부터 지원의 필요성을 시사할 수 있다. 문제행동의 사례들은 겉으로 보기에는 경미한 사건에 대해 눈물을 보이거나 분노의 폭발, 교통위반, 먹고 자는 패턴에서의 주된 미묘한 변화, 직장에 가는 것을 꺼려하거나 근무의욕의 결여 및 물질 남용을 포함한다. 이러한 경우 앞서 언급한 대처전략들이 일시적인 방편이 될 수 있다. 이러한 수준의 디스트레스를 갖는 간호사들은 중압감을 느끼며 단순

표 26-2 스트레스관리 전략

신체적 관리 전략	정신적 관리 전략	정서적 · 영적 관리 전략
• 신체적 한계요인을 수용한다. • 영양을 개선한다. 중간 정도의 탄수화물, 중간 정도의 단백질, 많은 양의 과일과 채소, 소량의 카페인, 소량의 설탕 • 운동한다. 1주일에 5회 30분 정도의 즐거운 활동에 참여한다. • 신체적 건강을 우선으로 한다. • 휴식과 점심시간을 이용하여 자신을 보살핀다. • 양적으로나 질적으로 충분한 수면을 취한다. • 이완한다. 명상, 마사지, 요가 또는 바이오피드백을 이용한다.	• "아니오."라고 말하는 법을 배운다. • 인지적 재구성을 이용하고 자기와 대화한다. • 심상을 이용한다. • 취미나 활동을 발전시킨다. • 휴가를 계획한다. • 시스템에 대해 학습하고 문제들이 어떻게 다루어질 것인지를 학습한다. • 의사소통, 갈등해소 및 시간관리기술을 배운다. • 지속적인 교육과정을 받아들인다.	• 명상을 이용한다. • 기도에서 위안을 구한다. • 전문적인 상담을 구한다. • 지지그룹에 참여한다. • 네트워킹에 참여한다. • 느낌을 주고 받는다. • 멘토에게 조언을 구한다. • 피드백과 설명을 요청한다.

히 이런 방식으로는 그들이 계속 지속할 수 없음을 알게 된다. 이러한 스트레스 상황에서 개인들은 무력함을 느낄 수 있으며, 해결방안을 알지 못할 수 있다. 그들은 상급전문 정신과 간호사, 임상심리학자, 정신과의사 또는 또다른 정신보건인력으로부터의 전문적인 지원을 필요로 할 수 있다.

일부 조직에서는 리더들이 그들의 동료들과 하급직원들을 근로자지원프로그램(employee assistance programs, EAPs)에 보낼 수도 있다. 프로그램들은 자유롭고, 자발적이며, 사적이고, 단기적인 전문적 상담의 원천이며, 내부의 직원이나 분리되어 있는 정신건강기관과의 협정을 통한 고용인을 위한 또다른 서비스이다. 이러한 유형의 상담은 상담자가 이미 조직의 쟁점과 직장에서의 스트레스원을 잘 인식하고 있기 때문에 효과적일 수 있다. 일부 간호사들은 고용주가 권고하거나 고용주가 제공하는 상담 서비스를 이용하도록 할 경우에 개인의 프라이버시에 대해 고민할 수 있다. 그러나 정신보건전문인은 비밀에 대한 전문직 표준을 지켜야 할 것이다. 부가적으로 때로는 어떠한 신체적 또는 정서적인 문제에 대한 고용주의 조정을 구할 경우와 같은 정보 양도 증서에 서명하는 것이 간호사의 최고의 관심이기도 하다.

직장 외부에서 상담을 구하는 사람은 개인적 제공자, 인력자원에 대해 많이 아는 동료 혹은 건강보험 가이드북과 같은 그러한 온라인 출판물에 의해 정신보건전문인력의 선발로 안내될 수 있다. 자신의 지역에 소재하는 주별 간호사 단체와 성인 정신건강실무에 있는 전문간호사 목록에 대한 전화가 중요한 결과를 산출할 수 있다. 디스트레스의 근본 문제가 윤리적이거나 도덕과 관련된 경우에는 훈련된 목회 상담가나 영적 상담가가 매우 도움이 될 수 있다. 일부 성직자와 정신건강전문인력은 목회간호의 자격을 갖추고 있거나, 심리학이나 영적 상담학과 같은 또 다른 학문에서의 학위를 갖고 있다. 병원의 목회간호부나 자격이 있는 상담가를 이용할 수 있는 지역센터와 제휴된 예배당으로부터 지원을 얻을 수 있다. 개인 상담이 주선될 경우 건강보험 협정은 정신건강의 이점, 지불 한계, 및 상환을 위해서 이용가능한 공급자의 유형을 결정하기 위해 확인되어야 한다.

리더십과 관리

사회적 지지와 상담이 스트레스원이 지각되는 방식을 변화시킬 수 있다 할지라도 공유된 효과적인 리더십과 병동에서 직접간호를 제공하는 간호사 수준에서 포함되는 시간관리는 분명히 스트레스원을 변경하거나 제거할 수 있다. 오래전부터 대부분의 조직에 있는 간호사는 공식적인 권한이 제한되어 왔다. Vanderbilt 대학교 의과학센터의 선구적인 노력을 시사하는 Time Porter–O'Grady에 의해 정의된 공유된 거버넌스방식은 '동반자, 자기자본, 책임과 소유의 원칙에 근거한 전문직 실무 모델'이다(Porter–O'Grady, 2013). 조직의 준비상태와 공유된 거버넌스활동에의 참여 수준을 분석하기 위해 고안된 측정도구의 창안자인 Robert Hess 박사(2013)에 따르면, 공유된 거버넌스시스템을 실행하는 조직들은 '버스에 타거나, 버스에서 내리거나' 둘 중 하나이다. Hess의 연구(2011)에서 마그넷 인증 병원들은 37%에서, 비 마그넷 인증병원들은 16%에서, 마그넷 인증을 위해 노력하는 병원들은 32%에서 정책들을 실행해야 하는 간호사들에게 정책을 입안하도록 하는 공유된 거버넌스활동을 보고하였다. 최고 간호관리자와 경영 및 행정 그룹은 간호자원들을 지속적으로 옹호하며 정책과 자원 할당에 영향을 미친다. 간호관리자는 자신의 병동에서 기존의 환경적 스트레스원들을 통제하기 위해 직장의 쟁점들에 대해 지속적으로 분명히 표현할 수 있고 표현해야 한다. 더욱이 관리자는 동료의 검토, 상담, 규칙적으로 예정된 리더십 라운드를 통해 자기 부하직원의 스트레스 원천으로써 자신들의 행동을 조사할 의무가 있다.

응급상황에서나 경험이 미숙한 신규 직원들이 많은 업무현장에서와 같이 어떤 경우에서는 통제적이거나 독재적 관리 방식이 적합하다. 그러나 대부분의 경우 전문간호사는 자신의 직접적인 활동에 대해 능력의 영역 내에서 재량권을 누릴 자격이 있다. 또한 '놓아주기' 혹은 위임하기는 간호리더가 개인의 진실성과 팀의 전문적인 능력을 신뢰함을 의미한다. 이는 환자간호에 대한 수용된 표준을 달성하기 위해 책임을 양도함을 의미하지는 않는다. 그러한 태도는 타인이 완전한 잠재력에 도달하도록 타인을 가르치고, 동기부여하며 가이드할 잠재력을 가진 귀중하고 충분한 기회를 제공해준다.

문제해결을 위한 지원은 환경적인 스트레스원을 감소시키기 위한 또 다른 방식이다. 간호리더는 기술적인 자문을 제공할 수 있고, 직원으로 하여금 적합한 자원을 알아보게 할 수 있으며, 갈등을 조정할 수 있다. 간호리더는 직원들의 임상수행능력을 강화시키고, 직원들이 직장에서 통제력을 발휘하기 위해 지속적인 교육과 전문직 모임을 위한 시간을 제공하기도 한다. 이로써 직원으로 하여금 더욱 독립적으로 직무의 요구를 충족시킬 수 있게 할 수가 있다.

간호리더들이 스트레스를 감소시킬 수 있는 또 다른 방법은 직원에게 지지가 되어주는 것이다. 지지는 친구되기와는 동일하지 않고 오히려 동료들이 좋은 간호를 완수하도록 돕는 것과 동일하며, 전문적으로 발전시켜주고, 개인을 가치있게 느끼도록 한다. 리더는 예상되는 과다한 업무가 간호사의 능력과 자원들이 긴밀히 연결되어 있음을 정당화할 수 있다. 간호사의 역할과 책임은 명백하고 공공연하게 정의될 필요가 있다. 업무 스케줄은 가능한 한 미리 공지되어야 하고, 환자의 안전과 팀 구성원의 개인적인 생활에 대한 배려가 양립되어야 한다. 혁신과 실험을 격려하는 것은 직원을 동기부여시키며, 그들에게 환경에 대한 보다 많은 통제감을 부여할 수 있다. 좋은 생각을 확인하고, 연구를 위한 자원을 발견하며, 혹은 직접 간호 간호사에 의한 제안이나 촉망되는 새로운 절차를 실행하는 것은 모두 지지적인 리더십의 특성이다. 반드시 잘 되지만은 않을 경우에도 지지적이 될 수 있다. 예컨대, 직원들이 과다한 업무와 다른 스트레스원에 대해 그들의 방식으로 대처할 경우, 직원이 간호의 표준을 떨어뜨리는 수동적인 대처전략을 회피할 필요성을 인지하도록 돕는 것도 지지적인 리더십 행위에 포함된다. 간호리더는 간호직원의 디스트레스에 민감해져야 하며, 그것이 역할갈등을 제공할 수 있음을 인정해야 한다. 또한 지지는 상담 자원에 대한 직원의 지식을 끌어올릴 수 있다.

간호리더는 조심스럽게 엄격한 비밀을 유지하기 위해 틀림없이 주의하게 될 것이다. 예컨대, 알코올이나 약물 복용으로 간호사의 실무가 손상된 경우에는 이를 수행하기는 어렵다. 때로는 전 병동의 직원과 심지어 다른 병동 직원은 이미 손상을 인식할 수 있다. 디스트레스가 부하직원 개인의 생활과 관계가 있을 경우 관리자는 그러한 상황이 직무수행에 미치는 영향에 초점을 두고 필요하다면, 사건을 통해 팀의 구성원을 돕기 위해 외부의 지원을 요구해야 한다. 스트레스를 초래한 개인은 적합한 대처방식으로 돕기 위해 계획된 프로그램에서 회복된 이후에 다시 직무 현장으로 복귀 시 환대받을 수 있다.

또한 리더는 그들 자신의 스트레스원을 효과적으로 다룸으로써 직무를 향상시킬 수 있다. 유머감각뿐만 아니라 전망감을 유지하는 것은 중요하다. 일부 스트레스원은 사실상 다음 세 가지 질문을 제기함으로써 무시되거나 최소화되어질 수 있다.

1. 이 사건이나 상황이 중요한가? 스트레스원은 모두 똑같이 중요하지 않다. 사소한 스트레스원에 에너지를 낭비하지 않는다.
2. 이 스트레스원이 나에게 또는 나의 병동에 영향

을 주는가? 디스트레스를 초래하는 어떤 상황이 기관 전체와 집단의 행동을 필요로 한다고 할지라도 다른 사람들은 특정한 병동이나 활동에 목표를 둔다. 다른 병동으로부터 스트레스원을 빌리지 않는다. 개인들은 다른 병동의 팀 구성원들의 불행에 대해 뜬소문을 퍼뜨림으로써 스트레스원들을 끌어들일 수 있다.

3. 내가 이 상황을 변화시킬 수 있는가? 그것이 아니라면 그것에 대처하기 위한 방식을 찾도록 한다. 그 상황을 참을 수 없다면 보직을 바꾸거나 직장을 바꾸는 것을 계획한다.

스트레스가 가득찬 상황을 정확히 인지함으로써 간호사들로 하여금 보다 중요한 혹은 변화되거나 조정될 수 있는 스트레스 상황에 대처하기 위한 그들의 에너지를 아낄 수 있다.

시간관리

스트레스관리와 시간관리는 매우 가까운 관계이다. 시간관리(time management)는 스트레스를 예방하거나 감소시키는 방법 중의 하나이다. 스트레스는 생산성을 떨어뜨릴 수 있고, 시간을 부실하게 사용할 수 있다. 시간관리는 간호사의 삶에서 스트레스 요소를 줄이도록 돕는 예방적 행위로 간주될 수 있다.

모든 사람들은 시간을 관리할 때 두 가지 선택안, 즉 조직하거나 "(자연스러운) 흐름에 맡기게" 된다. 모든 사람들은 하루 24시간만을 사용하지만, 어떤 사람들은 다른 사람들보다 시간 활용을 더욱 잘 하는 것이 분명하다. 사람들이 시간을 사용하는 방법은 어떤 사람들을 다른 사람들보다 더욱 성공적이 되게 한다. 그러므로 시간관리기술의 효과적인 사용은 개인과 직업적인 목표를 성취하기 위해 더욱 중요한 도구가 되는 것이다. 시간관리는 우선순위가 낮은 요구에 소비되는 시간을 조절하고 우선순위가 높은 목표를 성취하고자 하는 활동에 투자되는 시간을 보장하기 위해 도구, 기법 및 원칙을 적합하게 사용하는 데 있다. 더욱 단순하게 시간관리는 자신과 자신의 조직에 중요한 어떤 일에 자신의 시간을 사용하는 능력이다. 그러나 매일의 시간관리 전략을 설계하기 위해 시간을 투자한다! 시간 도둑을 줄이기 위해 목표를 설정하고 적극적으로 일을 수행함으로써 자신은 그것을 성취하기 위한 여분의 시간을 갖게 될 것이다.

어디에 가야 할 시간인가?

혹시 시간을 낭비하고 있는가? 돈이 적게 드는 것일지라도 시간은 우리들의 가장 소중한 자원이다. 흔히 확인된 시간 도둑이 있으며, 개인은 그것들을 조심하기 위해 시간 도둑을 확인해야 한다. 시간관리에서 중요한 것은 서두르지 말고 결과에 집중하는 것이다.

지나치게 많은 일하기

한 번에 지나치게 많은 일을 하려고 하는가? 동시에 3~4가지 주요 프로젝트를 갖고 있는가? 한 개 이상의 조직위원회의 구성원인가? 정맥주사를 놓으면서 직원모임을 기획하는 동안에도, 저녁식사에 무엇을 올릴 것인가 또는 누가 자신의 아이를 축구시합에 데려다줄 것인가를 걱정하고 있는가? 간호중재를 완수하면서 앞에 있는 환자를 마음에 두지 않고, 자신의 마음이 실제로는 다른 곳에 있음을 인식해본 적이 있는가? 만일 자신이 할 일이 너무나 많다고 생각한다면, 어쩌면 그럴지 모른다. 몇 가지의 프로젝트에만 동시에 임하고 자신의 노력을 한 번에 한 가지에 집중하기 위해 학습한다. 첫 번째 단계는 현실을 직시하는 것이고 중대한 책무를 제한하는 것이며, 그리고 나서는 각 활동에 흩어지지 않게 모든 관심을 집중하도록 하는 것이다. 또 다른 일에 착수하기 전에 한 가지 과업을 완수하는 것이 때로는 모든 것이 수행되도록 하기 위해 가장 효율적인 방법이다. 목표와 매일의 활동에서 우선순위를 두는 것은 매우 도움이 된다.

그러나 간호전문직에서 책무를 제한하는 것은 항상 가능한 일은 아니다. 자신이 완수되어야 하는 급격한 업무량으로 중압감을 느낄 때 매일의 우선순위를 설정하기 위해 시간을 투자해야 한다. 행해져야 할 것과 하면 좋을 것을 결정하고, 자신의 우선순위에서 자신을 다른 곳으로 돌리지 않는다. 간호는 갈등조정 절차이며, 우선순위는 항상 변화한다.

"아니오." 또는 "지금은 안 되요."라고 말하지 못하는 것

때로는 가장 작은 그리고 가장 단순한 단어들이 가장 학습하기 어렵다. 자신이 업무과다로 고통을 겪고 있다면 당신은 아마도 "아니오."라고 말하거나 "예."라고 우선순위를 매길 수 없었을 것이다. 요청에 대해 "아니오."라고 말하도록 배우는 것은 어려운 일이며, 그 과정에서 다른 사람들은 불쾌할 수도 있다. 그러나 "아니오."라고 말하지 않는다면, 흥미롭지 않은 프로젝트를 하느라 많은 시간을 소비하고 자신의 개인적인 목표와 우선순위와는 관련이 없을 수 있다. 누군가가 자신에게 무언가를 하도록 요청할 경우, 그를 멈추게 하고 요청을 숙고해야 할 필요가 있다. 당신은 그 과업을 지금 혹은 장래에 언젠가 수행하기를 원하는가? 그렇지 않다면, 그렇게 말한다. 시간은 없다고 해도 그 과업을 단순하게 수행하기를 바란다면 위임을 고려해야 한다. 요청자에게 정직하게 말하되, 단순히 시간이 없다면 가능한 한 정중하게 말한다. 만일 나중에 과업을 수행하기를 희망한다면 협상이 필요하다. 자신이 결코 수행할 수 없을 것만 같은 임무를 수용하는 것은 당신에게 불리한 일이 될 것임을 기억해야 한다.

미루는 습관

혹시 중요한 업무가 즐겁지 않기 때문에 혹은 중요한 업무가 어려울 수 있기 때문에 그러한 일을 미루고 있는가? 업무에 착수하거나 완수하지 않고 있는 핑계거리를 찾고 있는가? 늑장 꾸러기인가? 미루는 버릇 때문에 혹은 당신이 그 밖의 무언가를 해야 할 때 한 가지 일을 수행하게 됨으로써 자신과업을 완수할 시간을 포기하게 되며, 이로 인해 자신이 산출할 과업의 질이 제한되게 된다. 미루는 버릇을 개선하는 데 특별한 기술이 도움이 될 수 있다. 우선, 미루는 이유를 확인하고 나서 가장 우선이 되는 과업을 확실히 한다. 과업을 마친 다음에는 자신에게 보상한다. 또 다른 기술은 처음으로 수행해야 할 과업을 선택하는 것이며, 나머지는 쉽게 보일 것이다.

일부 사람들은 그 과업이 매우 큰 경우 그들이 미루는 것을 발견한다. 해결책은 업무를 감당할 수 있는 조각으로 쪼개고 더욱 작은 과업을 수행함에 대한 보상을 기획하는 것이다. 계획평가 및 검토기법(program evaluation and review technique, PERT)차트나 Granttt차트를 개발하는 것은 이러한 과정에 도움이 될 수 있다. PERT차트는 원래 다양한 활동을 요하는 복잡한 프로젝트를 지원하기 위한 도구로 개발되었다. 연속적으로 수행되어야 하는 어떤 것과 다른 활동들과 동시에 수행될 수 있는 다른 것이 포함된다. 네트워크 도표로 그려진 PERT차트는 새로운 활동이 착수되기 전에 완수되어야 하는 의존적인 활동들을 시사한다. Granttt차트(표 26-3)는 프로젝트 업무 정보에 대한 표와 프로젝트 스케줄을 그래프로 표현하는 막대 차트로 구성되어 있다. 시간에 관하여 프로젝트 활동을 추적하는 이러한 방식은 기획과 프로젝트 관리에 이용되기도 한다. 두 가지 차트기법은 자신이 어떻게 커다란 프로젝트에 접근할 것인지를 조사하기 위해 사용될 수 있다.

기술이 '시간 낭비'가 되거나 기술이 간호지도자에게 유용한 도구가 될 수 있다. 얼마나 자주 시계를 보는가? 그리고 얼마나 많은 시간이 지났는지를 알고는 놀라는가? 친구, 가족 및 직장 동료로부터 온 엄청난 양의 이메일에 답장하는 것과 같은 시간 도둑들로부터 배우기 위해서는 이메일이 자동 발송되도록 폴더를 조직하는 것이 도움이 된다. 사회적 네트워킹 사이트로부터 떨어져 있는다. 그 대신에 자신의 장점을 사용하는 기법에 대한 수업에 등록한다. 대학과 보건교육부서, 대부분의 시설에 흔히 있는 지역사회 성인 교육 부문을 활용한다.

불평하기

불평하기(complaining)는 사람, 장소, 사물 및 상황에 대한 불만족이나 짜증을 표현하는 행동이다(Merriam-Webster Online, 2013). 가끔 어떠한 과제나 어떠한 특정한 상황에 대해 불평하느라 보내는 시간은 과업을 완수하거나 쟁점을 다루는 데 요구되는 시간보다 더 많다. 만일 자신이 반복적으로 불평하거나 무엇인가에 대해 숨기지 않는다고 말함으로써 불평을 정당화하고 있음을 발견한다면, 이를 중단하고 자신에게 무엇이 이상적인 해결책이 되겠는지를 질문한다. 그런 다음에 그것에 대한 조치를 취하기 위해 위험을 무릅쓴다. 만일 불평이 또 다른 사람과 관련이 된다면, 그 사람과 이야기할 시간을 갖고 그 문제를 공공연하게 드러내거나 그 사람에게 자신의 견해를 논의하기 위한 편지나 이메일을 보낸다(꼭 보내지 않고 쓰기만 해도 효과적일 수 있다). 직장 내에서 무엇인가에 대해 불평하는 자신을 발견한다면, 그 문제를 제고하고 어떤 가능한 해결책을 만들고 당신의 관리자와 상의한다. 매우 단순하거나 '고정관념(틀)에서 벗어난' 해결책을 찾는다. 자신의 관리자와 이야기하고 자신의 단순한 불만족이나 짜증이 아닌 해결책을 논의하기 위해 준비한다. 이러한 방식을 통한다면 관리자는 흥미롭고 조직의 목표에 기여할 능력이 있는 사람이라고 여기게 될 것이다.

완벽주의

완벽주의(perfectionism)는 아직 완벽하지 않기 때문에 어떤 일을 끝마치지 않으려는 경향이다. 이러한 접근은 기대되는 결과를 이룰 수 없을 정도로 훨씬 많은 시간을 낭비하는 경향이 있다. 완벽주의를 극복하는 것은 상당한 노력을 필요로 한다. 그러나 이는 최선을 다해야 함을 의미하는 것은 아니다. 완벽주의를 깨닫는 것은 힘든 근무를 마친 날에 가정에서 식사를 준비하는 것보다는 구입한 저녁식사를 먹는 것과 같이 스스로가 가끔 완벽한 업무보다는 가볍게 하도록 허락할 필요가 있음을 의미한다.

중단하기

우선순위의 활동으로부터 한 가지 흔한 주의산만은 중단하기(interruption)이다. 대부분의 중단하

표 26-3 Grantt차트의 예

과업	책임	1월	2월	3월	4월	5월	6월
1. 문헌 조사를 한다.	병동 임상 간호 전문가	———	——→				
2. 재료를 검토하기 위해 간호실무위원회를 개최한다.	의장, 간호실무위원회		X				
3. 의료요원을 위해 보고서를 만든다.	의장, 간호실무위원회		———	———	——→		
4. 간호직원과 의료요원에 대한 결과를 전달한다.	의장, 간호실무위원회				———	———	——→

기는 자신이 위치한 직위에서 필수불가결한 요소지만, 다른 사람들이 제어될 수 있다. 담당건수가 많은 가정간호사는 언제라도 호출될 것으로 기대할 수 있다. 박스 26-1은 중단하기를 예방하고 제어하기 위한 전략을 규명하고 있다. 중단하기를 다루기 위한 두 가지 핵심내용은 중단이 본인의 스케줄을 깨뜨리지 않도록 하기 위해서는 그것을 '바로 당장' 재개하는 것이고, 중단이 무엇이든지 간에 자신이 책임질 부분이라고 여기는 태도를 유지하는 것이다. 자신이 제어할 수 없는 것들에 대해 걱정하지 않고 결정하게 될 때 긍정적인 전망을 유지하고 프로젝트를 전진하는 데 더욱 에너지를 갖게 된다.

체계적이지 못함(무체계)

가장 심각한 시간 낭비 중 하나는 체계적이지 못함이다. 제자리에 두지 않은 무엇인가를 찾기 위해 5분의 시간을 얼마나 많이 낭비해야 했는가? 체계적인 것이 중요한 시간절약기법일 수 있는가? 체계화는 산출물보다 오히려 과정에 있다는 안내지침임을 기억한다. 또한 결코 업무로 돌아갈 수 없을 정도로 아주 많은 시간을 체계화하는 데 낭비할 수 있다(미루는 버릇). 단순한 체계화 가이드라인은 어수선함을 제거하는 것, 제자리에 모든 것들을 놔두는 것, 유사한 업무들을 함께 수행하는 것을 포함한다. 그에 반해 Abrahamson과 Freedman(2008)은 어수선함은 더욱 효율적이고 보다 나은 결과를 산출할 수 있기도 하기 때문에 장점을 갖는다고 한다. 예를 들면, 한밤중이나 근무 끝나고 집에 가는 차 안에서 자연스럽게 일어나는 듯한 생각들은 겉보기에는 꼼꼼한 서류철하기나 엄격하게 문서화된 메모작성 시스템에 대한 의식적 집착에서 나오는 것은 아니다. 모든 사람들은 많은 다양한 방식으로 창작하고 창작물을 즐기고, 실수로부터 배우는 것이며, 여기서 핵심은 문제해결에서 잠재적으로 유용한 요소들로 드러나는 패턴을 이해하는 것이다.

박스 26-1 중단을 예방하고 효과적으로 일하기 위한 팁

- 이메일로 쓰여진 곳에다가 그들의 코멘트를 추가하도록 사람들에게 요청한다. 같은 노트에다가 자신이 포스트잇을 보듯이 다른 것들을 사용하지 않는다.
- 자신이 즉시 필요한 정보가 무엇인지 병동비서가 알도록 한다.
- 더욱 짧게 유지하는 것을 돕기 위해 장 내에서 대화하거나 혹은 중단되지 않도록 하기 위해 분리된 방에서 대화한다.
- "아니요."와 "아직은 아니요."를 편안하게 말한다.
- 장기간의 절차 혹은 가정방문에 포함될 때 자신의 다른 책임을 누군가에게 부탁한다.
- 프로젝트를 작고 관리가능한 조각으로 분리한다.
- 자신이 조직적이 되도록 한다.
- 방해물을 최소화한다. 예를 들면, 전화를 받기 위해 보이스메일을 허용하고 문을 닫는다.
- 작업대를 깨끗하게 유지한다. 가까이에 과업에 필요한 서류들이 이용가능하도록 한다.
- 관리자가 자신의 목표를 알도록 한다.
- 높은 우선순위 혹은 어려운 과업을 조기에 성취하기 위해 계획한다.
- 그날을 위한 계획을 발전시킨다. 방해에 대해 얼마간의 시간계획을 세우는 것을 기억한다.
- 자신이 책임지고 있는 직원들의 모임을 위한 시간을 정규적으로 계획한다.
- 야간과 주말 팀과 함께 회진을 위한 노력을 기울인다. 밤근무 직원들이 그들의 병동으로부터 나와서 자신과 만날 수 있도록 아침 일찍 식사한다.
- 위기와 방해물은 직위의 일부임을 인지한다.
- 자신의 개인적인 시간낭비 습관을 알고 그것을 피하도록 시도한다.

지나치게 많은 정보

전개되는 가장 새로운 시간 낭비는 자료 급증이다. 직장 내에서의 기술은 막대한 양의 자료를 받아들이는 것이고 이러한 자료를 유용한 정보로 변형시키는 것이다. 언젠가부터 시간을 절약하는 장비로써 컴퓨터 단말기가 진료전달을 넘어서는 추진력이 되어왔다. 환자는 심지어 자신이 때때로 간호사가 자신들 대신에 컴퓨터를 간호하느라 바쁘다고 불평한다. 간호사는 컴퓨터를 세대에 따라 사람들을 노예처럼 부리는, 피할 수 없는 스트레스 유발 도구이자, 자신의 일상활동을 돕는 데 유용한 도구로써 간주한다.

정보 과부하(information overload), 즉 '데이터 스모그'는 당신이 지나치게 많은, 매우 빠른, 그리고 매우 잦은 정보에 압도될 때 발생하며, 그 자료를 유용한 정보로 해석하기 위한 기술을 갖고 있지 않다. 자료와 정보 수집을 개발하고, 받고, 기술을 보내는 것(정보 사용능력으로 불리워짐)은 스트레스를 상당히 줄이고 효율성과 생산성을 향상시킬 수 있다(Englebardt & Nelson, 2002). 지식관리라고 불리워지는(McDermott, 2000) 정보의 흐름을 관리하는 방법에 대한 새로운 이해를 얻는 것은 중요하다. 정보는 행동을 계획하거나 의사결정하기 위한 단순한 하나의 도구이다. 지식 공동체를 형성하고 참여함으로써 그러한 정보는 팟캐스트, 매주 보건 뉴스 항목들의 이메일 개요, 트위터와 페이스북 알림 등을 포함하여 상상할 수 있는 모든 매체 너머로 요약되고 공유될 수가 있다.

시간관리 개념

표 26-4는 시간관리기술을 위한 분류 범주를 나타낸다. 통일적인 주제는 수행된 각 활동이 목표를 달성할 수 있어야 하며, 그 목표는 그 당시에 최고의 우선순위에 도달해야 한다.

목표 설정하기

시간관리의 첫 번째 단계는 목표를 설정하고 목표에 이르기 위한 계획을 개발하는 것이다. 타당하고 성취가능한 목표를 설정한다. 밤 사이에 장기적인 목표에 도달하고자 기대하지 않는다. 목표를 충족하기 위해서는 시간을 투자하고 목표성취감을 주면서 장기목표에 도달하기 위해서는 많은 단기목표를 설정해야 한다. 자신에게 유연성을 부여하고 작년에 선택한 경로가 더 이상 적합하지 않은 경우, 변경해야 한다. 자신의 목표를 적고, 날짜를 기입하고, 늘 소지하고, 경과보고서를 자신에게 부여하기 위해 그것을 자주 언급한다. 목표는 연간 수행평가과정의 중요한 논의점이다. 불행하게도 목표를 검토하기 위한 시간은 즉시 이번 해의 논의를 즉각적으로 선행하는 주기가 되어서는 안 된다. 지식 있는 간호관리자는 1년 내내 빈번하게 직접적인 보고에 의해 목표를 상호 간에 설정하기 위해 조회하고, 매달 모임 동안에 성취를 위한 과정을 언급하게 될 것이다.

우선순위 정하기

일단 목표가 세워지면, 우선순위가 설정된다. 그러나 그것들은 목표달성의 측면에서 주어진 주기 동안 바뀔 수 있다. 예를 들면, 예산에 공을 들이면 연중 정한 시점에 우선권을 얻을 수 있게 되는 반면에 새로운 직원 오리엔테이션은 다른 시점에서 높은 우선순위가 된다. 자신의 목표와 우선순위가 무언지를 아는 것은 목록을 '실행하도록' 하는 데 도움이 된다. 간호단위에서 또는 자신이 일하는 지역사회 현장에서 개인적 목표와 현재의 우선순위를 알아야 한다. 또한 자신이 업무를 어떻게 조직할 것인지는 지리적인 고려, 환자의 중한 상태(위독성) 혹은 어떤 다른 개요에 달려 있을 수 있다.

우선순위를 매기는 일을 돕기 위한 특별한 전략은 사람들이 일반적으로 중요하고도 긴급한 일들에 초점을 맞추도록 제안하는 것이다. 중요성과 긴급성의 요소를 바둑판 모양 안에 위치시킴으로써(그림 26-2), 모든 활동들이 분류될 수 있다(Covey, Merrill, & Merrill, 1996).

전형적으로 우리는 A칸에 놓여진 항목들에 초점을 맞추는 경향이 있는데, 그 이유는 그러한 항목들이 중요하고도 긴급하여 우리의 주목을 요하기 때문이다. 근무를 배정하는 것은 수행되어질 업무에 중요하고도 환자들과 직원의 자격에 대한

중요성 IMPORTANT			
		yes	no
긴급성 URGENT	yes	A	C
	no	B	D

그림 26-2 우선순위의 분류

자료가 일치될 수 있도록 시간 틀이 분류되고 대체로 긴급하기 때문에 A에 속하는 과제이다. 역으로 어떤 일이 중요하지도 긴급하지도 않다면(D칸), 최소한 개인의 목표 측면에서 보면 시간 낭비라고 여겨질 수 있다. D 활동의 사례는 '쓸모없는' 이메일을 읽는 것이 될 수 있다. 어떤 일이 긴급하지만 중요하지 않다라면(C칸), 생산성과 목표 달성에 최소로 기여하게 된다. C 활동의 예는 특정한 일정을 가지나 목표 달성에는 중요하지 않은 메모에 응답하는 것이 될 수 있다. 우선순위를 설정하기 위한 현실적인 열쇠는 중요하지만 긴급하지 않은 B 업무들에 참석하는 것이다. B 활동의 사례는 조직의 전략적인 계획을 검토하거나 조직의 위원회에 참여하는 것이다.

조직하기

조직하기를 위한 단순한 일상업무의 갯수는 하루에 많은 시간을 절약하고 효율성을 향상시킬 수 있다. 작업공간을 깔끔하게 유지하거나 질서 있게 물건을 정리하는 것은 가장 유력한 시간관리 도구가 될 수 있다. '산더미 관리' 체계보다는 '파일 관리'를 활용한다. 다음의 지침이 도움이 될 수 있다.

- 자신의 책상이나 디스크 등의 물건을 어디에 둘 것인가를 계획한다.
- 깨끗한 작업공간을 유지한다.
- 해야 할 폴더를 만든다.
- 철해진 폴더를 만든다.
- 폴더를 통해 자신의 방식대로 일하기 위한 시간을 계획한다.

만일 자신이 작업하는 데 테이블이 없다면, 일반적으로 지정된 공간, 태블릿, 클립보드, 혹은 전화기와 같은 무언가를 사용한다. nondesk 형식의 상황을 어떻게 해석할 것인지를 고려한다.

또한 그 다음날을 위한 우선순위 목표를 결정하고 다음날 시작할 때 일하기 위해 준비된 자료를 챙긴다. 매우 제한적인 기간이더라도 비서나 행정 보조원과 같은 자원이 있다면, 이들 개인과 창의적으로 스케줄링할 경우 자신의 시간을 최대화하거나 에너지를 소모시킬 수 있고, 책무를 강화시킬 수 있는 힘을 갖게 될 것이다.

시간표

실제하는 문제는 계획된 스케줄이기보다는 원동력이 되는 하루 중의 사건인 경우가 있다. 어떠한 작은 방해도 위기가 될 수 있도록 꽤나 단단히 일정이 계획될 수가 있다. 만일 자신이 그 일정을 계획

표 26-4 시간관리기술의 분류

기법	목적	행동
조직하기	효율성과 생산성을 향상시키기 위해 설계된다.	사물, 과업 및 사람들을 조직하고 체계화한다. 기본적인 시간관리기술을 사용한다.
목표에 집중하기	목표 달성에 집중한다.	목표에 기반한 일상의 목록을 수행해야 할 우선적인 것을 모은다.
도구 사용하기	계획과 준비를 위해 올바른 도구를 사용한다.	스마트폰 같은 도구를 사용한다.
시간관리 계획하기	초점을 다시 맞추고, 통제감을 얻고, 정보를 이용하는 데 도움이 된다.	개인적 시간관리 계획을 적당하게 발전시킨다.

하지 않는다면, 우선순위의 목표보다는 다른 사건들에 반응하게 될 수 있다. 자신이 상황을 앞서서 주도하는 시간 사용자이기보다는 반응자라고 생각한다면, 며칠 동안은 업무 관련 활동들을 목록화하기 위해 시간을 사용한다. 반면, 특정 활동이 실제로 얼마나 오랫동안 걸리게 될 것인지를 예측하지 못하고 주어진 시간 틀 안에서 얼마나 많은 활동들이 수행될 수 있는지를 알지 못하기 때문에 잘 계획하지 못할 수 있다. 자신의 계획력 부족이 그들이 근무하는 날에 부정적인 영향을 미치게 된다면 다른 사람에게 자신에 대해 질문해본다. 답변은 놀랄 정도로 부자연스러울 수 있으며 자신의 업무 습관이 삶에 영향을 미칠 수 있다.

간호관리에서 간호사의 역할은 더욱 복잡하므로, 조직적인 도구에 대한 요구가 증가한다. 간호팀의 구성원으로서 혹은 리더십 역량 내에서 환자 집단에 대한 간호를 관리하는 것이 힘들 수 있다. 각각의 간호사는 위임하고 다른 사람들에 의해 제공된 간호를 모니터하는 것뿐만 아니라 간호를 찾아내고 시간을 조직하는 방법을 고안해야 한다. 일부 간호사들이 근무 계통 흐름도에 의존할지라도 더욱 많은 간호사들은 시스템을 찾아내는 전산화된 정보의 이점을 갖게 된다. 병원에서 제공하는 PDAs와 같은 손바닥만한 컴퓨터 장비나 의료행정을 위한 바코드 스캐너는 정보를 찾아내고 안전과 효율을 증가시키기 위한 방법들이다. 이러한 장비에 자료가 입력될 때 환자의 비밀과 조직의 프라이버시에 대한 이슈는 중요하다. 종이와 전자 정보를 올바르게 관리하는지를 확인하기 위해서는 조직의 프라이버시 담당자와 적합한 정책을 확인해야 한다.

정보관리하기

정보를 관리하는 데 있어서 첫 번째 단계는 자원을 평가하는 것이다. 자료의 출처를 확인했다면, 정보를 어떻게 다룰 것인지에 대한 더 좋은 아이디어를 갖게 될 것이다. 며칠 동안 새로 진입된 정보를 찾아낸다. 그것을 어떻게 다룰 것인지에 대한 패턴들이 나타나기 시작하고 단서를 주게 될 것이다. 새로 진입된 정보 중에서 80%는 자원의 20%로부터 나오며, 유용한 정보의 80%는 받은 정보의 20%로부터 나온다고 하는 파레토법칙(pareto principle)을 이용하여 그것을 예측할 수 있다(이론 박스).

정보 수신 기술이 발전함에 따라, 재빨리 불필요한 자료는 폐기하고 자료를 유용한 정보로 해석하고 전환시킬 수 있다. 초기에 자신은 유용하지 않은 것은 줄이거나 제거해야 한다. 이메일 메시지에 대해 파일과 폴더에 라벨을 붙인다. 이메일을 삭제하거나 오랜 메시지를 자동적으로 보관하는 시스템을 지지하기 위해 행정 리더를 격려한다. 메모를 쓰레기통으로 던져버린다. 그런 다음에 정보의 흐름을 모니터하고 새로 진입된 정보로 무엇을 할 것인지를 결정한다. 대부분의 중요한 조각들을 발견하여 초점을 맞춘다. 그런 다음에 자신에게 필요한 부분으로 신속하게 좁혀 들어간다. 가장 도움이 되는 자원들을 확인하고 손쉽게 이용가능하도록 만든다. 자신이 받은 자료로부터 큰 그림을 그릴 수 있도록 한다. 결국에는 자신이 일을 하는 데 충분히 정보를 갖고 있음을 인지한다.

자신이 정보를 받는 쪽에 대해 마스터한 다음에는 정보를 보내는 기술에 집중한다. 그리고 자신의 정보는 단순히 또 다른 사람의 자료임을 기억한다! 자신의 유출을 짧게 유지하기 위해 노력한다. 그래야만 정보의 합성이 가능하다. 이메일 메시지의 길이가 몇 줄 이상이면, 본인이 전달하고자 하는 메시지는 전화를 통해 전달해야 함을 기억한다. 결국 메시지에 대한 가장 적합한 의사소통 방식을 테크놀로지를 이용하여 선택한다. 본인의 정보는 서면(메모나 보고서)으로나 구두(면대면 또는 발표) 형식으로 혹은 전화, 보이스 메일, 이메일, 본문, 소셜 네트워크 혹은 팩스를 통해 보내질 수 있다. 가장 중요한 기술은 자신이 충분히 의사소통한 때를 아는 것임을 기억해야 한다. 연습 26-3은 정보를 처리하는 방식을 고려하는 데 도움이 될 것이다.

연습 26-3

자신이 임상 분야에 있었던 마지막 시간을 생각해본다. 같은 자료 조각을 본인 얼마나 자주 기록하는가(환자에 대한 당신의 평가를 아는 것 등)? 최종 보고를 위해 종이조각에 대강 적어두기 혹은 자료를 컴퓨터에 입력하기로부터 모든 과정들을 포함하기 위해 기억해본다. 어떤 정보 진행 도구들이 단계의 수를 줄일 수 있는가?

모임관리하기

성공에 대한 비판적인 두 가지 핵심적 시간관리 전략들은 이 장의 다음 2개의 부분에서 논의되고 있는 모임을 관리하는 것과 위임하는 것이다. 광범위한 관리 책임이 없는 간호사들도 심지어 보통 비간호직원들에게 업무를 위임하는 위치에 있으며, 리더로서 또는 집단 구성원으로서 대부분의 모임에서의 학습으로부터 배움의 이득을 얻을 수 있다.

모임관리하기

모임은 공식적인 정책을 수립하기 위해 사회적 네트워크를 만드는 등의 다양한 목적을 갖게 된다. Lencioni(2004)의 책, 『모임에 의한 죽음(Death by Meeting)』은 다음과 같은 모임의 4가지 유형을 정의하고 있다.

- 첫 번째 모임 유형: 5분 가량이 소요되는 매일 매일의 체크인이며, 스케줄과 활동을 확인하기 위한 기회이다. 이는 '터치 베이스(touch base)'와 유사할 수 있거나 모든 사람들이 계획된 대로 진행하고 있으며 환자간호 이슈가 없음을 보장하기 위한 모임을 상의하게 될 수 있다.
- 두 번째 모임 유형: 매일 또는 매주 있는 이슈를 해결하기 위해 활용되는 전략적 모임이다. 이러한 유형은 병동 직원이 환자들을 위한 자원들을 갖게 됨을 보장하기 위함이다.
- 세 번째 모임 유형: 매달 있는 전략적 모임은 장기간의 영향을 갖는 커다란 이슈를 언급하는 데 이용된다. 이러한 모임들은 임원이 하위집단으로부터 보고서를 제공하고 포함하는 상설 조직위원회이다. 이러한 모임의 사례는 공유된 통치방식이 임원에게 병동 수준에서 직원 의사결정의 기회를 제공하는 마그넷™ 조직에서 발견되는 병동 기반 회의에 의해 이용될 수도 있다.
- 네 번째 모임 유형: 진행을 분석하고 팀을 개발하기 위해 지정된 분기별 외부 검토이다. 조직에서 더욱 높은 수준으로 많은 조직들이 이러한 모임을 제공하고 있음을 발견하는 것이 흔치는 않다. Lencioni(2004)는 이러한 모임 유형이 1~2일간 이루어져야 한다고 주장하였다.

모임은 문제를 해결하기 위해, 정보를 퍼뜨리기 위해, 투입을 찾아내기 위해, 그룹을 고무시키기 위해, 업무나 권한을 위임하기 위해 혹은 공식적인 세력 기반을 창출하거나 유지하기 위해 계획될 수 있다. 모임의 목적이 어울리기 위한 것이 아니라면 모임은 제대로 관리되지 않는다면 효과적이지 않을 수 있다.

모임을 효과적으로 관리하기 위한 팁

이러한 모임이 필요한지를 고려한다. 예를 들면, 전화 회담, 인터넷전화, 공지글, 이메일 혹은 짧은 논의(짧은 체크인 모임)는 충분할 수 있다. 모임에 참석해야 할 사람들이 불참한다면 재스케줄링이 좋은 선택안이 될 수 있다.

점심 전에 바로 혹은 일과가 끝나고 난 후에 있는 모임을 기획한다. 참여자들은 스케줄을 고수하기 위한 장려책을 갖게 될 것이다. 스케줄을 시작하고 문을 닫음으로써 시작 시간과 중지 시간을 설정하고 신속하게 구성원들에게 보상한다. 2시간 이상 길어지게 될 모임을 잡는 것을 피한다. 참여자들이 방해받지 않을 적절한 장소를 선택한다. 모임 중 속삭이기와 같은 부적절한 행위 혹은 모임 중 걸려온 전화에 답을 하는 관리자들과 같은 다른 방해요인을 예방하기 위해 필요하다면, 적절하게 자리를 안배한다. 그들이 쉽게 목소리가 안 들리는 거리로 가서 필요시 응급상황을 처리할 수 있도록 문 가까이에 그러한 사람들을 위치시킨다. 만일 그룹이 일정한 시간 이상 모인다면, 그룹 구성원들이 전화를 진동 모드로 바꾸고 '모임 중 문자메시지 보내지 않음'에 동의를 요청하는 것과 같은 그룹의 기대를 설정해야 한다. 그 집단이 그것들을 수행하게 될 것이기 때문에 이러한 동의는 집단에 의해 상호적으로 창출될 필요가 있다(16장 참조).

의제(agenda)를 분배한다. 가능하다면 언제라도 각각의 구성원들에게 모임 전에 서면상으로 의제를 제공한다. 모임의 목적을 설정하고 알린다. 각 주제에 할당된 시간에 잘 주의하고 이슈의 중요도 순으로 우선순위를 둔다. 그것에 대한 일반적인 참여가 있도록 하기 위해 모임의 시작 시간에 의제를 검토한다. 의제에 대해 읽을 만한 모든 필요한 준비물을 첨부한다. 높은 상급의 읽을거리나 준비가 요구되면, 구성원들은 보다 일찍 의제를 받아야 한다.

다른 유형의 의제들은 다른 목적을 위해 사용될 수 있다.

- 구조화된 의제: 한 가지 주제가 특히 논란이 많다면, 긍정적인 논평에 선행될 어느 부정적인 논평을 필요로 하는 기대를 고려한다.
- 때에 알맞은 의제: 의제에 대한 각 항목에 대해 전념되어질 특별한 분량의 시간을 설정할 것을 고려한다. 자신이 설정한 시간을 지키면 논의가 집중될 것이며, 의제를 잘 헤쳐 나갈 것이다. 그러나 현실적인 시간을 설정하는 것이 이러한 전략의 성공에 결정적이다.
- 행동 의제: 제안서 검토하기, 시간 승인하기, 혹은 결과를 설정하기와 같은 필요한 또는 바람직한 행동의 기술로 의제를 제출하도록 고려한다.

과제에 집중한다. 모임을 촉진하기 위해 순서의 규칙을 사용한다. Robert의 순서의 규칙은 지나치게 구조화된 것처럼 보일 수 있다(Robert, Honemann, & Balch, 2011). 그러나 Robert의 규칙들은 잘 알려져 있으며, 의견의 다양성이 중요할 때 특히 도움이 된다. 분명히 이러한 규칙들은 의장이 논의에 대한 시간제한을 설정하는 데 도움이 되고 관심사를 처리하기 위한 우선순위의 순서를 제공한다.

모임 기록물을 참여자에게 배분한다. 그 기록물은 유용하며 모임에 불참한 이들에게 제공하여 내용을 전달한다.

모임을 계획하는 것은 그룹 리더의 만족스러운 경험을 위한 최선의 전략이다. 참여자 또한 모임을 준비해야 한다. 의제를 검토하기(만일 미리 제공되지 않았다면 의제를 요청하기), 예비자료를 검토하기 및 의제 항목을 통해 사고하기는 그룹 구성원들이 모임의 목표를 달성하도록 지원할 수 있을 것이다. 참여자는 모임시간을 준수하고 늦거나 참석 여부를 알려야 한다. 참여자는 또한 정시에 떠날 준비가 되어 있어야 한다. 모임이 부실하게 주재될 경우에, 위원회 구성원은 모임 의제와 시간이 분배되는지를 보장하기 위해 제안할 수가 있다. 어떤 사람들은 모임을 통제하기 위한 시도로, 준비 중인 의제를 고의로 피하고 기록물을 분배하는 것을 피한다. 연습 26-4는 운영이 잘 되는 모임의 중요성을 이해하는 데 도움이 될 것이다.

연습 26-4

당신은 회의실에 앉아서 그 모임에 왜 참석했는지를 생각해 본 적이 있는가? 모임의 목적은 물론 모임이 어디에서 개최되었고, 심지어는 누가 모임관리를 맡게 될 것으로 가정되었는지에 대해서도 당신에게 불명확하다! 가장 짜증스러운 모임의 유형에 대해 세 가지 요인들을 적어본 다음에, 상황이 어떻게 잘 다루어질 수 있는지를 분석해본다.

위임하기

위임(delegation)은 간호관리자와 돌봄관리자를 위한 자기관리의 중요한 요소이다. 적절한 위임은 시간의 효율성을 증가시킬 뿐만 아니라 스트레스를 줄이는 수단이 될 수 있다. 위임은 24장에서 깊이 있게 논의되어 있으나, 시간관리전략으로써 간단히 논의하기에 적절하다. 위임을 하는 자는 위임을 받은 자가 과업을 성취할 것이고 위임을 하는 자에게 결과를 보고할 것이라고 믿을 때에만 위임이 일어난다. 위임을 하는 자는 자신이 누군가가 수행한 모든 것을 확인하고 다시 수행한다면 시간을 낭비하게 될 것이다. 위임은 위임을 받은 자가 과업을 수행하는 데 있어서 임파워먼트를 요구한다. 간호사가 분명한 기대와 함께 적당하게 위임을 하지 않는다면 위임을 받은 자는 끊임없이 원조나 방향을 요청하게 될 것이다. 위임은 적절하게 사용된다면 스트레스를 줄이는 수단이 될 수 있다. 간호사가 위임을 이해하지 못하고 그것을 적절하게 사용하지 않는다면, 간호사가 다른 사람들에 의해 관리된 간호에 대한 책임을 떠맡게 될 경우에 이는 커다란 스트레스원이 될 수 있다.

결론

자기관리(self-management)는 자진해서 하는 우선순위 안에서 개인의 목표를 달성하기 위한 삶의 방식뿐만 아니라 업무와 개인적인 생활 간의 균형에 도달하는 것을 의미한다. 시간관리는 시계 지향적이며, 스트레스관리는 외적 및 내적 스트레스원들에 대한 조절이다.

삶에서 균형을 이루고 스트레스원을 최소화하기 위해서 간호사는 편안히 앉아서 자신의 개인적인 큰 그림을 볼 수 있도록 배우고, 그들의 개인적 및 전문적인 목표를 조사해야 한다. 개인적인 우선순위는 틀림없이 설정되어야 한다. 스트레스원과 대처전략은 확인되고 이용되어질 필요가 있다. 이러한 기법을 발전시킴으로써, 간호사는 조절감을 얻을 수 있고 훨씬 더 나아질 수 있다.

해결방안

병동이 닫힌 이후로 줄곧 병원에서 나는 다른 병동에서의 간호관리자 역할을 받아들였다. 그러나 이 병동은 내가 성공을 이끌었던 병동과는 완벽하게 정반대였다. 당신이 생각할 수 있는 모든 것이 형편없는 방식이었다! 폐쇄가 예상되는 동안에 나는 내가 아는 한 최선을 다해서 나의 예전 팀을 돕는 데 집중하기 시작하였다. 나는 병동과 인간 자원 리더십의 협상과 함께 병동 조찬에 자주 오도록 하기 위해서 VP/CNO를 초대하였다. 게시된 직위에 그들이 지원하도록 돕고 다른 병동에서 새로운 역할로의 전이를 돕기 위해 나는 그들을 끊임없이 확인하였다. 나는 나의 새로운 병동에서 노련한 보조간호관리자를 영입했고, 성과가 낮은 사람들이 사임할 때 혹은 처벌될 때 만들어지는 결원 자리에 성과가 높은 직원이 지원하도록 격려하였다. 나 자신의 스트레스에 관해서 나는 나 자신을 돌봐야겠다고 생각했다. 나의 VP/CNO는 나에게 휴일을 갖도록 격려하였고, 나는 가족과 함께 유람선 여행을 갔다. 짐이 늘어났음을 감안하면서 나는 나부터 돌볼 수 밖에 없었다! 나는 충분한 수면에 들고자 시도하고, 균형 잡힌 식사를 하려고 노력하며, 매일 비타민을 복용하고, 훌라후프를 하고, 춤을 즐겼다. 나는 신앙이 있는 사람이어서 기도하고 종교의식에 참석하였다.

나의 가족과 나의 간호리더들은 실제로 지지적이며, 나는 내 주변 사람들과 같은 사람들을 두었다는 점에서 행운이라고 느낀다! 나는 실제로 나의 직업을 사랑하며, 나의 옛 병동이 그리워도 새 병동이 성공적일 수 있도록 이 병동의 방침을 바꿀 수 있음을 나는 안다.

– Mariebelle del Mundo

이러한 해결방안이 당신에게 적절한 접근법인가? 그 이유는 무엇인가?

근거

Sayre, McNeese-Smith, Philips와 Leach(2012)는 효과적인 리더십 유형들과 팀 구성원들이 환자의 전망에 대해 옹호하는 안락한 수준인 '수줍어하지 않고 똑똑히 말하는' 현상을 연구하였다. 교육모듈이 지지행위의 증가를 가져올 수 있는지 여부를 조사하기 위해 이 연구는 설계되었고, 병원 위험 관리자에 의한 다음의 5가지 실제하는 환자간호 시나리오(만약에 환자간호에 대한 적절한 의사표현을 했다면 환자의 결과가 달랐을 수도 있는 시나리오)에 이은 간호사 지지 그룹이 포함되어 있다. 참여자들은 또한 그들의 의료쪽 및 간호쪽 행정 리더들로부터 지지의 확인을 듣거나 읽었다. 개인적인 행동 계획은 과거, 현재 및 미래의 행위에 대한 인지와 함께 그들의 지지 역할에 대한 스스로 확인된 장애물을 포함하였다. 마지막으로 계획을 수행하는 데 대한 결심은 참여자들에 의해 지지되었다. 중재 이후에 기초적인 인구학적 자료, Speaking Up Measurement Tool 및 Collaborative Practice Scale(CPS)을 포함한 세 가지 질문들이 관리되었다. 결과는 큰소리로 말하기와 공동의 실무를 위한 중재 그룹에 대해 통계적으로 유의한 차이가 있음을 보여주었다. 중재 후 몇 개월 뒤 간호사들이 갈등으로 가득한 상황에서 이전의 생각보다 많은 선택안들을 갖고 있다는 보고를 이야기해주었다.

체크리스트

스트레스관리와 시간관리는 자기관리를 위한 두 가지 중요한 전략이다. 균형적인 스트레스는 당신의 정서적 · 신체적 · 정신적 요구에 대한 보살핌을 의미한다. 스케줄과 달력을 이용하여 효과적으로 위임하기, 시간관리 원칙을 사용하기 및 모임관리하기는 간호지도자 역할 안으로 통합되어야 하는 중요한 전략들이다. 자기관리기술들을 발전시킴으로써 관리자들, 리더들, 및 지지자들은 그들 자신이 작업 시간과 스트레스원의 조절 안에 있음을 발견하게 될 것이며, 그들은 더욱 개인적 목표와 업무 관련 목표를 달성하는 데에 있어서 더욱 노련하게 될 것이다.

스트레스와 과다업무는 간호 전문직에 내재하고 있으며, 간호사들은 그들 자신을 돌보고 시간을 관리하기 위한 효과적인 방식을 배움으로써 스트레스와 시간 압박에 적응하고 대처할 수 있다. 특정한 스트레스원과 시간 낭비요소를 평가하고 줄임으로써 간호사들은 그들 보건의료 도전들 속에서 성공할 수 있다. 대처기술, 조직화하기, 위임하기, 효과적인 시간관리를 증가시키는 것은 효과적인 리더십에 필수적이다. 격동기에 역할모델이 될 수 있고 직원을 지지하는 간호관리자는 진정한 리더이다.

- 스트레스 이해하기
  - 정의
- 직무스트레스의 원천
  - 외부적 원천
    - 변화
    - 사회적
    - 직위
    - 성 역할
  - 내부적 원천
  - 스트레스의 역동
- 스트레스의 관리
  - 스트레스 예방
  - 증상관리
  - 소진
- 스트레스의 해소
  - 사회적 지지
  - 상담
  - 리더십과 관리
- 시간관리
  - 어디에 가야 할 시간인가?
    - 지나치게 많은 일하기
    - "아니오." 또는 "지금은 안 되요."라고 말하지 못하는 것
    - 미루는 습관
    - 불평하기
    - 완벽주의
    - 중단하기
    - 체계적이지 못함(무체계)
    - 지나치게 많은 정보
  - 시간관리 개념
    - 목표 설정하기
    - 우선순위 정하기
    - 조직하기
    - 시간표
    - 정보관리하기
- 모임관리하기
  - 모임관리하기
  - 모임을 효과적으로 관리하기 위한 팁
- 위임하기

자기관리를 위한 조언

- 당신의 건강을 가장 우선순위로 만들고 당신 자신이 보살펴지고 있으며 조절되고 있다는 느낌을 갖도록 하는 전략들을 사용한다.
- 개인적인 신체 및 정신보건 지침을 지킨다.
- 스트레스에 대한 자신의 개인적인 반응을 알고 자주 자가평가를 한다.
- 당신의 가장 우선순위 목표가 무엇인지를 알고 결정을 정제하기 위해서 그 목표들을 사용한다.
- 당신이 압도됨을 느낄 때면 언제나 당신의 우선순위에 재초점을 맞춘다.
- 당신의 요구를 충족시키기 위해 보다 단순하고 보다 좋은 체계적인 시스템을 활용한다.
- 간소화한다.

REFERENCES

Abrahamson, E., & Freedman, D. H. (2008). A perfect mess: *The hidden benefits of disorder*. New York: Little, Brown and Co.

Bailey, J. (2009). The challenge for today's nurse managers: How to be fiscally competent & efficient while nurturing the workforce and sustaining self. *Spinal Cord Injury, 29*(1), 25–28.

Bolton, L. R., Harvey, R. D., Grawitch, M. J., & Barber, L. K. (2012). Counterproductive work behaviours in response to emotional exhaustion: A moderated meditational approach. *Stress and Health, 28*, 222–233.

Chang, E., & Hancock, K. (2003). Role stress and role ambiguity in new nursing graduates in Australia. *Nursing and Health Sciences, 5*, 155–163.

Chen, J., Davis, L. S., Davis, K. G., Pan, W., & Daraiseh, N. M. (2010). Physiological and behavioural response patterns at work among hospital nurses. *Journal of Nursing Management, 19*, 57–68.

Covey, S. R., Merrill, A. R., & Merrill, R. R. (1996). *First things first: To love, to learn, to leave a legacy*. New York: Simon & Schuster.

DeAngelis, T. (2002). A bright future for PNI. *Monitor on Psychology, 33*(6), 46. Retrieved March 10, 2014, from www.apa.org/monitor/jun02/brightfuture.html.

Dickerson, P. (2013). An algorithm to help you manage your stress. *American Nurse Today, 8*(3), 28–31.

Englebardt, S. P., & Nelson, R. (2002). *Health care informatics: An interdisciplinary approach*. St. Louis: Mosby.

Epp, K. (2012). Burnout in critical care nurses: A literature review. *Canadian Association of Critical Care Nurses, 23*(4), 25–31.

Erdwins, C. J., Buffardi, L. C., Casper, W. J., & O'Brien, A. S. (2001). The relationship of women's role strain to social support, role satisfaction, and *self-efficacy. Family Relations, 50*(3), 230–238.

Evans, O., & Steptoe, A. (2002). The contribution of gender-role orientation, work factors, and home stressors to psychological well-being and sickness absence in male- and female-dominated occupational groups. *Social Science and Medicine, 54*(4), 481–492.

Gallup Business Journal. (1999). *Item 10 I have a best friend at work*. Retrieved on March 20, 2014, from http://businessjournal.gallup.com/content/511/item-10-best-friend-work.aspx.

Georgia Nurses Association (2012-2013). Results from ANA's 2012 health risk assessment are in! *Georgia Nursing, 9*.

Greenglass, E., Burke, R., & Fiksenbaum, L. (2001). Workload and burnout in nurses. *Journal of Community and Applied Social Psychology, 11*, 211–215.

Hafner, A. W. (2001). *Pareto's Principle: The 80-20 rule*. Retrieved May 25, 2010, from www.bsu.edu/libraries/ahafner/awhthmath-pareto.html.

Halm, M., Peterson, M., Kandels, M., Sabo, J., Blalock, M., Branden, R., et al. (2005). Hospital nurse staffing and patient mortality, emotional exhaustion, and job dissatisfaction. *Clinical Nurse Specialist, 19*(5), 241–251.

Health Resources and Services Administration, Bureau of Health Professionals, National Center for Health Workforce. (2013). *The U.S. nursing workforce: Trends in supply and education*. Retrieved March 20, 2014, from http://bhpr.hrsa.gov/healthworkforce/reports/nursingworkforce/nursingworkforcefullreport.pdf.

Hess, R., DesRoches, C., Donelan, K., Norman, L., & Buerhaus, P. (2011). Perceptions of nurses in Magnet? hospitals, non-Magnet hospitals, and hospitals pursuing Magnet status. *Journal of Nursing Administration, 41*(7/8), 315–323.

Hirokawa, K., Taniguchi, T., Tsuchiya, M., & Kawakami, N. (2012). Effects of a stress management program for hospital staffs on their coping strategies and interpersonal behaviors. *Industrial Health, 50*, 487–498.

Ingram, J., & Cangemi, J. (2012). Emotions, emotional intelligence and leadership: A brief, pragmatic perspective. *Education, 132*(4), 771–778.

Jennings, J. M., Scalzi, C. C., & Rodgers, J. D. (2007). Differentiating nursing leadership and management competencies. *Nursing Outlook, 55*(4), 169–175.

Johnson, S., & King, D. (2012). Nurses' perceptions of nursephysician relationships: Medical-surgical vs. intensive care. MEDSURG *Nursing, 21*(6), 343–347.

Judkins, S., Reid, B., & Furlow, L. (2006). Hardiness training among nurse managers: Building a healthy workplace. *Journal of Continuing Education in Nursing, 37*(5), 202–207.

Kath, L. M., Strichler, J. F., Ehrhart, M. G., & Schultze, T. A. (2012). Predictors and outcomes of nurse leader job stress experienced by AWHONN members. *Journal of Obstetrical, Gynecological and Neonatal Nurses, 42*(1), 12–25.

Kemeny, M. (2003). The psychobiology of stress. *Current Directions in Psychobiological Science, 12*, 124–129.

Kobasa, S. C., Maddi, S. R., & Kahn, S. (1982). Hardiness and health: A perspective study. *Journal of Personality and Social Psychology, 42*(1), 168–177.

Kramer, M. (1974). *Reality shock: Why nurses leave nursing*. St. Louis, MO: Mosby.

Krichbaum, K., Diemert, C., Jacox, L., Jones, A., Koenig, P., Mueller, C., et al. (2007). Complexity compression: Nurses under fire. *Nursing Forum, 42*(2), 86–94.

Lambert, C. E., & Lambert, V. A. (1987). Hardiness: Its development and relevance to nursing. *Journal of Nursing Scholarship, 19*(2), 92–95.

Lambert, V., Lambert, C., & Yamase, H. (2003). Psychological hardiness, workplace stress and related stress reduction strategies. *Nursing and Health Sciences, 5*, 181–184.

Lee, H., Spiers, J. A., Yurtseven, O., Cummings, G. G., Sharlow, J., Bhatti, A., et al. (2010). Impact of leadership development on emotional health in healthcare managers. *Journal of Nursing Management, 18*, 1027–1039.

Lefton, C. (2012). Strengthening the workforce through meaningful recognition. *Nursing Economics, 30*(6), 331–338.

Lencioni, P. (2004). *Death by meeting*. San Francisco: Jossey–Bass.

Lopez, D., Green, M., Carmody–Bubb, M., & Kodatt, S. (2011). The relationship between leadership style and employee stress: An empirical study. *The International Journal of Interdisciplinary Social Sciences, 6*(3), 169–180.

Maddi, S. R. (2002). The story of hardiness: Twenty years of theorizing, research and practice. *Consulting Psychology Journal, 54*, 173–185.

Maslach, C., & Leiter, M. P. (1997). *The truth about burnout: How organizations cause personal stress and what to do about it*. San Francisco: Jossey Bass.

Maslow, A. H. (1943). A theory of human motivation. *Psychological Review, 50*, 370–396.

McDermott, R. (2000). Why information technology inspired but did not deliver knowledge maintenance. In E. L. Lesser, M. A. Fontaine, & J. A. Slisher (Eds.), *Knowledge and communication*. Butterworth Heine: Worburn, MA.

Merriam–Webster Online. (2013). *Complain*. Retrieved October 21, 2009, from www.merriam–webster.com/dictionary/complain.

Plsek, P. E., & Greenhalgh, T. (2001). The challenge of complexity in health care. *British Medical Journal, 323*(7313), 625–628.

Porter–O'Grady, T. (2013). Retrieved on March 23, 2013. www.mc.vanderbilt.edu/root/vumc.php?site=Shared%20Governance&doc=23733.

Robert, H., Honemann, D. H., & Balch, J. (Eds.) (2011). *Robert's rules of order newly revised* (11th ed.). Cambridge, MA: Perseus Book Group.

Rosenbaum, E., & Morett, C. R. (2009). The effect of parents' joint work schedules on infants' behavior over the first two years of life: Evidence from the ECLSB (early childhood longitudinal surrey, birth cohort). *Maternal and Child Health Journal, 13*, 732–744.

Rudan, V. T. (2002). Where have all the nursing administration students gone? *Journal of Nursing Administration, 32*, 185–188.

Sayre, M., McNeese–Smith, D., Philips, L., & Leach, L. S. (2012). A strategy to improve nurses speaking up and collaborating for patient safety. *Journal of Nursing Administration, 42*(10), 458–460.

Seavey, D. (2010). Caregivers on the front line: Building a better direct–care workforce. *Journal of the American Society on Aging, 34*(4), 27–35.

Segerstrom, S., & Miller, G. (2004). Psychological stress and the human immune system: A meta–analytic study of 30 years of inquiry. *Psychological Bulletin, 130*(4), 601–630.

Selye, H. (1956). *The stress of life*. New York: McGraw–Hill.

Selye, H. (1965). The stress syndrome. *American Journal of Nursing, 65*, 97–99.

Selye, H. (1991). History and present status of the stress concept. In A. Monat, & R. Lazarus (Eds.), *Stress and coping: An anthology* (pp. 21–36) (3rd ed.). New York: Columbia University Press.

Sherman, R. O. (2013). Building a sense of community on nursing units. *American Nurse Today, 8*(3), 32–33.

Shirey, M. (2006). Stress and coping in nurse managers: Two decades of research. *Nursing Economic$, 24*(4), 193–211.

Stöppler, M. (2005). *Top five stress management mistakes. Your guide to stress management*. Retrieved October 21, 2009, from http://stress.about.com/cs/copingskills/a/mistakes_p.htm.

TalentSmart®. (2011). *About emotional intelligence*. Retrieved from, www.talentsmart.com/about/emotional–intelligence.php.

Taylor, S. E., Klein, L. C., Lewis, B. P., Gruenewald, T. L., Gurung, R. A., & Updegraff, J. A. (2000). Biobehavioral responses to stress in females: Tend–and–befriend, not fight–or–flight. *Psychological Review, 107*, 411–429.

Thomas, E. (2010). Generational differences and the healthy work environment. *Med/Surg Matters! 21*(6), 20–21.

Zangaro, G. A., & Soeken, K. L. (2007). A meta–analysis of studies of nurse's job satisfaction. *Research in Nursing & Health, 30*, 445–458.

SUGGESTED READINGS

Centers for Disease Control and Prevention. (2013). *Stress and work*. Retrieved on March 23, 2013, from www.cdc.gov/niosh/docs/99-101/.

Collins, J., & Hansen, M. T. (2011). *Great by choice*. New York: Harper Collins.

Covey, S. R. (2011). *The seven habits of highly effective people*. 15th anniversary edition, New York: Simon & Schuster.

Lenson, B. (2002). *Good stress, bad stress*. Cambridge, MA: De Capo Press.

McKenna, E. P. (1998). *When work doesn't work anymore: Women, work and identity*. New York: Dell Publishing.

Oncken, W., & Wass, D. (November/December, 1999). Management time: Who's got the monkey? *Harvard Business Review*, reprint 99609.

Tracy, B. (2004). *Time power*. New York: AMACOM.

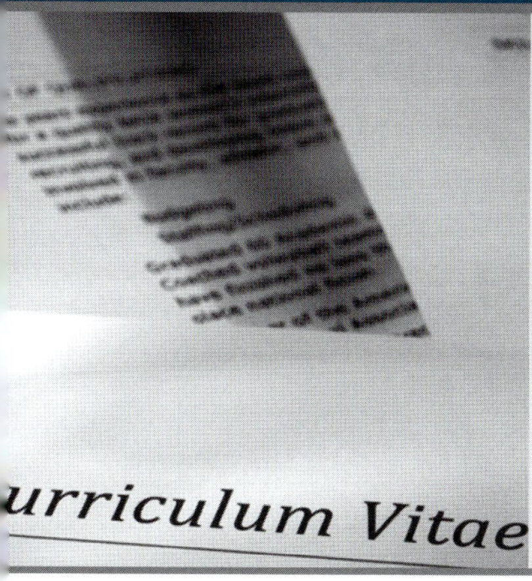

CHAPTER

27

경력관리

Managing Your Career

성공한 사람들은 '행운'을 기다리기보다 적극적으로 경력을 관리한다. 신뢰받는 사람은 경력 개발을 가이드하거나 영향을 줄 수 있지만, 개인은 스스로 자신의 명성과 경력을 관리한다. 지속적인 평생 학습과 역량을 보여주고 문서화하는 능력은 효과적인 경력관리에 중요한 요소이다. 이 장은 현장을 넘어 성과를 문서화하는 도구와 경력을 확장시키는 방법을 포함하고 있다.

학습성과

- 경력 유형을 구별하고, 경력 유형이 어떻게 경력 선택에 영향을 미치는지 설명한다.
- 특정 지위를 겨냥한 자기소개서와 이력서를 개발한다.
- 면접의 핵심 요소를 분석한다.
- 학문적이고 계속적인 교육 프로그램을 포함한 다양한 전문 개발 활동을 설명한다.
- 전문적인 조직에 적극적인 참여로 인한 기여와 혜택을 확인한다.

핵심용어

- 경력(career)
- 자격증(certification)
- 평생교육(continuing education)
- 이력서(curriculum vitae)
- 면허(licensure)
- 포트폴리오(portfolio)
- 전문가협회(조직) [professional association(organization)]
- 이력서(résumé)

도전

Daniel Weberg RN. Ph D, MHI
Director of Nursing Innovation, Kaiser Permanente

4년제 학사과정을 졸업했을 때, 나는 바로 응급실에서 일하고 싶었다. 그러나 많은 교수진과 친구들이 그 직위에서 일하려면 "너는 최소한 1년 정도 내과-외과병동에서 경험을 해야 한다."고 하여 놀랐다. 또 다른 과제는 직접 침상 간호뿐만 아니라 다른 방향으로도 나의 기술을 확대해야 한다는 것을 알게 된 것이다. 학부과정에서 인간 환자 시뮬레이터가 실험실에서 어떻게 작동되는지 배웠고, 이러한 기술에 대한 시장이 있을 것이라 생각했다. 지금 고민하고 있는 것은 명확하게 표현할 수 없는 목표를 찾고, 아직 생기지 않은 고유한 직업 유형을 찾기 위한 방향을 찾는 것이다.

당신이 이 간호사라면 어떻게 하겠는가?

도입

간호에는 다양한 분야와 경로를 선택할 수 있다. 이러한 선택사항 중 일부는 수 세기 동안 수행되었던 '전통적인' 역할로서의 간호사이다. 즉, 환자에게 직접간호를 제공하는 것, 팀이나 조직을 선도하는 것, 공중보건 또는 학교보건 서비스를 교육하고 제공하는 것 또는 현장에서 일하는 것 등이다. 지금은 새로운 역할이 계속해서 등장하고 있다. 예를 들면, 입법 보좌관으로 의료 소비자에게 서비스하는 것은 일반적인 역할은 아니지만 주 또는 국가의 보건의료를 형성하는 데 도움이 되는 분야이다. 예방 간호와 건강 교육을 조정하는 것은 일반적인 건강증진 방법이다. 그러나 이러한 다수의 선택사항은 어떤 교육과정이 가장 좋은 것인지, 특정 분야 또는 역할을 위해 어떤 경험이 준비되어야 하는지, 누가 좋은 멘토가 될 수 있는지, 어떤 활동과 역할이 개발되어야 하는지 등의 경력을 구축하는 방법을 결정하는 문제가 된다. 어떤 선택사항은 경험을 통해 먼저 채워지고 다른 선택은 교육과 경험을 통해 채워지지만, 결국 간호사가 전문직 개발에 힘쓰고 보건의료에 있어서의 도전에 응하기 위해 발전된 전문가로서 계속적인 관리를 해야 한다. 간호사가 어떻게 경력목표에 도달하는지는 설정한 목표에 달려 있고, 어떻게 경력 개발을 관리하는가에 달려 있다.

기본체계

경력(career)은 개인의 전문적 삶의 과정으로 정의되며, 전문직 목표에 기여하는 직위를 선택함으로써 개발된다. 개인과 직위에는 관계가 존재하듯이 경력 경로에도 같은 관계가 성립된다. 잘 맞으면 강하고 유사한 목표와 견딜만한 차이(성장을 이끄는)를 보인다. 모든 직업상황은 복잡한 환경에서 상호작용하는 사람과 직위라는 두 가지 요소로 구성되어 있다. 직위와 개인의 재능 면에서 요구되는 기술을 분석하는 것은 지원자가 강점에 적합한 직위를 결정하는 것에 도움을 줄 수 있다. '희망'하는 직위에서 요구하는 사항과 개인의 기술적인 면에서 차이가 있을 때, 지원자는 전문적 개발 활동이 현재 원하는 미래 자격 사이의 일치를 개선하는 데 도움을 줄 수 있는지 고려할 수 있다.

실무자, 행정가, 교육자와 같은 경력 경로의 고려는 이전 직업에서 가진 보람되었던 측면의 반영을 포함한다. 예를 들면, 환자, 가족, 학생을 가르치는 일이 개인적으로 보람된 일이라고 생각하는 간호사는 교육자로서의 경력을 개발하기 위한 계획을 세울 것이다. 어떤 경력을 추구하든지, 중요한 전략은 미래의 목표를 달성하기 위해 합당한 교육과 경험을 얻기 위해 계획하는 것이다.

Broscio와 O'Brien(2011)은 경력 개발을 향한 태도의 범위를 설명하였다. 자신의 역할에 만족하지만 어떤 사람은 지속적인 개선을 의도하고 지속적인 발전 기회를 구한다. 어떤 사람은 현재의 역할을 미래의 바람직한 역할이나 위치의 발판으로 보기도 하는데, 반면에 자신이 원하는 것에 대한 확신이 없고, 직위가 행복하지 않으며, 무엇을 해야 할지 알지 못하기도 한다. 미래의 목표를 명확히 하는 것은 새로운 역할 또는 의미 있고 만족하는 역할을 찾기 위한 초기 단계이다. 또한 조직과 개개인에게 있어서 최대의 관심은 사람과 직위를 잘 맞추는 것이라고 할 수 있다. 박스 27-1은 개인과 조직의 협력에 의한 성공적인 경력 성공의 요소이다.

경력 개발과 관련하여 생각할 수 있는 또다른 방법은 Citrin과 Smith(2003)가 연구한 '특별한' 경력을 고려해보는 것이다. 그들은 세 가지 광범위한 단계로 경력 초기부터 마지막까지 약속(promise), 추진력(momentum), 수확(harvest)의 이동 단계를 제시한다. 경력 초기의 초점은 기술을 개발하고, 자격증명서를 취득하고, 역할로의 사회화를 하는 것이다. 경력 중기의 초점은 특정 영역의 숙련을 위하여 연마하는 것과 목표를 높이는 데 기회가 될 수 있는 범위 내에서 직위와의 적합 정도를 인식하는 것으로 이동한다. 마지막으로, 경력 말기의 초점은 많은 사람들이 전문성(일에 대한 광범위한 관점)을 강화하는 것이다. 간호의 삶을 통해 이러한 이동단계를 보면, 간호는 일련의 직업(job)이라기보다 경력(career)의 관점을 갖는 것이라 예측된다.

박스 27-1 경력성공의 요소

1. 주인의식 갖기: 경력에 대한 과정을 소유하고 책임을 갖는다.
2. 위험 감수하기: 뭔가 새로운 것을 시도하는 것을 두려워하지 않는다. 과정을 조절하고 자신에게 도전한다.
3. 학습 추구하기: 호기심을 가진다. 질문한다. 듣는다. 피드백에 개방적인 태도를 유지한다.
4. 참여하는 것을 선택하기: 진취적이도록 하고 자신을 격려한다.
5. 목표 정하기와 계획 세우기: 무엇을 원하는지 알고 그것을 향한 경로를 만든다.
6. 정렬하고자 노력하기: 현재와 미래 조직의 우선순위를 연결한다.

출처: Broscio, M., & B O'Brien, M. K. (2011). Taking charge of your career: Good career management results in "shared success" between individuals, organizations. *Healthcare Executive, 26*(6), 64-66.

전문직은 권한과 의무를 모두 포함한다. 법률상 권한과 기대는 간호법령, 규칙과 규정에 성문화되어있다. 면허(licensure)는 최소한의 기대라는 기준을 제공하기 때문에, 직업 자체에 정의된 전문적인 방식으로의 실천 의무를 부과하지는 않는다. 예를 들어, 전문직 협회 회원에 대하여 정의하거나 전문적 서비스를 제공하는 법령은 없다. 그러나 직업은 다양한 전문 기관을 통하여, 간호사가 전문조직에 속하고 리더십을 발휘할 것이라는 기대를 하게 만들어준다. 예를 들면, 마그네티즘(www.nursecredentialing.org/ForcesofMagnetism.aspx)의 초점은 간호사가 그들의 조직에 소속되어 있다는 기대를 포함한다. 문제는 바쁘게 생활하며 최선을 다하고 삶에 이러한 활동을 통합시키는 방법이다. 또한 '부가적인' 활동과 관심이 경력을 개발하고 임상적이고 전문적 이슈에 대한 통찰력을 제공하기도 한다.

자기인식

개개인이 스스로를 아는 것은 간호사에게는 자신의 경력을 관리하게 하고 관리자에게는 간호사가 중요한 경험을 얻도록 돕는 가장 좋은 접근일 수 있다.

무엇이 중요하고, 가치 있고, 필요한 책무가 무엇인지 아는 것은 자기 자신을 이해하는 기본을 형성한다. 직위가 풍부하던지, 부족하던지 자신을 아는 것은 가능한 일에 집중할 수 있고, 자신의 강점을 능력화하는 과정을 선택할 수 있게 한다. 공식적인 수단(예: StrengthsFinder 2.0; www.strengthsfinder.com/home.aspx)을 통한 자신의 강점을 평가하는 것도 통찰력을 제공할 수 있다. 그러므로 사람과 직위를 맞추는 것의 시작은 구성원인 사람을 이해하는 것이다. 학교와 간호에서의 초기 경험을 통해, 통찰력이 생기기 시작하여 우리에게 삶에 도움이 되는 일을 결정하도록 돕는다. 어떤 직위는 다른 직위보다 성취 이상의 것을 부가하기도 한다. 예를 들어, 교육적 보상이나 유연한 근무형태를 제공하는 직위가 만약 목적이 학교로 돌아오거나 특별한 역할을 위한 상급 교육을 마쳤을 때 더 선호될 수 있다.

다양한 관점에서 자신을 설명할 수 있다는 것은 유용하다. 첫 번째, 자신의 장점을 아는 것은 어떤 직위를 가지는지와 무엇에 의지할 수 있는지를 말해준다. 강점을 알 때 그것이 무엇인지 간결하게 말할 수 있고, 조직에서 적절한 직위를 찾을 수 있는 설명에 대한 필터로 사용할 수 있다. 그리고 현재의 능력을 분석하는 것은 요구되거나 바라는 기준과 역량을 달성하기 위해 행해져야 하는 것이 무엇인지 알 수 있도록 한다. 마지막으로 이러한 분석은 경력에 관한 큰 그림을 볼 수 있게 하고, 특정 직위로부터 얻은 것이 어떻게 목적에 기여하는지 볼 수 있게 한다. 표 27-1에 설명된 경력 유형은 각 경력 유형의 동기부여와 특성을 포함한다. 세 번째, 칼럼에 있는 설명으로 자기분석이 어떻게 맞는지 보는 것은 경력에 어떻게 접근해야 하는지를 보여준다. 이러한 작업의 목적은 자신을 잘 앎으로써 자신과 자신의 강점과 잘 맞는 직위나 경력경로를 추구하는 것이다.

직위 알기

간호사를 포함해서 같은 직위를 유지하는 사람들은 거의 없다. 대부분의 간호사는 직장생활의 전반에 걸쳐 한 개 이상의 직위를 가진다. 보건의료에 있어서 빠른 변화는 일련의 질문을 통해 각 고용기회의 평가가 필요하다. 직위는 증가된 기술과 역량에 기여할 수 있는가? 직위는 전문직 프로파일에 해당하는 사람을 다시 뽑을 때 더 큰 기여를 위한 잠재성을 볼 수 있는 가능성을 가지는가? 직위의 장점이 매력적이어서 직위 자체의 한계를 상쇄하는가? 전문직 실무환경이 조직 내에서 보건의료전문인과 환자에게 안전하고 협력적인가(AACN, n.d.)?

직위평가는 조직의 비전과 미션의 이해에서부터 시작한다. 평가는 또한 면담을 통해서만 가능할 수 있는 직위의 특수성을 발견하는 것을 요구한다. Bolles(2012)는 비록 대부분의 사람들이 여러 조직에 비슷한 직위를 위해 지원하지만 대부분의 매니저들은 고용을 위해 먼저 조직 내에서 내부 고용을 통해 찾는다고 지적하였다. 그러므로 중요한 한 가지 전략은 비록 원하는 직위가 정확히는 아닐지라도 일하고 싶어 하는 조직을 선택하는 것이다. 조직의 관리 형태와 미래 직위 구인에 대한 지식과 더불어 내부적 연결과 네트워킹의 가능성이 자신과 가장 잘 맞는 그 직위로 이끌 수 있다.

경력 개발

경력은 고용직위 이상으로 확장된다. 경력은 개인이 환자에게 간호를 제공하고, 간호를 지원하고, 간호를 위해 교육하고, 간호제공자를 지원하고, 간호전달을 위한 방법을 연구하고, 전문직과 지역사회 서비스 제공에 종사하는 활동에 참여하는 다양한 방법을 포함한다. 보건의료와 같이 빠르게 변화하는 영역에서 경력에 대하여 광범위하게 생각하는 것은 중요하다. 면허는 역량을 유지하고 전문직 표준을 반영하는 특정한 기대감을 가진다. 입법자들은 정치적 압력과 시민의 요구에 근거하여 법안을 제정한다. 전문직이 법안으로 보호받을 때, 고객, 보험자, 규제기관, 고용자 등은 전문직 표준이 지속되기를 기대한다. 역량이 지속된다는 것은 중요하고 전문적인 문제이지만, 간호는 역

표 27-1 경력 유형

유형	예	설명	동기부여와 특성	경영상 고려사항
정상 상태	일반간호사	전문적 기술을 향상시키는 직위 유지	전문성 증가 높은 전문직 정체성 봉사 의무 표준 유지 간호수행의 자율성 활동 선택 개인적 책임 일 그 자체의 안정성	높은 존중감을 갖고 일하기 권한분산 능력 사용 및 인식 환자성과에 대한 피드백 제공 역량과 재임 보상 계속적 교육 제공 영구적 임무 제공
선형	간호행정가	정상적 승진으로 인한 계층적 적응	필수 권위와 권력 직업에서의 첫 도전 내부 규범에 의해 가이드됨 돈 인정 자기개발 기회	관리개발 제공 교육과 역량에 대한 가치와 보상 관리선택과 개발시스템 개선 감독의 의미 제한
사업적·일시적	개업을 한 간호사, 일시적 임무	새로운 서비스를 만드는 욕구, 우선순위 충족	제한적 조직 몰입 기회주의자 새로움/창의성 타인 성취	조직의 이익에 유연성 활용 조직적 실무적 결정에 대한 부담 피하기 즉각적 피드백 제공
나선형	가정을 돌본 후 복직한 간호사	경력 형성을 위한 합리적이고 독립적인 책임	새로움 명성 비고용 또는 다른 고용 이후 수반되는 고용의 집중적 기간 타인 간호 자기개발의 기회 전형적으로 잘 지불되고 서비스를 지향 인정	노력이 필요한 특별한 일 설정 몰입의 조건 및 기한에 대해 융통성 발휘 도전적인 첫 임무 찾기 협상 창의성 장려

출처: Friss, L. (1989). *Strategic management of nurses: A policy oriented approach*. Owings Mills, MD: AUPHA Press.

량을 유지하는 것에 대한 통일된 표준을 정의하지 못하였고 지속되는 역량에 대한 설명이 주(state)에 따라 다양하다(Watson & Hillman, 2011). 경력에 있어서 지리적 위치의 변화는 지속적인 전문직 개발을 위한 다른 규제 요구사항을 수반할 수 있다.

경력 과정에서 한 번 잘 맞는 직위가 지속적으로는 잘 맞지 않을 수 있다. 직위는 사람이 서서히 발전하는 것만큼 발전한다. 이러한 이동이 조화롭다면 적합성은 계속 유지되지만, 직위와 사람의 방향이 다르게 변화한다면 적합성은 유지될 수 없다.

Bolles(2012)은 일부 직위는 삶의 변화라고 하였다. 이것은 나선형 경력 유형에서와 같이 직위와 영역이 동시에 변화되는 것으로 설명될 수 있다. 예를 들면, 중환자 병동의 주임간호사가 농촌과 지역 병원의 간호경영자의 역할을 할 때, 주요 변화가 일어난다. 나선형 경력경로를 따르는 간호사가 특히 다른 분야의 학위를 마치고 간호학에 들어와서 간호가 두 번째 학위과정인 학생이었던

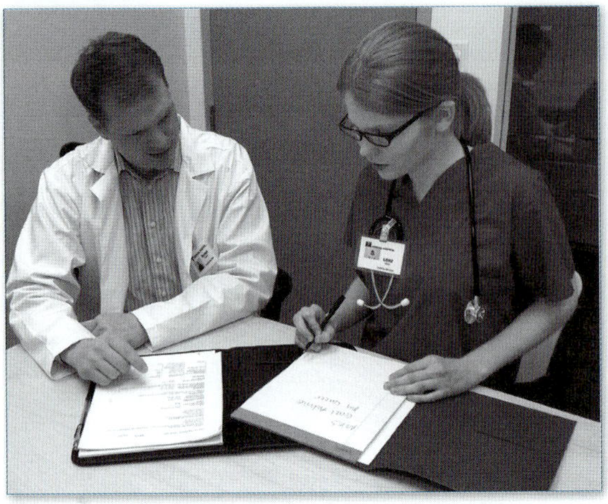

멘토는 새로운 사고와 기회를 고무시키고 다양한 역할과 영역으로 나아가게 할 수 있다.

경우, 이러한 현상을 경험할 수 있다. 이러한 사람은 또 다른 분야에서 일해왔고 지금은 그들이 하고 싶은 것을 추구하고 있다. 그들은 사람과 접촉을 많이 하지 않는 경력에 따분해 할 수 있거나 혹은 과학분야를 공부하며 지식을 가장 잘 적용할 수 있는 분야가 환자간호라는 것을 깨달을 수 있다. 이러한 사람은 이전의 경력 성취로 대부분의 전문직과 다르게 보이는 경력패턴에 공들일 수 있다. 즉, 그들은 두 가지 이상의 영역에서의 자질을 이용하고 모두를 이용하려고 노력하고 있다.

핵심적인 경력 개발전략은 성공하는 데 중요하다. 경력 개발을 공유할 수 있는 동료와 멘토를 선택하여 지속적으로 조언을 듣는 것은 매우 중요하다. 다양한 관점으로부터 반응을 보이는 동료, 멘토, 역할모델을 가지는 것은 경력 계획과 개발을 풍부하게 할 수 있다. 멘토는 새로운 생각과 기회를 격려하고 다양한 역할과 임상영역으로 나아가게 할 수 있다. 또한 관계를 형성하고, 시간과 내용에 관련된 결정을 하는 데 도움을 줄 수 있다. 멘토는 임상적 간호 또는 새로운 관점으로 새로운 접근을 시도해 보기 위한 기회를 만들 수도 있다.

경력센터(www.nursingsociety.org/Career)를 통해, Sigma Theta Tau International(STTI)은 장기적으로 경력 증진을 정의하고 경력 목표를 얻도록 함으로써 간호전문직을 적극적으로 지원한다. STTI 경력센터는 전문가, 책, 교육과정과 간호경력 기회로의 접근을 제공한다. 올바른 경력선택과 다양한 세대가 일하는 영역에서 어려운 사람을 상대하면서 직장생활의 조화를 이루며 새로운 역할로 변화하도록 돕는 자원들과 새로운 졸업생을 위한 정보가 모두 STTI 경력센터에서 간호사를 지원하는 주제의 예이다. STTI 경력센터는 개인의 경력 질문에 대해 실시간으로 전문가로부터 답을 얻을 수 있는 기회를 제공한다.

문헌 관점

출처: Zachary, L. & Fischler, L. (2011). Begin with the end in mind: The goal-driven mentoring relationship. *T + D*, *(65)*1:50–53.

대부분의 멘티들은 잘 정의된 목표를 가지고 멘토링 관계를 맺으려고 오지 않는다. 멘토는 멘티가 특정한 목표와 시간에 따른 우선순위를 결정하고 명확히 하도록 안내할 뿐만 아니라 미래 희망과 꿈에 대한 일반적 생각을 표현하도록 도울 수 있다. 목표를 세우는 것과 목표를 이루는 것 모두 경력 개발을 위해 중요하다. 목표를 세우는 것은 지식, 기술, 행위에 있어서 단기적으로 측정가능한 변화를 포함한다. 목표를 이루는 것은 특성과 개인적 개발과 같은 좀 더 모호한 영역을 포함한다. 멘토는 특히 장기적으로 멘티가 자신감을 증진하고 경력영향력을 만들기 위해 도전하도록 하는 하나 또는 두 개의 목표 성취의 균형을 계획하는 데 도움이 된다.

실무 의의

- 자신의 경력 희망을 공유하는 데 편안한 멘토를 선택한다.
- 멘토의 선택과 받기를 희망하는 안내의 유형과 연결한다.
- 다른 유형의 관계처럼, 강력한 멘토링 관계는 개발을 위해 시간과 노력의 투자가 필요하다.

연습 27-1

롤모델 역할을 해 줄 수 있는 간호사를 생각해본다. 멘토를 원하는가? 그렇다면 경력을 형성하는 데 있어서 어떻게 그 사람의 도움을 구할 수 있는지 고려해본다.

경력마케팅 전략

새로운 직위를 구하지 않는 간호사도 전문성을 지

속적으로 개발하고 있음을 나타내는 이력 또는 이력서를 갖는 것은 필요하다. 면접은 직위 선택과 경력 개발에 기여한다.

전문직 자료는 다양한 방법으로 기록될 수 있지만 대부분의 사람들은 체계적인 방법으로 하지는 않는다. 그러므로 정보가 빨리 필요할 때, 직위에 가장 적절한 정보를 찾고 골라내는 것은 어렵다. 이 장의 목표는 전문직 경력에 두루 사용할 수 있는 마케팅 문서를 만들기 위한 체계적인 전략을 개발하는 것이다. 어떤 조직은 전문직 기록에 대하여 전산 형식을 사용하기 때문에 정보를 다양한 문서로 접근하고 전환할 수 있다. 예를 들면, National Student Nurses Association, American Nurses Credentialing Center, Honor Society of Nursing, Sigma Theta Tau International 등은 그런 전산적 접근을 제공한다. 정보의 이동은 경력에 관한 정보 이동에 중요한 고려사항이다.

대부분의 직위는 비록 조직의 내부에서 찾지만 이력서를 보며 시작한다. 중요한 단서는 전문적인 이야기를 하고, 유능하고 전문적인 모습을 설정하여 분명한 정보를 제공해야 한다.

자료수집

데이터 수집의 범위는 고유한 배경에 따라, 상당히 다르다. 첫 번째 단계는 모든 전문 경력 정보를 수집하는 것이다. 만약 전문직에 신입이라면, 선택과목, 임무, 특별 과제, 훈장, 표창 등 어떤 것이든 학교에서 했던 특별한 일을 분석한다. 두 번째 경력 간호사인 경우, 이전 직업이 어떻게 지금 자신의 직업과 관련이 있는지 고려한다. 직장 경력이 있는 경우에는 간호 직위로 시작한다. 전문직 몰입을 나타낼 뿐만 아니라 예산, 소통, 정치적 기민성의 균형 능력인 리더십 같은 기술을 서술할 수 있는 자원봉사 역할과 관련된 정보를 포함한다.

데이터 수집을 시작하려면, 어디에 있고 어디를 생각하는지부터 시작한다. 경험이 짧거나, 세부적인 사항을 떠올리는 데 어려움이 없다면, 체계적인 계획을 시작하는 좋은 형태에 있는 것이다. 그러나 간호사 또는 이전 관련 경력이 길면, 과거에 무슨 일을 했었는지 적극적으로 생각하고, 이전 경력이 어떻게 간호와 관련된 경험으로 전환할 수 있는지 결정해야 하기 때문에 어려울 수 있다. 이 단계에서 중요한 측면은 매번 정보 제공이 필요할 때마다 원본을 만드는 것보다 자르고 붙이는 기술을 이용하여 정보를 만드는 과정을 시작하고 전산적으로 저장하는 것이다.

표 27-2는 10개의 항목마다 가능한 많은 사실에 대한 편집을 보여준다. 특정 범주에 대한 항목이 없는 경우에도, 미리 알림 등의 제목을 유지하고 앞으로 이 목록에 삽입할 수 있는 일이 무엇일지 생각한다. 이것은 이력에 넣거나 이력서에 기재할 내용을 선택할 정보를 목록화한 개인 자료은행이다.

이력서

이력서(curriculum vitae, CV)는 하나의 전문적인 생활에 대한 문서이다. 모든 것을 포함하면서도 상세하지 않도록 설계되었다. CV는 표 27-2에서 정의된 10개 항목에 대한 정보로 일련의 흐름을 따르는데, 빈 항목은 포함하지 않는다.

일반적으로 이력서는 이름과 연락처로 시작한다. 이름이 가장 눈에 띄어야 하고(예: 크고 굵은 활자) 별도의 줄에 연락처 정보가 있어야 한다. 연락처 정보는 우편번호와 주소, 직장전화, 집전화, 핸드폰 번호, 팩스번호, 이메일 주소, 웹사이트 주소 등을 포함해야 한다. 웹사이트 주소를 포함하는 경우, 전문적인 이름과 전자 메일 계정을 사용하고 'sweetiepie@domain.com'과 같은 지나치게 격식이 없거나 또는 개인적인 사용자 이름을 피한다. 고용주가 신속하게 정보를 찾을 수 있도록 연락처 정보는 이력서 센터 또는 그 아래에 선을 그

표 27-2 데이터 수집

항목	내용
1. 교육	학교명, 주소, 전화번호, 웹사이트 주소, 입학년도, 졸업 날짜, 학위명, 수상, 표창(딘의 목록)
2. 평생교육	참석날짜, 장소, 주제와 취득 학점의 특별한 결과, 종류와 양
3. 경험	고용날짜, 직위, 기관이름, 위치 및 전화번호, 웹사이트 주소, 최고 경영자(CEO) 이름, 최고 간호 관리자, 직속 상사, 급여 범위, 일반적 직무(역할 설명)
4. 조합/기관 서비스	서비스 날짜, 위원회/태스크 포스의 이름과 상위 조직(예: 병원 또는 전문 기관의 이름), 위원회에서의 역할(예: 위원장, 총무, 회원), 일반적인 위원회 기능 설명, 어떤 특징적인 성과
5. 간행물	기사: 저자 이름, 출판년도, 제목, 저널, 호, 출판 페이지 책: 저자, 출판년도, 제목, 출판사의 이름 및 위치
6. 표창	날짜, 수상 설명, 수상 관련 특수 요인(예: 경쟁, 지역사회, 전국적)
7. 연구	날짜, 연구 제목, 연구에서의 역할(예: 연구 책임자, 공동 연구원, 팀 구성원), 지원 여부
8. 연설/발표	날짜, 연설 제목, 장소, 후원 조직 이름, 발표 특성(예: 기조 연설, 동시 세션)
9. 워크숍/컨퍼런스	날짜, 워크숍/컨퍼런스 제목, 장소, 후원 그룹 이름 및 발표의 특성, 활동에 대한 간략한 설명
10. 자격증	최초 자격 인증 일자, 만료 기간, 자격인증의 유형

어 표시한다. CV의 정보는 역순으로 제시되어야 한다. 이 방법은 고용주가 신속하게 최신 정보를 찾아 경력에 대한 이해를 얻을 수 있게 한다.

연습 27-2

자신의 자료를 통해 이력서를 작성해본다. 파일에 자료를 입력할 때마다 수집 시스템에서 이력으로 자료물을 복사하는 것과 같이 이력서를 최신 상태로 유지하기 위한 계획을 명확히 세워본다.

이력서

이력서(résumé)는 특정한 조직 직위의 자격에 관련되고 그 직위에 자신이 적당하다는 이미지를 만드는 데 도움이 되는 맞춤형 문서이다. 이력서(CV)와는 달리, 이력서는 세부사항을 제공한다. 이력서는 정보의 값을 공유하는 문장 또는 구(둘다는 아님)로 표현된다. 예를 들어, 제목과 조직에 의해 직위 서비스의 기간을 나열하기보다는, 몇 가지 특징적인 서비스를 제공할 수 있는 유일한 간호사로 종사했던 정보를 포함할 수 있다. 경험이 풍부한 간호사의 경우, 이력서는 향상된 기술과 능력을 반영하기 위해 사용될 수 있고, 신입 간호사의 경우, 보통 졸업생들에게 예상되는 것이 아닌 특정 '추가' 능력(예: 역량)에 초점을 맞출 수 있다.

장래의 고용주에게 귀하의 능력과 재능을 광고하는 데에는 CV보다 이력서가 더 나은 선택이다. 이력서는 간결하고(보통 2페이지) 찾고 있는 직위에 맞춤이어야 하기 때문에, 정보는 특정 직위의 요구 사항을 향하고 있다. 세부적이고 행동단어는 읽는 사람으로 하여금 응시자가 중요한 일을 달성한 것을 볼 수 있도록 한다. 결과와 관련한 동사(생산했다, 만들었다)를 사용하는 것은 자신의 성과를 전달하는 강력한 방법이다.

기본적으로, 이력서는 두 가지 방법으로 만들 수 있다. 하나는 통상적인 것인데, 직위와 활동에 대하여 시계열적인 정보를 제공한다. 기능적이라고 볼 수 있는 다른 방법은 강조하려고 하는 역할 영역으로 여러 직위를 조합할 수 있다. 그래서 제목(기존의 이력서에서와 같이)으로 경험을 사용하는 것보다, 기능적 이력서의 제목은 쓰기 또는 교육과 관련이 있고, 어떻게 여러 직위에서 결과를 달성하였는지 설명할 수 있다. 기능적 접근 방식은 현재 위치에서 고속 출발을 계획하는 경우나 간호를 입력하기 전에 고려할만한 경험이 있는 경우에 좋다. 초점은 특정 직위보다 다양한 역할과 직위와 관련한 경험에 있다.

이력서(CV)와 마찬가지로, 이력서는 오류가 없고, 문법적으로 올바르고 정확하고 논리적이어야 한다. 이들 문서는 모두 고품질 종이에 인쇄한다. 전자 이력서는 PDF 또는 이미지 파일로 전송하여 디자인이나 레이아웃의 왜곡이 없도록 한다. 또한 받는 사람이 첨부파일을 열 때 어려움이 없도록 보편적으로 받아들여지는 전산형식으로 한다. 이력서를 미리 제출한 경우, 면접에 이력서를 가져가는 것은 유용하다. 특정 위치에 응시하는 데 있어서 이러한 부가적인 일은 면접관이 응시자를 조직에 맞춤인재로 평가하도록 돕는다.

> **연습 27-3**
> 이력서에 강점 또는 최고 결과 중 하나를 설명하기 위한(통상적이든, 기능적이든 목적에 잘 맞는 것으로) 문서를 초안해본다.

전문적인 글

직업을 가지고 있는 동안, 글을 통하여 효과적으로 의사소통을 할 필요가 있을 것이다. 제대로 디자인된 글은 응시자를 전문가로 만든다. 보통 사용되는 글은 소개글, 감사의 글, 사직서이다. 또한 제의받았던 직위를 거절하는 글이나 다른 사람을 추천하는 글을 쓸 수 있다.

이러한 글의 모든 유형은 이름 및 연락처 정보를 포함하는데 이력과 이력서에 있는 연락처 정보와 일치해야 한다. 커버 레터는 다른 문서를 함께 제공하기 때문에 특히 중요하다. 이력과 이력서에 사용했던 것과 동일한 품질의 종이를 사용하여야 한다. 이러한 문서를 이메일 또는 팩스로 전송하는 경우, 하드 카피를 보내는 것을 선택할 수 있다.

이러한 글은 한 페이지 정도여야 한다. 수취인의 이름과 함께 내부부서와 날짜, 사람의 직함, 조직명, 도로주소, 도시, 주 및 우편번호가 포함되어야 한다. 다음은 인사말이다. 일반적인 인사말은 (예: "친애하는 Miss. Smith")는 콜론(:) 또는 쉼표(,)로 이어진다. 마지막 끝(맺음말)은 단어(예: 감사)와 자격 증명 다음에 인쇄된 이름과 몇 줄의 공백이 있다. 주소가 위에 표시되지 않았다면 이름 아래에 표시한다. 맺음말과 이름 사이의 공간은 서명을 위한 충분한 공간이 있어야 한다. 인사말과 맺음말 사이가 편지의 주요 메시지를 전달하는 단락이다. 모든 공식 문서와 마찬가지로, 글은 레이아웃, 인쇄상의 오류, 맞춤법 및 콘텐츠를 교정해야 한다. E-mail 통신은 내부 주소를 사용하지 않지만, 기본적으로 동일한 정보를 포함한다. 글의 주요 유형에 대한 각각의 설명은 다음과 같다.

커버 레터

커버 레터(cover letter)는 이력을 읽고 반복하게 하거나 이력서를 보충하게 하는 중요한 열쇠이다. 커버 레터는 응시자가 글을 쓰는 이유, 그 직위에 왜 적합한지, 앞으로 어떻게 할 것인지 등을 포함하는 간결하게 작성한 문서이다.

많은 직위가 조직에 의해 동시에 광고될 수 있다. 따라서 즉각적으로 어느 직위가 관심 있는지, 어떻게 알게 되었는지 기술하는 것은 도움이 된다. 일단 글을 쓰는 이유에 대해 진술하였다면, '왜 나여야 하는가'에 대한 내용을 전달한다.

두 번째 단락은 누군가가 첨부된 이력서 또는 이력을 읽기 위해 왜 시간을 할애해야 하는지 제시해야만 한다. 이 장에서는 내가 어떻게 그 조직(경험, 임상, 철학 등)에 맞춤인재인지를 진술해야만 한다. 일반적 문장의 세부사항을 제공하기 위해 두 가지 또는 세 가지 예를 제시하는 것이 도움이 된다. 또한 첨부파일(조직이 요청한 이력서 또는 이력서)을 참조하는 것도 도움이 될 수 있다.

마지막 단락은 면접을 기대하고 있다는 낙관적인 입장을 전달해야 한다. 자신에 대하여 좀 더 안내할 기회를 가지길 원한다면, 언제 전화로 확인할 것인지를 표시해야 한다.

> **연습 27-4**
> 자료 은행에서 적어도 두 가지 이상의 정보를 강조한 커버레터 작성해본다. 자신을 가장 잘 설명하고 면접관이 질문을 하게끔 하는 항목을 선택해본다.

감사의 글

앞서 설명된 비즈니스 형식은 면접 기회에 대한 감사를 표현하면서, 형식적인 감사의 글에도 사용할 수 있다. 좀 더 개인적인 방법으로는 감사의 표현을 자필로 하는 것이다. 어느 쪽이든 감사의 글은 자원과정에서 자신의 의사소통능력과 가치를 보여줄 마지막 기회이다. 면접에 감사하다는 빠른 메일 메시지로는 충분하지 않다. 즉시 메일을 보낼 경우 공식적인 노트가 추가되어야 한다.

감사의 글을 이끄는 단락은 면접관이 면접을 기억하는 데 도움이 될 수 있다. 어떤 직위를 원하는지 면접 동안 논의되었던 주요 문장으로 확인한다. 여러 직위에 관하여 논의되었다면, 어느 직위에 가장 관심이 있는지 확인해야 한다. 다음 단락은 자신의 강점 중 하나와 면접에서 가장 인상적이었던 부분에 대하여 반복해야 한다.

마지막 맺음 단락은 면접 결과에 대해 언제 듣기를 기대하는지, 언제 확인할 것인지를 구체적으로 언급해야 한다. 직위가 적합하지 않다고 결정했다면 면접에 시간을 할애한 사람에게 감사하며, 최고의 후보자를 찾는 데 성공하기를 기원한다고 전해야 한다. 심지어 최악의 면접일지라도 면접하는 데 시간을 할애한 면접관에 대한 감사의 마음을 표현하고 조직의 발전에 대하여 언급하면서 감사의 글을 전해야 한다. 이러한 글은 현재와 미래의 상호작용을 위해 모두 긍정적인 인상을 줄 수 있다. 마지막으로 본인에게 그 직위가 제공되었다면, 또 다른 종류의 감사의 글이 적당한데 여기에는 조직에 합류함에 대한 기대와 관련된 문구와 이동할 수 있는 날짜, 서면이 아닌 구두로 진행한 중요한 계약 등이 포함될 수 있다.

사직서

새로운 직위가 확정되었을 때, 효과적으로 현재 직위로부터 사임하는 것은 필수적이다. 때때로 학생이나 군인 역할에서 전환하는 경우 또는 종료되거나 해고된 경우는 적용되지 않을 수 있다. 한편, 사직 과정에서 예의 바르고 외교적으로 행동하는 것은 동료로부터 지원을 구할 수 있고 혹은 다시 돌아갈 수 있도록 현재 기관과 소통을 유지하도록 도와주기도 한다. 사임하는 가장 좋은 방법은 관리자와 개인적 미팅을 갖고, 공식적인 사직서를 제출할 것이라고 알리는 것이다. 사직은 고용상태에 따라 적절한 통지와 함께 주어져야 한다. 사임 날짜에 유연성과 관리자와 해당 날짜를 협상하는 것은 긍정적 출구 전략을 만든다.

사직서는 다른 전문적 글을 위한 제시된 형식적 가이드라인에 따르며, 사직의도의 알림으로 시작된다. 사직 날짜를 명시해야 하며, 협상 가능한 날짜 여부를 포함할 수 있다. 첫 번째 단락은 또한 관리자와 구두로 진행했던 논의를 언급해야 한다.

두 번째 단락은 경력 개발을 증진시켰던 고용 경험 측면을 강조한다. 자신이 속했던 조직에 대한 모든 중요한 기여를 언급하는 것이 적절하다. 서면으로 조직, 관리자 또는 동료에 대해 가지고 있는 부정적인 감정을 드러내는 것은 좋지 않다. 항상 종사했던 직위에 대해 긍정적인 것을 말한다.

마지막 맺음 단락은 퇴임 평가의 사본을 요청함으로써 종결한다. 조직을 떠날 최종 평판에 대하여 학습하는 것이 중요하며, 자신의 기록에 대한 이러한 평가는 미래에 도움이 될 수 있다.

전문직 포트폴리오를 위한 자료 구성

박스 27-2의 체크리스트는 데이터를 매력적으로 조립하는 데 도움을 준다. 이러한 요소의 포함은 전문직 기여에 대한 포괄적인 견해를 보장하고 포트폴리오(portfolio)를 구성한다. 전문 포트폴리오를 작성하는 것은, 이력으로 만든 인용의 기본으로, 전문직 생활의 요소를 조직하는 데 도움이 될 수 있다. 승인 기록, 평가 사본, 성공의 그림을 가지고 있는 것은 이력서(CV) 자료를 증빙하는 데 도움이 된다. 포트폴리오를 개발하고 유지하기 위해서는 시간이 소요되지만, 포토폴리오는 평가, 승진, 직위구직의 시간을 성공적으로 이끈다. 전자 포트폴리오 형식으로 데이터를 구성하는 것을 고려해본다. 일부 고용주는 많은 양의 종이자료보다 전자 형태로 포트폴리오 응시 자료를 받는 것을 더 선호한다. 전자 형식은 특정 직위에 기초하여 맞춤을 용이하게 한다. 다시 말해서, 전문 정보를 유지하는 이 시스템은 새로운 또는 다가오는

박스 27-2 마케팅 문서를 구성하는 체크리스트

데이터 집합

____ 1. 개별 범주가 사용된다.
____ 2. 집합은 특정 위치를 나타낸다.
____ 3. 현재 이름, 주소, 전화번호, 이메일 주소, 홈페이지 주소는 두드러지게 한다(많이 사용할수록 적당).
____ 4. 경력 요약(사용된 경우)(또는 자기소개서)은 두드러지게 한다.
____ 5. 직위/경험에 대한 요점은 분명하게 한다.
____ 6. 논리적 흐름이 분명하다.
____ 7. 문법, 철자 및 구문이 정확하다.
____ 8. 쓰기 스타일은 긍정적이고 직접적이지만 간결하지는 않다.
____ 9. 액션 동사는 분명하다.
____10. 전체 문장을 작성하는 경우, 3인칭과 수동태는 피한다(적극적으로 작성).
____11. '미리 준비된' 이력서 언어를 피한다("구별된", "모든 문장의" 등).
____12. 연도가 아니라 역량을 강조한다(커버 레터).
____13. 핵심 역량의 구체적인 예를 인용한다(커버 레터).
____14. 형식은 전체적으로 일관되게 작성한다.
____15. 개인 정보(예: 건강, 결혼 상태)는 삽입하지 않는다.

모양 및 형식

____ 1. 인쇄상의 오류가 없다.
____ 2. 문서는 '깨끗하다(얼룩 없고, 어긋난 여백 없다).'
____ 3. 문서는 읽을 만하다(레이아웃 디자인은 마음에 들고, 공백, 대문자 등).
____ 4. 용지는 고품질로 한다(면 100%). 흰색 또는 크림.
____ 5. 형식은 사무적이다(스크립트는 아님). 텍스트는 적어도 10~12포인트 정도이며, 폰트는 하나 또는 2개로 한정한다.
____ 6. 강조는 분명하게 한다(중심에, 굵게 인쇄 또는 밑줄).
____ 7. 문서는 1~2페이지 길이로 한다(이력서를 위해 적용되지 않음).

개요

____ 1. 문서는 매력적이고 흥미롭고, 읽기 쉽게 및 역량 기반으로 작성되었다.
____ 2. 문서는 나를 소개하고 있다.
____ 3. 나를 먼저 소개하는 것이 호감을 준다.
____ 4. 면접에서 활용할 수 있는 부가 아이템을 넣거나 정리하였다.
____ 5. 내가 이 이력서를 받은 경우, 나는 이 사람을 면접하게 될 것이다.

기회에 신속하게 응답하는 자원을 제공한다.

면접

경력 마케팅에 자신의 편지와 이력서가 효과적이라면 다음 단계는 면접에 참여하는 것이다. 면접은 양방향 진술이다. 면접자는 면접관이 하는 것만큼 많은 정보를 수집해야 한다. 과정을 거쳐서 판단해야 하므로 직위가 제공되는 경우, 면접자는 받아들일지 거절할지 또는 더 탐구해야 할지 준비되어야 한다. 면접은 한 명 또는 그 이상이 함께 할 수 있고, 활동의 범위를 포함할 수 있다. 편안함을 위해, 면접자는 전문적이고 편안한 옷을 착용해야 한다. 특정 예상 질문과 답변에 대한 포인트를 연습하는 것은 면접을 하는 동안 안정감을 더 느낄 수 있도록 할 수 있다. 도전과 딜레마에 대한 질문을 받을 것이기 때문에 어떻게 직면할 것인지 준비해야 한다.

간호인력 부족의 시대에 면접관은 빈 직위에 가장 적합한 지원자를 식별하기 위해 행동적인 면접 기법을 사용하고 있다. "당신의 약점은 무엇입니까?"라는 질문보다는, "마지막 실수를 어떻게 대처했는지 말해보세요." 또는 "비판적 간호를 제공하기 위해 교육적 프로그램을 어떻게 준비했습니까?"를 질문할 수 있다. 어떤 조직은 패널이 지원자를 검토하고 면접을 본 다음 고용과정에 동료직원이 말할 수 있도록 면접에 참여하도록 한다. 또한 비즈니스 및 보건의료현장에서 많은 고용주는 기본 기술 시험을 볼 수 있다. 이밖에도 사전에 조직에 대해 조사하는 것은 면접을 준비하는 데 도움이 될 수 있다.

면접 주제와 중요 질문

면접을 하는 동안, 고용주는 지정된 직위의 모든 지원자에게 동일한 질문을 해야 한다. 결정을 위한 근거로써 비교 정보를 제공할 뿐만 아니라, 동일한 처치를 위해 응시자의 기대가 확인된다. 오직 직위와 관련된 질문과 설명이 정당하다. 고용주는 표 27-3과 같은 부적절한 질문을 하지 않아야 하며, 만약 부적절한 질문을 받았다면 응시자는 답변을 거부해야 한다.

면접관이 부적절한 질문을 하는 경우, 응시자는 내용 영역을 말함으로써 직접 질문에 대답하지 않도록 선택할 수 있다. 예를 들어, 배우자의 고용에 대해 요구한다면, "질문하신 의도는 내가 이 자리에 얼마나 있을 수 있을 것인가?라고 생각합니다. 저는 적어도 2년 동안 일할 수 있습니다."라고 말할 수 있다.

표 27-3에서 제시된 각각의 영역은 수용할 수

표 27-3 부적절한 질문과 적절한 질문의 예

부적절한 질문의 예	적절한 질문의 예
1. 당신은 몇 살입니까?	1. 이 직위는 최소한 21세를 요구한다는 것을 알고 있습니까?
2. 당신의 남편(아내)은 무슨 일을 하십니까?	2. 이 직위는 당신의 직계 가족 중 아무도 의료 분야에 없거나 어떤 의료시설에서 이익/할당이 없는 것을 요구합니다. 이것이 문제가 됩니까?
3. 누가 자녀를 돌보십니까?	3. 근태가 중요합니다. 이 기대를 충족할 수 있습니까?
4. 단지 돕기 위해 일하십니까?	4. 단기 및 장기 목표는 무엇입니까?
5. 당신이 어떤 장애를 가지고 있습니까?	5. 설명된 대로 이 작업을 수행하지 못할 이유가 있습니까?
6. 당신은 어디에서 태어났습니까?	6. 이 직위는 미국 시민권을 필요로 합니다. 이 기준에 적합합니까?
7. 당신이 속한 단체의 이름은 무엇입니까?	7. 전문적인 조직에 당신은 속하십니까?
8. 당신의 선호하는 종료근 무엇입니까?	8. 우리는 특정 종교 철학 및 미션에 동의합니다. 모든 직원이 이러한 철학을 추구하도록 장려하는 것을 이해합니까?

있지만, 첫 번째 열의 질문은 부적절한 표현이다. 두 번째 열은 정당하고 정확한 접근 방식이다. 공정한 면접과정을 보장하는 핵심은 정당하게 무엇이 요구될 수 있다는 것을 알고, 부적절한 질문에 어떻게 응답하는지 알면서 준비되는 것이다.

준비를 잘 한 경우에는 조직이 진술한 신념이 무엇인지 자신과 조화로운지 여부를 알 수 있다. 면접에서 문제는 그 진술에 대한 신념이 생생한 것인지 단순히 활자화된 것에 불과한 것인지 여부를 결정하는 것이다. 많은 사람들이 미션을 어떻게 특정한 역할로 변환하는지 연관시킬 수 있다면 신념은 생생한 것으로 전달될 수 있을 것이다.

Plank(2010)는 「월스트리트 저널(The Wall Street Journal)」의 기사에서 다음과 같은 5가지 필수 질문과 답을 정의하였다.

1. 어떤 면에서 이 역할은 당신의 전문 능력을 확대할 것입니까(이것은 부족한 점에 대한 단서를 제공하도록 설계되었다.)?
2. 당신의 경력에서 가장 크게 향상된 영역은 무엇이었습니까(이것은 부족한 점을 다시 확인하면서 자신이 취한 활동이 무엇이었는지 식별한다. 하나의 부족한 점을 알고 있는 것으로는 충분하지 않다.)?
3. 피드백 받은 것 중에 힘들었던 것은 무엇이고 그것을 통해 어떻게 배웠습니까(이 질문은 누가 솔직하고 학습자 후보인지 구별하도록 설계되었다.)?
4. 사람들이 당신에 대해 오해하는 것이 무엇입니까(이 질문은 후보자가 다른 사람을 어떻게 읽는지 방법에 대한 것이다.)?
5. 새로운 직원이 당신에게 '사용자의 메뉴얼'을 제공한다면, 자신을 알아가는 과정에 도움이 될 만한 것으로 무엇을 포함할 것입니까(이 질문은 사람이 팀에서 어떻게 작동하는지에 대한 정보를 알 수 있다.)?

이 장은 면접을 위한 체크리스트(박스 27-3)와 면접의 목표 및 내용(박스 27-4) 등의 두 가지 면접 도구를 포함하고 있다. 특별히 면접를 하는 동안 제공했던 대답을 확장 또는 수정하기를 원한다면, 이 장 앞부분에서 설명한 감사의 편지를 사용하는 것이 자신을 마케팅할 부가적인 기회이다.

연습 27-5

파트너를 선택하고 전문적인 간호 직위에 대한 면접을 위해 역할극을 해본다. 고용주(관리자)는 미래 직원의 역량에 초점을 맞추어야 한다. 임상에서 일반적으로 볼 수 있는 갈등과 문제에 대한 질문과 시나리오를 포함한다. 면접자는 상황 기반의 질문에 응답할 때, 역량, 의사결정 능력, 그리고 비판적 사고능력을 강조해야 한다. 면접과정을 반영해보고 후에 미래 면접에 적용할 수 있는 것으로 무엇을 배웠는지 과정을 성찰하고 토론해본다.

전문직 개발

의학연구소(IOM, 2011) 보고서 「간호의 미래: 변화 선도, 건강 증진」에서 중요한 사항은, "간호사는 원활한 교육 진행을 촉진하는 개선된 교육 시스템을 통해 교육 훈련의 높은 수준을 달성해야 한다."이다. 이러한 원활한 시스템이 미래에 존재할 것이라는 희망이 있지만, 간호사는 대부분 학업과 경력의 진행에 자신의 경로를 세워야 한다.

교육, 서비스, 학문의 기회에 적극적으로 참여하는 것은 고용환경에 있어서 새로운 역할과 도전 및 큰 범위의 간호와 보건의료를 다루는 준비에 도움이 될 수 있다. 봉사활동에 참여하고(지역사회와 전문조직), 연구, 글, 연설을 통해 지식을 공유하는 것은 전문직업을 통하여 다른 사람들에 영향을 미칠 수 있다. 직위가 드물거나 원하는 직위를 위한 경쟁이 있을 때, 지역사회 및 전문 서비스 경험과 간호에 대한 학문적 기여는 다른 응시자를 뛰어넘는 이점을 제공할 수 있다.

역량과 다양한 기능을 유지하기 위한 핵심 중 하나는 평생학습이다. "간호전문직 개발은 간호사가 역량을 개발하고 유지하며, 전문적인 실무를

박스 27-3 면접을 위한 체크리스트

1. "당신의 낙하산은 무슨 색깔입니까?"와 같은 면접 가이드를 확인한다.
2. 새로운 조직을 확인한다.
   a. 면접에 들어가기 전에 조직의 미션, 비전, 가치를 검토한다(웹사이트 또는 인쇄물을 통해).
   b. 통계와 객관적 자료를 얻는다.
   c. 새로운 프로그램의 방향에 대해 요청한다.
3. 다음에 대한 당신의 이력 또는 이력서를 다시 확인한다.
   a. 강조점
   b. 새로운 정보
4. "action(행동)"이라는 단어 사용을 연습한다.
5. 다음에 대하여 결정한다.
   a. 외모
   b. 핵심사항:
      i. ~만들기 위해
      ii. ~배우기 위해
   c. 빠른 검사를 위한 도구(예: 핵심사항 파일 카드)
6. 시간 내에 도착한다.
7. 기억에 남는 등장을 한다.
   a. 눈을 맞춘다.
   b. 악수한다.
   c. 미소 짓는다.
   d. "안녕하세요, OOO입니다."라고 말한다.
8. 자신을 면접관에 맞추어 위치시킨다(예: 각도에 맞게 자리를 결정).
9. 핵심사항을 유념한다.
10. 관심을 드러낸다(예: 프로젝트 역량, 자신감과 에너지 등).
11. 긍정성을 강조한다.
12. 질문에 대답은 직접적으로 하지만 하지 않아야 하는 때를 알고 있어야 한다.
13. 더 많은 정보를 요청한다.
14. 고용주에 대하여 긍정적이고 정직하게 말한다.
15. 구인의 통지 기간을 확인한다.
16. 개인적으로 면접관에게 감사를 표시한다.
17. 감사의 편지를 작성한다.
18. 면접관이 당신의 결정을 알게 한다.
19. 글쓰기에 헌신할 것을 넣는다.

증진하고 경력목표 달성을 지원하기 위해 참여하는 평생학습의 중요한 단계이다."[미국간호사협회(ANA)와 국립간호직원개발기구(NNSDO, 2010b, P. 1)]. 학습은 동료들과의 대화 속에서, 직장에서 지도자를 관찰함으로써, 일반 문학의 기사를 읽으며, 때로는 갑작스러운 깨달음을 제공하는 '아하(ah ha)' 반성적 사고 등의 비공식적인 수단을 통해 일어날 수 있다.

대학과 평생교육

대학원 학위는 다양한 직업 기회의 문을 열어준다. 대학원 교육은 특정 역할 준비, 임상 전문 영역에서 석사 수준 또는 박사학위 수준의 연구 또는 이 둘의 조합으로 구성되어 있다.

일부 고용 상황이나 경력 특성화는 상급 교육을 요구한다. 보건의료가 더 복잡해지고 있기 때문에 간호사는 의료 수요를 충족하기 위해 더 많은 교육을 필요로 하는 독립적인 실무자로 인식된다. 전문간호사(nurse practitioner, NP) 준비는 이전 인증서 프로그램과는 다르게 석사학위 수준의 학위를 요구한다. 임상 연구를 수행할 준비를 하고 있다면, 박사학위(PhD)가 최선의 준비가 될 가능성이 높다. 미래의 의료전문가를 가르치고 싶다면, 다양한 방법으로 그 역할을 준비할 수 있는데, 간호학이나 교육학에서 석사 또는 박사학위를 취득하거나, 공공 보건, 사회학, 유전학 또는 정보학 등 관련 분야에서 대학원 학위를 취득하는 것이다. 미래의 경력 계획에 따라 대학원 프로그램을 선택한다. 대학원 과정 입학은 전문적으로 승인된 간호학교를 졸업하고, 평균 이상의 점수(Grade Point Average, GPA)를 받아야 하는 시험[대학원 입학시험(Graduate Record Examination, GRE)]을 요구할 수 있다.

대학원 교육을 추구하는 결정은 매우 간단할 수 있다. 전문학사와 학사 프로그램에 지원한 사람은 이미 마음에 대학원 준비를 요구하는 특정 경력을 가지고 있다. 과거에는 새로운 졸업생은 석사학위 또는 박사학위를 추구하기 전에 업무경험을 하는 것을 자주 권장(또는 필요)했다. 경험은 학습 과정을 풍부하게 할 수 있지만, 간호지도자가 경력 초

표 27-4 면접의 목표 및 내용

목표	내용
1. 개인 특성	성격 특성을 포함하여 당신이 어떤 유형의 사람인지 설명한다. 이러한 특성이 이전 상황에서 도움이 되었거나 방해가 되었거나 하는 것에 대하여 예를 들어 표현한다. 당신의 에너지, 혁신, 야망, 열정을 특성화하는 상황을 나열한다. 전문직 가치를 명확히 한다. 자신을 어떻게 보는지 설명할 준비를 한다.
2. 일 자체	무엇이 당신을 특별하게 하는지 강조한다. 그 직위를 위해 준비한 교육과 경험을 표현한다. 팀의 일원과 팀의 리더로서 당신의 능력을 설명한다. 문제 해결, 추론, 자신감, 지식, 비판적 사고를 나타내는 가상 상황을 해결하기 위해 준비한다(스트레스 상황의 행동으로 당신을 평가하는 기회를 만든다). 조직에 대해 뭔가를 알고 있으며 면접을 위해 준비했음을 나타내는 지능적 질문을 한다.
3. 조직 적합	조직에 대하여 특별하다고 믿는 것이 무엇이고 직위에 대한 당신의 기대가 어떻게 연결되는지 명확히 한다. 조직의 철학, 사명, 비전과 적합함을 정확히 표현한다.
4. 전문직 기회	당신이 고려한 직위에서 무엇을 얻기를 기대하는지 명확히 한다. 승진기회, 교육 지원, 일/생활의 균형을 포함한다.

박스 27-4 대학원 프로그램 선택 시 고려해야 할 사항

인증	• 이 프로그램은 국가가 인증한 간호 프로그램(석사/박사과정) • 기관은 지역적으로 인증을 받았는가(예: 북미중앙의 대학협회)?
임상적·기능적 역할	• 임상적·기능적 과정에 대한 설명이 경력목표에 어떻게 밀접하게 접목되는가?
단위학점	• 학위를 마치기 위해 몇 학점을 이수해야 하는가? • 임상적 경험을 얼마나 해야 하는가? • 학교 수업을 어느 정도 참석해야 하는가?
논문/연구	• 논문, 연구보고, 캡스톤프로젝트가 요구되는가? • 없다면, 연구 개발을 위해 어떤 기회가 있는가? • 대학원생을 위한 어떤 지원이 있는가?
교원	• 교수진은 무슨 자격을 가지고 있는가? • 교수진은 주/국가/국제 장에서 리더십 위치에 있는가? • 교수진은 관심 분야에서 능력이 있는가? • 교수진의 평판은 어떠한가?
연구의 유연성	• 기관의 현재 연구의 강점은 무엇인가? • 이러한 강점은 당신의 관심과 맞는가, 또는 당신의 방향을 생성할 수 있는 유연성이 있는가? • 수업 출석이 요구되는가? 혹은 온라인 참석이 가능한가?
입학	• 무엇이 필요한가? • GRE를 사용하는가? • 요구되는 최소한의 GPA는 무엇인가? • 경험이 필요한가? 어떤 종류? 얼마나?
비용	• 총 예상 비용은 무엇인가? • 어떤 재정지원을 사용할 수 있는가?

기에 대학원 학위를 마친 간호사를 위한 전문직의 필요성을 규명했기 때문에 대학원 입학을 늦추어야 한다는 생각은 변하고 있다. 게다가 보건의료의 증가된 복잡성으로 인해 간호 외부영역에서도 전문가 역할을 동시에 하는 간호사가 요구된다. 다른 분야에서 석사학위를 취득하는 것은 보건의료서비스를 개선하기 위해 다른 분야의 고급 지식을 전환하는 직위로 연결할 수 있다. 대학원 과정을 밟으면서 일하는 것은 어렵겠지만, 간호 대학원 학생들 사이에서는 일반적인 일이다. 박스 27-4는 대학원 프로그램 선택 시 고려해야 할 몇 가지 요소를 나열한 것이다. 대학원 프로그램이 적합한지를 찾는 다음 예를 보자.

노인 환자와 관련된 일을 하고 싶다. 도서관은 「the Journal of Gerontological Nursing」과 「Geriatric Nursing」을 구독하고 있다. 가장 최근 연도의 자료를 검토한다. 편집자와 이사 구성원이 있는 페이지를 스캔한다. 이러한 사람은 어디 소속인가? 지금 문서를 스캔할 수 있다. 특히 흥미로운 것이 있는가? 최종적으로 어디 소속인가? 마지막으로, 다시 목록을 살펴본다. 이 분야의 지도자는 어디에 출현하는가? 노인병에 있어서 대학원 프로그램과 관련 있는 우수한 센터는 어디인가? 이것이 좋은 출발점이다.

연습 27-6

자신이 대학원 교육에 관심이 있다고 가정해본다.

- 대학원 교육과 재정지원에 대한 정보를 찾기 위해 인터넷이나 라이브러리를 사용한다.
- 석사/박사 수준에 존재하는 전공을 결정한다.
- 가까운 프로그램의 위치를 확인하고 원거리 프로그램을 접속해본다.
- 연구 프로그램의 임상적 관심을 평가한다.
- 전문간호사의 다양한 역할이 매력적인지 확인한다.
- 학사학위 수준에서 입학이 허용되는지 포함하여 박사과정을 생각해본다.

연습 27-7

자신이 간호학에서 석사 또는 박사학위를 취득하기로 결심했다고 상상해본다. 대학원 교육을 위한 전략적 계획을 수립해본다.

- 자신의 계획에 영향을 주었던 가치는 무엇인가?
- 일차 진료, 관리 또는 교육에 관심이 있는가?
- 프로그램의 완성을 위한 자신의 목표일이 언제인가?
- 전략적 계획을 방해하는 다른 요인은 무엇인가?
- 등록하기 전에 특정 단기 목표나 달성해야 할 운영계획이 있는가?

원격 교육 온라인은 고급 학위를 위한 추가 사항을 제공한다. 유연한 시간표와 온라인 강좌 편의성은 수업 시간 또는 지리적 거리 때문에 전통적인 프로그램에 참석할 수 없었던 많은 사람들이 참여할 수 있도록 한다.

평생교육(continuing education)은 전문적인 성장에 기여한다. 평생교육은 질적 보건의료와 전문직 경력 목표에 간호사 공헌을 풍부하게 하면서 간호사의 지식, 기술, 태도를 증진시키기 위해 설계된 체계적 전문직 학습경험으로 정의된다(ANA, 2010b, P. 6).

평생교육을 위한 많은 기회가 마을, 주, 지역 및 광범위한 수준에서 존재한다. 많은 기회 중에서 선택하는 것은 어려울 수 있다. 박스 27-5는 선정에 고려해야 할 요소를 나열하였지만, 특정 목표에 따라 특정 요인이 다른 것보다 더 영향력이 있을 수 있다. 예를 들어, 비용이 주요 사항이면, 기간과 강사는 영향력이 있는 요인에서 우선순위가 되지 않을 수 있다.

평생교육은 기본 지식을 증가시키는 것뿐만 아니라, 직업 네트워킹 기회를 제공하고, 자격과 면허 및 임상전문가의 유지와 개발을 위해 추가적인 문서 취득에 기여한다. 평생교육의 후원자는 고용주, 전문 협회, 학교, 민간 기업 그룹을 포함한다.

대학원 교육과 평생교육과 같은 공식적인 전문직 개발의 유형이 가치 있고, 자격증과 같은 특정 영역의 경력 개발에 기여할 수 있다.

박스 27-5 대학원 프로그램 선택 시 고려해야 할 사항

인증/승인	• 이 과정은 인증/승인되는가? 그렇다면, 누구에 의해? • 이 과정에 대한 인정이 간호기관에 의해 받아들여지는가(평생교육이 면허 재등록을 요구하는 경우)?
학점	• 예상되는 결과의 측면에서 학점은 적절한가?
과정명	• 참여하는 학습자의 유형을 제안하는가(예: 상급)? • 예상 결과를 반영하는가?
강사	• 강사는 그 분야의 전문가로 알려졌는가? • 강사는 그 분야에서 경험하였는가?
목적	• 목표는 논리적이고 달성가능한가? • 지식, 기술, 태도, 이들의 조합을 반영하는가? • 학습자의 요구에 적합한가?
내용	• 내용은 목적을 반영하는가? • 내용은 수준에 적합한가?
청중	• 청중은 대중이 표적이 되어 설계되었는가(모든 간호사 또는 경력간호사)?
비용	• 비용은 비슷한 간호학회 수준과 동등한가? • 이동을 필요로 하는가? • 개인 참석에 대한 실제 직접 비용은 얼마인가? 적합한가?
기간	• 목적, 개인의 요구, 직장으로부터 떨어진 시간 등의 관점에서 총 시간은 논리적인가? • 학습시간은 집중학습으로부터 휴식을 허용하는가?
주최	• 제공자는 명성이 있는가?

자격증

자격증(certification)은 면허에 대한 기본 간호 교육 준비를 넘어 특정 분야에 대한 요구사항의 완성을 의미한다. 간호사는 서로 다른 전문 분야에서 역량의 인식으로 증명될 수 있다. 증명은 실무와 보상이 요구되는 상급 실무 간호영역과 같은 경력 발전을 위한 고용의 장에서 요구하는 사항이다. 많은 주에서 상급 실무에 대한 증명은 간호위원회로부터 상급 실무 간호사라는 인식을 달성할 수 있는 메커니즘이다. 소비자, 간호사, 관리자와 행정가는 증명을 존중한다(연구 관점).

자격증을 얻는 것은 시험, 지속 교육, 그리고 특정 실무영역에서 연습하는 시간이 필요할 수 있다. 재증명은 정의된 실천 영역 내 역량의 계속적 인식의 과정이고, 평생교육에 참여를 요구할 수 있다. 자격증은 경력과 전문직업의 발전에 중요한 역할을 한다. 어떤 분야에서는 하나 이상의 시험을 필요로 하고, 다른 분야에서는 광범위한 분야의 시험과 세분화된 영역을 위한 많은 선택권이 있다. 미국간호사자격인증원(American Nurses Credentialing Center, ANCC)은 일반간호사, 실무간호사, 임상전문가, 간호관리자, 간호사 사례관리자, 외래간호사 및 정보학 간호사 등 다수의 자격증 시험을 제공한다(www.nursecredentialing.org 참조). 또한, 다른 자격증은 간호전문기관에 의해 제공된다. 이러한 전공 분야의 웹사이트(또는 자격 심사 기관)는 특정 자격증 요구사항에 대한 정보를 제공한다.

전문직 협회

전문직 협회에 속하는 것은 리더십을 보여줄 뿐만 아니라 다른 지도자를 만날 기회를 제공하고, 정책 형성에 참여하며, 전문 교육을 계속하고, 직업의 미래를 그리는 많은 기회를 제공한다. 전문

연구 관점

출처: Kendall-Gallagher, D., Aiken, L.H., Sloane, D.M., & Cimiotti, J.P. (2011). Nursing specialty certification, inpatient mortality, and failure to rescue. *Journal of Nursing Scholarship, 43*(2), 188-194.

보건의료를 향상시키는 것을 증명하는 가능한 가치를 설정하기 위해, 연구자들은 652개 병원 1,283,241명 수술 환자의 데이터를 분석했다. 환자의 사망률과 구조실패에 대한 전문 자격증의 효과를 추정하기 위해, 환자결과 데이터, 관리인력 데이터, 교육 정도와 자격증과 같은 간호사의 특성을 사용했다. 각 10%의 학사학위 간호사 증가는 입원환자 사망률 및 실패의 가능성을 6%로 감소하였고, 간호전공별 영역에서 자격증을 가지고 있는 학사학위 직원의 10% 증가 때마다 추가적으로 2% 감소하였다. 전반적으로, 간호전문 자격증은 학사학위 또는 단독으로 다른 대학원을 준비하는 것보다 더 나은 환자 결과와 높은 상관관계를 보였다.

실무 의의

개선된 환자결과에 직접적으로 기여하기 때문에 전문 자격증을 준비하는 것을 고려한다. 어떤 조직에서는 적극적으로 자격증 활동을 지원한다. 그렇지 않다면 자신의 직장에 자격증 준비 과정에 출석을 보상하도록 지원할 수 있게 행정가에게 요청한다. 환자의 안전과 결과의 관점에서 조직을 위한 간호사 자격증의 가치를 지적한다. 조직의 지원을 갖는 것은 연구 계획과 그룹을 구성함으로써 미래 증명을 위한 노력을 공유하기 위해 직장에서 동료를 격려하도록 요구할 수 있다. 마지막으로, 고용을 추구하는 사업장에 자격증을 가진 간호사의 비율과 같은 간호사의 특성에 대하여 간호지도자들과 직원에게 문의한다. 더 나은 환자결과를 위한 환경에서 일하는 것은 간호 직업에 대한 만족도에 기여할 수 있다. 만약 마그넷 조직에서 면접을 실시하는 경우, 이 정보를 쉽게 사용할 수 있다.

직 협회(조직)[professional associations(organizations)]는 전문직의 가치를 공유하고 효과적인 변화를 위해 동료들과 함께 하기로 결정한 사람들의 모임이다. 많은 간호협회는 전문직과 전공 실무를 안내하는 표준과 목표를 설정한다. 표준은 또한 전문직과 그것의 실무자를 위한 중요한 측정을 제공할 수 있다. 오늘날 변화하는 보건의료환경에서, 증가하는 협회는 사회의 고유한 보건의료에 대한 관심을 나타낸다. 또한 협회들은 매우 다른 의제와 목표를 가지고 있지만, 많은 간호 조직은 전문직 통합과 발전의 동기를 부여하고 장기 목표를 공유한다.

75개 이상의 전문간호 조직이 전문직의 특정 분야에서 간호사를 대표한다. 어떤 것은 미국 중환자케어 간호사협회, 미국 종양간호사협회 및 신경과학 간호사협회와 같이 임상에 초점을 맞추고 있다. 다른 것은 간호사 임원의 미국 조직과 국가 간호연맹과 같은 역할에 초점을 맞추고 있다. 또 다른 조직은 남자간호사를 위한 미국 모임과 국가 흑인간호사협회 등 간호의 특정 그룹을 대표한다. 미래의 회원을 유치하기 위해 많은 전문 조직은 학생과 신규졸업생들에게 보험 할인, 네트워킹 기회 및 정보 간행물 및 협회에 대한 우편물을 포함하면서 할인된 회비를 제공한다. 간호전문기관의 목록을 확인하기 위해 웹사이트(http://evolve.elsevier.com/Yoder-Wise)를 참조한다.

모든 간호사를 대표하는 '우산 조직(umbrella organization)'은 미국 전역과 그 영토와 다양한 조직의 회원(www.ana.org)으로 가입해 있는 간호사를 포함하는 미국간호협회(American Nurse Association, ANA)이다. ANA는 간호실무의 높은 표준을 강화함으로써 간호 전문직을 발전시킨다. ANA의 일부 기능은 간호의 긍정적이고 현실적인 관점을 계획하고 직장에서 간호사의 경제 및 일반 복지를 증진시키고, 간호사 및 일반 대중에 영향을 미치는 건강 문제에 대해 의회와 규제 기관에 로비한다(ANA, 2010A). ANA가 1897년에 발족하고 공식적으로 1901년에 설립하였을 때, 목적은 안전하지 않은 간호로부터 국민을 보호하는 것이었고, 수 년에 걸쳐 변경되고 적용할 수 있는 실무와 교육을 위한 표준을 설정하는 것이었다(Joel, 2003). 오늘날, ANA는 간호를 위해 계속 노력하고 있다. 정책 입안자들은 간호 및 보건 정책 문제에 대한 지침을 위해 ANA를 주시하고 있다.

대부분의 전문직 협회가 회원가입에 개방적인 것과는 달리(본인이 기본 기준을 만족하는 경우, 구성원이 될 자격이 있다), 국제 시그마 데타 타우는 초청모임이다. 1922년에 설립되었고, 학사 · 석사 · 박사교육 프로그램에 등록된 간호사와 지역사회 지도자의 추천을 통해서만 회원이 될 수 있다. 모임의 목표는 세계 사람들의 건강을 개선하기 위해 학식, 지식 및 기술을 사용하도록 이끄는 간호사의 글로벌 커뮤니티를 만드는 것이다(www.nursingsociety.org). 이 조직은 다양한 출판물과 국제회의를 통해 연구 시작, 연구 발표, 리더십 정보에 도움이 되는 작은 보조금에 대한 기본 소스 중 하나이다.

참여를 위한 모델

졸업 후 간호사는 기본 정책과 조직 문화를 배우는 것, 누가 진실된 동료이고 피해야 할 동료인지 결정하는 것, 많은 전통적 이슈를 해결하는 것과 어디서 살고 어떻게 주택을 여유롭게 구입할 수 있는지, 어떻게 학자금 대출을 관리할 것인지, 어떻게 오래된 친구와 새 친구와 네트워킹할 수 있는지, 어떻게 안전한 실무자가 될 수 있는지와 같은 전문직 생활의 주요 측면에 초점을 맞추기도 한다. 어떻게 전문직 조직의 회원으로서 혜택을 누릴 수 있는지 생각하는 졸업생들은 거의 없다. 안타깝게도, 많은 간호사들은 전문직 조직의 구성원을 추구하지 않는다. 많은 사람들이 단지 회비를 지불하는 재정적인 기여를 통해 참여한다.

조직과의 연계

조직의 크기는 조직이 어떻게 구성되었고 누가 이끌고 있는지는 중요하지 않다. 회원으로 위원회를 구성하기 전에 조직의 임원 및 회원 구성에 대한 몇 가지 사항을 온라인으로 읽는 것은 매우 중요하다. 대부분의 단체는 리더의 연락처, 연혁 정보, 다음 모임이나 활동 위치, 현재 정책의 문제와 그들의 입장, 선거 정보, 기타 유용한 리소스 링크에 따른 정보가 나열된 웹사이트가 있다. 어떤 조

연습 27-8

인터넷(www.nursingworld.org)에서 미국간호협회(ANA)와 주 간호조직을 조사해본다. 조직의 사명과 관심의 법적 문제를 찾아본다. 조직 브로셔를 얻거나 또는 추가 정보를 다운로드 해본다.

직은 사용자가 이벤트에 대해 정기적으로 통지되도록 전자 메일 동의를 허용하게끔 한다.

회원의 기대

간호 조직에 가입하면, 조직의 역사, 추후 회의와 현재 활동, 임원 연락처 정보, 지역 연락처에 대한 정보를 수신한다. 자신이 할 수 있는 가장 중요한 것들 중 하나는 즉시 네트워킹을 시작할 수 있도록 지역 조직과 연결하는 것이다. 조직에 어느 정도의 시간을 투자할 것인지 결정한다. 참여하는 다양한 방식은 시간할애를 요구한다. 어떤 역할이나 위원회 직위가 정해진 시간을 설정해 놓았다고 가정하지 않는다. 사실 대부분의 협회는 모두 매우 바쁜 일정과 다른 동기를 가지고 있는 자원봉사자로 구성된다. 위원회를 만드는 것을 결정하기 전에 임원에게 문의하고, 지역회의에 참석하고, 그룹과 그 역학관계를 관찰하는 시간을 갖는다면 의사결정에 도움이 될 것이다. 일부 회원들은 비현실적인 기대를 가지고 조직으로 들어와서 경험을 하며, 바로 환상에서 깨어나 조직에 대해 실망하고 그 결과 완전히 조직을 탈퇴하게 된다. 경험을 극대화하기 위해 과제를 수행하고, 조직을 연구하며, 회원들과 이야기하고, 그룹 역학관계를 결정하며, 경험을 통해 어떤 동력을 원하고, 어떻게 조직에 기여할 수 있는지 사정한다. 조직 내에서 요구 또는 적합성이 있는지를, 결정하기 위하여 자신의 장점과 재능을 살핀다. 마지막으로, 조직은 자신의 시간을 자원하는 사람들로 구성되므로 '완벽한' 조직을 기대해서는 안 된다는 것을 기억한다. 모든 조직은 힘겹게 가고 있지만, 회원들

박스 27-6 조직 참여의 실질적인 혜택

- 평생교육 및 전문 저널에 상당한 할인
- 개인의 직장을 넘어 전문적인 표준 증진
- 자격증
- 전문가에 대한 빠른 접근
- 법률, 입법, 교육 문제에 대한 뉴스
- 전문 책임, 의료, 장애에 대한 그룹 보험 계획
- 자동차 대여, 호텔 숙박, 레스토랑 방문과 같은 여행 서비스
- 할인된 소매 서비스

의 참여로 엄청난 개인적 및 직업적 이익을 얻을 수 있다. 회원의 실질적인 혜택의 예는 박스 27-6에서 볼 수 있다.

참여를 위한 가입/이유

간호사는 특정 관심의 영역에 더 많은 시간을 할애하면서, 다양한 사회 및 전문기관의 회원자격을 보유할 수 있다. 지도자로 자신을 정의하고 자신의 직장을 넘어 영향력을 갖고 싶은 간호사는 적어도 하나의 전문직 협회에 가입해야 한다. 단체 가입에 대한 몇 가지 이유는 전문직에 더 좋게 기여하고, 이력서 및 시장성을 향상시키고, 특별한 입법의 이익을 지원하고, 소셜 네트워킹하고, 전문직에 책임감을 느끼는 것 등을 포함한다. 간호사들의 일반적인 믿음은 선택한 조직이 여건을 개선하고 환자를 돌보는 데 도움이 될 수 있다는 것이다. 또한 일부는 위원회 일에 합류하고, 임원직에 출마하거나 다른 리더십 역할을 취함으로써 적극적인 참여자가 되는 것을 선택한다. 미션을 수행하고 활동과 사업을 수행할 수 있도록 조직은 구성원의 모든 유형, 능동 및 수동적인 참가자 모두 필요하다. 조직 참여는 사회화 과정으로 도덕성을 향상시킬 수 있다. 간호전문직에 대한 자긍심과 축하해주는 사람 주위에 있는 것은 전파되기 때문이다. 원하는 참여수준이 무엇이든 단순히 전문직 협회의 회원이 되는 것만으로도 전문직에 크게 기여할 수 있으며, 적극적 참여로 발전하여 폭넓은 기회를 보장해준다.

입법에 영향을 주는 것을 통해 보건의료를 향상시키고자 하기 때문에 일부 간호사는 주 간호사 협회에 소속하는 것을 선택한다. 다른 간호사는 책임보험 및 교육과 같은 특정 혜택 때문에 소속을 선택한다. 일부는 그렇게 하도록 요구되기 때문에 전문직 조직에 속하는 것을 선택한다. 즉, 일부 주의 고용조건은 간호사가 노동조합에 가입하고, 월급을 받기 위해 회비를 납부하도록 의무화한다.

개인적 혜택과 전문적 혜택

어떤 협회는 고등 교육 및 자격증을 추구하는 간호사에게 실질적인 장학금을 제공한다. 워싱턴 인턴십 간호사(간호 단체 연합 주최) 또는 조지 메이슨 대학의 정책, 연구, 윤리센터에 의해 실시되는 연간 보건 정책 기구 등의 정책 회의에 참석하기 위해 장학금을 제공할 수 있다. 이 두 인턴십은 입법 문제, 정치 과정, 보건의료 옹호, 어떻게 지역, 주, 국가 수준에서 좀 더 효과적인지 학습할 수 있는 기회의 예이다. 회원의 또 다른 잠재적 혜택은 컨벤션과 미팅을 위해 여행할 수 있는 기회이다. 대부분의 조직은 전국의 회원들이 참석할 수 있는 기회를 가질 수 있도록 정규 대회 의회의 장소를 순환한다.

간호전문직 내의 다른 기회에 노출되고 네트워킹하는 것은 조직에 소속된 가장 가치 있는 두 가지 혜택이다. 어떤 간호사는 가족이나 교육 때문에 일정기간 동안 일을 하지 못할 수 있다. 회원자격은 회의 및 출판물을 통해 전문적인 문제 및 동료와의 연결 상태를 유지하고, 실무로의 전환을 원활하도록 도울 수 있다.

간호 조직의 회원자격은 현재 간호사가 조언과 지원에 따라 이끌어질 전문 동료의 지속적인 소스를 제공할 수 있다. 모든 간호사는 윤리적 딜레

마와 전문직 문제를 겪는다. 특히, 직접적으로 관련되어 있는 직장 동료와 함께 논의하기를 원하지 않는다면 간호사의 전문직 협회의 회원들은 상황에 대한 조언을 요구할 수 있는 편견이 없고 안전한 동료가 될 수 있다. 또한 그 분야의 전문가와 연결될 수 있다.

간호 내 풍부한 기회로, 대부분의 간호사는 자신의 경력과정을 통해 다양한 장소에서 일을 할 것이다. 따라서 오늘날의 간호사가 다른 전문직 경력 경로의 간호사와 함께 사회화할 필요가 있다. 사회화는 지역회의, 주 또는 국가 컨벤션, 또는 온라인을 통해 이루어질 수 있다. 예를 들어, 회의는 분야 내에서 다양한 혁신적인 직위를 대표하는 간호사 패널이 진행하며 이들은 떠오르는 분야에서 네트워킹하도록 회원들을 소개할 것이다. 네트워킹뿐만 아니라, 전문직 기관은 간호사가 기술을 구축하고 멋진 경험을 얻을 수 있는 훈련장 역할을 할 수 있다. 이러한 기술의 예는 박스 27-7에서 확인할 수 있다. 위원회 또는 공식적 직위를 통하여 귀중한 기술 훈련, 리더십 개발을 위한 기회를 제공한다.

박스 27-7 조직 참여를 통해 개발되는 기술

- 갈등관리
- 대인관계 의사소통
- 대중 연설
- 멘토링
- 회의 관리
- 의제 개발
- 촉진
- 위임
- 합의 형성
- 전략적 사고
- 팀빌딩
- 정치 옹호
- 입법 작업/로비
- 문제 해결

전문직 조직 회원은 정책 입안자를 교육하고 영향을 미치는 기회를 통해 보건의료 정책에 영향을 미칠 수 있다. 간호 협회의 회원은 전문직 내 다양성뿐만 아니라 환자 집단과 동료구성원의 임상적 문제들 사이의 다양성에 대해 직접 배운다. 가장 기본적인 수준에서, 간호사는 단순히 회원이 되는 것만으로도 정치적 힘이 추가되어 보건의료 전문직에 대한 입법에 영향을 미칠 수 있다. 또한, 간호사 입법위원회에 참여하고 자신의 지역 풀뿌리 정치에 참여할 수 있다. 환자를 옹호하는 간호사의 능력은 침상 옆에 국한되지 않는다. 따라서 간호사는 정치 분야에서 옹호기술을 사용하는 방법을 배워야 한다.

연습 27-9

전문직 협회의 지역회의에 참석해본다. 역동성을 관찰하고, 회원들과 네트워크를 맺어본다. 작업환경과 간호역할을 학습하기 위해 적어도 두 명의 구성원에게 말을 건네도록 도전해본다. 가까운 미래에 전화할 수 있는 최소 두 명 이상에서 연락처 정보 또는 명함을 얻을 수 있는지 확인해본다. 명함의 뒷면에 미래에 그 사람을 기억하는 데 도움이 되는 무언가(예: 검고 긴 생머리, 종합병원 신경 병동의 간호관리자)를 써본다. 날짜와 회의 이름으로 사람을 기억해낼 수 있다. 미래에 일자리를 찾고 또는 특정 질문 응답을 필요로 할 때 이 카드를 사용해본다.

자신의 영역에서 주요 정치인을 알게 됨으로써, 간호사는 보건의료 및 정책 입안 결정에 대한 논의의 테이블에 있는지 확인할 수 있다. 지속적으로, 갤럽 여론 조사는 대중이 등록된 간호사에 의해 제공되는 보건의료에 대하여 신뢰한다고 보고한다. 대중의 신뢰 위에 있는 이러한 간호 전문직의 강력한 영향은 간호사가 보건의료 토론과 의사결정 정책에 참여해야 함을 강화한다.

연습 27-10

자신의 강점 목록(예: 소통, 조직, 예산, 입법 이익)을 만들고, 관심 있는 간호사 조직 내 위치에 연결해본다. 별도의 목록에서 이 협회의 일부가 되고 싶은 이유를 작성해본다.

결론

현명한 멘토는 고문, 롤모델, 새로운 동료와의 연결고리, 새로운 책임에 대한 구조 지지로 활동하면서 어려운 문제에 대한 정직한 성찰과 토론을 위한 안전한 학습환경을 제공할 수 있다. 도움이 되는 멘토로 일하는 것은 새로운 역할과 리더십 기술을 학습하도록 하고 경력 개발에 대한 지원을 제공한다. 멘토와 함께 일하는 사람들에 대한 혜택에 추가하여, 멘토링 관계는 조직 몰입을 개선하는 데 멘토와 조직에게도 이로울 수 있다. 조직은 공식적 지도자가 은퇴하거나 조직 내에서 이동할 경우 더 많은 책임의 직위로 진행하는 모든 수준에서 준비된 미래의 지도자를 가질 필요가 있따. 일부 조직에서는 리더십 개발의 경로로 구조화 된 멘토링 프로그램을 제공한다.

해결방안

나는 졸업하기 전에 응급실에서 자원봉사를 시작하였는데, 혼잡스러운 응급실은 내가 출발할 적합한 장소인지를 알아볼 수 있는 기회였다. 나 자신과 나의 열정을 확신했기 때문에 응급실 전에 외과병동 일을 하는 것에 기꺼이 도전했다. 나는 간호학교 졸업 후 직접 응급실에서 일할 수 있다는 것을 내 친구와 교수 그리고 자신에게 설득하기 위해 열심히 일했다. 나는 장단점을 적어 이력서를 작성하고, 의료센터에서 근무하고 있는 간호사 지인을 통해 응급실 관리자에게 나를 소개할 수 있었다. 이후 응급실에서 신입으로 근무하게 되었다. 그리고 고용된 첫 해에 응급간호사자격증(Certification in Emergency Nursing, CEN)을 획득했다.

나는 대학원 학위에 신뢰를 가지고 있다면 원하는 비전통적인 작업을 하는 것이 더 쉬울 것이라고 생각했다. 나에게 꼭 맞는 것을 찾기 위해 대학원 과정 하나를 시작했고, 이후 기존의 MSN 학위를 원하는 것이 아님을 알게 되었다. 그래서 건강혁신 석사과정(Master of Healthcare innovation, MHI)에 지원하였다. 나는 학회에 참석하는 동안 만났던 사람에게 연락해 환자 시뮬레이터를 요청하고, 작동하는 방법을 배웠다. 이러한 과정은 학위과정 동안 지도교수님과 함께 진행하였다. 4년 내에 MHI를 취득했고, 시뮬레이션 컨설팅 회사를 세웠으며, 국내 저널에 세피어 리뷰 논문을 발표하였고, 박사학위 프로그램 과정을 시작했다. 나는 간호 및 보건의료 혁신 리더십에 관한 박사논문을 완료한 후, 내 경력은 관리자로 전환되었다. 최근에는 캘리포니아에서 매우 큰 보건의료시스템에서 간호혁신부서장으로 일하고 있다. 비전통적인 경로는 나의 꿈을 가능하게 했다.

간호의 전통과 사회화를 향해 항해하는 것은 치열하지만 당신의 꿈을 다른 사람에게 지시하거나 제한하게 해서는 안 된다. 적절한 시기를 알 수 없지만, 네트워킹과 전문단체에 가입하고 경력목표에 꼭 맞는 것을 찾는 것은 이러한 사업이 발전해 나가는데 큰 차이를 만든다. 멘토, 동료, 나를 지지하는 친구, 나에게 도전하는 친구들과의 연계는 나를 앞으로 향하도록 이끌어 준다.

– Daniel Weberg

이러한 해결방안이 당신에게 적절한 접근법인가?
그 이유는 무엇인가?

근거

Asbury: 당신의 소셜 네트워킹 사이트를 정리하기 위해 면접 때까지 기다리지 않는다. 잠재적인 고용주가 당신의 지원서를 수신하는 즉시 당신이 언급된 인터넷을 검색한다고 가정한다. 그들은 당신의 활동에 대해 인터넷에서 찾은 무엇이 면접 진행을 방해하거나 또는 발견된 내용에 대해 질문을 할 수 있다. 지원한 조직에서 만나는 모든 사람에게 상냥하게 대한다. 어떤 관리자는 지원과정 동안 상호작용한 비서나 다른 직원의 의견을 참고하기도 한다.

Stafford: 당신은 날짜와 제목을 참조해야 할 경우에 대비하여 이력서의 사본을 가지고 간다. 전원이 꺼져 있다고 확신할지라도 휴대폰은 가지고 가지 않는다. 면접 동안 전화를 받는 것은 일에 대한 진지한 태도를 보여주지 않는다.

Nutter: 면접은 겸손해야 할 시간이 아니다. 당신이 고용되었던 예전 조직 또는 자원봉사를 한 조직에서의 특별한 업적과 일을 설명할 준비를 한다.

Vilorio: 조직에 대해 알고 있는 것은 직위에 대한 열정을 전달하는 데 도움이 된다. 면접에 가기 전에 웹사이트, 광고, 출판 뉴스 보도를 통해 조직의 미션, 비전, 기대를 공부한다.

체크리스트

간호사는 경력 목표와 경력 개발에 대한 결정을 해야 한다. 경력 관리는 원하는 목표를 향해 체계적으로 이끌기 위한 계획된 전략이 필요하다. 각 전략은 적재적소의 직위를 찾는 것으로 조정해야 한다. 경력 계획과 개발은 지속적 능력에 초점을 맞춘 평생 과정이다. 전문직 협회에서 실시하는 보수교육, 증명서, 또는 서비스이든 대학원 교육이든 지속적 전문직 개발은 간호사로 성공하는 데 중요한 요소이다. 전문직 협회의 참여는 전문직 개발의 기회와 기술 개발을 할 수 있게 한다.

- 기본체계
- 자기인식
  - 직위 알기
- 경력 개발
- 경력마케팅 전략
  - 자료수집
- 이력서
  - 이력서
  - 전문적인 글
    - 커버 레터
    - 감사의 글
    - 사직서
  - 전문직 포트폴리오를 위한 자료 구성
  - 면접
    - 면접 주제와 중요 질문
- 전문직 개발
- 대학과 평생교육
- 자격증
- 전문직 협회
- 참여를 위한 모델
  - 조직과의 연계
  - 회원의 기대
  - 참여를 위한 가입/이유
    - 개인적 혜택과 전문적 혜택

성공적인 경력을 위한 조언

- 면허나 자격증에 대한 정확한 자료가 될 수 있는 보수교육증명서(연도별)와 같은 성과물을 사용한다. 전자 폴더에 함께 모아둔 전자 버전을 함께 제출하도록 한다.
- 특별한 기회가 있을 때 항상 정확한 현재의 성과물과 질을 공유하기 위해 최소한 일 년에 한 번씩 자신의 이력서를 업데이트한다(6개월마다가 이상적임).
- 대인관계를 유지한다.
- 멘토를 찾거나, 멘토가 된다. 자신이 직접 멘토가 된다.
- 매일 하는 일에서 다르게 하는 일은 무엇인지 어떻게 오류에 대처하고 후원자로 누구를 찾을 것인가에 대해 배운다.
- 강점에 초점을 맞추고 화려한 퍼포먼스를 구축한다. 항상 준비가 되어 있도록 기초를 연마한다.
- 개인 사명을 진술문으로 만든다.
- 보건의료시스템 변화에 직면하여 무엇이 채용 가능하게 하는지와 미래에 대해 생각한다.
- 관심 있는 교육프로그램 파일을 탐구하고 만든다.
- 2개 이상의 전문 단체에 가입한다[예: 광범위한 전문가 그룹(ANA 등) 및 전문직(AACCN)].
- 전문 저널과 적어도 하나의 다른 일반 뉴스 저널을 읽는다.
- 동료들과 네트워크를 형성하기 위해 적어도 매년 전문직 회의에 참석한다. 가능하다면 지리적 영역을 벗어나도록 한다.
- 전문직과 지역사회에서 자원봉사를 한다.

REFERENCES

American Association of Colleges of Nursing (AACN). What every nursing student should know when seeking employment: An interview tip sheet for baccalaureate and higher degree prepared nurses. Retrieved May 14, 2013 from www.aacn.nche.edu/publications/hallmarks.pdf.

American Nurses Association (ANA). (2010a). *ANA nurse's career center*. Retrieved February 8, 2013 from, www.nursingworld.org/careercenter.

American Nurses Association and National Nursing Staff Development Organization. (2010b). *Nursing professional development: Scope and standards of practice*. Silver Spring, MD: Nursesbooks.org.

Bolles, R. N. (2012). *What color is your parachute? A practical manual for job-seekers and career-changers*. Berkeley, CA: Ten Speed Press.

Broscio, M., & O'Brien, M. K. (2011). Taking charge of your career: Good career management results in "shared success" between individuals, organizations. *Healthcare Executive, 26*(6), 64–66.

Citrin, J. M., & Smith, R. A. (2003). *The five patterns of extraordinary careers*. New York: Crown Business Books.

Friss, L. (1989). *Strategic management of nurses: A policy oriented approach*. Owings Mills, MD: AUPHA Press.

Institute of Medicine. (2011). *The future of nursing: Leading change, advancing health*. Washington, D.C.: National Academic Press.

Joel, L. (2003). *Kelly's dimensions of professional nursing* (9th ed.). New York: McGraw-Hill.

Plank, W. (2010). *Five must-ask questions*. Retrieved February 9, 2013, from, http://online.wsj.com/article/SB10001424052748704302304575213962794390050.html.

Watson, E., & Hillman, H. (2011). Practice of registered nursing: Are you competent? *Journal of Legal Nurse Consulting, 22*(2), 27–28.

SUGGESTED READINGS

Enelow, W. S., & Kursmark, L. M. (2010). *Expert resumes for health care careers* (2nd ed.). Indianapolis, IN: Jist Works.

CHAPTER

28

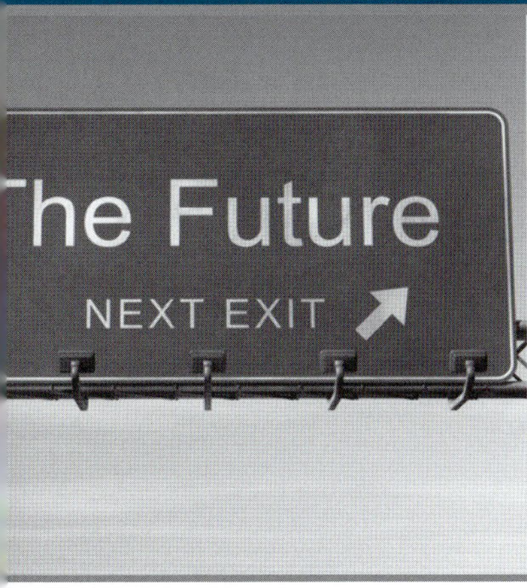

미래의 발전

Thriving for the Future

이 장에서는 미래를 위한 가능성과 우리가 직면한 변화가 조직과 개인 차원에서 어떻게 최대의 이익을 생성하는지에 대해 살펴볼 것이다. 또한 미래를 예측하고 비전을 수립하기 위한 주요 리더십기술과 미래를 위한 목표와 간호에 미치는 영향을 포함한다.

학습성과

- 현재의 기대치에 도달하는 동안 미래에 고려해야 할 필요성을 중요시한다.
- 미래에 대한 두 가지 또는 세 가지 목표와 간호실무에 의미하는 바가 무엇인지 고려한다.
- 미래에 개별적 실무에 함축성을 가지는 세 가지 계획을 결정한다.

핵심용어

- 혼돈(chaos)
- 복합압박(complexity compression)
- 비전의 공유(shared vision)
- 비전(vision)

도전

Sara McCumber, APRN, BC, MSN
Adult/Family Nurse Practitioner, Duluth Clinic, Duluth, Minnesota

나는 수년간 일을 해왔고 고 위험 청소년과 성인을 관리하는 교정간호사(correctional nurse)이다. 또한 신체사정과 약물 전달체계를 관리하는 직무를 담당하고 있다. 시간이 지나면서, 나는 대상자들이 가난하고, 고 위험 건강행위를 하며, 의료접근성이 부족한 상황에서 종종 신체적 · 정신적 문제를 가지고 있다는 것을 알게 되었다. 그들의 대다수는 같은 문제를 가지고 다시 사회로 돌아온다. 이 시설에서 나는 유일한 간호사이자 건강 옹호자이며, 대상자들의 충족되지 못한 건강 요구를 혁신적인 해결책을 찾아 발전시켜야만 했다. 그러나 나는 효과적인 중재를 발전시킬 기술이나 경험이 부족하다. 더욱이 나는 대상자들에게 제공하는 케어를 개선하고 변화시키는 것이 어렵다고 생각한다.

당신이 이 간호사라면 어떻게 하겠는가?

도입

리더와 관리는 간호분야에서 지속적인 도전과제이다. 심지어 리드하고 관리하는 것을 원하지 않는 간호사도 연속적인 리더십과 자기관리 능력기술이 필요하다는 것을 알고 있다. 더 중요한 것은 팀의 중요성이 계속 강조될 것이고, 만약 팀원들이 제한된 능력을 가지고 있다면, 강한 팀을 형성하지 못할 것이다. 리더십과 관리 재능을 이끌어 내는 것은 팀의 업무를 강화시켜준다. 핵심은 우리 모두가 중요한 무언가에 대한 책임이 있으며, 전문적 자격을 가진 간호사는 통찰력과 능력 또는 상황을 이끄는 기술이 필요할 때 팀을 이끌어야 한다는 것이다. 1장에서 언급했듯이, 모든 역할은 그것과 관련한 기대치를 가진다. 따라서 모든 간호사가 실무에서 수행하기 위해 리더십 역할을 갖는다.

보건의료에 영향을 미치는 변화는 빠르게 일어난다. 보건의료 변화가 조직이 주도하는 변화 때문이 아니라 종종 어떤 결과로 일어난다고 해도, 선향적으로 생각하는 것은 유용할 것이다. 안정성이 그럴듯해 보이지만 다른 새로운 프로젝트야말로 현재 잘 정립된 실무를 변화시킨다. 오늘날 대부분의 사람들은 기본적으로 스마트폰에 어플(app)을 설치하여 활용하고 있다. 그러나, 고작 몇십 년 전에만 해도 전화기는 집 내부에 연결되어 있었다. 2세대 혹은 3세대 전에는 집에서 건강관리를 받아야 했다. 만약 병원에 가야 한다는 것은 몇 주씩 병원에 머물러야 함을 의미했었다. 게다가, 많은 사람들이 병원은 주로 사람들이 사망하는 곳이라고 생각하였다. 반면, 현대의 사람들은 질병을 치료하기 위해 입원을 하면 몇 시간 혹은 며칠 안에 치료가 가능하며, 심지어 원격 대화를 통해 진행하기도 한다. 더 나아가 미래에는 사람들이 건강관리 추구행위에 대한 보상을 받을 것이고 가정에서 실제적인 신체 간호를 받을 수도 있다. 우리 중에 로봇을 가지고 있는 것이 구식이라고 할지 누가 장담하겠는가? 이러한 현상은 우리가 현재 살고 있고 미래에는 어떻게 예측될지에 대해 이분법적인 시간대를 보여준다.

미래를 위한 리더십 요구

간호관리자와 리더는 리더십이 미래의 전문간호사가 가장 추구하는 특성이라고 언급한다. 그것이 의미하는 바를 살펴보면, 뜻밖의 결과를 가져올 수 있는 활동과 관련한 주제를 발견하게 된다. 그리고 일반적으로 보건의료는 일하는 조직, 전문직에 대한 대중의 관점을 형성한다. 우리는 전문직이 무엇인지에 대한 전문직 간의 견해에 영향을 미치고 잠재력에 대한 기대를 갖는다. 이러한 모든 예는 미래에 존재할 수도 있는 잠재적인 리더십의 일부를 형성한다.

세상을 느슨한 거미줄이라고 생각한다면, 우리는 모든 요소들이 다른 요소에 영향을 미치는 잠재력을 알고 있다. 다른 사람이 우리에게 영향을 미치는 것처럼, 우리의 직업 내에서든 팀 내에서든 서로 연결 관계가 있다는 것은 우리도 다른 사람에게 영향을 미친다는 것을 의미한다. 우리가 앞으로 보건의료를 움직이고 차후에 다른 사람에게 영향을 미치는 방법이 변하는 것처럼, 이러한 영향이 우리의 관행과 신념을 형성한다. 따라서 형식적인 리더십 타이틀이 없는 직위라도 리더십에 대한 기대치를 포함하며, 모두 준비되어 있어야 하고 필요에 따라 언제든지 리드해야 한다. 이러한 반응은 많은 수의 사상자가 발생할 때 나타난다. 리딩과 팔로잉(Leading and Following)을 병용하는 능력은 양질의 간호에 있어서 매우 중요하다.

연습 28–1

거미는 몸체가 잘리면 죽는다. 불가사리는 몸체가 반으로 절단되어도 각각의 절반은 재생하여 새로운 불가사리를 형성한다. 거미(중점형)와 불가사리(분산형)의 비교를 통해 2~3개의 조직을 분석해본다. 존경받는 지도자가 떠났을 때 그 조직은 축소되었는지 이분화되었는지 혹은 번창하였는지, 이러한 결론을 뒷받침하는 합리적 근거는 무엇인가?

미래를 위한 리더십 강화

간호의 상당히 많은 업무가 팀을 통해 수행되기 때문에, 우리는 포괄성에서 상당한 힘을 가진다(공통성의 방침). 이는 장기적인 사고와 단기적인 행동으로 자본을 낭비하지 않는 우리의 일상 업무에서 직면하는 것과는 대조적이다. 예를 들어, 보건의료 향상을 위한 조직(www.ihi.org) 업무의 대부분은 변화가 느리고 복잡하다는 사실이 내재되어 있다. 이 조직은 기본적으로 작은 변화가 추구할 가치가 있는지를 확인하기 위해 작은 변화를 지원하고 결점을 신속하게 권장한다. 의료개선연구소(Institure for Healthcare Improvement, IHI는 '침상가의 변혁적 케어'라는 자사의 프로그램을 통하여 인출된 과정을 단축시켰다. 이러한 급속한 변화(빠른 주기 변화라고 알려진)가 긍정적인 변화를 산출하였더라도, 이러한 변화를 받아들이는 간호사의 능력은 제한적일 수 있다. 그러나 대부분의 보건의료조직은 모범사례를 적극적으로 찾거나 결정하고 근거를 검증하는 데 전력을 기울이고 있다. 이는 환자를 안전하게 케어하는 데 매우 중요하다. 그러나 이러한 노력에도 불구하고 우리의 부족한 점은 혁신을 위한 열정이다(문헌 관점).

연습 28–2

임상영역에서 지속적인 문제를 고려해본다. 이는 팀의 기능이나 임상간호 훈련과 관련된 것이다. 당신을 신경 쓰이게 하는 문제에 대해 고려해본다. 다음에는 당신이 이 문제에 변화를 주기 위해 할 수 있는 것을 상상해본다. 그러한 문제에 대한 주된 반응이 아닌 엉뚱한 생각들의 목록을 만들어본다.

우리가 환자케어 제공의 압력에 직면할 때 시스템을 바꾸는 것과는 대조적으로 우리는 자주 환자에게 초점을 맞추기 때문에 많은 환자 문제를 변화시킬 기회를 잃는다. 우리는 미래의 효과를 고려하여 장기간 폭넓게 생각할 수 있는 기회를 수용해서 많은 사람들이 우리의 행동으로 인해 영향을 받을 수 있도록 해야 한다. 따라서 우리는 리더십 능력개발을 위해 도전해야 한다. 마이크로매니징(micromanaging)에서 기대 설정으로 초점이 이동하면서 우리가 관리하는(책임지는) 사람들을 불편하게 할 수 있다. 그러나 이러한 움직임은 장기적인 문제를 다룰 수 있는 능력을 강화한다. 더욱이, 오늘날 이러한 행동은 미래의 지도자를 만드는 토대를 형성한다. 따라서 오늘날의 기회를 통합하는 데 실패한다면, 우리는 미래의 지도자들이 자신의 경력을 키우는 것을 막는 것이다. 이는 좋고 안전하고 양질의 간호를 구성하는 기대치를 키우고, 간호사가 그러한 기대에 어떻게 기여할 수 있는가에 있어서 중요하다.

문헌 관점

출처: Crenshaw, J. T. & Yoder-Wise, P. S. (2013). Creating an environment for innovation: The risk-taking leadership competency. *Nurse Leader, 11*(1), 24-27.

실무에서 간호사의 대부분은 근거기반간호를 제공하고 새로운 훈련을 수용하는 것에 초점을 둔다. 신중하게 위험을 감수하는 데에는 비교적 시간이 적게 든다. Rogers의 혁신 확산 이론을 이용하여, 이 저자는 그 직업에서 혁신가가 되는데 최소한의 시간과 재능이 소비되는 것을 시사한다. 그러나 기꺼이 신중하게 위험을 감수하는 것은 실무의 혁신적 접근으로 유도한다. 이러한 형태의 업무가 근거기반이 아닌 이유는 그 업무는 본질적으로 혁신을 이끌기 때문이다. 혁신가는 최첨단 변화선상에 있고 후발자는 후단에 있다. 그들 대부분은 전문직으로, 근거에 기반하여 일하는 사람들과 안전하고 문서화된 방식으로 일하는 사람들이다. 혁신의 가치는 새로운 근거 기반 연구를 위한 다음 단계를 형성하는 것뿐만 아니라 현재의 생각과 실무에 지장을 준다. 조직에서 혁신을 촉진하기 위해서는 조직의 문화는 신중하게 위험을 감수하려는 생각을 지지해야 한다. 변화가 더 나은 결과를 산출하는 방법을 반영하기 위해 모든 사람은 보호받는 시간을 가질 필요가 있다.

실무 의의

직장에서 혁신을 지지하기 위해 간호리더는 반드시 사건에 대한 다양한 관점과 반영을 허용하는 문화를 지지해야 한다. 신중한 위험감수를 하도록 지원을 제공하는 것은 위험을 감수하지 않으려는 사람들이 지속하고 있는 실무와 관리문제에 대한 다양한 해결책을 찾으려는 시도를 통해 허용되어야 한다.

그렇다면 오늘의 실무진들은 미래에 기대되는 것이 무엇인지 어떻게 아는가? 정답은 진부하게 보일 수 있겠지만 계속해서 배우고 훈련하는 것이다! 우리의 토대는 환자케어를 위한 관심과 옹호에서 시작된다. 그 토대는 전문간호사들의 신념에 상당히 잘 녹아 있다. 간호사와 환자의 관계에서 간호계의 더 큰 그림(정책과 대중 혹은 건강정책 활동)으로 초점이 이동하려면 수년이 소요될 수도 있다. 하지만 현재 그 토대는 있다. 우리가 전문적 삶에서 해야 할 것은 미래의 세대를 위하여 유산을 남기는 것이다.

연습 28-3

당신이 법적으로 죽음을 맞이할 때를 미리 생각해본다. 당신의 삶이 끝났다고 슬퍼하기보다 삶과 간호에 행한 모든 좋은 일들을 생각해본다. 당신의 주변 사람들은 당신이 생각하는 간호 유산이 무엇인지에 대해 대답해야 한다. 당신이 간호와 환자에게 한 헌신에 대해 한두 문장으로 무엇이라고 말하겠는가?

리더십 기회를 추구하는 간호사는 고용 환경과 전문적 조직 및 봉사 조직에 많은 기회가 있다는 것을 알고 있다. 급격한 변화 결과, 새로운 기대에 다양한 요구사항을 조화롭게 하는 것은 더 큰 도전과제가 된다. 단순히 고용되는 것만으로는 충분하지 않다. 고용 자격을 갖추어야 한다. 이는 우리가 끊임없이 역량, 학습, 미래의 요구사항 등 환자가 요구하고 필요로 하는 것에 초점을 맞추어야 함을 시사한다. 그렇지 않으면 우리는 고용자격을 갖추지 못하고, 그 직업에 도움이 되지 않는다. 미래에 가치가 있으려면, 미래가 무엇을 요구하는지 알아야 할 필요가 있다.

비전화

당신이 지도자, 팔로워 혹은 관리자이든 간에 이상적인 미래를 마음속에 가시화할 수 있는 능력은 필수이다. 비전(vision)은 개인에서부터 그룹 또는 전체 조직으로 범주화할 수 있다. 아무리 우리가 비전 수립활동에 참여하고 있어도 우리가 미래를 어떻게 생각하는지에 대해 개방적이고 정직해야 한다. 우리 분야에서 자문을 활용하거나 전문위원회(우리가 하는 것처럼 반드시 생각하지는 않지만 창의적인 사고를 가진 사람들)를 만드는 것은 우리의 의견을 시험해 보도록 하고, 우리 자신의 사고와 행동을 확장하여 더 높은 단계에 이르도록 한다(문헌 관점).

고전문학인『제5경영: 학습조직의 기법과 훈련』에서 Senge(2006)는 모든 리더십은 사람들이 미래를 창조하기 위해 최선을 다해 일하는 것이라고 말했다. 리더십은 실제로 우리가 매일 하는 것이다. 당신이 '최선'에 투자하는 한 가지 방법은 당신의 강점을 고려하고(www.strengthsfinder.com)

문헌 관점

출처: Batcheller, J. & Yoder-Wise, p. s. (2011) Creating insight when the literature is absent. The circle of advisors. *Nursing Administration Quarterly, 35*(4), 338-343.

실무의 일부 영역은 상당히 좁고, 그 좁은 영역에서 소수의 사람들이 일한다. 반면에 다른 영역에서는 안전 관련 문제에 치여 뒤쳐진다. 따라서 단지 한 사람이 가지는 우려와 관련된 문헌은 제한적이거나 없을 수도 있다. 고문 동호회를 갖는 것은 오로지 혼자 생각하는 것을 극복하는 하나의 전략이다. 고문 동호회는 지형이나 문화적 통제에 제한되지 않는다. 오히려 자원을 많이 가지고 있는 간호사들은 비슷한 관심을 가진 다른 사람들을 찾을 수 있고, 그 나라나 특정 분야 혹은 영역에 널리 퍼져 있는 다양한 가치에 기반하여 정보를 걸러낼 수 있다. 당신이 특정 분야에 관심 있는 다른 사람들에게 둘러싸여 있는 것은 아이디어를 교환할 수 있는 기회를 제공한다. 이러한 과정은 문헌에 거의 나타나지 않으며, 통찰력을 얻고, 해결책을 찾거나 새로운 아이디어를 제안하는 면에서 질적 연구와 다소 유사하다. 조언자들은 다양한 관점을 제공한다. 많은 고문 동호회에 속하게 되면 그 곳에서 공유되는 다양한 관점을 볼 수 있다.

실무 의의

이 논문은 최고 간호관리자를 대상으로 했으나 다른 위치에 있는 간호사에게 동일하게 적용해도 좋다. 좋은 조언을 얻기 위해서 조언가를 주의 깊게 선택하는 것은 매우 중요하다.

사회의 변화가 당신의 강점을 활용하여 미래의 도전을 충족하는 것이다.

이 장은 미래에 대한 몇 가지 관점을 공유하도록 고안되어 있어서 그들이 리드하고 관리하는 것이 무엇을 의미하는지에 관하여 생각해볼 수 있다. 비전에서 제시한 바와 같이, '미래에 대해 생각하는 것'은 열린 대화를 통해 공유함으로써 더욱 강화된다.

연습 28-4

3~4명의 동료를 선택하여 당신이 생각하는 미래의 간호가 어떠한지 의견을 모아본다. 기술이 우리가 하는 것에 어떤 영향을 미치는지 고려해본다. 우리가 제공하는 일차적인 서비스는 어디이고 어떻게 간호를 전달할지에 대해 고려해본다. 효과적인 보건의료를 위한 사회의 변화와 정치적 압력, 이들이 간호에 어떤 의미를 갖는지에 대해 생각해본다. 보건의료의 개혁방법에 대해 생각해본다. 다른 사람들과 공유할 수 있는 아이디어의 목록을 작성해본다.

비록 어느 누구도 미래를 확실하게 알 수 없지만 대부분의 단체가 형식적인 토론과 예측에 관여한다. 이들은 정기적인 보고서, 책, 세계 미래학회(www.wfs.org)와 같은 체계화된 그룹에 이르기까지 다양하다. 모두가 미래학자는 아니지만, 우리 모두 동향을 인식할 필요가 있다. 우리는 특정 관례가 변하지 않고 남아 있는 것을 당연한 일로 여긴다. 그러나 기술과 창의적 사상가, 발명가들은 우리가 정규적인 토대에서 벗어났다는 것을 증명한다. 우리의 과제는 역사에 의존할 필요는 없지만 오늘을 기반으로 하는 방법으로 미래에 대해 고려해야 하는 것이다. 문제나 과제를 기회로 전환하는 것은 미래를 위한 기회를 여는 기술이다.

현명한 예측모델

Yoder-Wise(2011)는 The Wise Forecast Model을 만들었다. 비록 이 모델은 3단계로 간단하지만, 중요하다고 생각하는 미래의 어떤 상황에서도 유용하다. 박스 28-1은 이 모델의 3단계를 제시한다.

이 3단계 모델은 우리가 미래 변화에 수동적으로 대응하기보다는 우리 각자가 자신의 미래를 창조하는 것을 강조한다. 첫 번째 단계인, '폭넓게 배운다.'는 우리의 지식을 역할과 관심의 임상 영역을 넘어서 확장해야 함을 의미한다. 사실, 우리는 간호와 보건의료를 넘어 우리의 배움을 확장해야 한다. 폭넓게 배우는 것은 건축학이나 엔지니어링과 같은 학문을 아우른다. 새로운 학문의 학

박스 28-1 현명한 예측모델의 3단계

1. 폭넓게 배운다.
2. 폭넓게 생각한다.
3. 현명하게 행동한다.

출처: Yoder-Wise, P. s. (2011). Creating wise forecasts for nursing: The Wise Forecast Model©. *The Journal of Continuing Education in Nursing: Continuing Competence for the Future, 42*(9), 387.

위를 얻어야 한다는 의미는 아니다. 그 분야와 그 분야의 전문가가 어떻게 생각하는지에 대해 배우는 것은 간호에 영향을 주는 문제에 대해 생각하는 새로운 방법을 제시할 수 있다. 적시에 배우는 것은 그 당시에는 스트레스지만 필요시에 새로운 정보를 제공한다. 학습의 목적을 넘어서 배움이 무엇을 의미하는지에 대해 생각하는 것은 문제에 대해 생각하는 새로운 방법을 만들 수 있다.

두 번째 단계는 '폭넓게 생각한다.'는 것이다. 우리는 자신의 상상에 의해 제약을 받는다. 예를 들면, 컴퓨터가 발명된 이래로, 누군가는 우리가 컴퓨터로 작업을 하는 것에 대해 만족하지 않았다. 그래서 컴퓨터는 가정에서 사용할 수 있도록 방 1~2개 크기의 본체에서부터 배낭에 휴대할 수 있고, 손에 들고 다닐 수 있기까지 진화하였다. 두 번째 단계는 상이한 생각 간의 관계를 형성하도록 설계되었다. 사고는 혁신의 시작으로 볼 수 있다. Crenshaw와 Yoder-Wise(2013)가 밝힌 바와 같이, 위험을 감수하는 것은 발전하기 위해 갖추어야 하는 중요한 역량이다. 소수의 사람만이 예상하지 못한 결과를 초래할 가능성이 있는 위험 부담을 감수하였다. 하지만 다른 사람들은 실천할 수 있는 새롭고 개선된 방법을 개발하기 위해 실무에 참여할 수 있다. 폭넓게 생각하는 것은 엉뚱한 질문을 만들 수 있으며, 가끔 그런 엉뚱한 질문이 폭넓은 생각을 유도한다.

세 번째 단계인 '현명하게 행동한다.'는 우리가 가진 자본과 활동에 투자해야 하는 시간으로 조직 내에서 무엇이 가능한지 현실을 돌아보도록 고안되었다. 한편으로 현명하게 행동하는 것은 현실과 폭넓은 생각의 균형을 맞출 수 있도록 우리를 도와주는 복구단계이다.

미래는 팀과 그룹 업무에 대한 것이므로 간호에 대한 많은 함축성을 포함한다. 다른 사람과 협동하고 업무를 촉진하는 기술과 업무장소에 대한 결정 방법은 중요하다. 그 업무가 팀을 기반으로 한다면, 미래에 평가와 보상은 어떻게 체계화할 수 있을까? 당신이 함께 일하는 팀이 생산적으로 일한다고 호평을 받을 수 있을까? 팀은 보너스 또는 급여인상의 장점을 누릴 수 있을까? 당신이 협동작업을 못한다면, 당신은 그 조직에 유용한 존재일까? 일선리더로서 간호사의 역할과 간호리더로서의 역할은 어떻게 변화할 것인가? 다음 연습문제는 미래를 다시 생각하는 방법의 예이다.

연습 28-5

방금 언급한 질문들을 생각해보고, 미래에 어떻게 보상할 것인지 제시해본다.

세대 간의 차이를 고려해본다. 예를 들면, 어떤 세대는 세계를 보는 것에 관심이 있으며, 이는 해외여행을 의미하고는 한다. 똑똑하고 시대적인 감각을 가진 고용인은 국제협력관계를 형성하여 본사로부터 혜택을 받고 나아가 세계 전 지역에서 간호사로 일할 수 있다.

비전의 공유

비전의 공유(shared vision)라는 개념은 우리에게 특정한 관점을 제시한다. 우리에게 익숙한 개념인 스트레스에 대해 Selye(1978)는 긍정적인 결과를 가져오는 스트레스(eustress)와 고통인 디스트레스(distress)로 언급하며, 이는 하나의 연속선을 나타낸다.

좋은 스트레스(eustress) ←——→ 나쁜 스트레스(distress)

스트레스

스트레스를 생각해보면, 당신은 우리 각자가 사건을 다르게 보며, 스트레스가 없는 것이 죽음을 초래한다고 생각할 것이다. 대조적으로, 우리는 사회가 어떻게 진화하는지에 대해 생각해 볼 수 있다. 안정과 총체적 혼란(chaos)은 연속성의 끝이다. 그 양 끝 사이에 어떤 방식으로 이동한다는 것은 우리가 혼란을 경험한다고 인식하는 순간 바로 안정을 찾으려고 애쓰며, 그러한 가운데 불균형의 지속적인 상태에 살고 있음을 시사한다. 다음 그림은 상당히 안정적인 시대에서 사회가 조금의 진행상황을 만들어 인생이 고요한 것처럼 보일 수 있음을 제시한다. 이와는 대조적으로 큰 혼돈의 시대에는 사회 자체가 변환할 수 있으며, 인생은 통제될 수 없는 것처럼 보일 수 있다. 따라서 미래를 위한 예측에 대해 고려해 보는 것은 매우 중요하다. 우리 모두가 다 알고 있는 예로, 2001년 9월 10일에 우리가 하고 있었던, 생각하고 있었던, 믿었던, 가치를 두었던 것을 생각해본다. 다음에 2001년 9월 11일에 각각을 관련지어 생각해본다. 우리가 세계에서 어디에 있었든, 무엇을 하고 있었든지 간에 상관없이 우리는 연속선상의 어떤 지점에서 혼란을 겪었다. 마찬가지로, 보스톤 마라톤 경기의 결승선 근처에서 터진 폭탄에 의해 혼란이 있었을 때, 우리는 혼돈을 겪었다. 그러나 두 상황에서 의료전문가는 훌륭하게 반응했으며 이전의 유사한 사건들로부터 배워 그들의 진료를 점진적으로 개선했다.

안정 ←→ 혼돈

사회

우리가 계속해서 '관습적인' 실무에서 근거기반 실무로 옮겨가고, 삼차 진료에서 일차 치료로 초점이 옮겨지면서, 우리는 더 많은 혼란을 경험할 것이라고 가정할 수 있다. 간호 전달 측면에서 책임 있는 간호조직 형성이 의미하는 것과 사람들이 관리 연속체를 통해 어떻게 이동할지에 대해 생각해본다. 알려져 있는 안락함은 사라졌다. 오히려 실무는 정기적으로 평가되며 환자를 위해 가장 최신을 반영한 '최선'을 다할 수 있도록 변화와 어우러진다. 우리가 할 수 있는 최선을 가능한한 빨리 하기 위해 노력하면서 우리는 많은 변화가 거의 동시에 발생하는 것을 의미하는 복합압박(complexity compression)현상을 경험한다. 하나의 관례가 마음에 자리 잡기 전에 우리는 이미 다른 새로운 변화에 대처하고 있다. 이러한 압박은 산만할 수도 있고, 유용할 수도 있다. 간호사의 교육적 준비를 전 세계적으로 확대함에 따라 진화하는 환경에서 더 잘 기능할 수 있게 될 것이다.

정보를 검색하고 분석하는 것은 우리의 능력이며, 아울러 실무 기대치에 따라 신용에 영향을 주는 것을 평가하는 것 또한 능력이다. 우리는 풍부한 데이터 기반 접근방식의 운영을 포함한 비전의 필요성을 평가하는 것 같다. 그러나 그렇게 하려면, 우리 또한 미래의 실무 방향을 파악할 수 있도록 기술을 갈고 닦아야 할 필요가 있다. 환자와 상호작용하는 방법을 알아야 하며, 근거기반실무 접근을 통해 만족스러운 업무수준으로 모든 간호실무진의 수준을 신속하게 향상시킬 수 있는 방법도 고려해 볼 필요가 있다.

미래에 대한 예측

TV에서 미래의 보고서를 보거나, 『The TREND letter』나 『The Futurist』(세계미래학회)를 읽거나 또는 『The world is Flat: A brief history of the twenty-first century』 혹은 Thomas L. Freidman이 지은 『Hot, flat and crowded』와 같은 책을 읽으면, 당신은 미래에 대한 비슷한 주제를 찾을 것이다. 다음은 간호에 영향을 미칠 미래에 대한 몇 가지 예측이다. 각 질문마다 "만약 ~하다면 무엇을"이라고 물어볼 수 있다(예: 만약 이 일이 발생하면 무엇을 하겠는가?).

- 지식은 급격하게 변화하고 우리 모두는 헌신적인 학습자가 되기를 요구할 것이다. 법의 유무와 관계없이 지속적인 교육은 의무화하고 필수화될 것이다.
- 지식은 현재의 정보혁명이 강화됨으로써 발전될 것이며, 우리는 업무의 의미와 적용성을 가지고 내용에 접근할 것이다.
- 파워 변화는 지식발전과 비용효과적인 케어를 위해 보건의료 쪽으로 일어날 것이다.

- 보건의료체계가 계속하여 발전함에 따라 또 고용주들이 의료보험을 제한하고, 유전학은 개인이 치료에 어떻게 반응하는지 더 알게 함에 따라 현재의 불균형을 제거하는 방향으로의 변화가 일어날 가능성이 높다. 모든 사람들이 전자의무기록을 가지게 될 것이므로 보건의료는 사생활 보호나 선택권을 침해할 수도 있다.
- 세계는 점점 건강과 관련된 거래나 조작을 방지하는 국경 없는 연속선으로 보여질 것이다.
- 기술은 계속하여 의료의 대변혁을 일으킬 것이다.
- 다양성이 증가하면서 다음과 같은 결과를 초래할 것이다.
  - 노인 인구의 증가
  - 세계 곳곳으로 이동하는 인구의 증가
  - 다양한 언어구사에 능통해야 하는 필요성의 증가
- 사람들은 단순한 서비스가 아닌 경험에 만족할 것이다.
- 악행과 문명화에 대한 기대가 동시에 증가할 것이다.
- 상점의 규모는 매우 작아지거나 커질 것이다.
- 대규모의 마케팅은 사라지고 소규모 마케팅이 활성화될 것이다.
- 우리는 자신만의 독특한 관심사만 알게 되어서 세상을 보는 관점이 점점 더 좁아질 수도 있다. 예를 들어, 당신이 선호하는 옷 브랜드와 치수를 아는 소매업자가 정기적으로 그러한 상품에 대한 정보를 보내주는 소규모 마케팅에 대해 생각해본다.
- 고용안전은 사라질 것이고 직업선택이 도래할 것이다.
- 경쟁은 사라지고 협력이 도래할 것이다.
- 업무는 분산적일 것이다.
- 더 많은 사람들이 만성질환을 갖고 살게 될 것이다.
- 건강에 위해한 행동을 하는 사람들에게 높은 보험률이 적용되면서 환자의 책임에 대한 기대를 포함하는 건강관리와 예방에 초점을 둘 것이다.
- 많은 사람들이 과체중이 될 것이고 그 결과, 다양한 관련 질환을 겪을 것이다.
- 로봇은 만성질환관리법에 변화를 야기할 것이다.
- 생명과학은 현재 할 수 없는 치료중재를 가능하게 할 것이다.
- 예방의 강조는 치료의 방향을 바꿀 것이다.
- 업무는 팀에 의해 완수될 것이다.
- 모든 사람들이 리더가 되어야 할 필요가 있을 것이다.

간호에 있어서 우리는 세계의 더 좁은 범위에서 고려해 볼 수 있는 문제를 가진다. 예를 들면, 다음과 같다.

- 지배의 공유가 직접간호 간호사의 역할을 어떻게 지속적으로 강화해 나가는가?

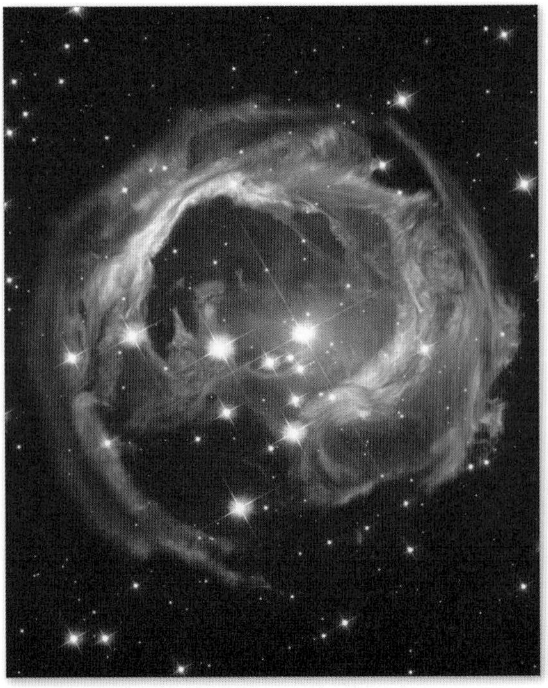

미래는 잠재성을 가지고 폭발적으로 증가한다.

> **연습 28-6**
>
> 예측 목록을 검토하고 미래의 당신 직업에 어떤 영향을 미칠지 생각해본다.
>
> 가장 많은 영향을 미치는 한두 가지를 적어본다. 그 목록을 다시 보고 당신에게 가장 중요한 것을 결정하기 위해 각 각을 평가해본다. 5가지로 순위를 정해본다. 당신의 목록과 2~3명의 동료의 목록을 비교하고 선택한 근거를 제시해본다. 다른 의견을 듣고 그 순위를 변경할지에 대해 생각해본다.

- 마그넷 인증 병원 지정은 간호사가 선호하는 근무지에 어떤 영향을 미칠 것인가?
- The pathway to Excellence® Program(ANCC)은 간호사가 선호하는 근무지에 어떤 영향을 미칠 것인가?
- 환자케어와 건강증진 및 질병예방에 있어서 간호사의 활동을 기술하기 위한 풍부한 근거자료를 가질 수 있을 것인가?
- 미래에 지속적인 역량은 어떻게 측정할 수 있는가?
- 보건의료는 다음 몇 년 동안 바람직한 장소로 건강과 관련된 요구를 돕는 원천으로 어떻게 부상할 것인가?
- 간호사는 분류된 범주에 의해 급여를 지급받을 것인가, 아니면 그들의 경제적 가치가 급여에 반영이 될 것인가?
- 남자간호사가 증가함에 따라 전문직의 '프로필'에 어떤 변화를 가져올 것인가?
- 보건의료조직이 경영으로부터 배울 수 있는 것은 무엇인가? 반대의 경우는 어떤 것인가?
- 테러에 대한 우려는 해외에 진출하려는 간호사에게 영향을 미칠 것인가?
- 의학연구소(Institute of Medicine, IOM)에서 제시하였듯이, 2020년까지 수준 높은 교육을 받은 간호사를 늘리기 위한 교육적인 변환은 매끄럽게 진행될 것인가?

함축적 의미

우리는 이러한 미래의 예측과 관련이 있는가? 이것은 현실로 나타날 것인가? 역사적으로 Cornish (1997)는 1967년 2월 미래학자의 문제에서 나온 예측을 분석하였다. 예측한 34개 중 23개는 정확하였지만, 11개는 그렇지 않았다. 그러나 11개 중 몇 개는 자금(funding)과 같은 국가적인 우선순위 변화로 인해 목표한 날짜를 맞추진 못했지만 정확한 예측이었다. 만약 이것이 역사적으로 사실이라면, 예측은 매년 개선되며 미래를 위한 가치 있는 도구로 지속될 것이다. 2008년에 시작된 경기침체에도 불구하고 계속적인 움직임이 일어났지만, 기대했던 시간에는 대부분 변화가 있었다.

결론

무수한 변화가 우리의 인생 전반에 걸쳐 일어날 것이다. "내가 어렸을 적에…"라고 말하기 전에 일어날 것이며, 이것은 시간문제이다. 어떤 이는 현재가 상당히 발전했다고 생각할 수 있다. 번성하고 싶은 사람들에게 미래 전망은 회전목마 위에 있는 금반지와 같은 것이다. 위험을 감수하고 충분히 멀리 뻗으면 도달할 수 있다. 앞장서서 전진하자(Lead on… Adelánte!).

해결방안

나는 건강교정전문가를 위한 조직에 가입하여 현재 성공적이고 미래에 발생 가능성이 엿보이는 선택사항들을 확인하기 위해 간호 출판물을 검토하였다. 지역회의에서 동료와 연락망을 갖추고 공중위생간호 석사과정이 환자의 건강 요구를 다루고 기술을 발전시키는 데 도움이 된다는 것을 알게 되었다. 또한 지역간호의 임상 전문간호사 자격증을 취득하기로 결심하였다. 분명히 미래의 사회는 더 많은 교육과 자격증을 기대할 것이다. 나는 지역사회 프로그램과 연구를 할 수 있는 기술을 가졌으며, 이는 내 환자의 고위험 요구를 다루는 데 도움이 될 것이라고 생각한다.

– *Sara McCumber*

이러한 해결방안이 당신에게 적절한 접근법인가? 그 이유는 무엇인가?

근거

미래에 대한 증거는 실제로 존재하지 않는다. 그 정도는 분명하다. 그러나 성공적으로 자신들의 미래 삶을 살아온 사람들은 몇 가지를 시도하였다. 그 중 두 가지는 여기에서 언급하겠다. 그것은 유념과 성찰이다. 이 두 가지는 발전하는 것이 무엇이고, 지금까지 사람들의 성과는 어떤지, 한 사람이 어떻게 조직에 맞추어 가는지 혹은 반대의 경우, 하고 있는 일이 구체적인 목표에 기여를 하는지 등에 대해 적극적으로 생각하는 것을 의미한다. 유념은 무엇을 하고 있는지, 무슨 선택을 하는지, 자신의 경력을 어떻게 보는지, 지금 하고 있는 일에서 빠진 점은 무엇인지에 대해 적극적으로 생각하는 것을 필요로 한다. 직업 선상에서 자신이 있는 위치를 정확히 알기 위해서는 성찰 전략이 필요하다. 직장 생활 목표와 관련지어 내일, 다음 주, 다음 달, 다음 해에 대해 미리 생각하면 어떤 부분을 더 강화하고, 변화해야 하는 것이 무엇인지에 대해 정확히 알 수 있는 기회가 생긴다. 일부 저자들은 바람직한 자아와 실제 '그 영역'에서 하고 있는 것 간에 나타나는 시너지를 언급한다. 그것이 바로 원하는 미래에 도달하기 위한 주안점이다.

체크리스트

이 장은 미래에 대해 생각해야 할 필요성과 현재 실무에 의미하는 것이 무엇인지를 다룬다. 첨단 미래와 관련하여 간호직업을 유지하기 위해 모든 간호사들의 참여가 필요하다.

- 미래를 위한 리더십 요구
- 미래를 위한 리더십 강화
- 비전화
- 현명한 예측모델
- 비전의 공유
- 미래에 대한 예측
- 함축적 의미

미래를 위한 조언

- 간호와 보건의료 이외의 문헌을 살펴본다.
- 경제, 정부 정책과 기술에 대한 다른 관점에 대해 경청해본다.
- 스스로에게 '만약에'라는 질문을 해본다.
- 낙심한 부분을 기억하고, 그것을 다른 학문분야에서 배운 것을 여과하는 장치로 이용해본다.

REFERENCES

Batcheller, J., & Yoder-Wise, P. S. (2011). Creating insight when the literature is absent: The circle of advisors. *Nursing Administration Quarterly, 35*(4), 338–343.

Cornish, E. (1997). The Futurist forecasts 30 years later. *The Futurist, 31*(January/February), 45–48.

Crenshaw, J. T., & Yoder-Wise, P. S. (2013). Creating an environment for innovation: The risk-taking leadership competency. *Nurse Leader, 11*(1), 24–27.

Selye, H. (1978). *The stress of life*. New York: McGraw-Hill.

Senge, P. (2006). *The fifth discipline: The art and practice of the learning organization*. New York: Doubleday Currency.

Yoder-Wise, P. S. (2011). Creating wise forecasts for nursing: The Wise Forecast Model©. *The Journal of Continuing Education in Nursing: Continuing Competence for the Future, 42*(9), 387.

SUGGESTED READINGS

Auerbach, D. I. (2012). Will the NP workforce grow in the future? New forecasts and implications for healthcare delivery. *Medical Care, 50*(7), 606–610.

Begun, J. W., & White, K. R. (1995). Altering nursing's dominant logic: Guidelines from complex adaptive systems theory. *Complexity and Chaos in Nursing, 2*(1), 5–15.

Dennison Himmelfarb, C. R., & Hayman, L. L. (2012). Heads up: The forecast for cardiovascular health and disease is formidable. *Journal of Cardiovascular Nursing, 27*(6), 461–463.

Institute for Alternative Futures. (2013). What will chiropractic in the U.S. look like in 2025? *Futurist*. www.altfutures.org/chiropracticfutures.

Kowalski, K., Cherry, B., & Yoder-Wise, P. S. (2012). A conversation with Peter Buerhaus: Crucial ideas for the next decade of leadership and administrative research. *Journal of Nursing Administration, 43*(3), 127–129.

Porter-O'Grady, T., Igein, G., Alexander, D., Blaylock, J., McComb, D., & Williams, S. (2005). Critical thinking for nursing leadership. *Nurse Leader, 3*(4), 28–31.

Saffo, P. (2009). A looming American diaspora. *Harvard Business Review*, (February), 27.

Scott, E. S., & Yoder-Wise, P. S. (2013). Increasing the intensity of nursing leadership: Graduate preparation for nurse leaders. *Journal of Nursing Administration, 43*(1), 1–3.

Yoder-Wise, P. S. (2012a). Preparing tomorrow's service leaders: An educational challenge. *Nursing Administration Quarterly, 36*(2), 169–178.

Yoder-Wise, P. S. (2012b). The complex challenges of administrative research for the future. *Journal of Nursing Administration, 42*(5), 239–241.

찾아보기